“十四五”时期国家重点出版物出版专项规划项目

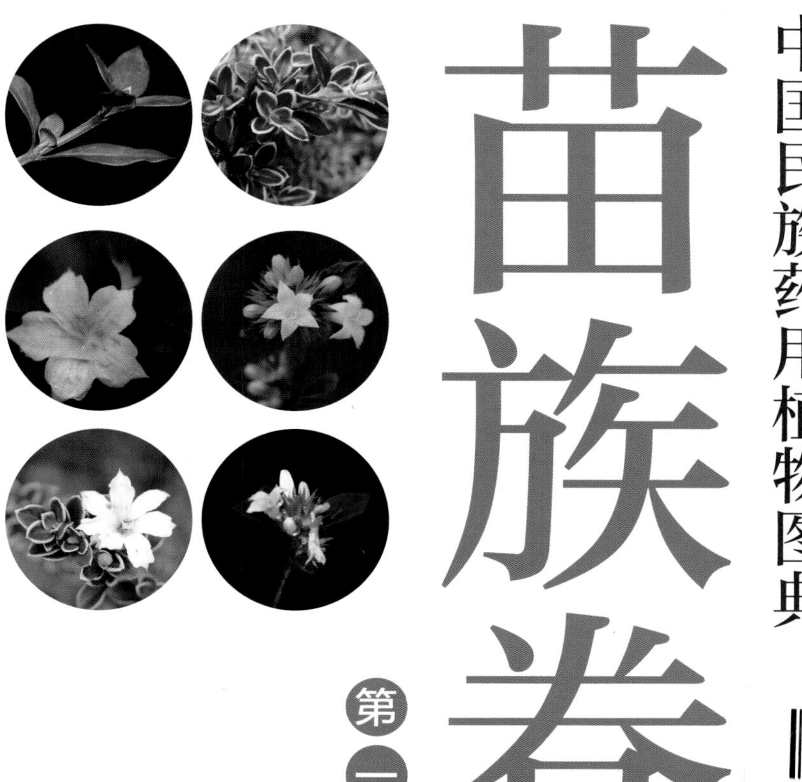

中国民族药用植物图典

苗族卷

第一册

总 主 编： 肖培根　诸国本

主　　编： 李其信　谢　宇　周重建

副 主 编： 齐　菲　杨　芳　马　华　刘士勋　高楠楠　项　红　孙　玉　薛晓月

编　　委： 马　楠　王　俊　王忆萍　王丽梅　王郁松　王梅红　卢　军　卢立东　田大虎　冯　倩　吕凤涛　刘　芳　刘　艳　刘士勋　刘卫华　刘立文　孙　宇　孙瑗琨　严　洁　李　惠　李远清　李俊勇　杨　帆　杨冬华　余海文　邹智峰　宋　伟　张　坤　张印辉　陈艳蕊　陈朝霞　罗建锋　郑小玲　赵白宇　赵卓君　段艳梅　饶　佳　秦　臻　耿赫兵　莫　愚　贾政芳　翁广云　郭春芳　黄　红　蒋思琪　程宜康　翟文慧　戴　峰　鞠玲霞　魏献波

图片摄影： 周重建　谢　宇　裴　华　邬坤乾　袁井泉　孙骏威　谢　言　钟炯平　李　萍　夏云海

CNS K 湖南科学技术出版社 · 长沙

国家一级出版社　全国百佳图书出版单位

"十四五"时期国家重点出版物出版专项规划项目

《中国民族药用植物图典》丛书编委会

前言

中国是一个历史悠久、幅员辽阔、人口众多的多民族国家。民族医药主要是指中国少数民族的传统医药，少数民族传统医药是我国少数民族同胞在漫长的历史长河中创造和沿用的中医药的统称，它们在长期的生产生活实践活动中，为保护少数民族同胞的生命健康发挥了积极作用。民族医学和中医学有着相似的哲学思维、医疗特点、用药经验和历史命运，都属于中国的传统医药。民族医药是祖国医药学宝库的重要组成部分，发展民族医药事业，不但是各族人民健康的需要，更是对增进民族团结，促进民族地区经济、文化事业的发展，建设具有中国特色的社会主义医疗卫生事业有着十分重要的意义。

2002年10月19日，中共中央、国务院《关于进一步加强农村卫生工作的决定》指出："要认真发掘、整理和推广民族医药技术。"

2004年2月19日，时任国务院副总理吴仪在全国中医药工作会议上指出："民族医药在保障人民群众身体健康方面也发挥着重要作用，要认真做好挖掘、整理、总结、提高工作，大力促进其发展。"

中药资源家底不清、保护不力是我国目前中医药现代化发展面临的七大难题之一，民族医药更是如此。在这样的背景下，全面、系统地对各民族医药资源现状进行整理和归纳，组织出版《中国民族药用植物图典》丛书，既为切实保护、合理利用、深度开发我国民族医药资源提供了基础数据和科学依据，也是大力宣传党中央、国务院坚定不移地发展中医药包括民族医药事业、切实推进其继承与创新的一项重要举措。

本丛书第一辑包括《中国民族药用植物图典·苗族卷》《中国民族药用植物图典·壮族卷》《中国民族药用植物图典·藏族卷》《中国民族药用植物图典·蒙古族卷》《中国民族药用植物图典·水族卷》《中国民族药用植物图典·维吾尔族卷》。每卷收录该类民族药数百种，每种配以高清彩色药物照片6～10幅，并详细介绍了每种药物的民族药名、别名、来源、性味归经、识别特征、生境分布、采收加工、药材鉴别、功效主治、用法用量、民族药方、使用注意等内容。本丛书是我国第一套系统整理和深度总结各少数民族传统药物的大型专著，有效填补了民族药研究和应用领域的一项空白。各分册主编均长期从事相应领域的实践工作，均为各自领域的研究专家，有着丰富的实践经验和长期的资源积累（包括文字和图片）。本丛书的出版对更好地保护和开发民族药将发挥积极的作用，对民族药知识的传播和可持续发展都将产生深远的影响，对少数民族药物临床应用及各种研究也会起到积极的作用。

本丛书的问世，充分展现了我国科学技术和民族医药发展的成果，必将对提升我国民族医药产业的整体水平，促进我国民族医药卫生事业高质量发展发挥重要的作用。衷心希望本丛书在普及民族药知识、保护和开发民族药资源方面起到积极作用。同时，我们也希望在开发利用各民族药物时，能够注意生态平衡、保护野生资源及物种。对那些疗效佳、用量大的野生药物，应逐步引种栽培（或培育），建立种植生产基地、资源保护区，使我国有限的民族药物资源能永远延续下去，更好地为人类健康造福。

本丛书的出版不仅可以填补这一领域的学术空白，还可为我国民族药物资源的进一步保护和发展夯实基础、指明方向，为广大民族药医疗、教学和科研工作者提供重要参考和权威指导，对从事药物研究、保护、管理的专业技术人员以及中药企业、中药院校师生和中医药爱好者都具有极高的参考价值和指导意义。

由于时间仓促，书中难免有错漏之处，还望广大读者批评指正。

《中国民族药用植物图典》丛书编委会

2023 年 2 月

凡例

一、本丛书第一辑分为《中国民族药用植物图典·苗族卷》《中国民族药用植物图典·壮族卷》《中国民族药用植物图典·藏族卷》《中国民族药用植物图典·蒙古族卷》《中国民族药用植物图典·水族卷》《中国民族药用植物图典·维吾尔族卷》共六卷，每卷又分若干册。

二、为更好地普及和传播少数民族常用中草药知识，让更多的读者认识和了解少数民族的中医药文化，本丛书以《中华人民共和国药典（2020年版）》（一部）及《中药学》（第7版）为指导，共收录药物品种4000余种（为达到更好的传播效果，本丛书所收录品种以各民族常用中药为主）。

三、为便于读者快速识别各民族药物，每种药物均配有6～10幅高清彩色照片，包含药物的生境图、入药部位图、局部识别特征放大图、药材图和饮片图。对于多来源的药物品种，原则上只为第一来源的品种配图。

四、正文部分收录的内容有民族药名、别名、来源、性味归经、识别特征、生境分布、采收加工、药材鉴别、功效主治、用法用量、民族药方、使用注意。

1.民族药名：为该种药物在该民族的唯一名称。

2.别名：为该种药物在临床用法中的常用名称，一般收录2～6种。

3. 来源：即药物基原，详细介绍药物的科、种名、拉丁文及药用部位。

4. 性味归经：该种药物的药性、药味和归经。

5. 识别特征：该种药物的形态识别特征，包含根、茎、叶、花、果的详细识别特征及花、果期。

6. 生境分布：该种药物的生长环境和主要分布区域。

7. 采收加工：该种药物的最佳采收季节、采收方法、加工技术和注意事项。

8. 药材鉴别：该种药物的药材形状、颜色、气味等。

9. 功效主治：该种药物的功效和主治疾病。

10. 用法用量：该种药物的单味药煎剂的成人一日干品内服量，外用无具体用量者均表示适量取服。

11. 民族药方：收录该民族区域内以该种药物为主，对功效主治有印证作用或对配伍应用有实际作用的古今效验方。

12. 使用注意：该种药物对某些症状的毒副作用或配伍禁忌等。

内容简介

本书为《中国民族药用植物图典》系列丛书之一，收录苗族习用药、常用药近200种，详细介绍了每种药物的苗药名、别名、来源、性味归经、识别特征、生境分布、采收加工、药材鉴别、功效主治、用法用量、民族药方、使用注意等知识，并配以近1700幅药物高清彩色照片。本书是国内第一部全面、系统介绍苗族药识别与应用知识的彩色图鉴，对更好地挖掘、保护和开发苗族传统药物将发挥积极作用，对苗族药知识的传播和可持续发展将产生深远影响，对弘扬和开发中国传统中医药文化，特别是少数民族传统特色药物文化具有重要意义。本书集识药、用药于一体，适合广大医药专业学生、药农、药材销售人员、医药爱好者及医务工作者收藏和阅读。

总目录

第一册

第二册

第三册

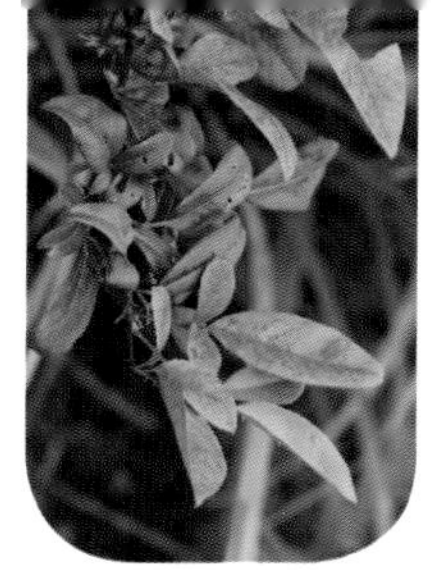

目录

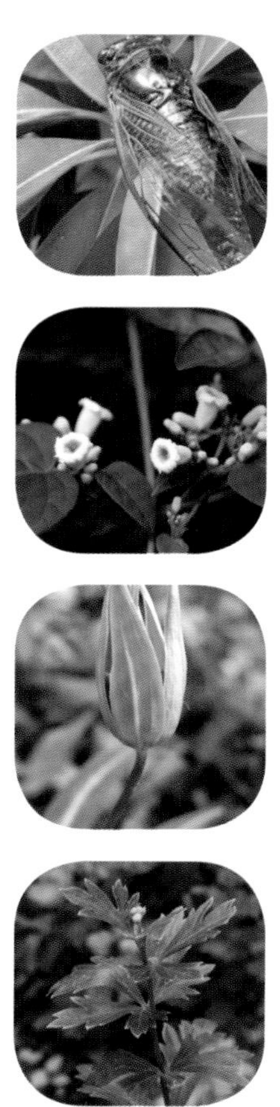

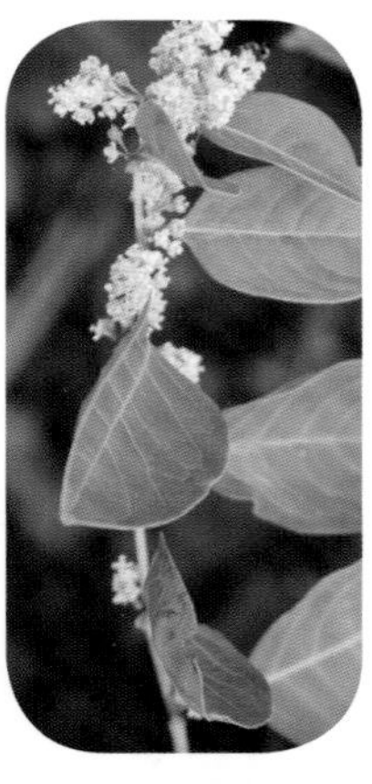

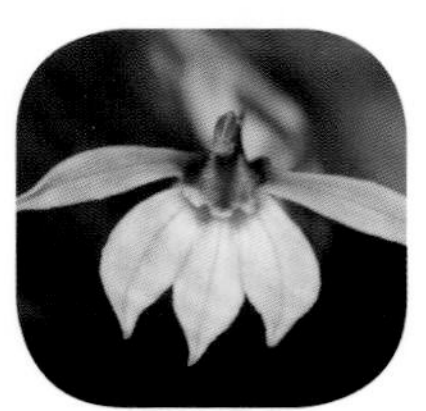

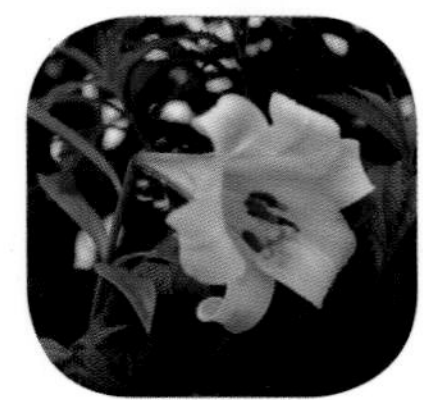

中国民族药用植物图典（第一辑）

苗族卷（第一册）

中国民族药用植物图典·苗族卷
中国民族药用植物图典·壮族卷
中国民族药用植物图典·藏族卷
中国民族药用植物图典·蒙古族卷
中国民族药用植物图典·水族卷
中国民族药用植物图典·维吾尔族卷

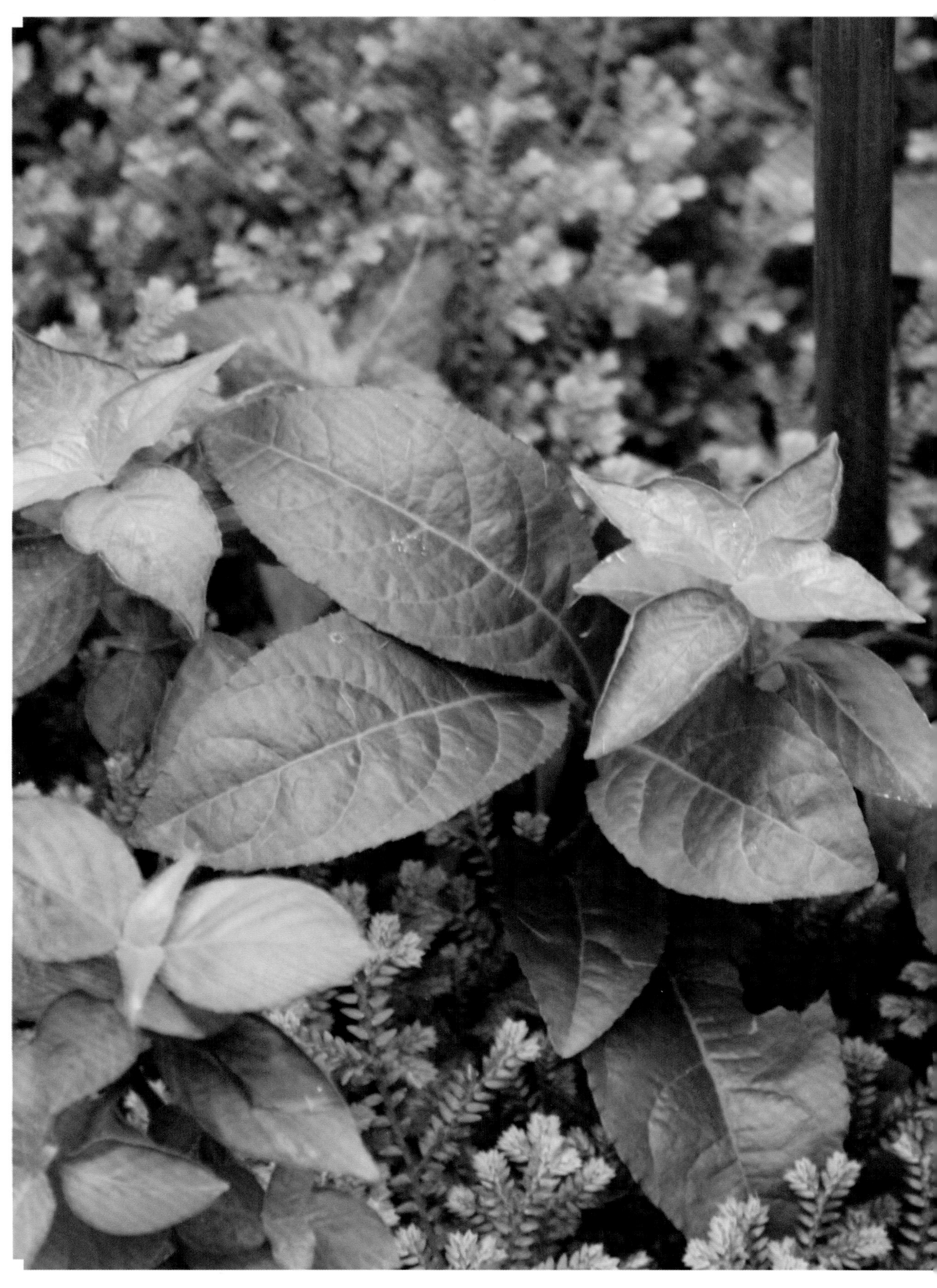

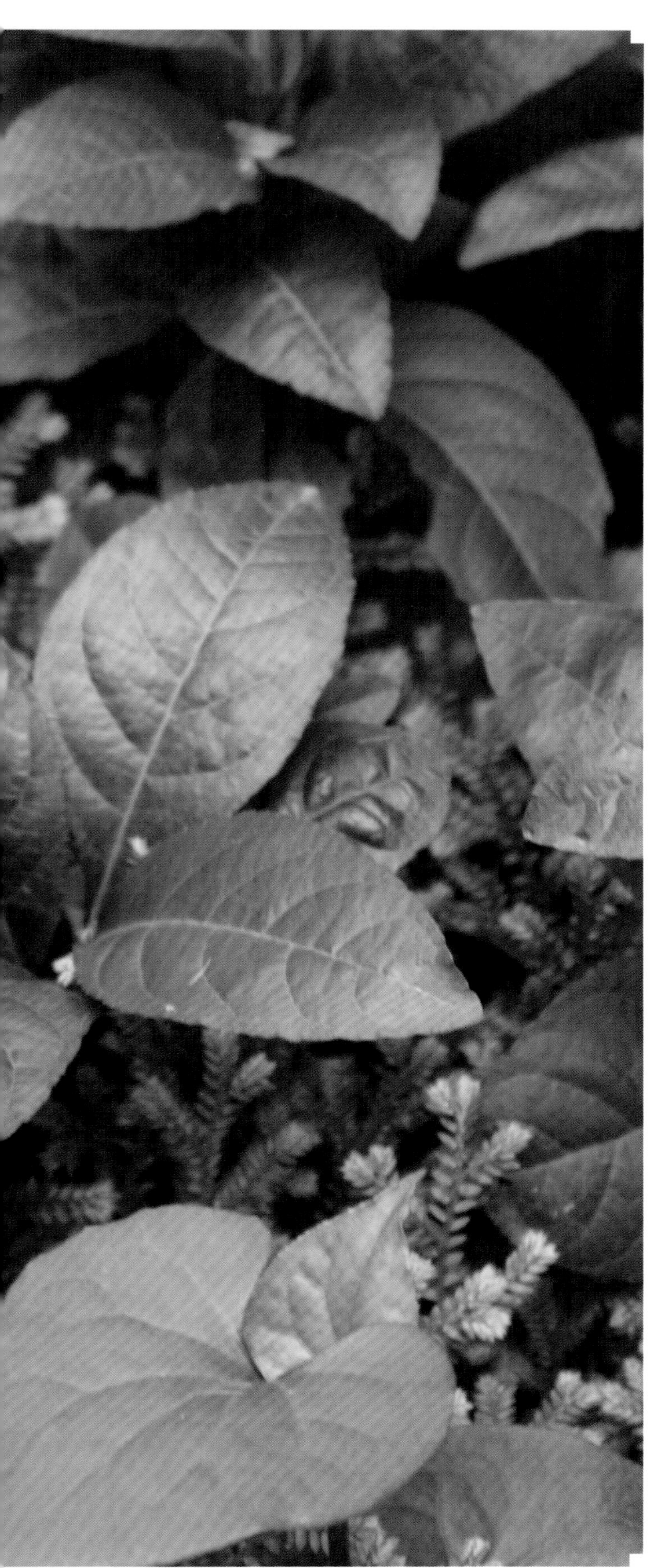

矮地茶

【苗 药 名】加比利吉。

【别 名】矮地菜、矮脚樟、平地木、四叶茶、千年不大。

【来 源】本品为紫金牛科植物紫金牛 *Arlisia japonica*（Thunb.）Bl. 的干燥全株。

【性味归经】味苦、辛，性热。归冷经。

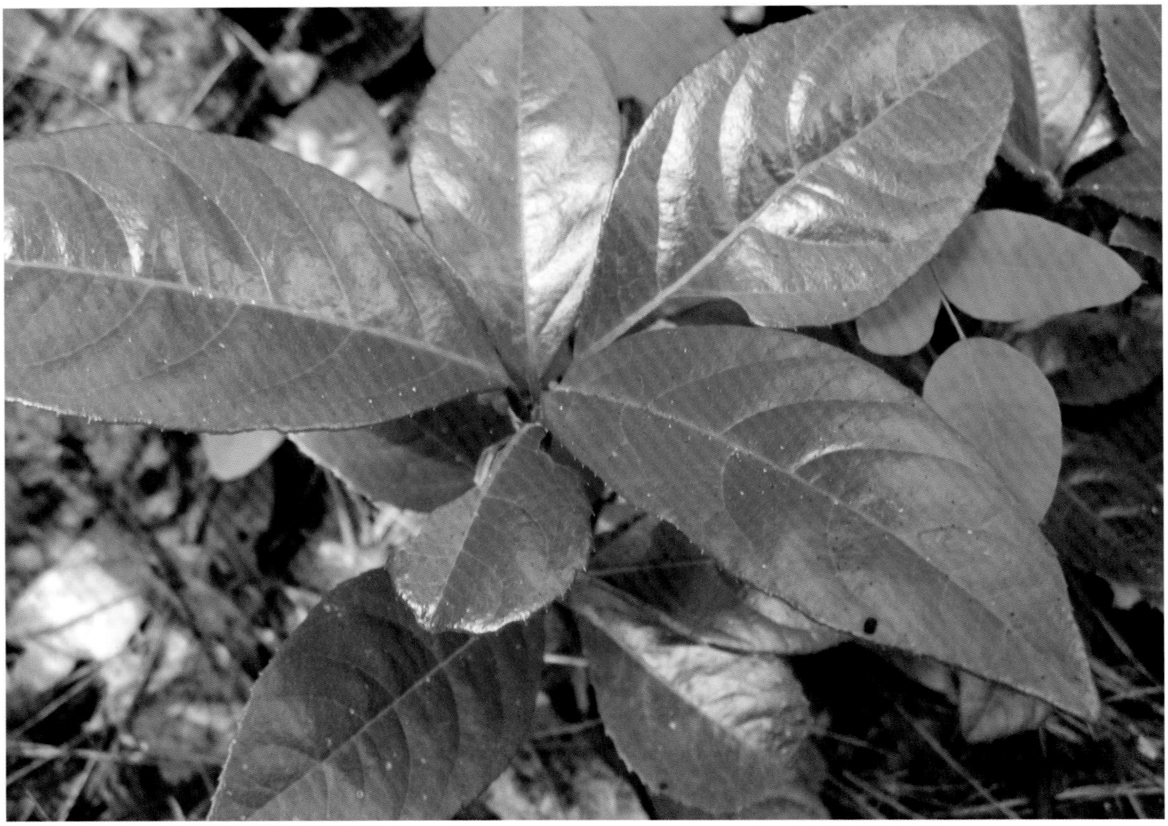

紫金牛

识别特征

亚灌木，直立茎高可达 40 cm。具匍匐根茎；近蔓生，不分枝，幼时被细微柔毛。叶对生或近轮生；叶柄长 6 ~ 10 mm，被微柔毛；叶片坚纸质或近革质，椭圆形至椭圆状倒卵形，长 4 ~ 7 cm，宽 1.5 ~ 4.0 cm，先端急尖。侧脉 5 ~ 8 对，细脉网状。亚伞形花序，腋生或生于近茎顶端的叶腋，有花 3 ~ 5 朵；花梗长 7 ~ 10 mm，常弯曲；萼片卵形，长 1.5 mm 或略短，具缘毛；花瓣粉红色或白色，宽卵形，长 4 ~ 5 mm，具密腺点；雄蕊较花瓣略短，花药披针状卵形或卵形，背部具腺点；雌蕊与花瓣等长，胚珠 15 枚，3 轮。果球形，鲜红色，具腺点。花期 5—6 月，果期 11—12 月。

生境分布

生长于海拔 1200 m 以下的低山林下或竹林下。分布于陕西及长江流域以南各地。

采收加工

夏、秋二季茎叶茂盛时采挖，除去泥沙，干燥。

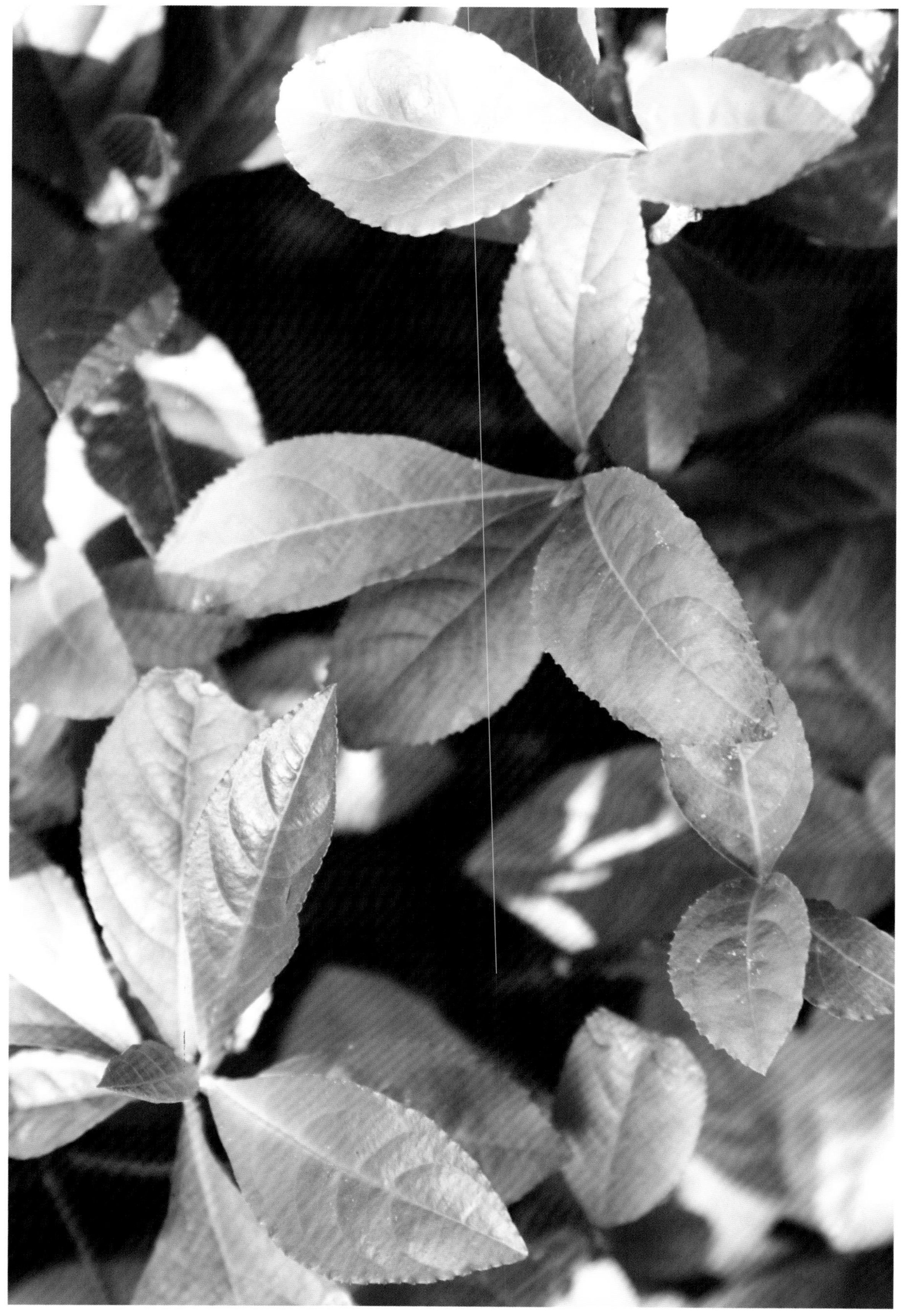

紫金牛

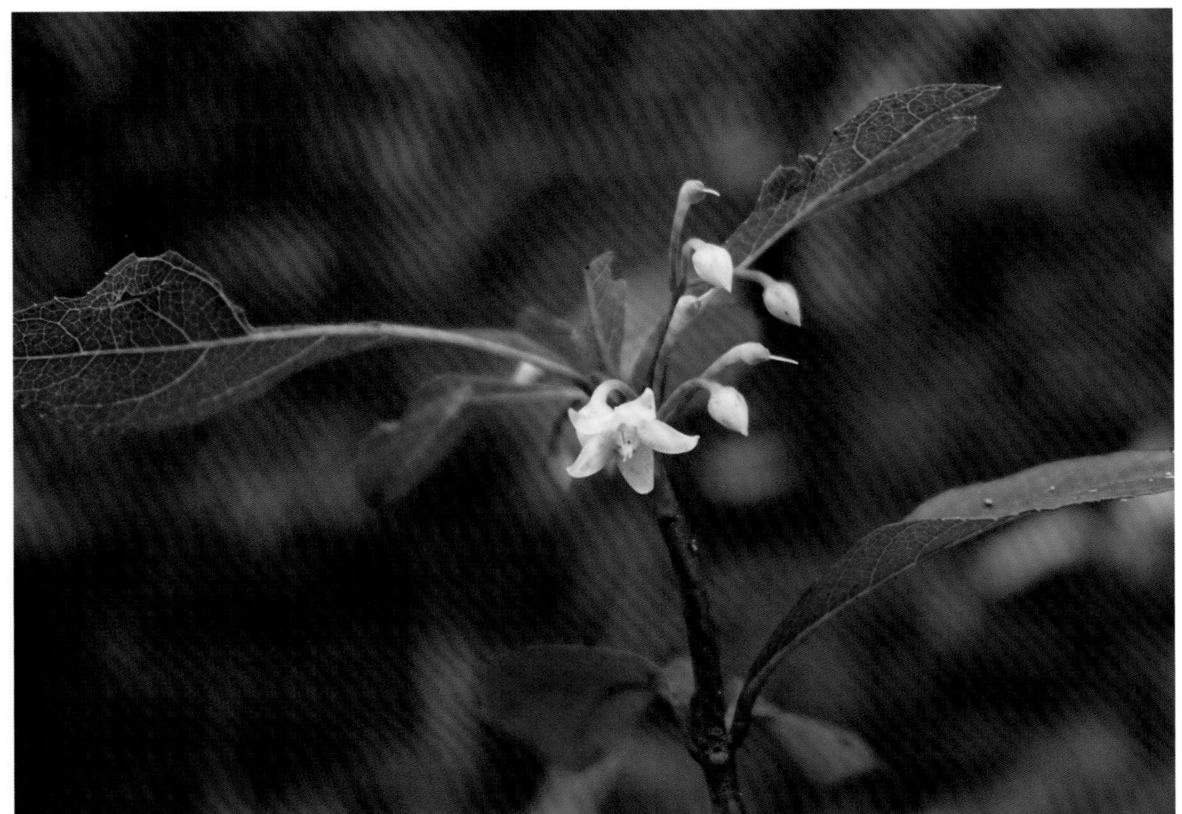

紫金牛

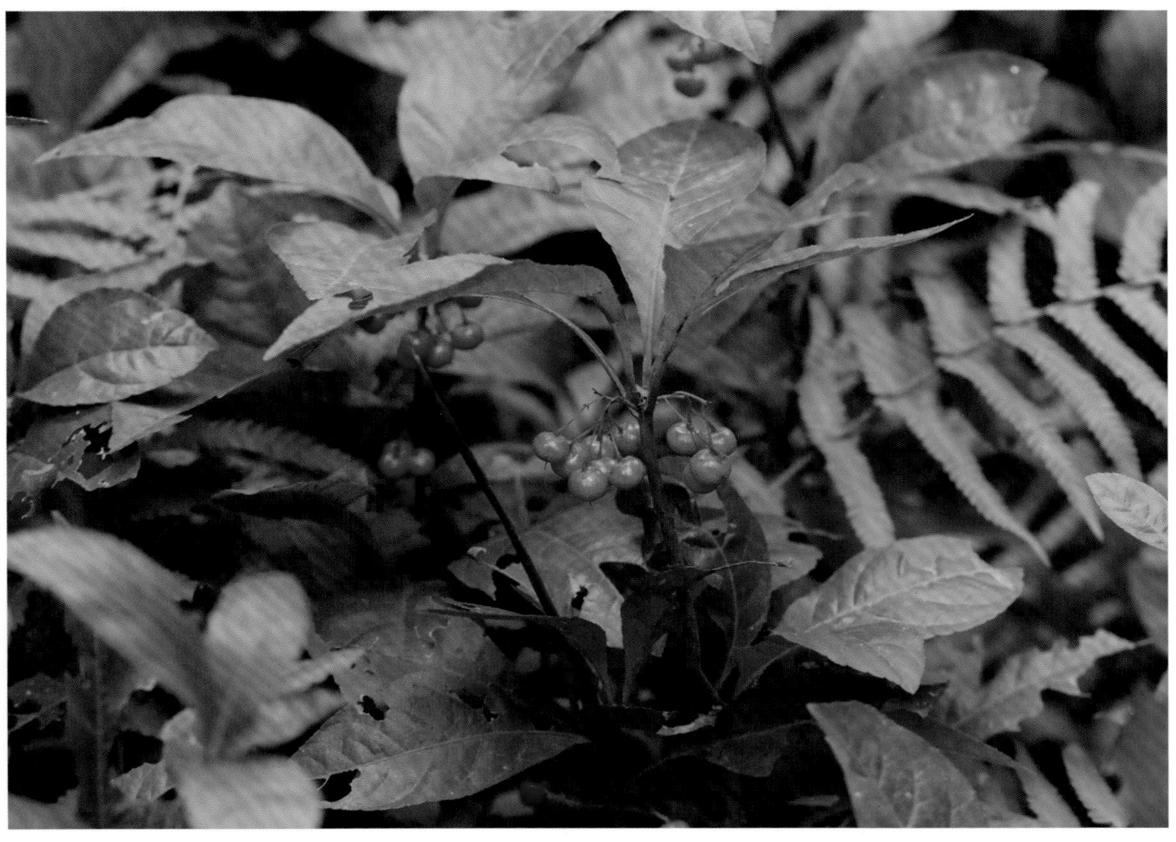

紫金牛

矮地茶

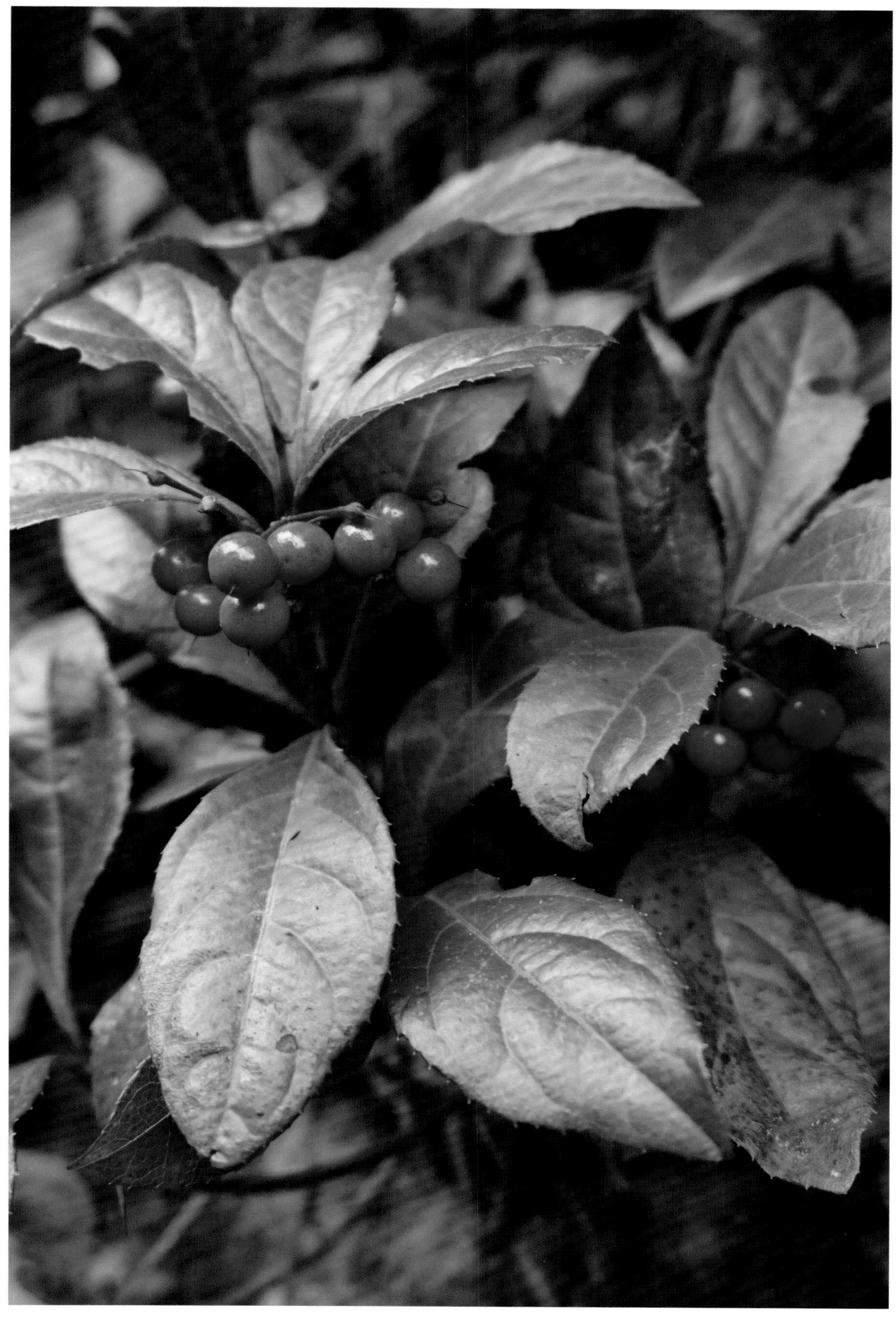

紫金牛

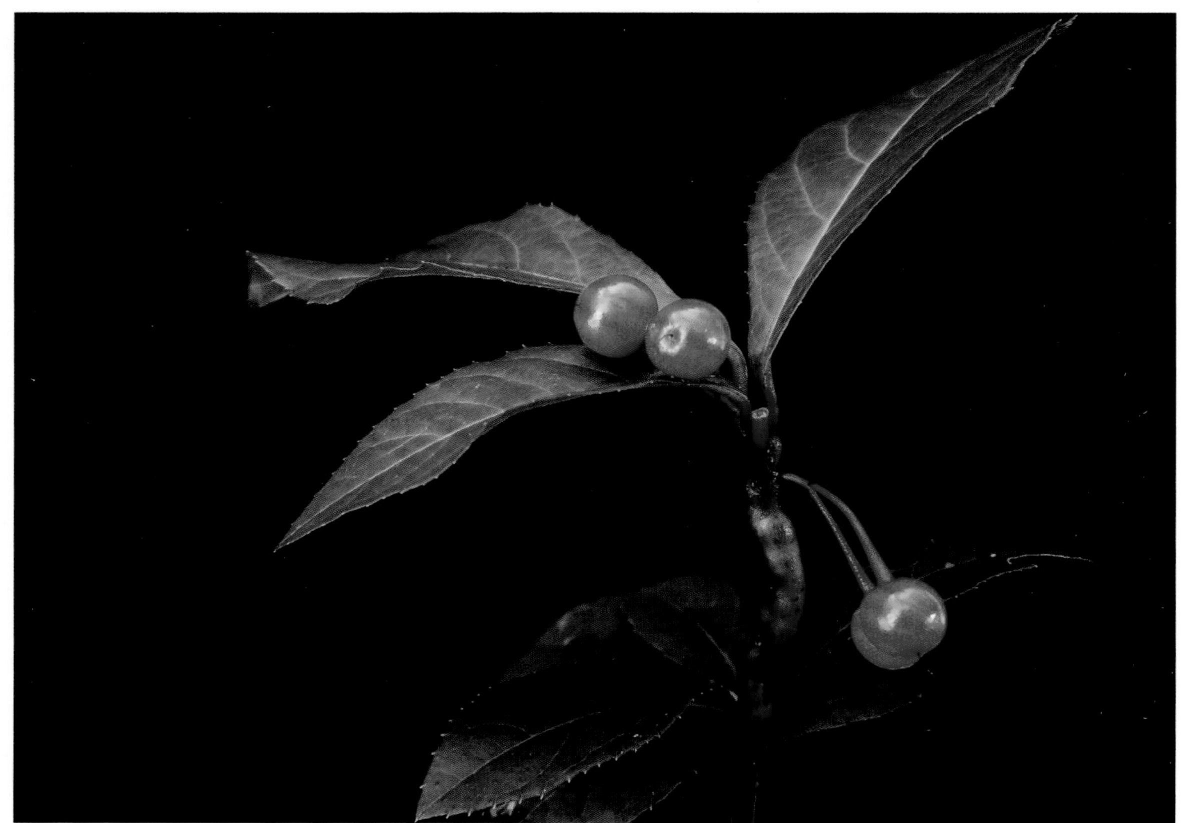

紫金牛

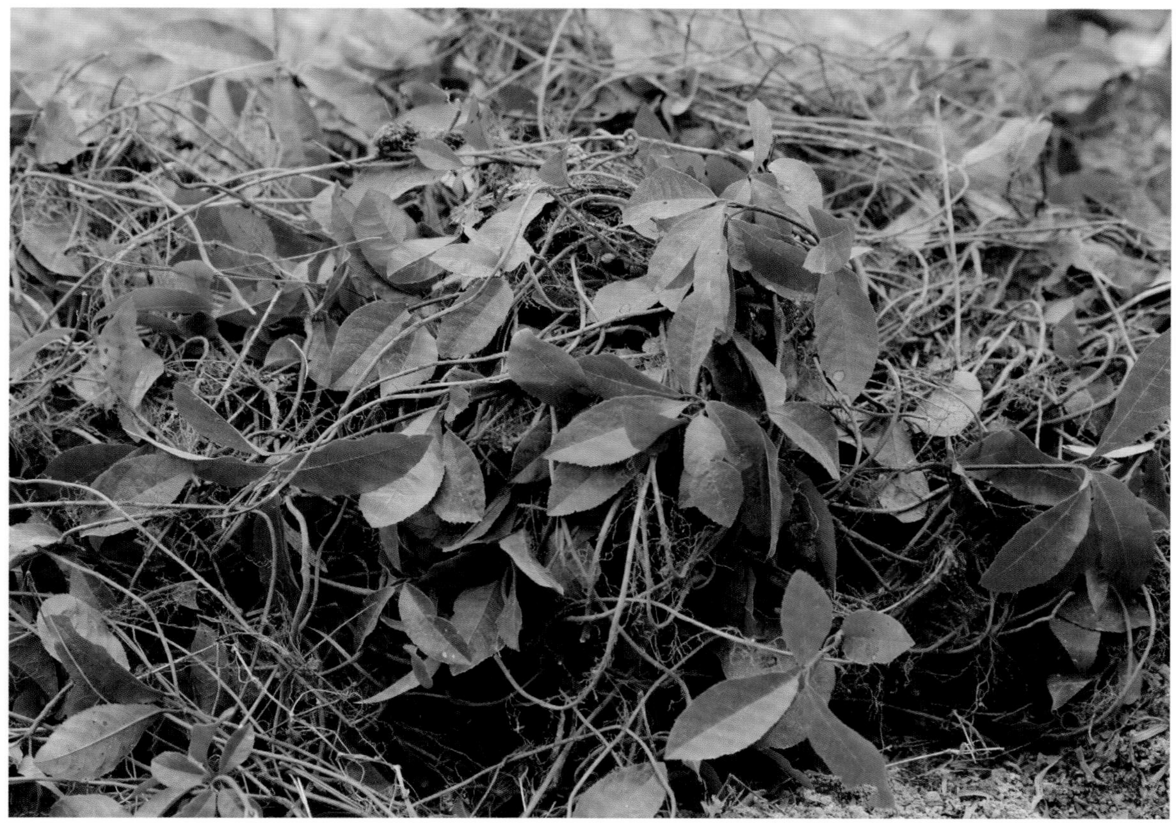

紫金牛

药材鉴别

全株长 15 ~ 25 cm，往往附于匍匐根茎。茎圆柱形或稍扁，直径 2 ~ 5 mm，表面暗红棕色；顶端有时可见花梗或暗红色皱缩的球形小果。质脆易断，断面淡红棕色，中央有白色髓。叶常 3 ~ 5 枚集生于茎顶，叶片稍卷曲或破碎，展平后呈椭圆形，表面灰绿色至棕褐色，嫩叶附生腺毛，边缘具细锯齿，网脉明显。气微，味微涩。以茎色红棕、叶色绿者为佳。

功效主治

化痰止咳，利湿，活血。主治新久咳嗽，痰中带血，慢性支气管炎，湿热黄疸，水肿，淋证，白带，经闭痛经，风湿痹痛，跌仆损伤。

用法用量

内服：煎汤，15 ~ 30 g。

民族药方

1. **气管炎**　矮地茶 20 g，六月雪、谷精草各 10 g。水煎服。
2. **肺结核**　矮地茶 30 g。水煎服。
3. **肝炎**　矮地茶 30 g。水煎服。
4. **肺痈**　矮地茶、鱼腥草各 30 g。水煎服。

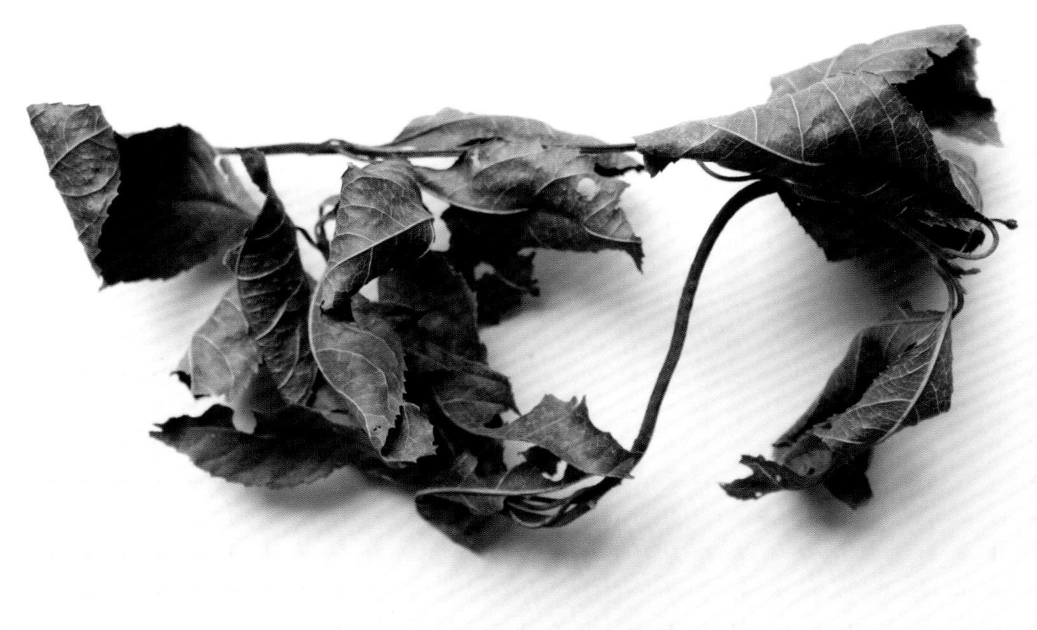

矮地茶药材

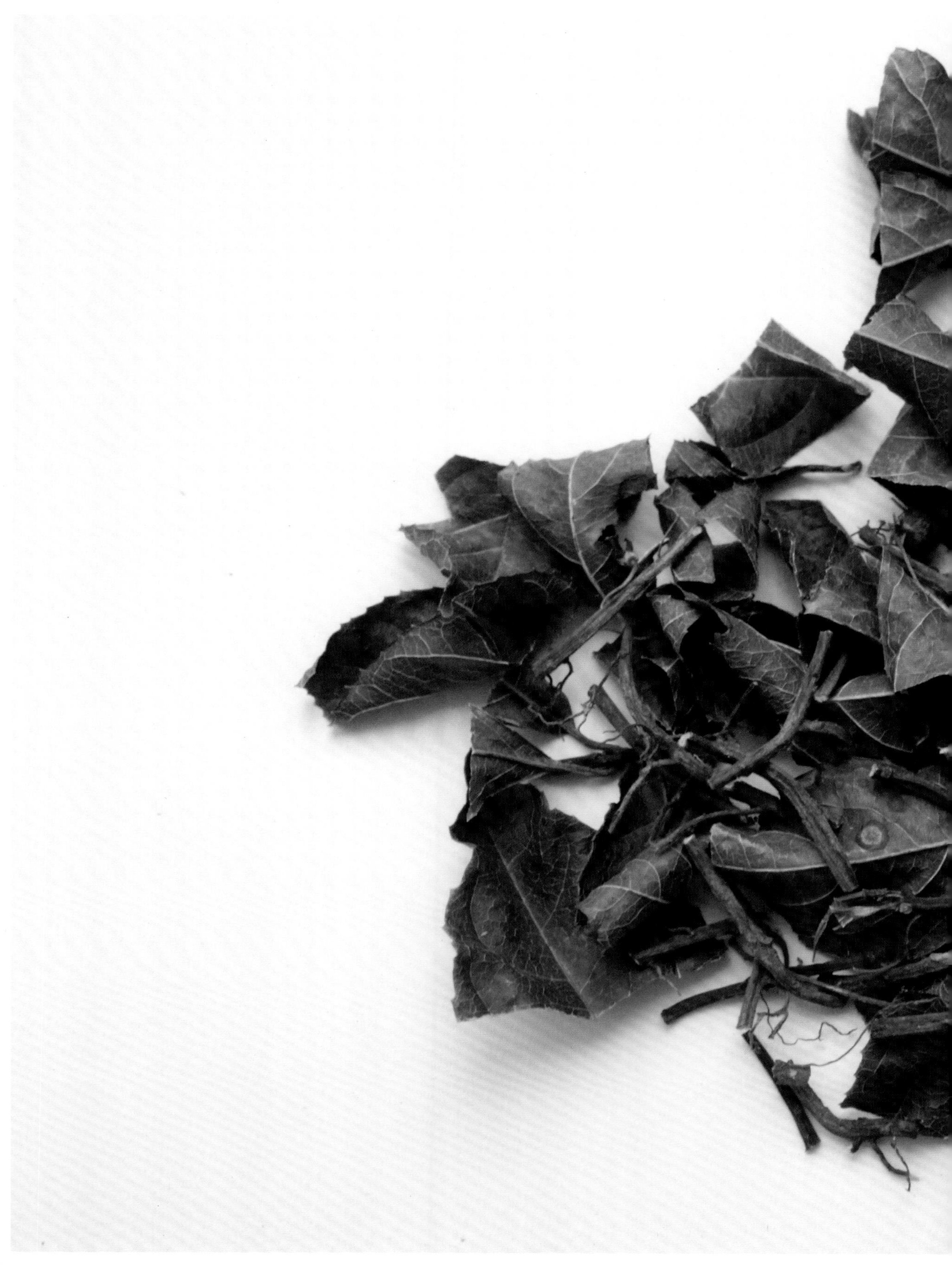

矮地茶

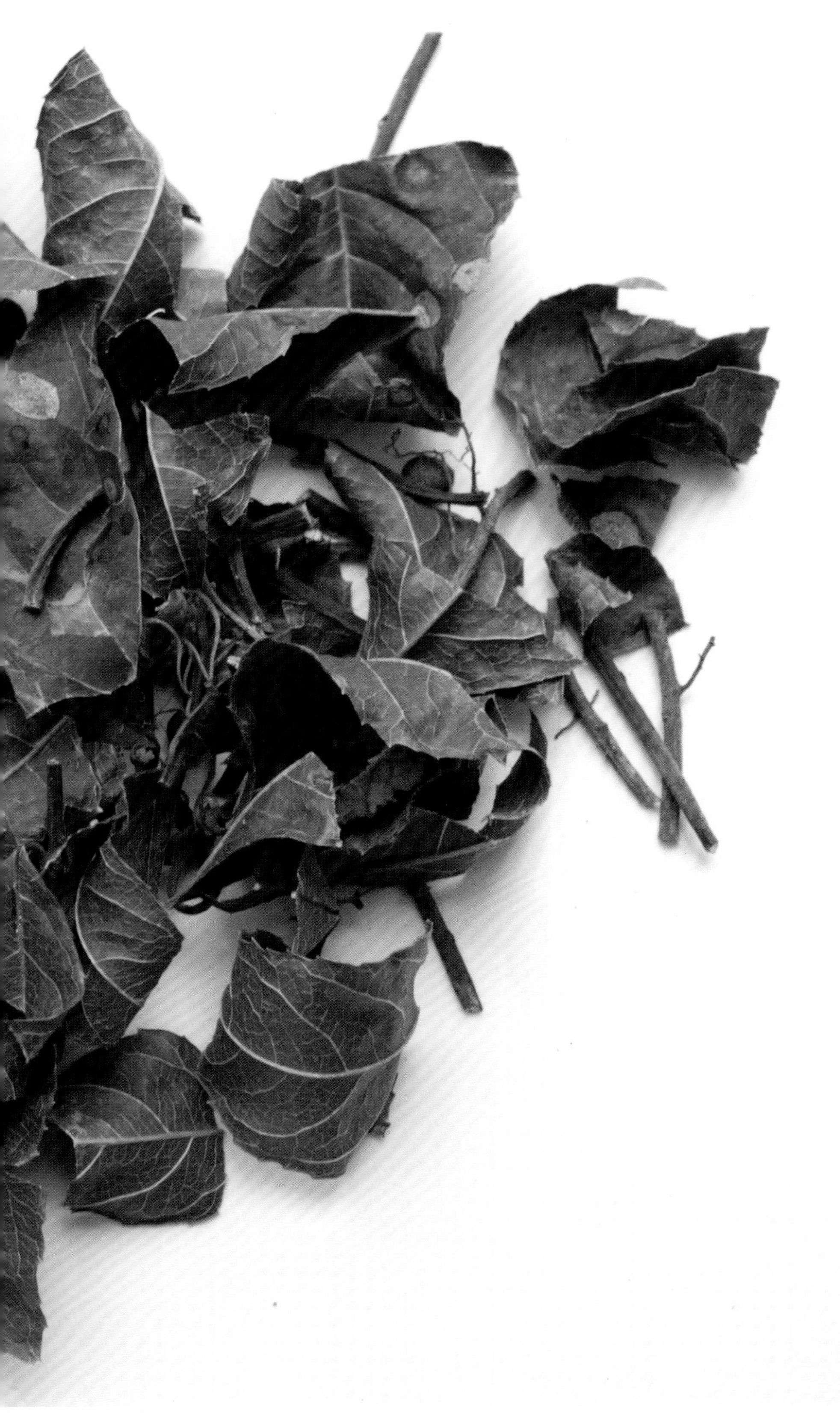

矮地茶饮片

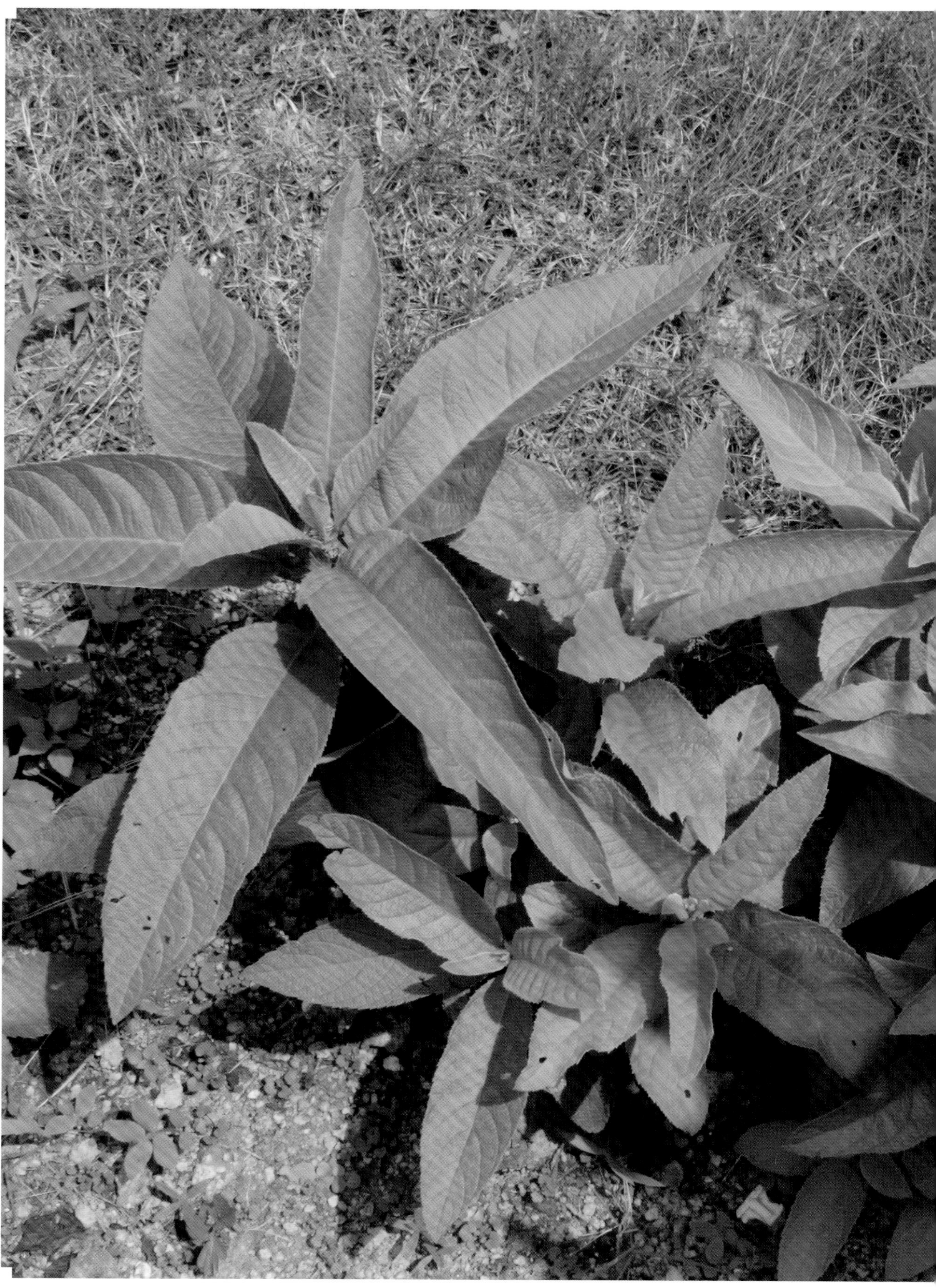

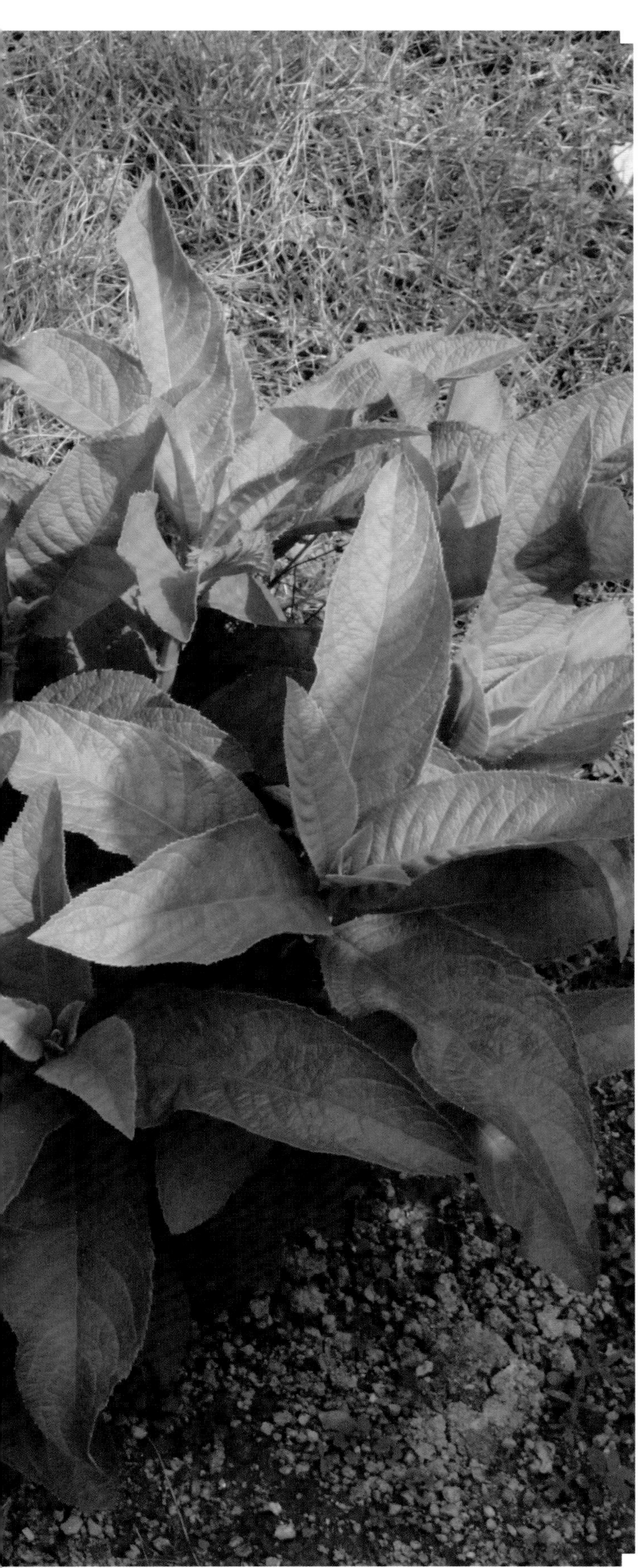

艾纳香

【苗 药 名】档窝凯。

【别　 名】大风艾、冰片。

【来　 源】本品为菊科植物艾纳香 *Blumea balsamifera*（L.）DC. 的地上部分。

【性味归经】味辣，性热。归冷经。

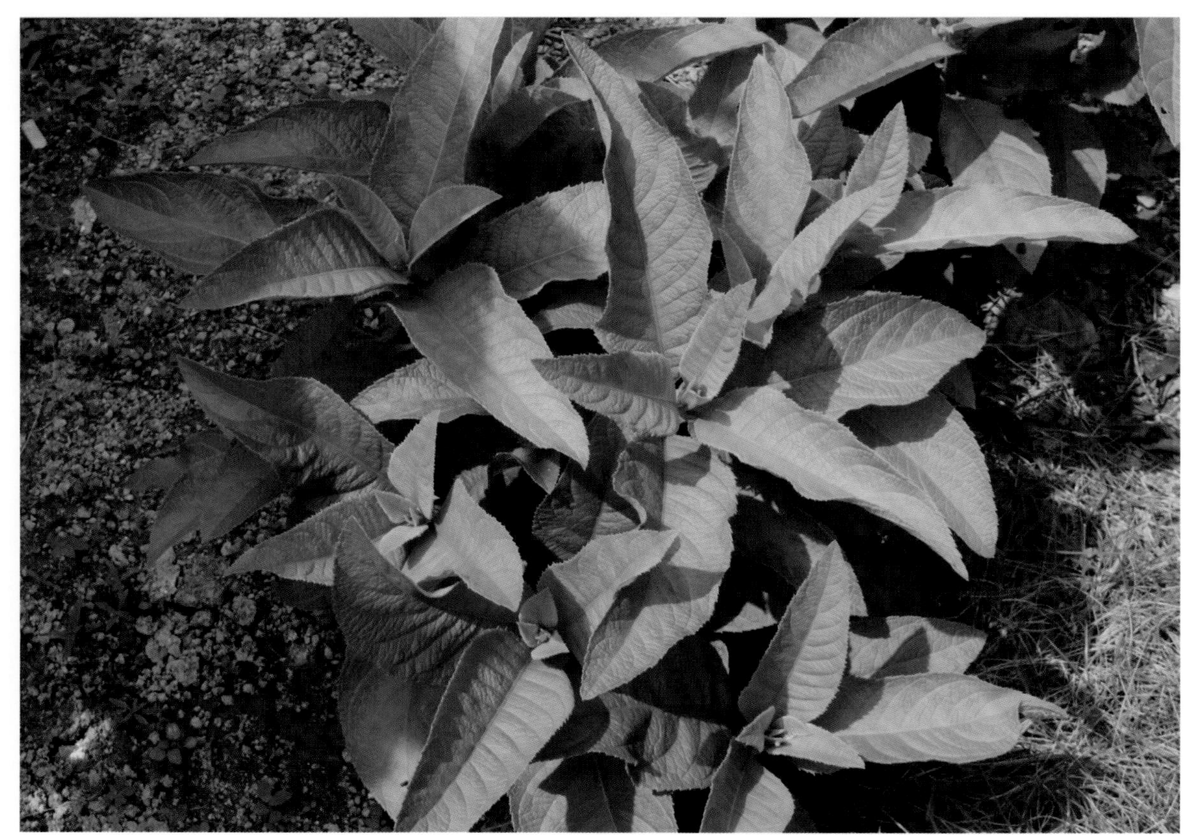

艾纳香

识别特征

多年生草本或半灌木状，高 1 ~ 3 m，全体密被黄色茸毛或绢毛，揉碎时有冰片香气。叶互生，叶片椭圆形或矩圆状披针形，长 10 ~ 17 cm，宽 1.2 ~ 2.5 cm，先端短尖或锐，基部渐狭，边缘有细锯齿，上面被柔毛，下面被淡褐色或黄白色密绢状绵毛；叶柄具 2 ~ 3 对狭翅状裂片。头状花序顶生，伞房状。总苞片数轮，外轮较内轮短。管状花黄色，异形，两性花花冠檐部 5 齿裂，聚药雄蕊 5，雌蕊 1，子房下位，柱头 2 裂，线状。瘦果矩圆形，具棱，冠毛淡白色。花期 3—5 月，果期 9—10 月。

生境分布

生长于海拔 600 ~ 1000 m 的林下、林缘、河谷地、草地或灌木丛中。主产于贵州南部地区；分布于华南及福建、台湾、广西、云南等省区。

采收加工

夏、秋二季采收，鲜用或阴干。

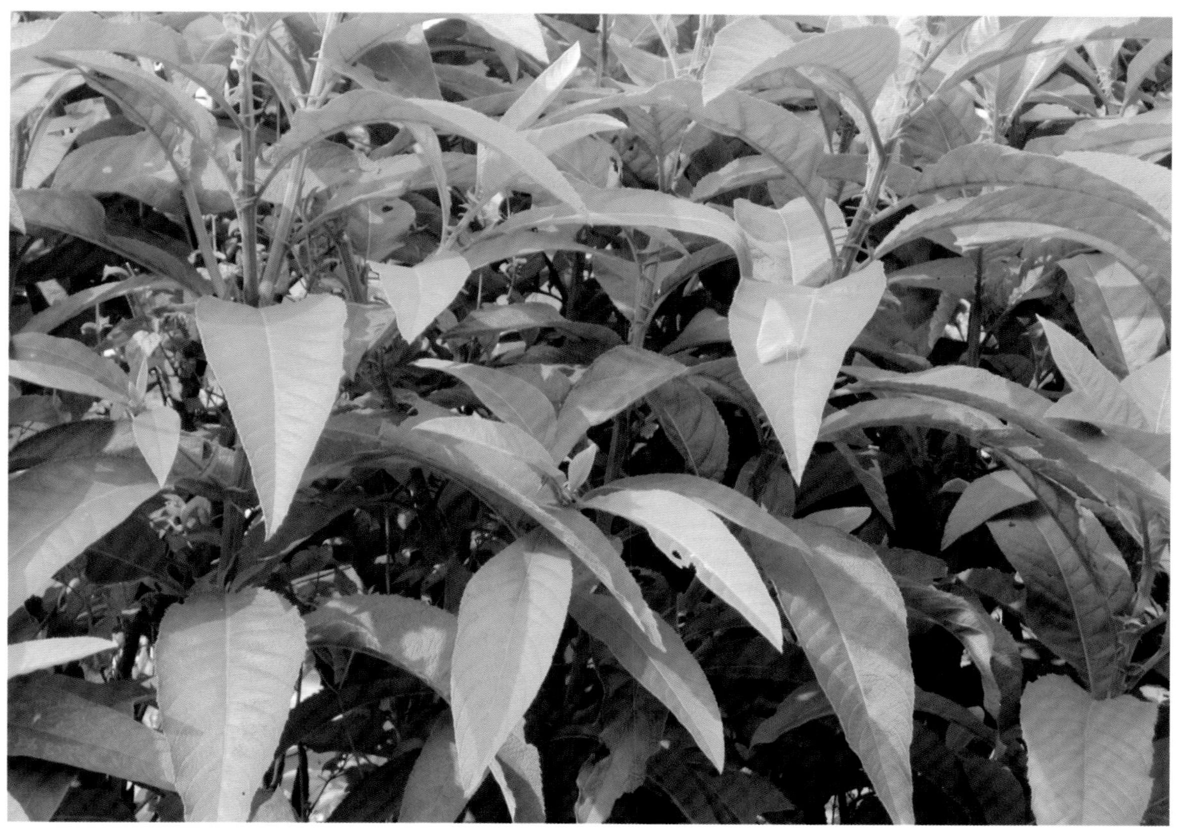

艾纳香

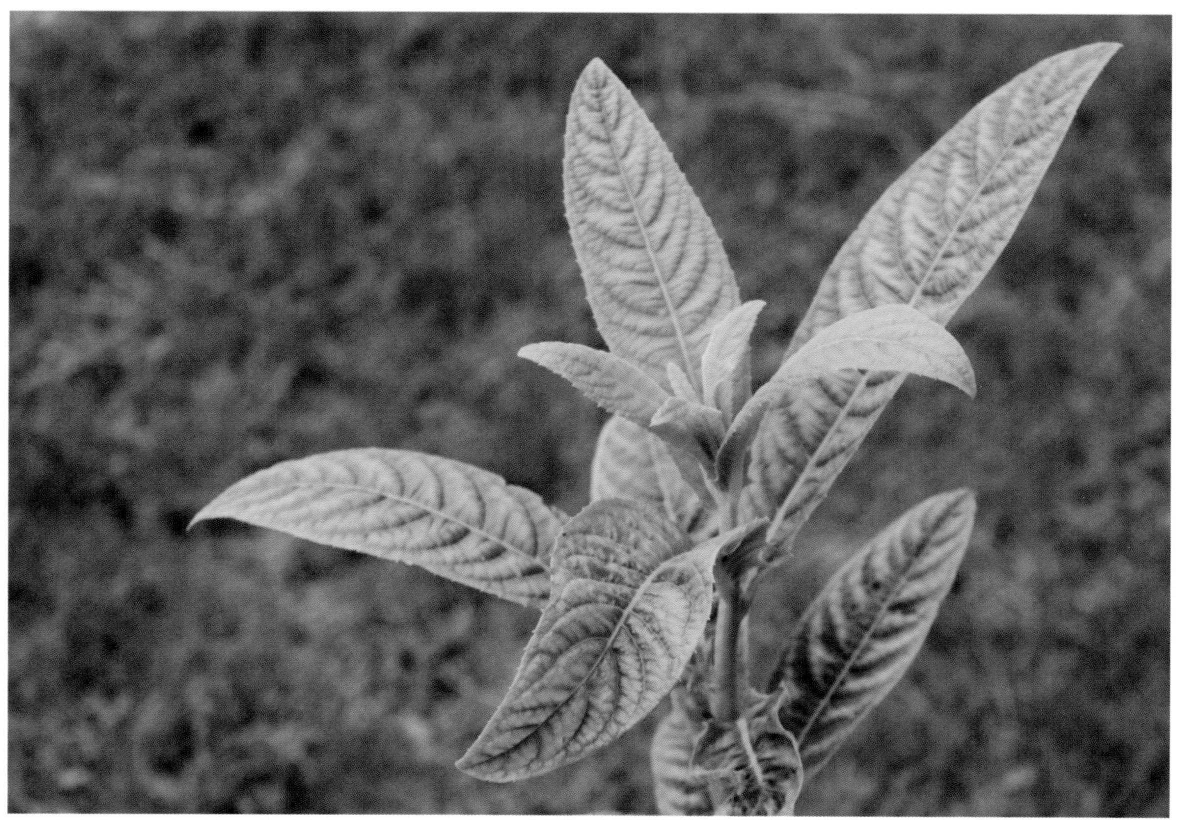

艾纳香

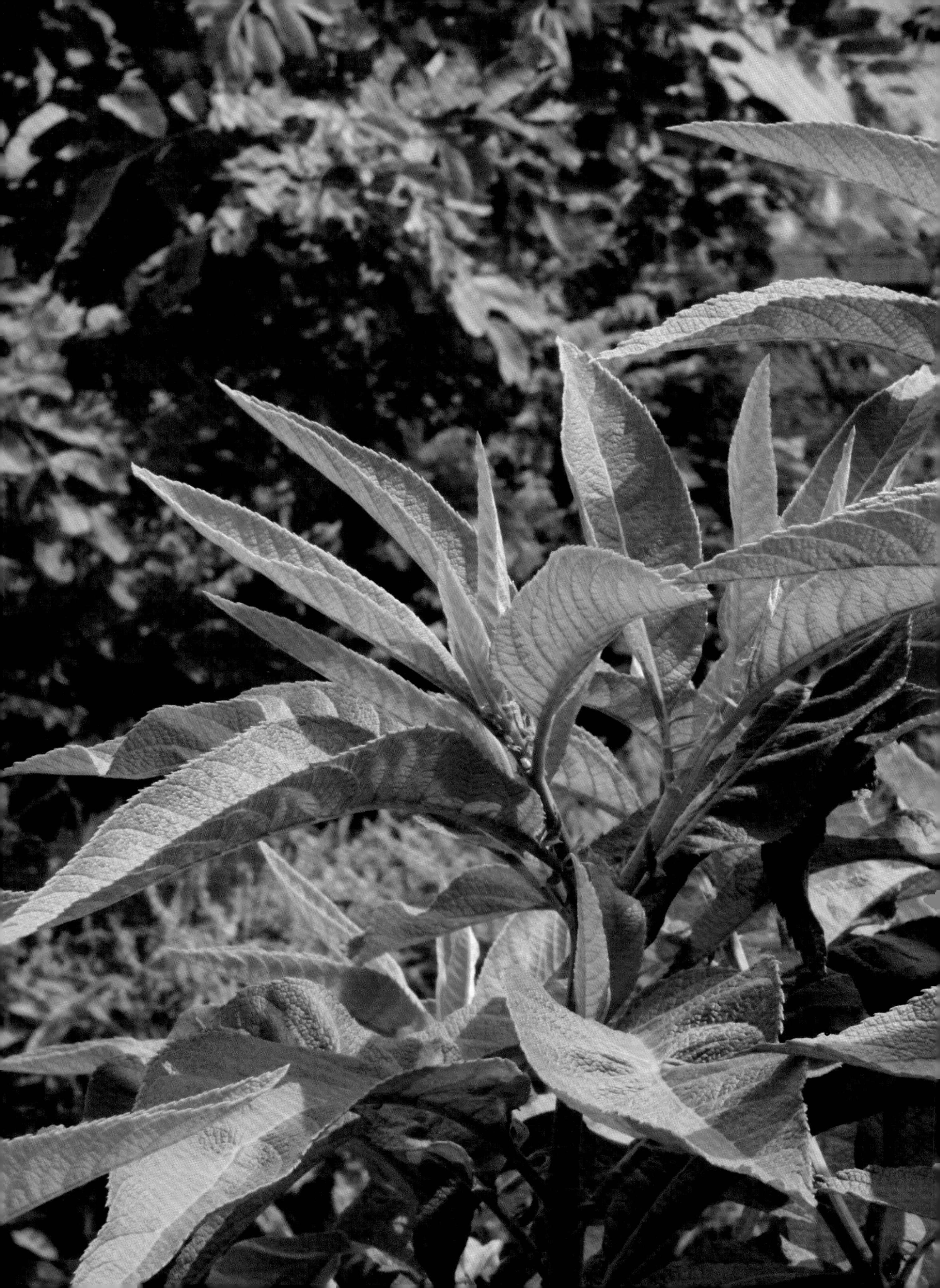

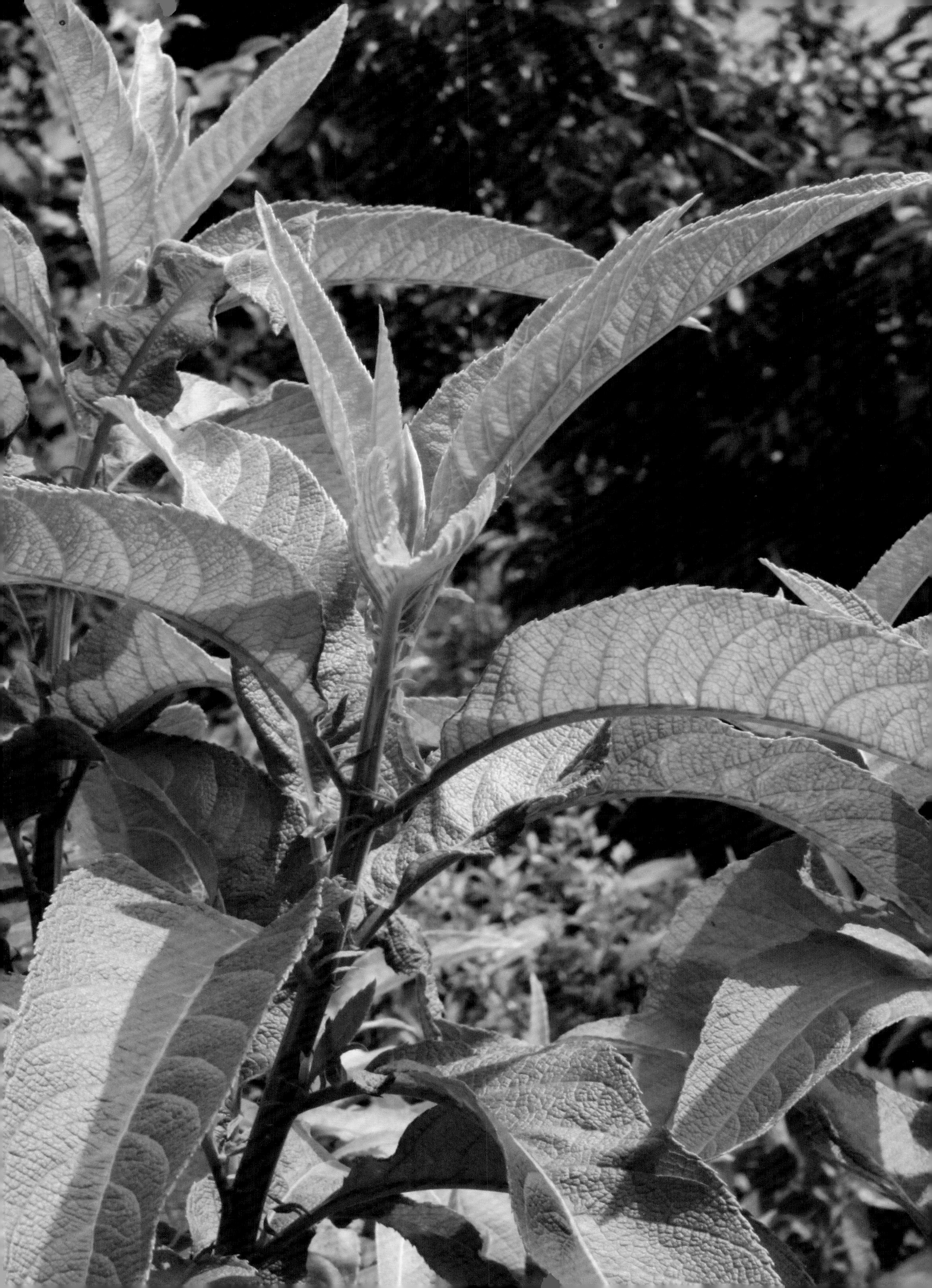

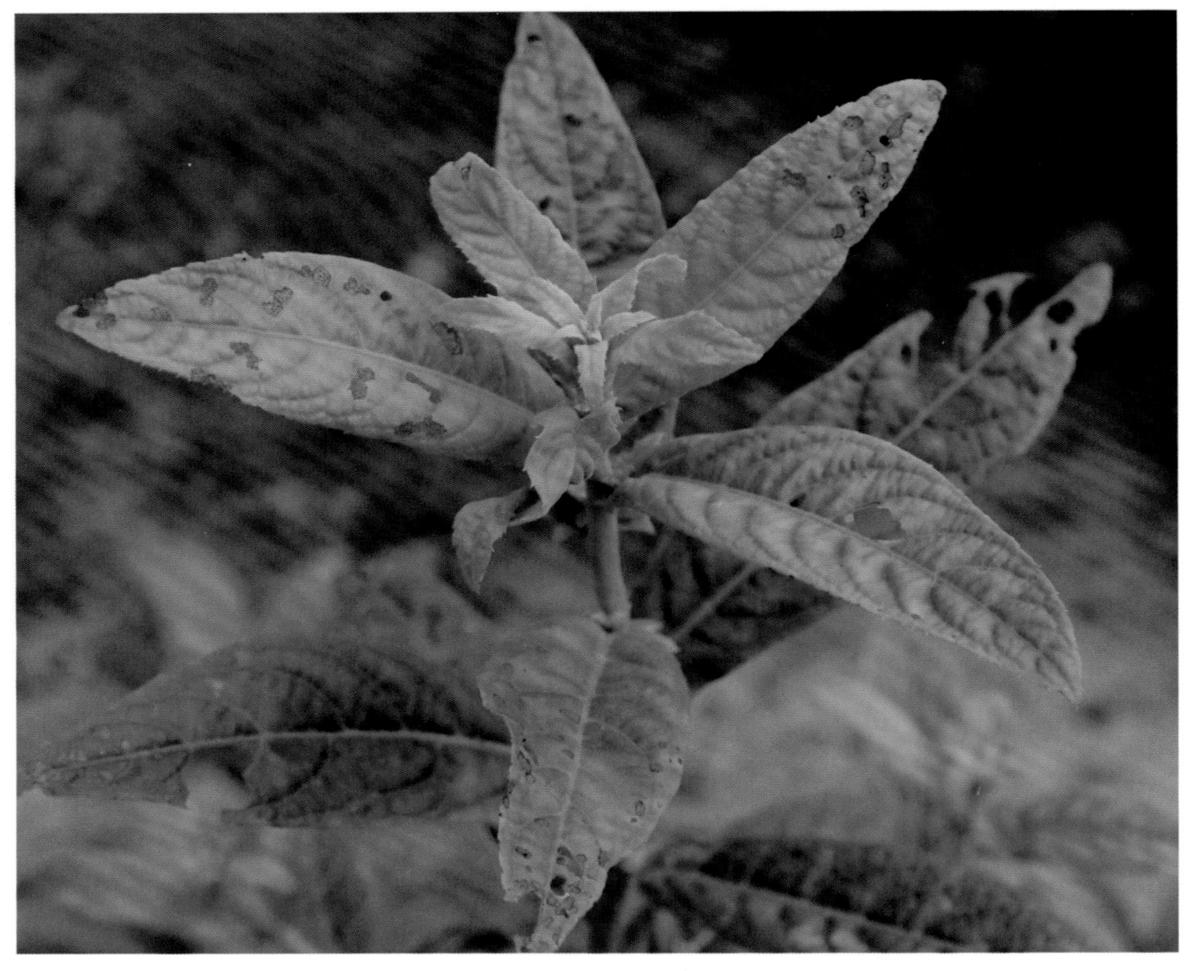

艾纳香

药材鉴别

茎呈圆柱形，大小不等。表面灰褐色或棕褐色，有纵条棱，节间明显，分枝，密生黄褐色柔毛。质稍硬，断面木质部松软，黄白色，中央有白色的髓，干燥的叶略皱缩或破碎，完整的叶片椭圆形或卵圆状披针形，长 20 ~ 25 cm，宽 8 ~ 10 cm，边缘具细锯齿，上表面灰绿色或黄绿色，略粗糙，被短毛，下表面密被白色长柔毛，叶脉带黄色，下表面突出较明显；叶柄短，呈半圆形，两侧有 2 ~ 4 对狭线形的小裂片，密被短毛。叶质脆，易碎。气清凉，香，味辛。

功效主治

祛风除湿，温中止泻，活血解毒。主治风寒感冒，头风痛，风湿痹痛，寒湿泻痢，跌仆伤痛。

用法用量

内服：煎汤，10 ~ 15 g，鲜品加倍；根，15 ~ 30 g。外用：适量，煎水洗；或

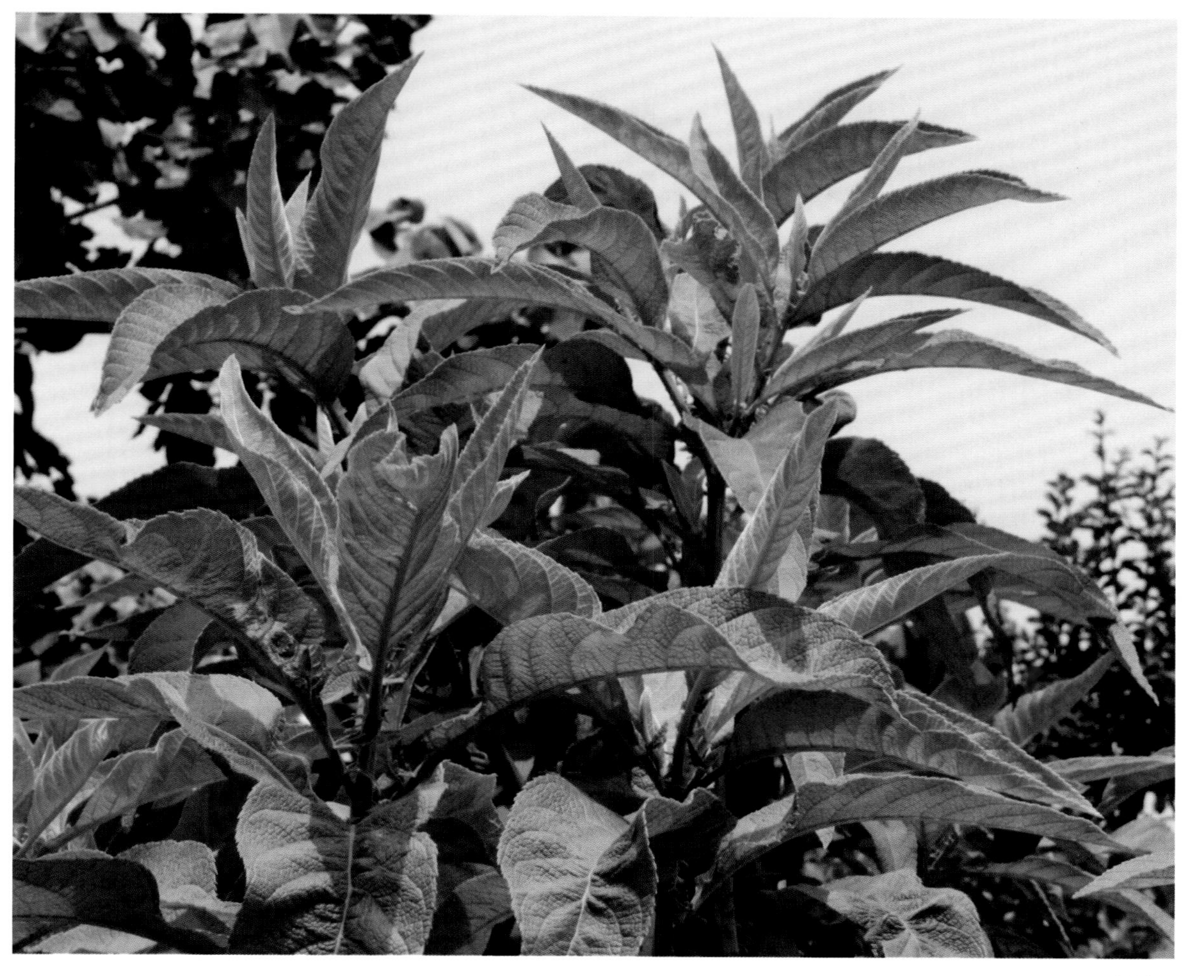

艾纳香

捣烂外敷；或浸酒。

民族药方

1．口舌生疮 冰片、僵蚕、黄柏各适量。共炒，研粉，涂患处。

2．咽喉肿痛 冰片 3 g，八爪金龙 30 g。研粉每次 1 g 含服。

3．目赤肿痛 冰片 1 g，野菊花 10 g，千里光 20 g。水煎后两味药，加入冰片，洗眼睛。

4．流行性腮腺炎 冰片 1.5 g，红赤豆 30 粒。乙醇浸泡一夜，捣烂敷患处，每日换 1 次。

5．刀伤出血 冰片 3 g，见血飞 6 g。研末混合，外敷伤口。

6．牙痛 冰片少许，苦金盆 0.3 g。共研末，棉花球蘸起，塞痛处。

7．口腔炎 冰片 1.5 g，蛇蜕 3 g，紫苏 6 g。炕干研末，搽口腔，每日 1 次。

8．痛经 大风艾根 9 ~ 12 g，益母草 15 g。水煎服。

9．头风痛 大风艾鲜叶 30 g，鸡蛋 2 个。加酒、盐同煎。

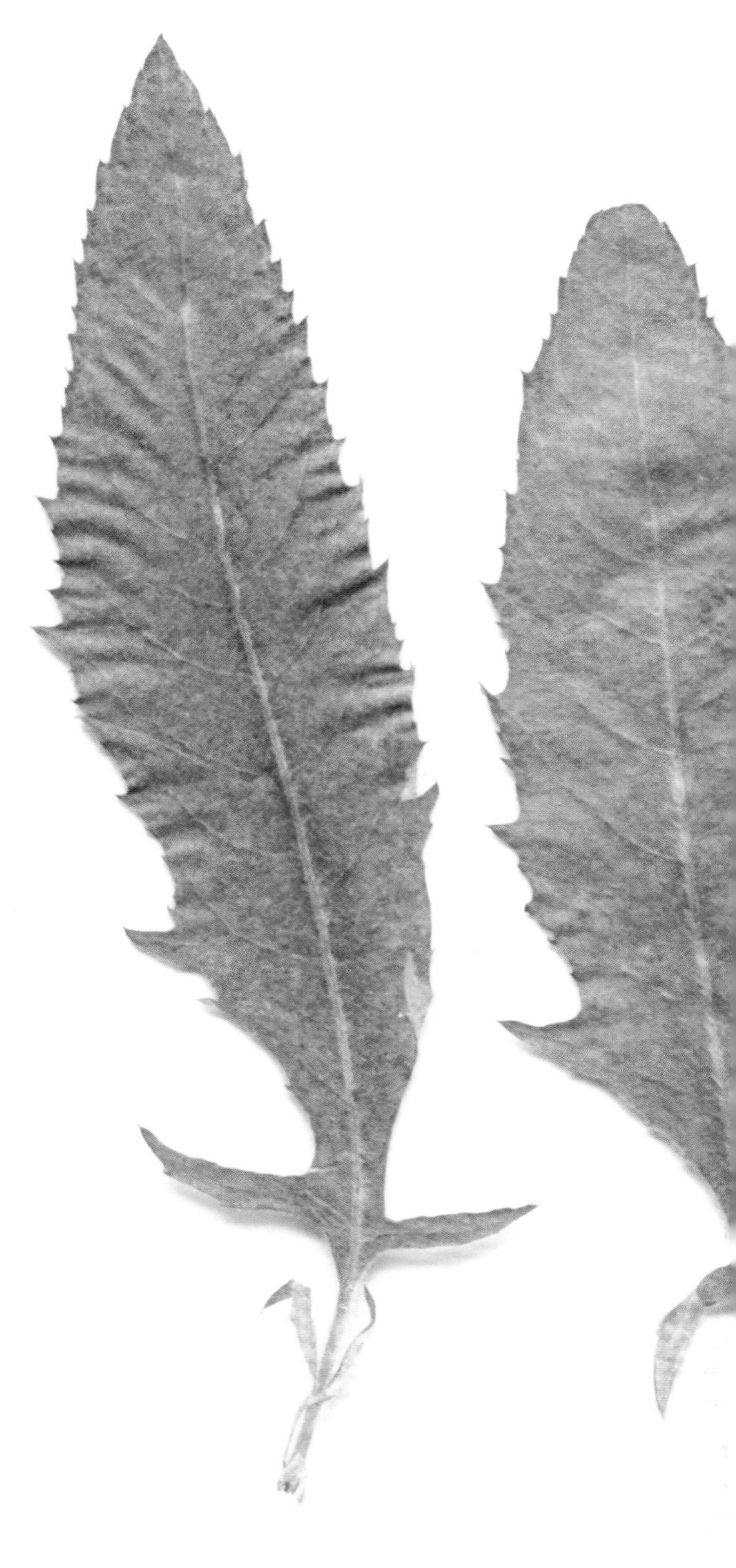

艾纳香

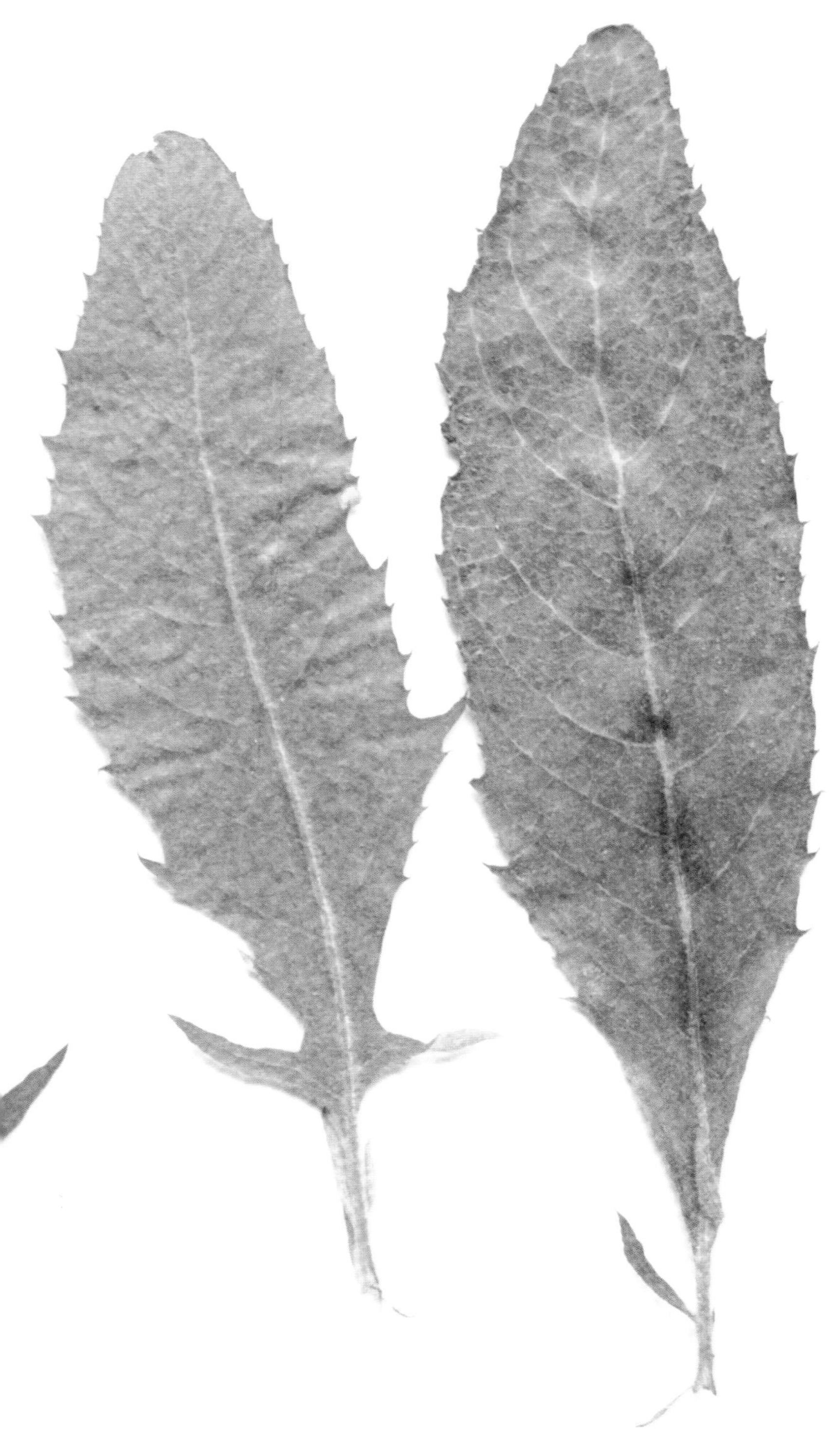

艾纳香饮片

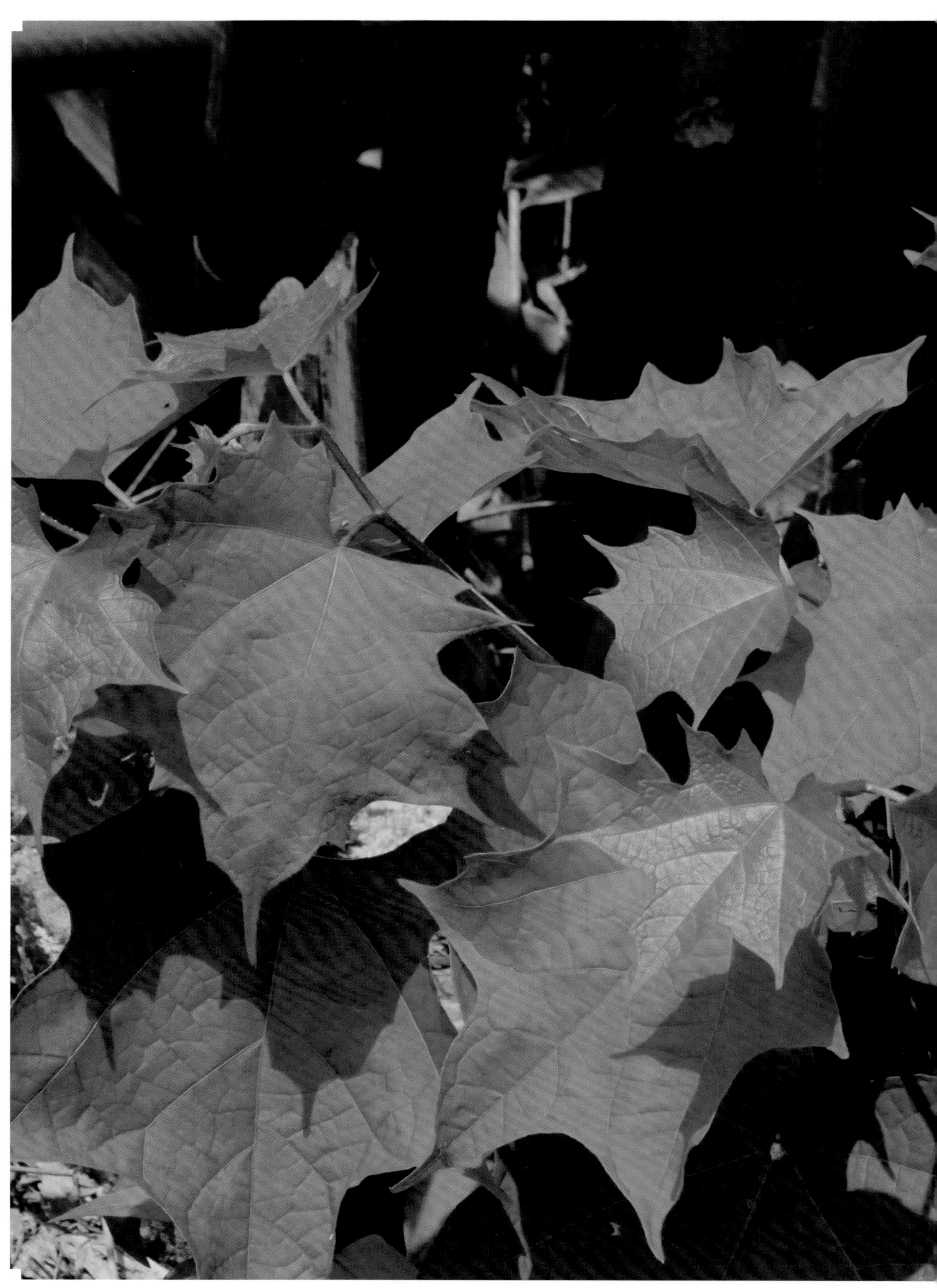

八角枫

【苗药名】名嘎龚倒丢劳读。

【别　名】白龙须（须根）、白金条（根）。

【来　源】本品为八角枫科植物八角枫 *Alangium chinense*（Lour.）Harms 的根、须根及根皮。

【性味归经】味辛、麻，性热；有毒。归冷经。

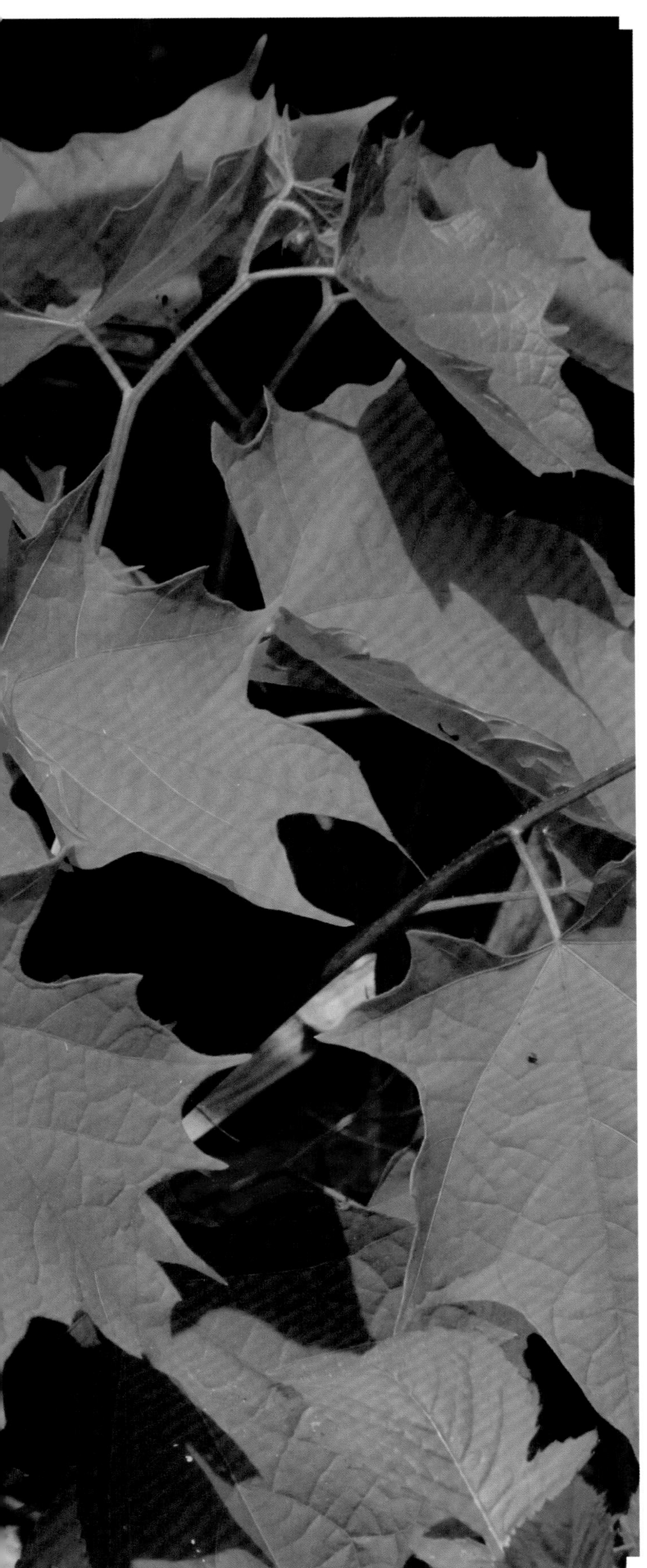

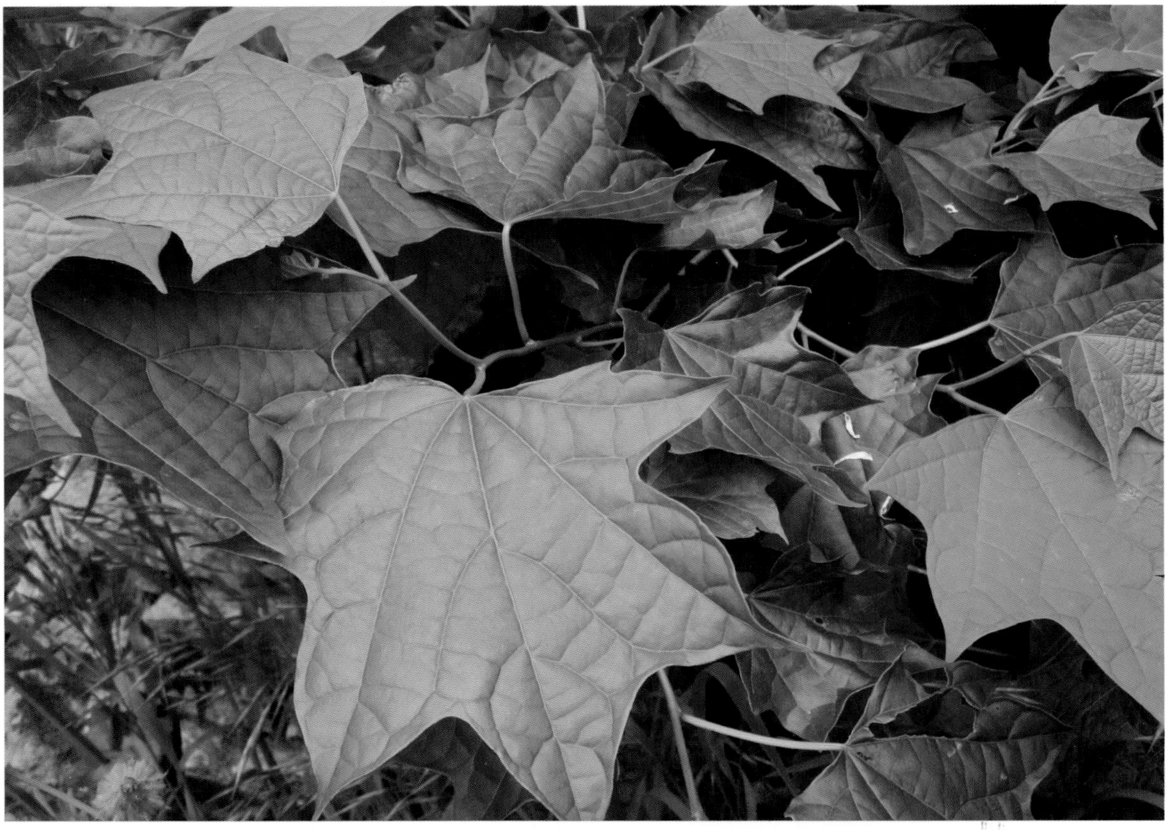

八角枫

识别特征

落叶乔木或灌木，高 3 ~ 5 m。小枝略呈“之”字形，幼枝紫绿色。叶互生，纸质，近圆形、椭圆形或卵形，长 13 ~ 19（~ 26） cm，宽 9 ~ 15（~ 22） cm，顶端锐尖或钝尖，基部阔楔形或截形，稀心形，两侧不对称，不分裂或 3 ~ 7（~ 9）裂，裂片短锐尖或钝尖，上面无毛，下面脉腋有簇状毛，基出脉 3 ~ 5（~ 7）对，成掌状，侧脉 3 ~ 5 对，叶柄长 2.5 ~ 3.5 cm。聚伞花序腋生，有 7 ~ 30（~ 50）花，花梗长 5 ~ 15 mm；花萼圆筒形，长 1.0 ~ 1.5 cm，先端裂为 6 ~ 8 枚齿状裂片；花瓣 6 ~ 8 片，线形，长 1.0 ~ 1.5 cm，初白色，后变黄色，基部黏合，上部开花后反卷；雄蕊与花瓣同数而近等长；花盘近球形；子房 2 室，柱头头状。核果卵圆形，长 5 ~ 7 mm，直径 5 ~ 8 mm，先端有宿存的萼齿。种子 1 颗。花期 5—7 月，果期 7—10 月。

生境分布

生长于海拔 1800 m 以下的山地或疏林中。分布于华东、中南及陕西、甘肃、台湾、四川、贵州、西藏等省区。

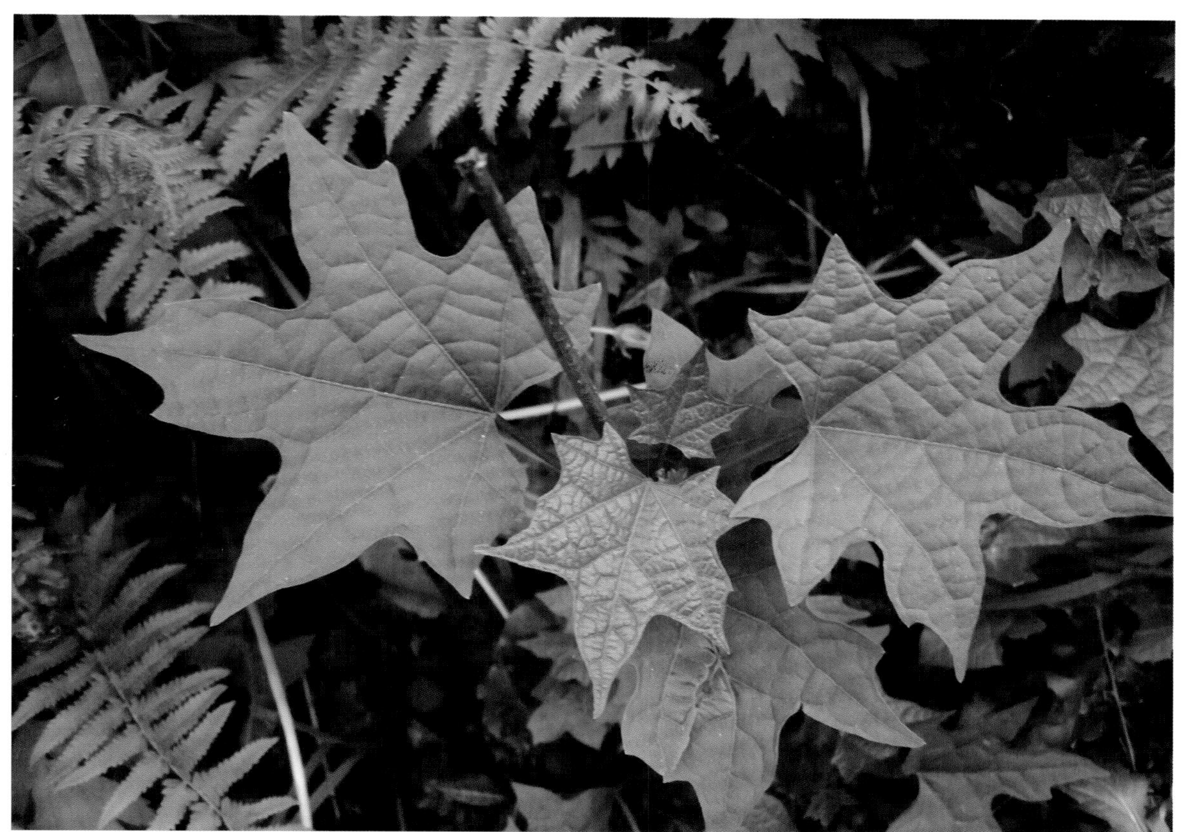

八角枫

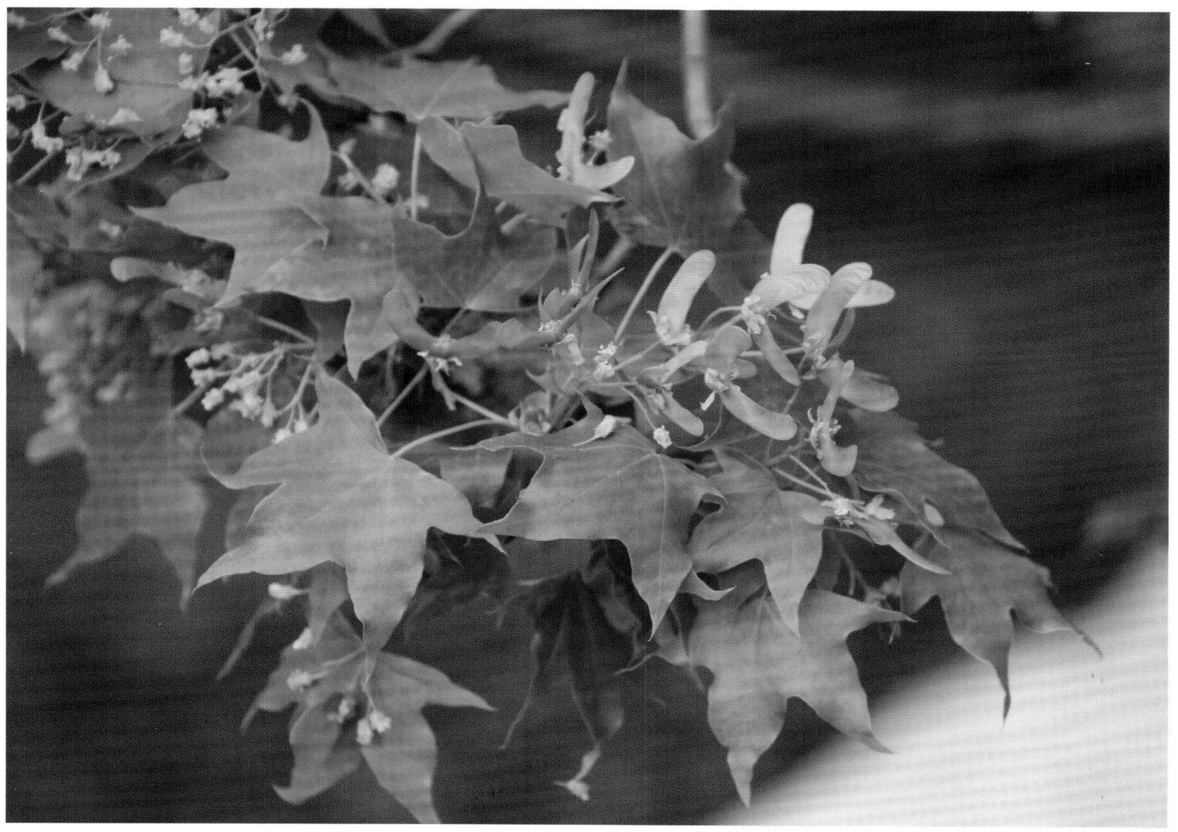

八角枫

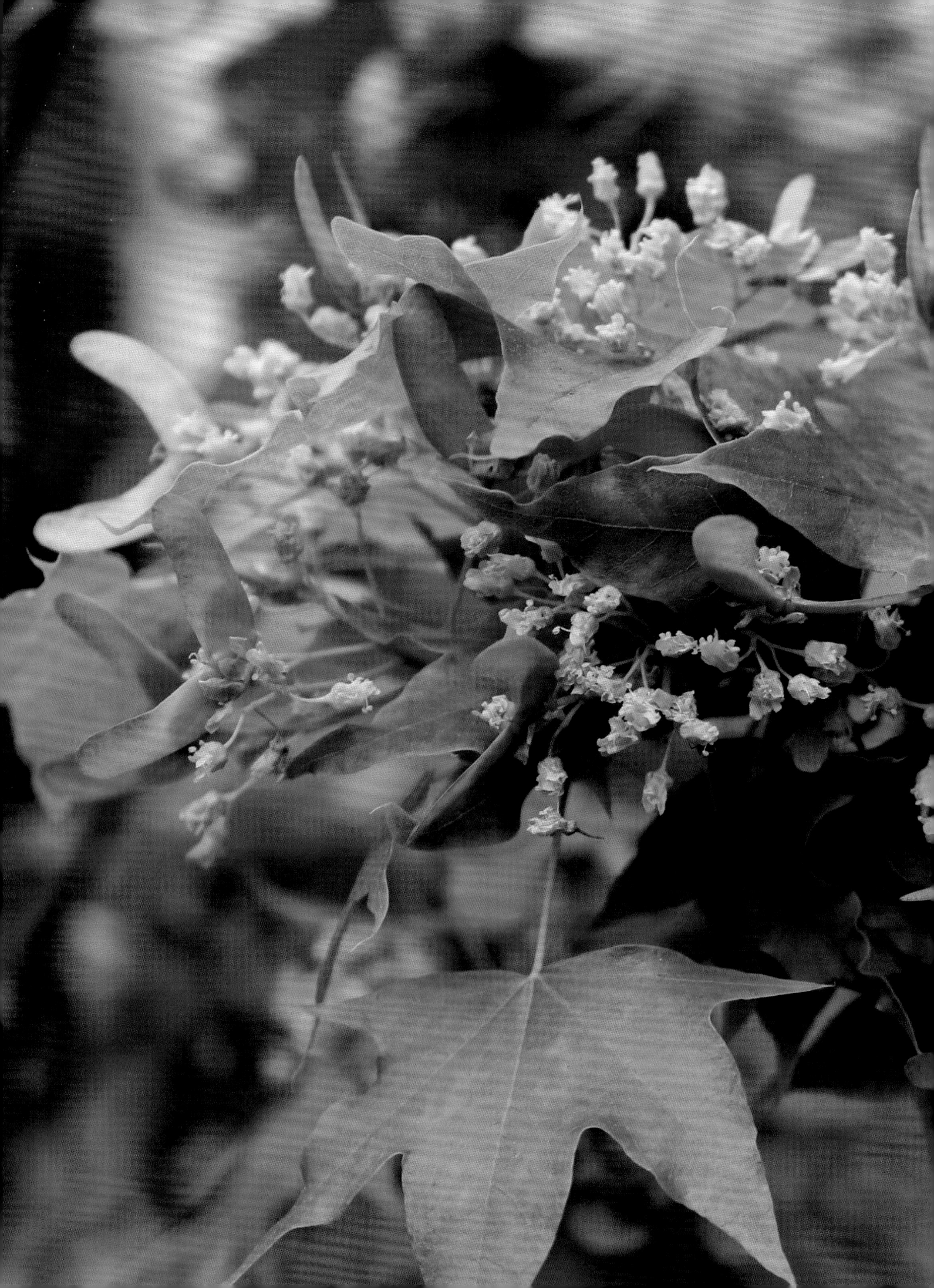

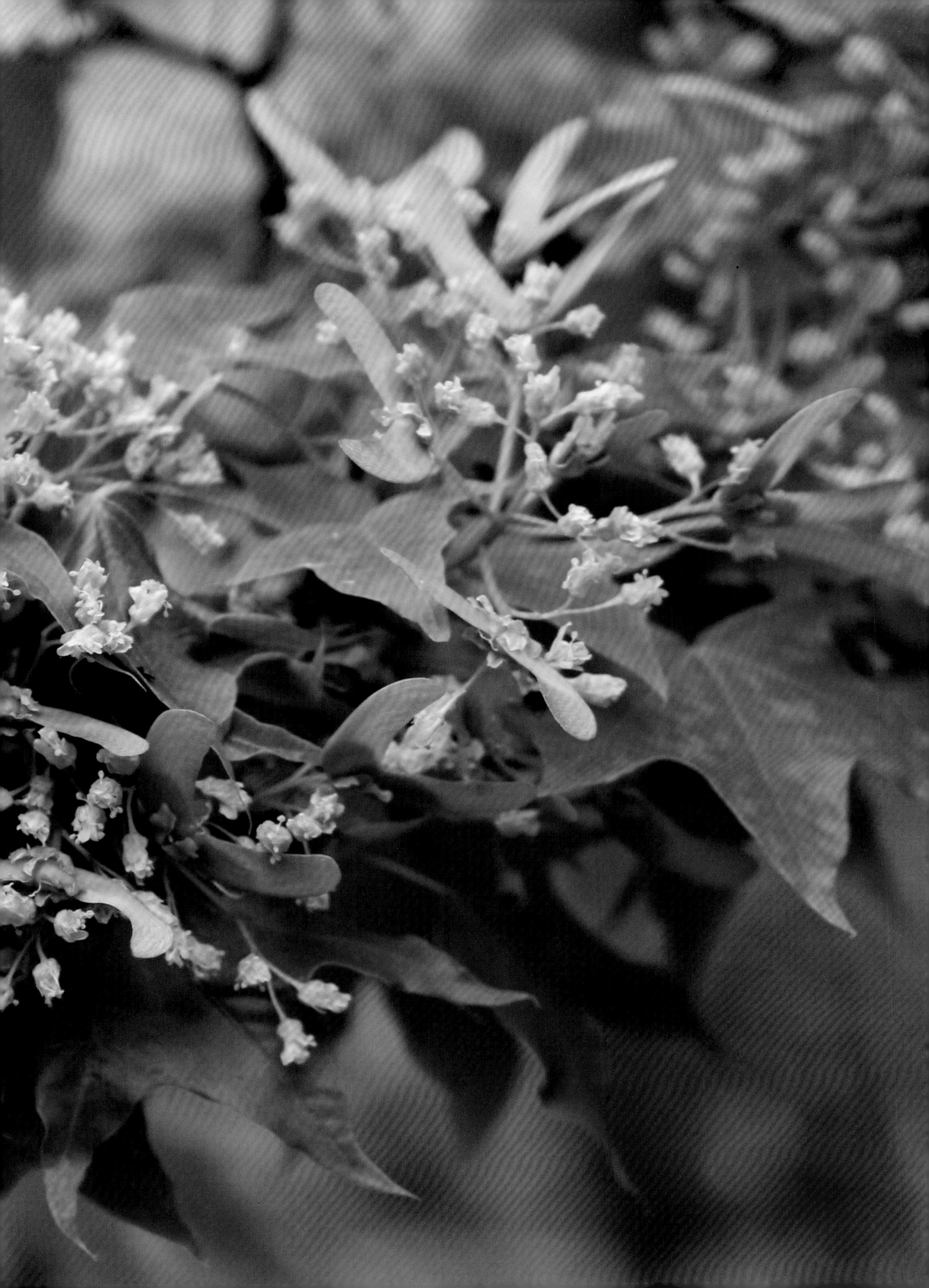

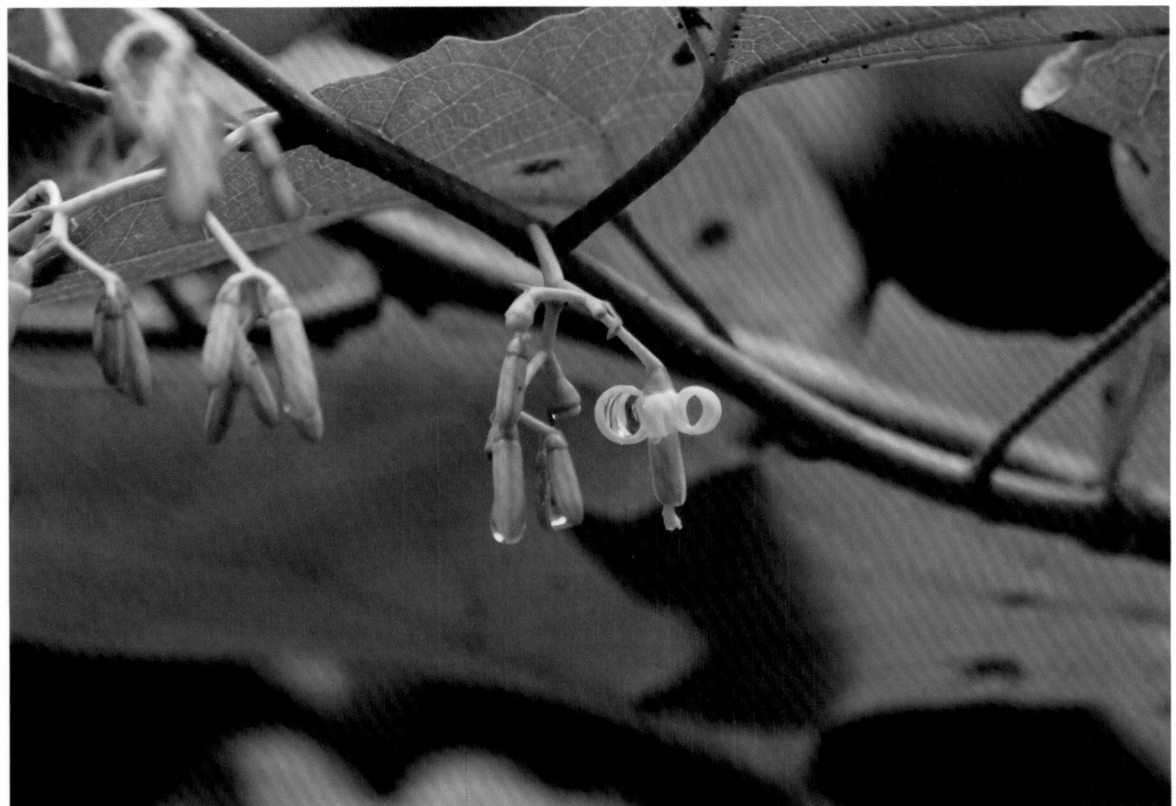

八角枫

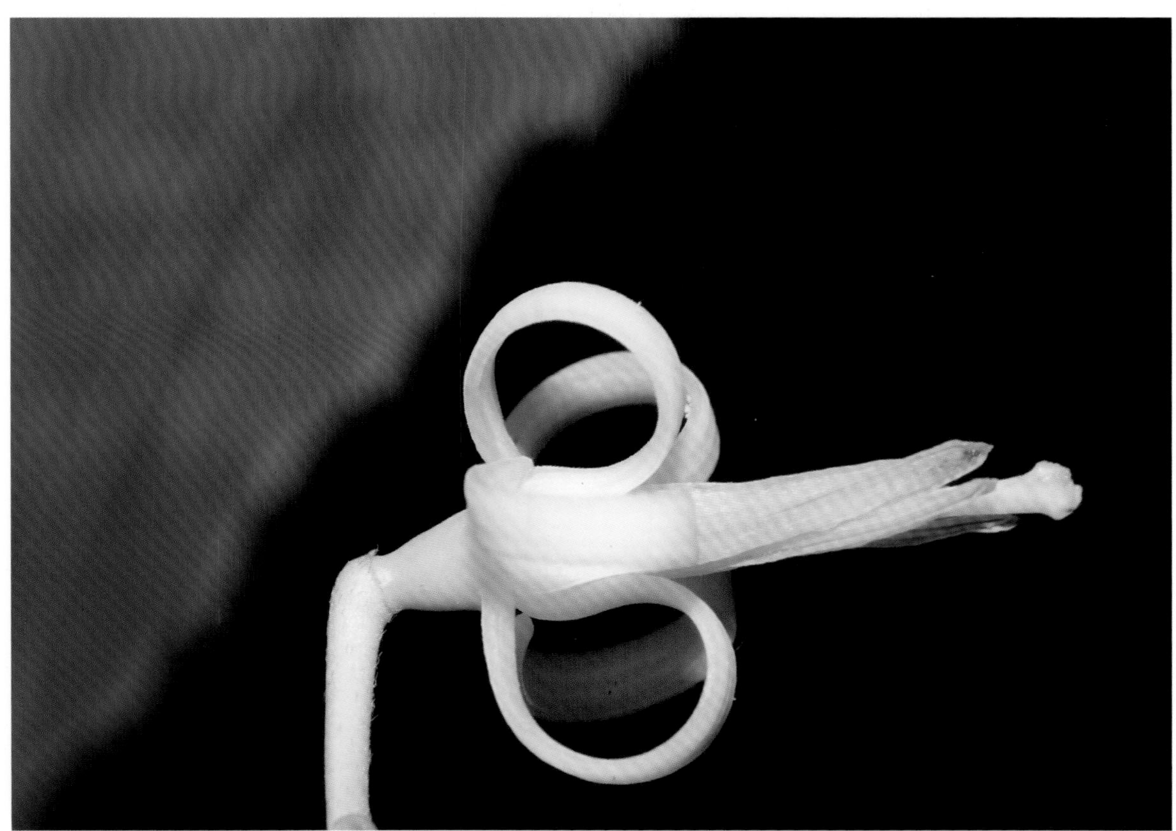

八角枫

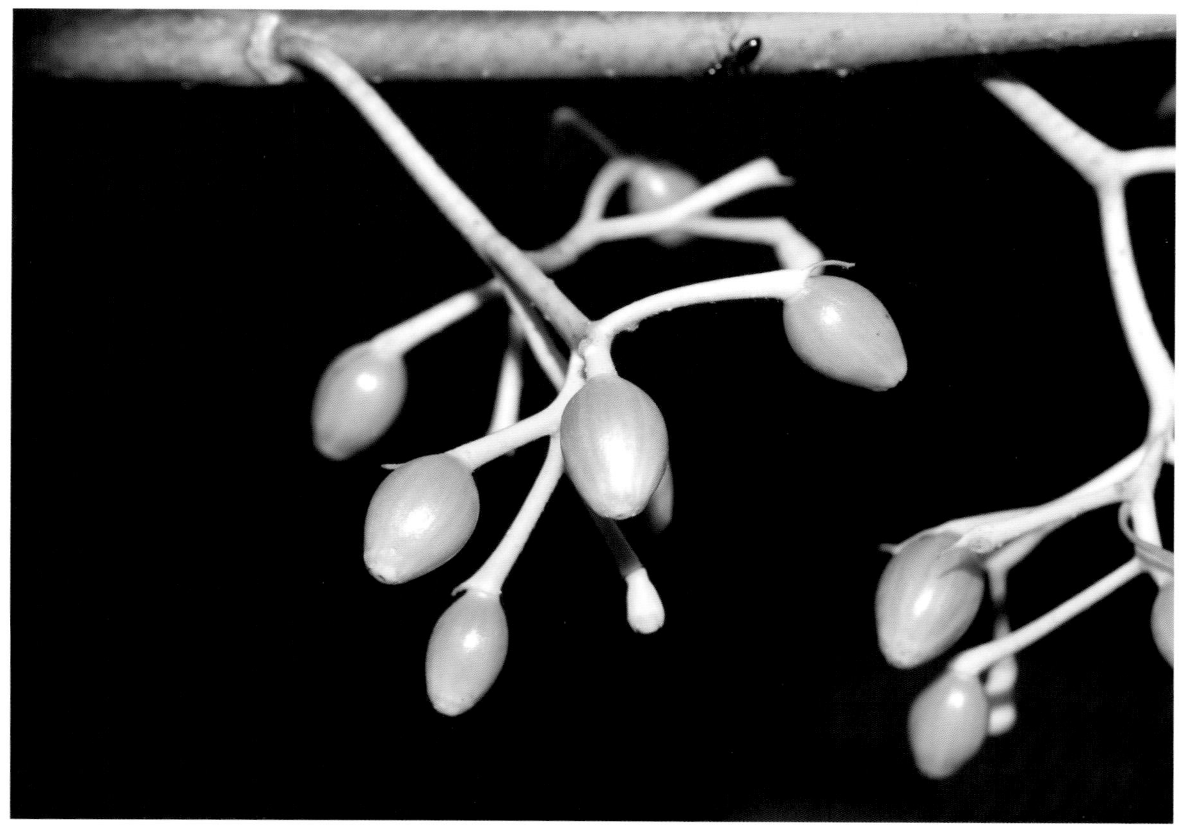

八角枫

采收加工

全年均可采，挖起根或须根，洗净，晒干。

药材鉴别

本品细根呈圆柱形，略带波状弯曲，长短不一，长者可达 1 m 以上，直径 2 ~ 8 mm，有分枝及众多纤细须状根或其残基，表面灰黄色至棕黄色，栓皮纵裂，有时剥离。质坚脆，折断面不平坦，黄白色，纤维性。气微，味淡，微辛。

功效主治

祛风除湿，舒筋活络，散瘀止痛。主治风湿痹痛，四肢麻木，跌仆损伤。

用法用量

内服：煎汤，须根 1 ~ 3 g，根 3 ~ 6 g；或浸酒。外用：适量，捣烂外敷或煎汤洗。

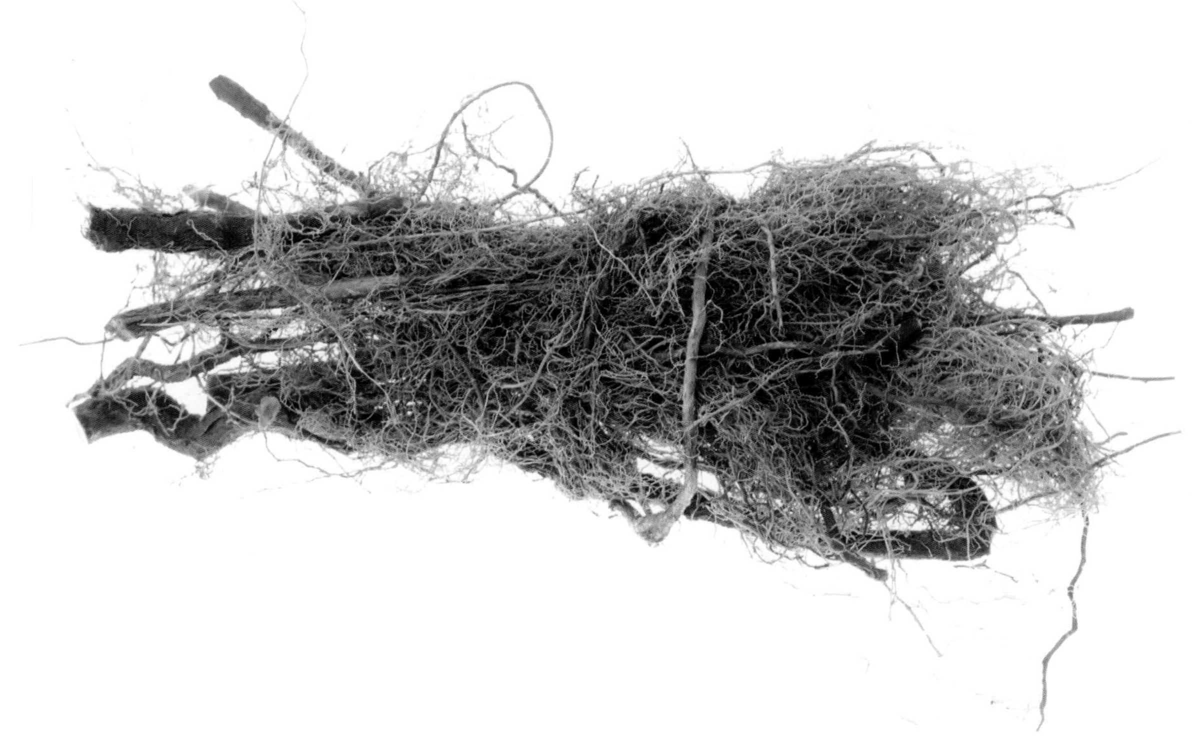

八角枫药材

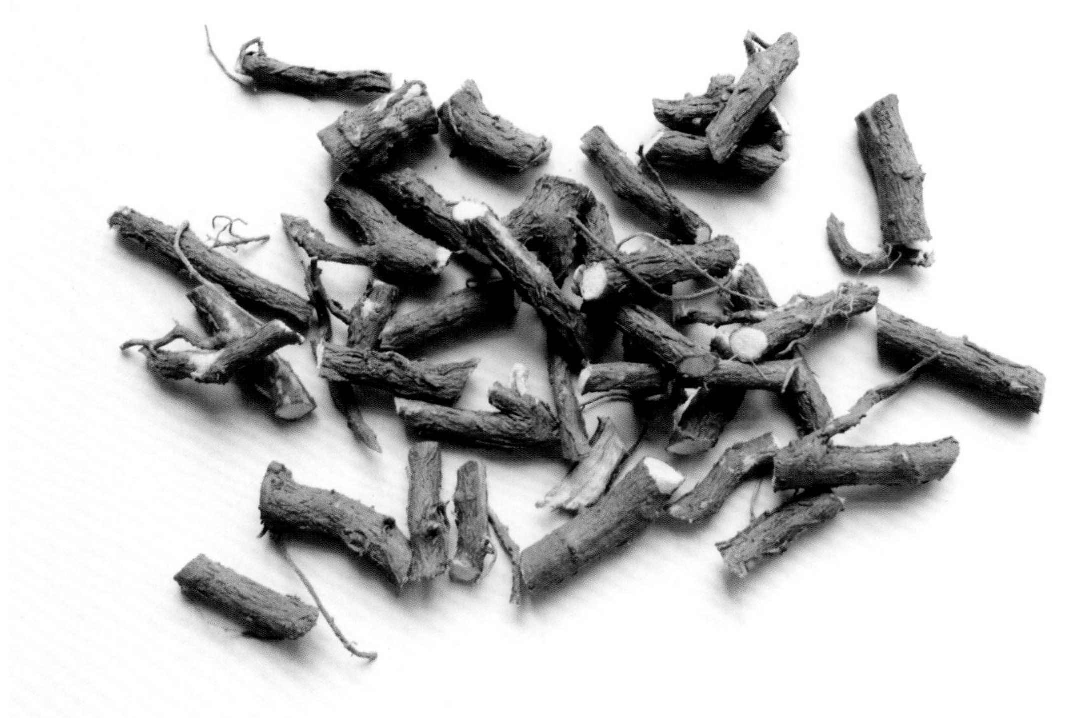

八角枫须根饮片

民族药方

1．风湿骨痛　干八角枫根 21 g，白酒 500 ml。浸 7 日，每日早、晚各服 15 ml。

2．筋骨疼痛　白龙须 1.2 g，白牛膝 9 g。炖猪脚吃。

3．风湿麻木瘫痪　八角枫 20 g，铁筷子 15 g。泡酒 1000 ml，每日 25 ~ 50 ml。

4．鹤膝风　白金条 15 g，松节、红牛膝、白牛膝各 9 g。切细，加烧酒 500 ml 浸泡，每服药酒 15 g，常服。

5．劳伤腰痛　白金条 9 g，牛膝（醋炒）、生杜仲各 30 g，甜酒、水各 180 ml。蒸服。

6．半身不遂　白金条 4.5 g。蒸鸡吃。

7．跌仆损伤　白龙须 9 g，牛膝（醋炒）30 g。童便引，煎服，每日 3 次。

8．无名肿毒　白龙须根适量。捣茸外敷。

9．变应性皮炎（过敏性皮炎）　八角枫根适量。煎水外洗。

使用注意

内服不宜过量，小儿及年老体弱者禁服。

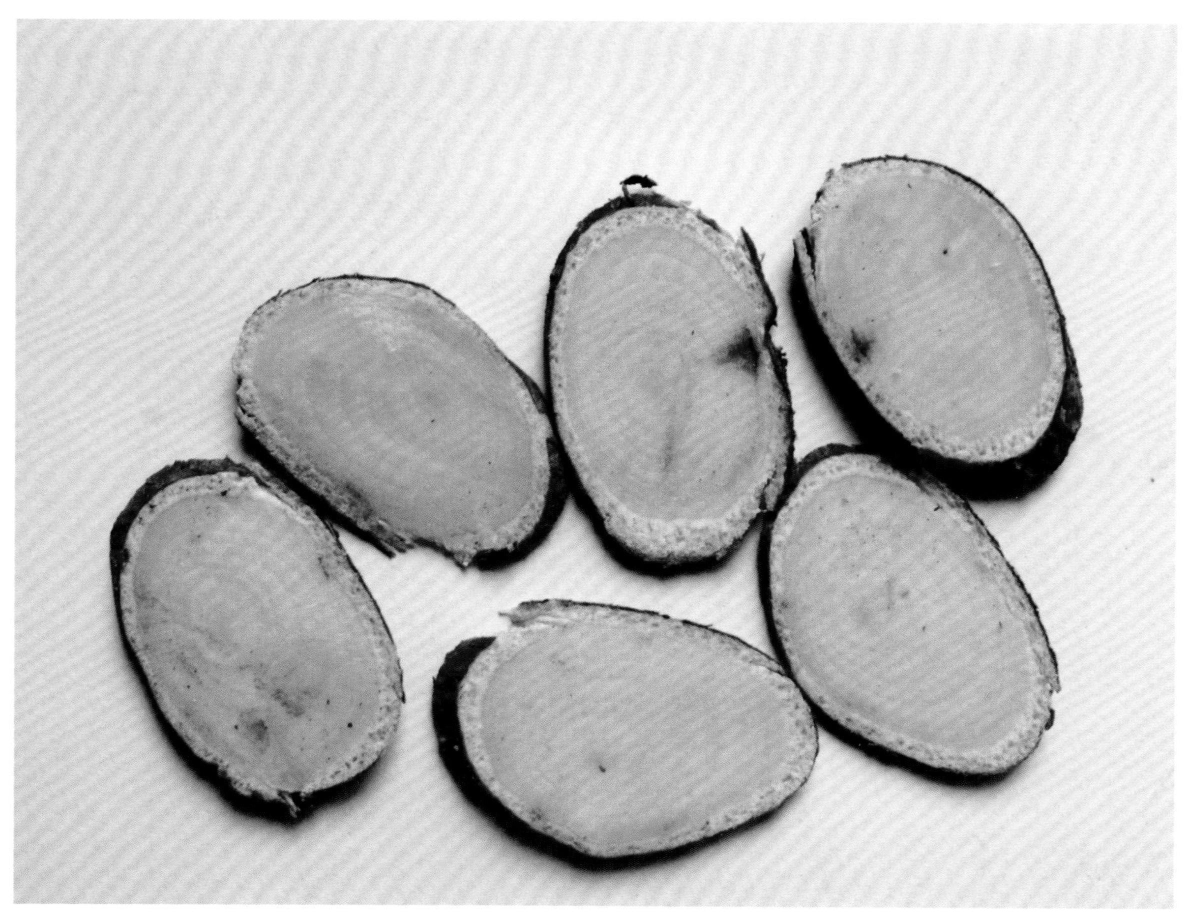

八角枫根饮片

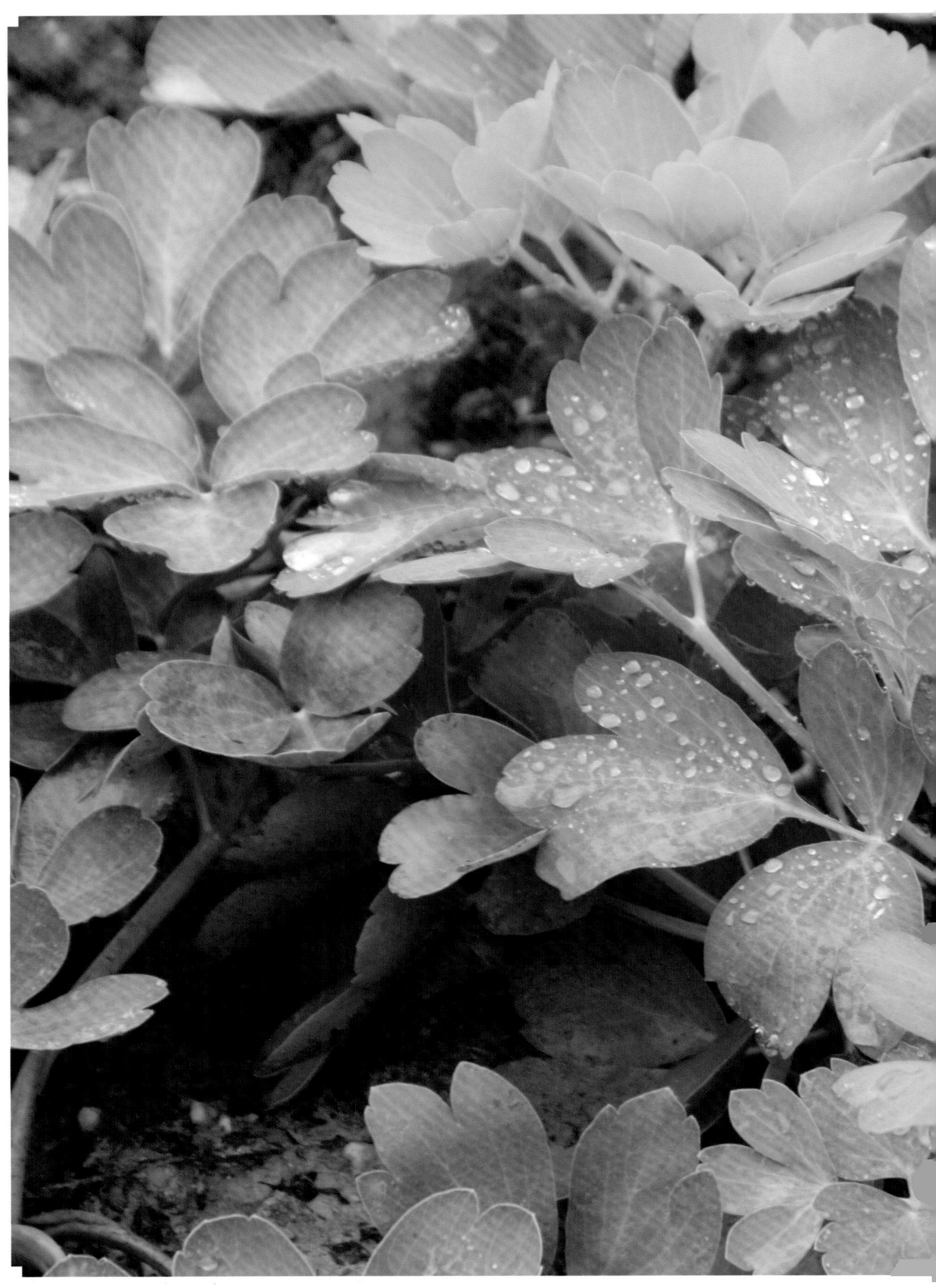

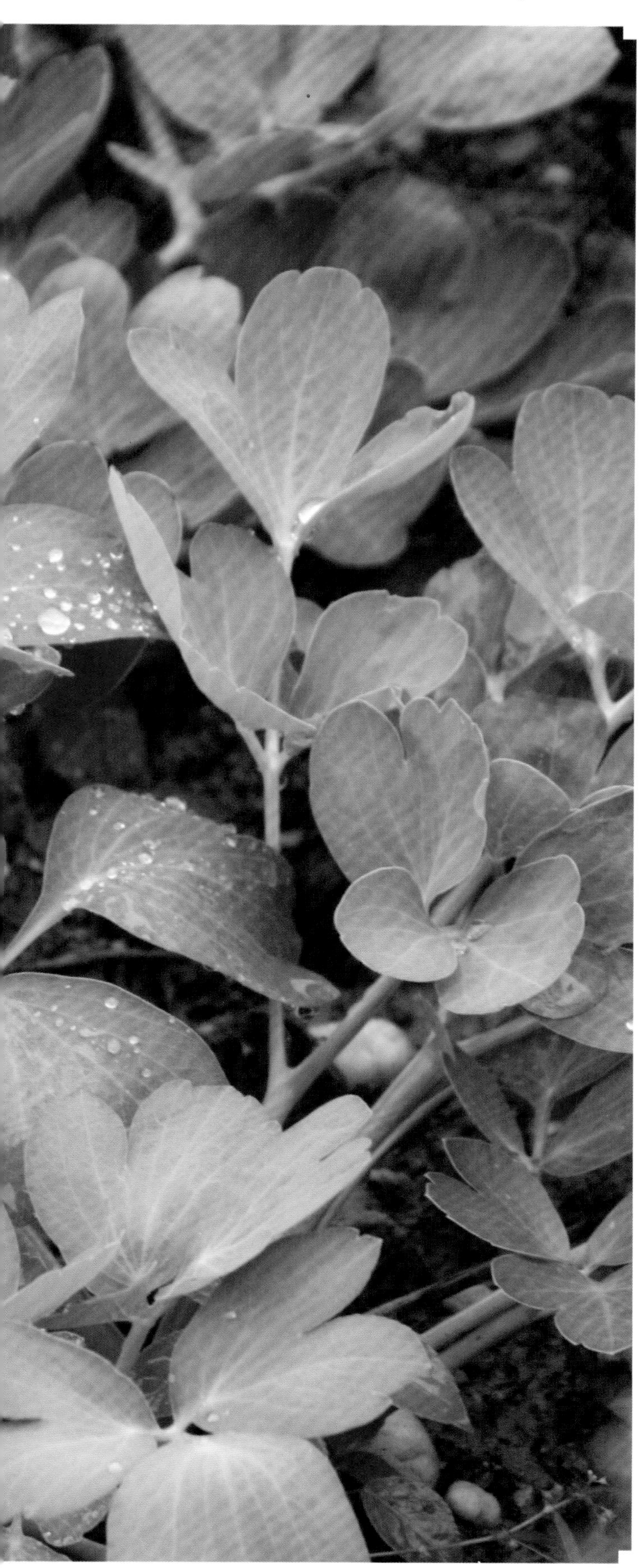

白花前胡

【苗药名】锐阿闷。

【别　名】山独活、官前胡、鸡脚前胡。

【来　源】本品为伞形科植物白花前胡 *Peucedanum praeruptorum* Dunn. 的干燥根。

【性味归经】味苦、微辛，性冷。归热经。

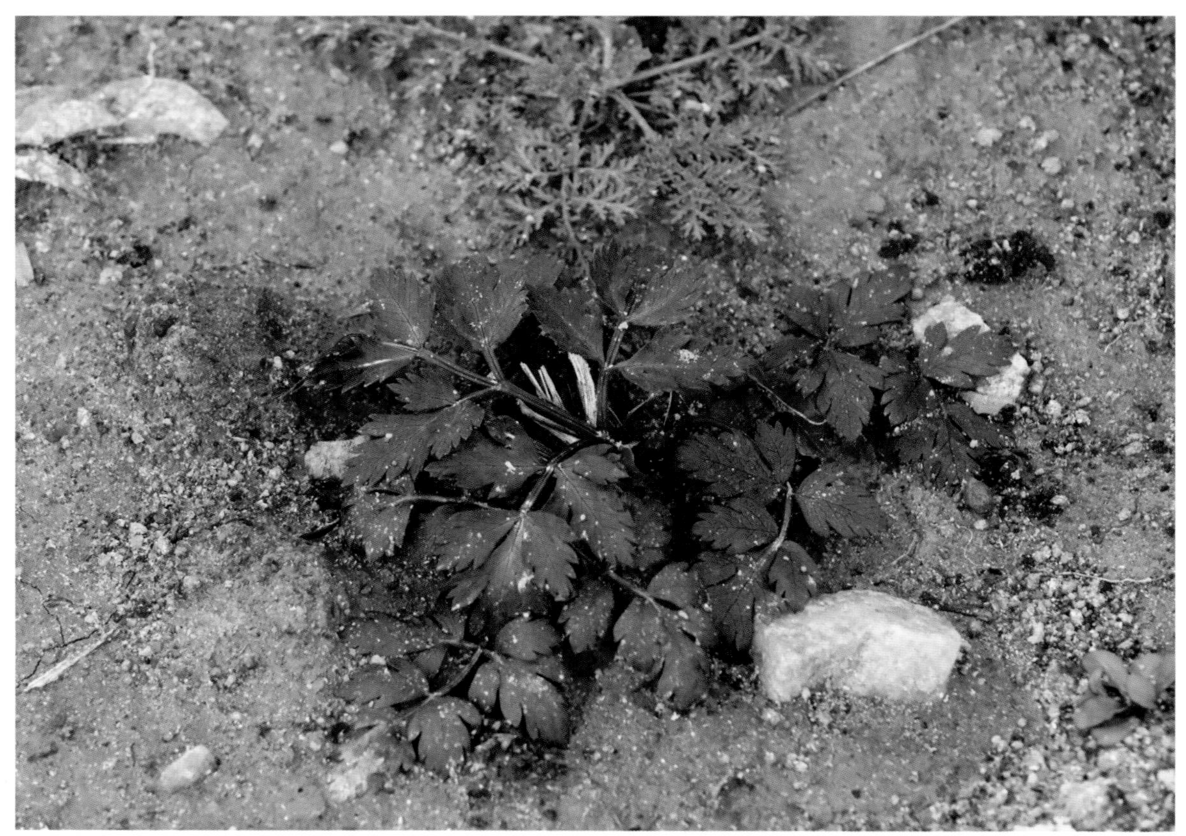

白花前胡

识别特征

多年生草本植物，高 60 ~ 100 cm。根圆锥形，有少数侧根，根头处残留多数棕褐色叶鞘纤维。茎直立，圆柱形，上部分枝，被短柔毛，下部无毛。基生叶有长柄；3 出或 2 ~ 3 回羽状分裂，叶片宽三角状卵形，长 15 ~ 20 cm，宽约 12 cm，先端渐尖，基部楔形至截形，边缘具不整齐的 3 ~ 4 圆锯齿，两面无毛，或在下表面叶脉上以及边缘有稀疏短毛；茎生叶和基生叶相似，较小；茎上部叶无柄，叶片 3 出分裂，裂片狭窄。复伞形花序顶生或侧生，伞幅 6 ~ 18，有柔毛；总苞片 1 片至数片，花后脱落，线状披针形；小伞形花序有花 15 ~ 20 朵，花梗不等长，有柔毛；小总苞片 7 ~ 12，卵状披针形，先端长渐尖，有柔毛；萼齿不显著；花瓣 5，白色，广卵形近圆形；雄蕊 5；花柱短，弯曲，花柱基圆锥形。果实卵圆形，背部扁压，长约 4 mm，宽约 3 mm，棕色，被稀疏短毛，背棱线稍突起，侧棱呈翅状。花期 7—9 月，果期 10—11 月。

生境分布

生长于海拔 250 ~ 2000 m 的山坡林缘、路旁或半阴性的山坡草丛中。分布于西南、华中、华东地区。

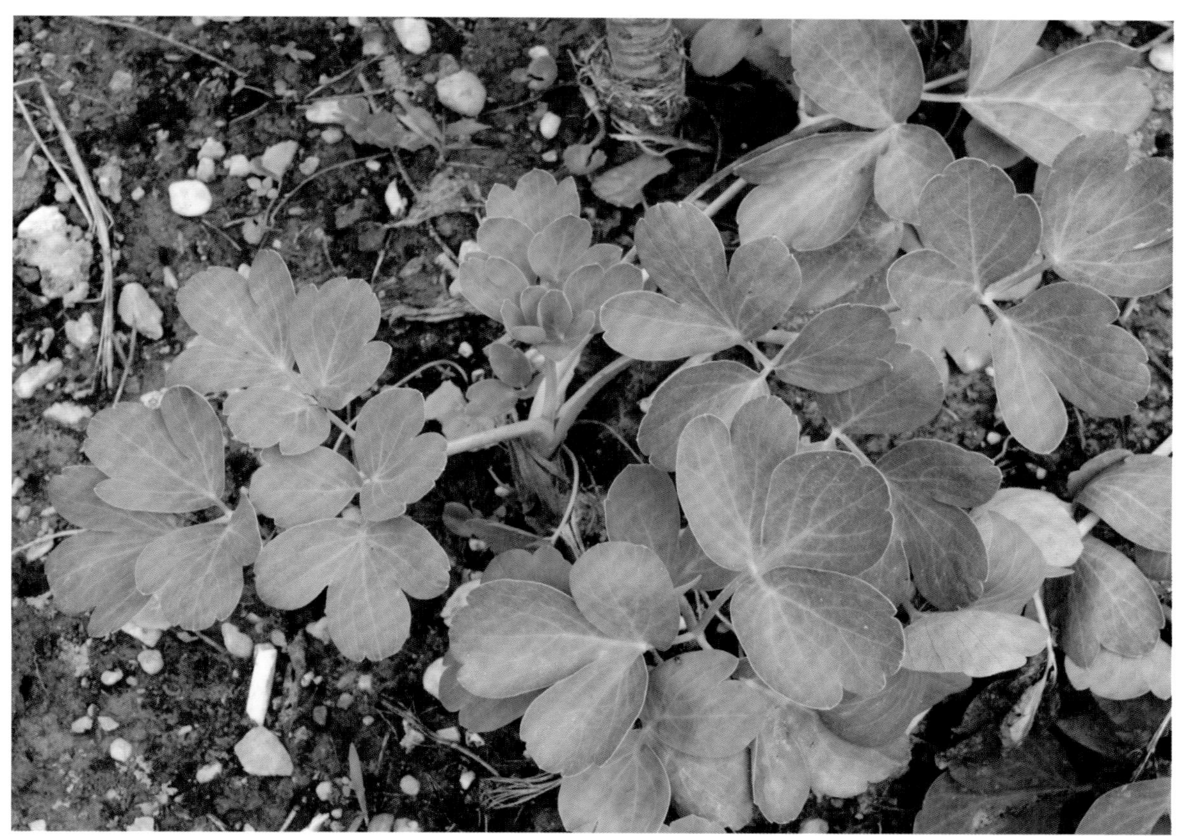

白花前胡

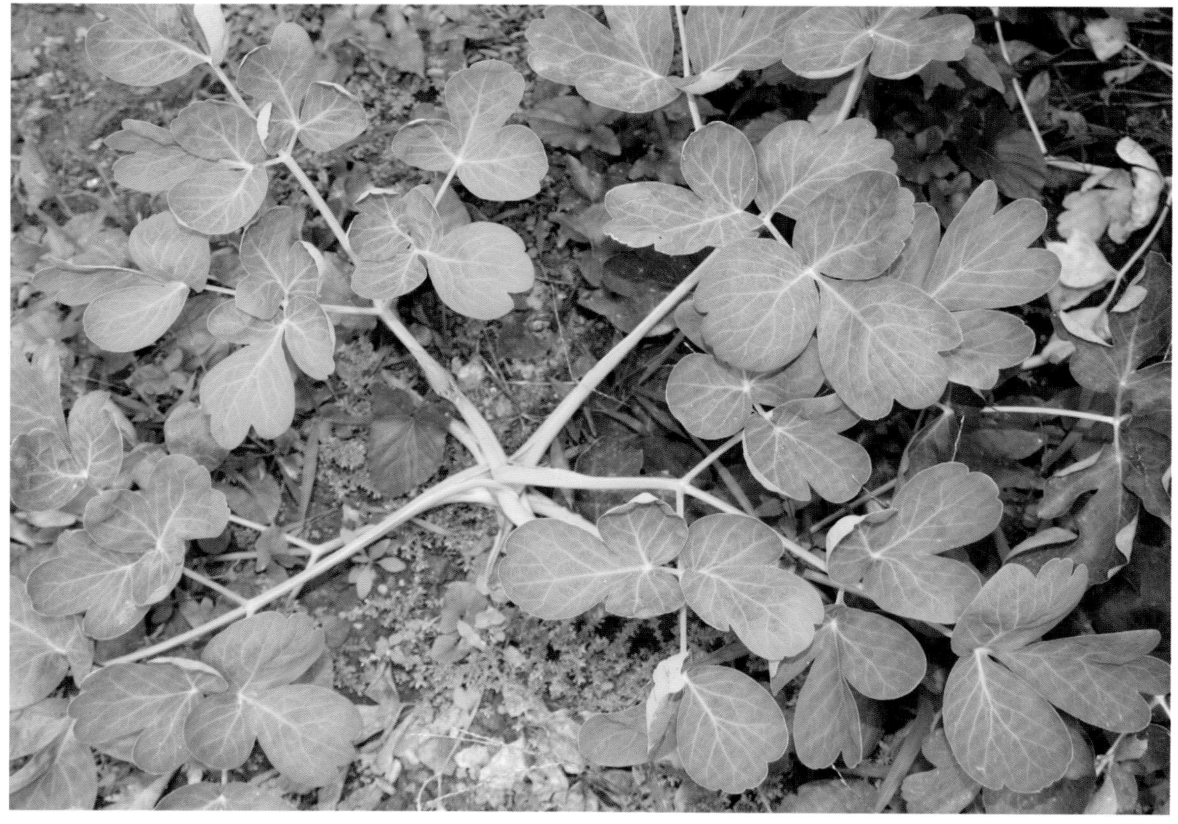

白花前胡

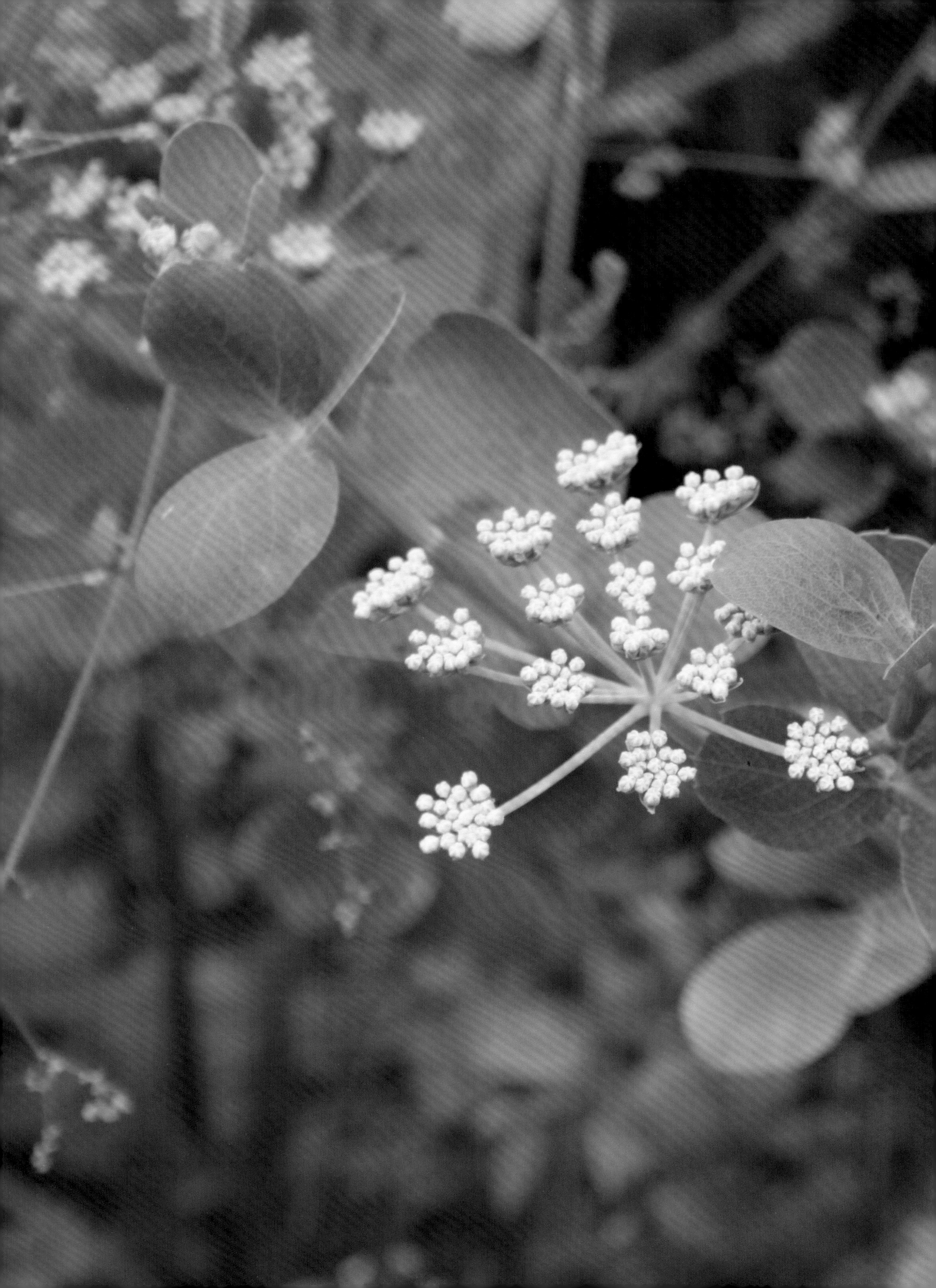

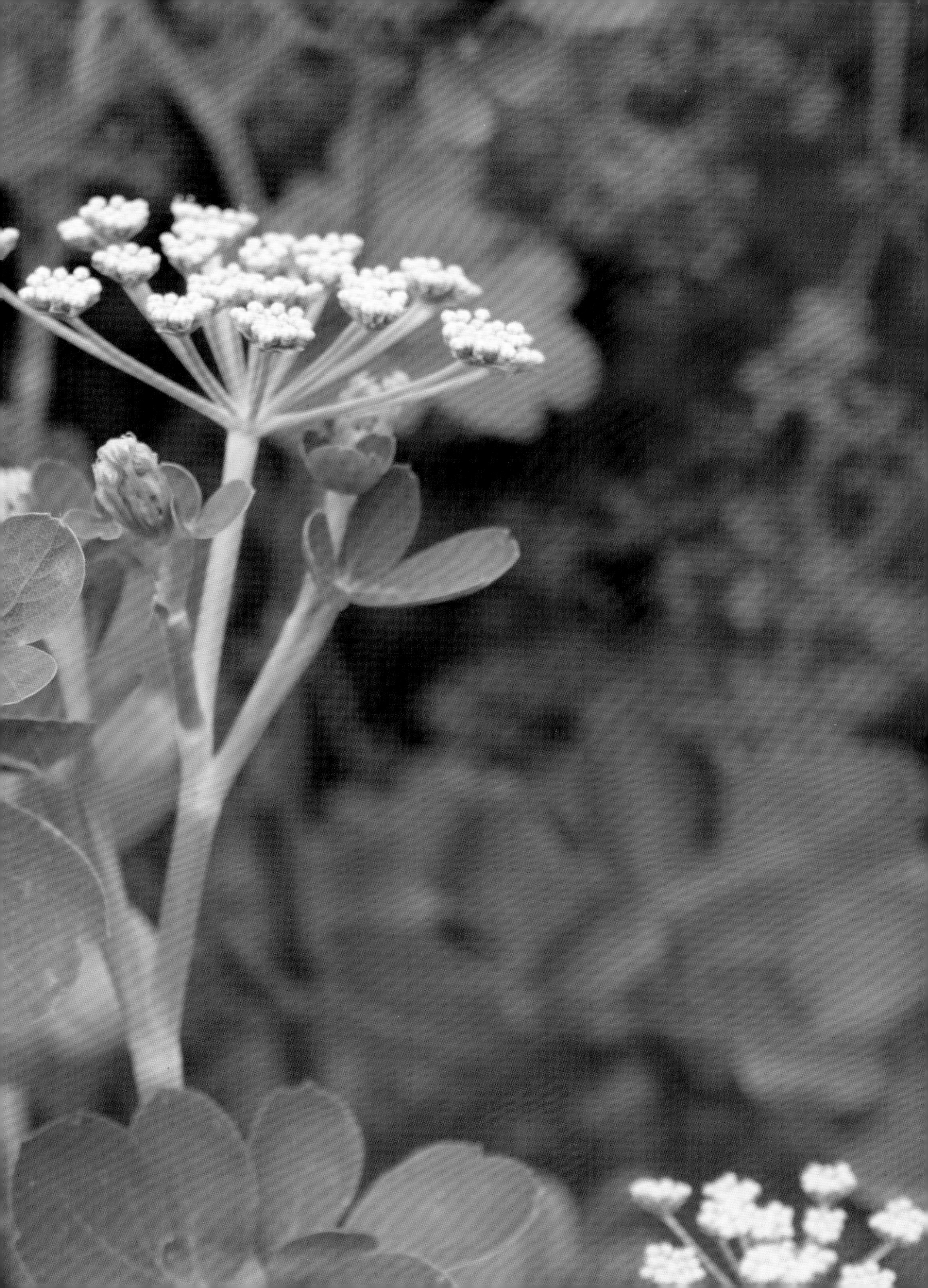

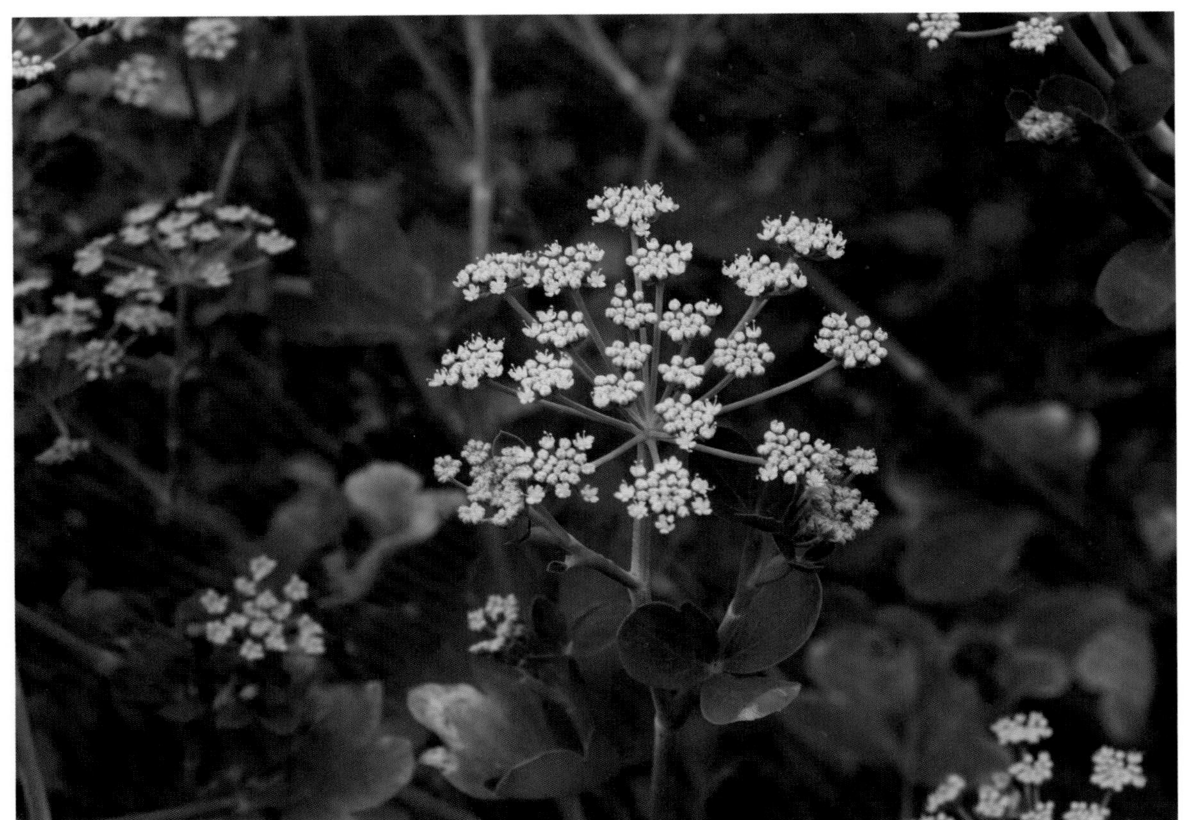
白花前胡

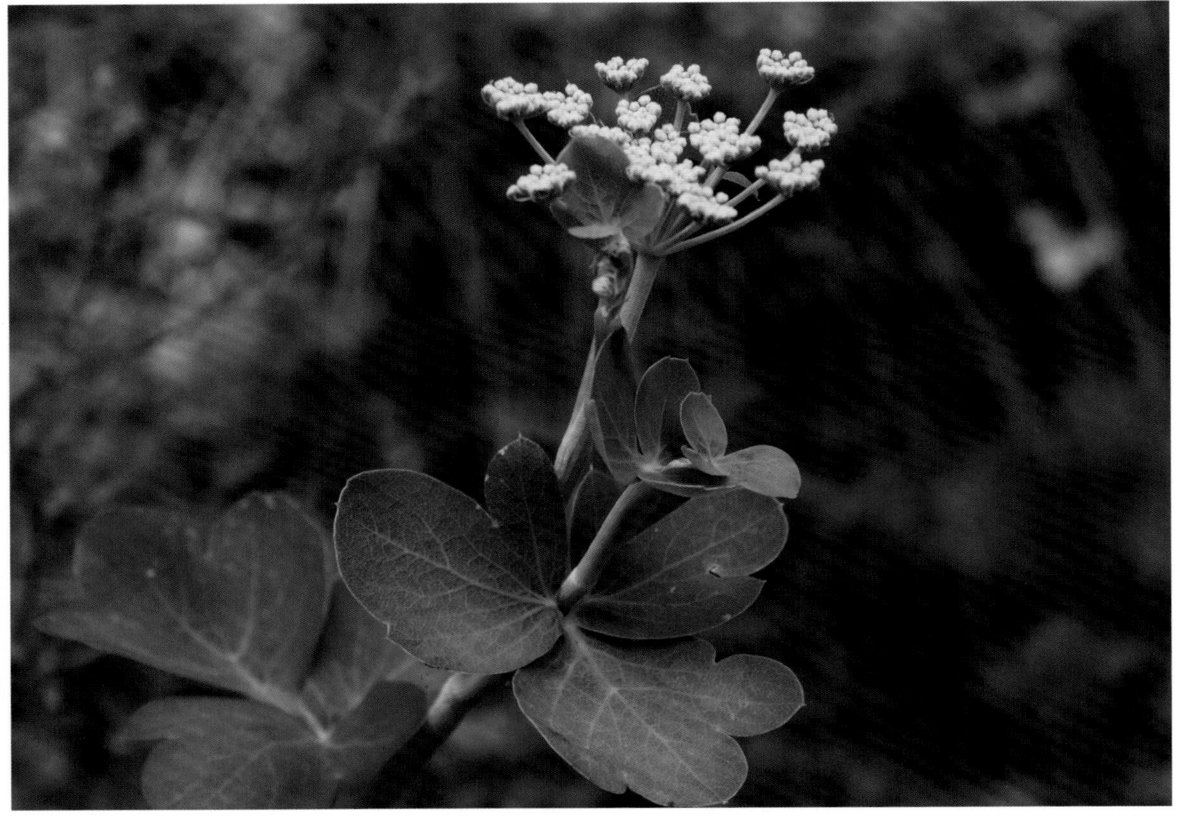
白花前胡

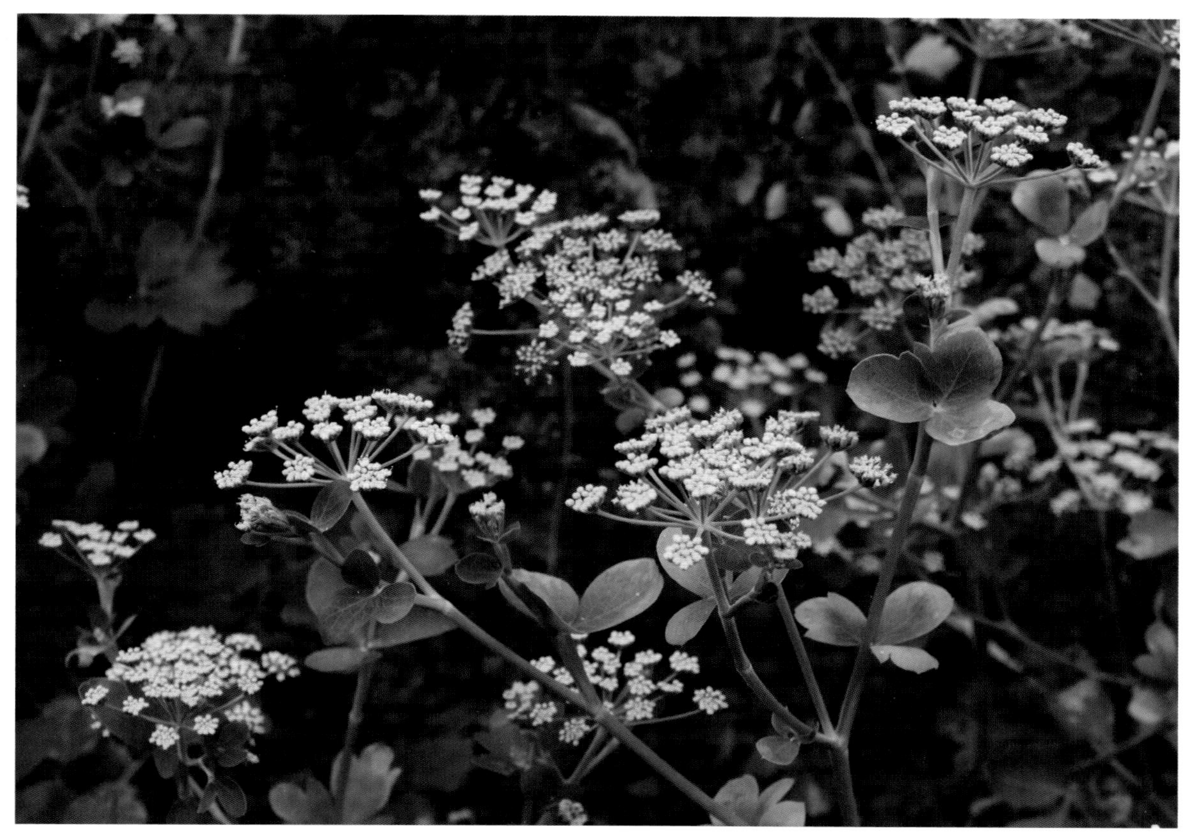

白花前胡

采收加工

秋、冬二季挖取根部，除去地上茎及泥土，晒干。

药材鉴别

根呈不规则圆柱形、圆锥形或纺锤形，稍扭曲，下部有分枝，长 3 ~ 15 cm，直径 1 ~ 2 cm。根头部常有茎痕及纤维状叶鞘残基；表面灰棕色至黑褐色，下部有不规则纵沟及纵皱纹，并有横向皮孔；上部有密集的横向环纹，习称“蚯蚓头”。质硬，可折断，断面不整齐，疏松，于放大镜下可见众多细小黄棕色油点（油室）散在；木部黄棕色，显放射状纹理。形成层环明显，气芳香，味先甜后微苦、辛。

功效主治

降气祛痰，疏散风热。主治痰热咳嗽，外感咳嗽，胸胁中痞，心腹结气，头风痛，妇女干血痨。

用法用量

内服：煎汤，5 ~ 10 g；或入丸、散。

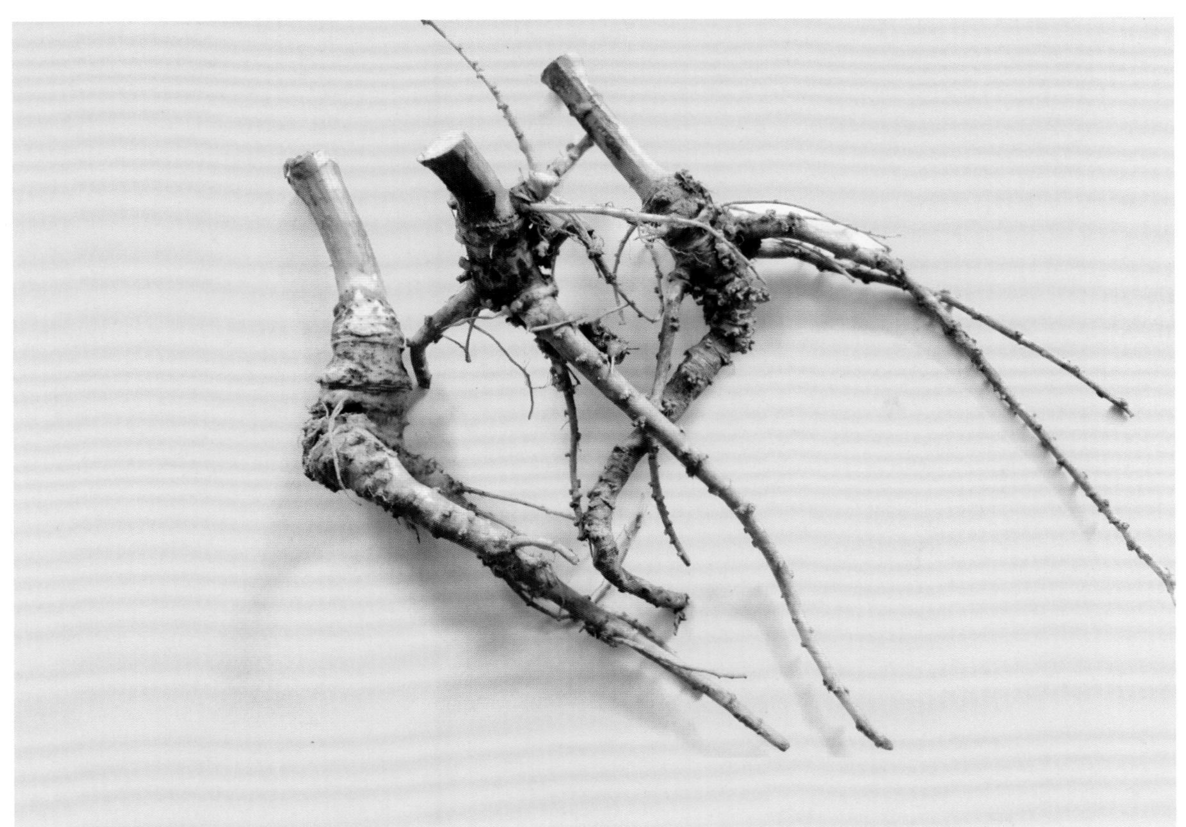

白花前胡药材

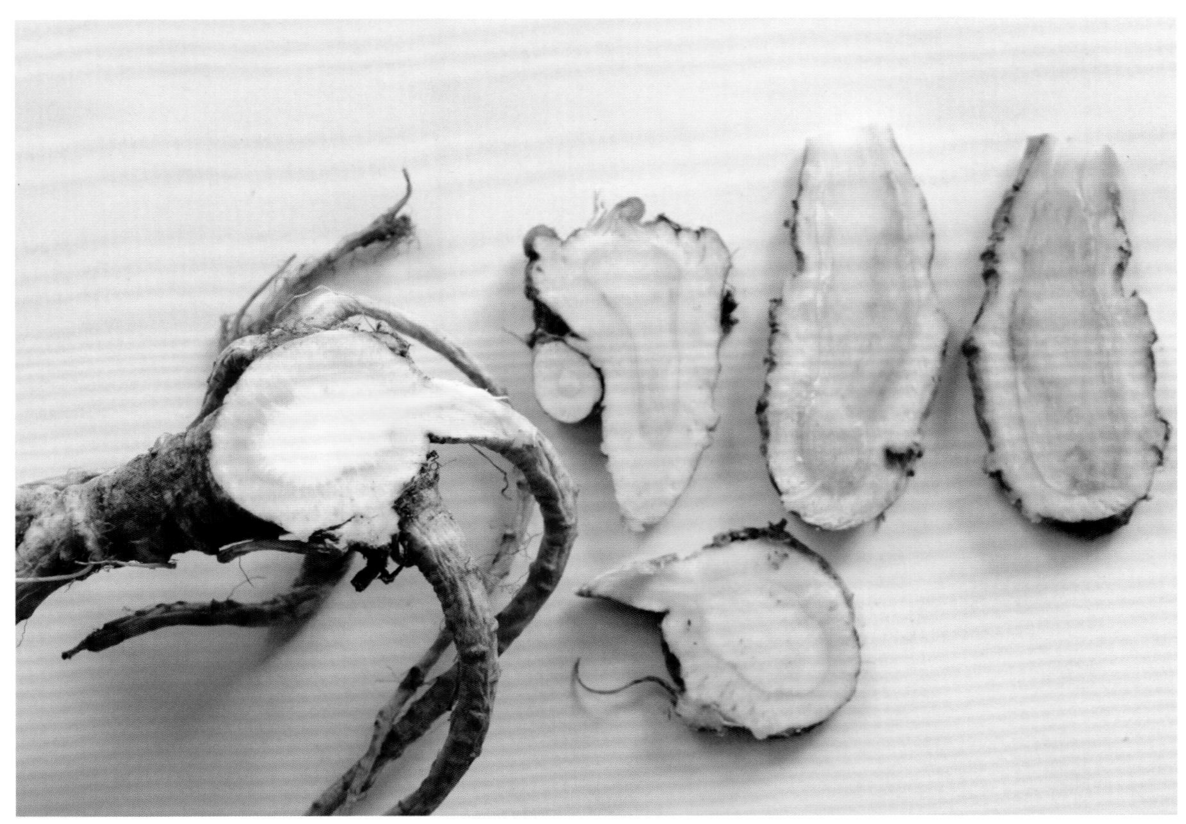

白花前胡药材

民族药方

1．感冒头痛 鲜白花前胡 30 g，鲜水杨梅 50 g。煎水服。

2．感冒头痛咳嗽 白花前胡、紫苏、桔梗、橘皮各 15 g，土升麻 9 g，生姜 3 片。水煎服，每日 3 次。

3．咳嗽胸满 白花前胡 15 g。煨水服。

4．妇女干瘦病 白花前胡 30 g。蒸仔鸡吃。

5．疔疮 白花前胡适量。捣茸如泥，外敷患处。

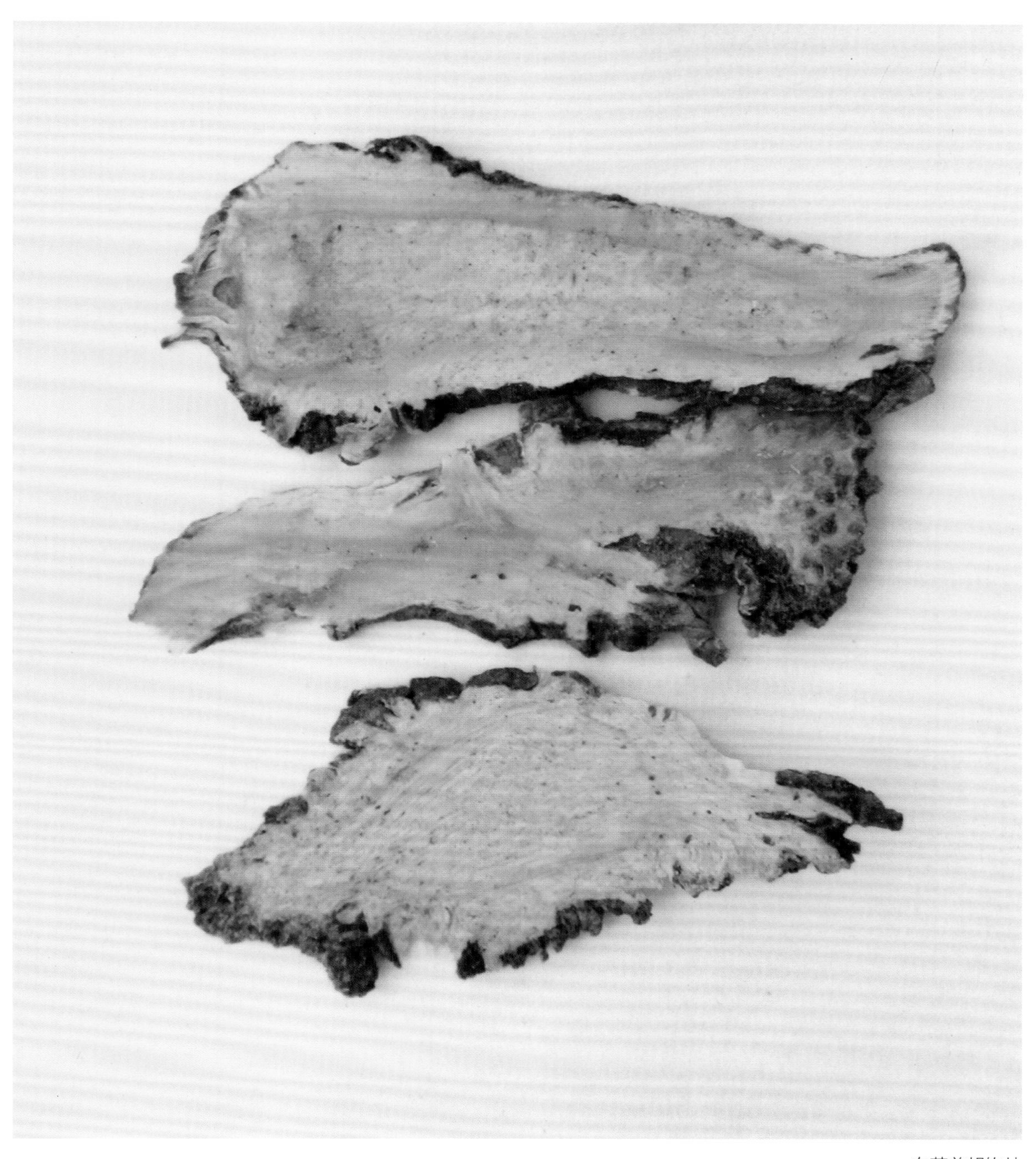

白花前胡饮片

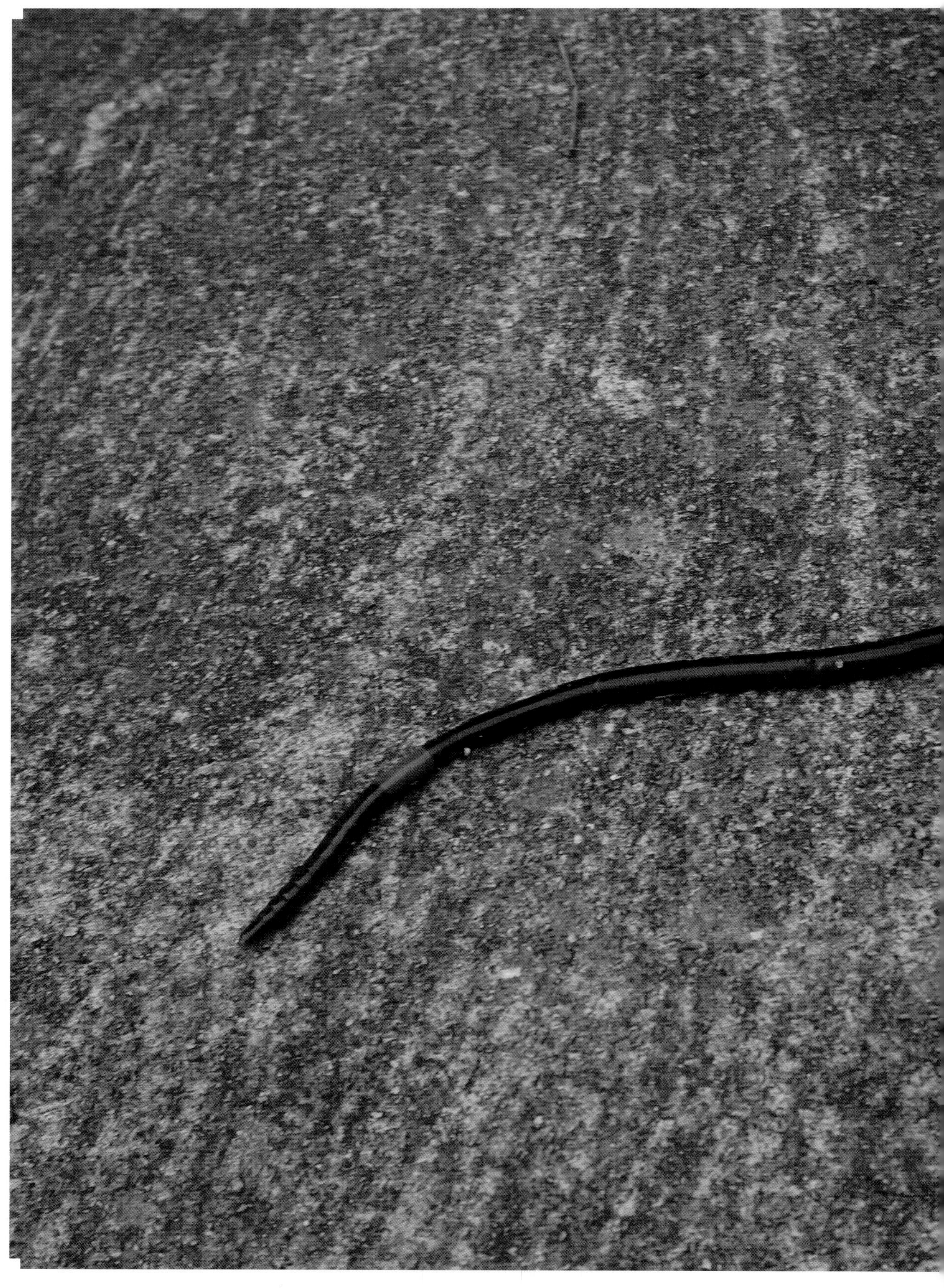

白颈蚯蚓

【苗 药 名】巴供豆。

【别　　名】蚯蚓、地龙。

【来　　源】本品为钜蚓科动物湖北环毛蚓 *Pheretima hupeiensis*（Michaelsen）及其同属动物的全体。

【性味归经】味咸，性冷。归热经。

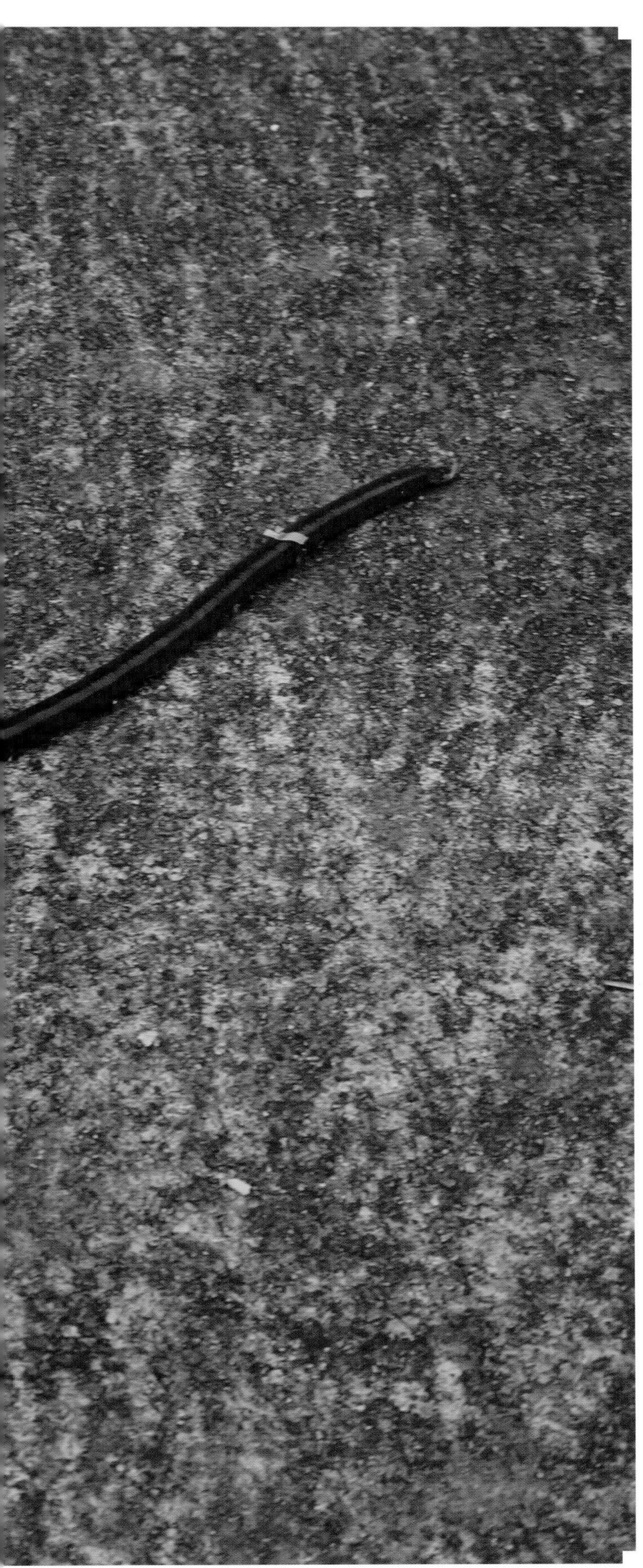

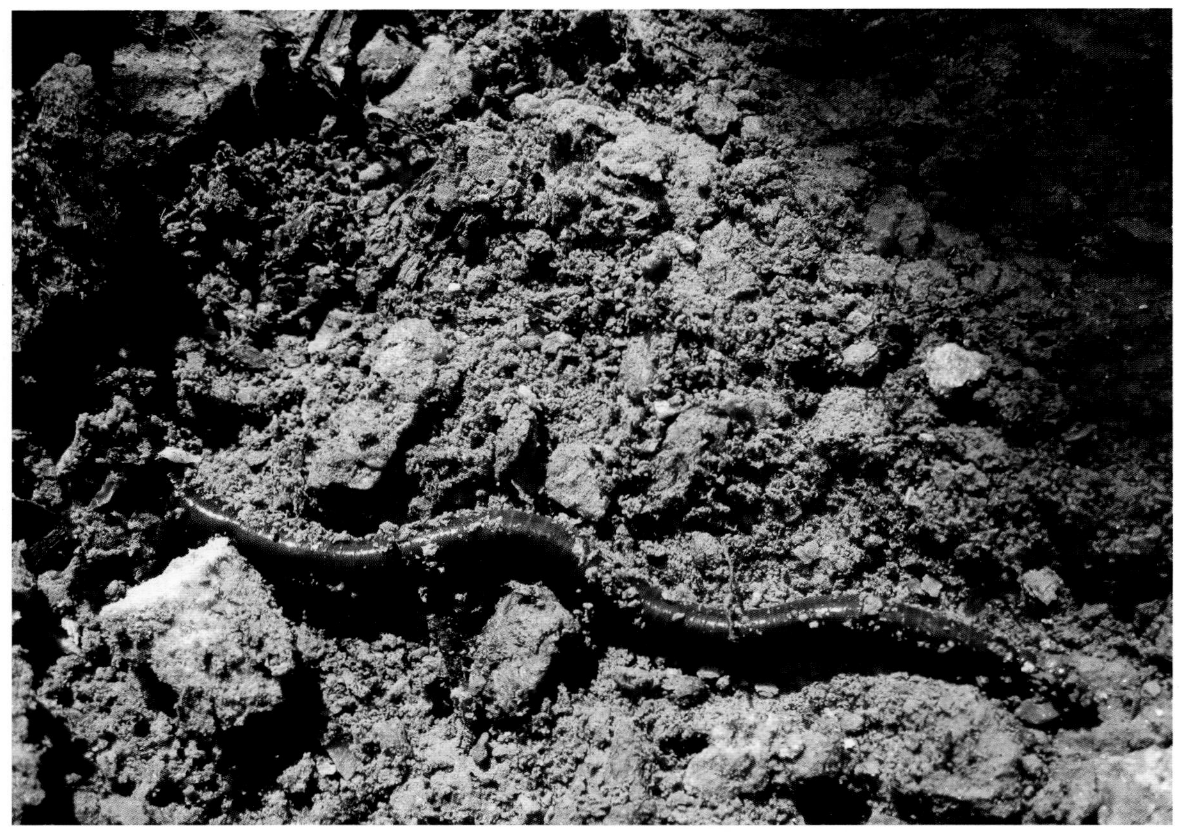

湖北环毛蚓

原 动 物

体呈圆筒形，长 7 ~ 22 cm，体宽 1 ~ 6 cm；体节数 111 ~ 138 节，雌雄同体。环带位于第 14 ~ 16 节，肉色，生殖时期为苍白色。雄性生殖孔 1 对，位于第 18 节，在腹面两侧隆起；雌性生殖孔 1 个，位于第 14 节，在腹面正中。除环带外各节环刚毛密而甚短，肉眼不易看见。

生境分布

生活在潮湿而多有机质的泥土中。分布于东北及河北、陕西、江苏、安徽、浙江、江西、福建、湖北、四川、贵州等省区。

采收加工

春季至秋季捕捉。洗去黏液，及时剖开腹部，洗去内脏及泥沙，晒干或低温干燥。

药材鉴别

全体具环节，背部棕褐色至紫灰色，腹部浅黄棕色；受精囊孔 3 对，在第 6 ~ 9 节间。第 14 ~ 16 节为生殖带，较光亮，习称“白颈”。体前端稍尖，尾端钝圆，刚毛圈粗糙而硬，色稍浅。雄生殖孔在第 18 节腹侧刚毛圈一小孔突上，外缘有数圈环绕的浅皮褶，内侧刚毛圈隆起，前面两边有小乳突。体轻，略呈革质，不易折断。气腥，味微咸。

功效主治

清热止痉，平肝息风，通经活络，平喘利尿。主治热病发热狂躁，惊痫抽搐，肝阳头痛，中风偏瘫，风湿痹痛，肺热喘咳，小便不通。

用法用量

内服：煎汤，5 ~ 10 g；或研末，每次 1 ~ 2 g；或入丸、散；或鲜品加糖或盐化水服。外用：适量，鲜品捣烂敷或取汁涂敷；干品研末撒或调植物油涂。

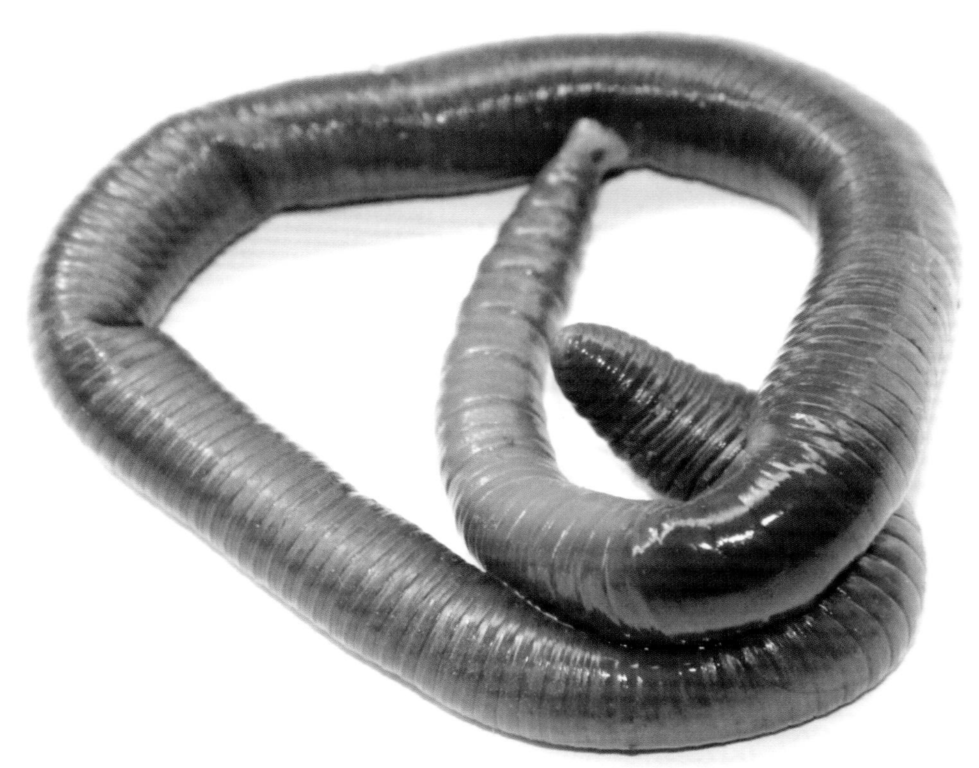

湖北环毛蚓

民族药方

1．中耳炎 ①蚯蚓 3 g，蒲公英、野菊花各 6 g。共煎服。②蚯蚓 2 条。洗净，焙干研末，加菜籽油调泡，油滴耳内。

2．小儿高热 蚯蚓适量。捣烂，加白酒敷脐处。

3．高热发狂 蚯蚓 10 条，白糖 31 g。共泡水中，使溶化后，取汁滴双耳内。内服能退热、安神。

4．精神分裂症 地龙 60 g，白糖 10 g。水煎，分早、晚 2 次服，每日 1 剂，每周 6 剂，60 剂为 1 个疗程。

5．高血压 干蚯蚓 40 g。捣碎投入 60% 乙醇 100 ml 中，每日振荡 2 次，浸渍 72 小时，过滤，即成 40% 的蚯蚓酊。每次 10 ml，每日 3 次，饭后兑少量温开水服。

6．脑血管意外引起的偏瘫 地龙 30 g，蜈蚣 1 条，白芷 9 g。共研细末，每次 6 g，每日 3 次，10 日为 1 个疗程，两个疗程之间停药 2 日。

7．带状疱疹 活蚯蚓适量。洗净泥土，加等量白糖使其溶化。用棉棒蘸溶液涂敷患处，每日涂药 5 ~ 6 次，无须包扎。

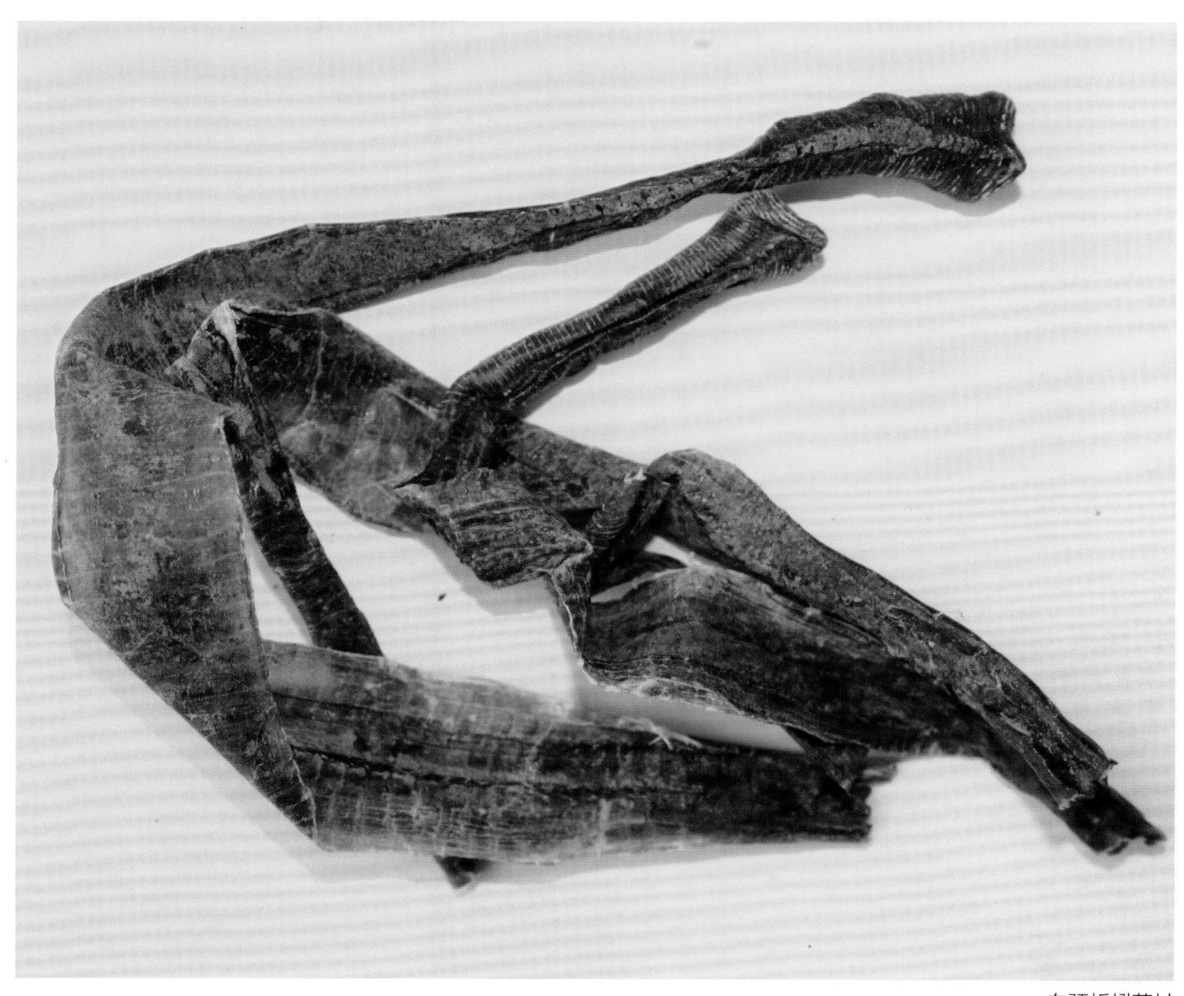

白颈蚯蚓药材

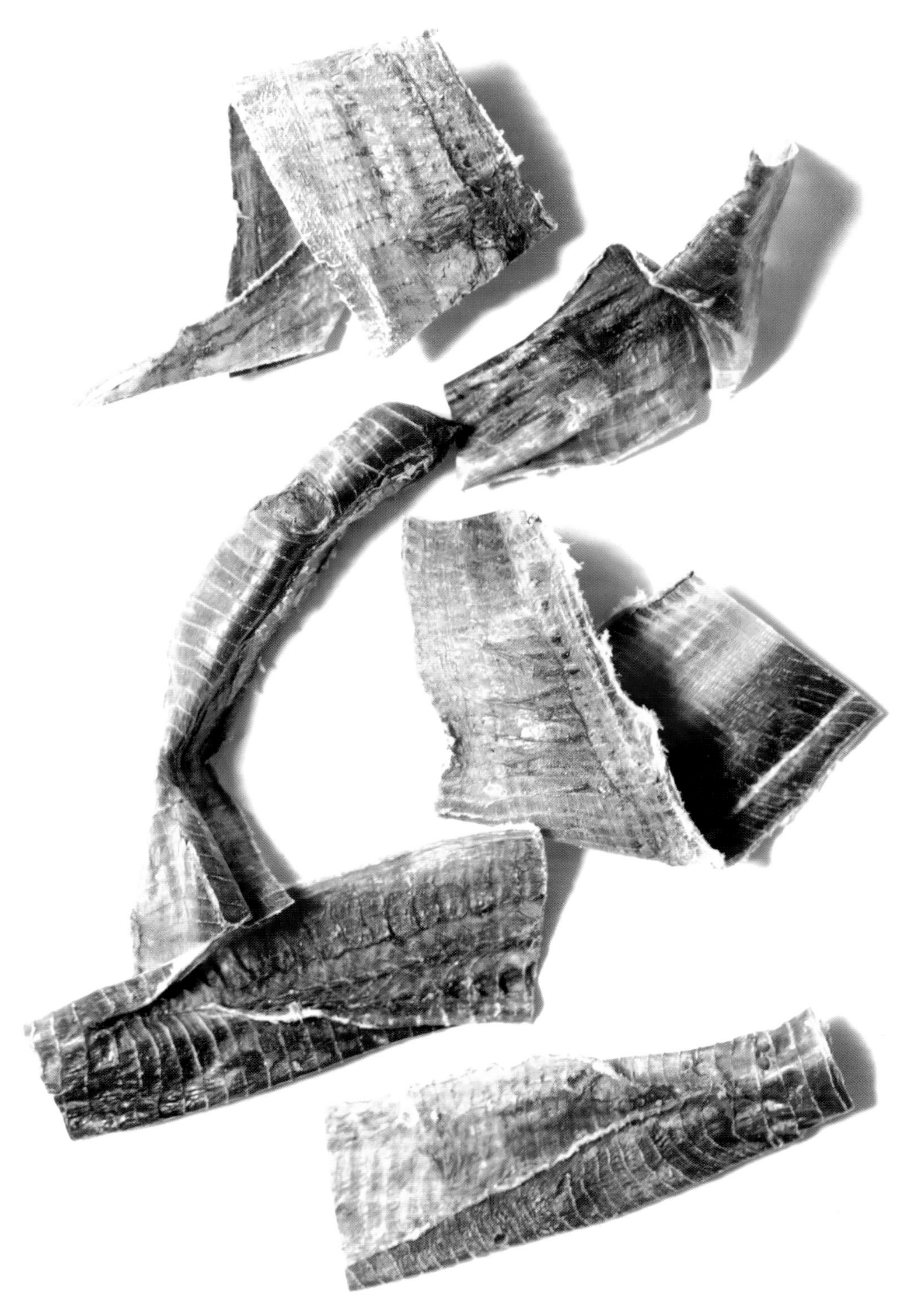

白颈蚯蚓饮片

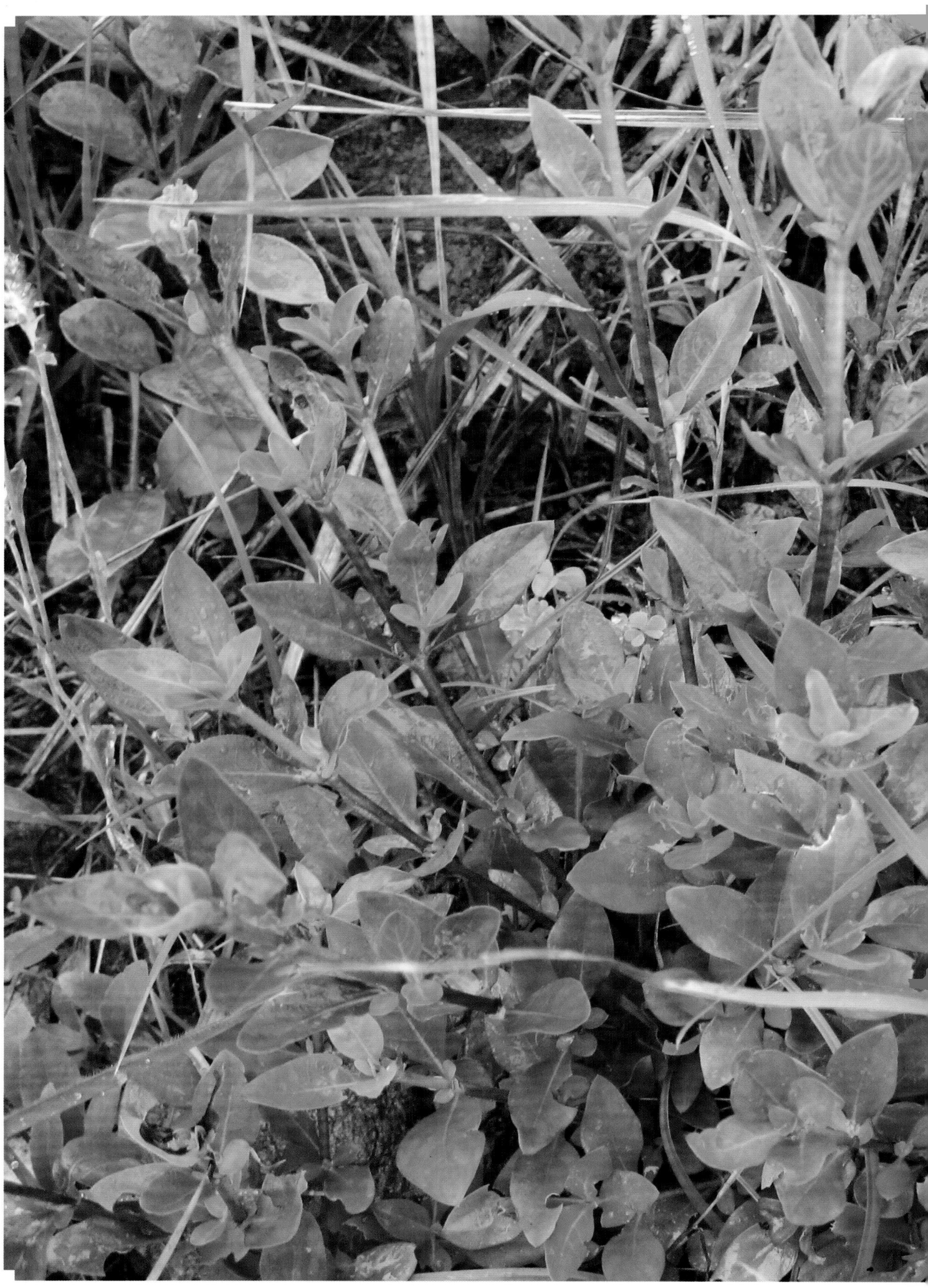

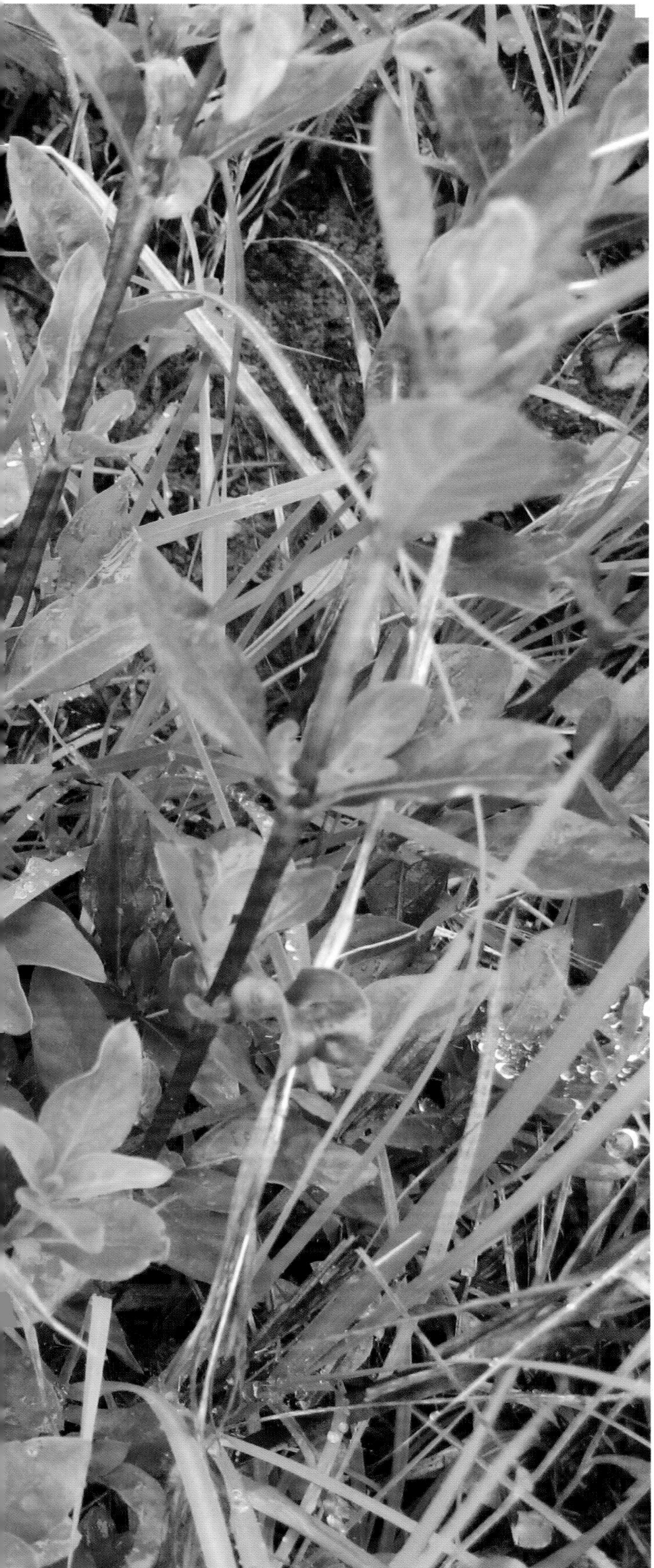

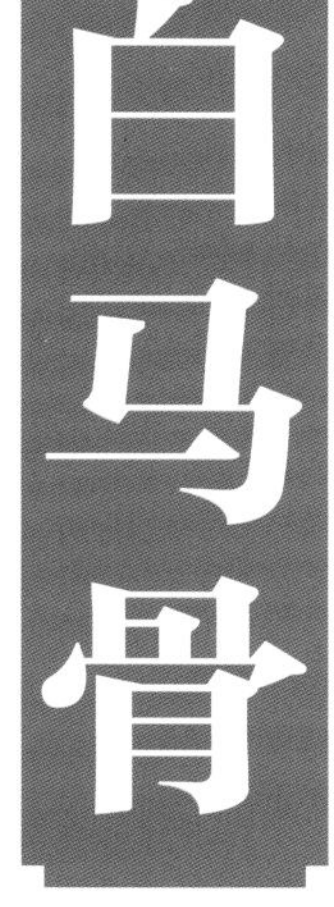

白马骨

【**苗药名**】锐过买。

【**别　名**】六月雪、路边鸡、白金条、鸡骨柴、白马草、千年矮。

【**来　源**】本品为茜草科植物白马骨 *Serissa serissoides*（DC.）Druce 的全草。

【**性味归经**】味苦、微辛，性冷。归热经。

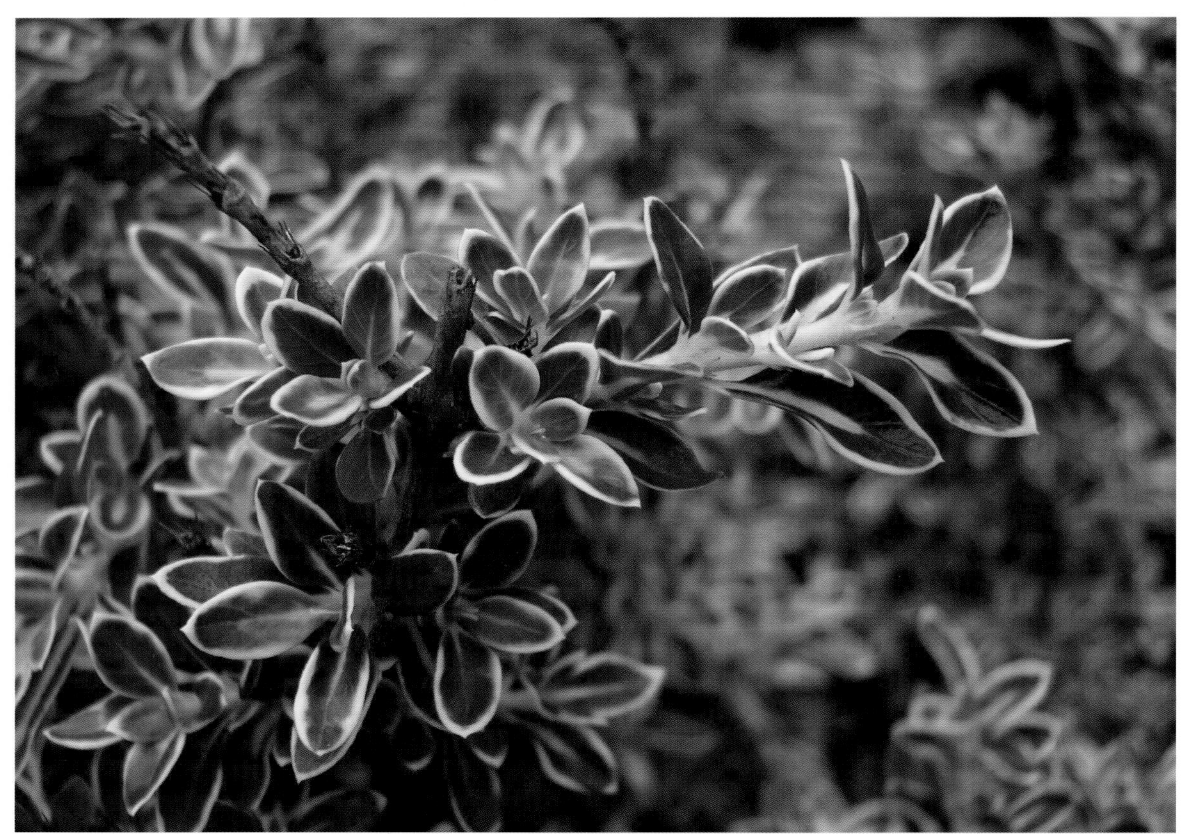

白马骨

识别特征

小灌木，高30～100 cm。小枝粗壮，灰白色，嫩枝有微毛或无，叶对生；有短柄，常丛生于小枝上部；托叶膜质，先端有锥尖状裂片数枚，长1.0～2.5 mm。叶片倒卵形至卵状披针形，长1～3 cm，宽0.3～1.5 cm，先端短渐尖或急尖，具小尖头，基部渐狭，全缘，两面无毛或下面被疏毛。侧脉3～4对，偶多至5对；花无柄，白色，多朵丛生于小枝顶或叶腋；苞片斜方状椭圆形，膜质，顶端针尖，长约2 mm，白色；萼5裂，裂片披针状锐尖，有睫毛，长约2.5 mm，花冠白色，管状，长6～8 mm，内有茸毛1簇，5裂，裂片长圆状披针形；雄蕊5，雌蕊1，枝头分叉，子房下位，5棱，圆柱状。核果近球形，有2个分核，端部有宿存的萼裂片。花期4—6月，果期9—11月。

生境分布

生长于山坡、路边草丛、溪旁及灌木丛中。主产于贵州中部地区；分布于长江下游以及广东等省区。

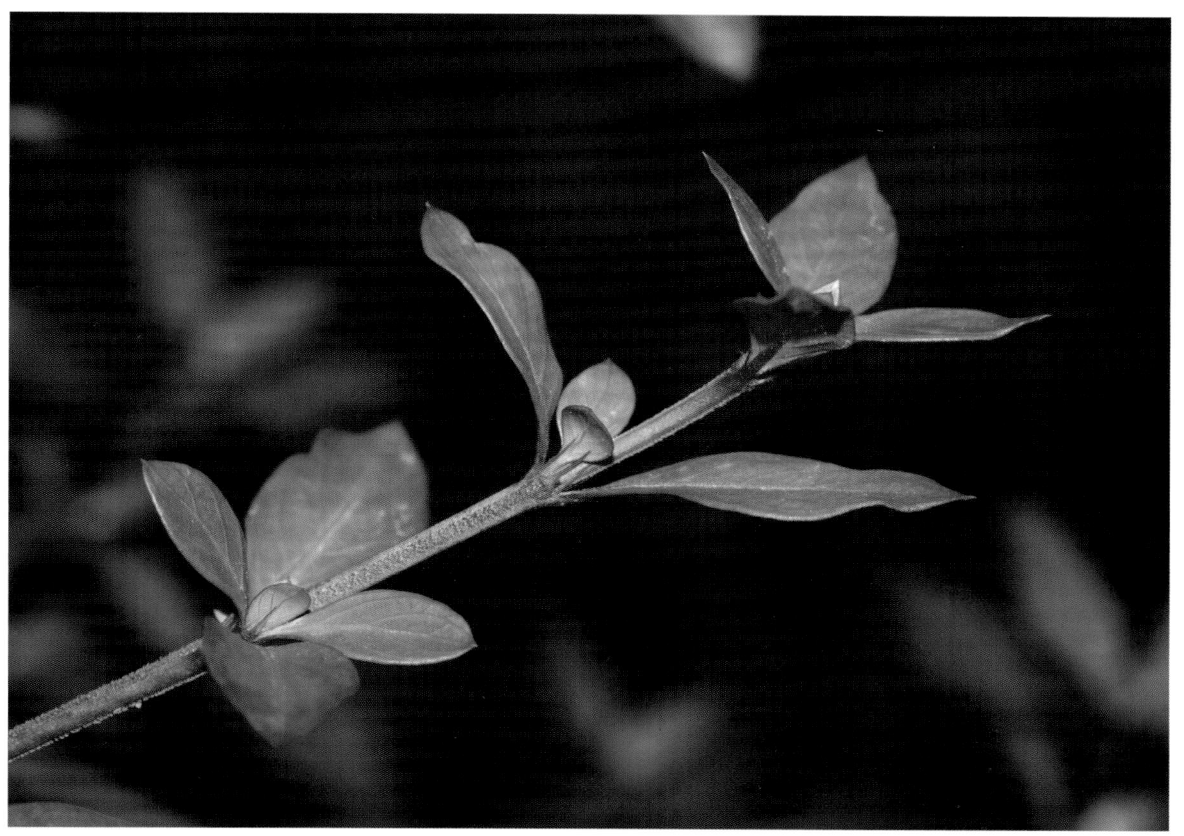

白马骨

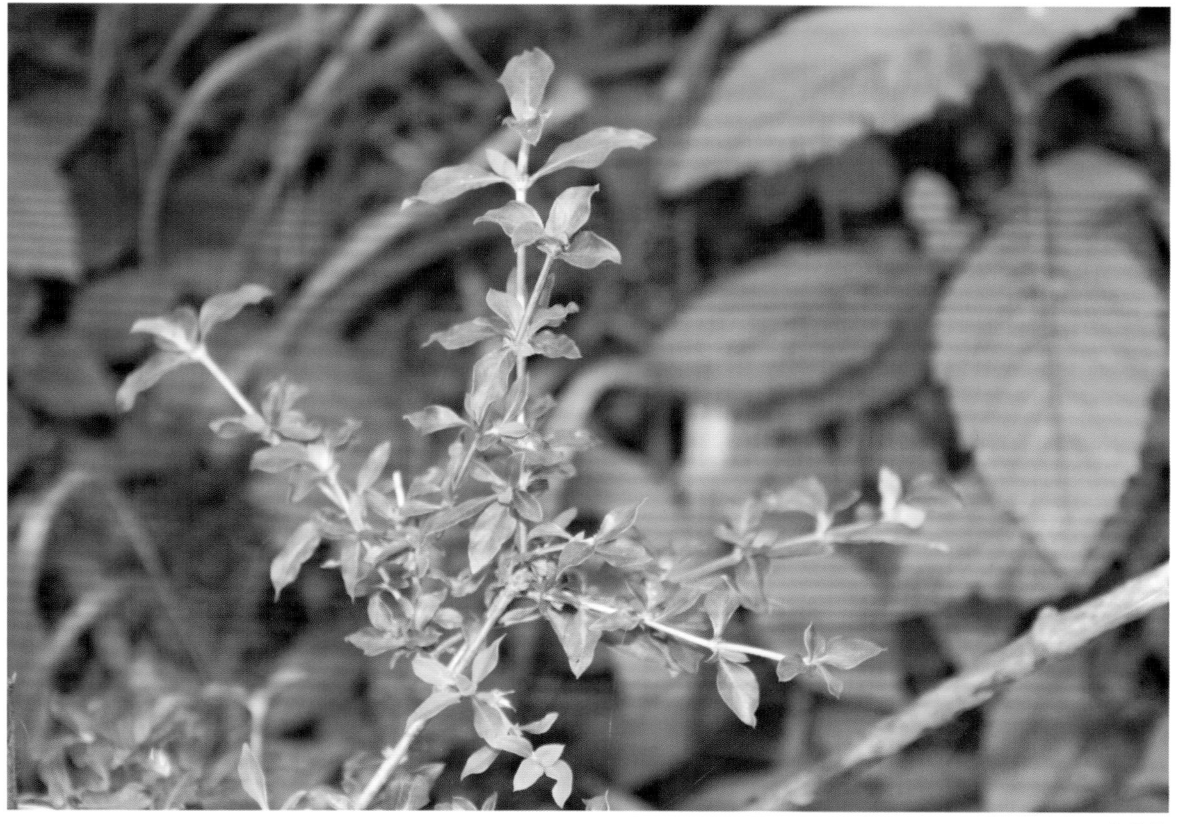

白马骨

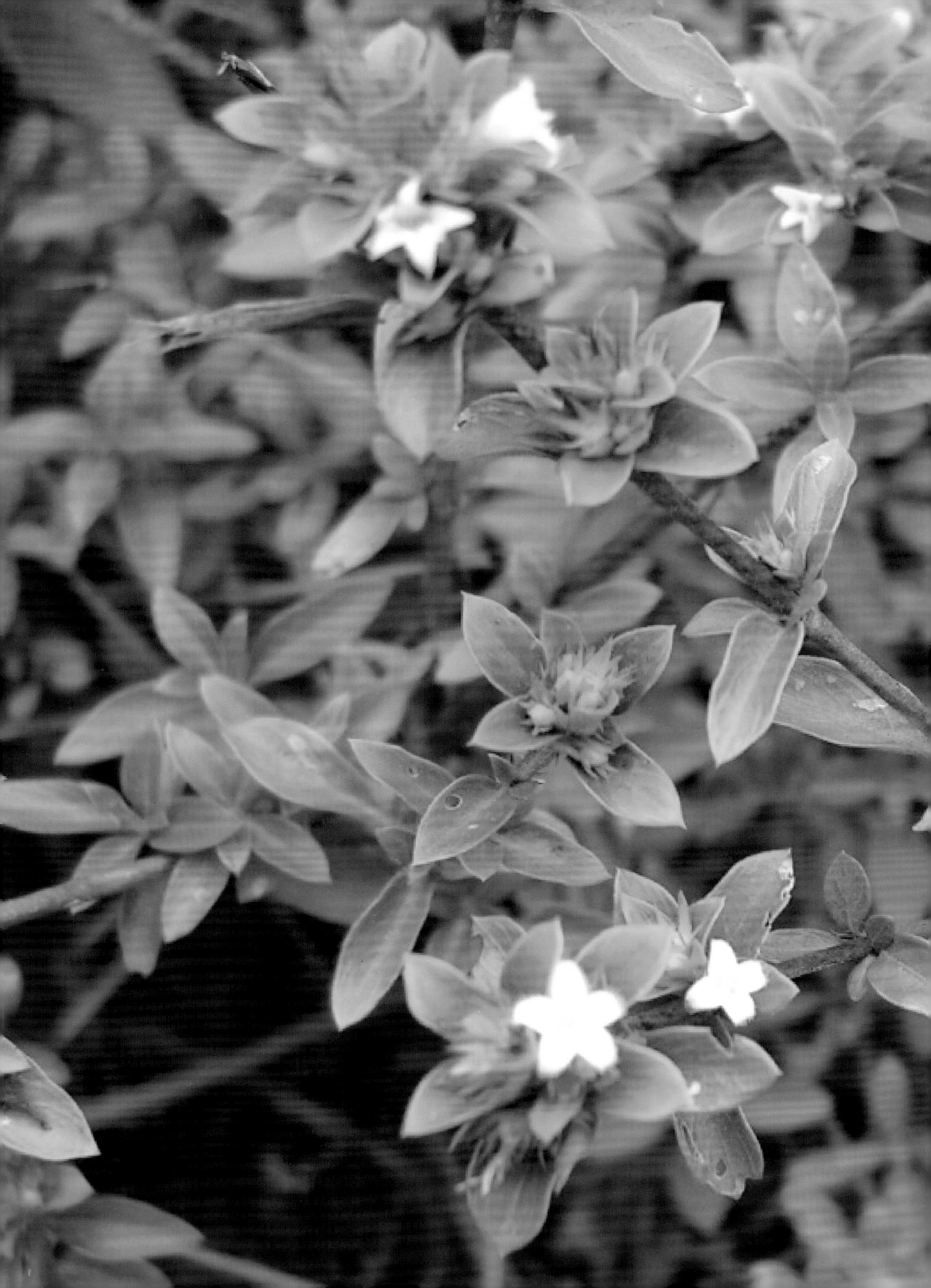

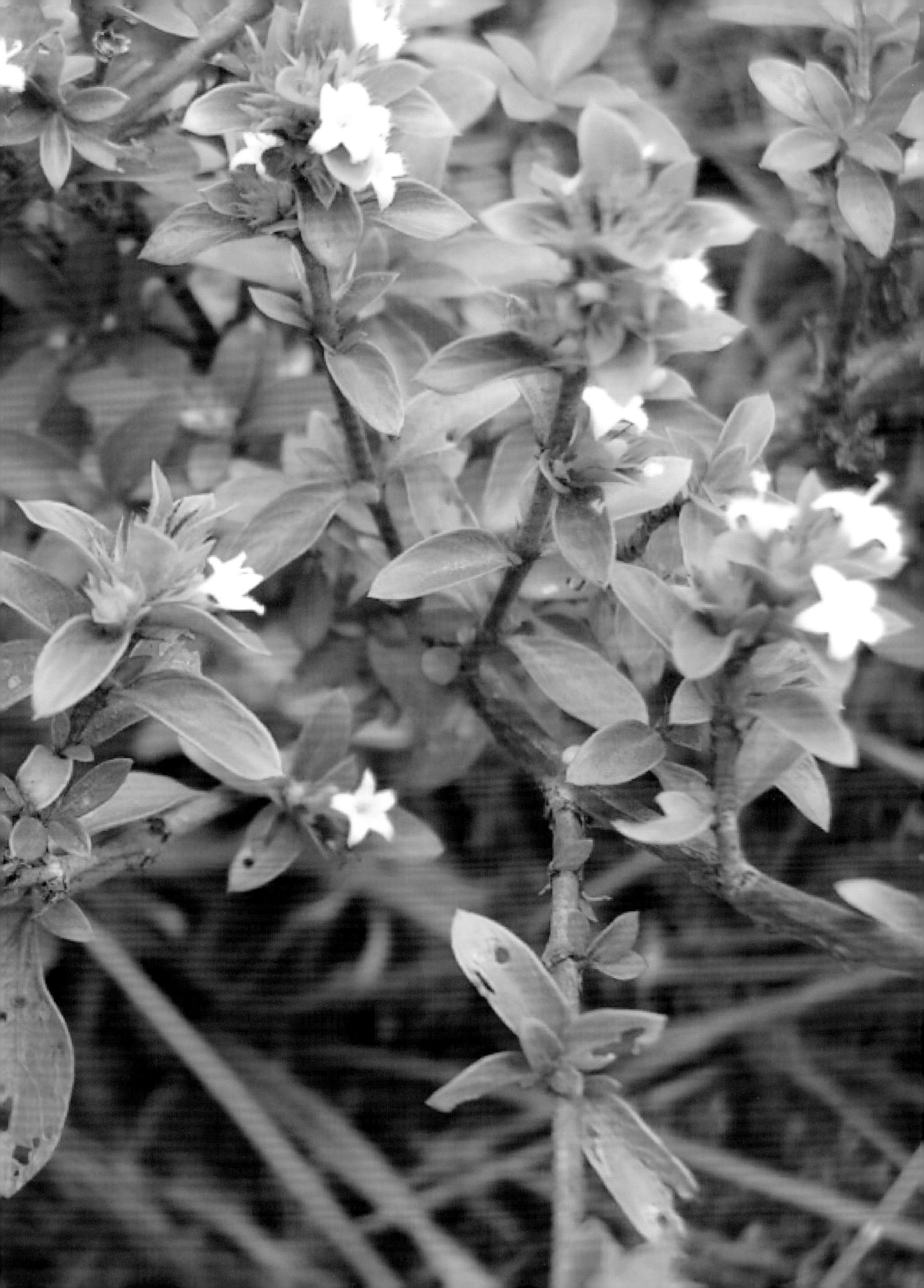

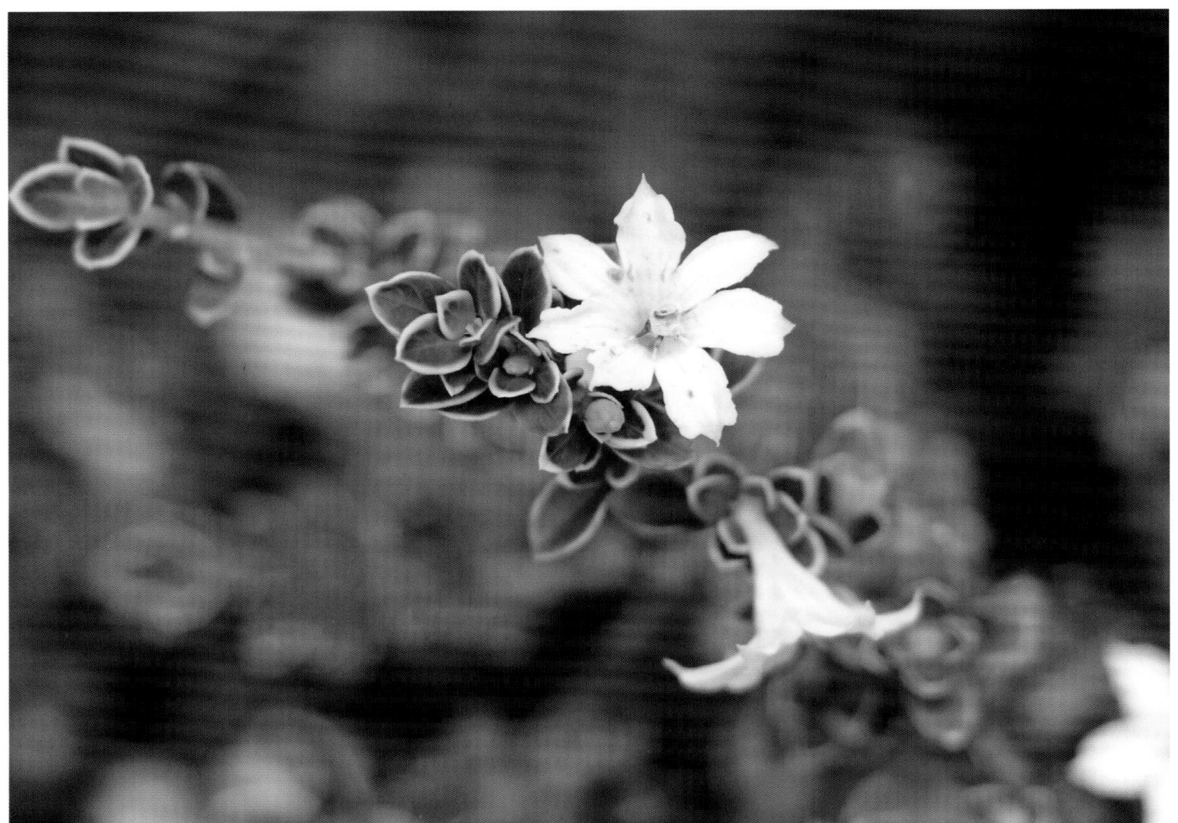

白马骨

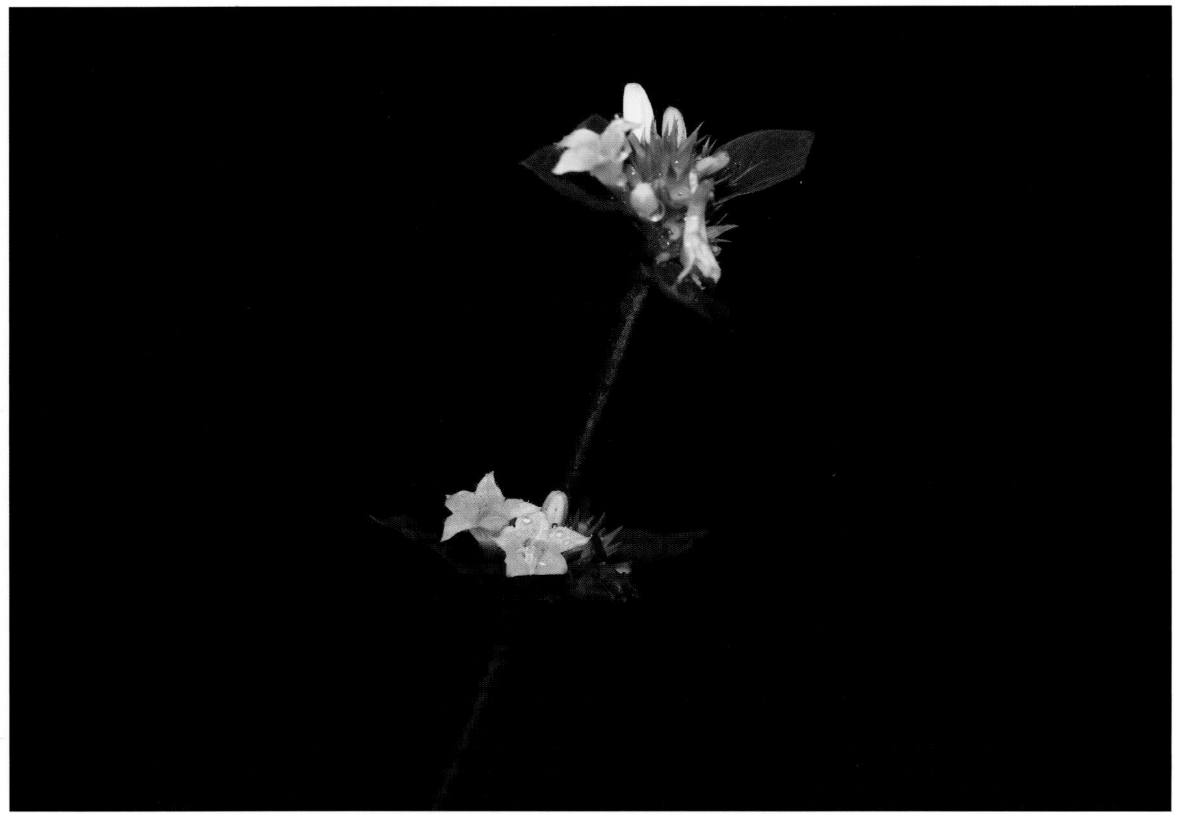

白马骨

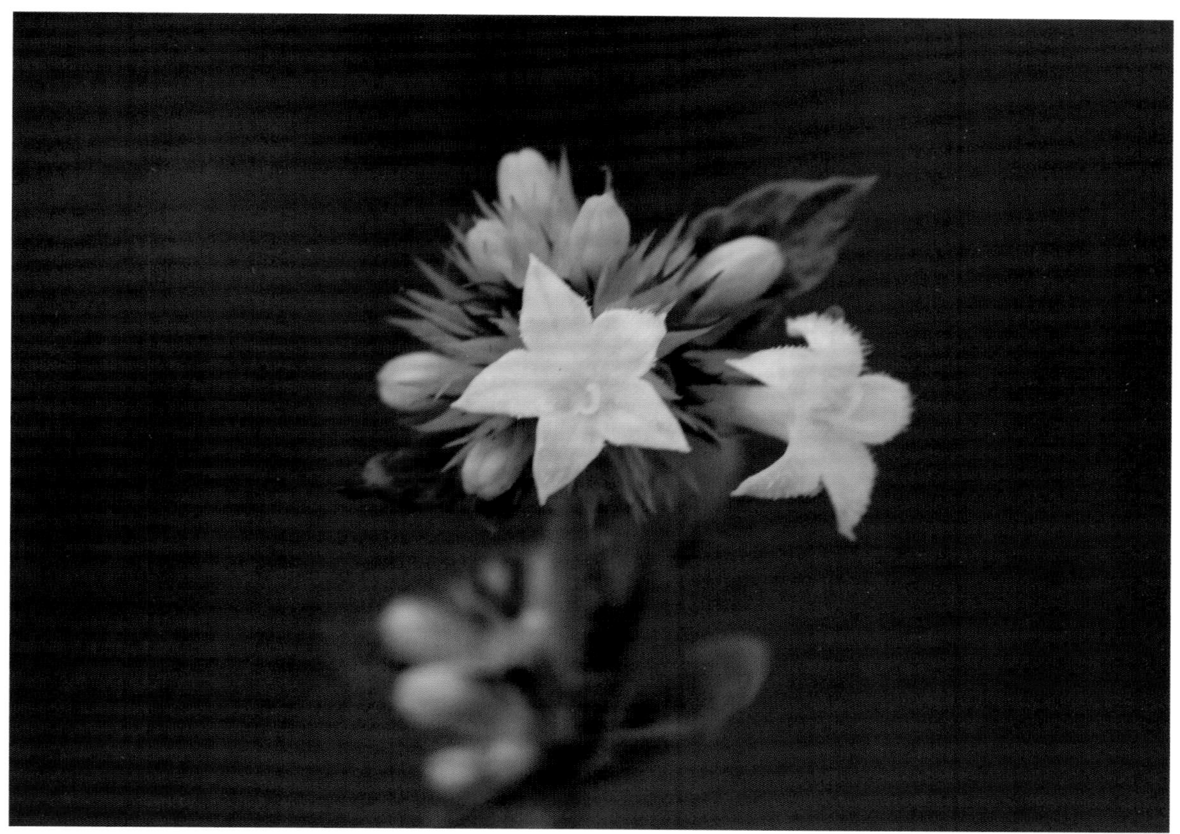

白马骨

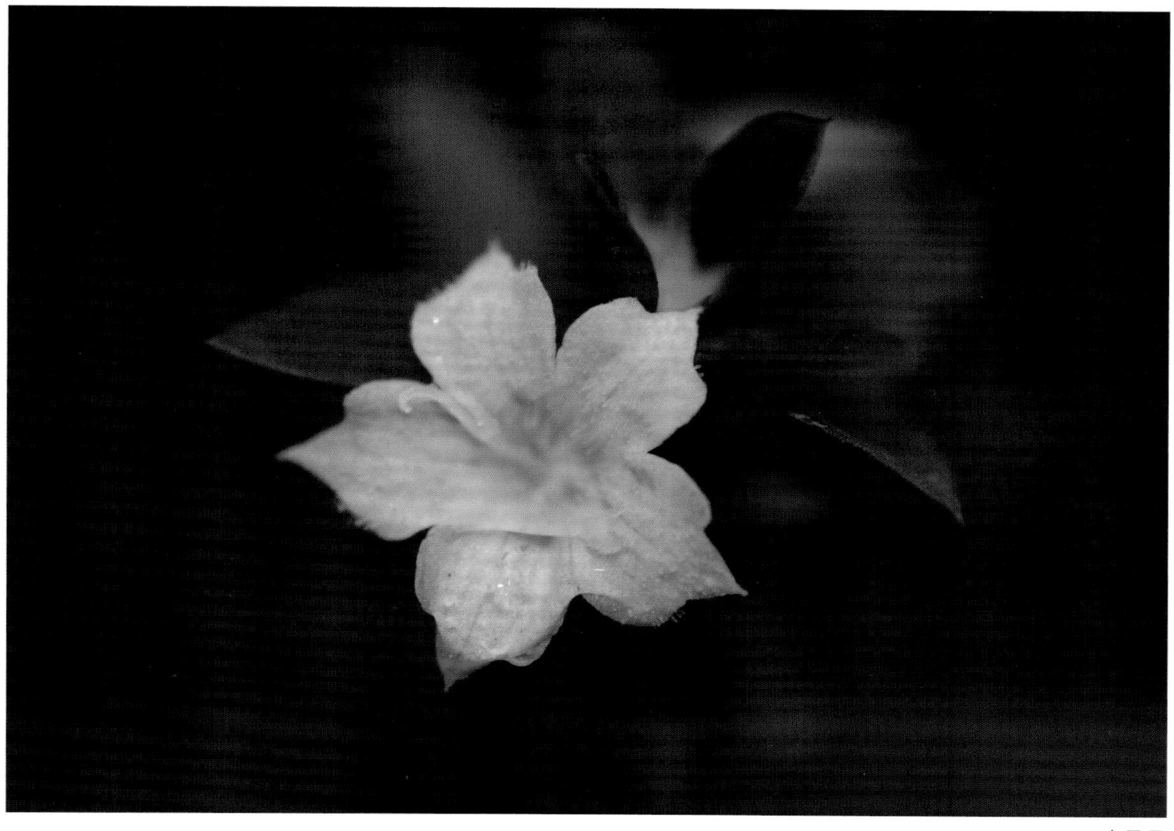

白马骨

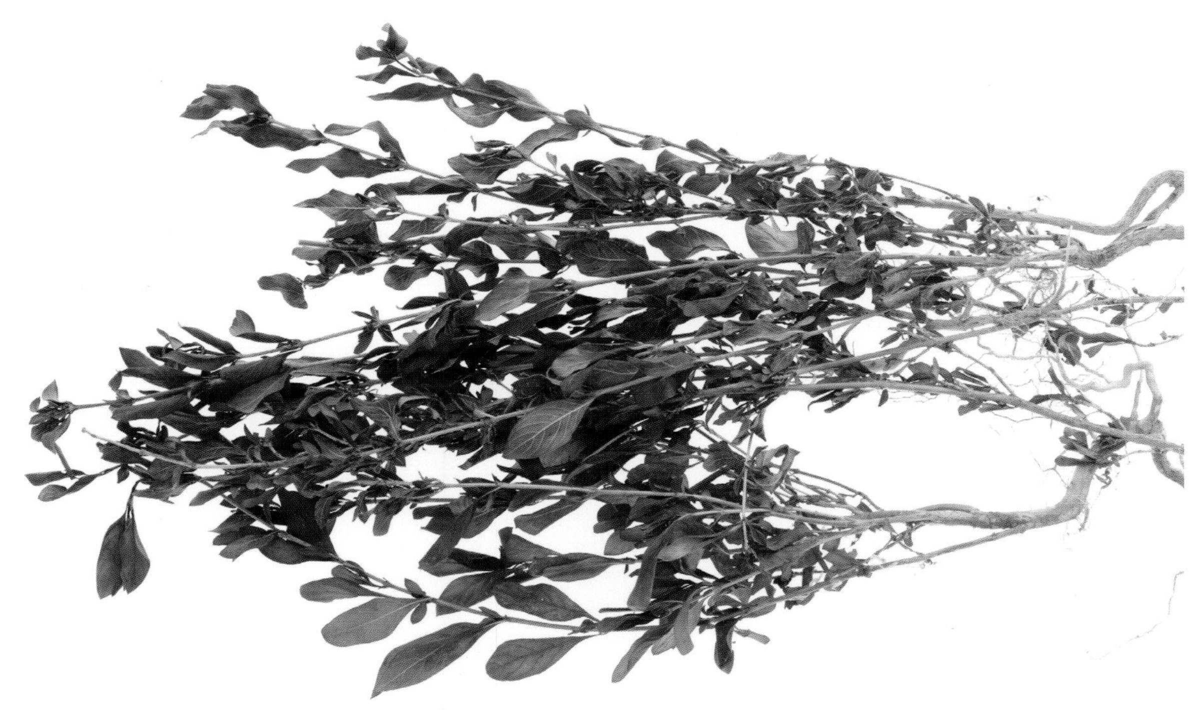

白马骨药材

采收加工

栽后 1 ~ 2 年，秋季采收茎叶鲜用或晒干。根宜栽培 3 ~ 4 年，冬季采挖，除去泥土，晒干或烘干。

药材鉴别

根细长圆柱形，有分枝，表面深灰色、白灰色或黄褐色，表面有纵纹，栓皮易剥落，嫩枝浅灰色，微被毛。断面纤维性，木质而坚硬。叶对生或簇生，薄革质，黄绿色，蜷缩或脱落。枝端叶间时可见黄白色花，花萼裂片几与冠筒等长，膜质。偶见近球形核果。气微，味淡。

功效主治

祛风利湿，清热解毒。主治感冒，咳嗽咽痛，黄疸型肝炎，肾炎性水肿，角膜炎，痢疾，头痛，风火牙痛，小儿惊风，白带，痈疽肿毒，跌仆损伤。

用法用量

内服：煎汤，10 ~ 15 g，鲜品 30 ~ 60 g。外用：适量，煎水洗或捣烂外敷。

民族药方

1．感冒 ①白马骨全草 15 g。水煎服。②白马骨、凤尾草、筋骨草各 30 g。水煎服。

2．偏头痛 白马骨 20 g。水煎汁加食盐少许内服。

3．肝炎 白马骨 15 g，茵陈 30 g，栀子、大黄各 10 g。水煎服。

4．小儿惊风 白马骨 50 g。水煎服。

5．头痛 白马骨、黄柏、黄连、薄荷各 15 g。水煎洗头。

6．预防感冒 白马骨、大青叶、山薄荷各 10 g，算盘子叶 6 g。水煎服，连服 5 ~ 7 剂。

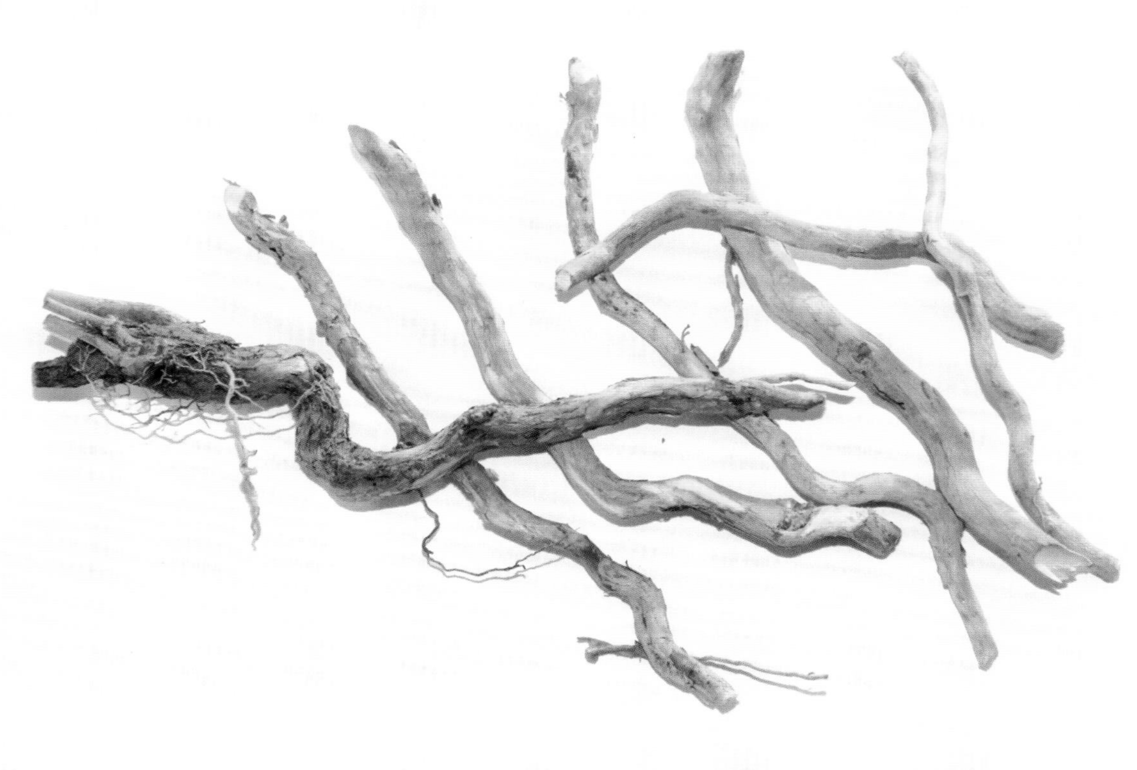

白马骨药材

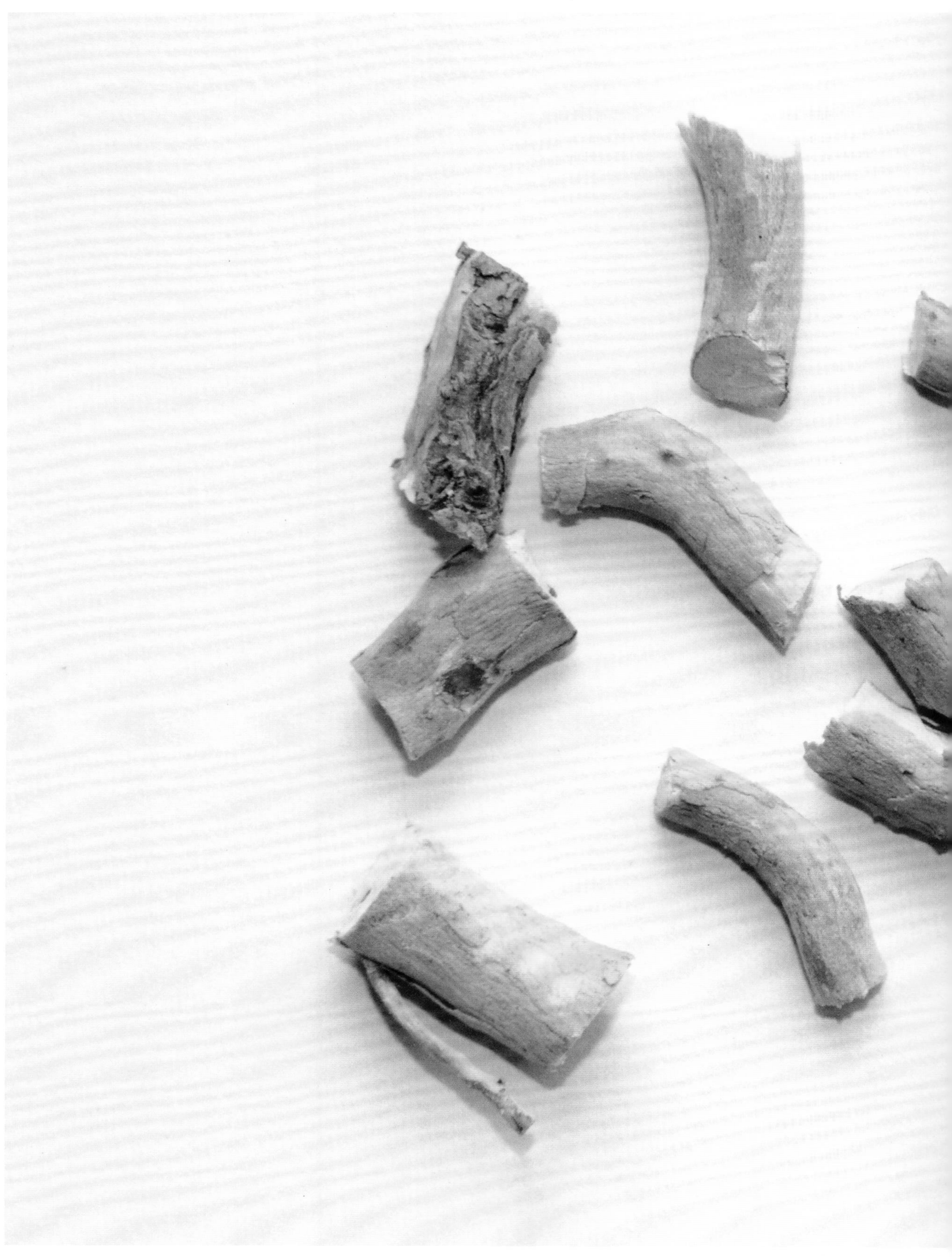

白马骨

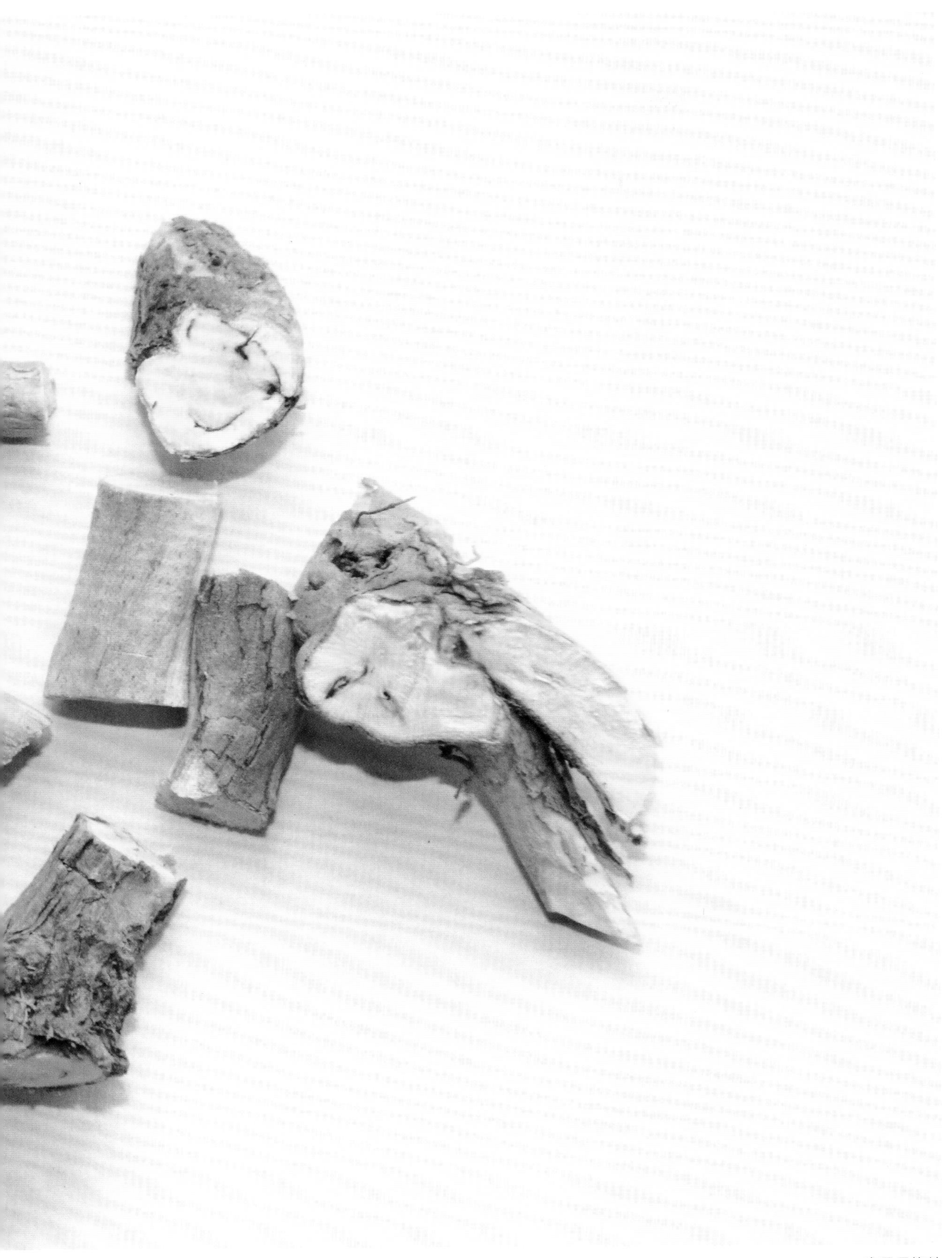

白马骨饮片

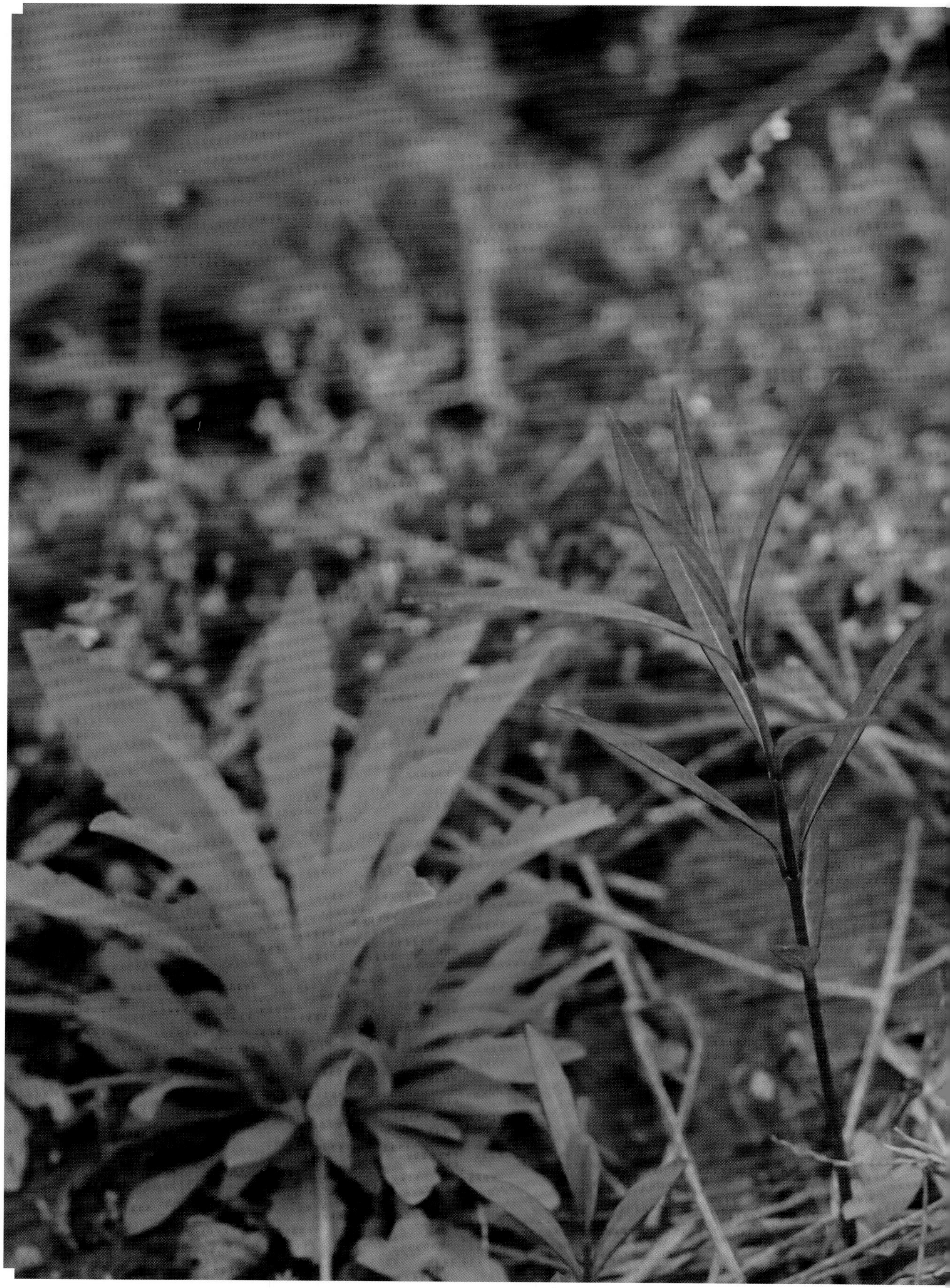

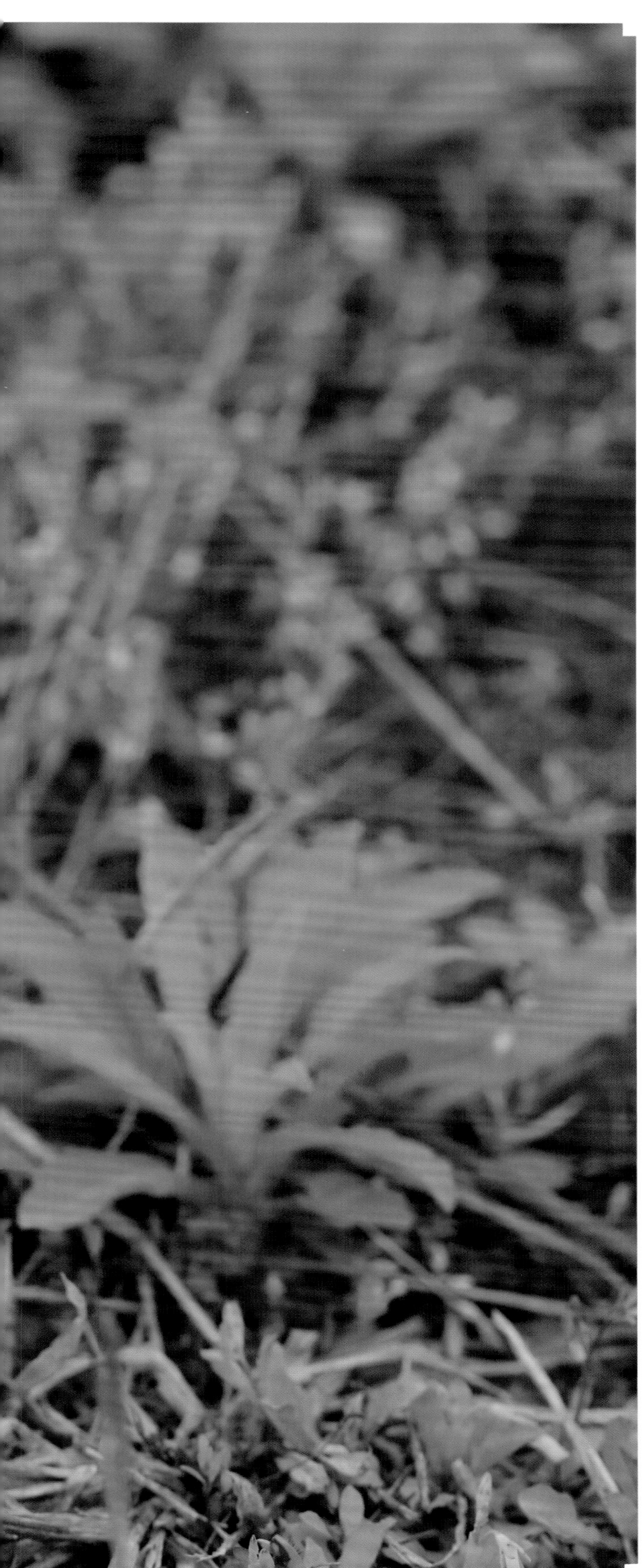

白前

【苗 药 名】锐勾摆。

【别　　名】石蓝、水杨柳、水柳、芫花叶白前、鹅管白前。

【来　　源】本品为萝藦科植物柳叶白前 *Cynanchum stauntonii*（Decne.）Schltr. ex Levl. 的根茎和根。

【性味归经】味辣，性热。归冷经、快经。

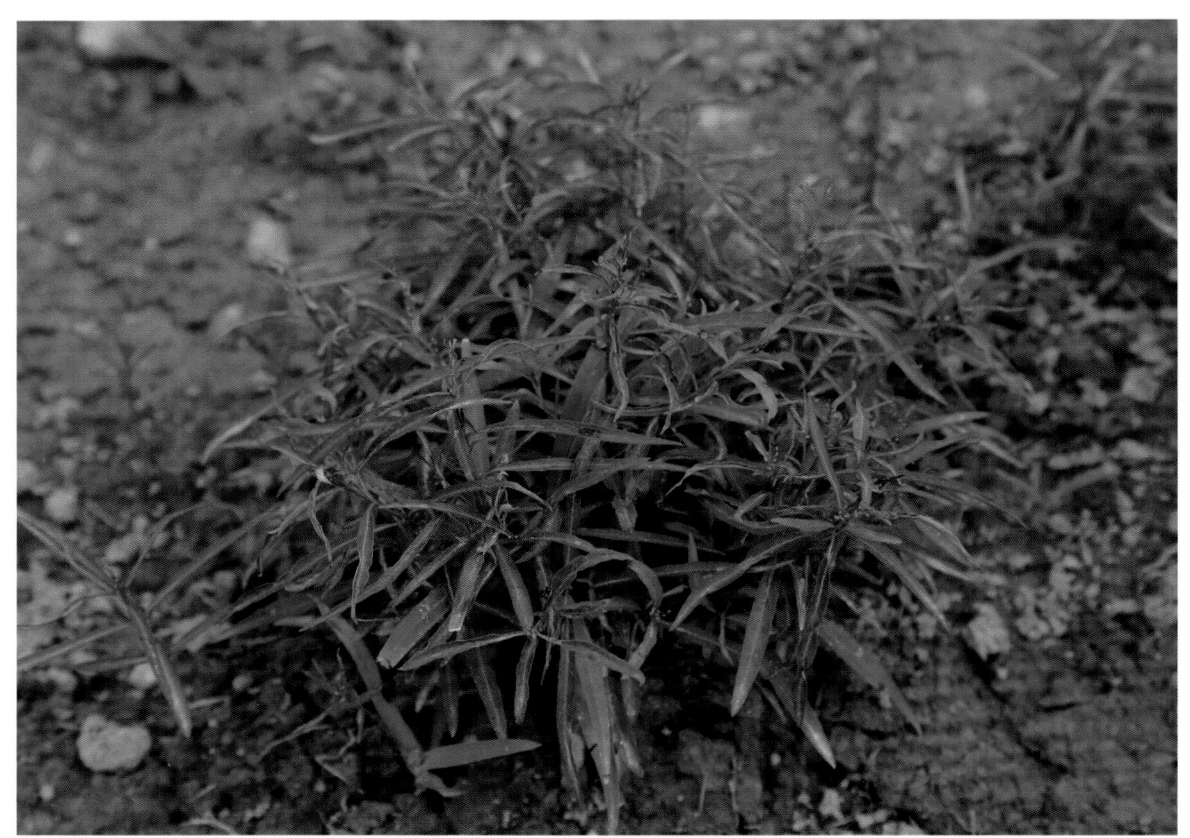

柳叶白前

识别特征

多年生直立半灌木，高 0.5 ~ 1.0 m。根状茎横走或斜生，根系极发达。茎圆柱形，有细棱。叶对生，具短柄；叶片披针形或线状披针形，长 3 ~ 12 cm，宽 0.3 ~ 1.5 cm，顶端渐尖，基部渐窄，全缘，伞形聚伞花序腋生，有花 3 ~ 8 朵，小苞片多数；花萼 5 深裂；花冠幅状，5 深裂，裂片线形，紫红色；副花冠裂片盾状；雄蕊 5，与雌蕊合生成蕊柱，花药 2 室，柱头微凸，包在花药的薄膜内。蓇葖果单生，窄长披针形，长达 9 cm；种子披针形，黄棕色。花期 5—8 月，果期 9—10 月。

生境分布

生长于山谷湿地、溪滩、江边沙碛处，以致半浸于水中。分布于江苏、安徽、浙江、江西、福建、湖北、湖南、广东、广西、贵州、四川、云南等省区。

采收加工

栽后第 2 年秋后采挖全株，取根及根茎，洗净，鲜用或晒干。

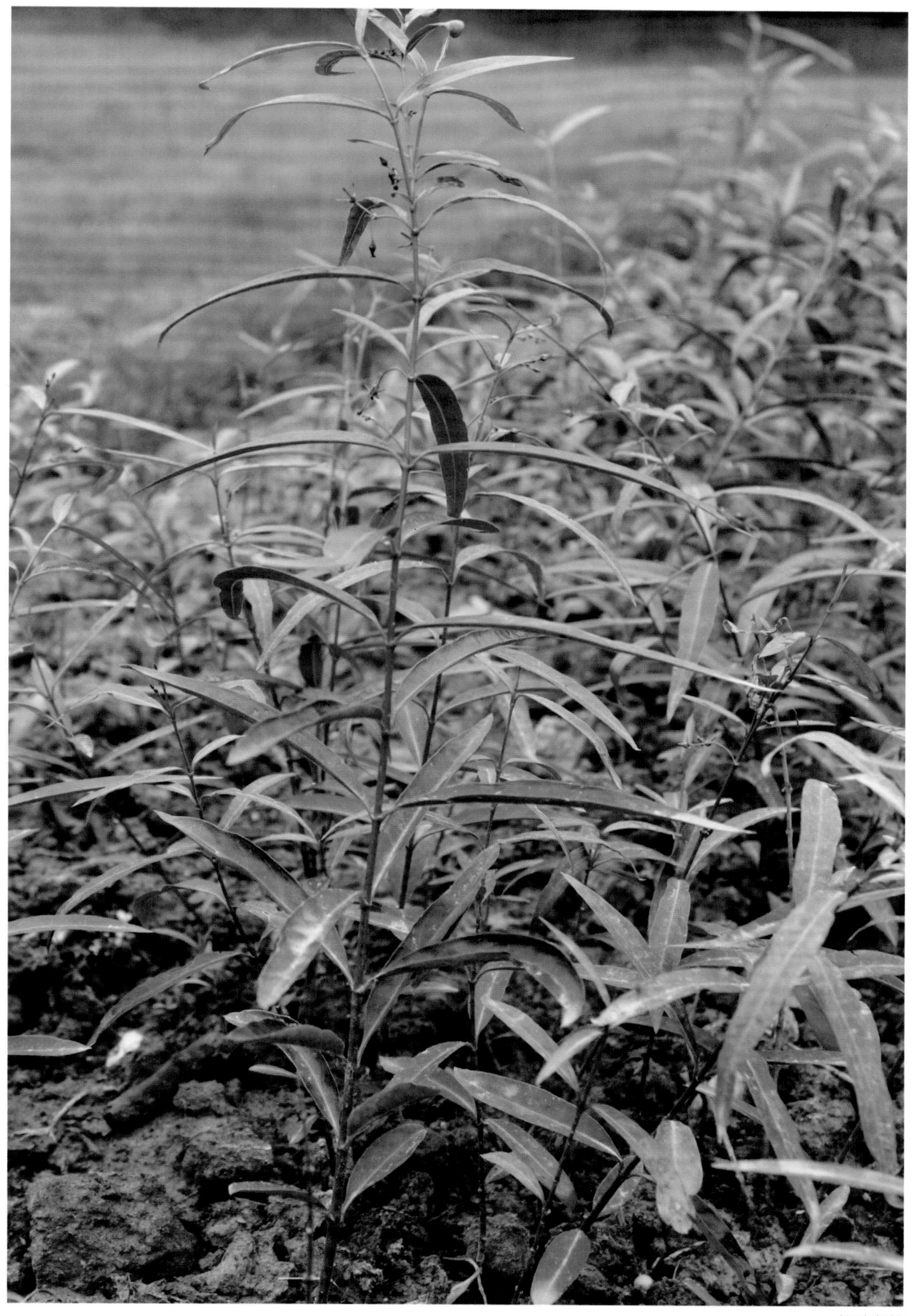

柳叶白前

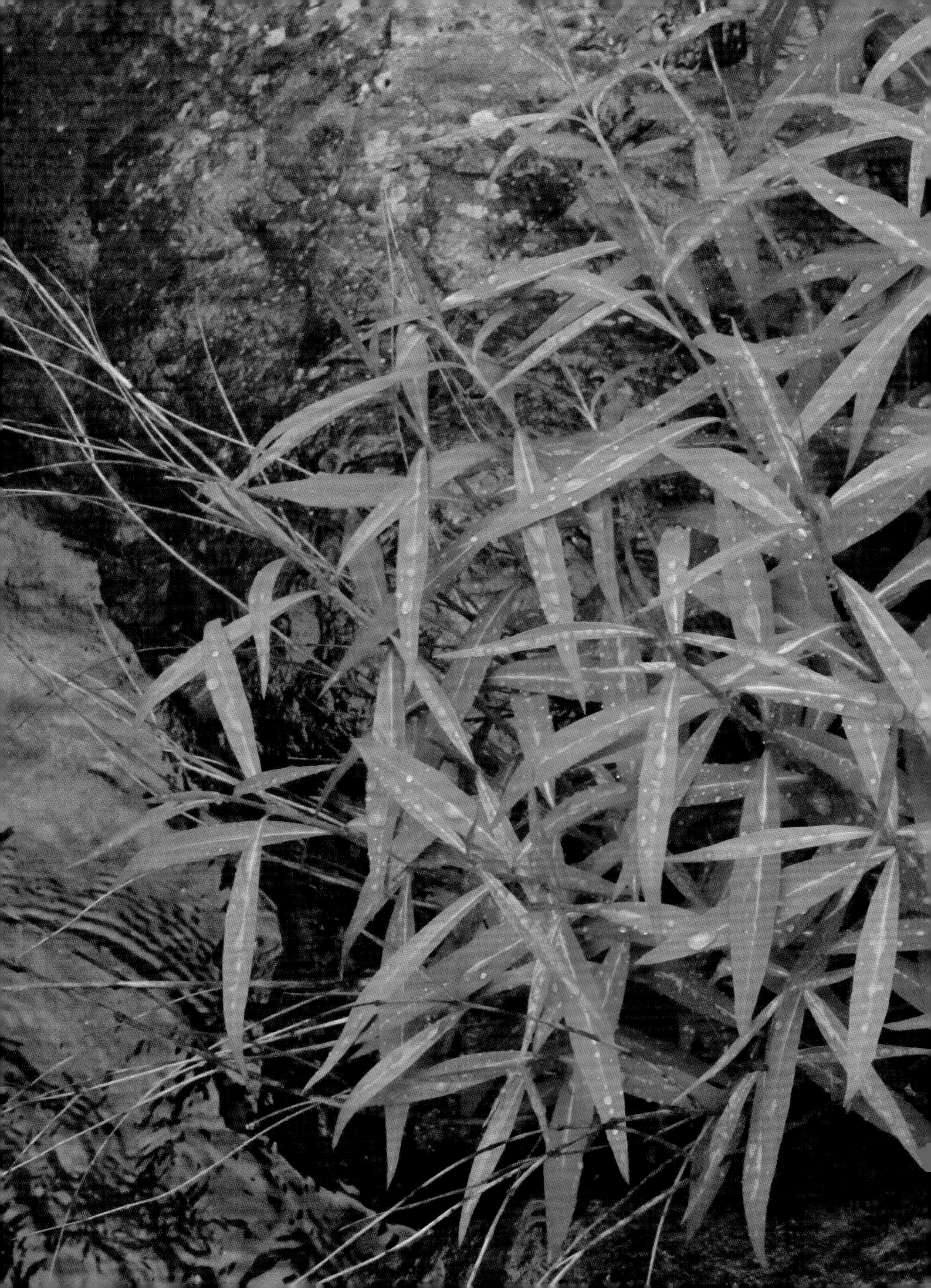

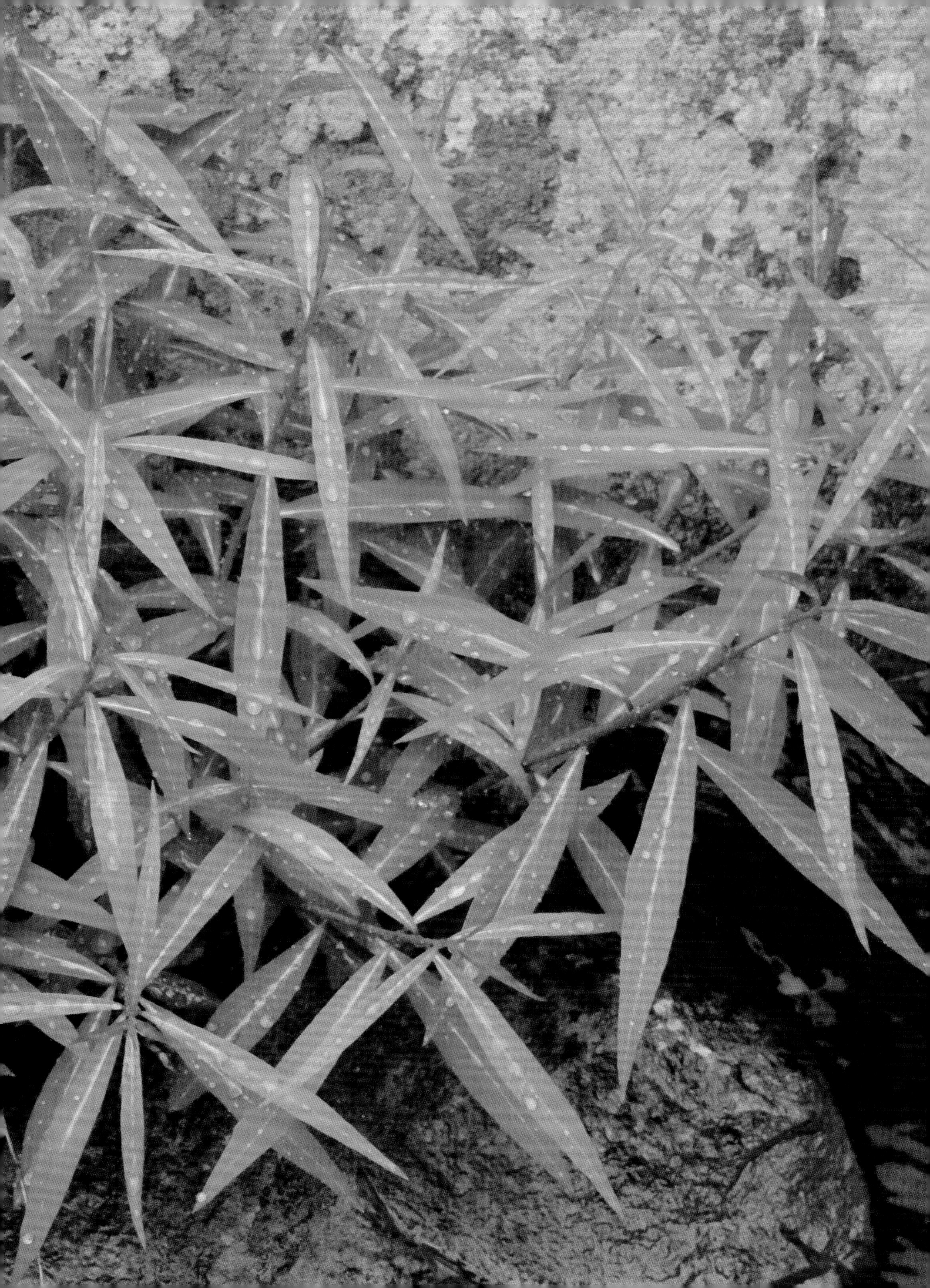

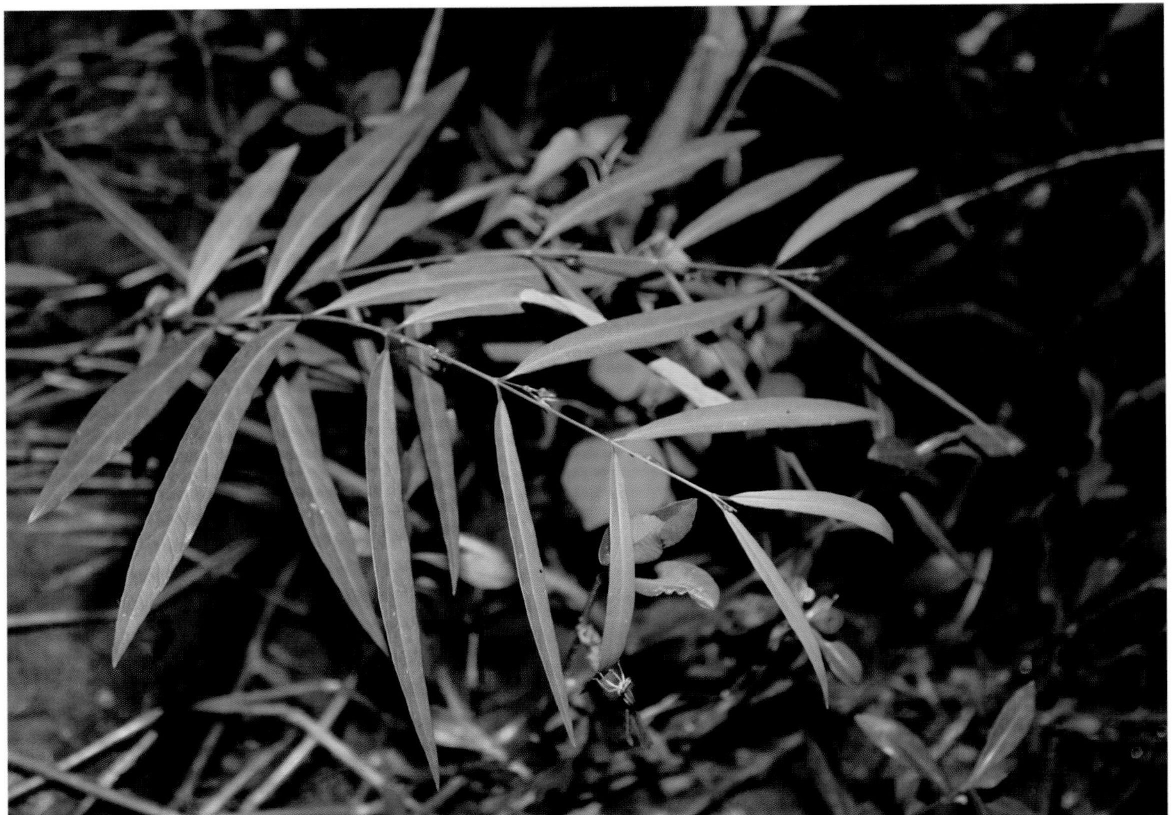

柳叶白前

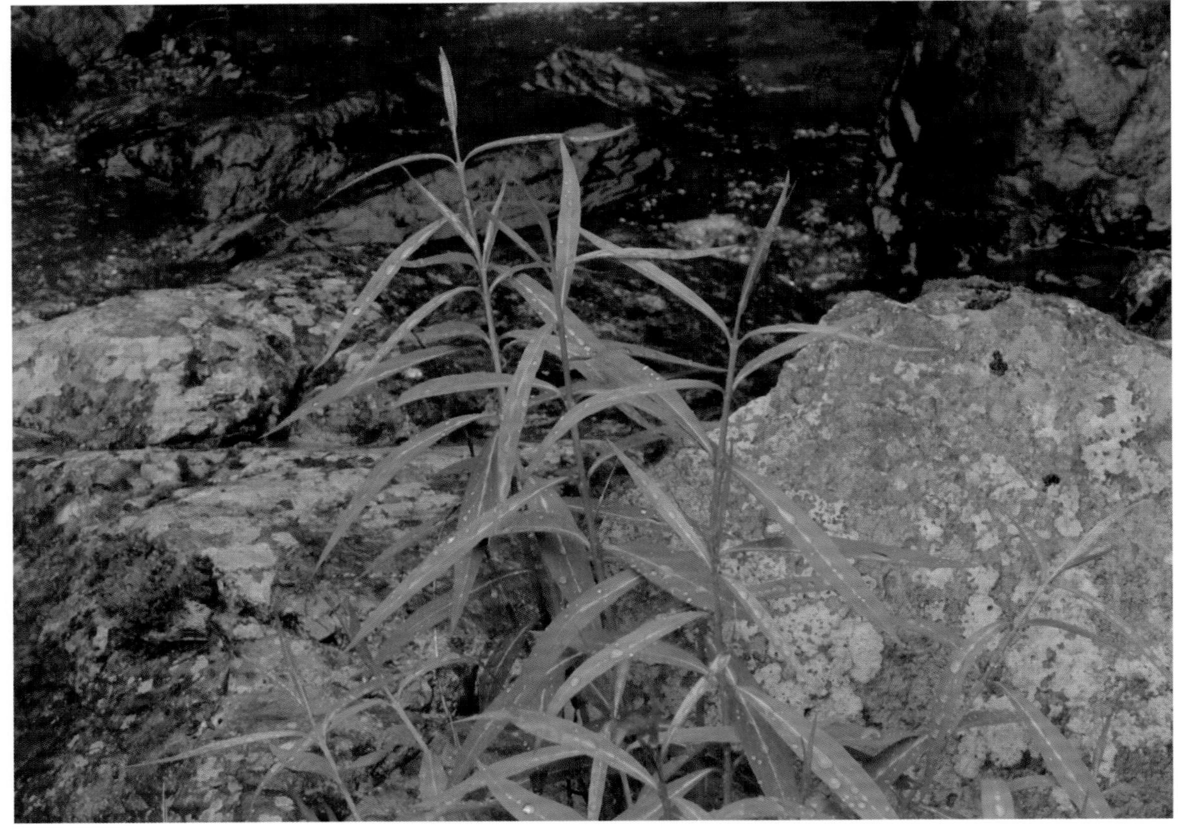

柳叶白前

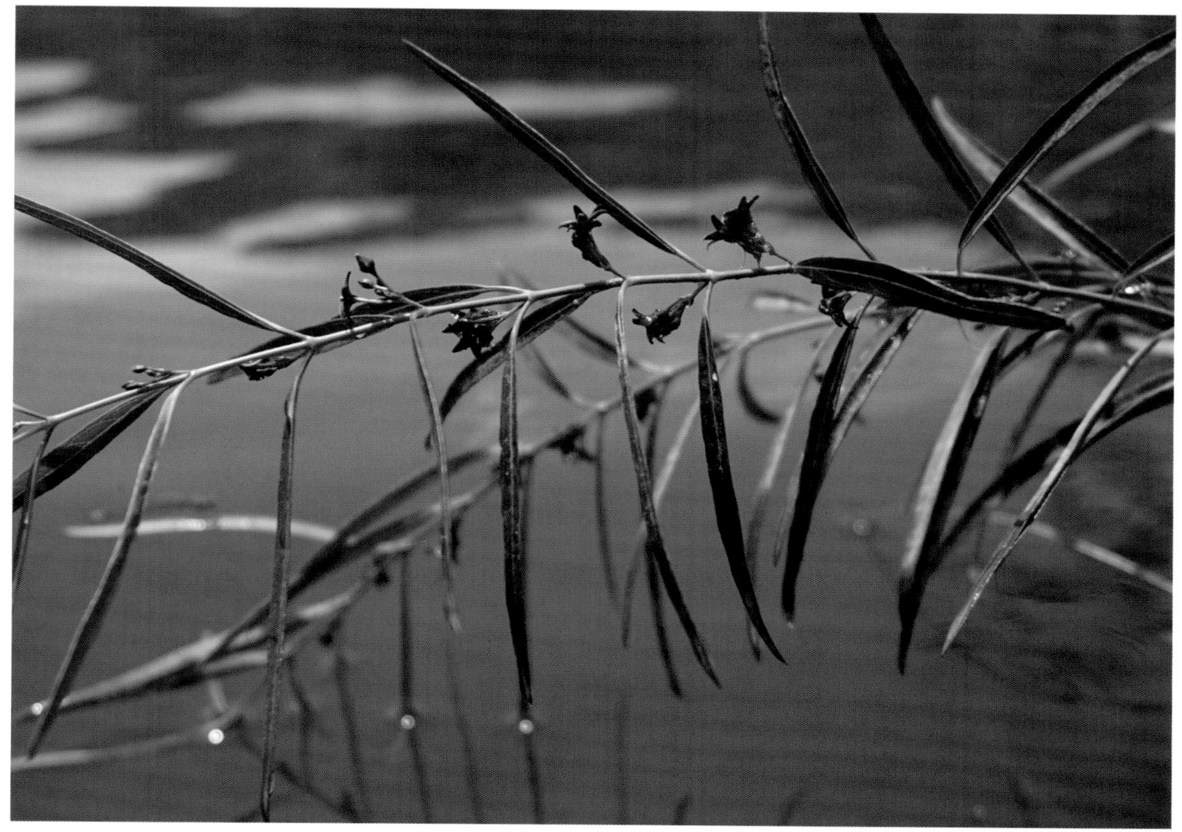

柳叶白前

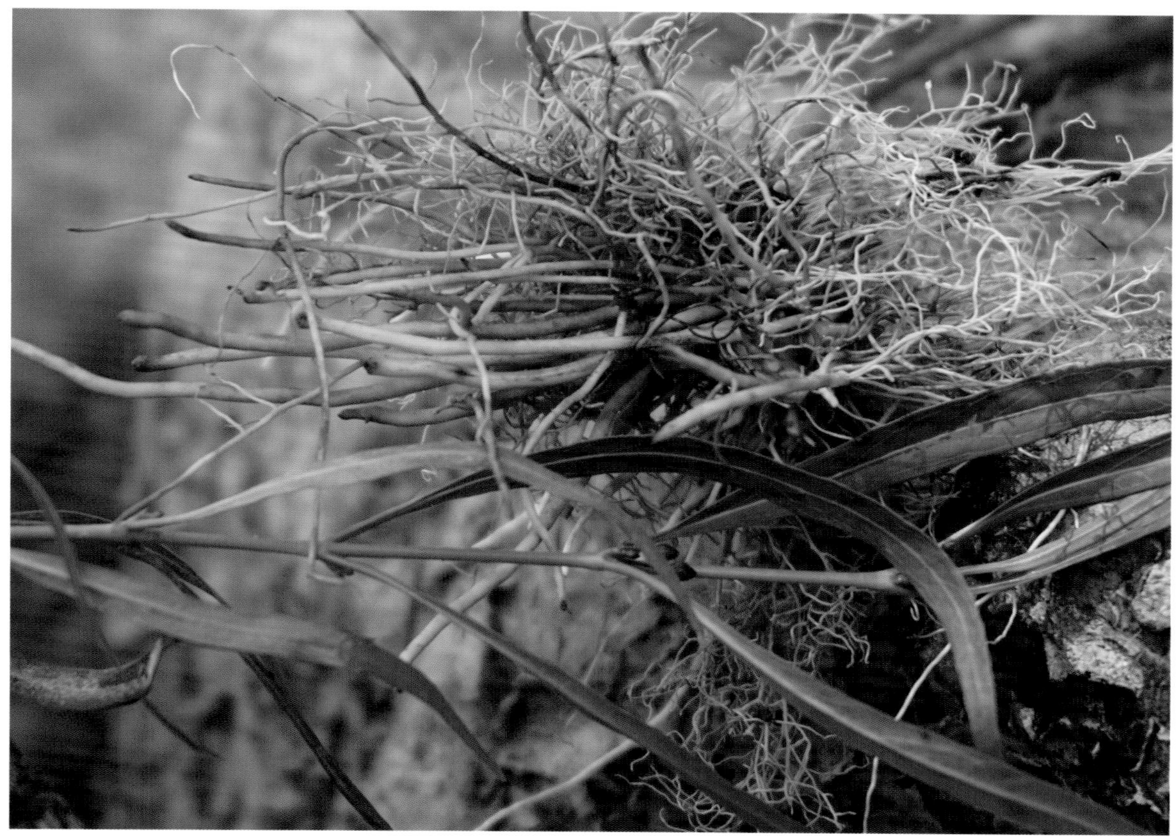

柳叶白前

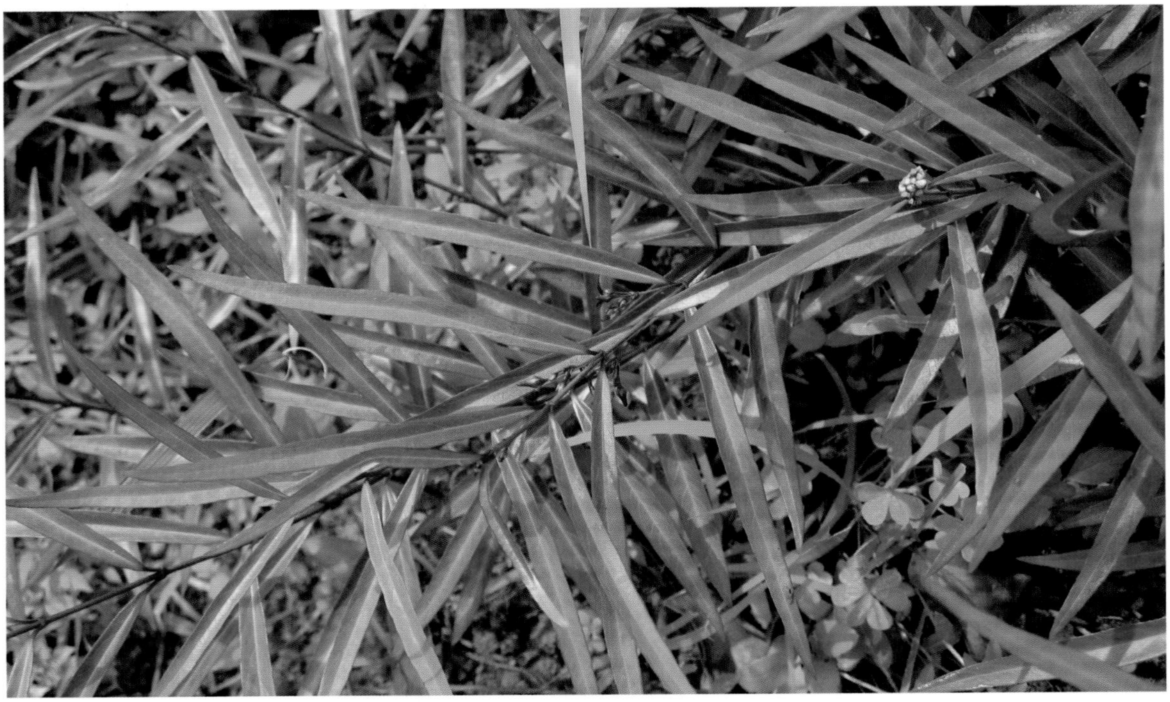

柳叶白前

药材鉴别

根茎呈细长圆柱形，有分枝，稍弯曲，长 4 ~ 15 cm，直径 1.5 ~ 4.0 cm。表面黄白色或黄棕色，节明显，节间长 1.5 ~ 4.5 cm，顶端有残茎。质脆，断面中空。节处簇生纤细弯曲的根，长可达 10 cm，直径不及 1 mm，有多次分枝呈毛须状，常盘曲成团。气微，味微甜。

功效主治

退肺火，化痰，消水。主治咳嗽，痰多咳喘，水肿。

用法用量

内服：煎汤，10 ~ 15 g。

民族药方

1. 痰多咳喘 白前 10 g，百部 6 g，鱼腥草 20 g。水煎服。

2. 肺热咳嗽 白前、鱼腥草各 10 g。水煎服。

3. 气弱水肿 白前、白茅根、白术各 10 g。水煎服。

使用注意

肺虚喘咳及肾不纳气的咳嗽忌用。生品用量过大对胃有刺激。

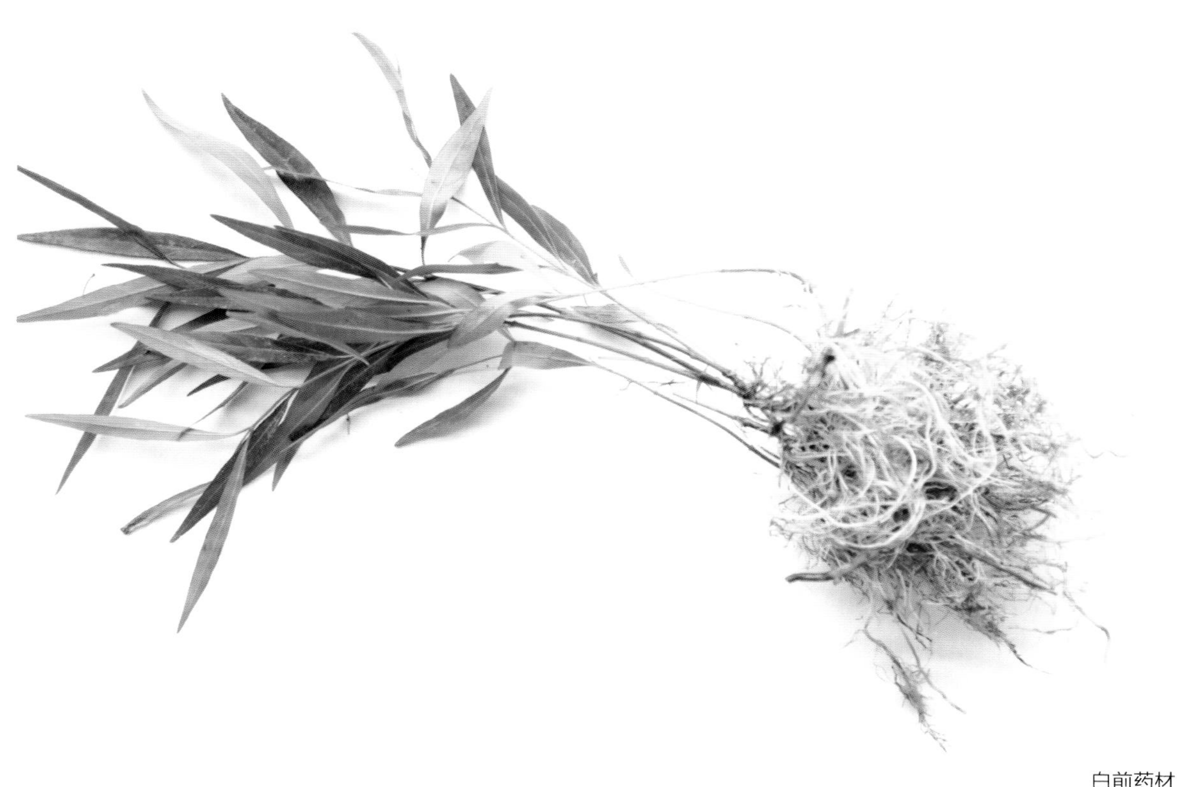

白前药材

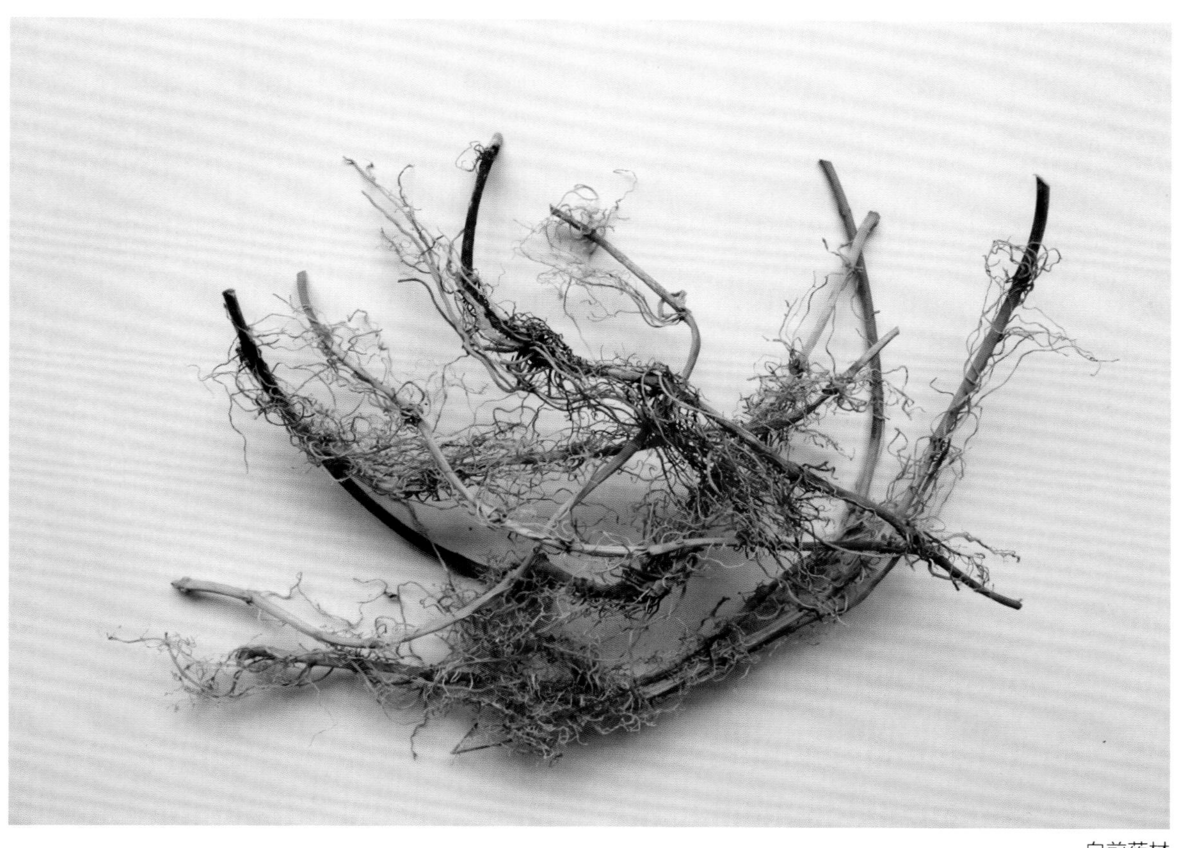

白前药材

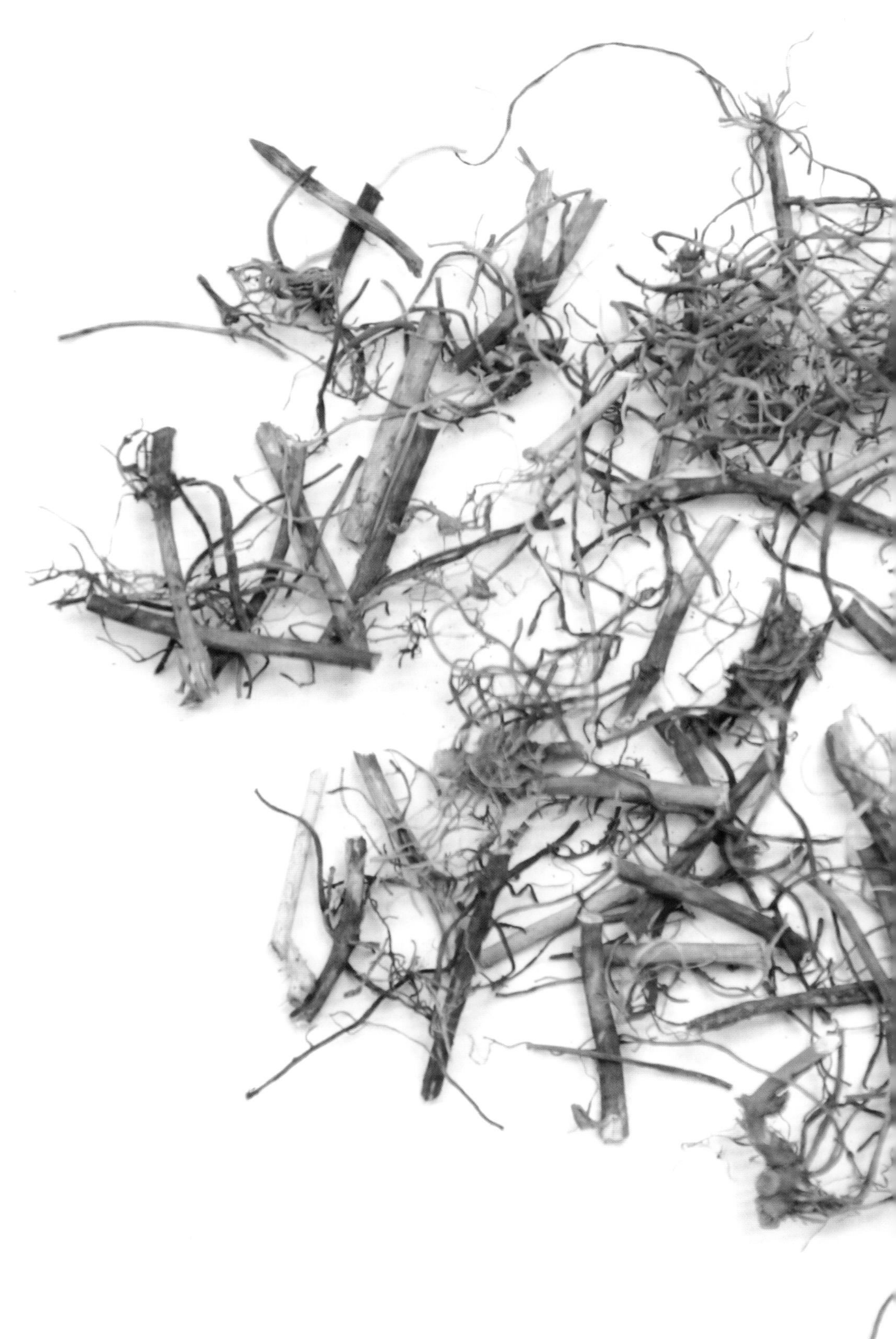

白前

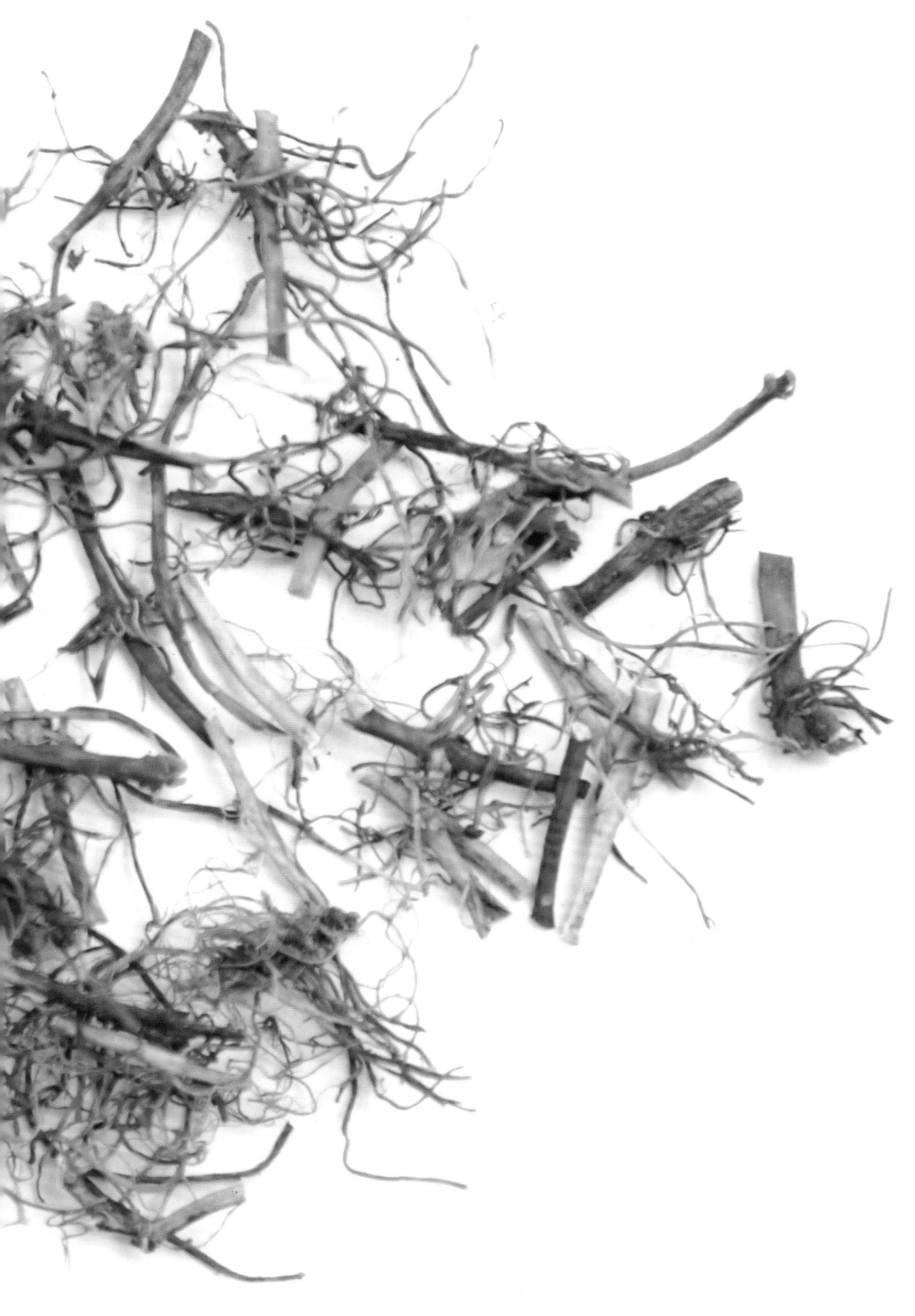

白前饮片

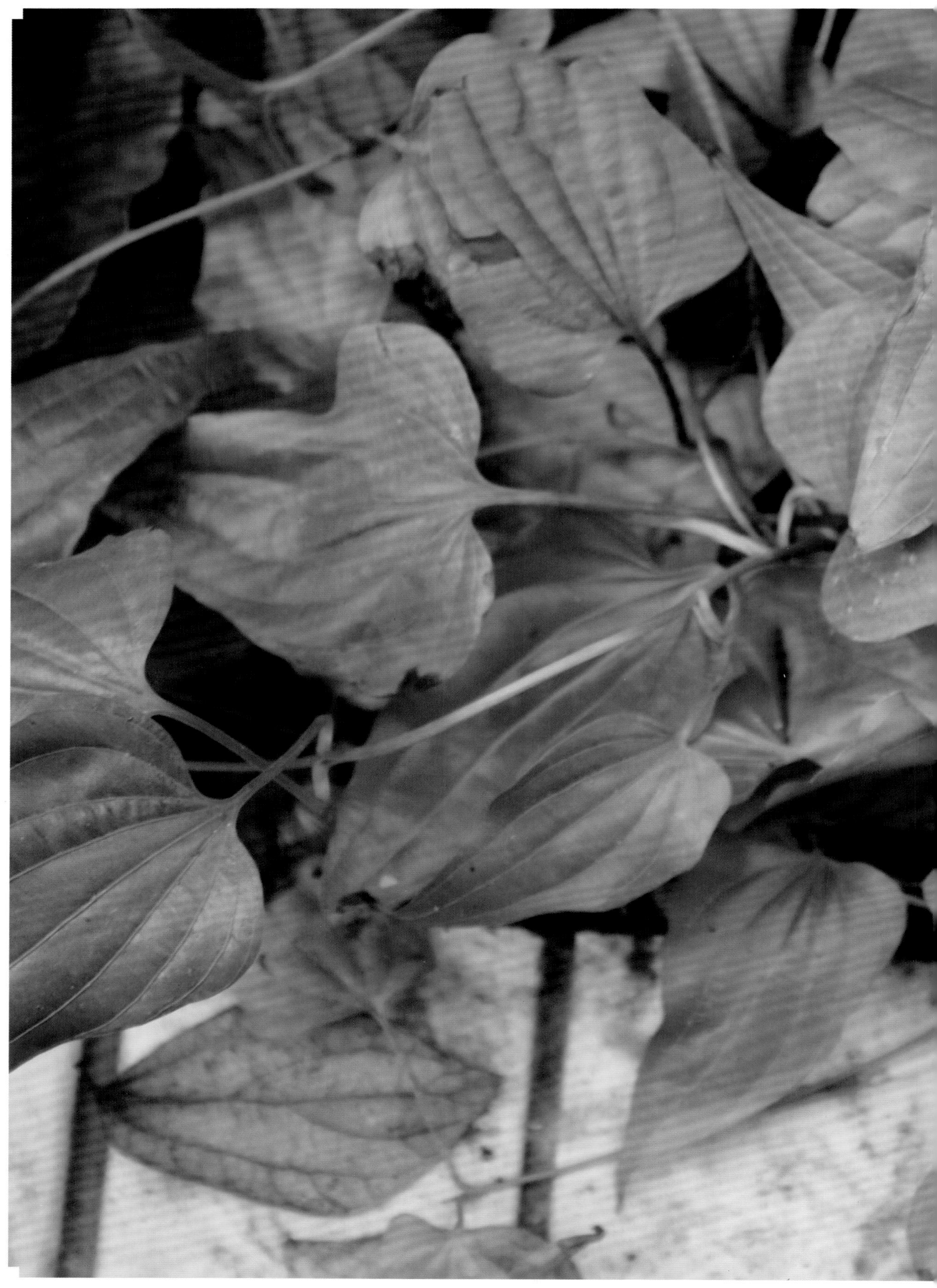

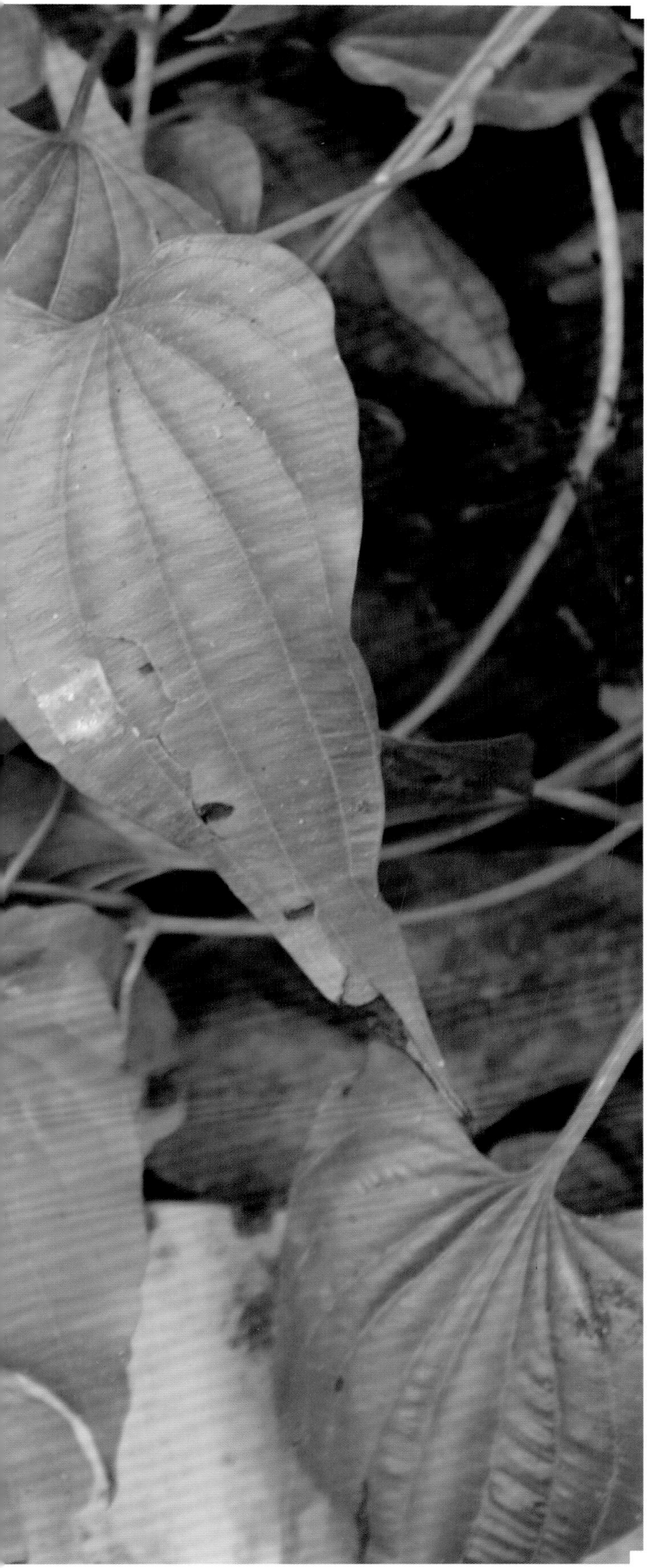

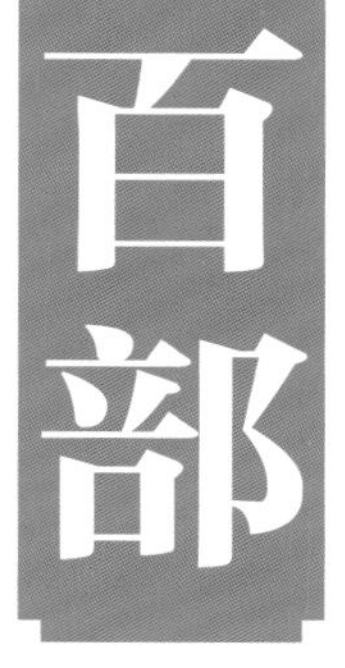

百部

【苗药名】窝嗅单里。

【别　名】百部根、百条根、野天门冬、九丛根、九虫根、山百根。

【来　源】本品为百部科植物对叶百部 *Stemona tuberosa* Lour.、直立百部 *Stemona Sessilifolia*（Miq.）Miq 或蔓生百部 *Stemona Japonica*（BL.）Miq. 的根。

【性味归经】味苦，性冷。归热经。

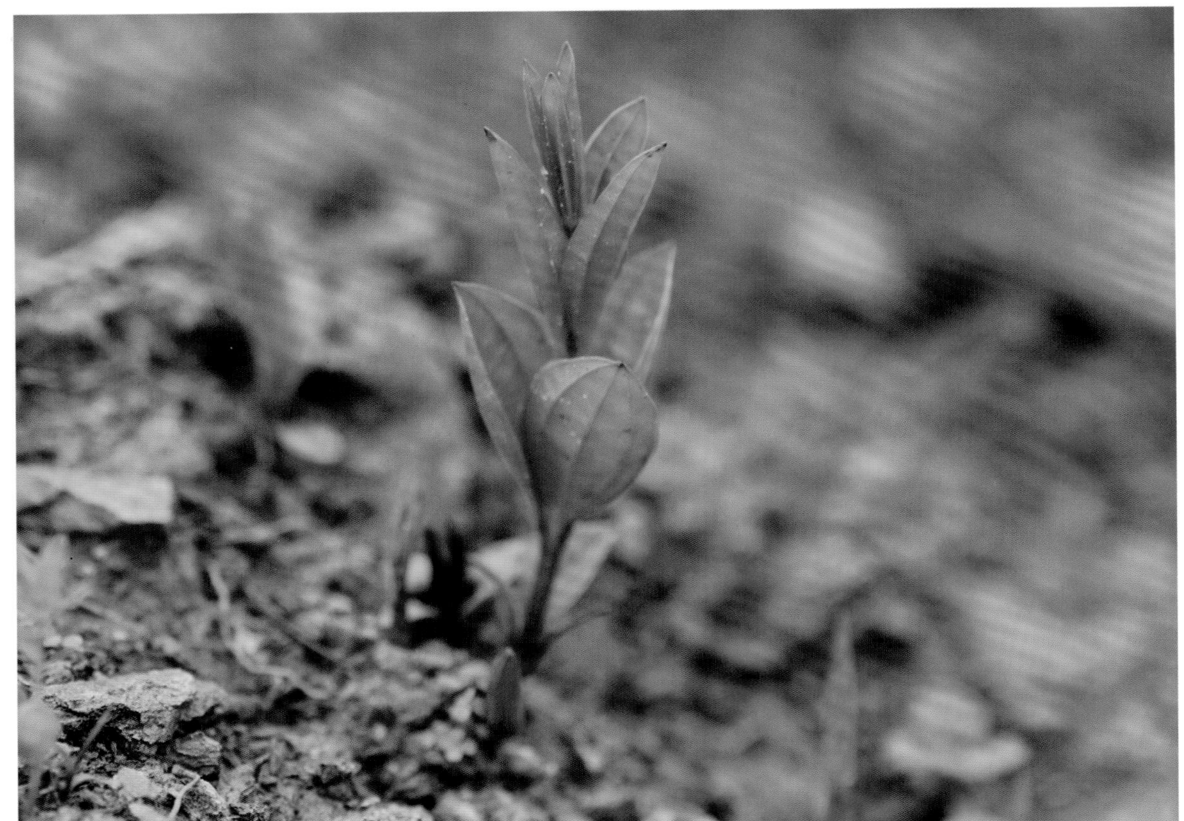

直立百部

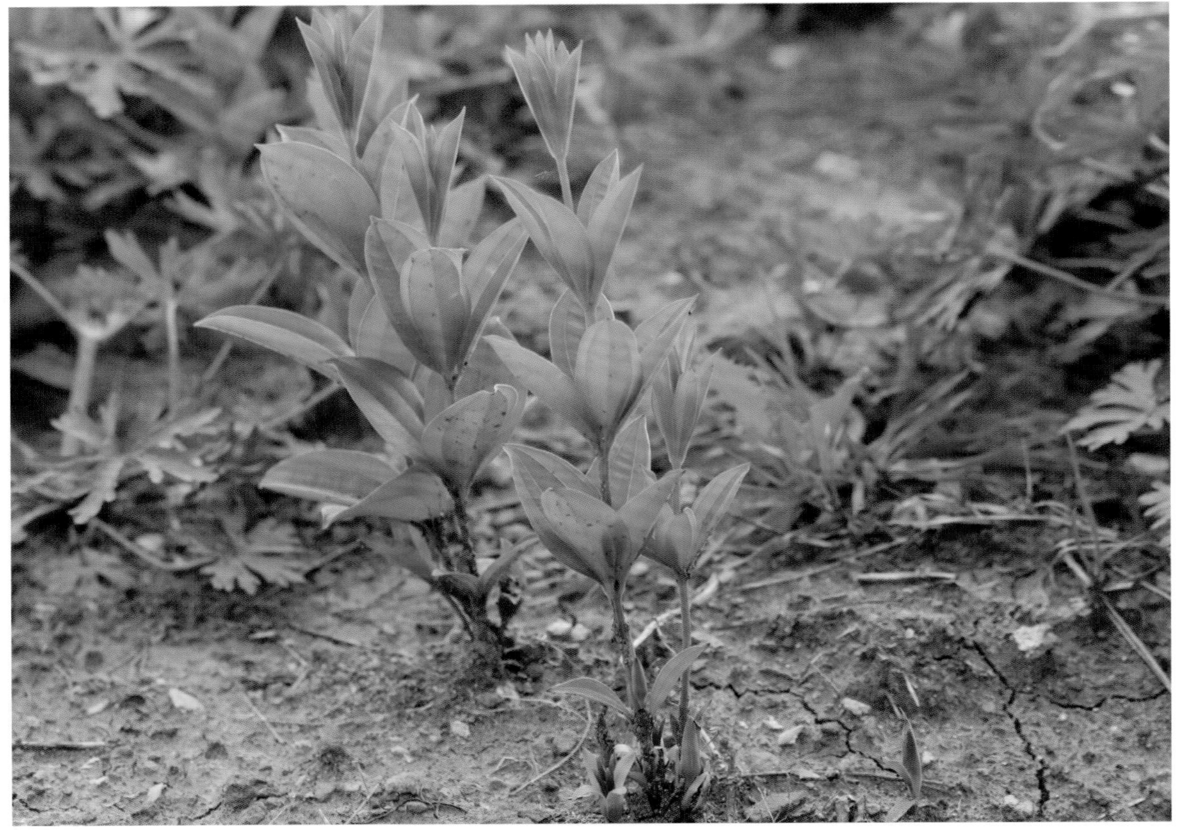

直立百部

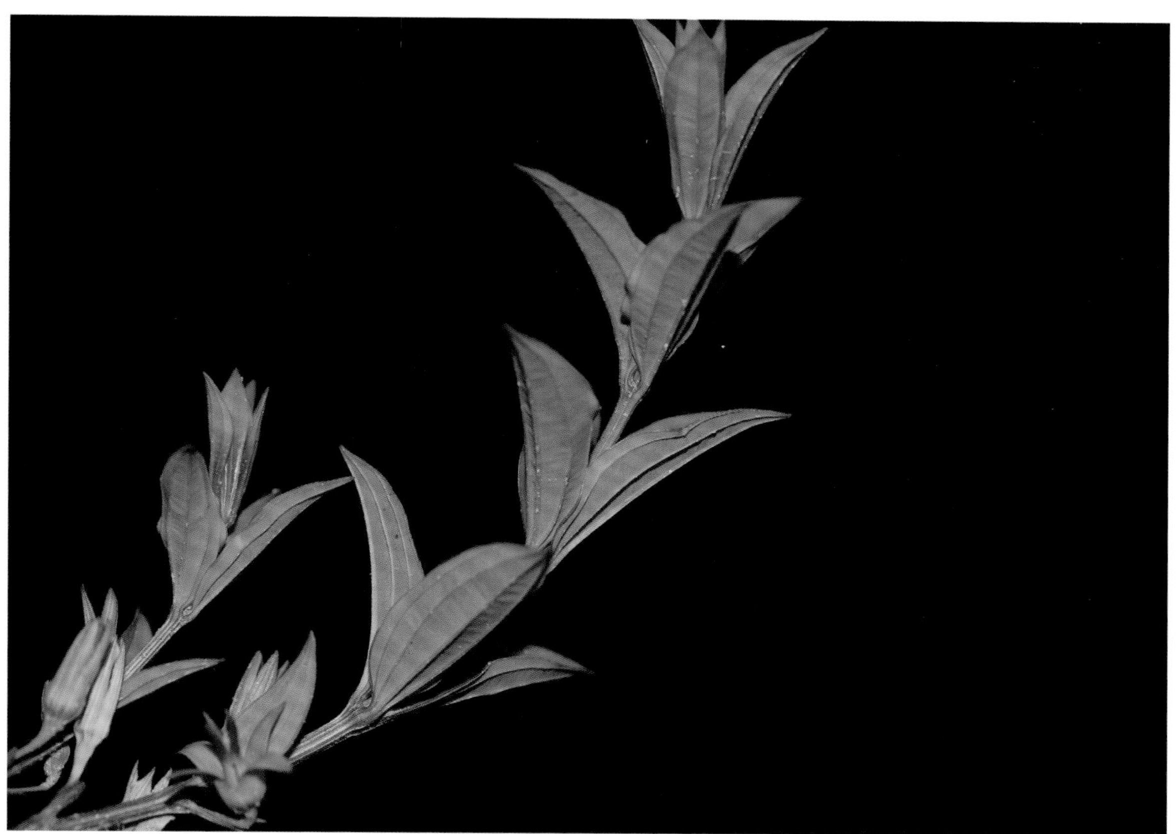

直立百部

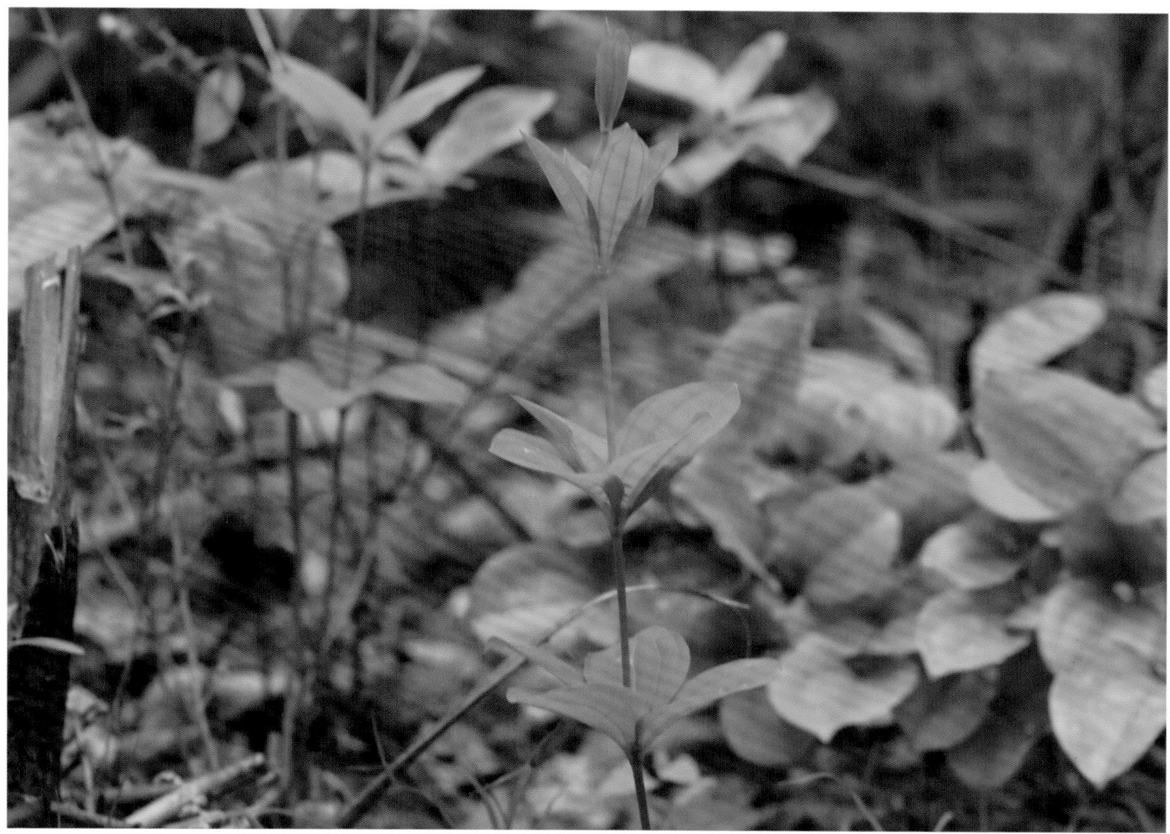

直立百部

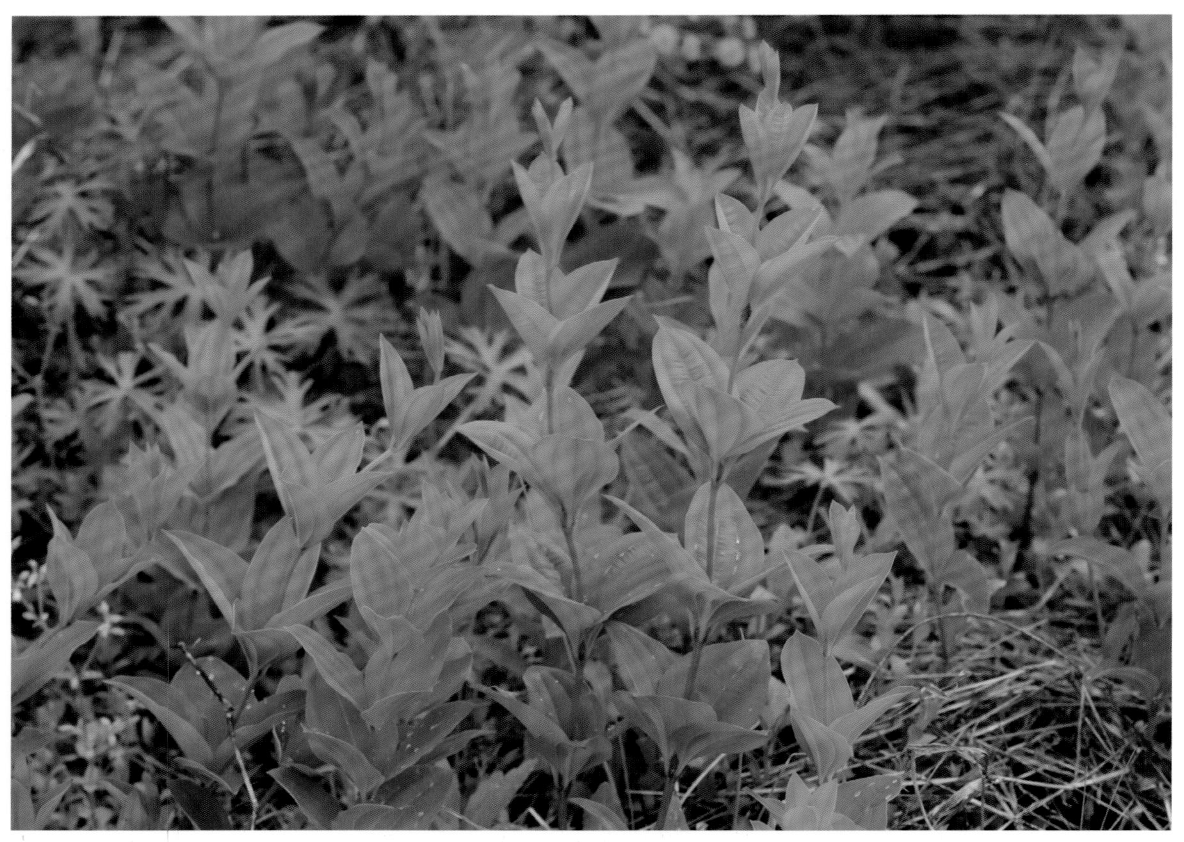

直立百部

识别特征

多年生攀缘草本植物，高达 5 m。块根肉质，纺锤形或圆柱形，茎缠绕。叶通常对生；叶片广卵形，长 8 ~ 30 cm；叶柄长 3 ~ 10 cm，宽 2.5 ~ 10.0 cm，基部浅心形，全缘或微波状；叶脉 7 ~ 15 条。腋生，花单生或 2 ~ 3 朵成总状花序，黄绿色，卵状披针形，长 4 ~ 8 cm，宽 7 ~ 8 cm；雄蕊 4，花丝粗短，花药顶端，具条状附属物，无花柱。蒴果倒卵形而扁，紫褐色。花期 5—6 月，果期 9—10 月。

生境分布

生长于向阳的灌木下。分布于浙江、福建、台湾、湖北、湖南、广东、广西、四川、云南、贵州等省区。

采收加工

栽种 2 年后采挖，于冬季地上部分枯萎后或春季萌芽前，挖出块根，除去细根、泥土，在沸水中刚煮透时，取出晒干或烘干。也可鲜用。

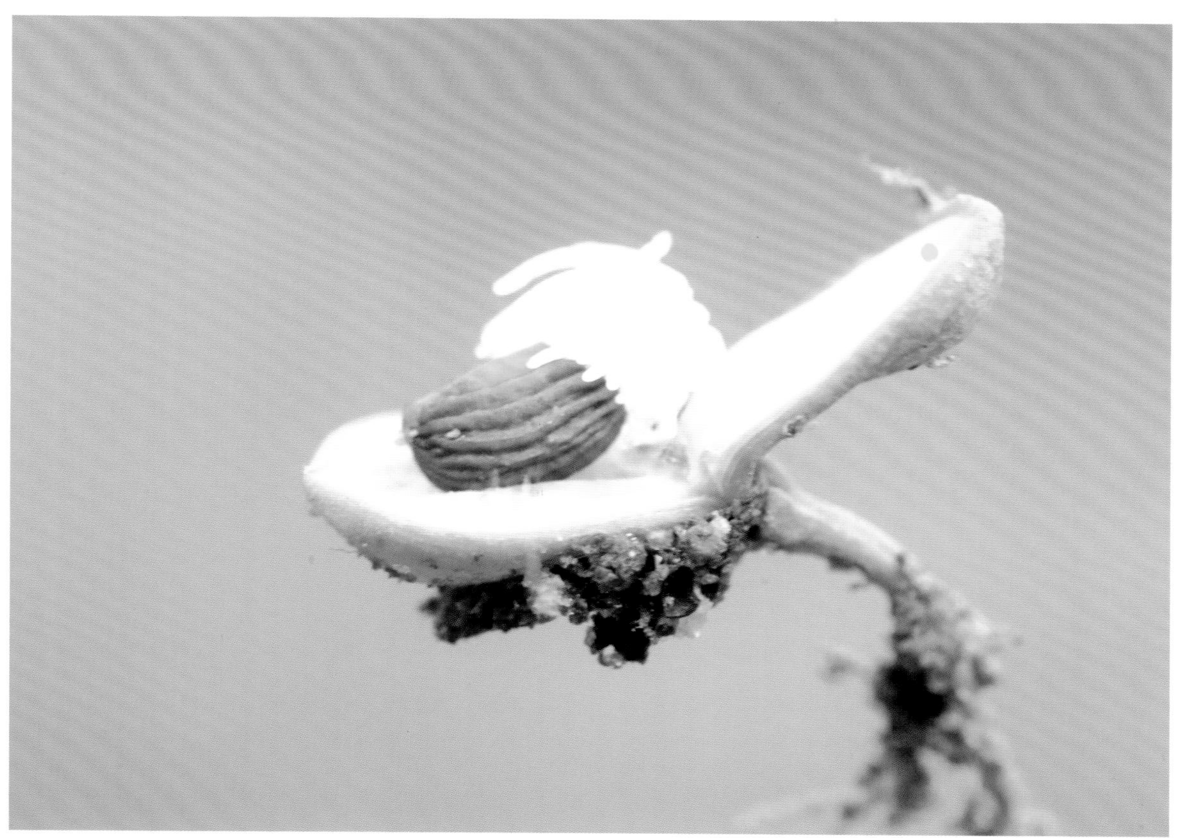

直立百部

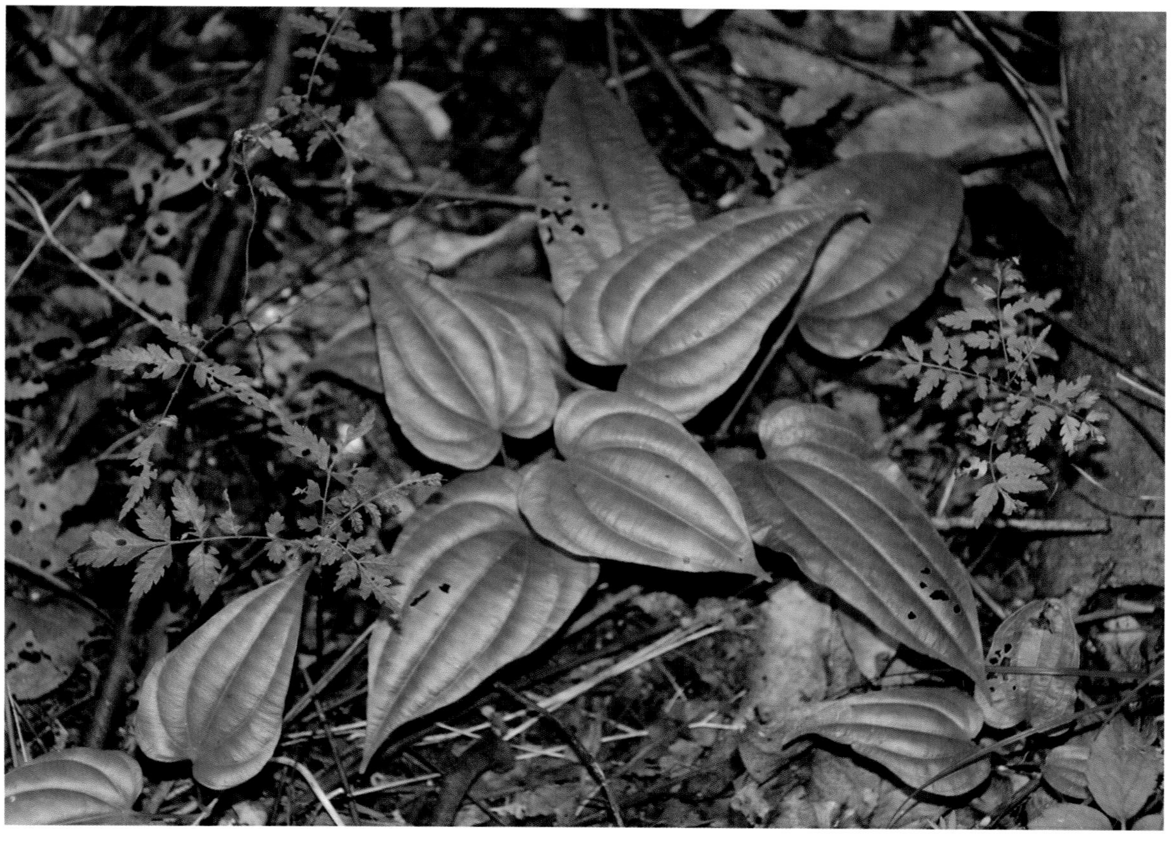

蔓生百部

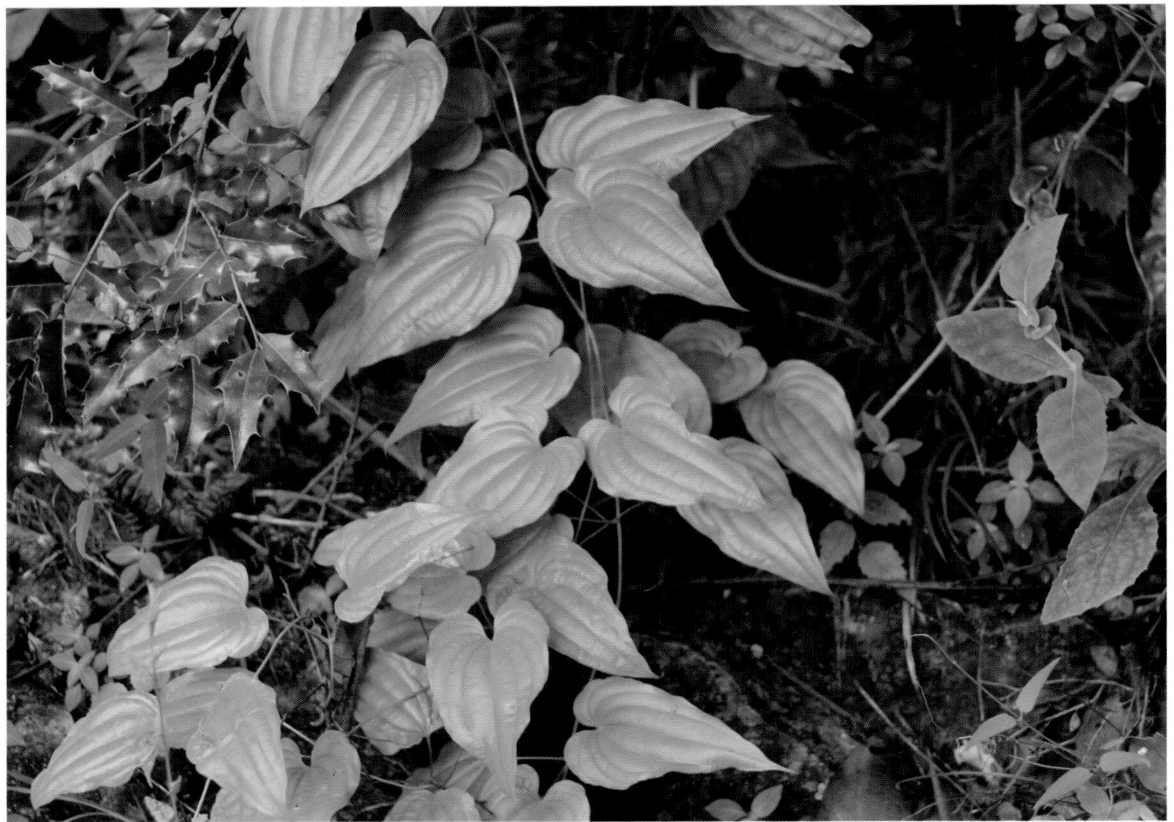

蔓生百部

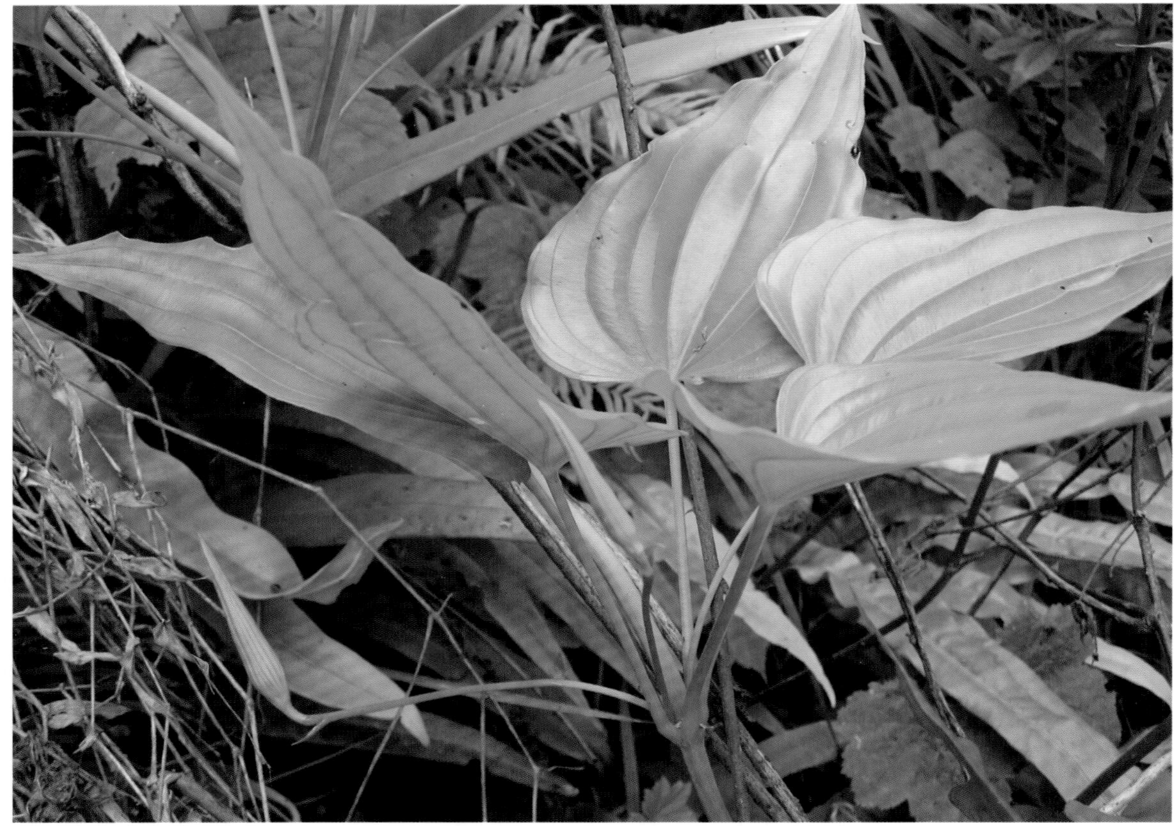

蔓生百部

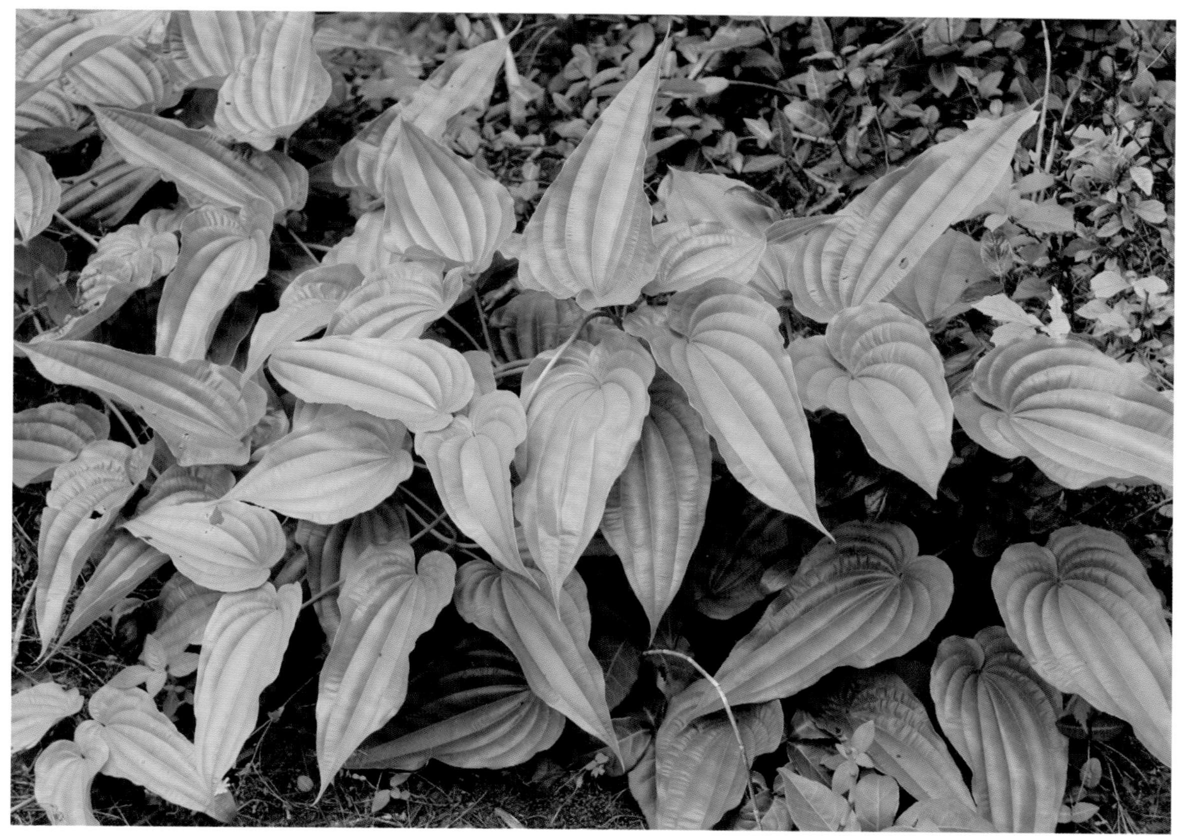
蔓生百部

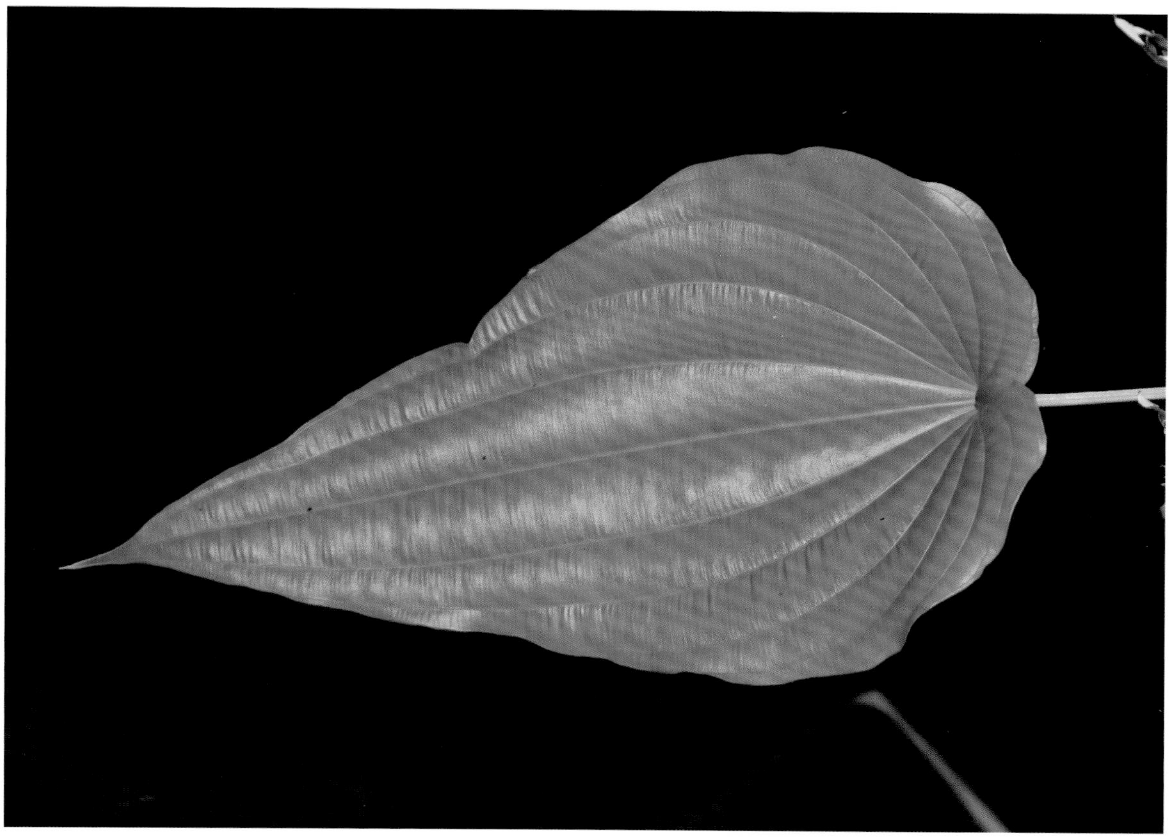
蔓生百部

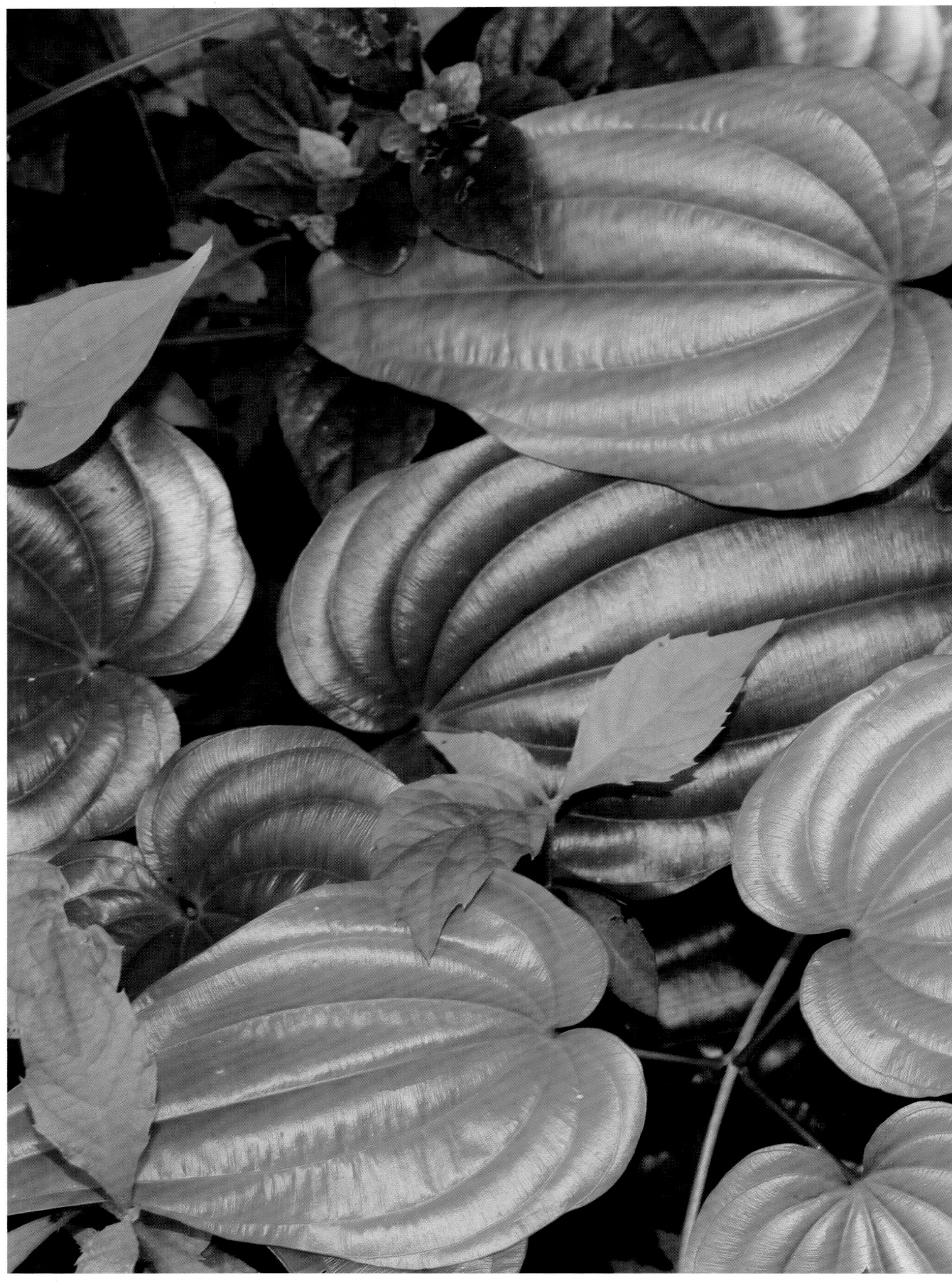

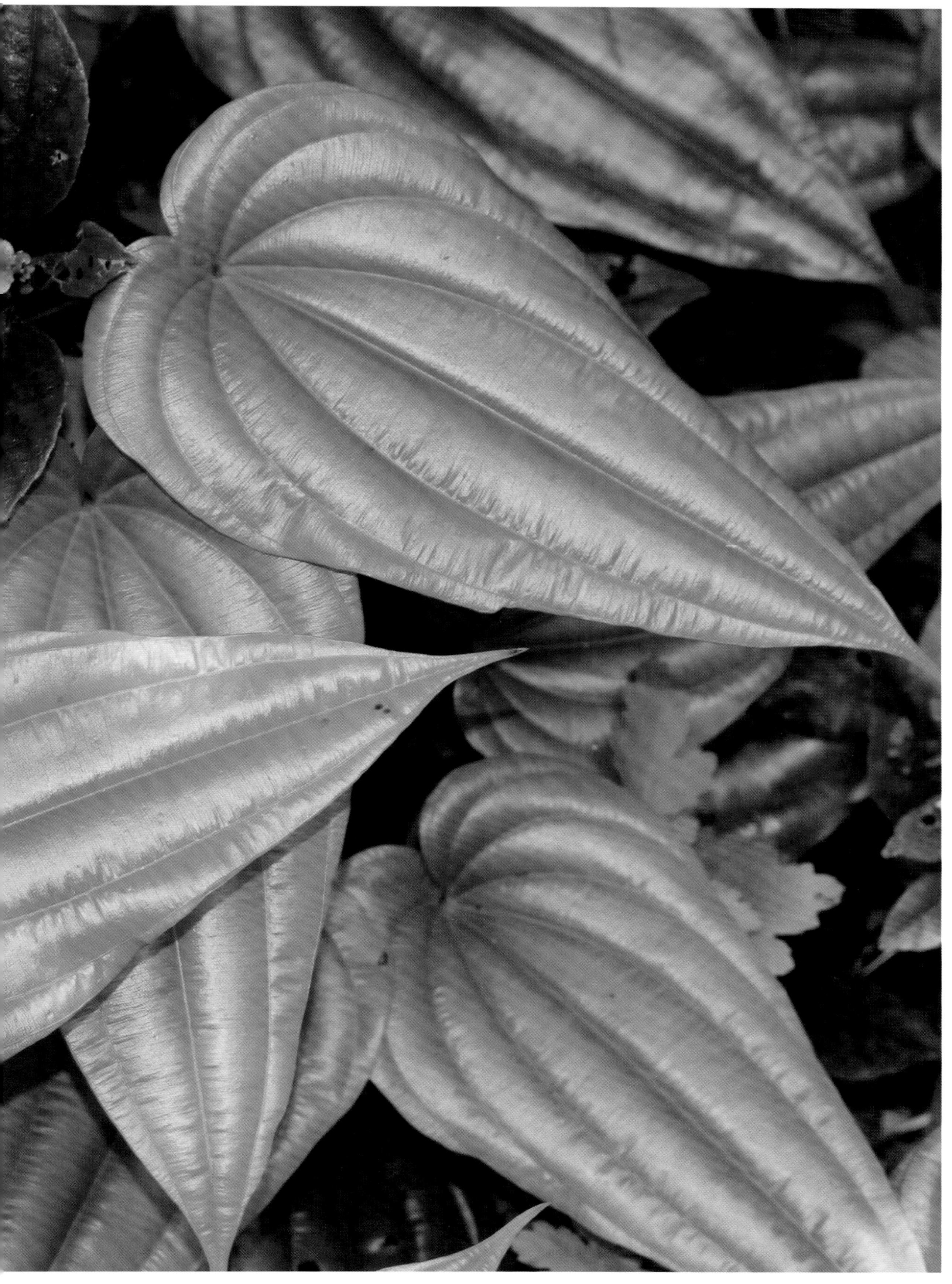

蔓生百部

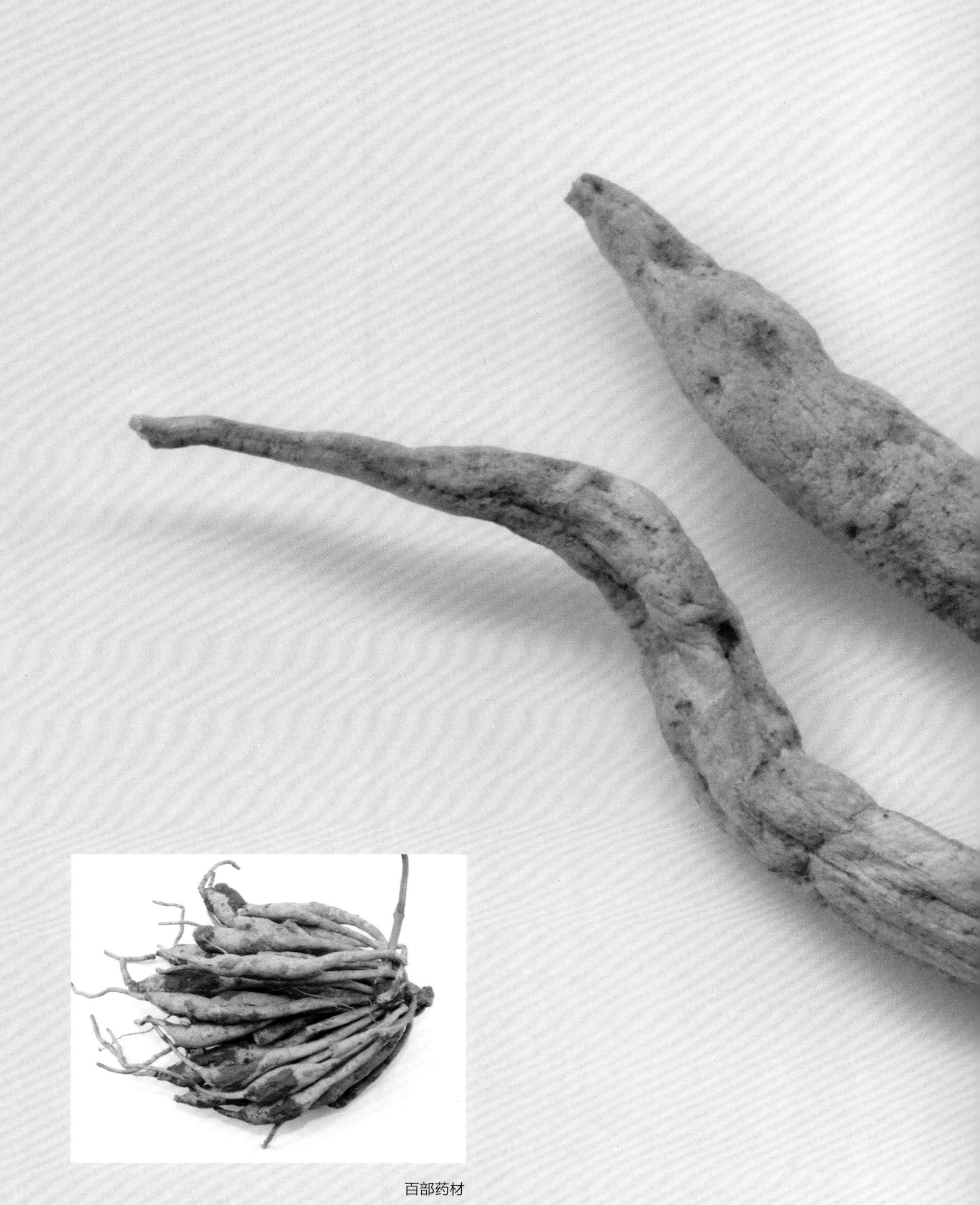

百部药材

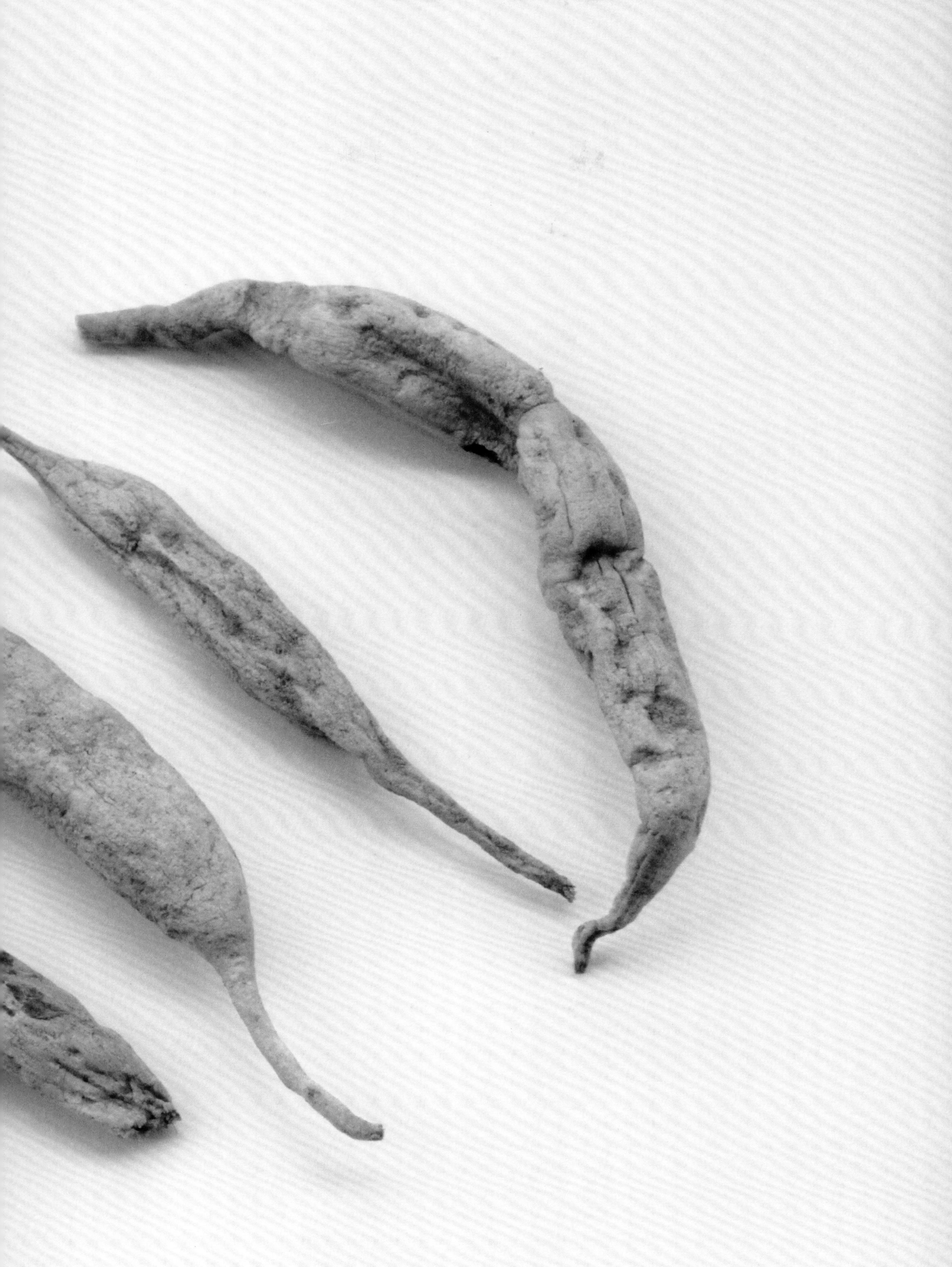

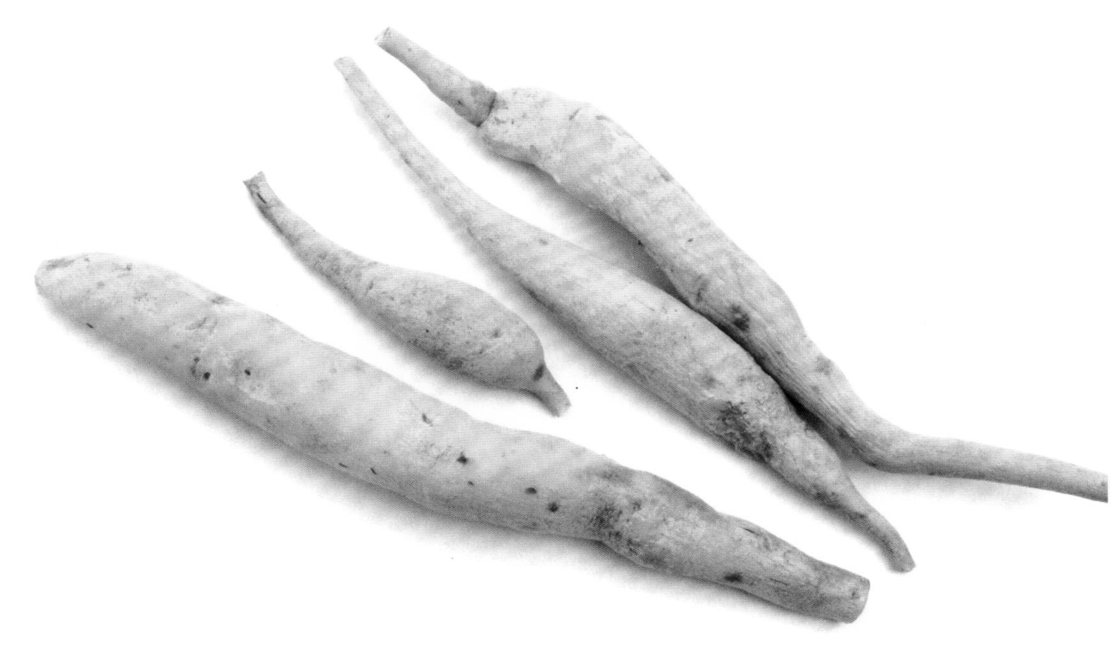

百部药材

药材鉴别

根纺锤形或长条形，长 8 ~ 24 cm，直径 0.8 ~ 2.0 cm。表面淡黄棕色，主呈棕色，具浅纵皱纹或不规则纵槽。质坚实，断面黄白色至暗棕色，中柱较大，髓部类白色。气微，味苦。

功效主治

润肺止咳，杀虫灭虱。主治咳嗽，肺痨，百日咳，体癣，癣疥。

用法用量

内服：煎汤，3 ~ 10 g。外用：适量，煎水洗；或研末外撒；或浸酒涂搽。

民族药方

1．肺结核　百部 10 g，鱼腥草、桔梗各 15 g，半夏 5 g，野油菜 7 g。水煎服。

2．癣　百部适量。煎水外洗患处。

3．灭虱　百部 30 g。煎水洗头发。

4．慢性气管炎　百部20 g。水煎2次，合并药液约60 ml，每服20 ml，每日3次，10 日为 1 个疗程，连服 3 个疗程。

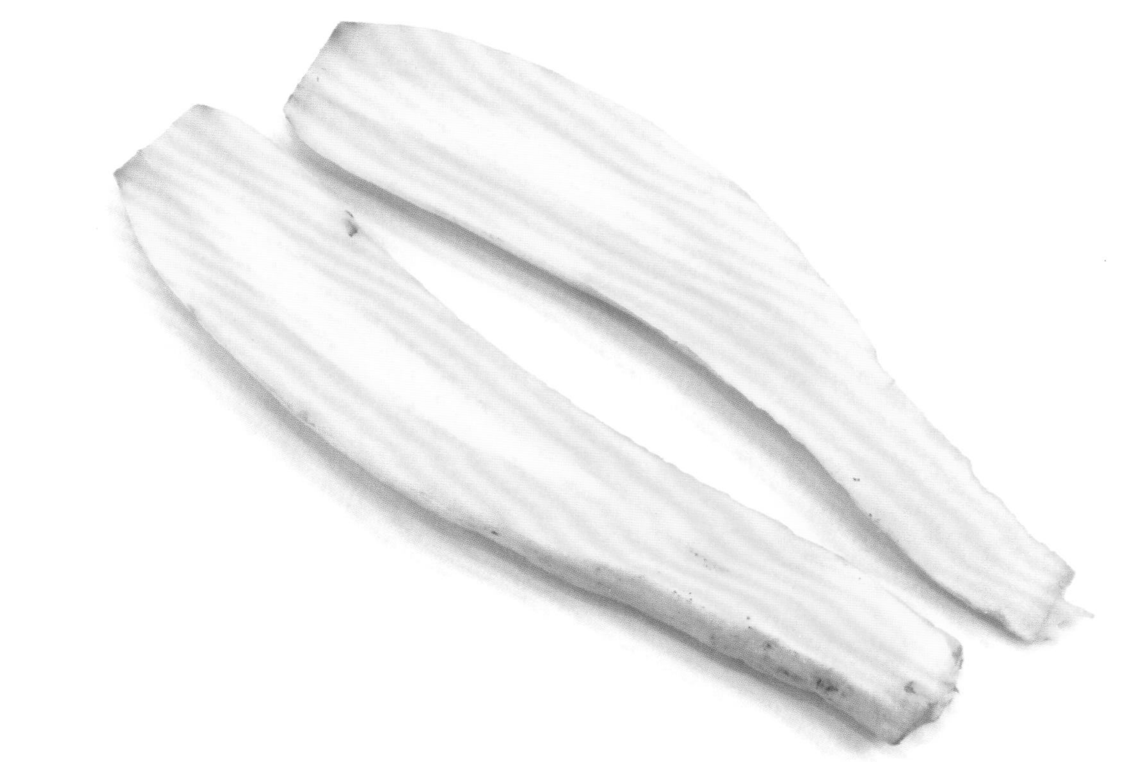

百部药材

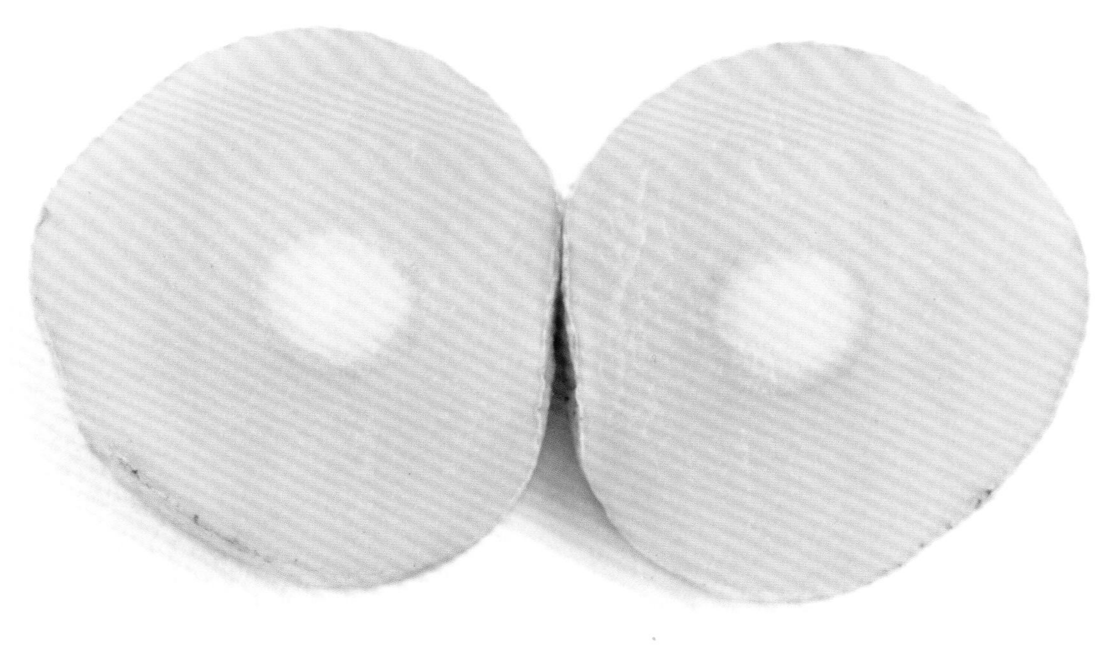

百部药材

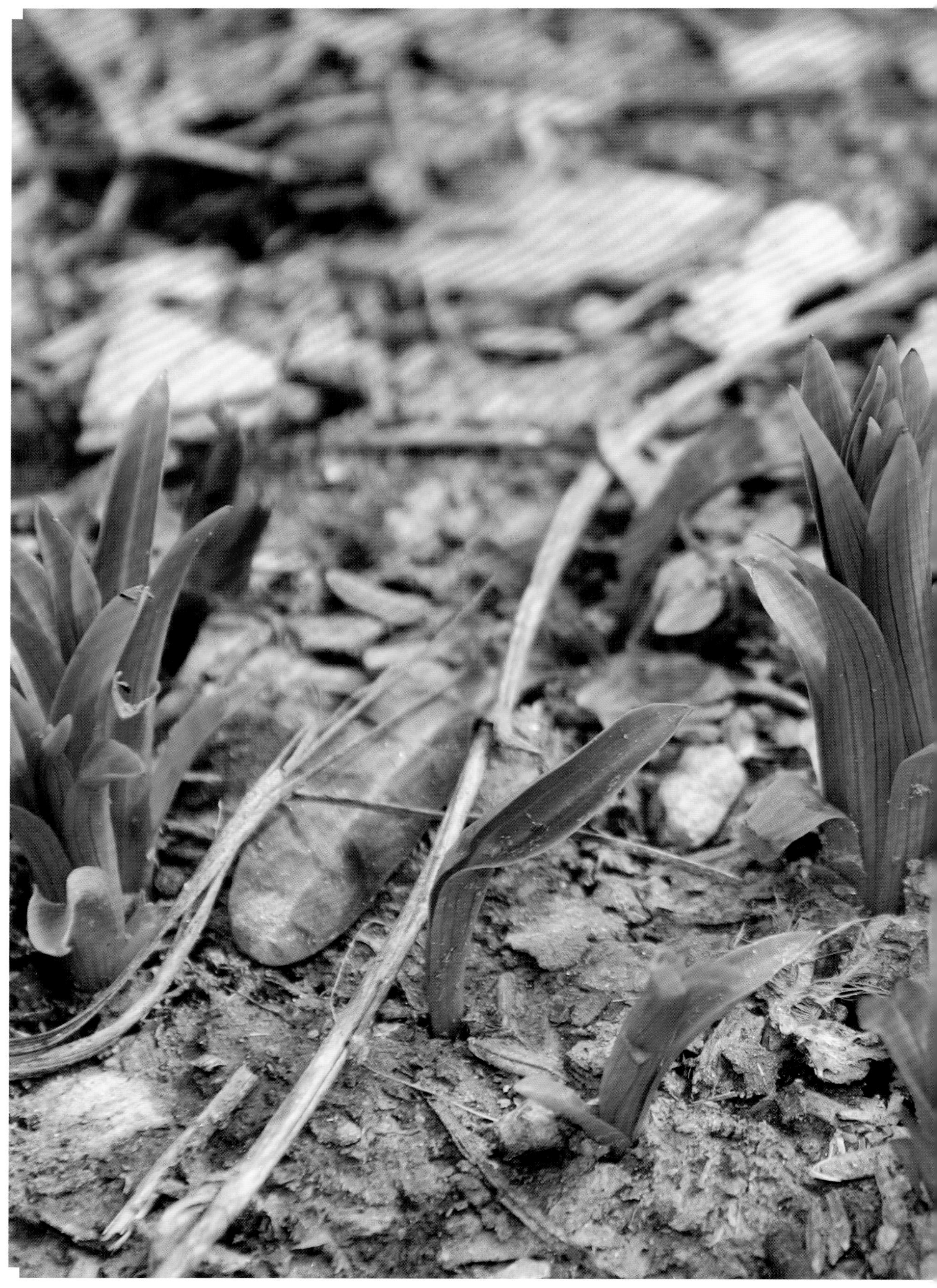

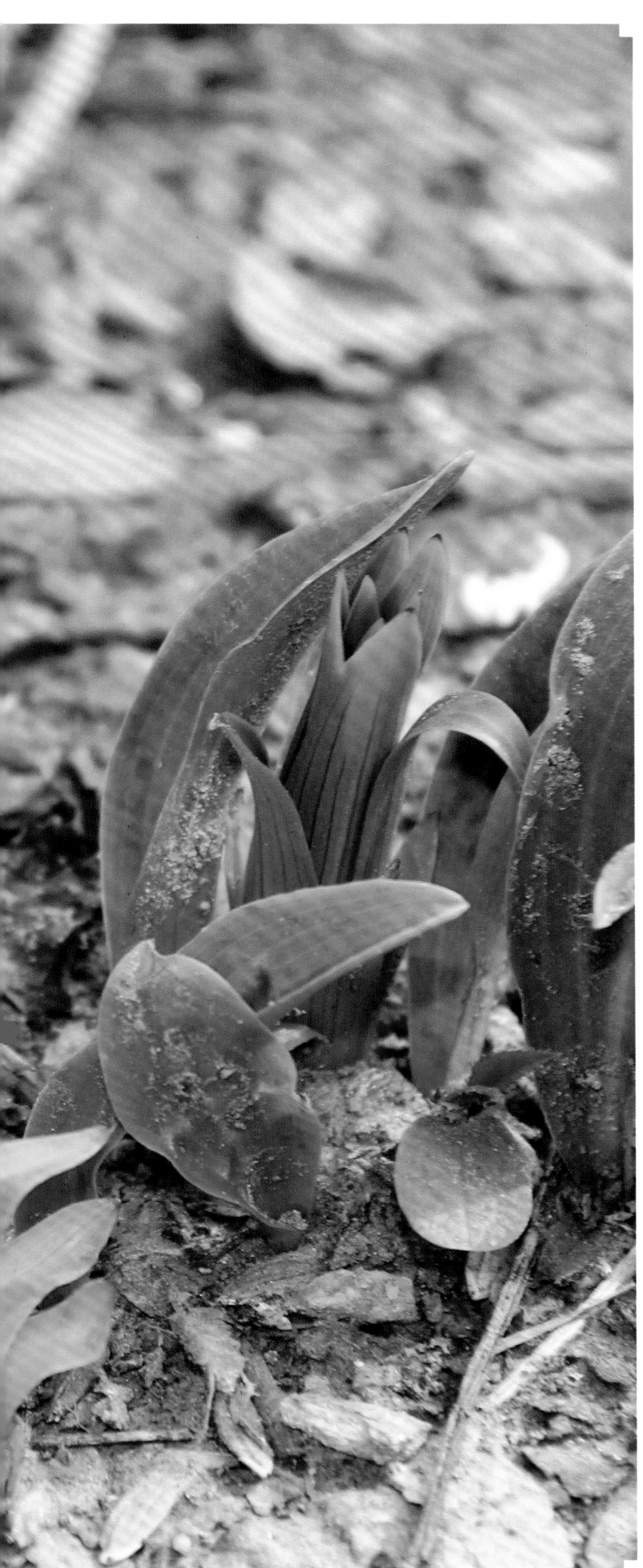

百合

【苗 药 名】波嘎梯。

【别　　名】山百合、野百合、药百合、喇叭筒、家百合。

【来　　源】本品为百合科植物百合 *Lilium brownii* F.E Brown var. *viridulum* Baker 的鳞茎。

【性味归经】味苦、甜，性冷。归热经。

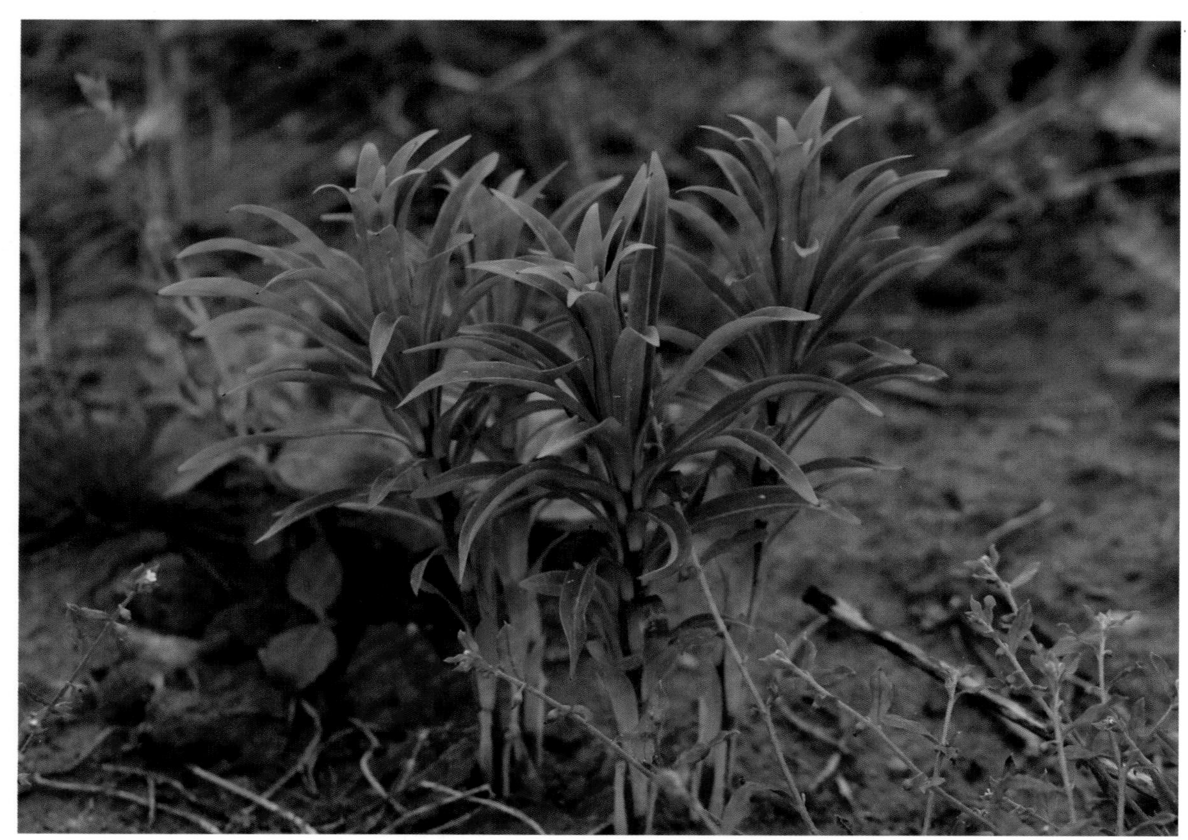

百合

识别特征

鳞茎球形，直径约 5 cm；鳞茎瓣广展，白色。茎高 0.7 ~ 1.5 m，有紫色条纹，无毛。叶散生，上部叶常比中部叶小，倒披针形，长 7 ~ 10 cm，宽 2.0 ~ 2.7 cm，基部斜窄，全缘，有 3 ~ 5 条脉，具短柄。花 1 ~ 4 朵，喇叭形，有香味，花被片 6，倒卵形，长 15 ~ 20 cm，宽 3.0 ~ 4.5 cm，多为白色，背面带紫褐色，无斑点，顶端弯曲而不卷，蜜腺两边具小乳头状突起；雄蕊向前弯，着生于花被的基部；花丝长 9.5 ~ 11.0cm，有柔毛，花药椭圆形，丁字着生，花粉粒褐红色，子房长柱形。花柱长 11 cm；柱头 3 裂，蒴果矩圆形，存棱，具多数种子。花期 6—7 月，果期 8—10 月。

生境分布

生长于山坡及石缝中。分布于我国东南、西南及河南、河北、陕西、甘肃等省区。

采收加工

秋、冬二季采挖，除去地上部分，洗净，剥取鳞片，用沸水烫过或微蒸，晒干或烘干。

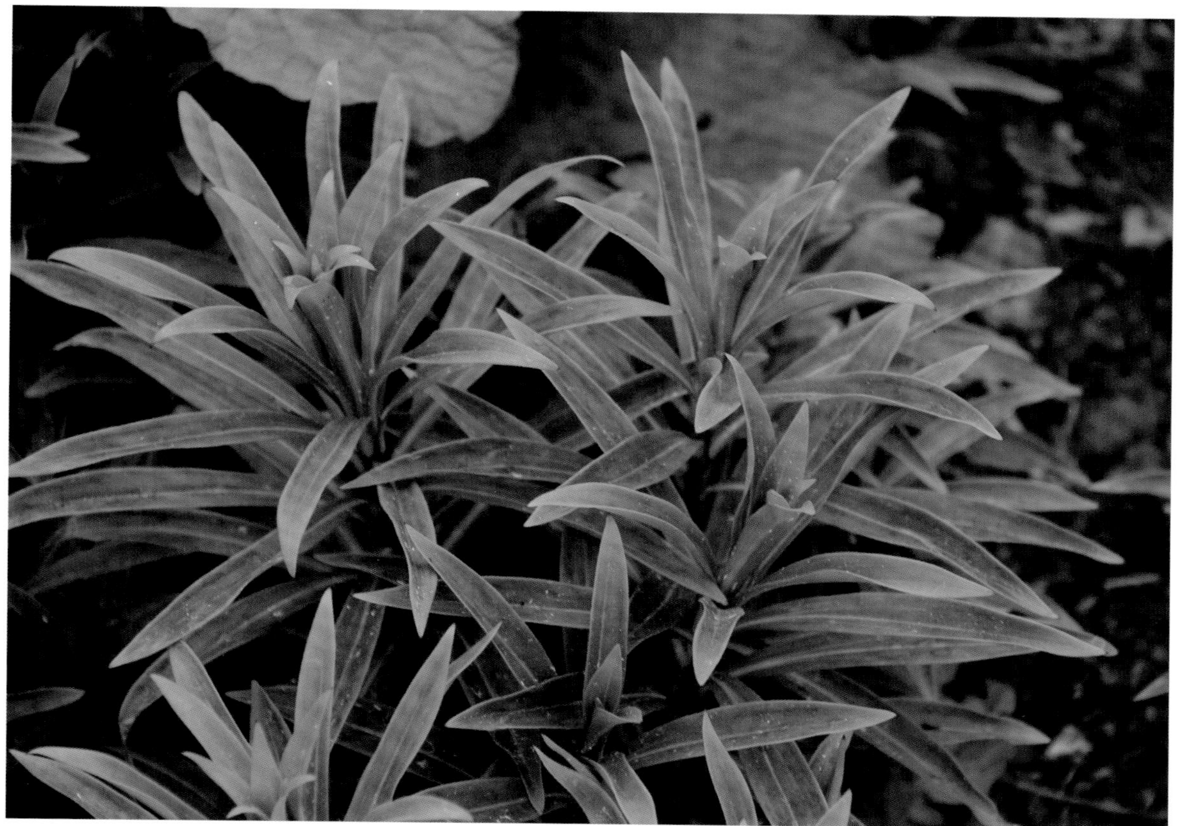

百合

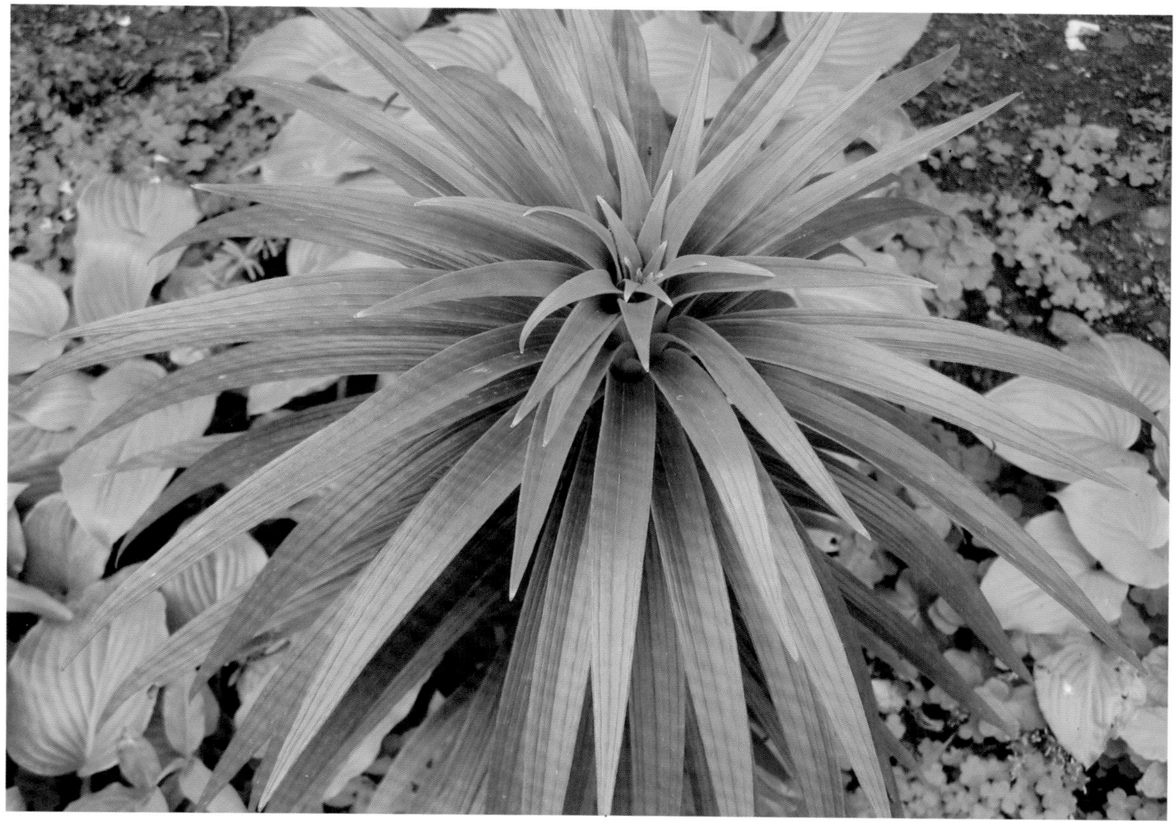

百合

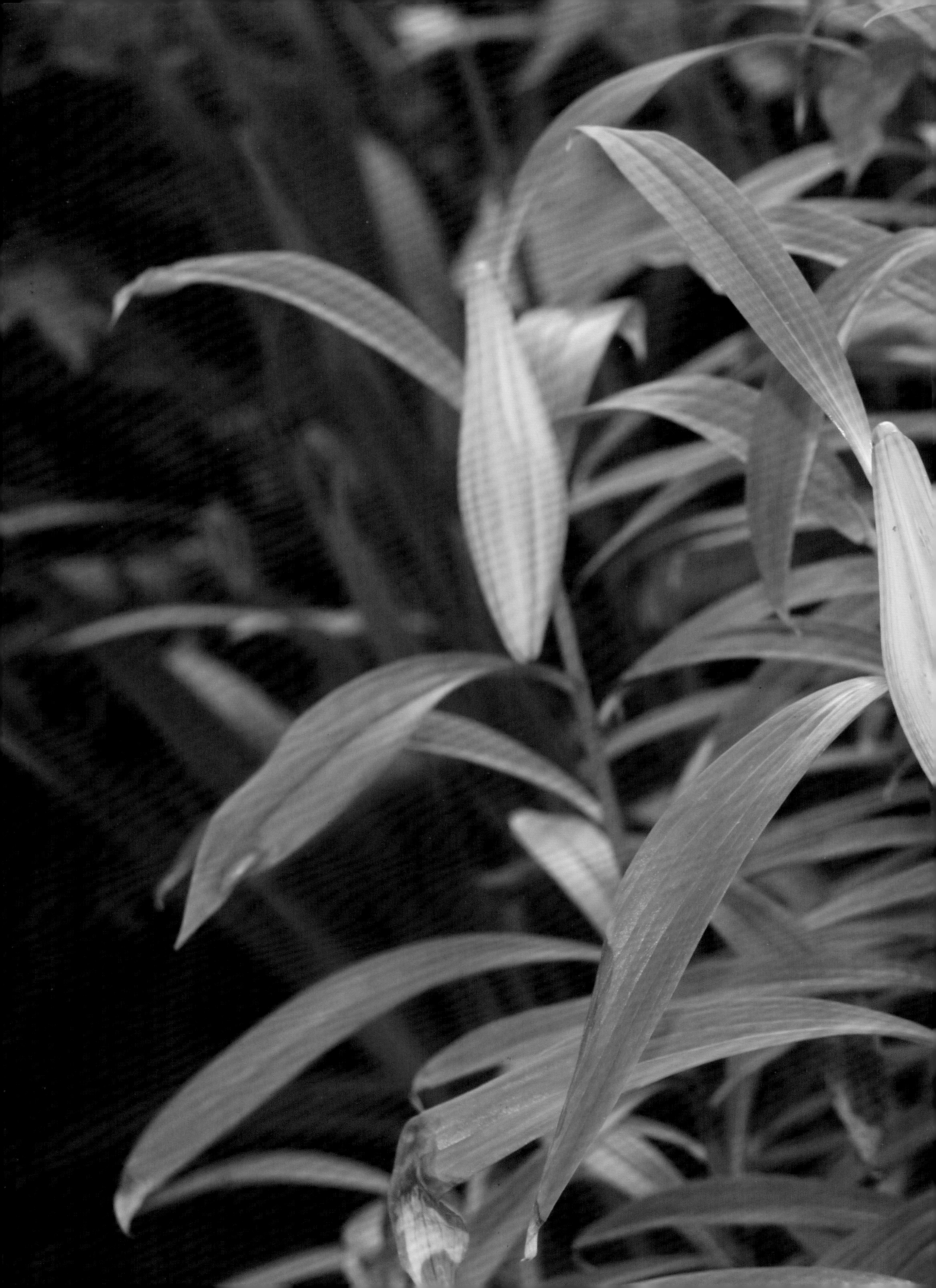

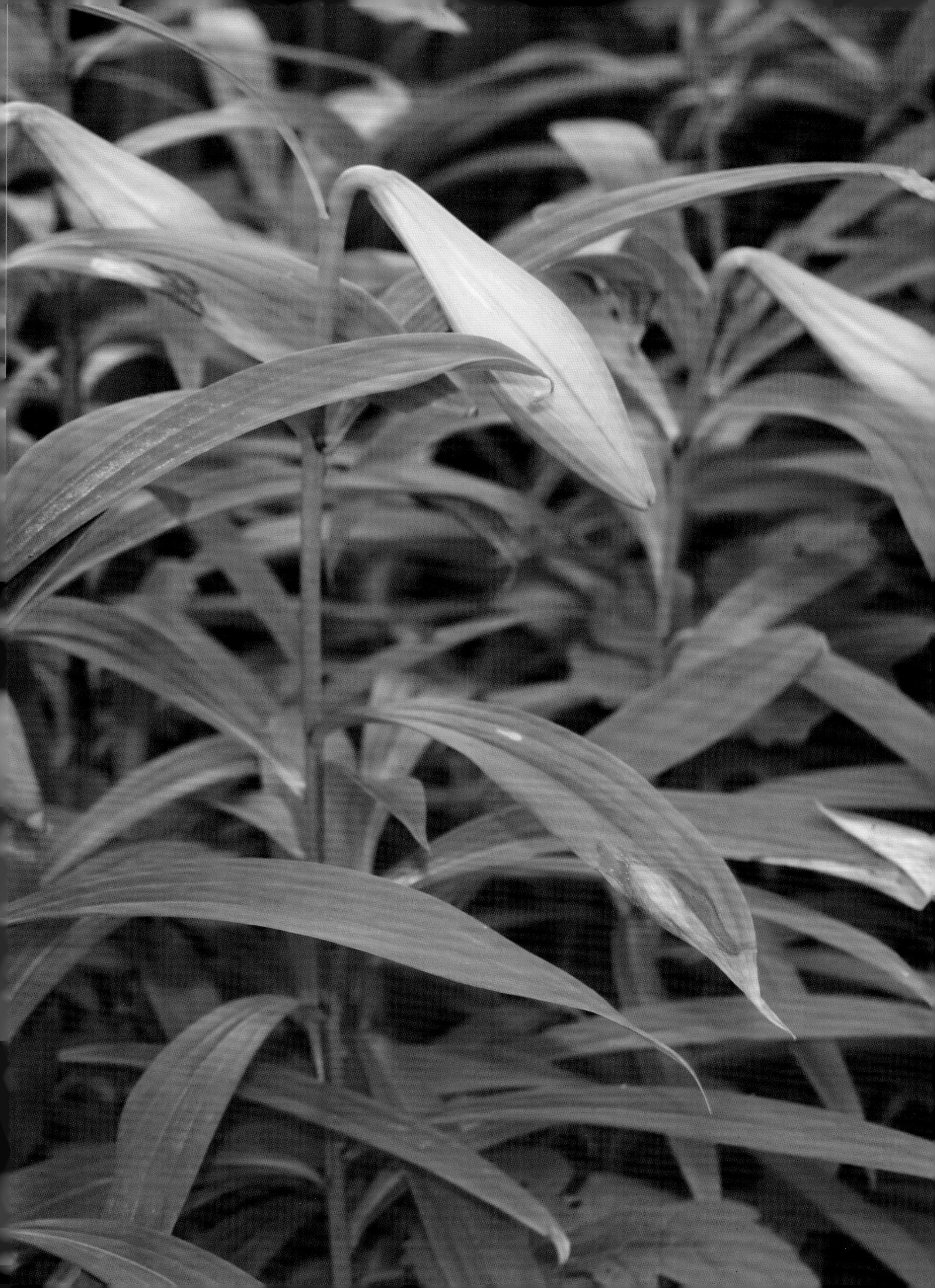

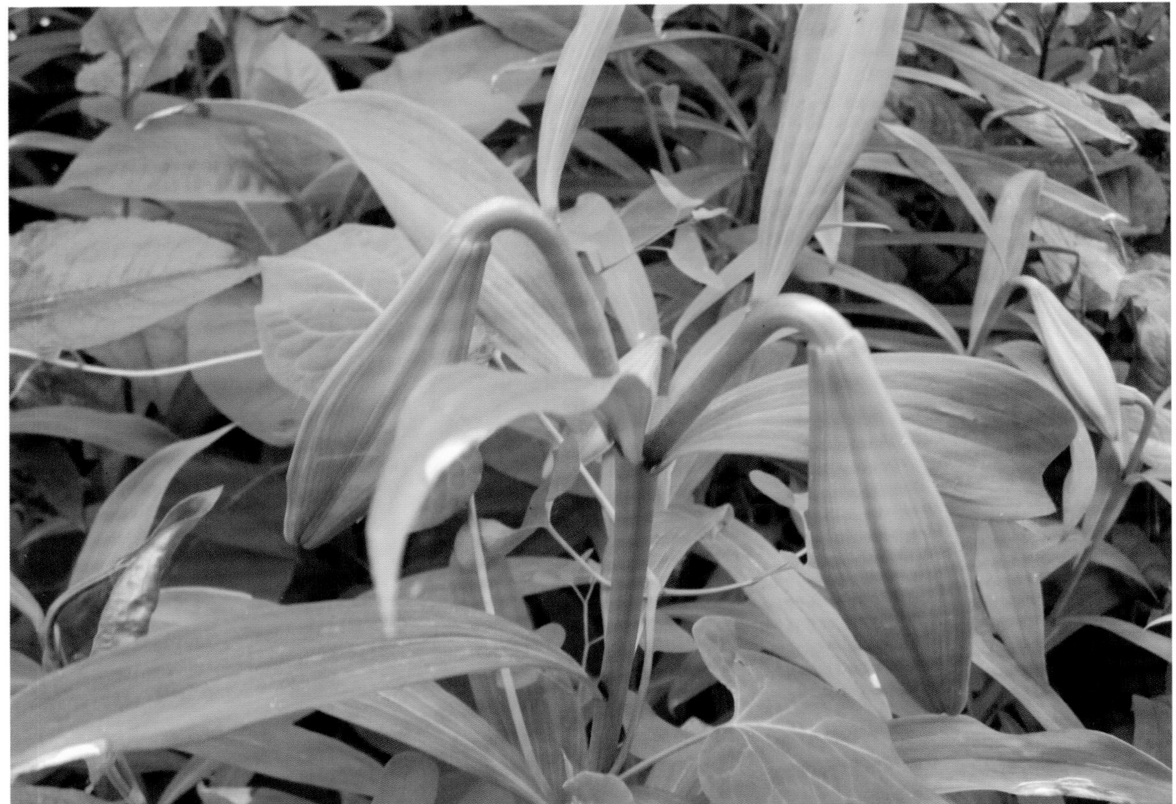

百合

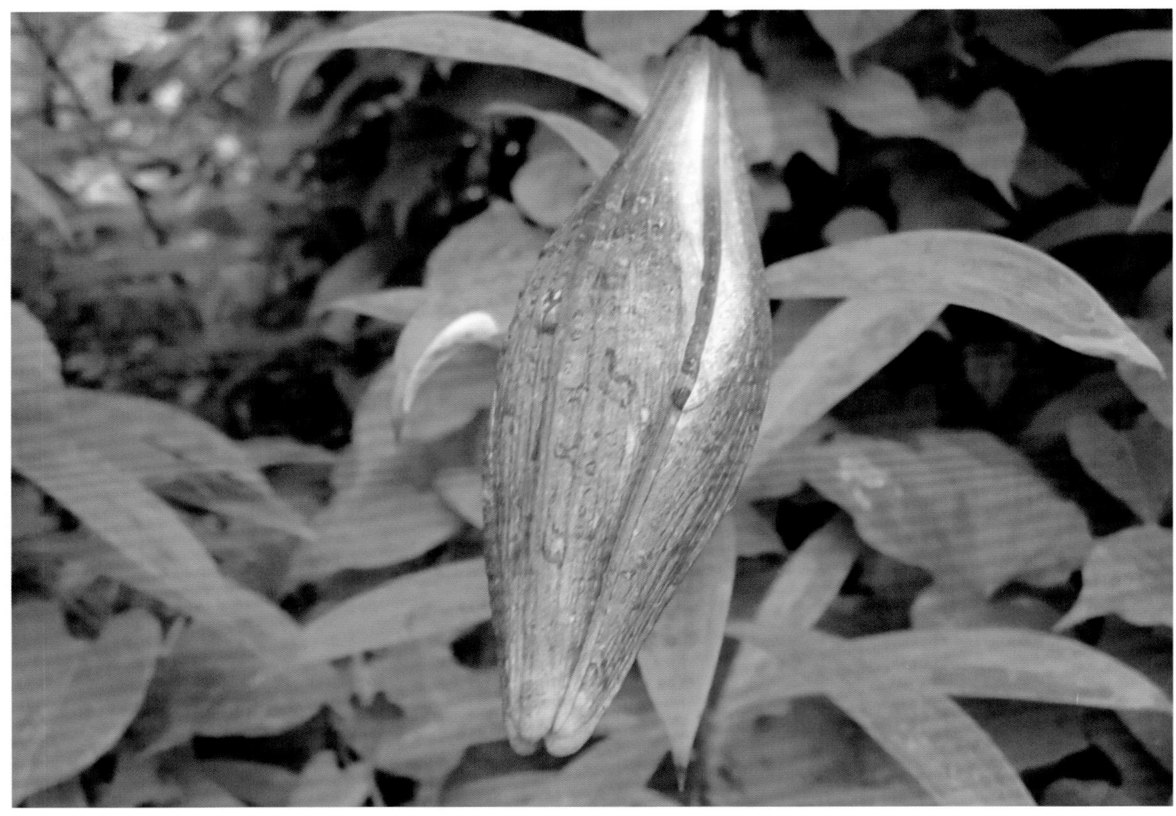

百合

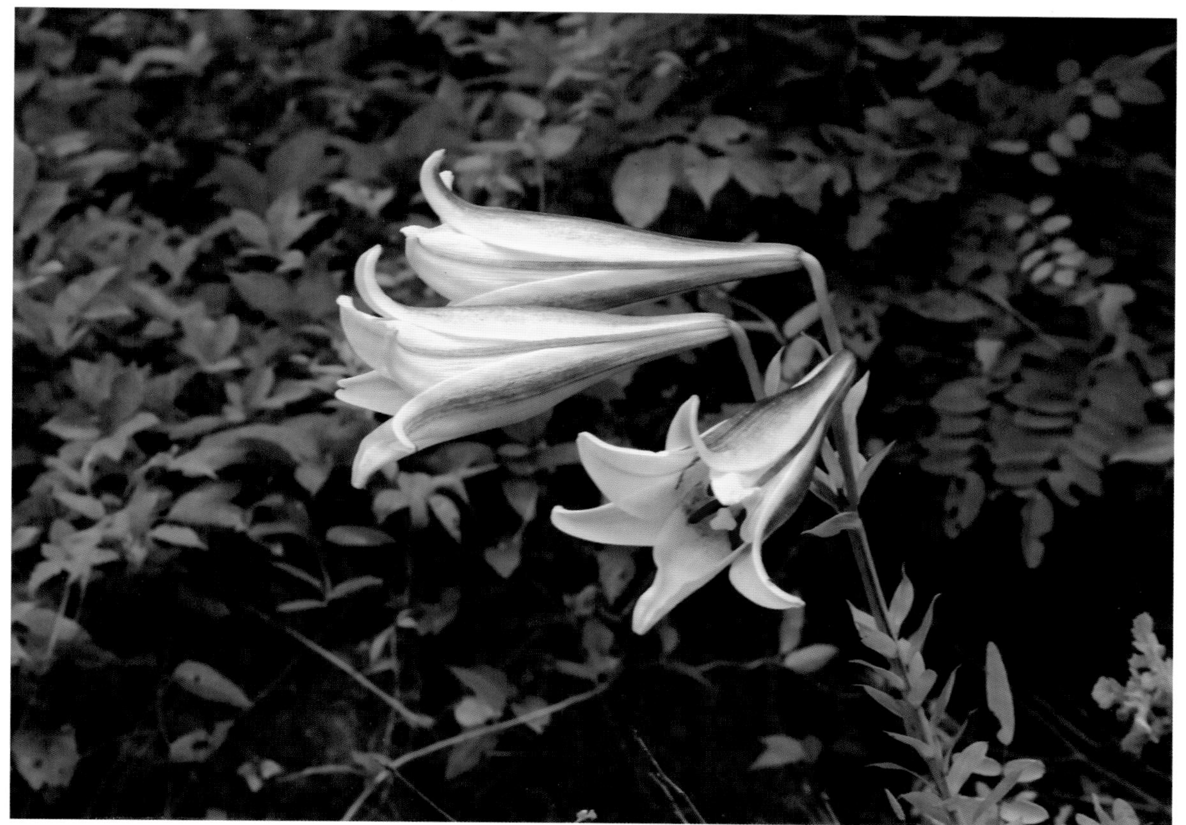

百合

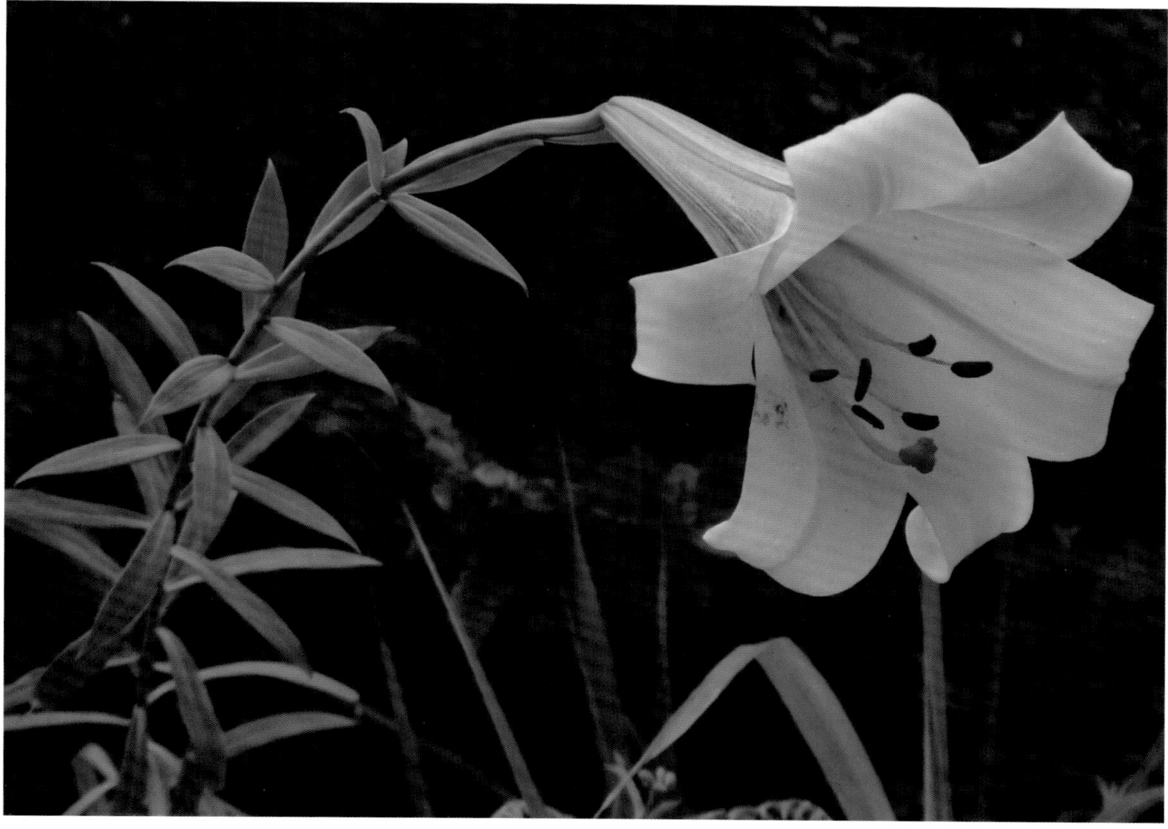

百合

百合

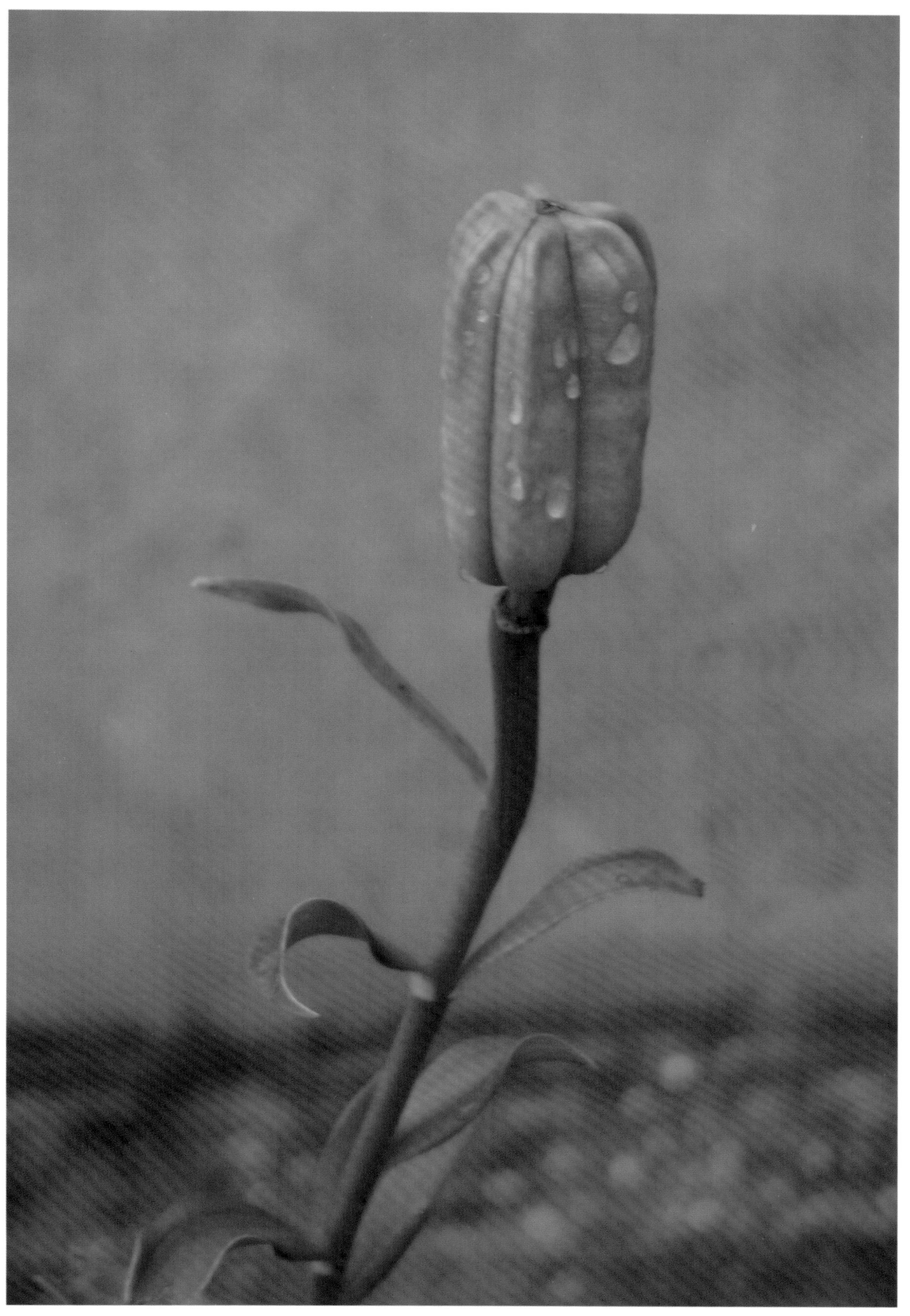

百合

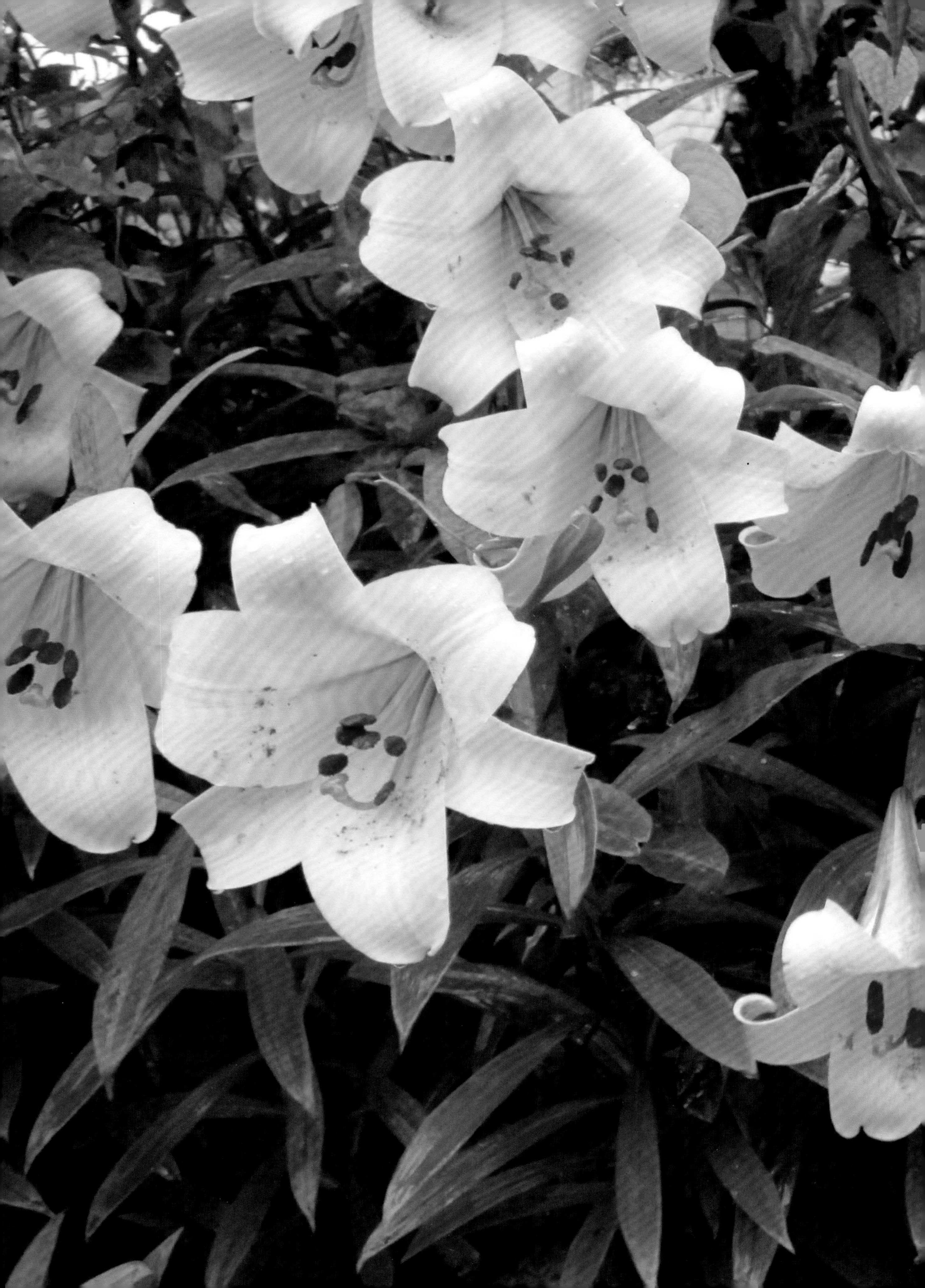

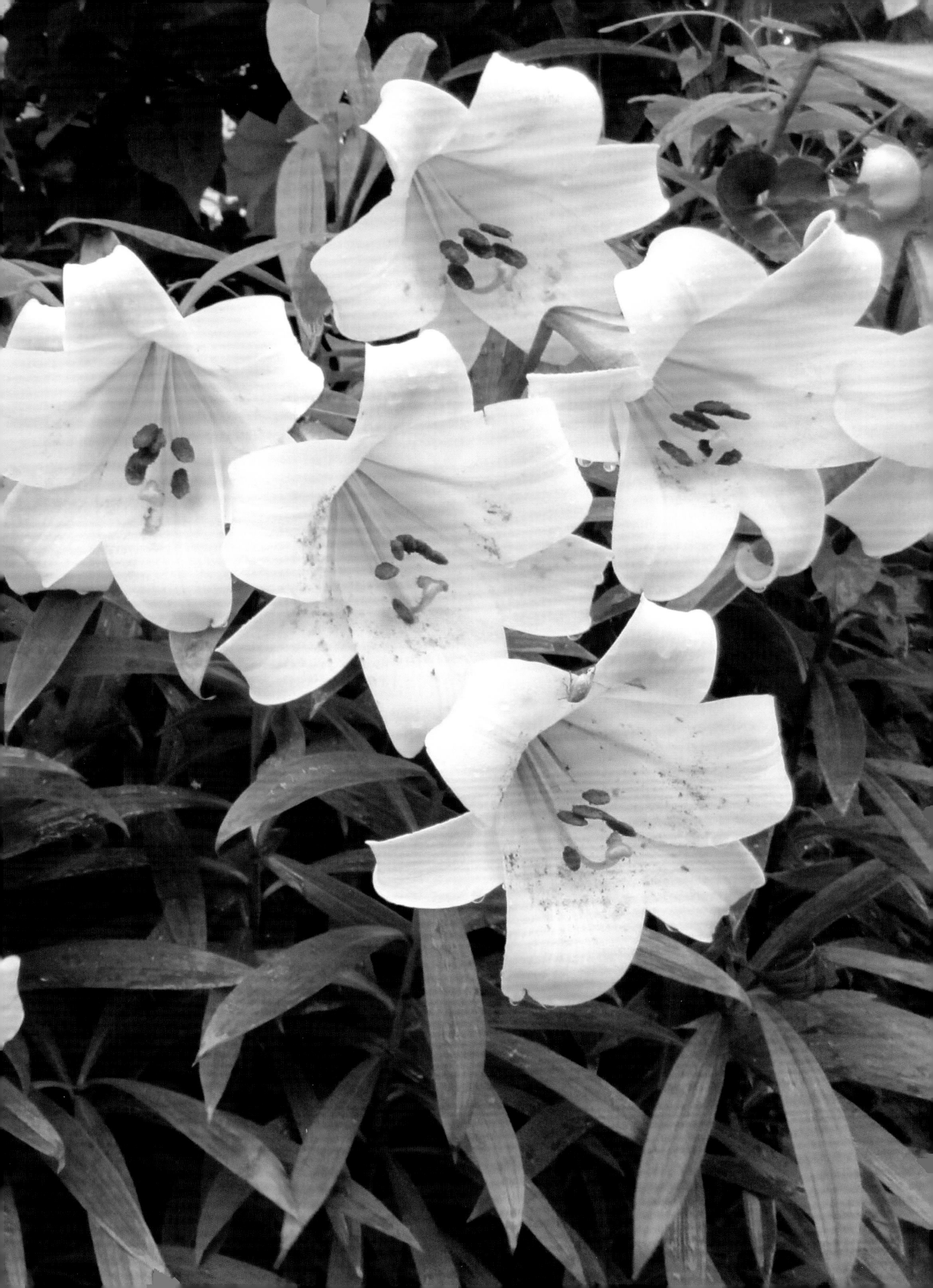

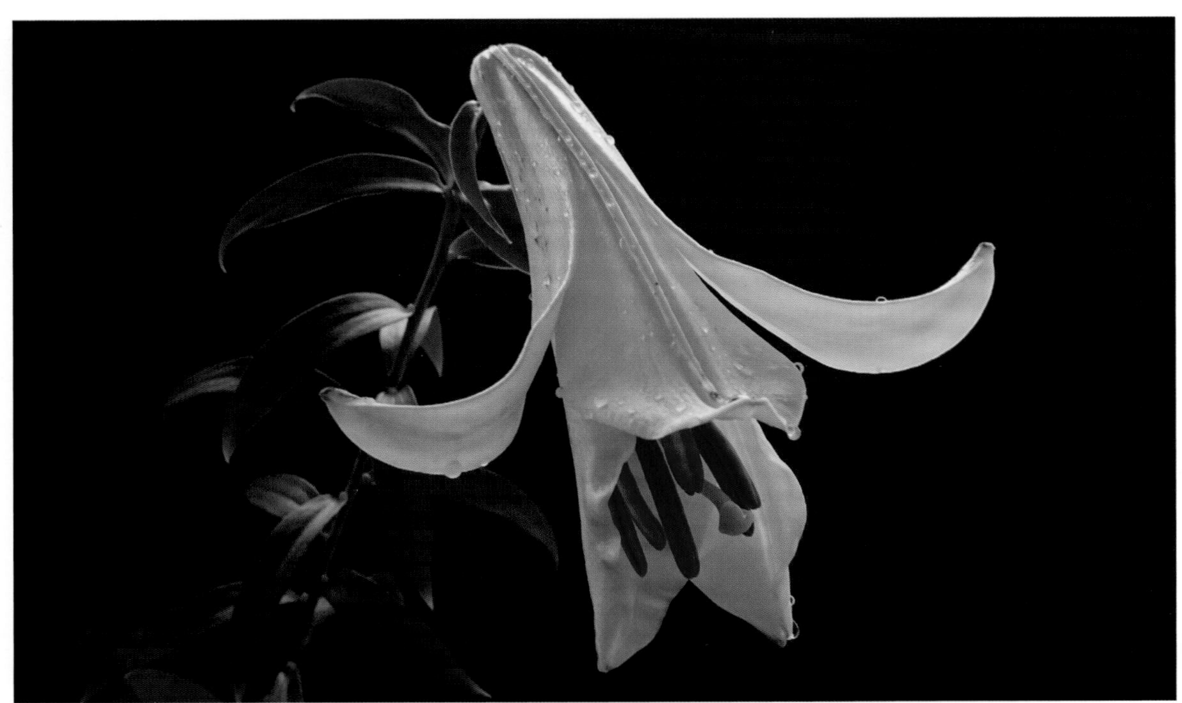

百合

药材鉴别

鳞叶呈长椭圆形，顶端尖，基部较宽，微波状，向内弯曲，长 2.0 ~ 3.5 cm，宽 0.5 ~ 1.0 cm，厚 1 ~ 3 mm，表面乳白色或淡黄棕色，有纵直的脉纹，质硬而脆；易折断，断面平坦，角质样。无臭，味微苦。

功效主治

养阴润肺，清心安神。主治阴虚久咳，痰中带血，热病后期，余热未清，惊悸，失眠多梦，精神恍惚，痈肿，湿疮。

用法用量

内服：煎汤，6 ~ 12 g；或入丸、散；亦可蒸食、煮粥。外用：适量，捣敷。

民族药方

1．肺痈　百合、吉祥草、鱼腥草各 15 g，独脚莲 9 g。水煎服。

2．毒疮　百合 1 ~ 2 个。烧熟捣烂，包患处。

3．癣疮　百合鲜品适量。捣烂敷患处。

4．外用止血　百合粉 15 g。加入蒸馏水配成 15% 混悬液，再加温至 60 ℃，搅拌成糊状，候冷，放入冰箱内冻结；冻结成海绵状后再放入石灰桶内，或用纱布包好挂起，使之慢慢解冻，再将海绵体中之水分挤去，再剪成所需之大小和形状，装在瓶内高压消毒。

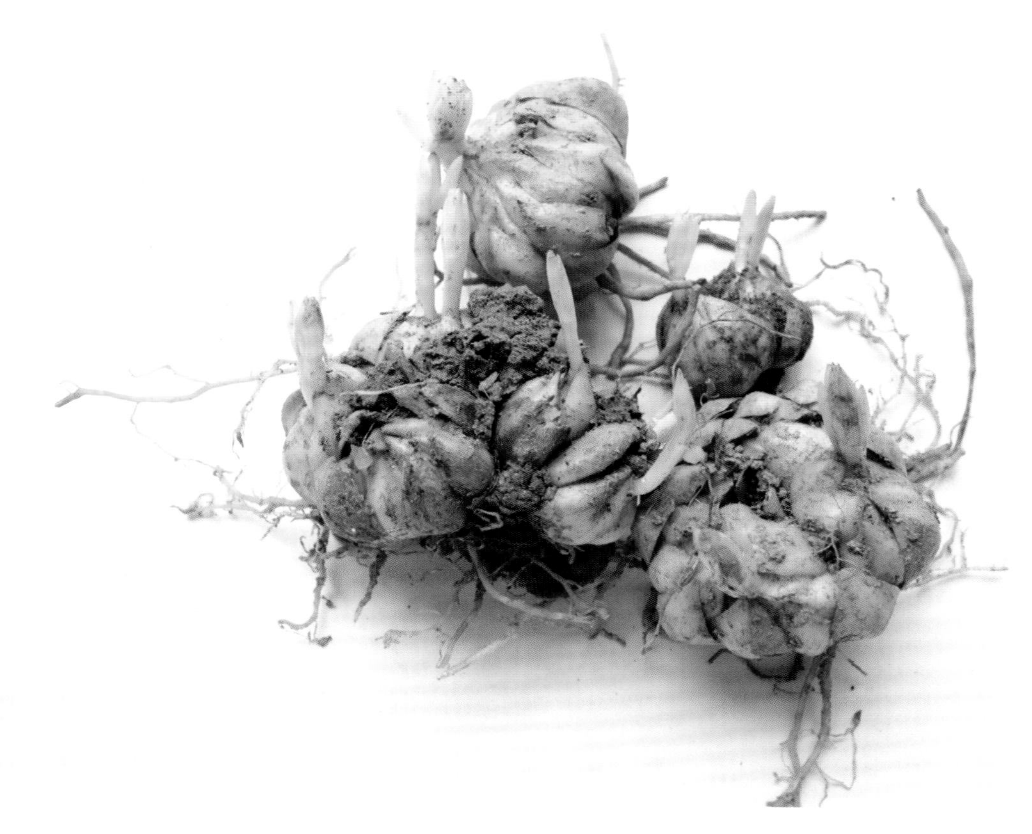

百合药材

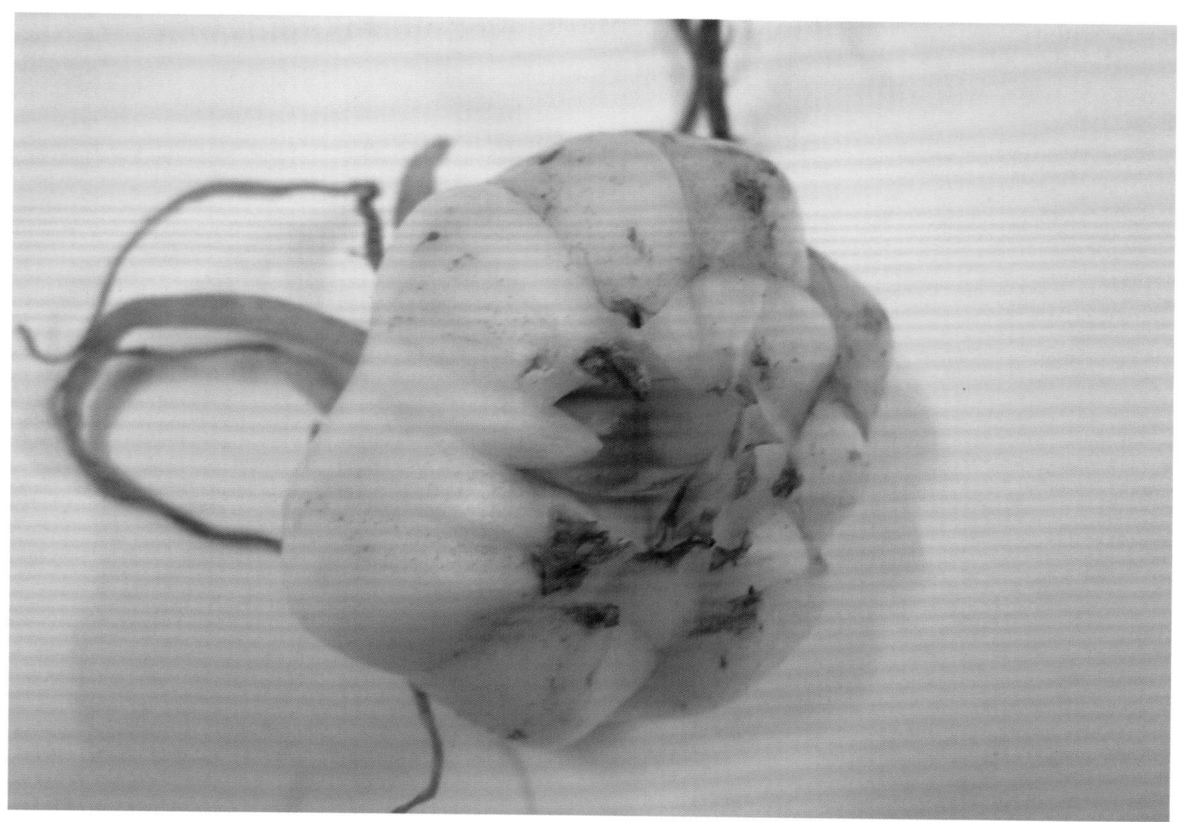

百合药材

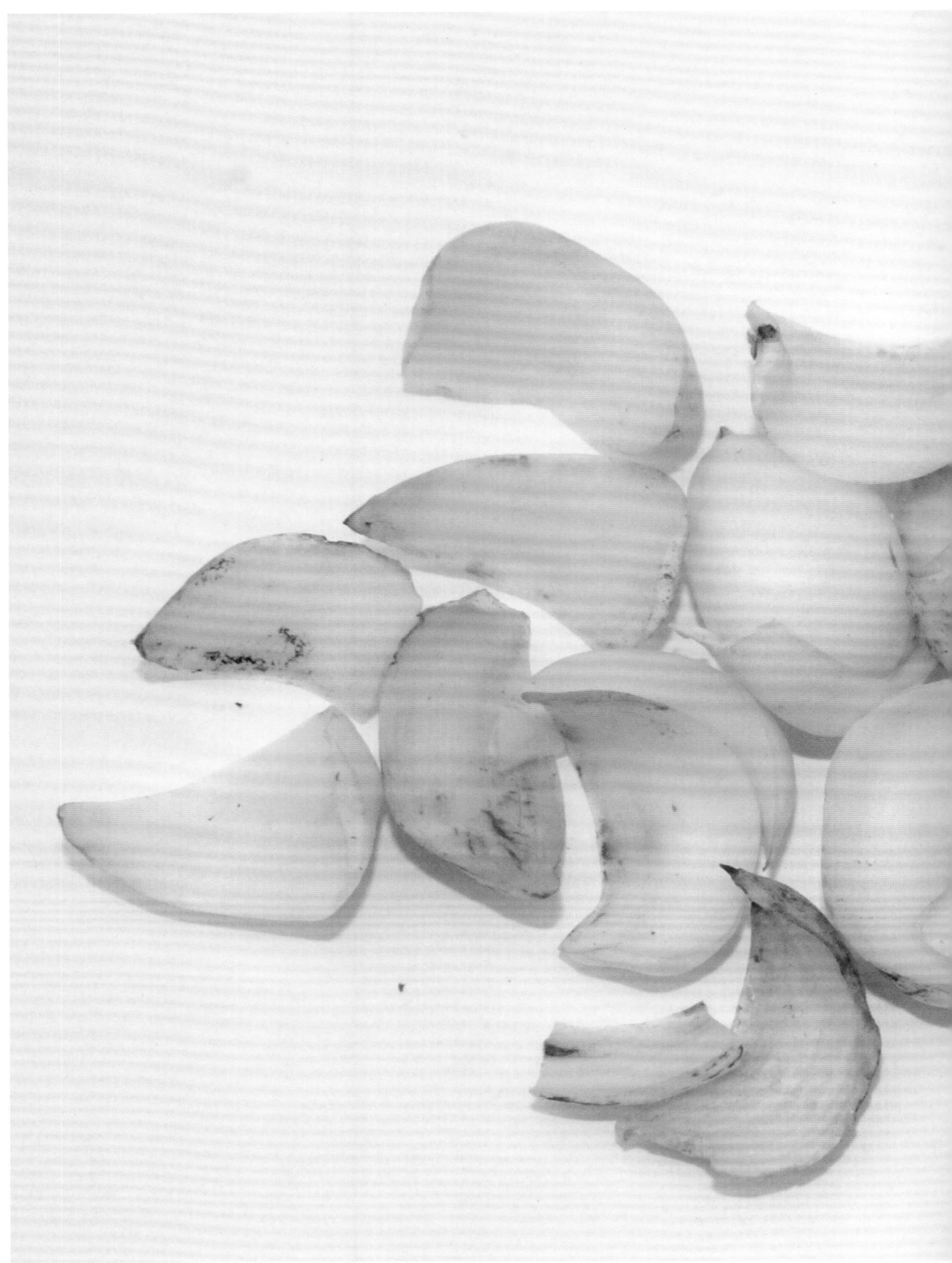

百合

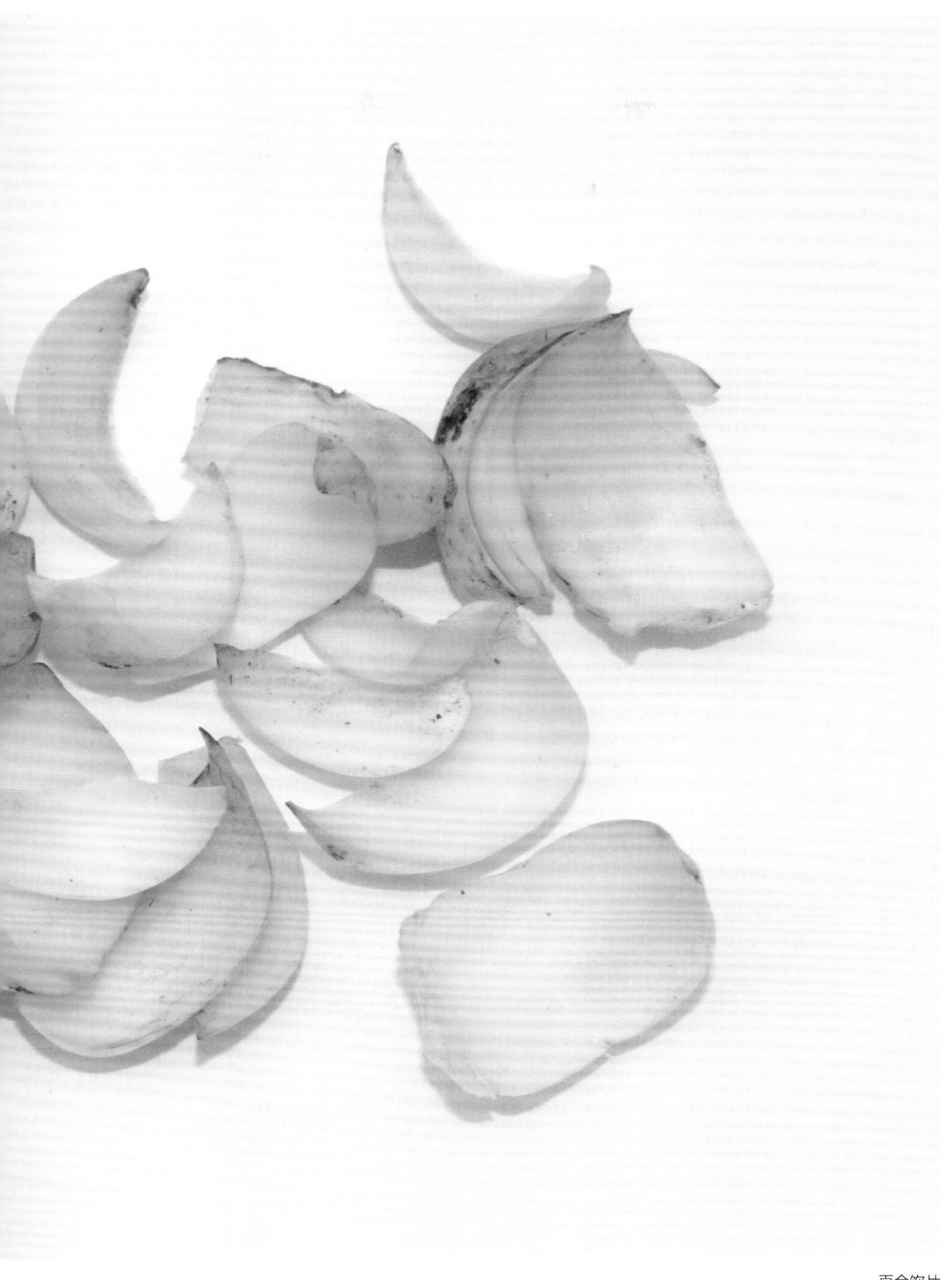

百合饮片

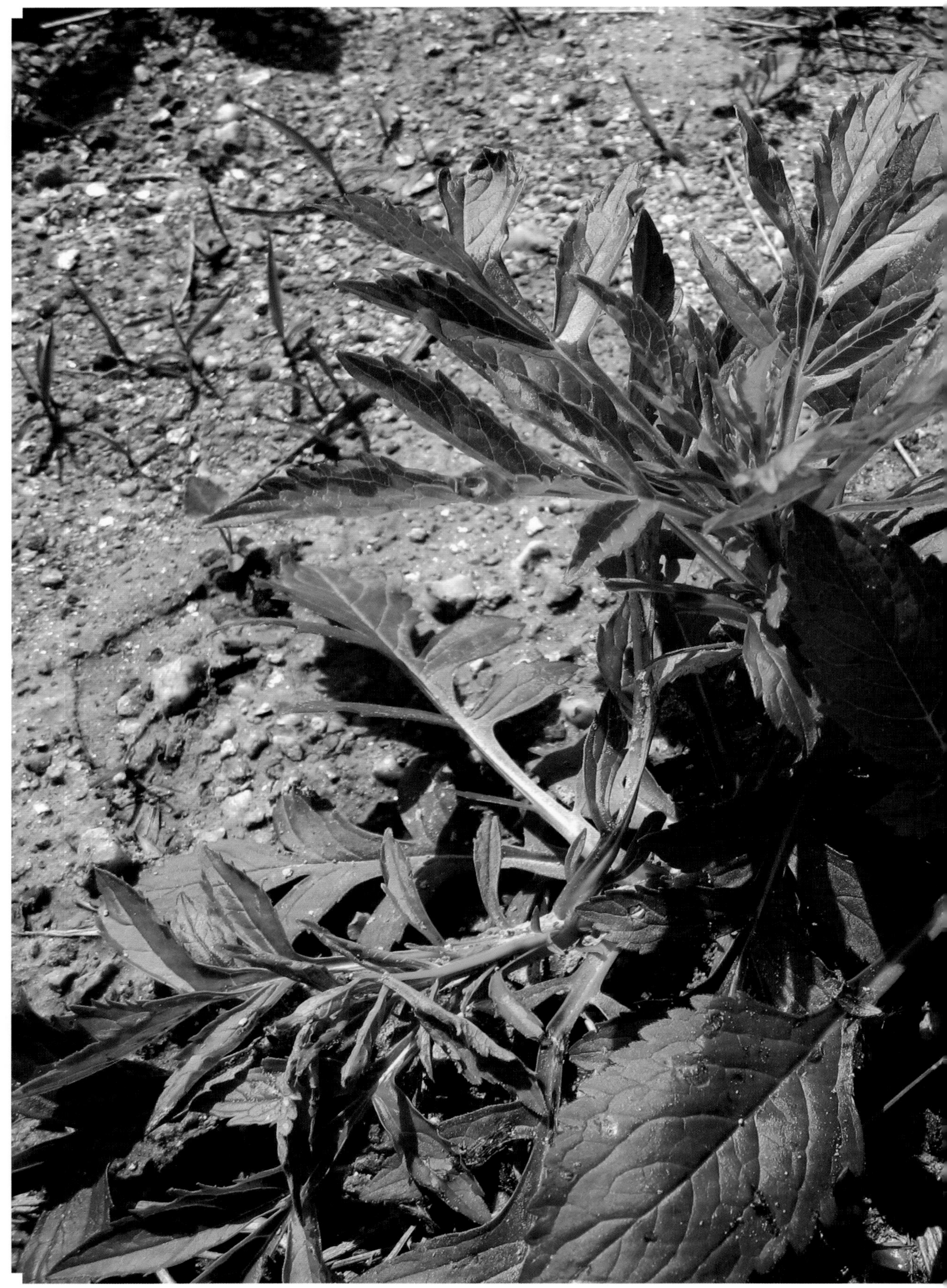

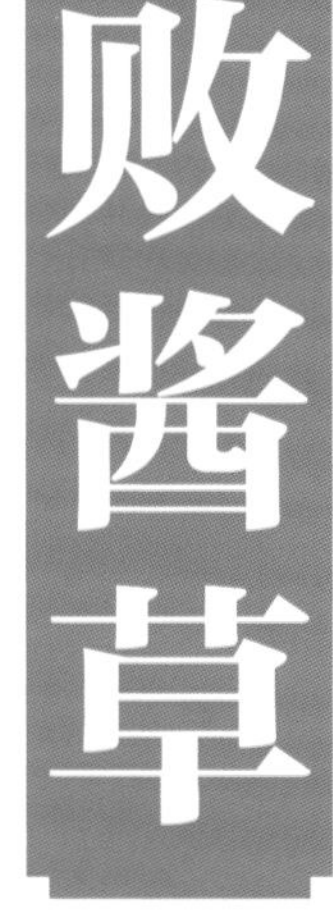

【苗 药 名】 加姜勒。

【别　　名】 豆豉草、豆渣草、土柴胡、鸡肠风、黄花参、黄花芽。

【来　　源】 本品为败酱科植物黄花败酱 *Patrinia scabiosaefolia* Fisch. ex Trev. 或白花败酱 *Patrinia villosa*（Thunb.）Juss. 的全草。

【性味归经】 味苦，性冷。归热经。

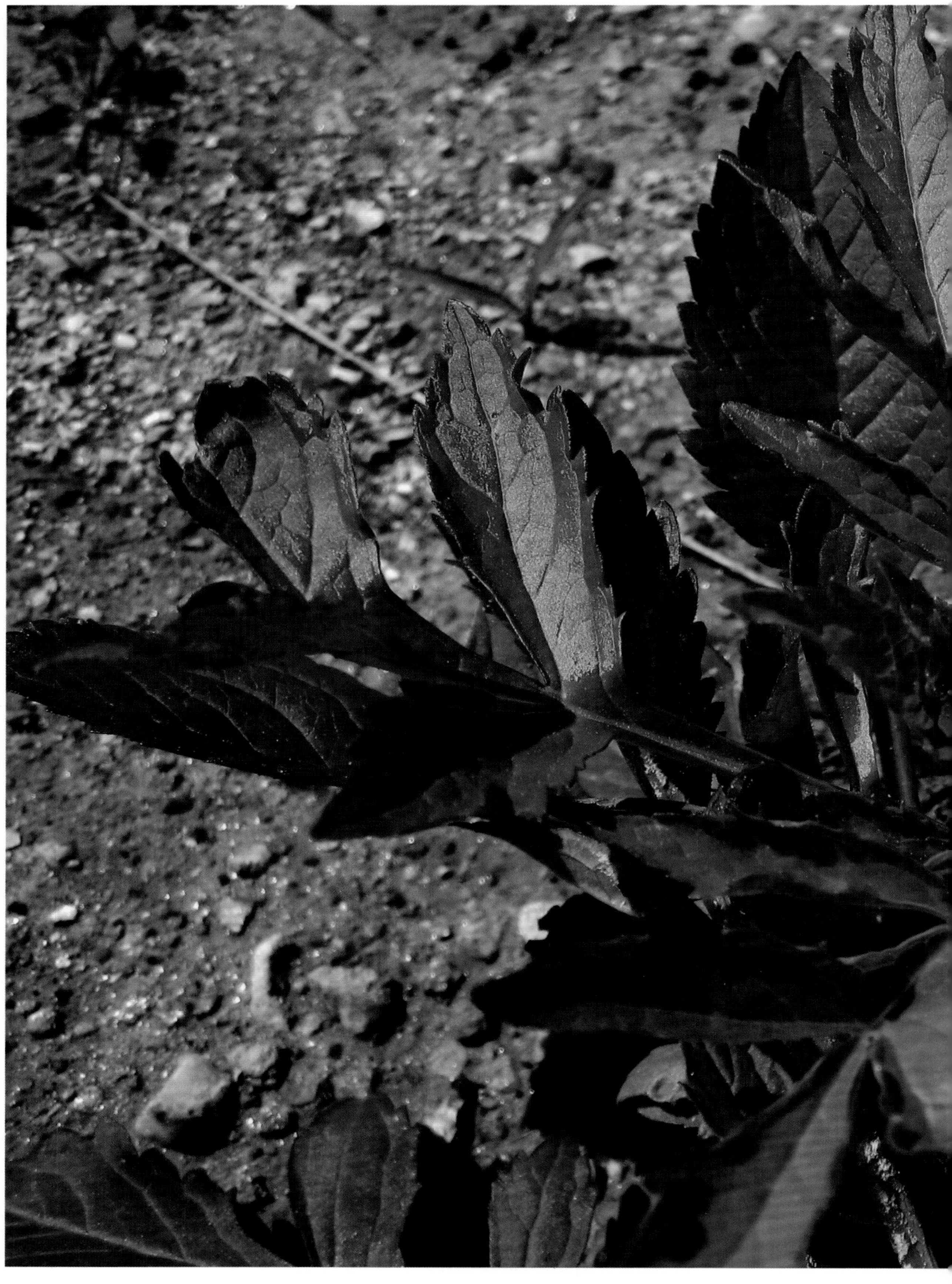

败酱草

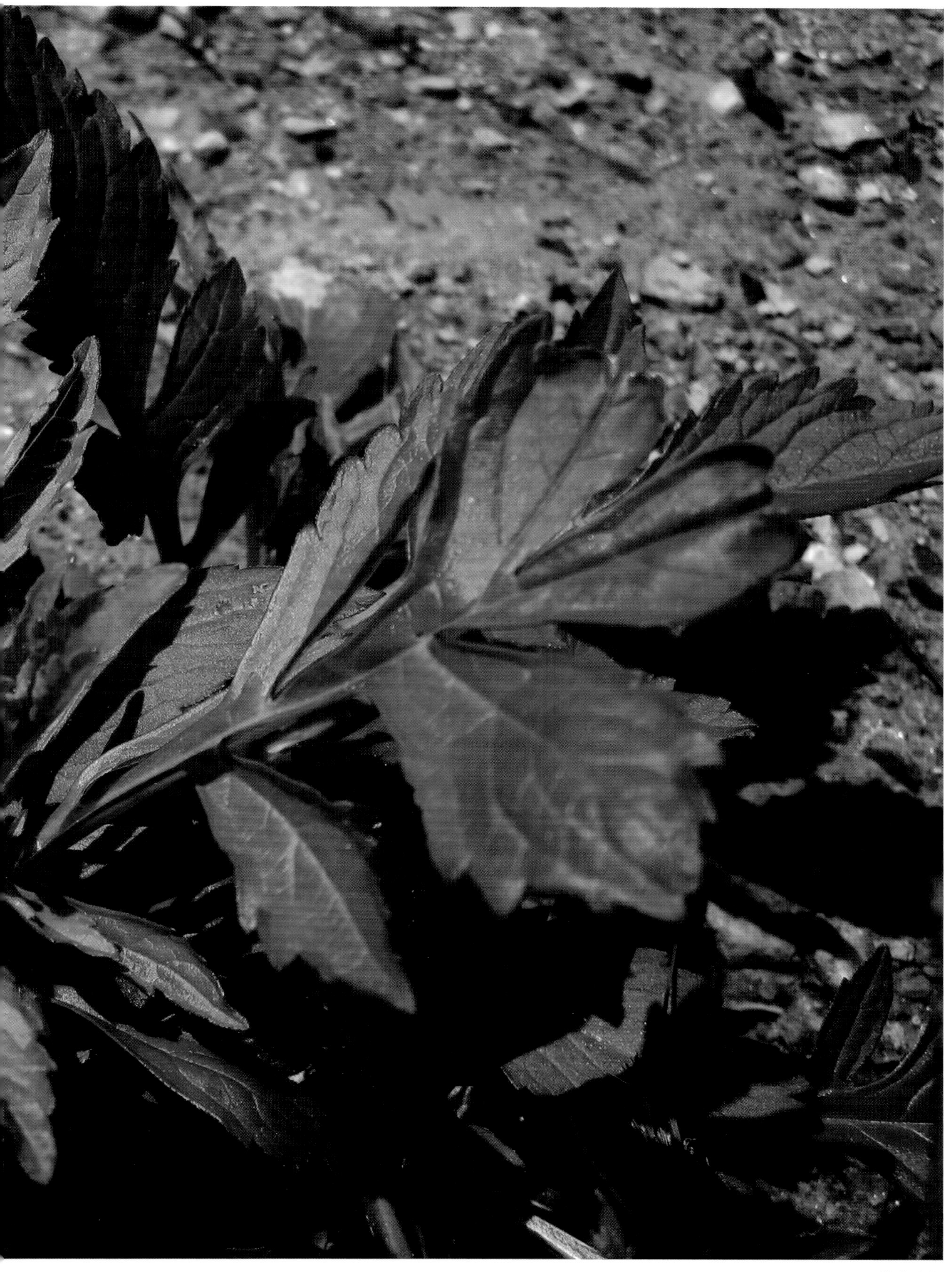

黄花败酱

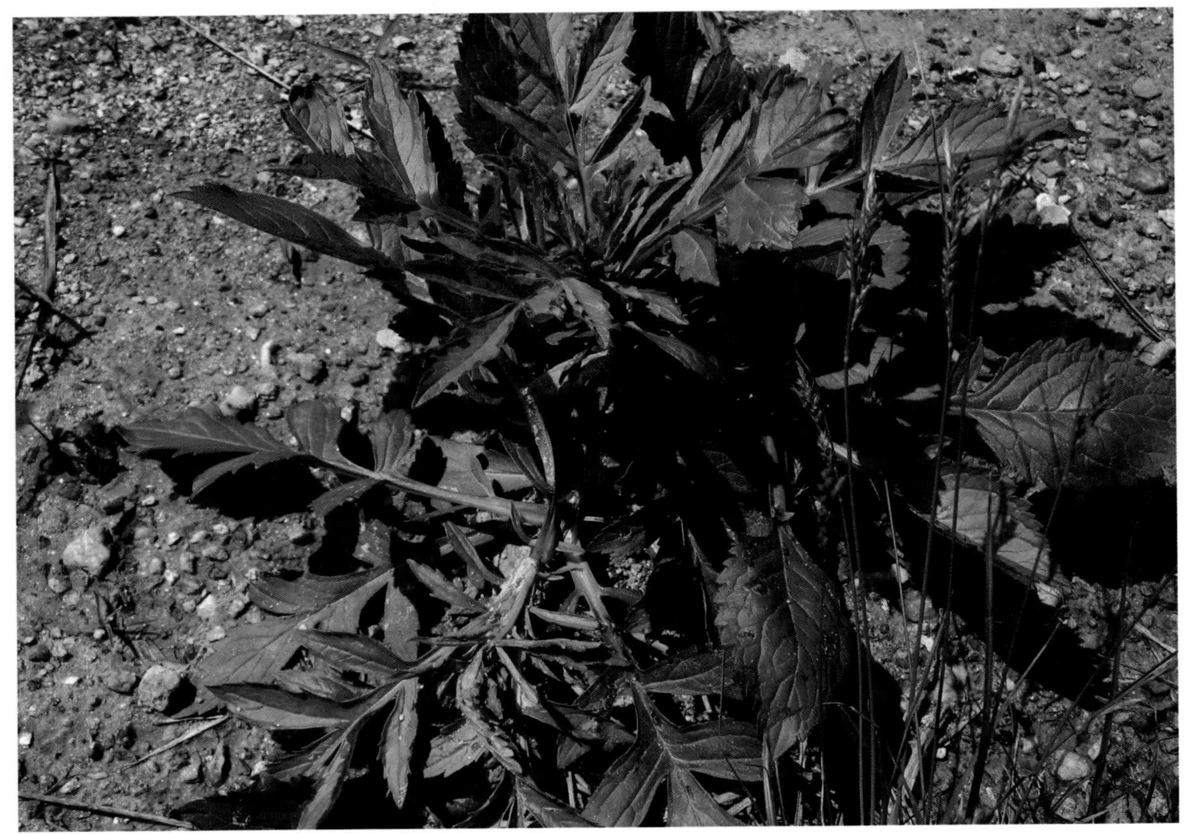

黄花败酱

识别特征

1．黄花败酱　多年生草本植物，高 70 ~ 130 cm。地下根茎细长，横卧或斜生，有特殊臭气。基生叶丛生，有长柄，花时叶枯落；茎生叶对生，柄长 1 ~ 2 cm，上部叶渐无柄，叶片 2 ~ 3 对，羽状深裂，长 5 ~ 15 cm，中央裂片最大，椭圆形或卵形，两侧裂片窄椭圆形至线形，先端渐尖，叶缘有粗锯齿，两面疏被粗毛或无毛。聚伞状圆锥花序集成疏而大的伞房状花序，腋生或顶生；总花梗常仅相对两侧或仅一侧被粗毛，花序基部有线性总苞片 1 对，甚小；花直径约 3 mm，花萼短，萼齿 5，不明显；花冠黄色，上部 5 裂，冠筒短；雄蕊 4，与花冠近等长；子房 3 室，1 室发育。瘦果长椭圆形，长 3 ~ 4 mm；边缘稍扁，由背部向两侧延展成窄翅状。花期 7—9 月。

2．白花败酱　多年生草本，高 50 ~ 100 cm。根茎有特殊臭味，茎枝被粗白毛，后毛渐脱落。基生叶丛生，叶柄较叶片稍长，叶片宽卵形或近圆形，边缘有粗锯齿；茎生叶对生；叶柄长 1 ~ 3 cm，上部叶渐近无柄，叶片卵形、菱状卵形或窄椭圆形，长 4 ~ 11 cm，宽 2 ~ 5 cm，先端渐尖至窄长渐尖。基部楔形下延，叶 2 对，羽状分裂，两面疏具糙伏毛或近无毛。聚伞圆锥花序，集成疏生大伞房状，总苞叶卵状披针形；花萼小，萼齿 5，不明显；花冠白色，直径约 5 mm，冠筒短，先端 5 裂，雄蕊 4，伸出；子房下位，花柱稍短于雄蕊。瘦果倒卵形，宿存苞片贴生，苞片近圆形，膜质，网脉明显。

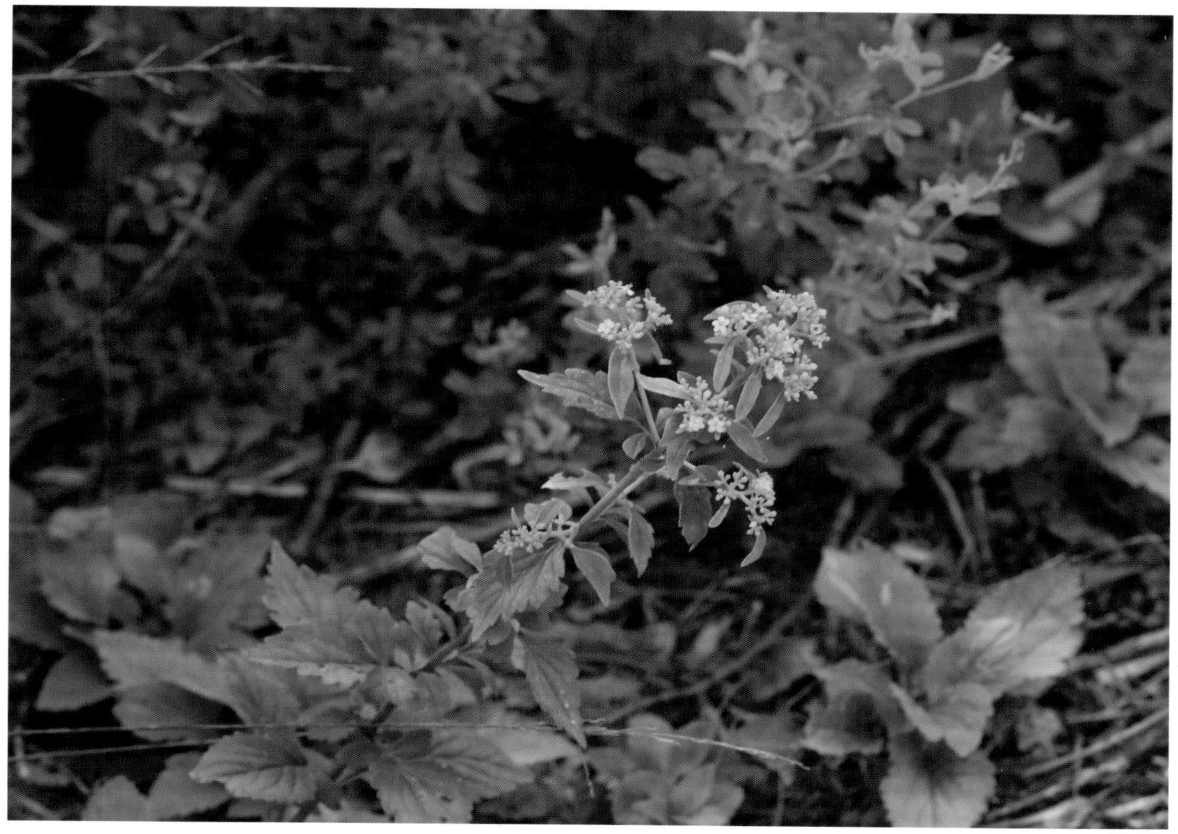

黄花败酱

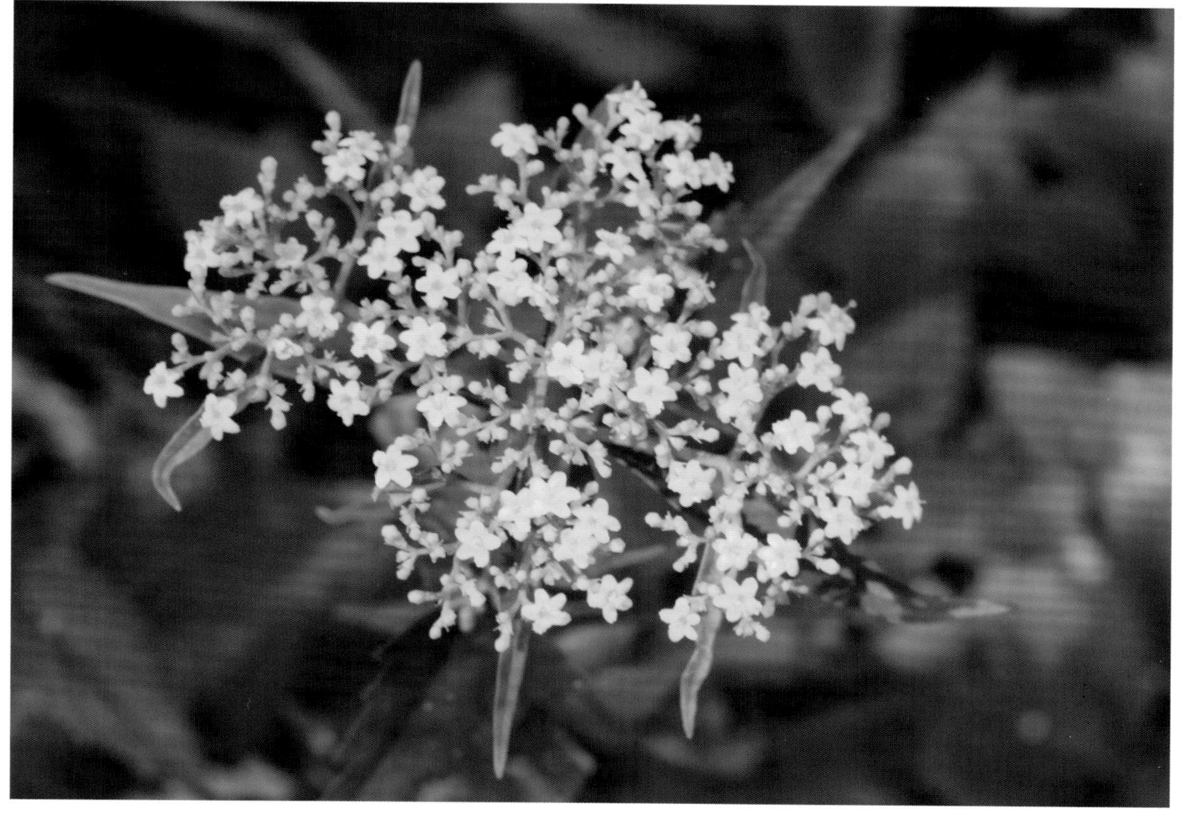

黄花败酱

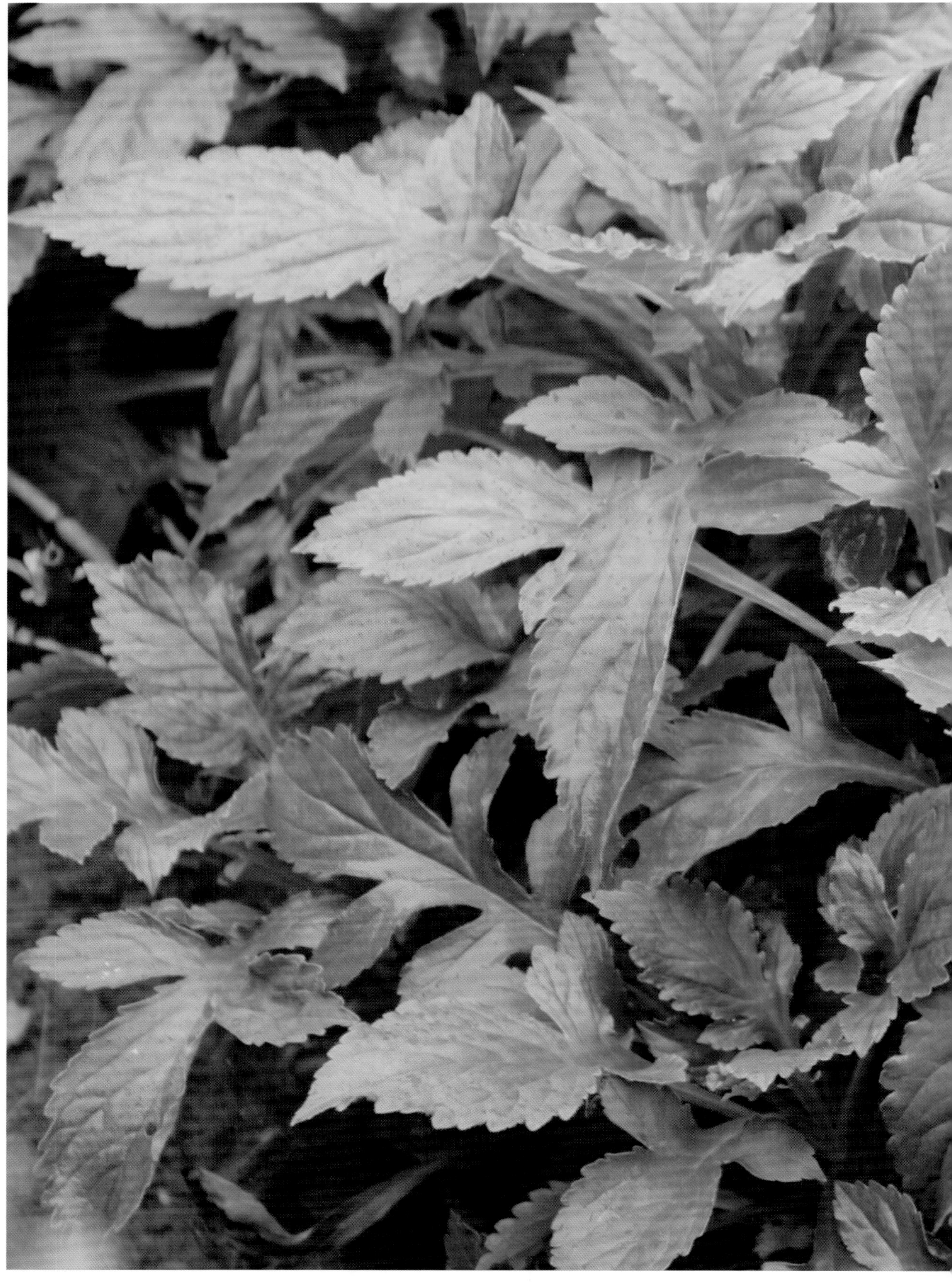

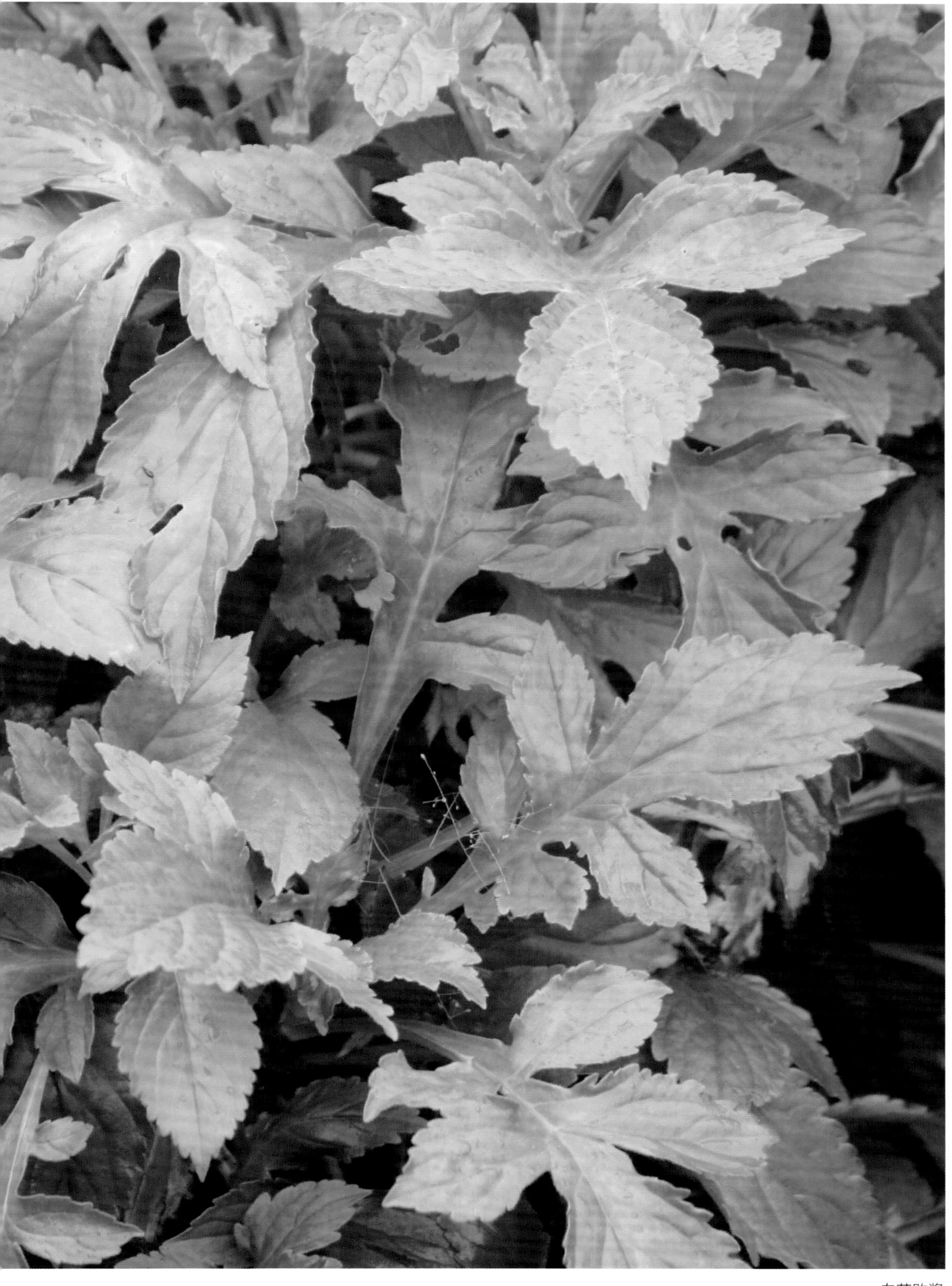

白花败酱

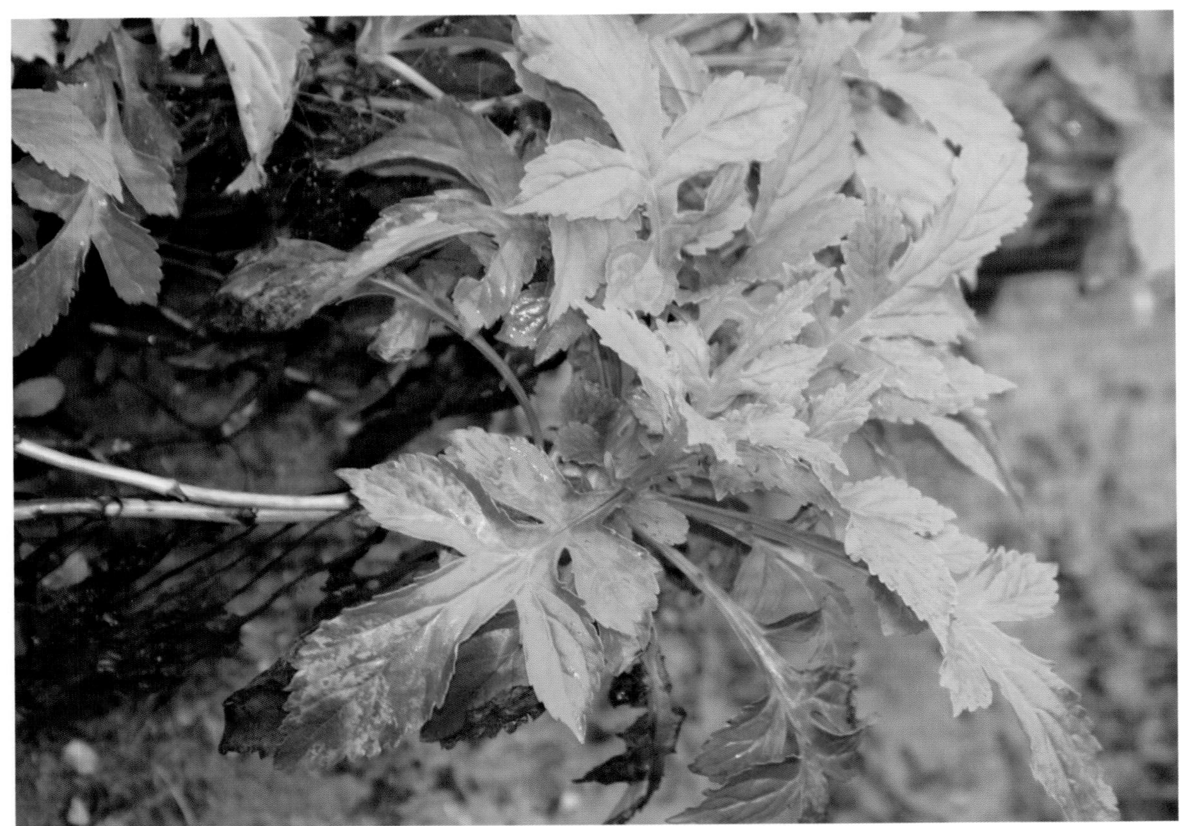
白花败酱

生境分布

黄花败酱生长于山坡沟谷灌木丛边、林缘草地或半湿草地。分布于东北、华北、华东、华南以及四川、贵州等省区。白花败酱生长于海拔 500 ~ 800 m 的高山草地、林缘灌木丛中。

采收加工

野生者夏、秋二季采挖，栽培者可在当年开花前采收，洗净、晒干。

药材鉴别

1. 黄花败酱 根茎圆柱形，弯曲，长 5 ~ 15 cm，直径 2 ~ 5 mm，顶端直径达 9 mm；表面有栓皮，易脱落，紫棕色或暗棕色，节疏密不等，节上有芽痕及根痕；断面纤维性，中央具棕色“木心”。根长圆锥形或长圆柱形，直径 2 ~ 8 mm；表面黄绿色或黄棕色，具纵棱及细纹理，有倒生粗毛。茎圆柱形，具纵棱及节，表面黄绿色至黄棕色，常有倒生粗毛，质脆，断面中部有髓。茎生叶多蜷缩或破碎。两面疏被白毛，完整成多羽状深裂或全裂，裂片 5 ~ 11，边缘有锯齿；茎上部叶较小，常 3 裂。有的枝端有花序或果序；小花黄色。瘦果长椭圆形，无膜质翅状苞片。气特异，味微苦。

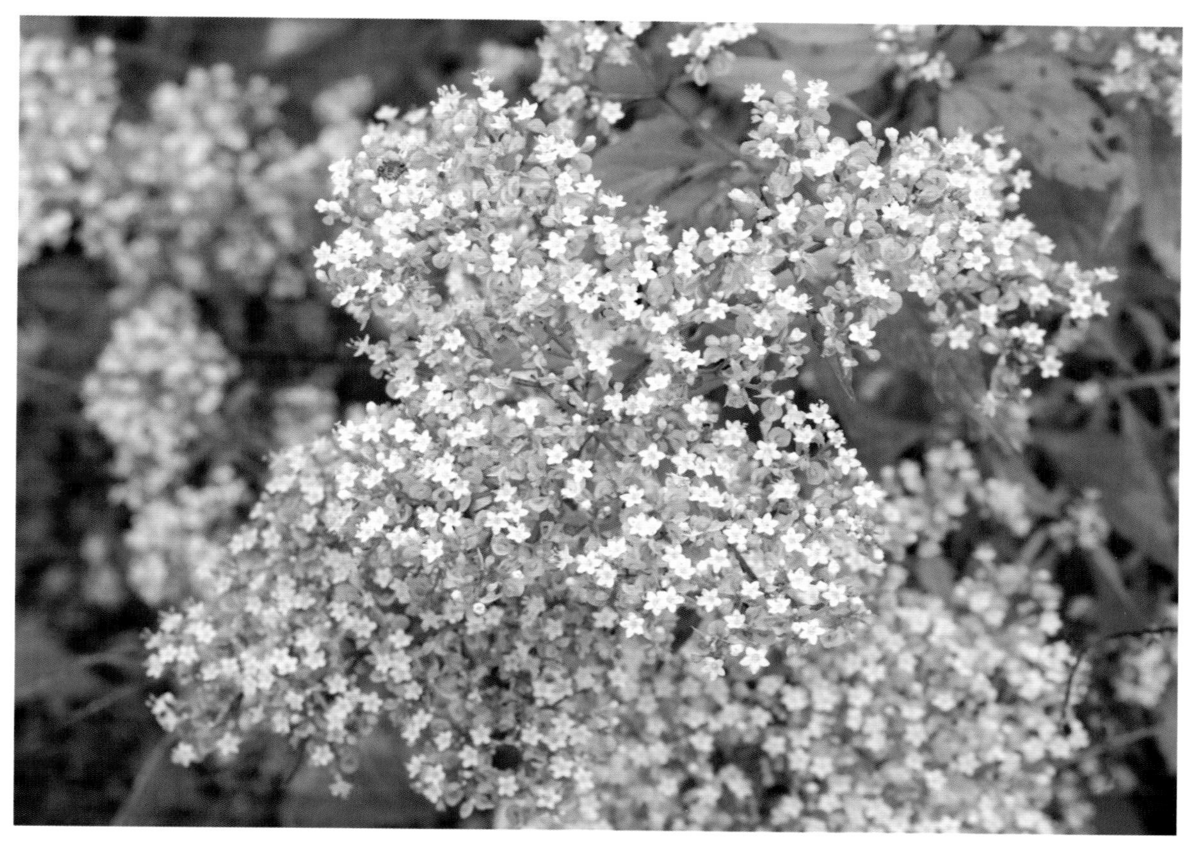

白花败酱

2. 白花败酱 根茎短，长约至 10 cm，有的具细长的匍匐茎，断面无棕色“木心”；茎光滑，直径可达 1.1 cm；完整叶卵形或长椭圆形，不裂或基部具 1 对小裂片；花白色，苞片膜质，多具 2 条主脉。

功效主治

清热解毒，活血排脓。主治肠痈，肺痈，痈肿，痢疾，肠炎，肝炎，结膜炎，产后瘀滞腹痛。

用法用量

内服：煎汤，10 ~ 15 g。外用：鲜品适量，捣烂外敷患处。

民族药方

1. 风湿关节痛 败酱草、木瓜各 15 g，白胡椒 20 粒。炖肉吃。

2. 伤风感冒 败酱草、秤杆升麻各 10 g。水煎服。

3. 腹泻 败酱草 10 g，天青地白 12 g。水煎服。

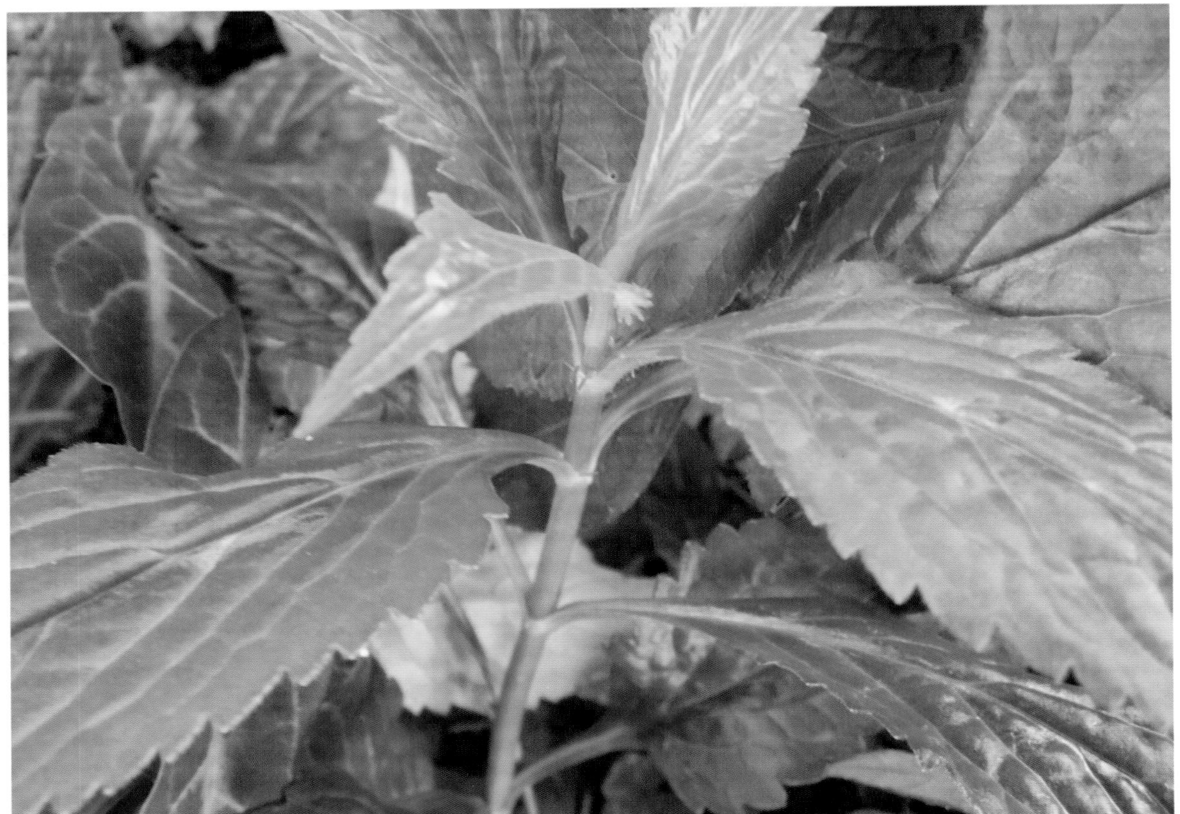
白花败酱

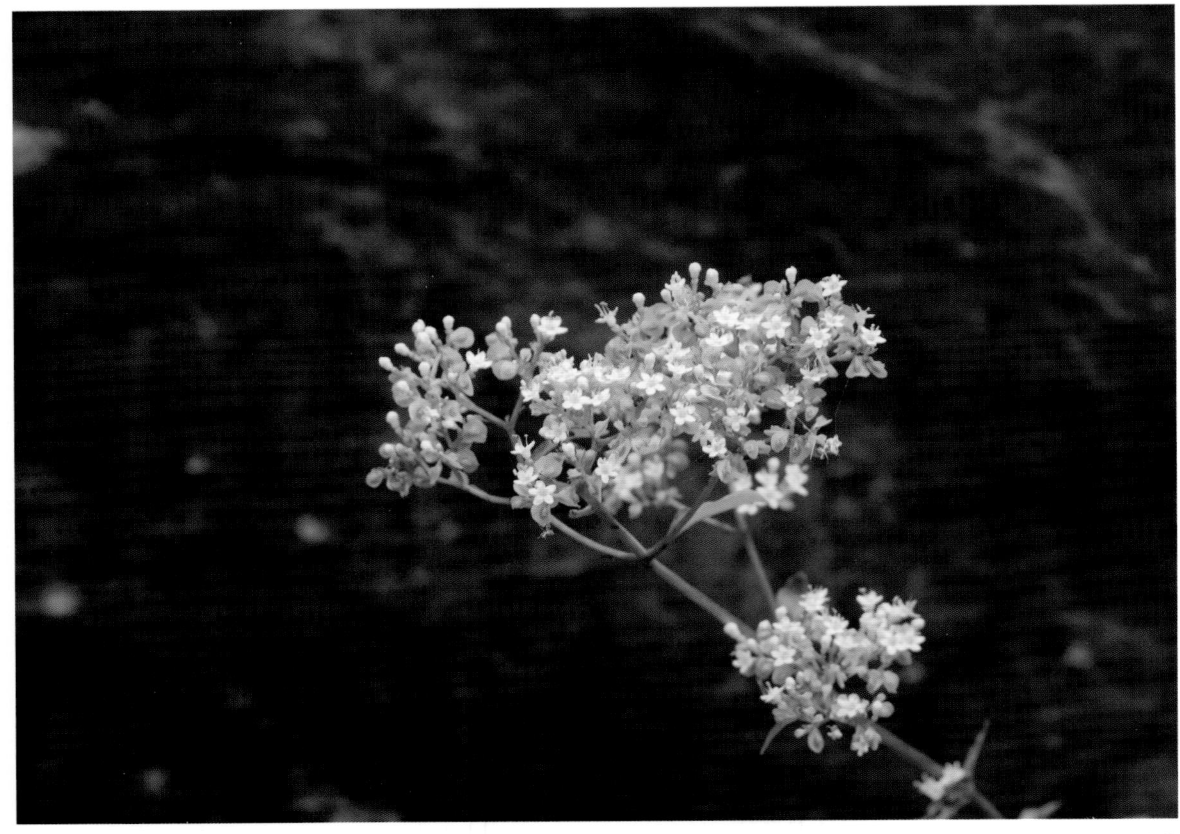
白花败酱

败酱草

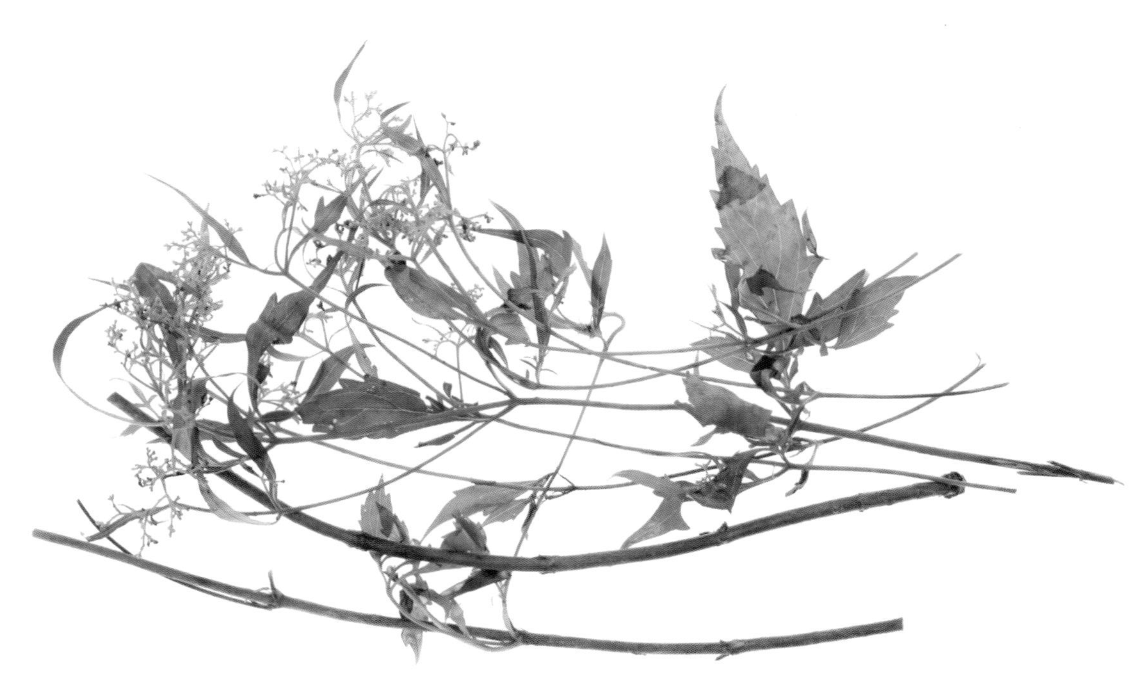

败酱草药材

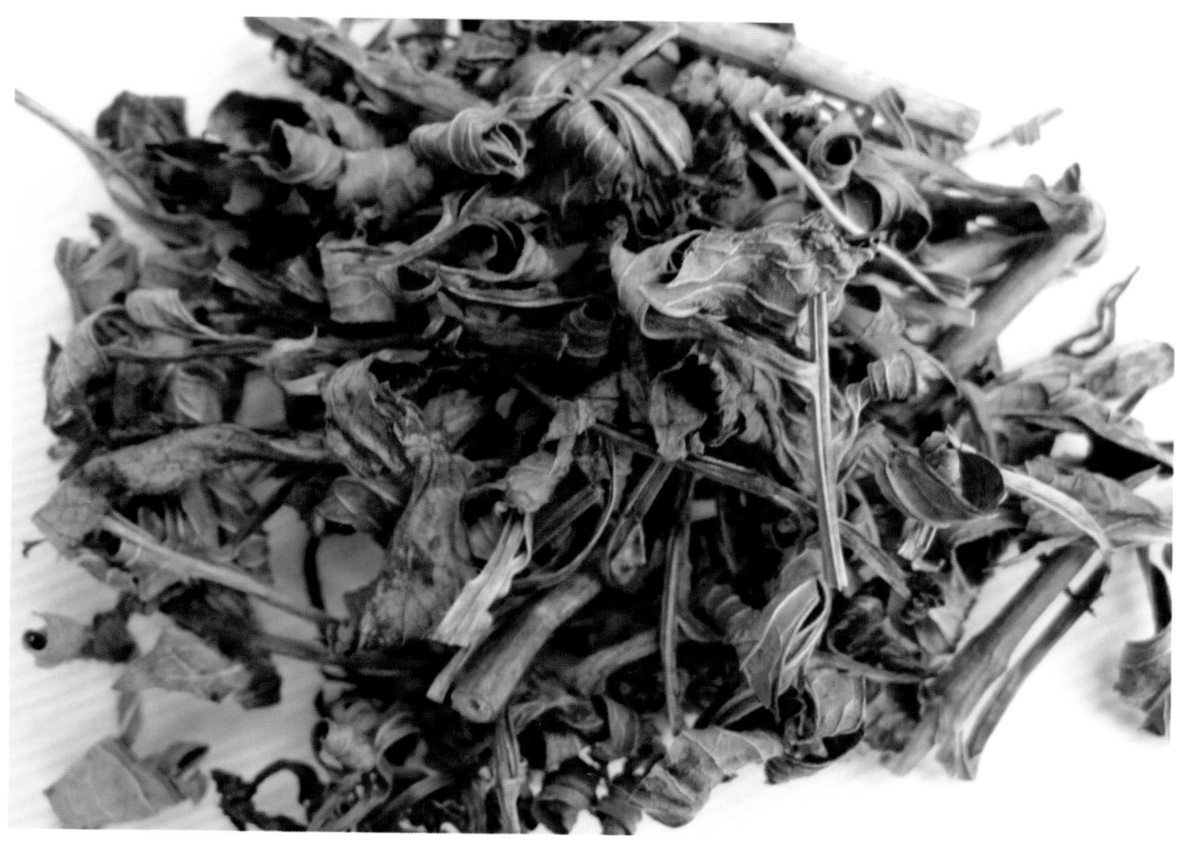

败酱草饮片

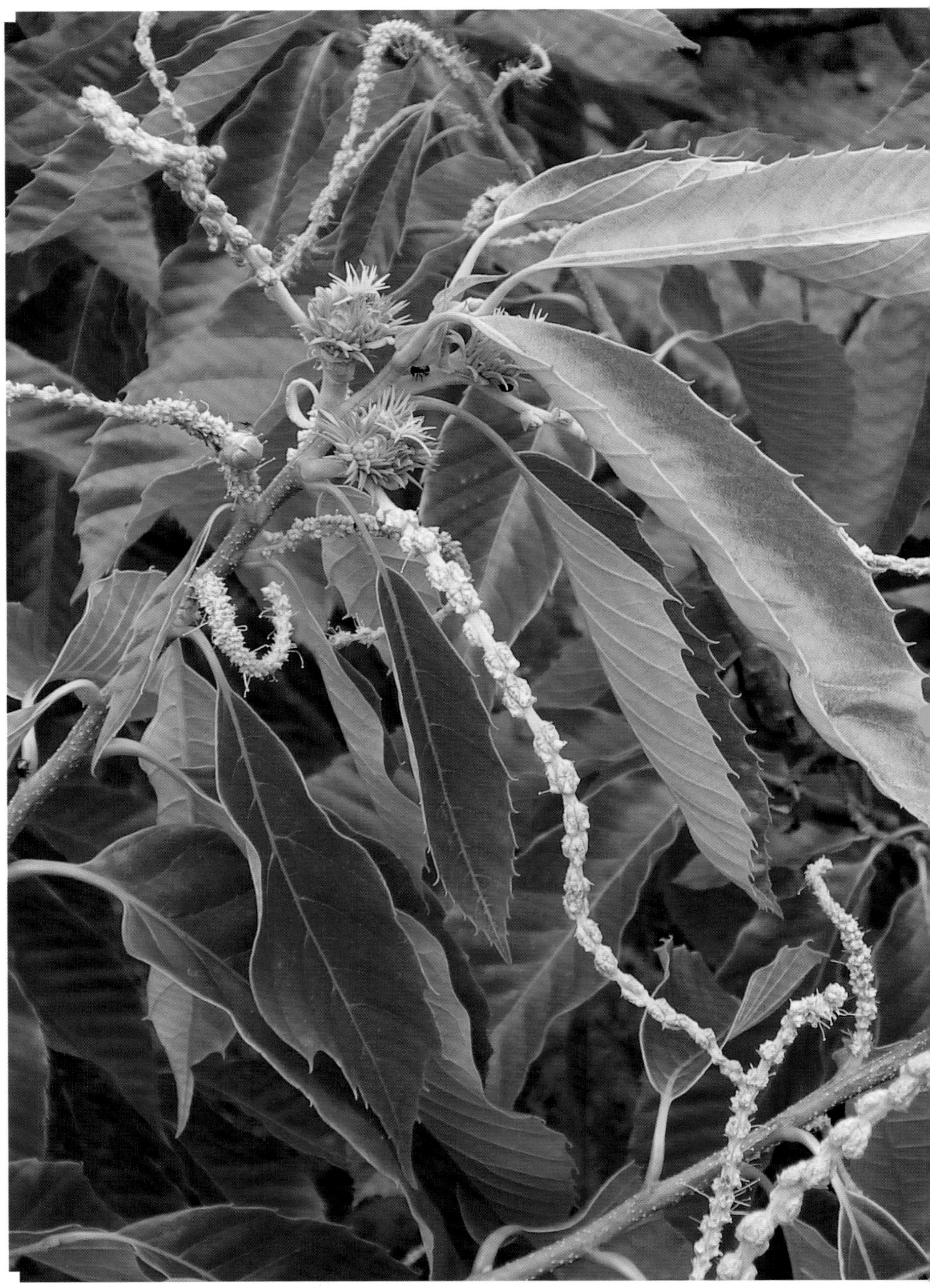

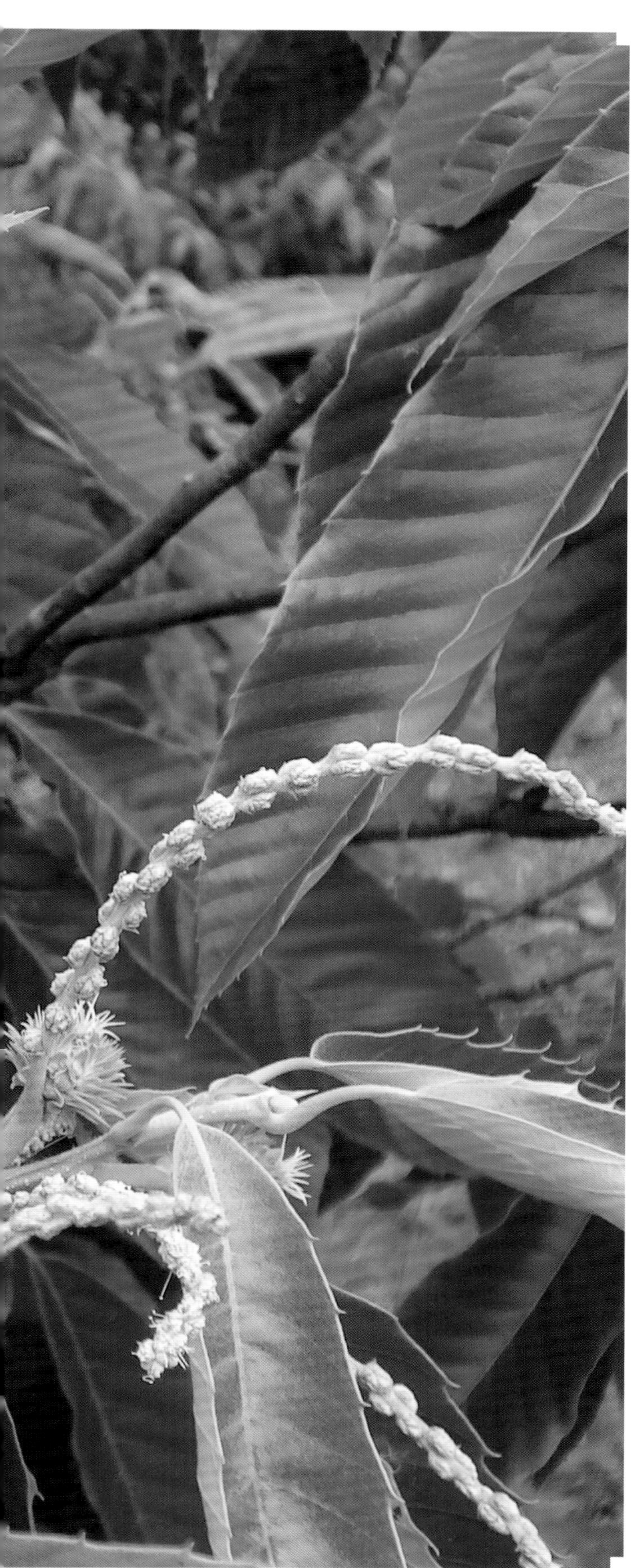

板栗花

【苗药名】榜真育。

【别　名】板栗、大栗、毛栗壳、栗子树。

【来　源】本品为壳斗科植物板栗 *Castanea mollissima* Bl. 的花或花序。

【性味归经】味甜、涩，性微冷。归热经。

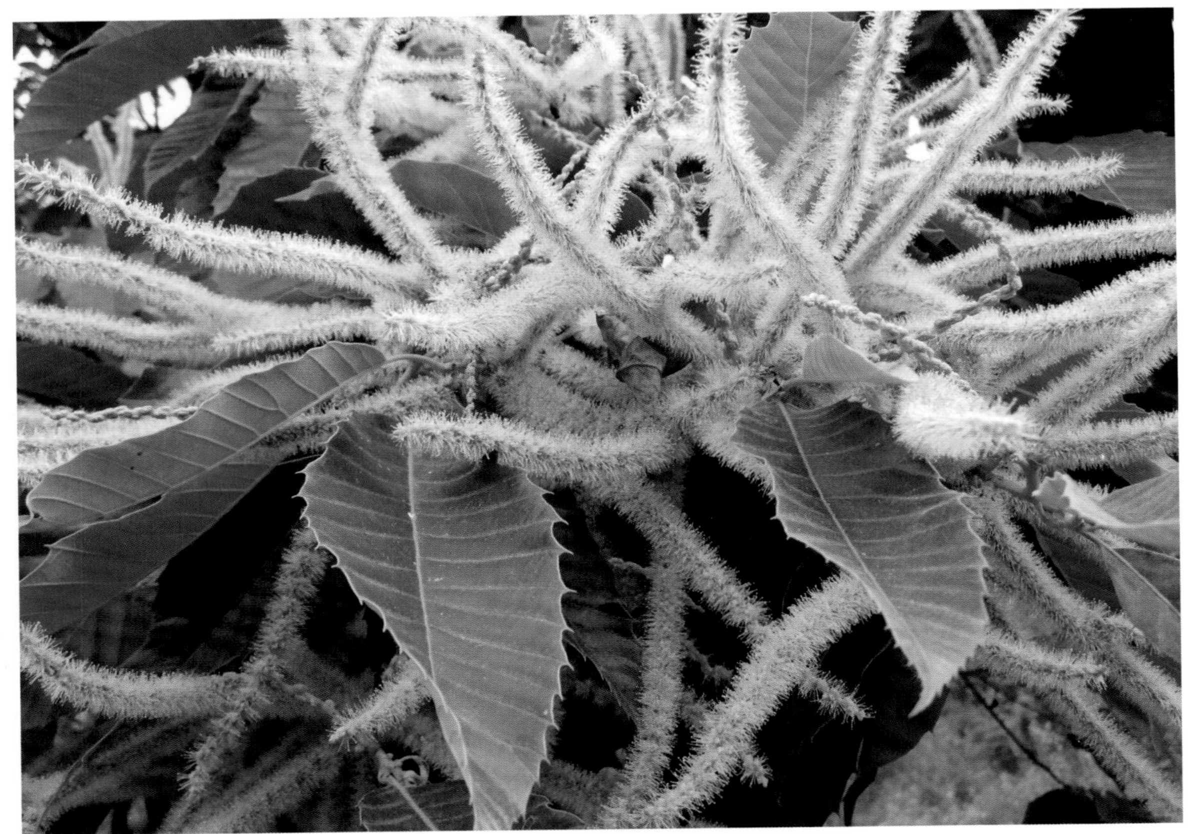

板栗花

识别特征

落叶乔木，高达 20 m。幼枝被灰褐色茸毛，无顶芽。单叶互生，长圆状披针形，长 12 ~ 15 cm，宽 5 ~ 7 cm，先端尖尾状，基部楔形，不对称，边缘具疏锯齿，齿端为内弯的刺毛状。花单性，雌雄同株；雄花序穗状，生于新枝下部的叶腋，淡黄褐色，雄蕊 8 ~ 10；雌花无梗，生于雄花序下部，外有壳斗状总苞；总苞球形，外生尖锐被毛的刺，内藏坚果 2 ~ 3，成熟裂为 4 瓣，坚果深褐色。花期 4—6 月，果期 8—10 月。

生境分布

生长于山地林中。分布于我国南北大部分地区。

药材鉴别

雄花序穗状，平直，长 9 ~ 20 cm；花被片 6，圆形或倒卵形，淡黄褐色；雄蕊 8 ~ 10，花丝长约为花被的 3 倍。雌花无梗，生于雄花序下部，每 2 ~ 3（~ 5）朵聚生于有刺的总苞内，花被 6 裂；子房下位，花柱 5 ~ 9。气微，味微涩。

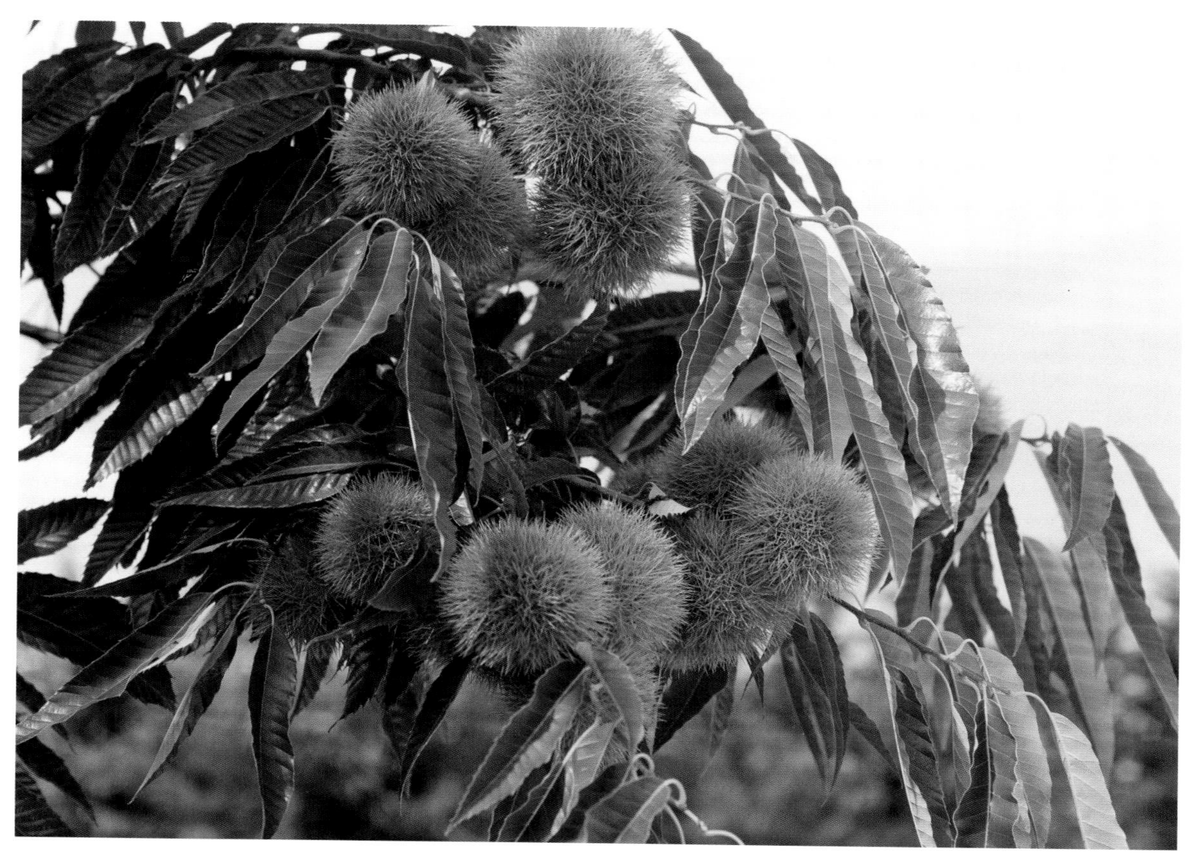

板栗

功效主治

清热燥湿，止血，散结。主治泄泻，痢疾，带下，便血，瘰疬，瘿瘤。

用法用量

内服：煎汤，9 ~ 15 g；或研末。

民族药方

1. **月家病（黄平）** 板栗花适量。水煎服。
2. **九子疡（淋巴癌）** 板栗花适量。水煎服。
3. **久痢** 板栗花、仙鹤草、山蚂蟥、山莓根、百味莲各 9 g。水煎，醋冲服。
4. **小儿呕吐** 板栗花适量。水煎服。
5. **瘰疬久不愈** 板栗花、八月瓜、金樱子各适量。捣烂敷。

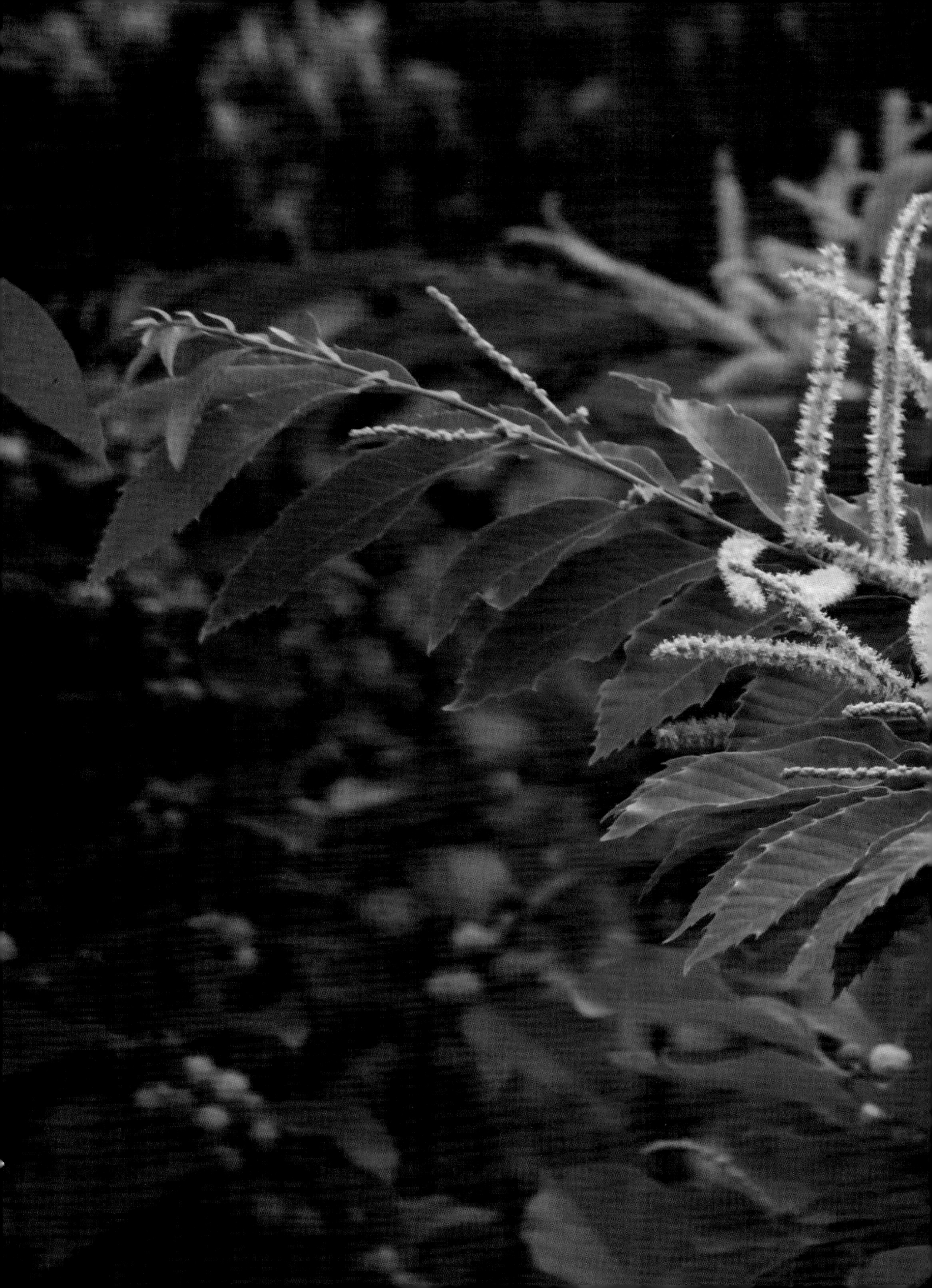

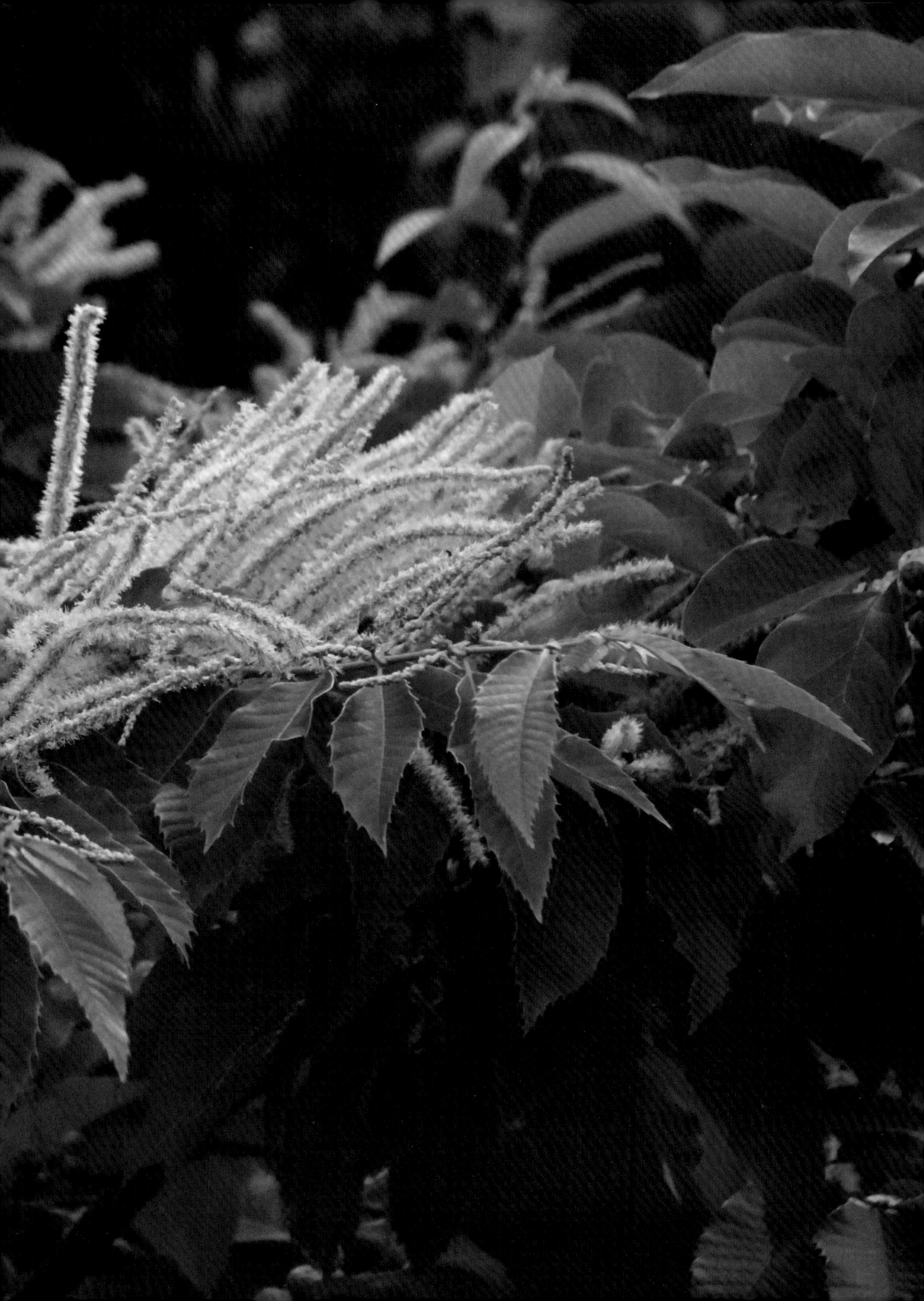

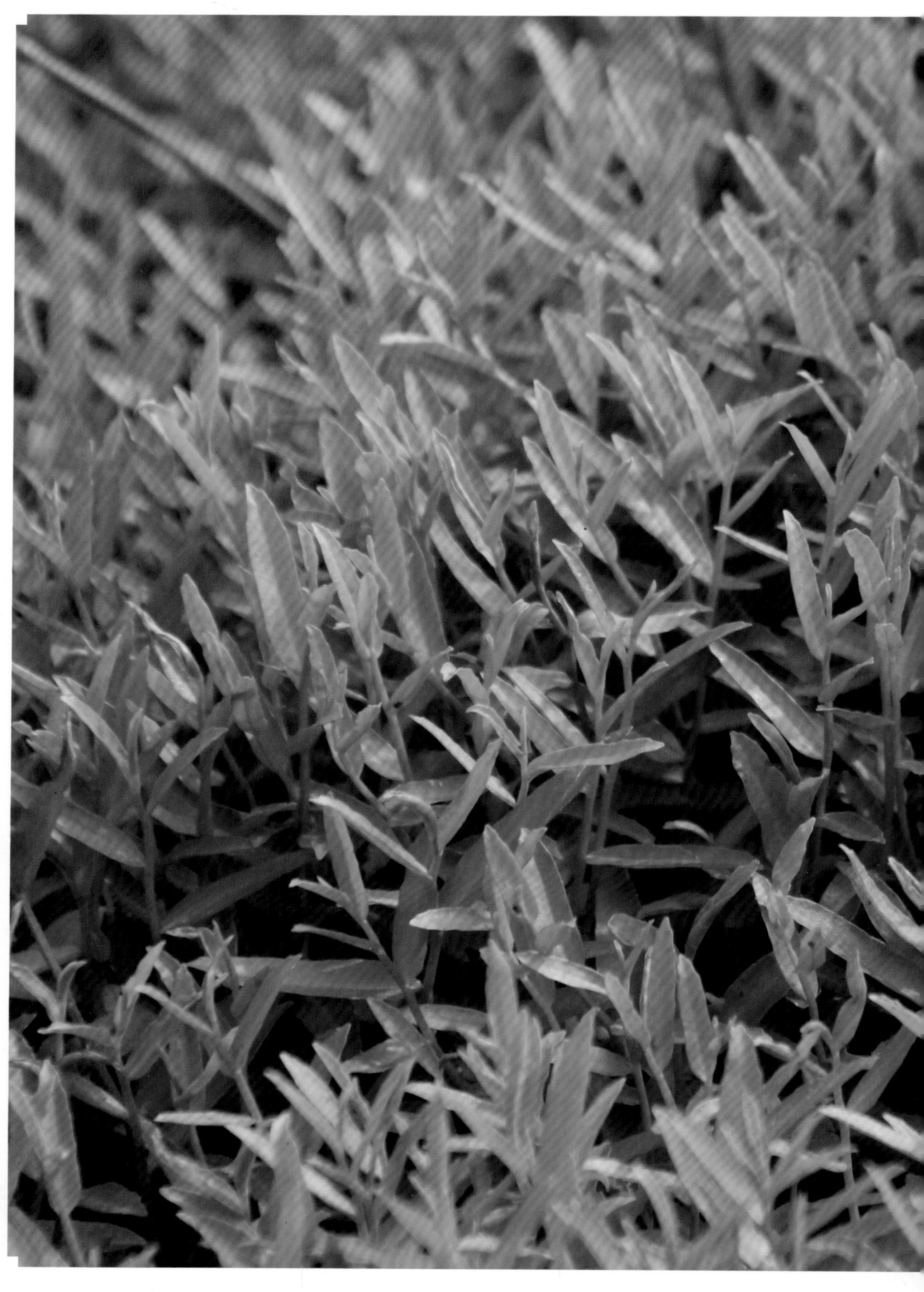

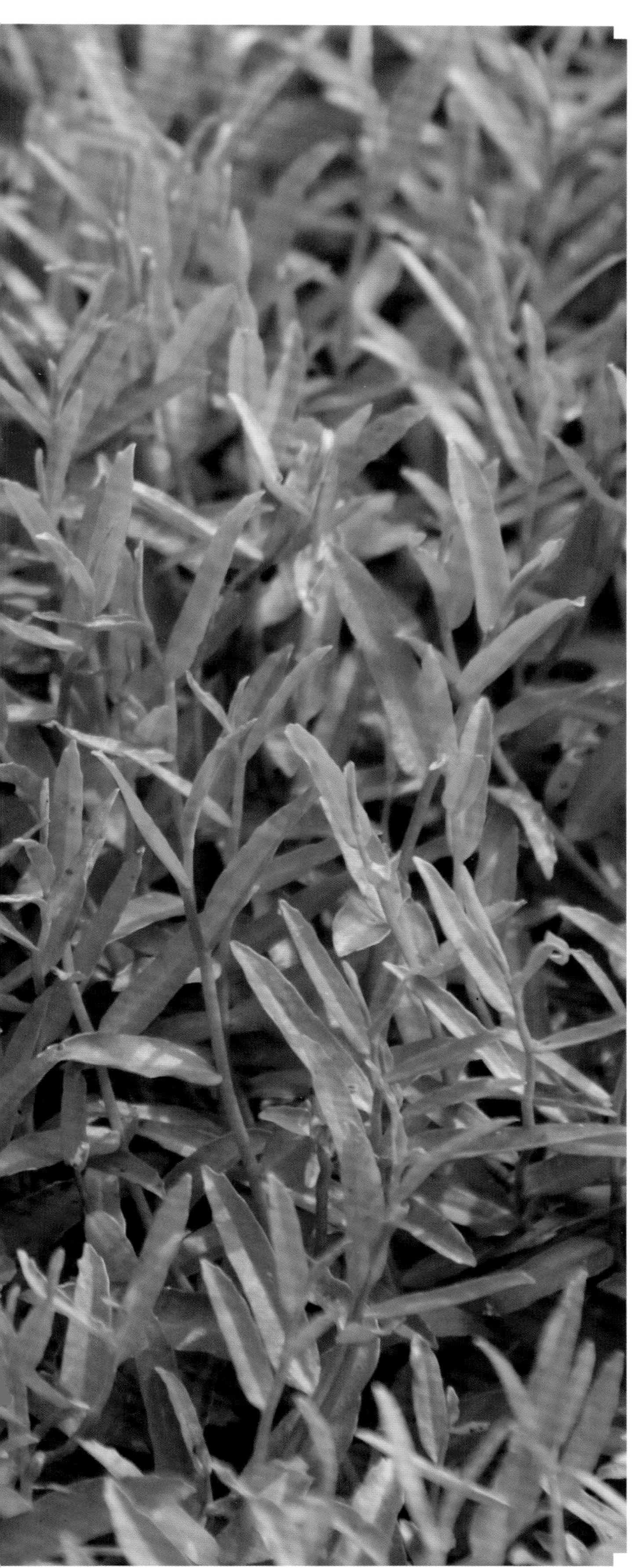

半边莲

【苗药名】阿锐借改。

【别　名】细米草、蛇脷草、急解索、半边花、长虫草。

【来　源】本品为桔梗科植物半边莲 *Lobelia chinensis* Lour. 的带根全草。

【性味归经】味苦，性冷。归热经、快经。

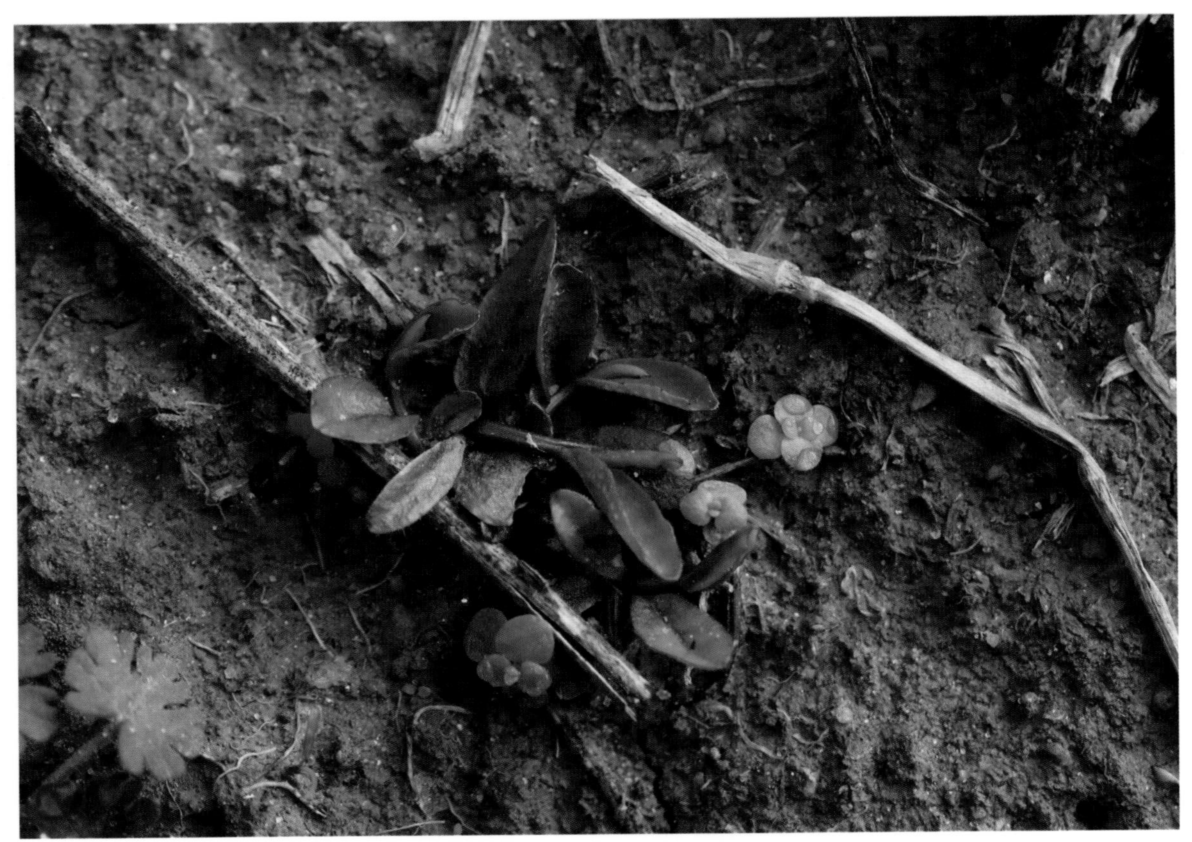

半边莲

识别特征

多年生矮小草本植物，高 10 ~ 20 cm。茎细长，匍匐，节部生细根。叶互生；无柄或近无柄，叶片条形或狭小，披针形，长 8 ~ 25 mm，宽 2 ~ 6 mm，叶腋，基部有长约 1 mm 的小苞片 2 枚、1 枚或无毛；花萼筒倒长锥状，基部渐细，长 3 ~ 5 mm，裂片 5，狭三角形，花冠浅红紫色或白色，长 10 ~ 15 mm，背部裂至基部，喉部以下具白色柔毛，裂片 5，全部平展于下方，两个侧裂片披针形，较长，中间 3 枚椭圆状披针形，较短；雄蕊 5，长约 8 mm，花丝上部与花药合生，下半部分离，雌蕊 1，子房下位，中轴胎座，2 室，胚珠多数。蒴果倒圆锥状，长约 6 mm。种子椭圆状，稍扁平，近肉色。花期 5—8 月，果期 8—10 月。

生境分布

生长于水田边、路沟旁及潮湿的阴坡、荒地。长江流域及以南各省区均有分布。

采收加工

采收时带根拔起，洗净，晒干。鲜用，随采随用。

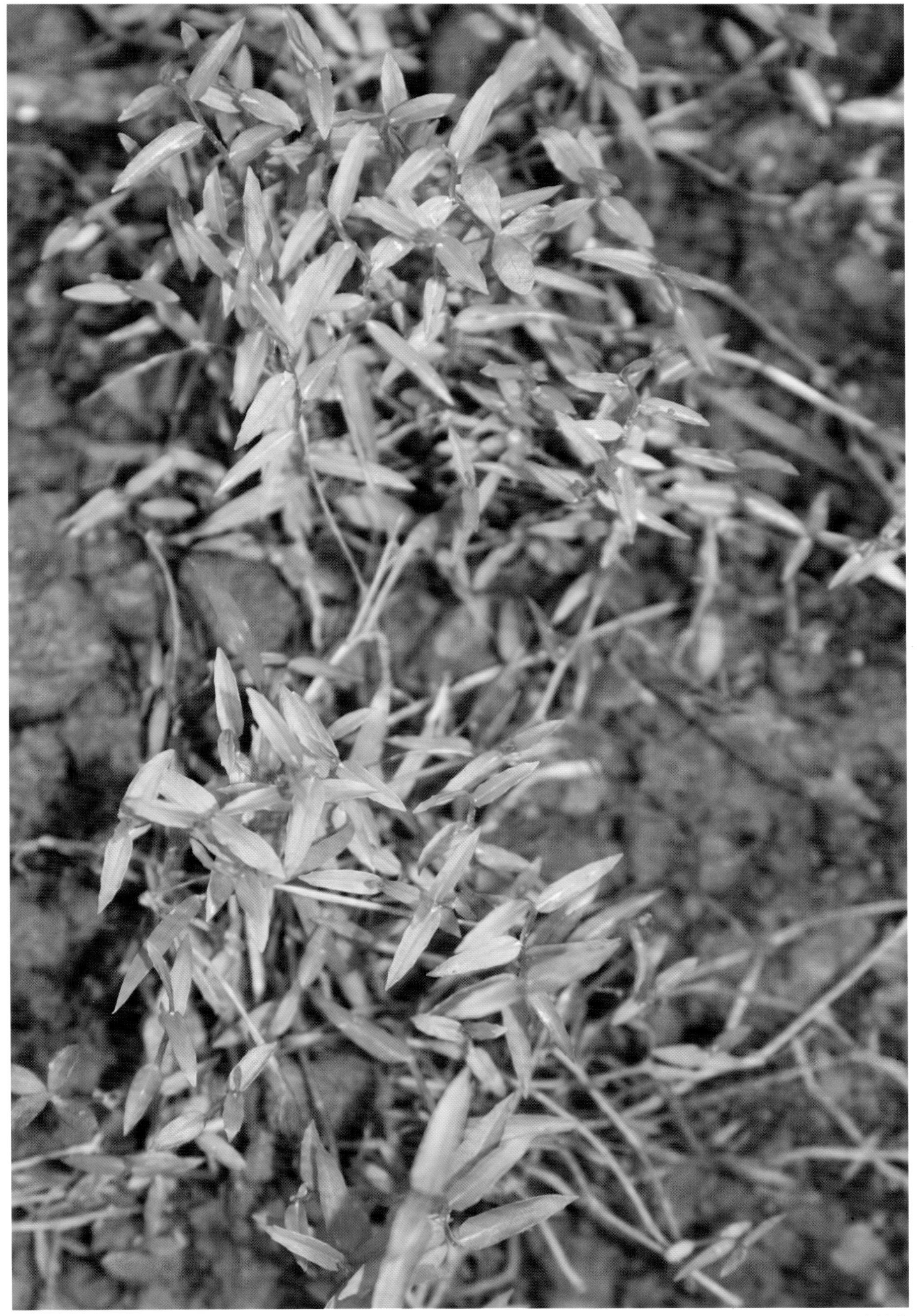

半边莲

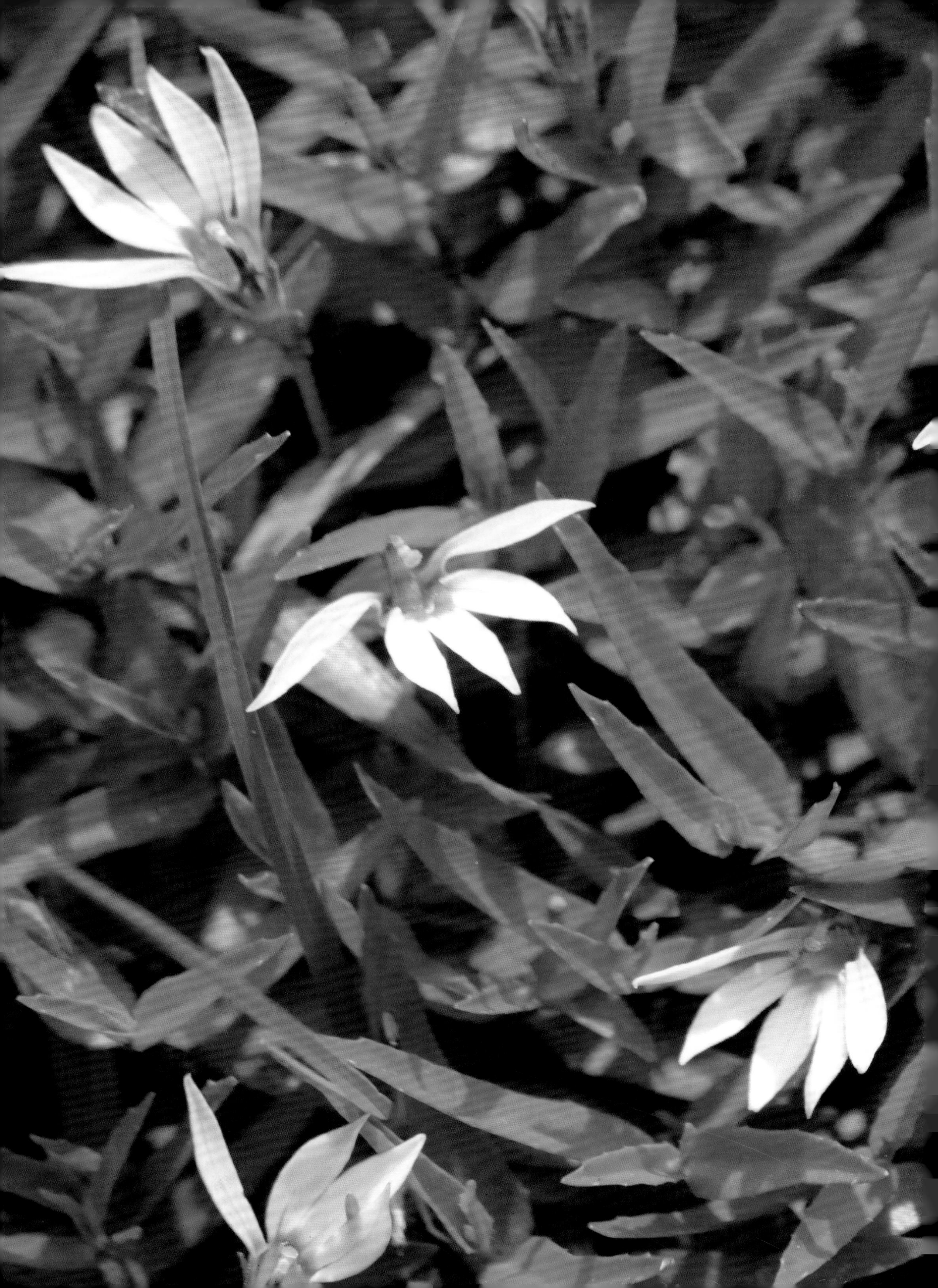

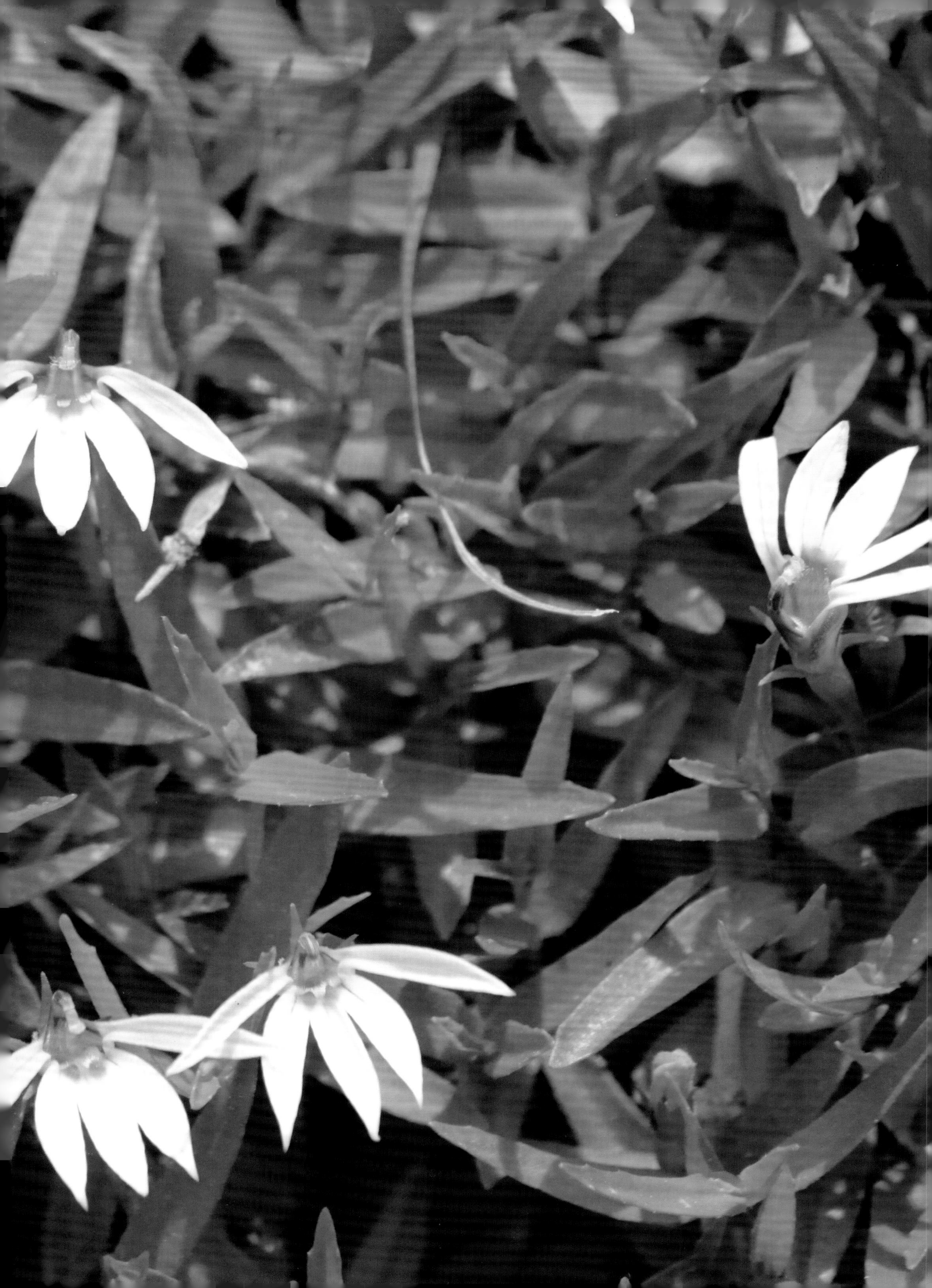

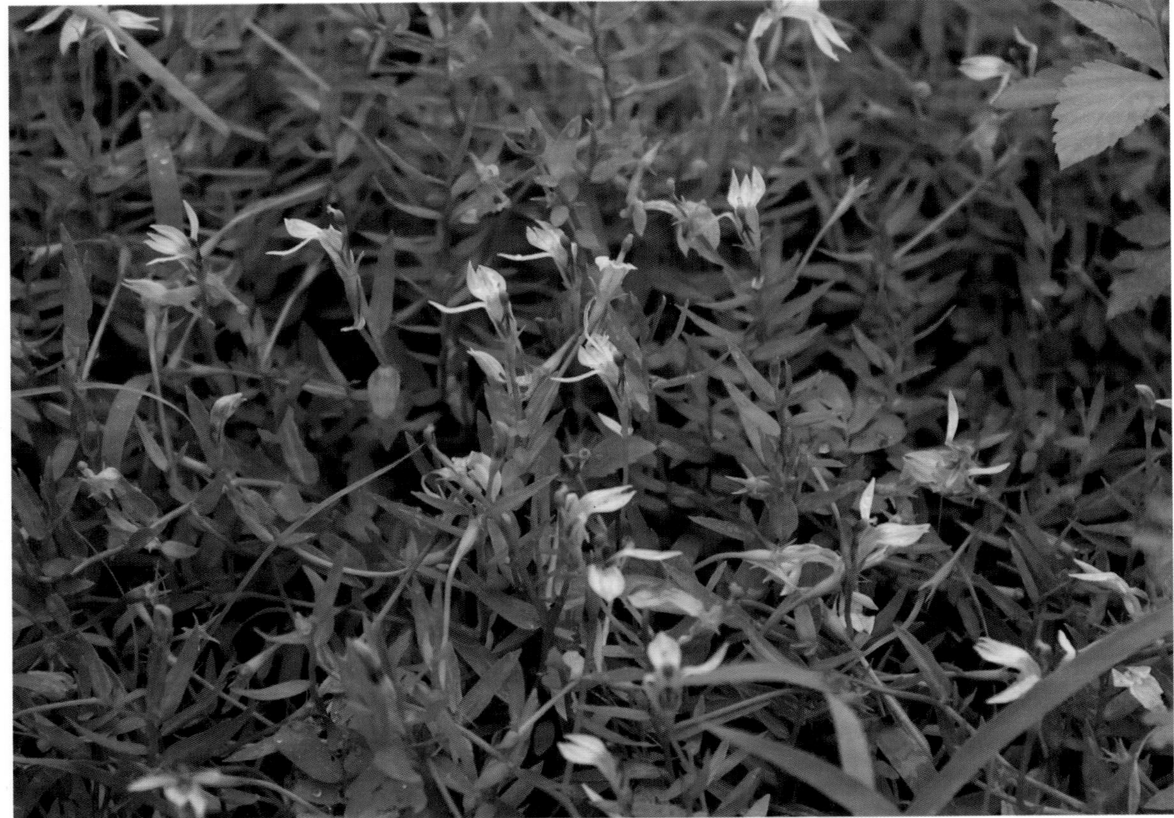

半边莲

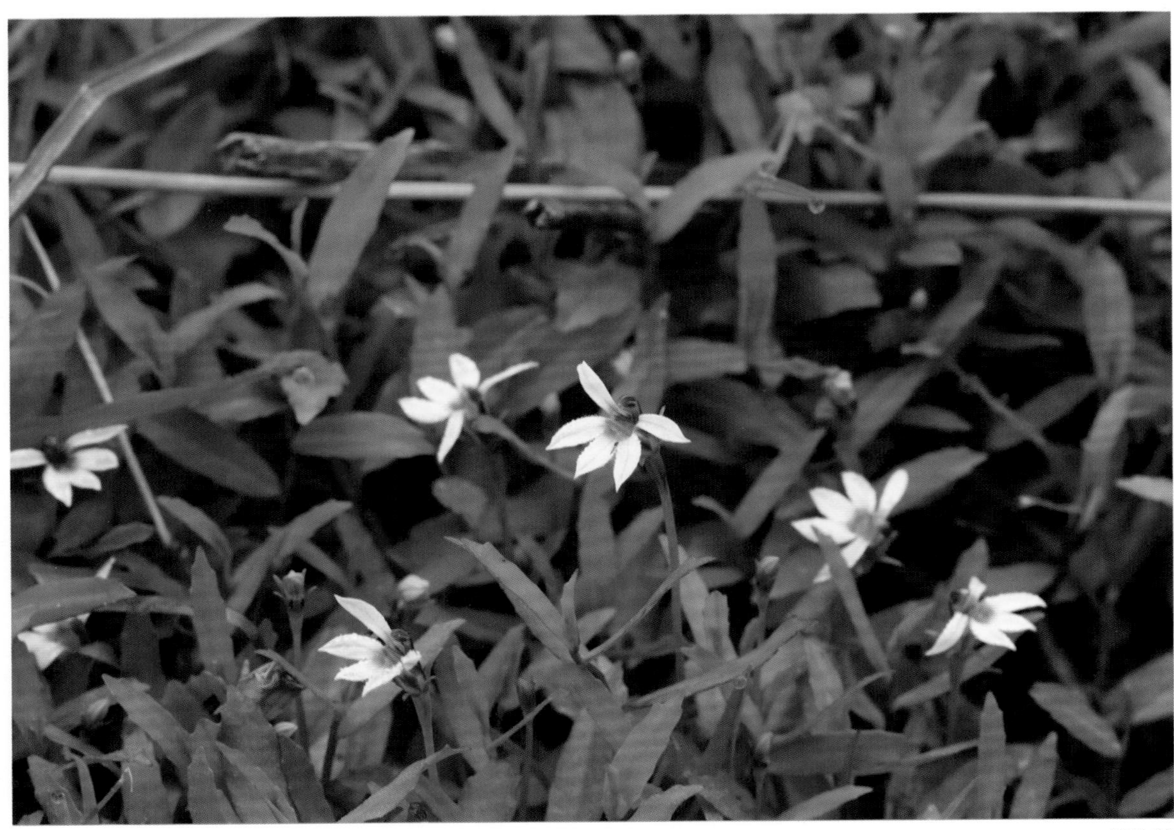

半边莲

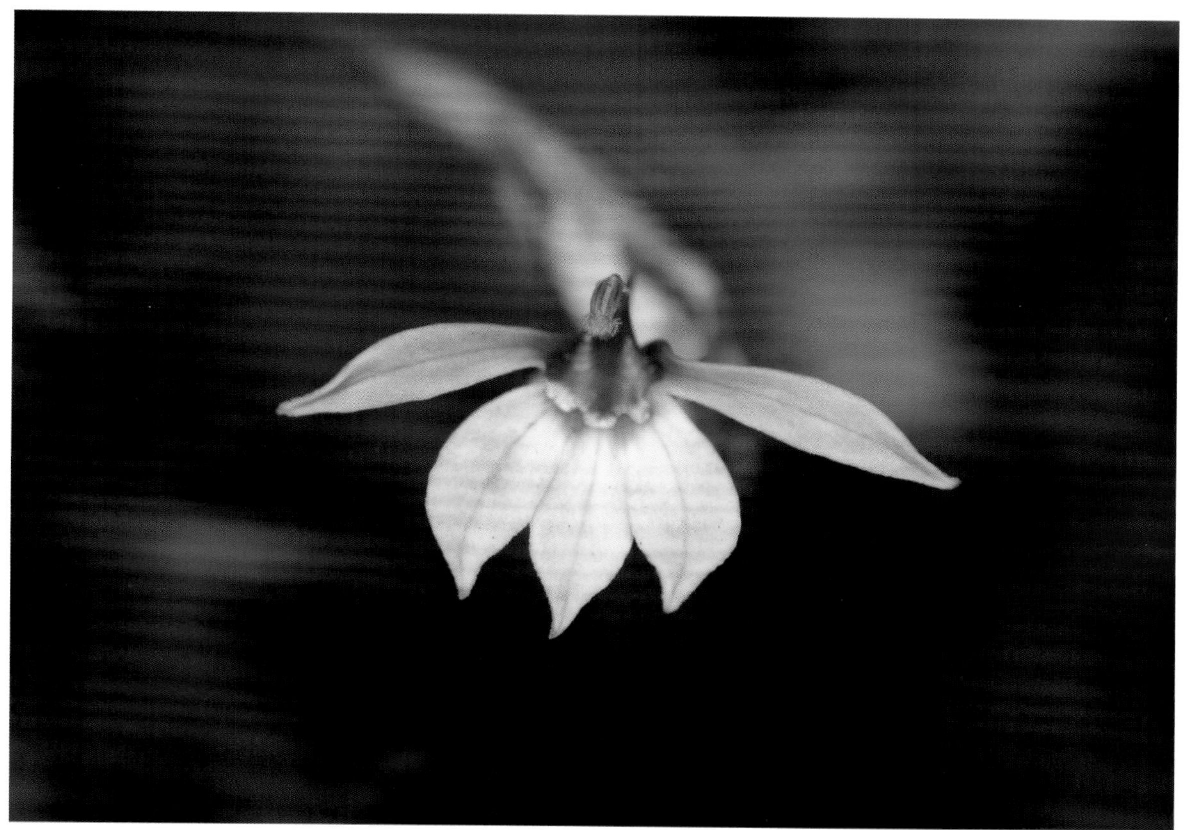

半边莲

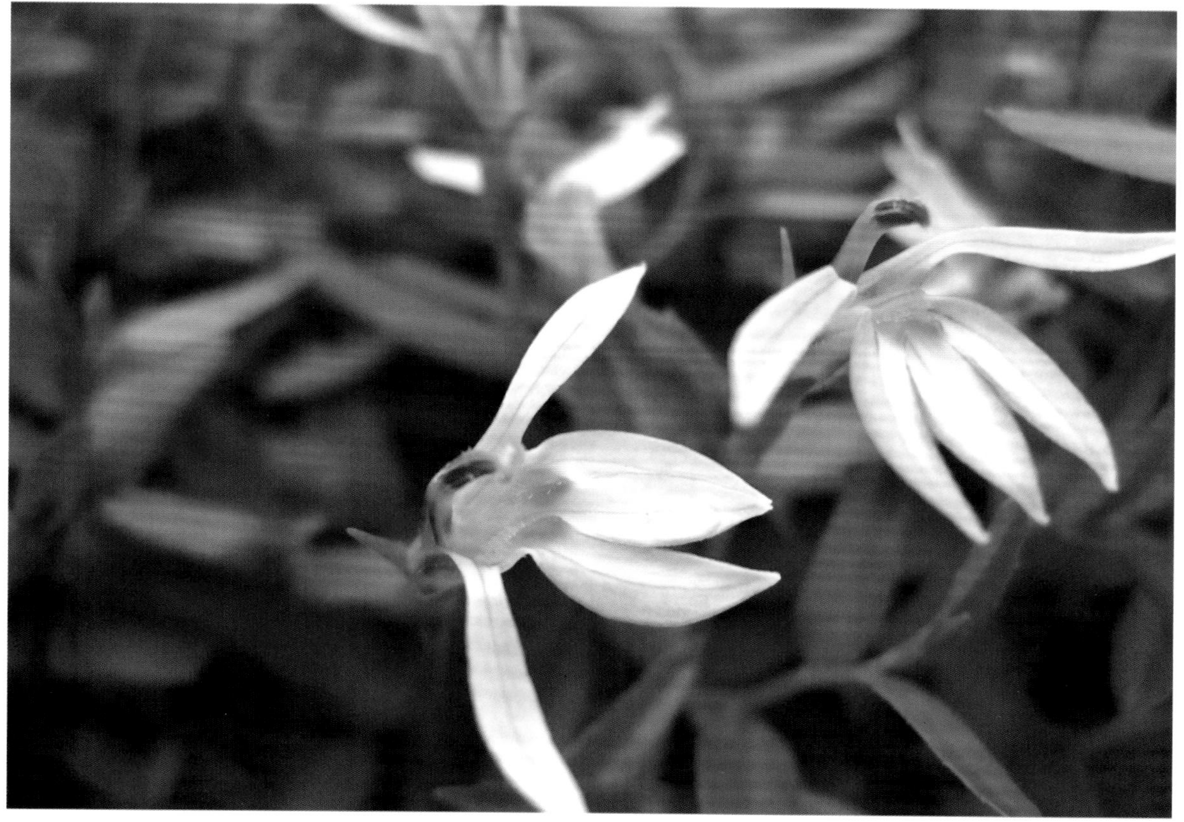

半边莲

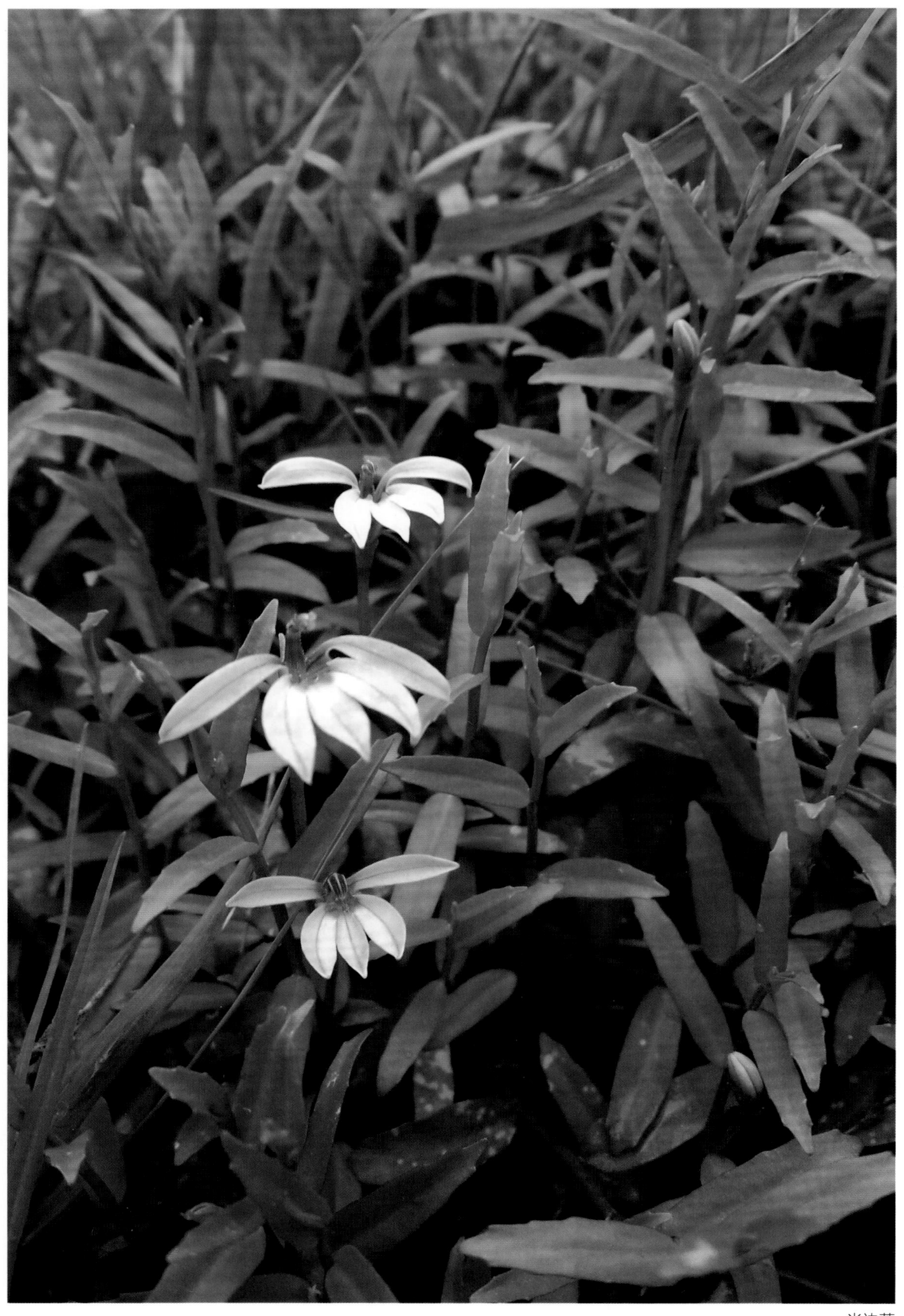

半边莲

药材鉴别

全长 15 ~ 35 cm，但常缠结成团。根细长，圆柱形，表面淡黄色或黄棕色，多有细纵纹，侧生细纤须根。茎细长，有分枝，灰绿色，节明显，有的可见附生的细根。叶互生，无柄，绿色、完整的叶狭披针形或长卵圆形，长 1 ~ 2 cm，宽 2 ~ 5 mm，叶缘具疏锯齿。花梗细长，花小，单生于叶腋，花冠基部筒状，上部 5 裂，偏向一边，浅紫红色，花冠筒内有白色茸毛，花萼 5 裂，裂片绿色，线性。气微，味甘而辛。以干燥、叶绿、根黄、无泥杂者为佳。

功效主治

清热解毒，利水消肿。主治毒蛇咬伤，肿痛疔疮，扁桃体炎，湿疹，足癣，跌仆损伤，湿热黄疸，阑尾炎，肠炎，肾炎，肝硬化腹水及多种癌症。

用法用量

内服：煎汤，15 ~ 30 g，或捣汁。外用：适量，捣烂外敷，或捣汁调涂。

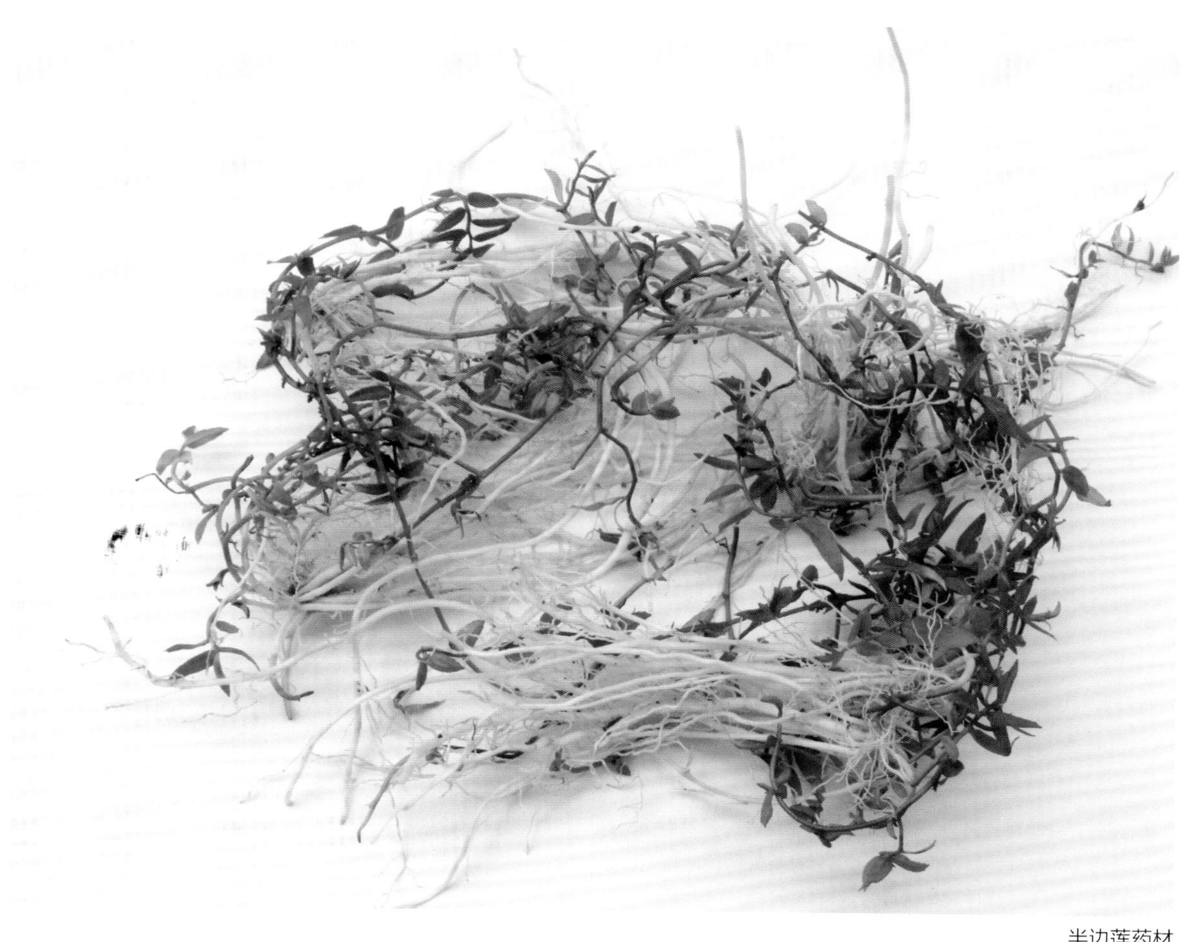

半边莲药材

民族药方

1. 漆疮 半边莲全草适量。捣汁搽。

2. 呕泻 半边莲 15 g，水杨柳、萝卜各 12 g，车前草 30 g。捣烂，开水冲服。

3. 偏头痛 半边莲、五爪风、梨头草各 9 g。水煎兑酒服。

4. 臌胀水肿 半边莲、腹水草各 30 g。水煎服。

5. 蛇咬伤 将半边莲制成浓缩浸膏（每 1 ml 含生药 0.5 g）。每日 60 ~ 90 ml，分 3 次内服，同时用捣碎的半边莲浆外敷，或外涂浓缩浸膏，每日 2 次更换。

6. 急性蜂窝织炎 鲜半边莲全草适量。洗净捣茸，敷于疮口周围组织肿胀处，隔 3 ~ 4 小时换药 1 次。

7. 隐翅虫皮炎 半边莲干品 60 ~ 100 g。加水 1000 ml，煎煮半小时浸洗患处或用以调敷，病损范围小者，用半边莲加花生油适量调成糊状外涂，每日 2 ~ 3 次，严重者两法兼用。

8. 带状疱疹 鲜半边莲适量。捣烂如泥，敷于患处，上盖纱布，胶布固定，药干用冷开水湿润之。每日换药 1 ~ 2 次。亦可将鲜品捣烂绞汁，不时外搽患处。

9. 晚期血吸虫病肝硬化腹水 半边莲每日 6 ~ 48 g。制成 10% ~ 20% 煎剂或浸膏，每日分 4 次口服。

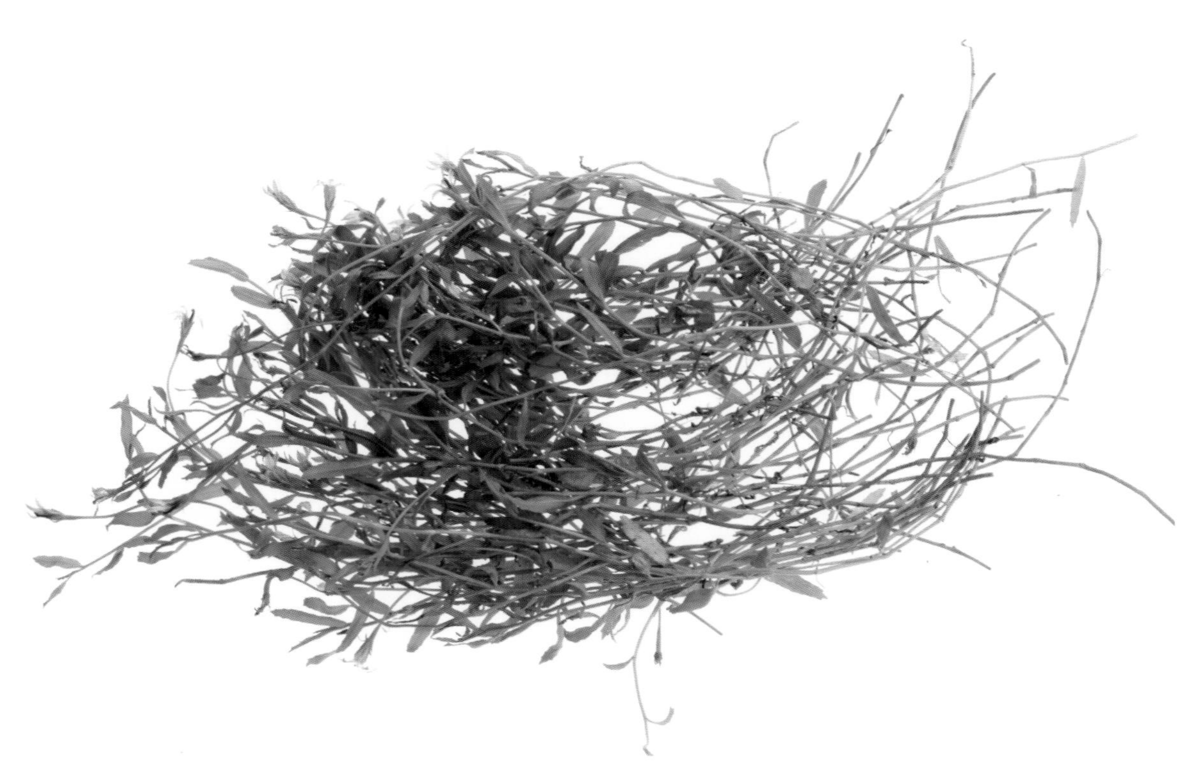

半边莲药材

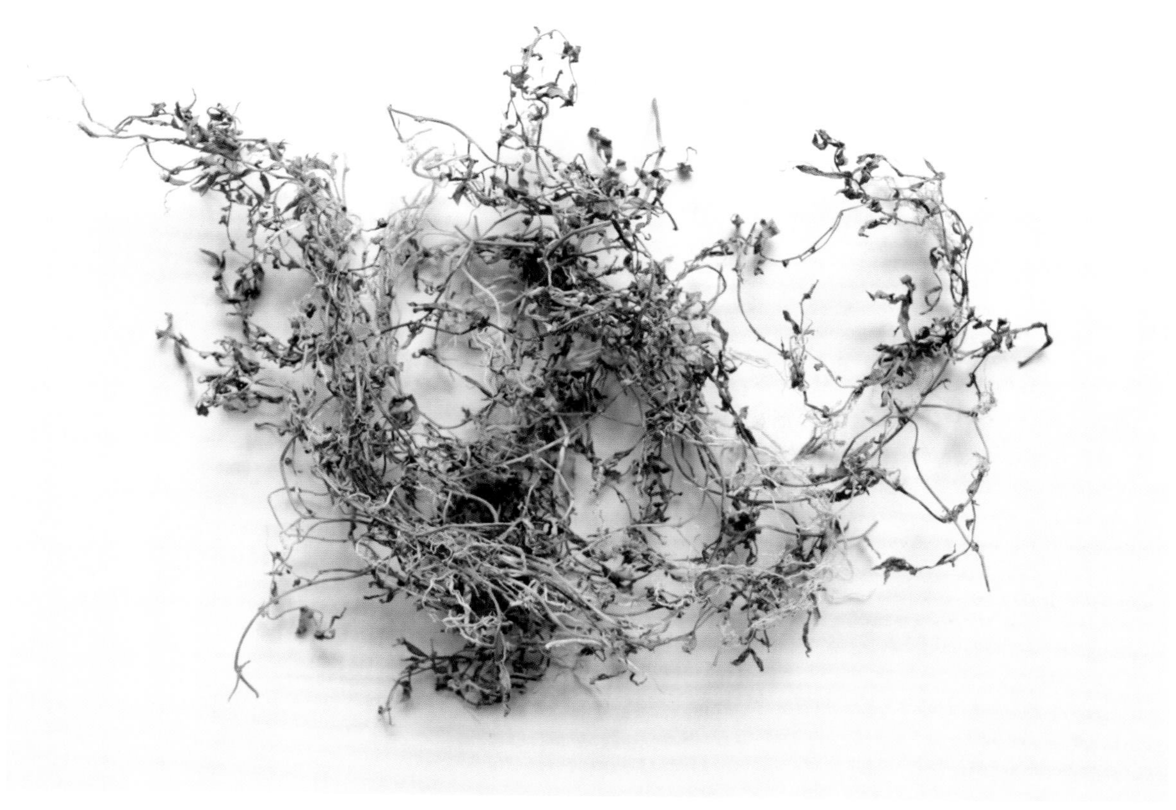

半边莲药材

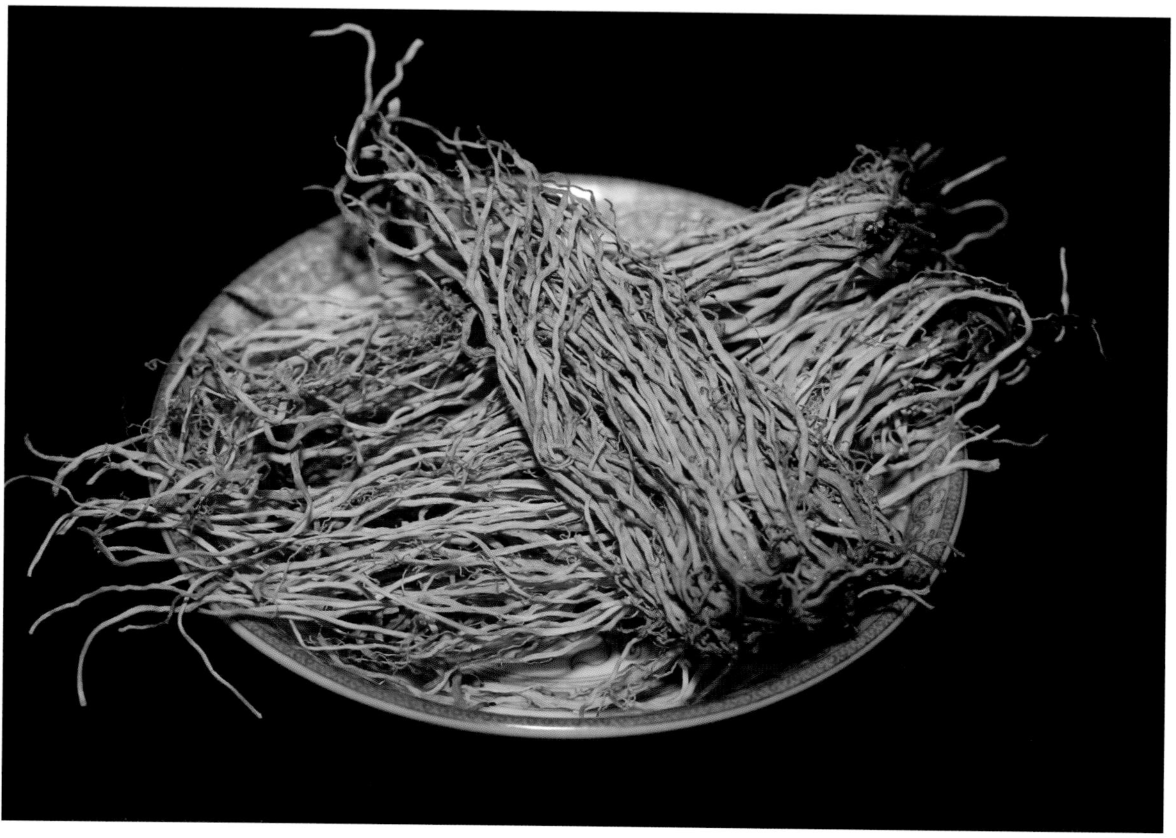

半边莲药材

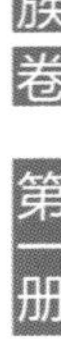

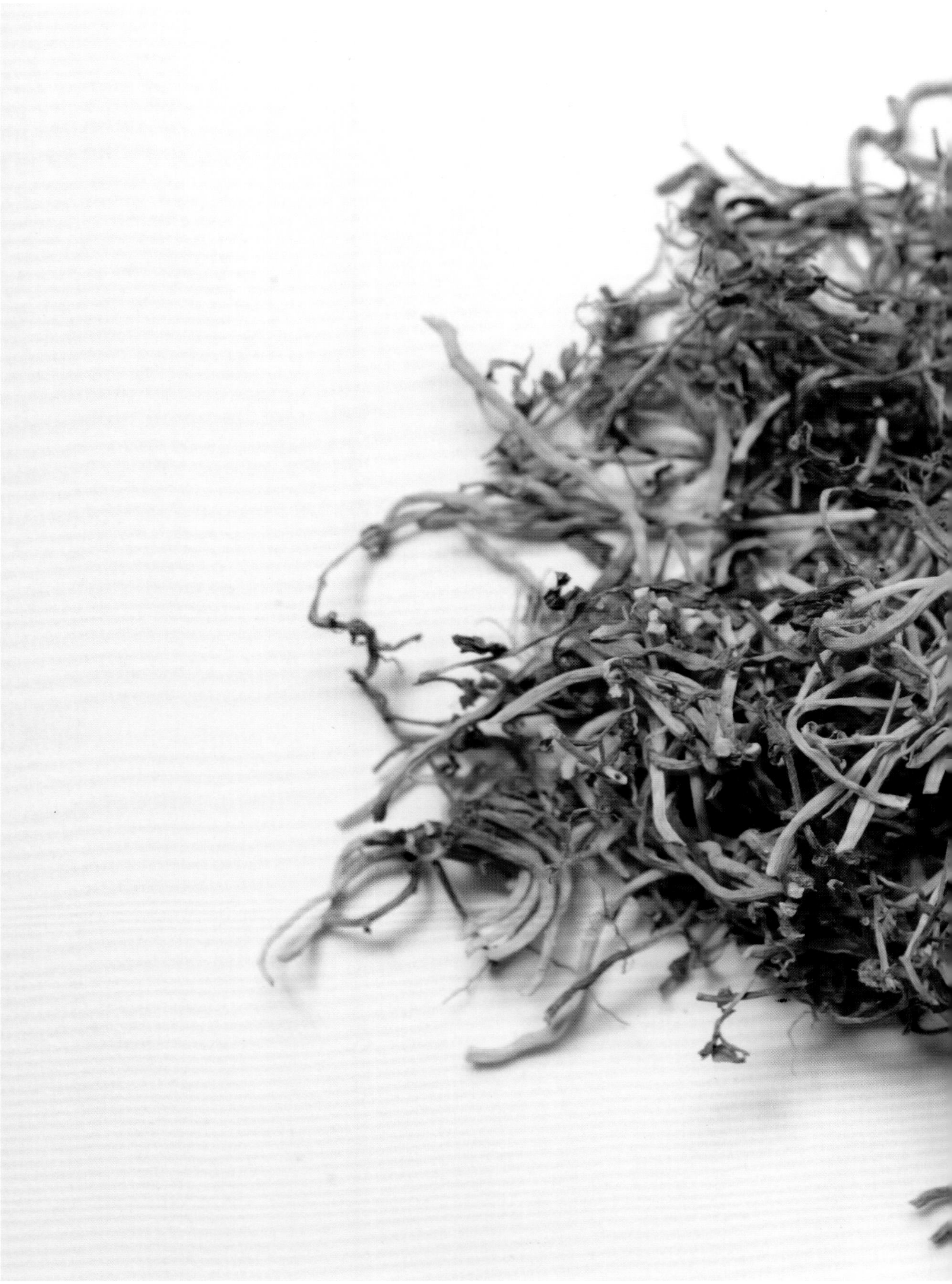

半边莲

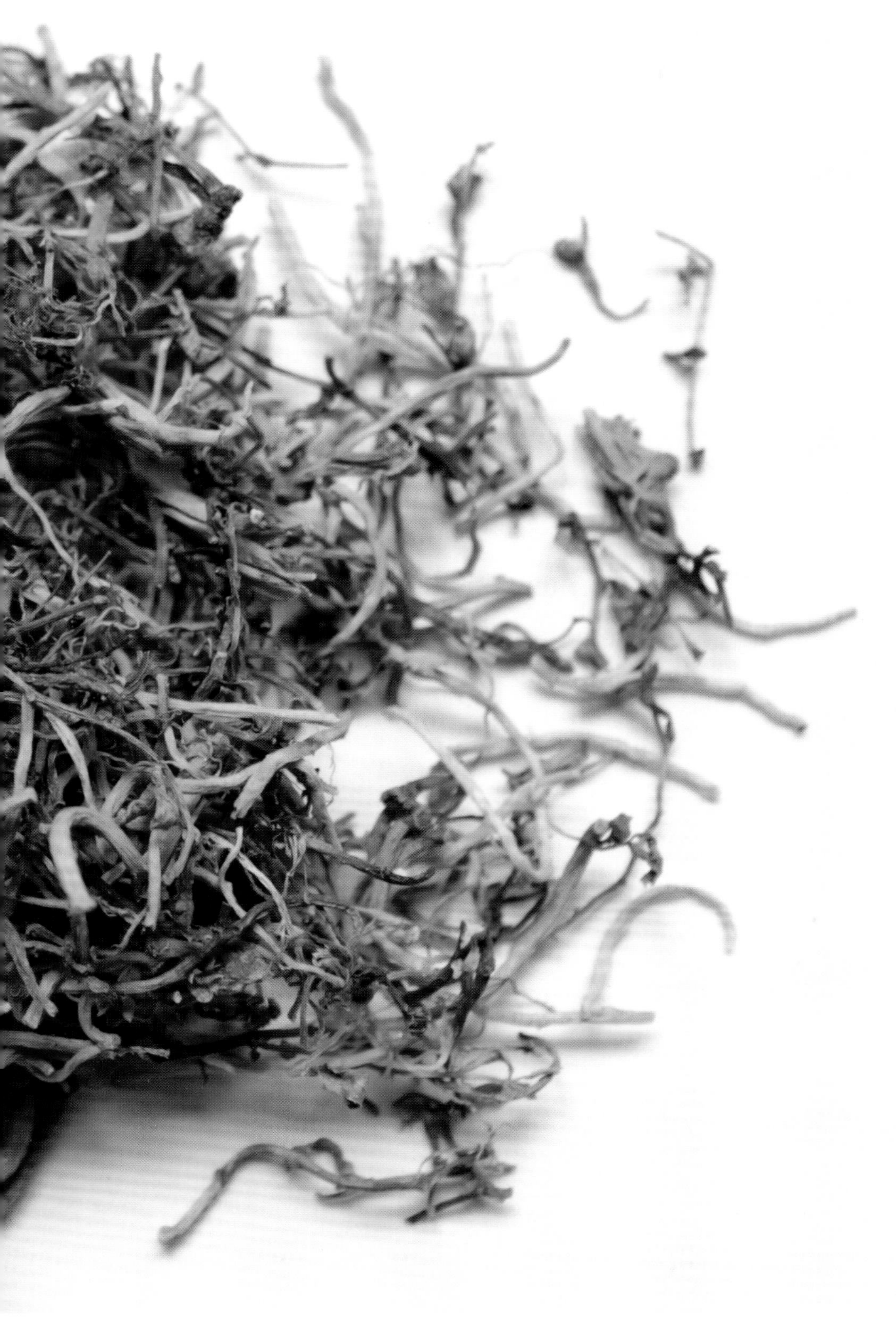

半边莲饮片

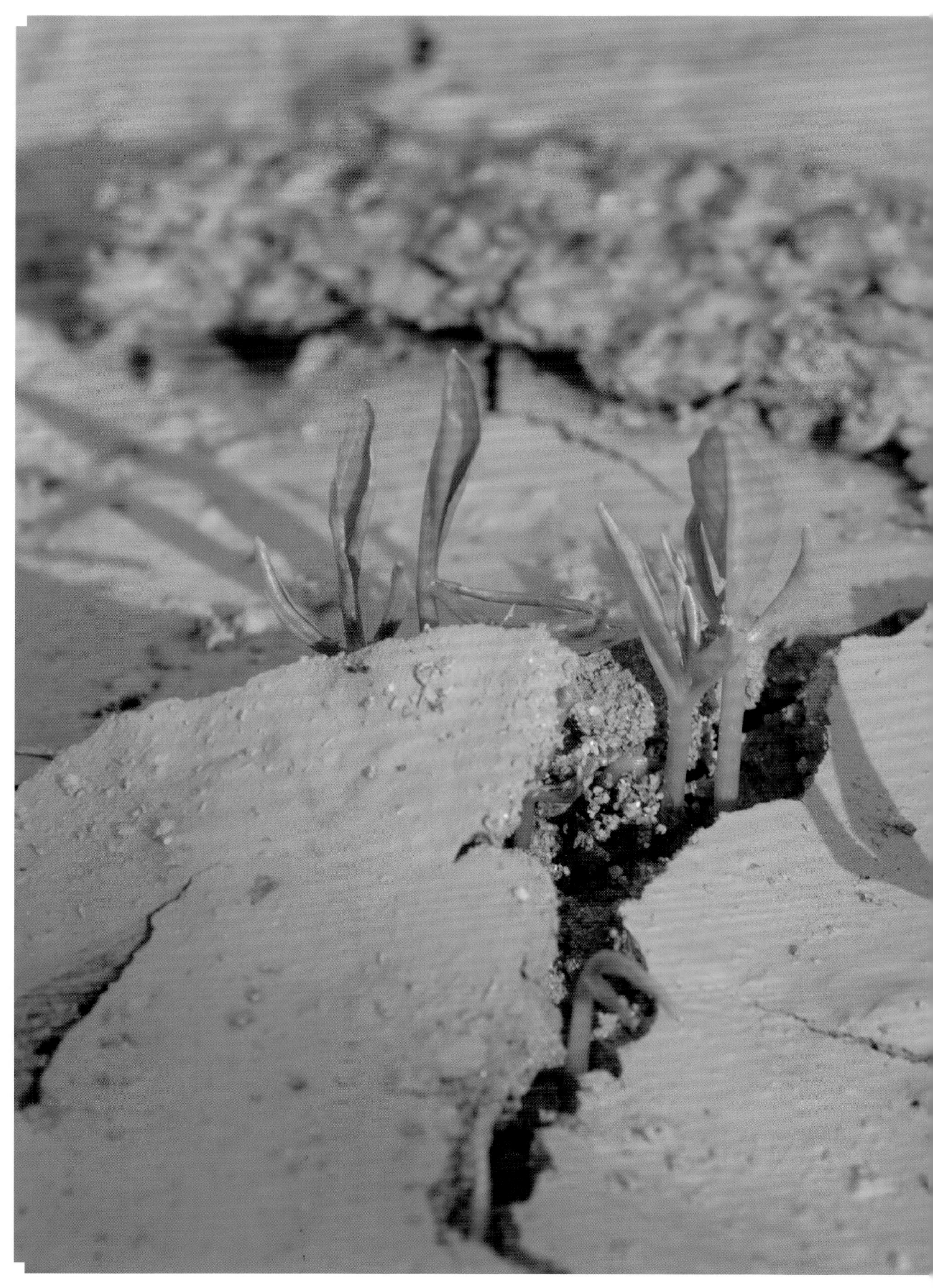

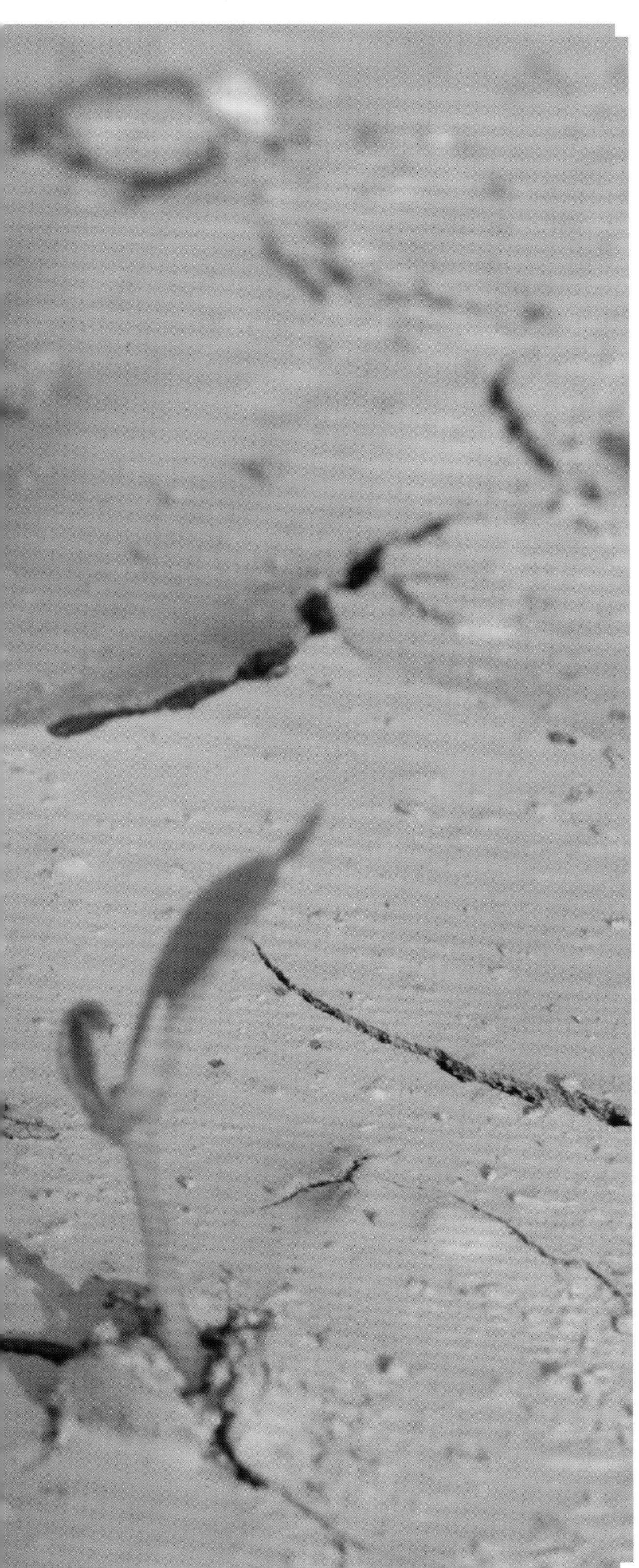

半夏

【苗 药 名】科辣。

【俗　 名】三叶半夏。

【来　 源】本品为天南星科植物半夏 *Pinellia ternata*（Thunb.）Breit. 的块茎。

【性味归经】味麻、辣，性热，有毒。归冷经。

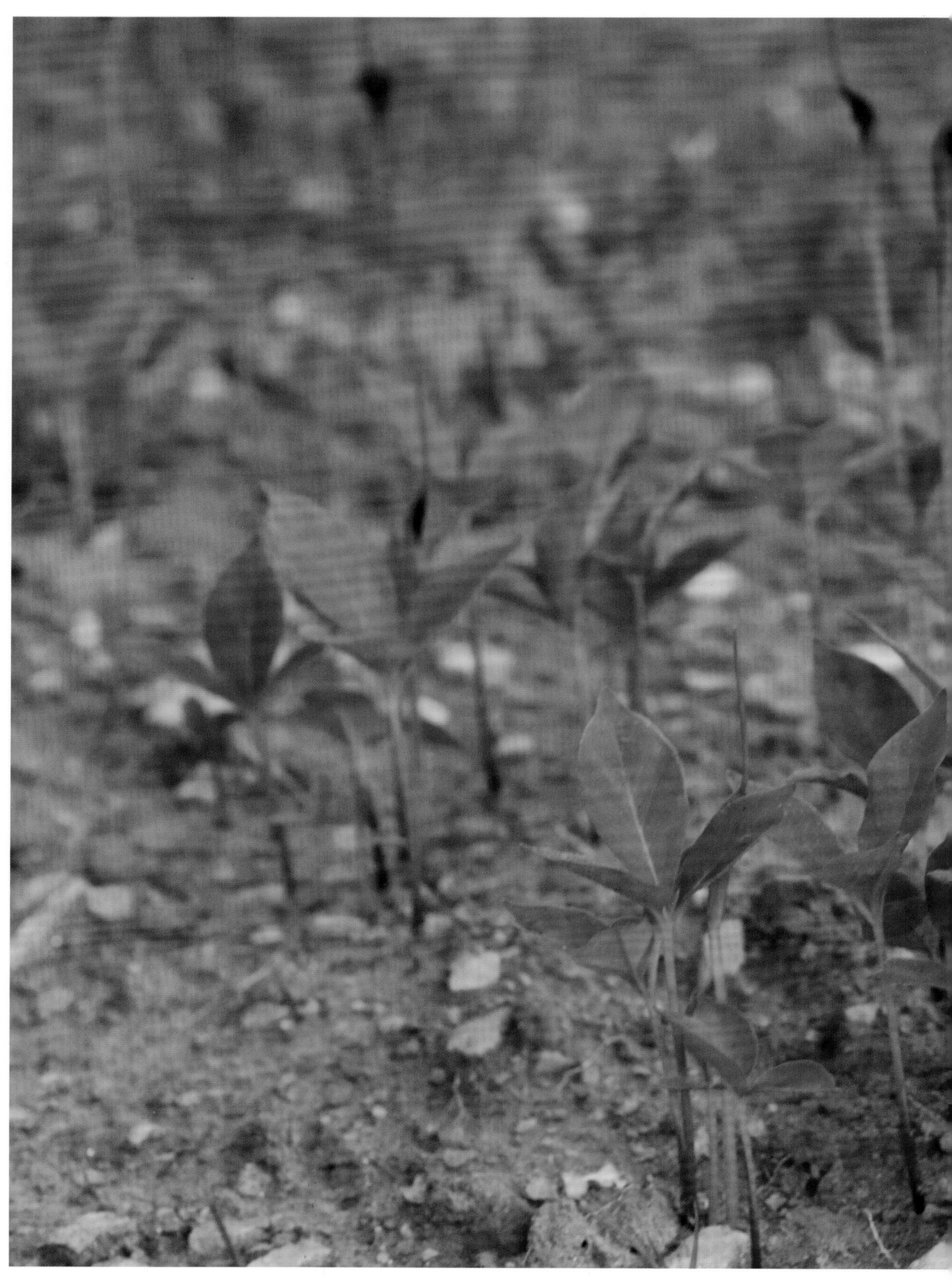

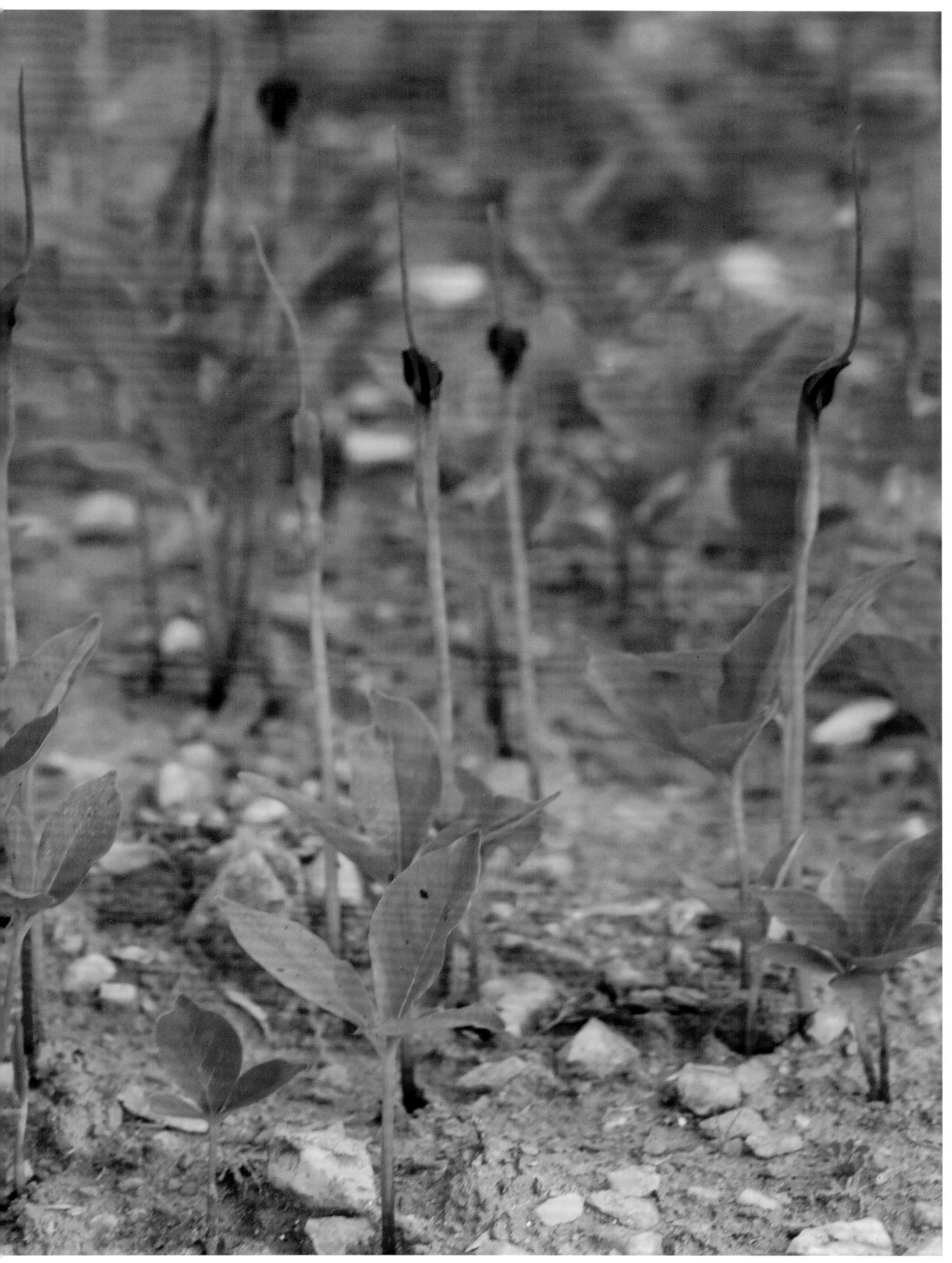

半夏

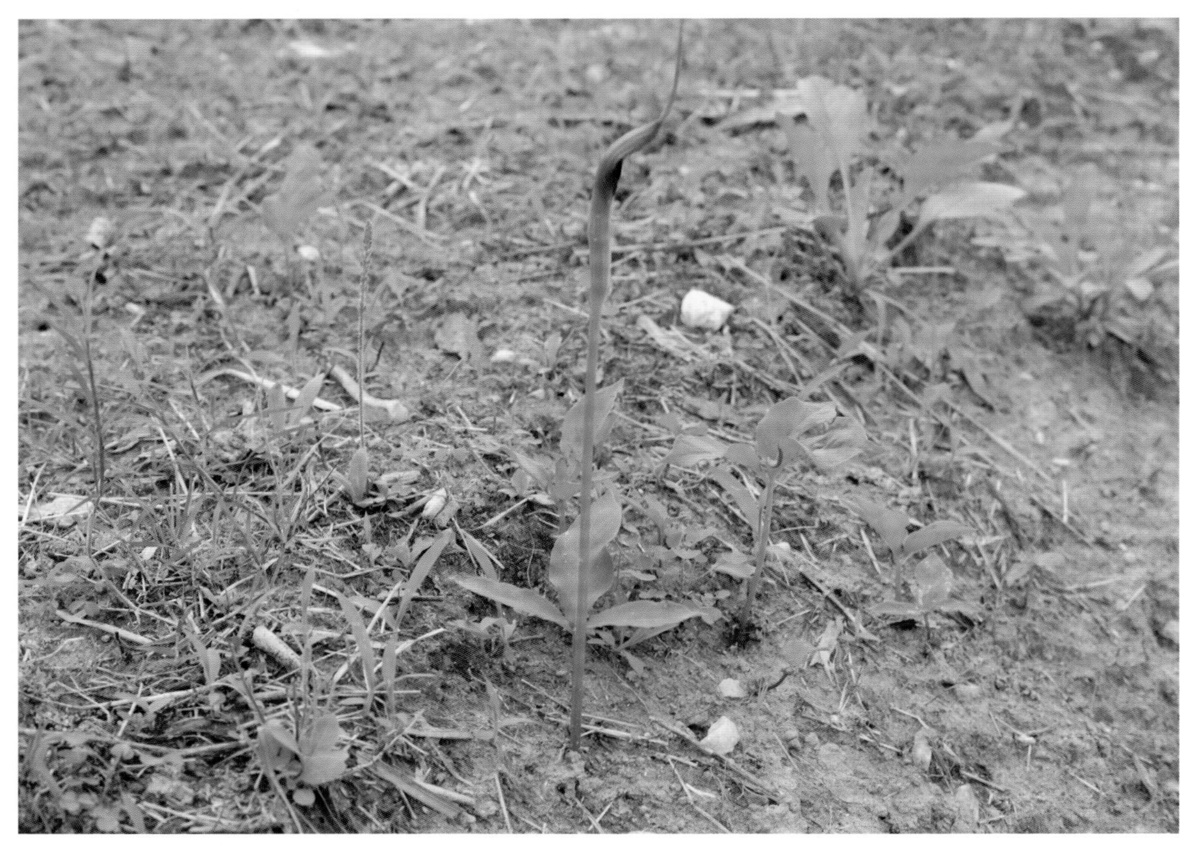

半夏

识别特征

多年生草本植物，高 15 ~ 30 cm。块茎球形，直径 0.5 ~ 1.5 cm。叶 2 ~ 5 片，幼时单叶，2 ~ 3 年后为 3 出复叶；叶柄长达 20 cm，近基部内侧和复叶基部生有珠芽；叶片卵圆形至窄披针形，中间小叶较大，长 5 ~ 8 cm，两侧小叶较小，先端锐尖，两面光滑，全缘。花序柄与叶柄近等长或更长；佛焰苞卷合成弧曲形管状，绿色上部内面常为深紫红色；肉穗花序顶生；其雌花序轴与佛焰苞贴生，绿色，长 6 ~ 7 cm，雄花序长 2 ~ 6 cm；附属器长鞭状。浆果卵圆形，绿白色。花期 5—7 月，果期 8 月。南方 1 年出苗 2 ~ 3 次，故 9—10 月仍可见到花、果。

生境分布

生长于山地、农田、溪边或林下。全国大部分地区有分布。

采收加工

夏、秋二季采挖，洗净，除去外皮，晒干或烘干。

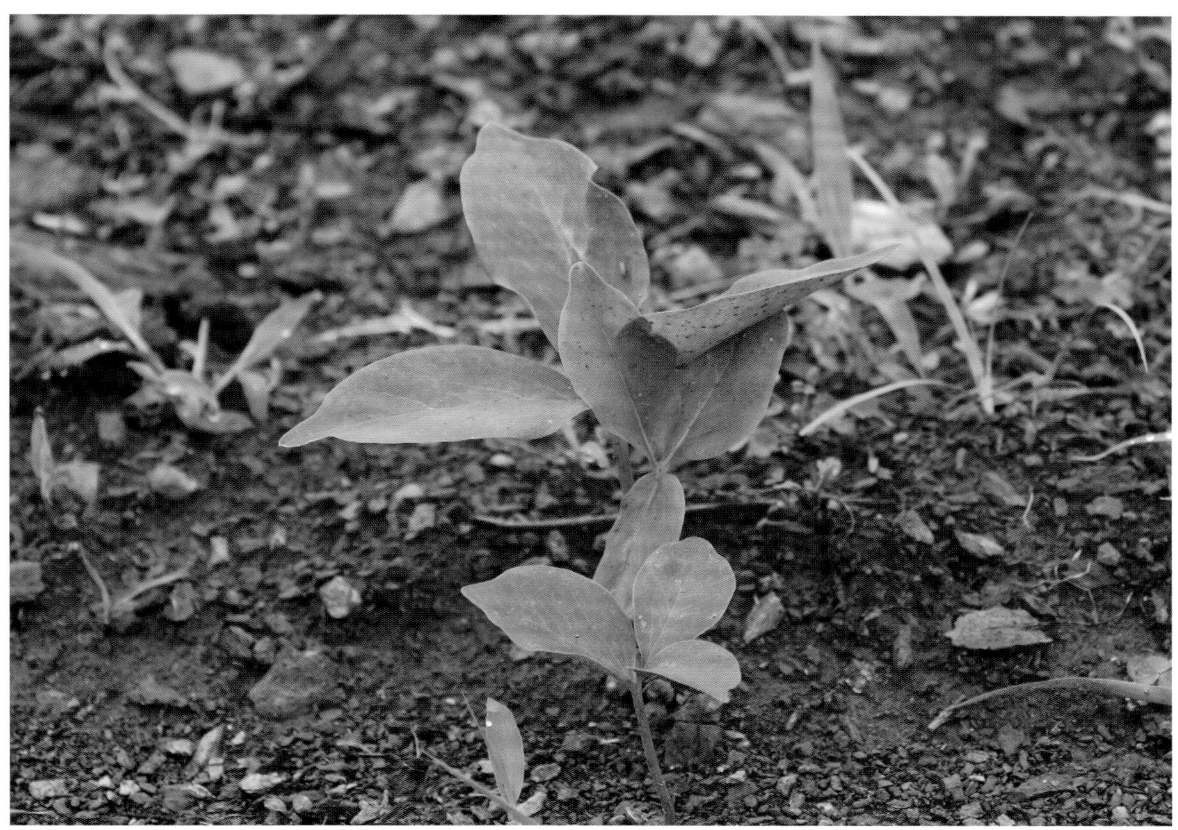
半夏

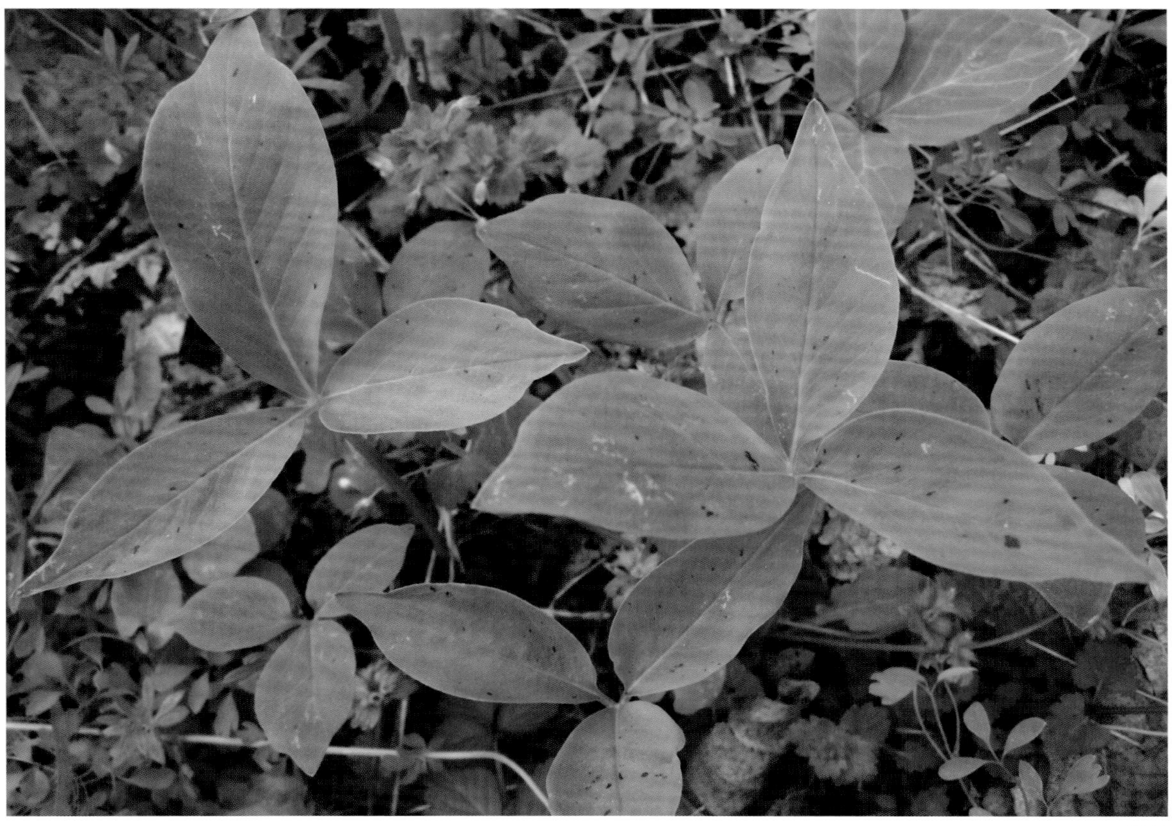
半夏

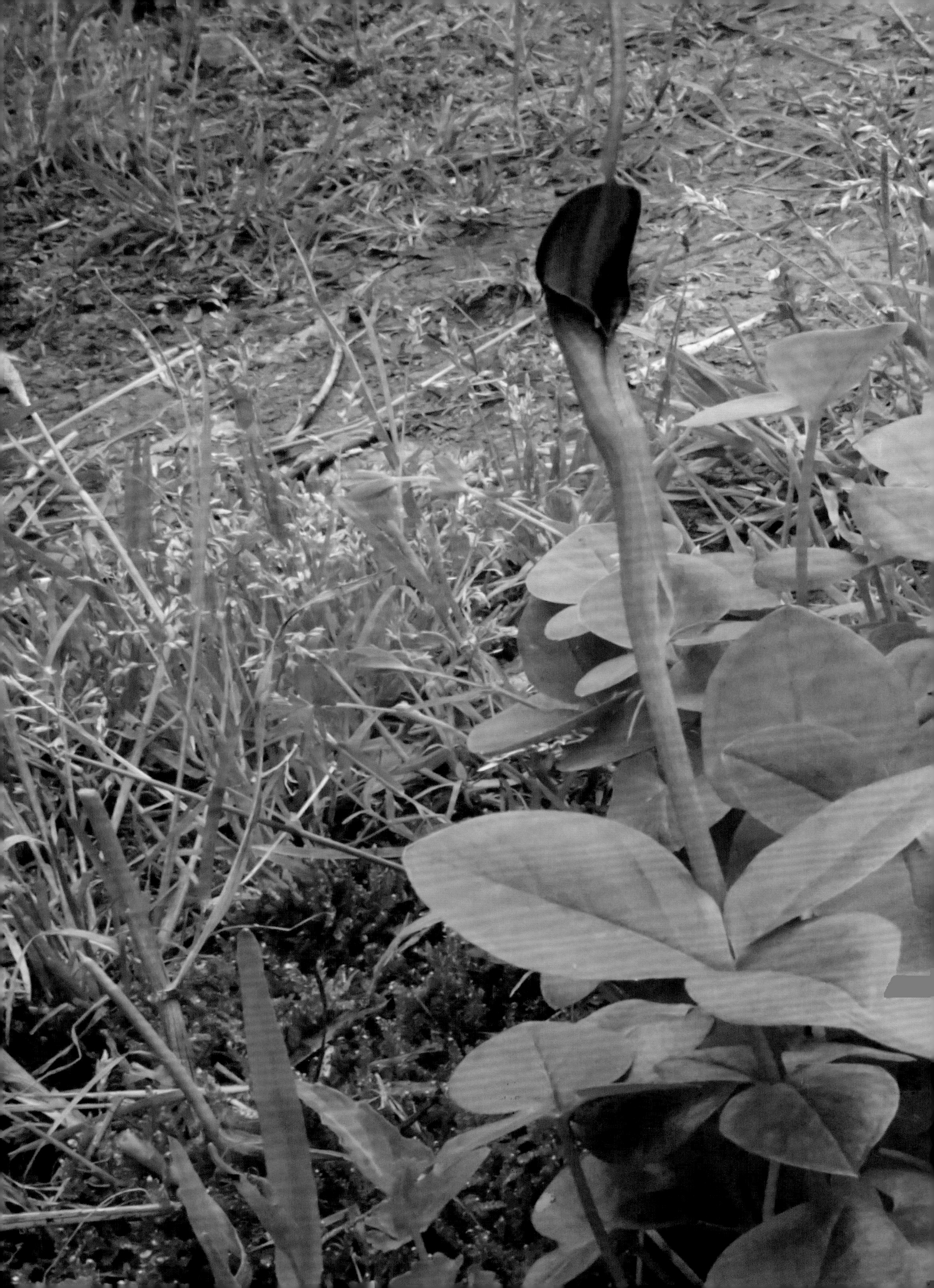

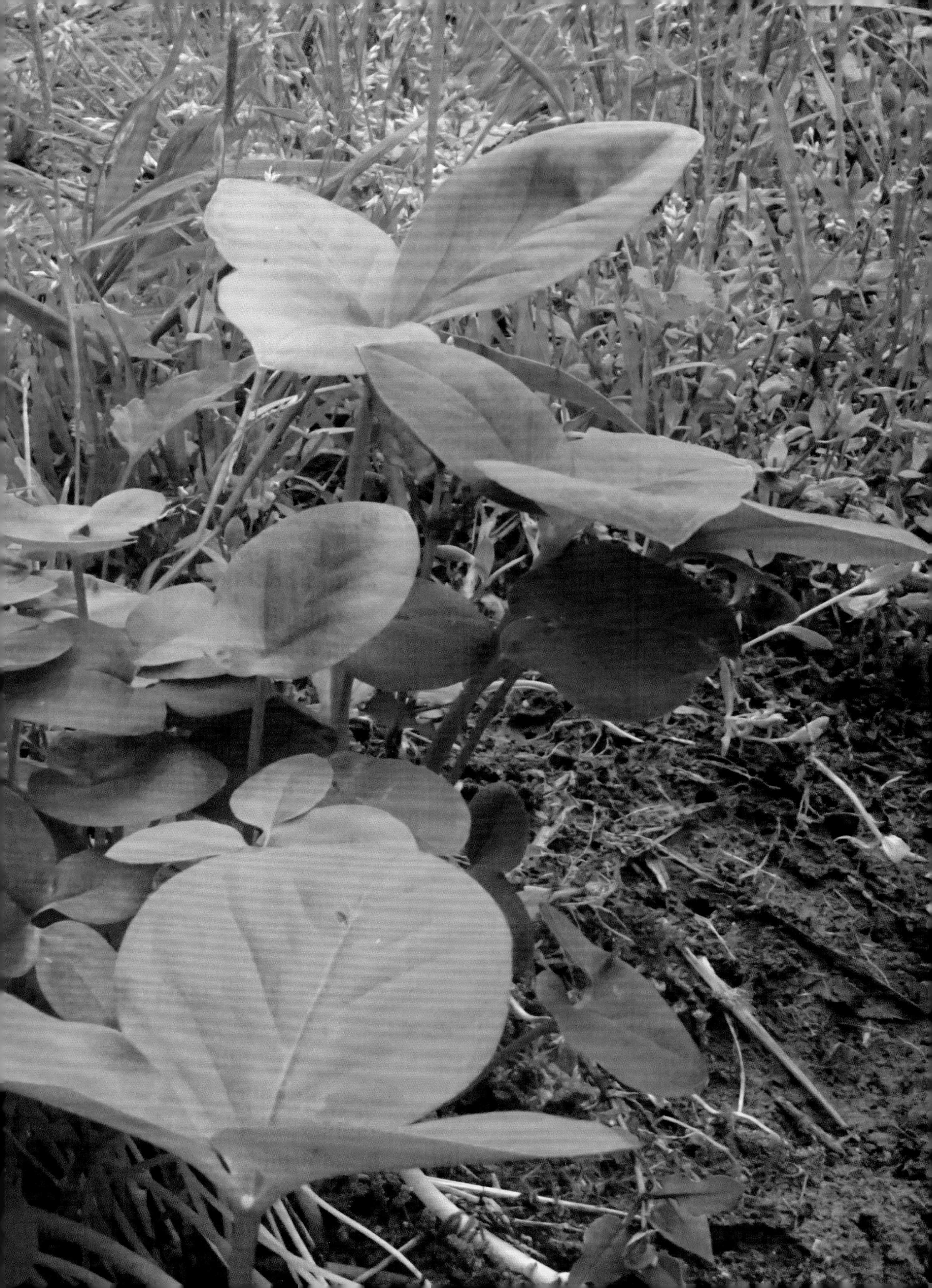

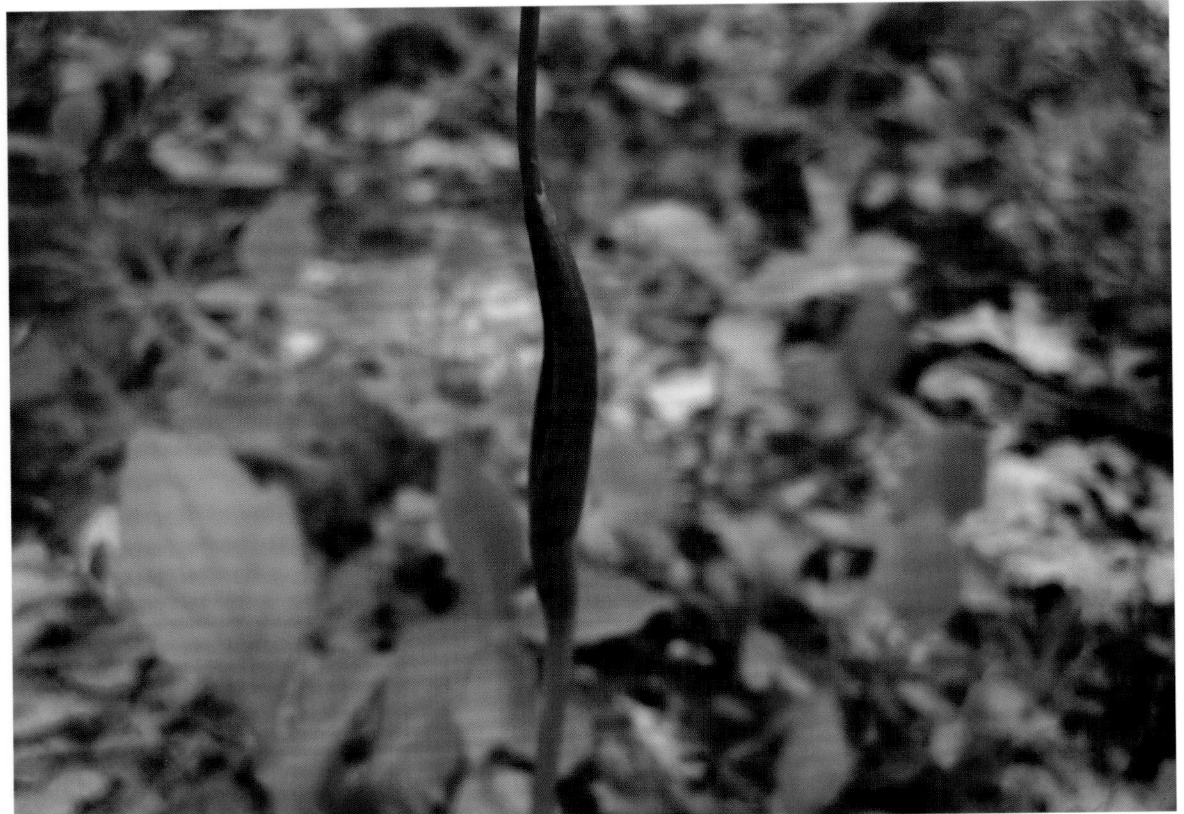
半夏

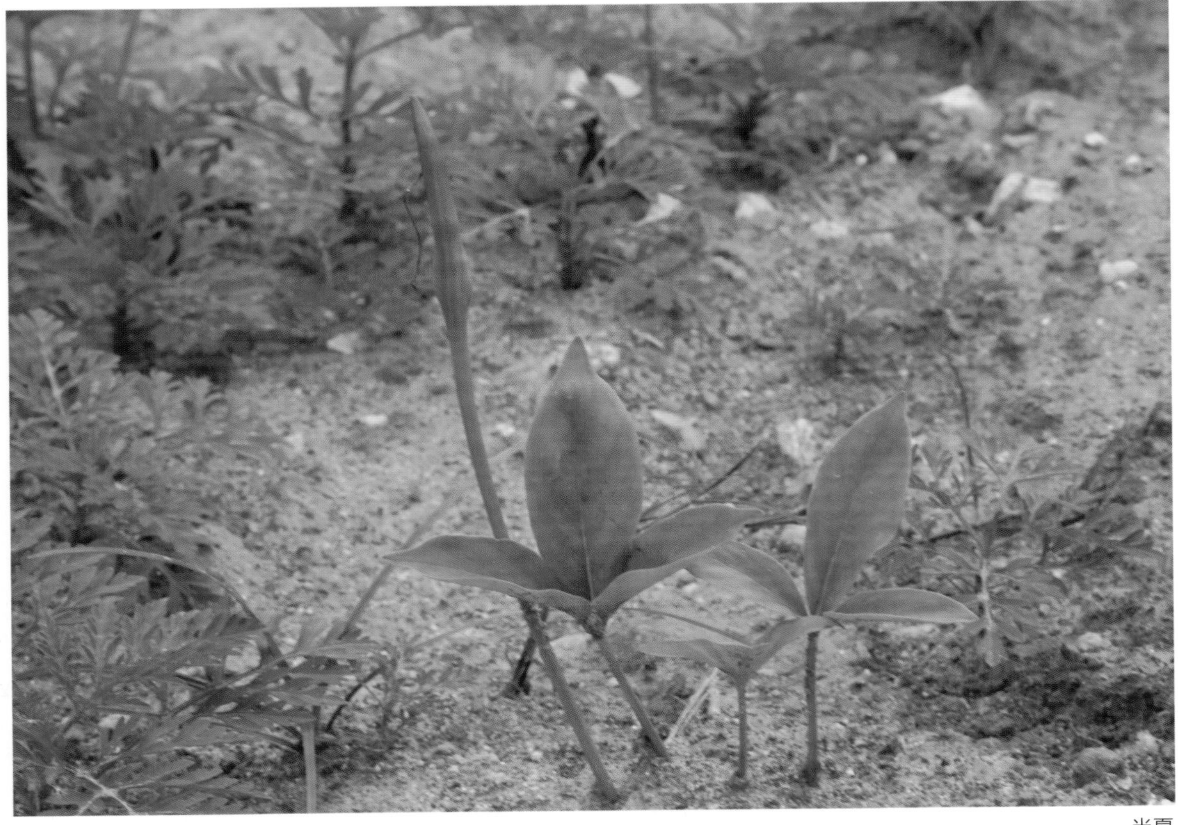
半夏

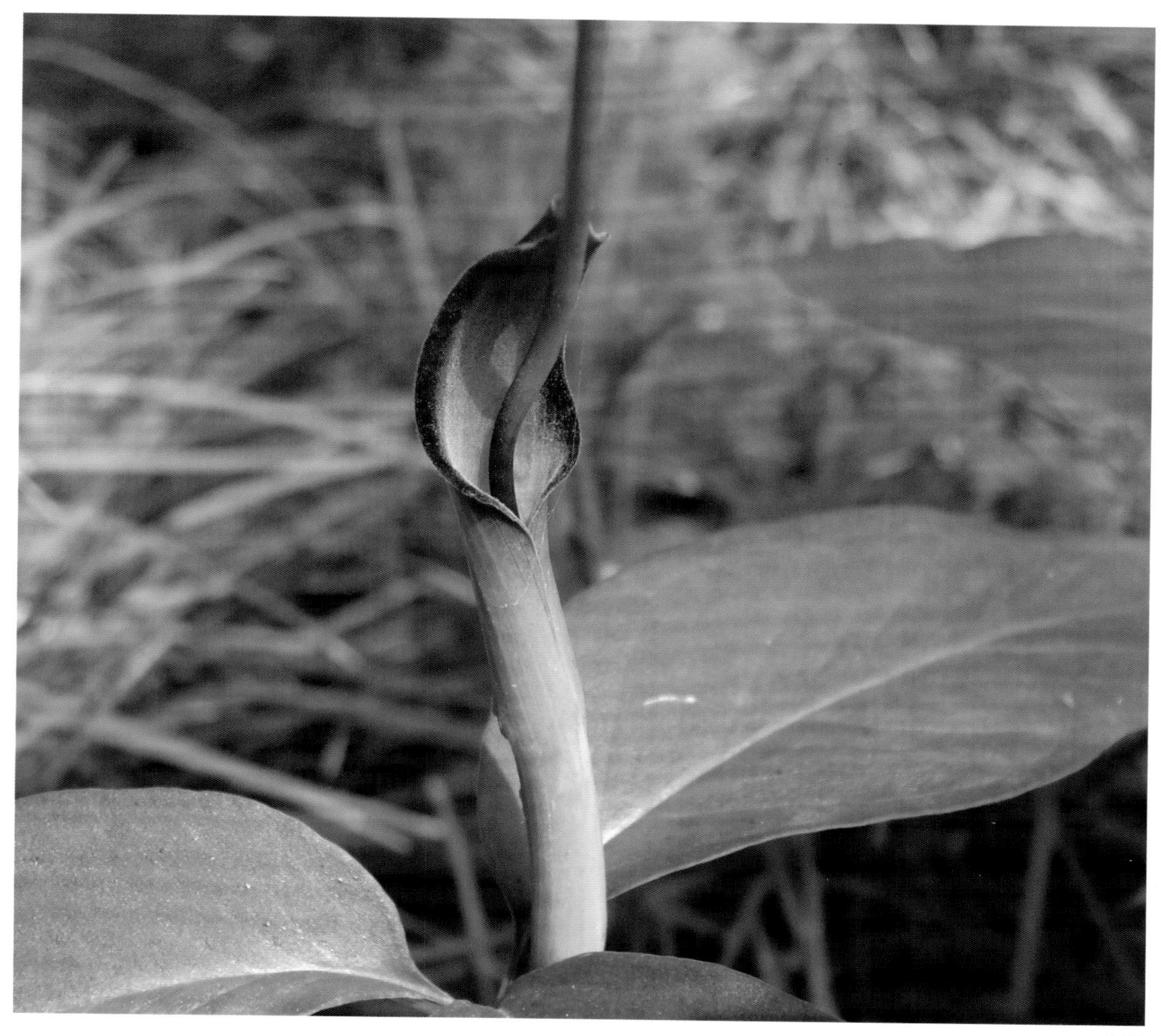

半夏

药材鉴别

块茎呈类球形，直径0.8 ~ 1.5 cm。表面白色或浅黄色，顶端中心有凹陷的茎痕，周围密布棕色凹点状的根痕；下端钝圆，较光滑。质坚实，断面白色，富粉性。气微，味辛辣，有麻舌感，刺喉。以个大、质坚实、色白、粉性足者为佳。

功效主治

燥湿化痰，降逆止呕，消痞散结。主治咳喘痰多，呕吐反胃，胸脘痞满，头痛眩晕，夜卧不安，瘿瘤痰核，痈疽肿毒。

用法用量

内服：煎汤，3 ~ 9 g；或入丸、散。外用：适量，生品研末，水调敷；或用酒、醋调敷。

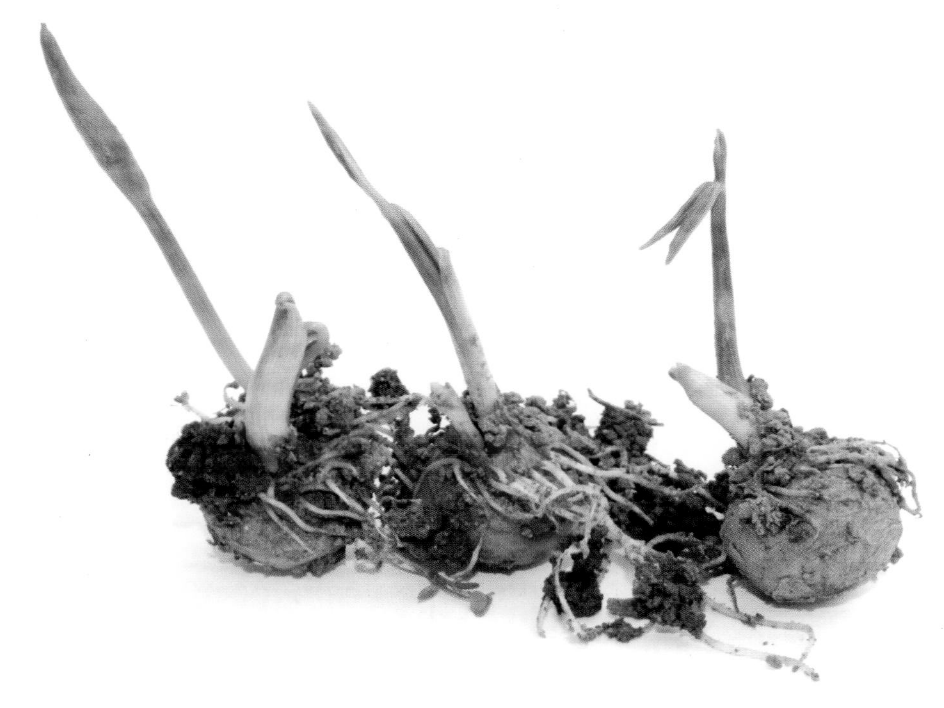

半夏药材

民族药方

1．虫蛇咬伤 鲜半夏适量。捣烂，外敷咬伤周围。

2．咳嗽痰多 半夏、陈皮、茯苓、生姜各 9 g。煨水服。

3．呕吐不止 半夏 6 g，陈皮 9 g，生姜 30 g。煨水服。

4．食管癌，贲门癌梗阻 新鲜半夏适量。剥去外皮，捣成糊状制丸，每次用 2 g，置于舌根部咽下，每日 3 ~ 4 次，若能使梗阻缓解，可继续用药。

5．冠心病 生半夏、生南星各等份。碾成细末，水泛为丸，每次服用 3.5 g，每日 3 次。

6．宫颈糜烂 生半夏适量。研成细粉，备用。患者取膀胱截石位，将宫颈糜烂面分泌物拭净，用带线棉球蘸生半夏粉，对准宫颈糜烂处置入并紧贴糜烂面，线头露于体外，1 日后令患者取出。每周上药 1 ~ 2 次，8 次为 1 个疗程。

7．急性乳腺炎 新鲜半夏适量。洗净，去外皮，削成适当大小，塞入患侧或对侧鼻孔，1 ~ 2 小时后取出，每日或间隔 7 ~ 8 小时再塞 1 次，连续 3 次无效，则改用他法治疗。

8．呕吐 姜半夏适量。制成 1 ∶ 1 注射液，肌内注射，每次 2 ml。

9．急慢性化脓性中耳炎 生半夏适量。研末溶于米酒或 50% 乙醇中（1 份半夏 3 份乙醇），浸泡 24 小时以上，取上层澄清液滴耳。同时先用过氧化氢溶液洗涤外耳道，然后滴入药液数滴，每日 1 ~ 2 次，一般 1 ~ 2 日见效，1 周内可痊愈。

10．牙痛 生半夏 50 g。捣碎置于 90% 乙醇 100 ml 中，浸泡后即可使用。用时以棉球蘸药液塞入龋齿中或涂搽痛牙周边。

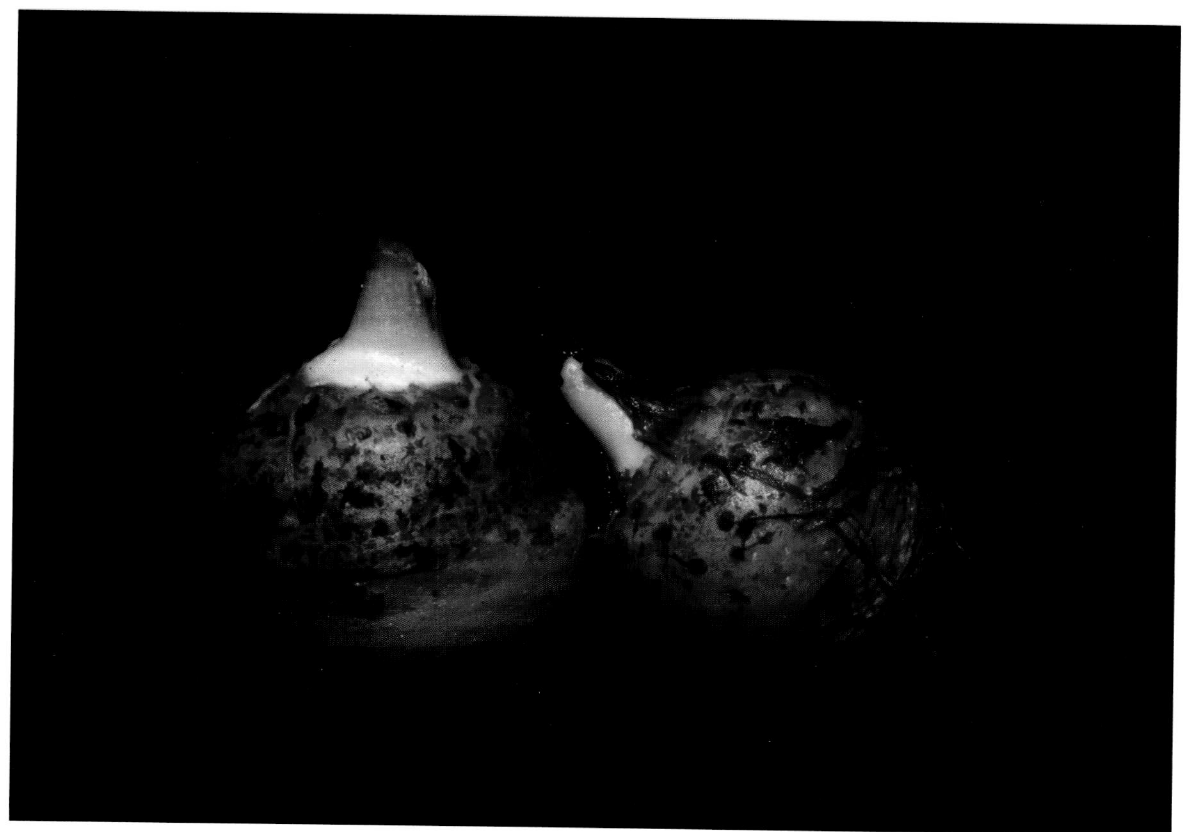

半夏药材

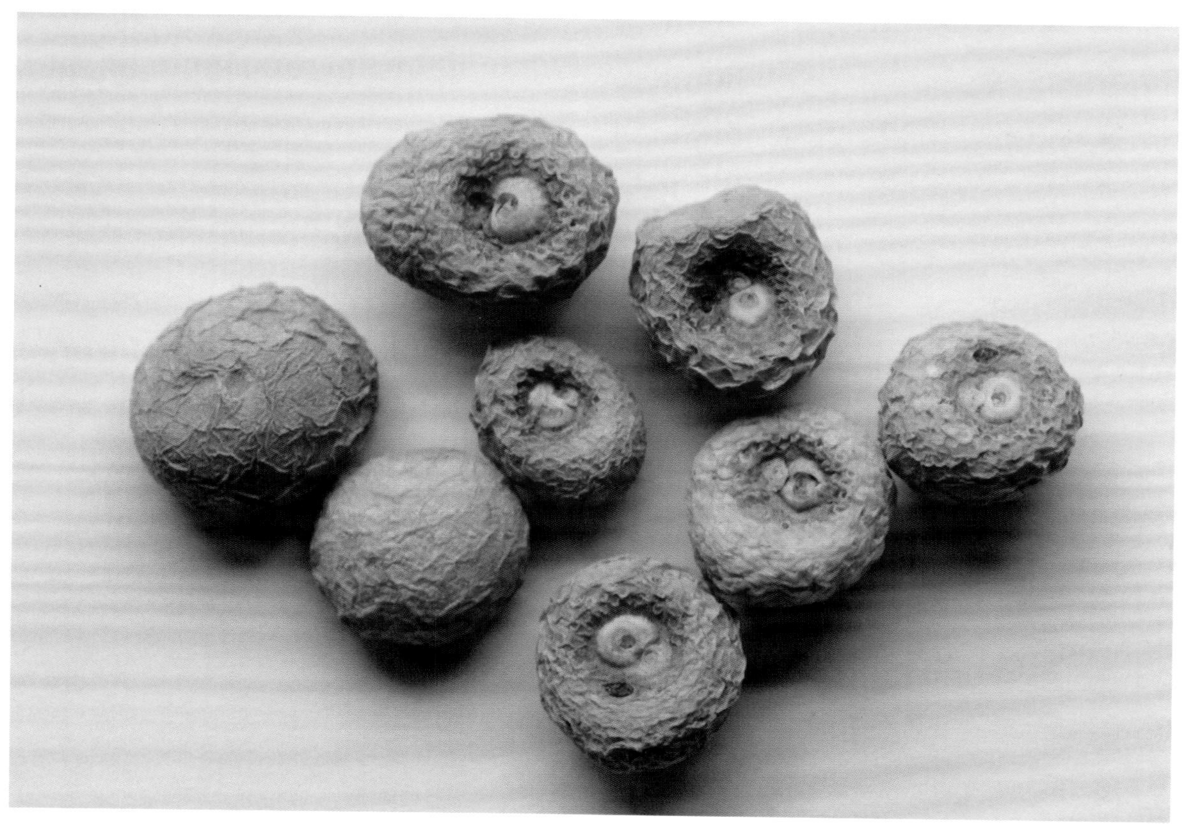

半夏药材

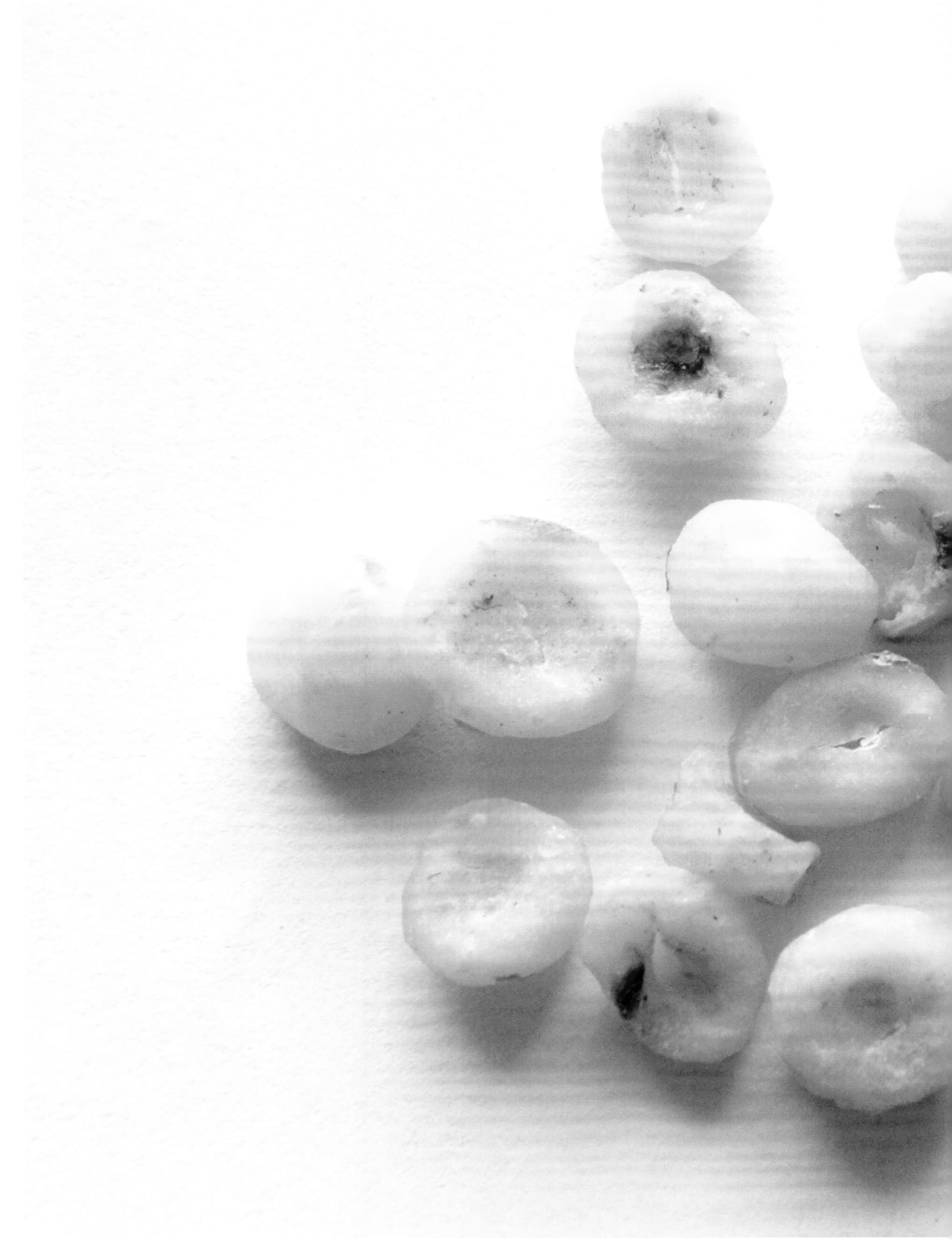

半夏

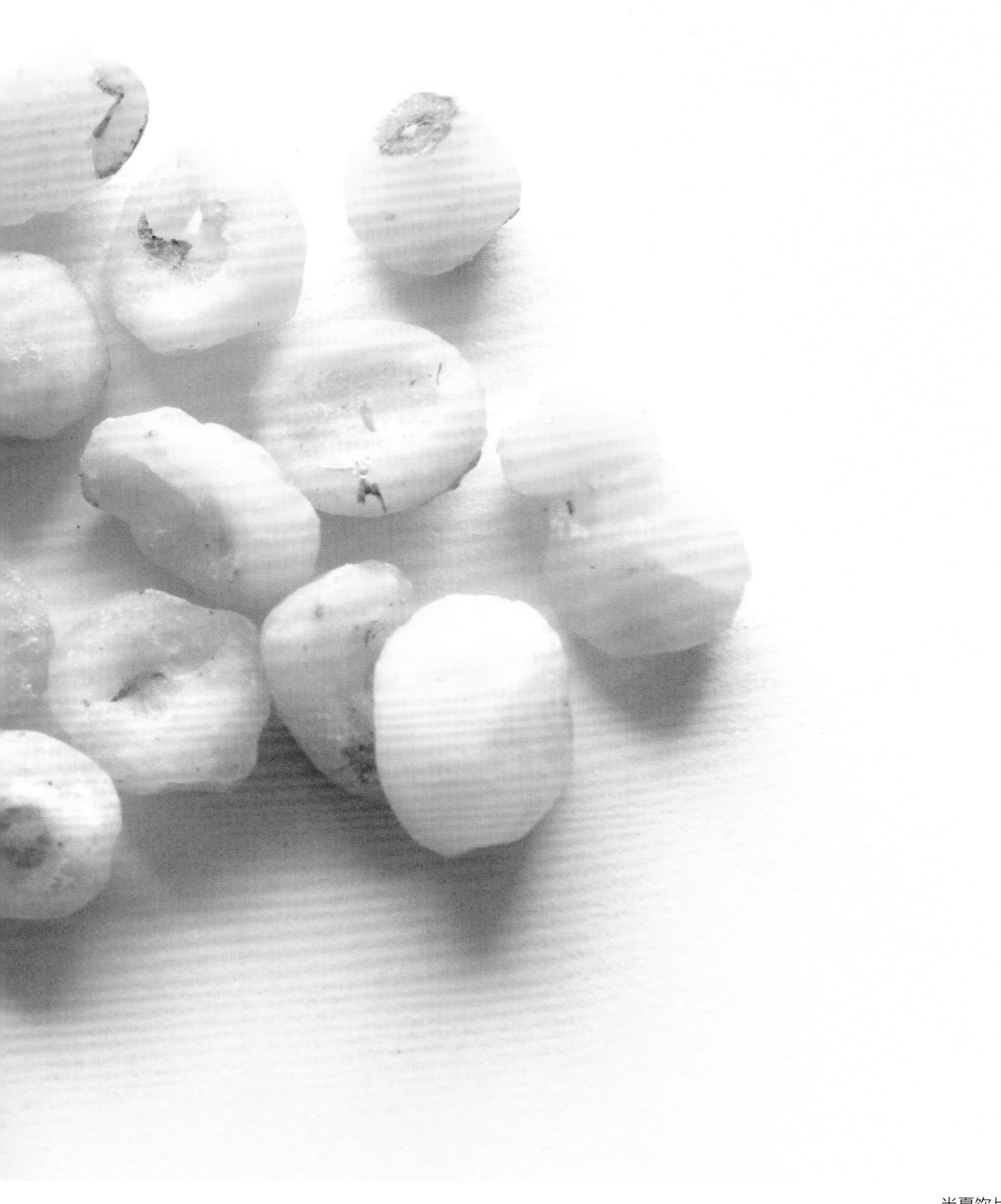

半夏饮片

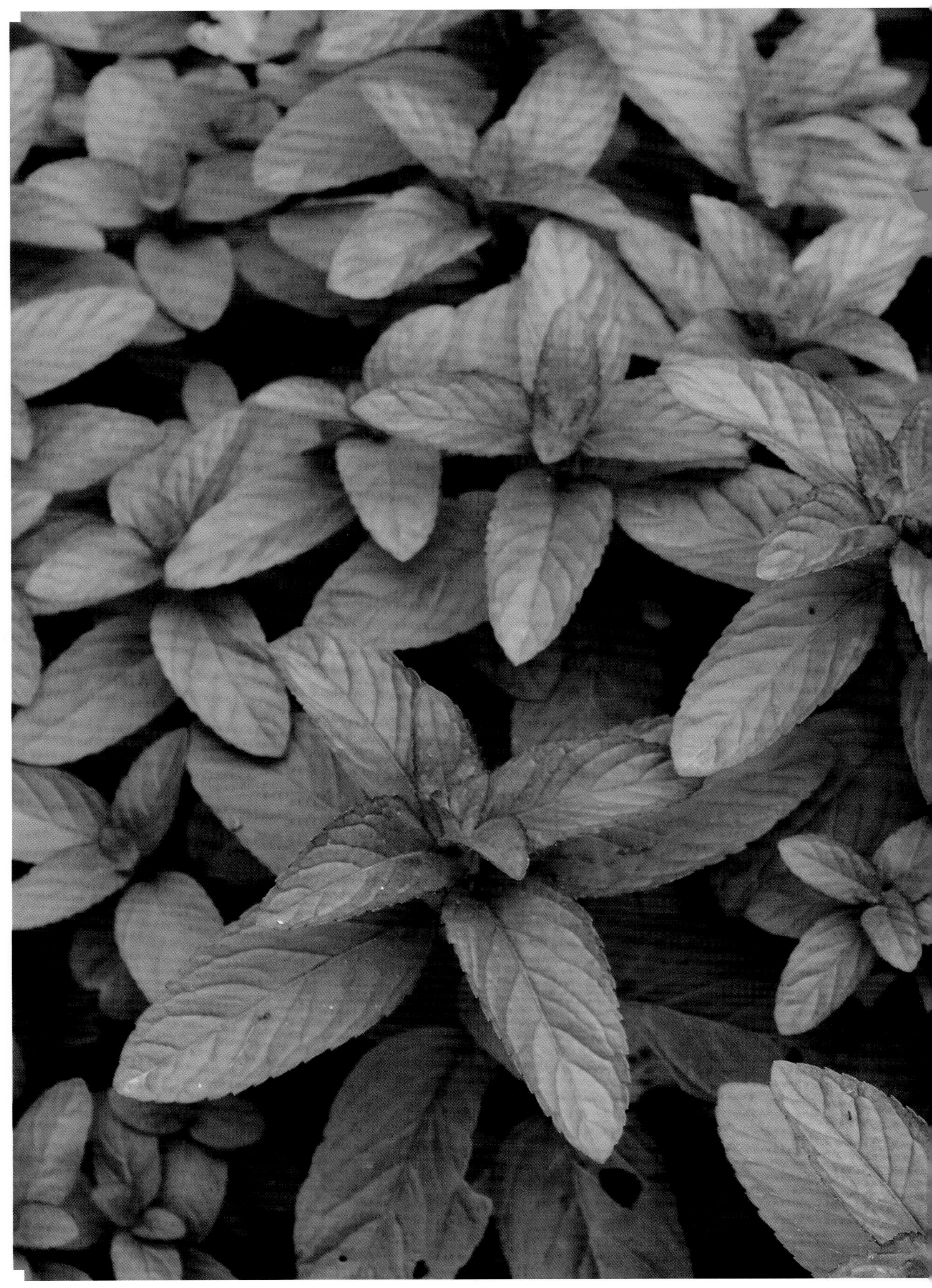

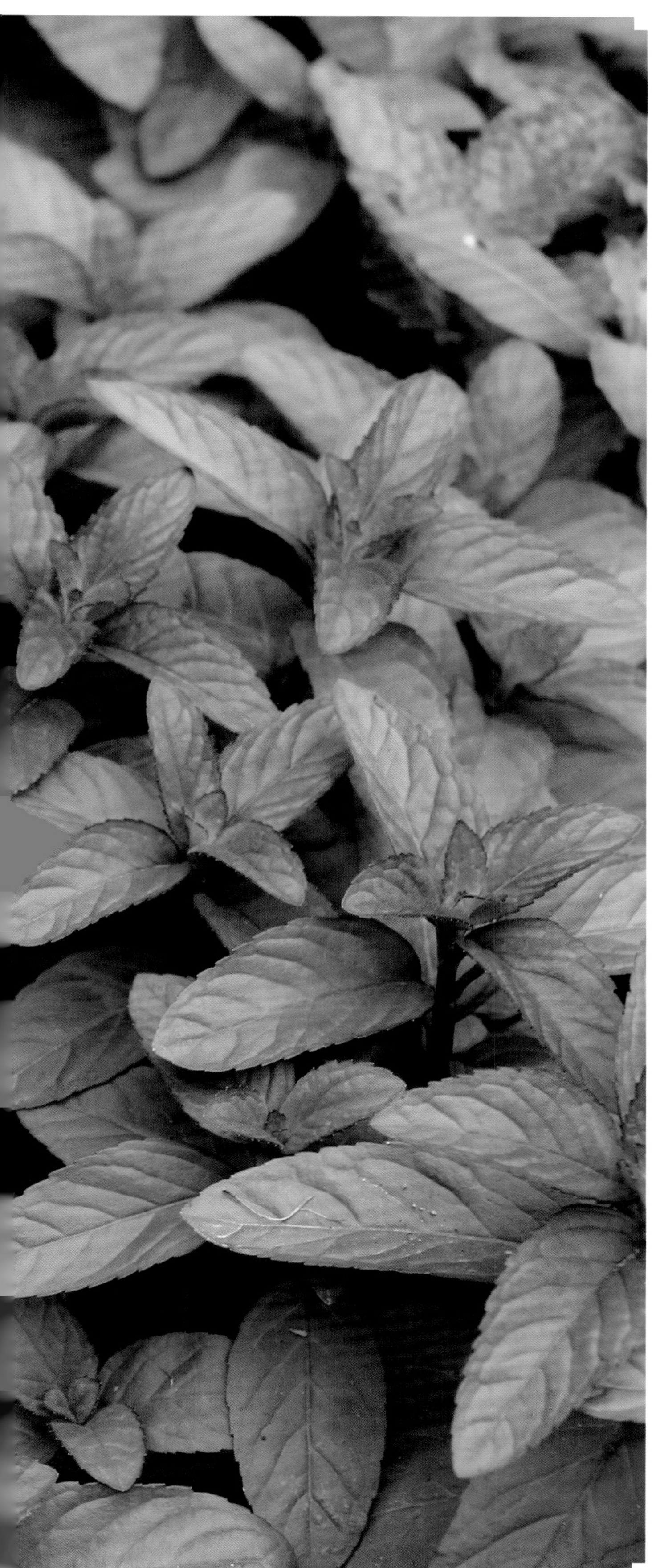

薄荷

【苗药名】锐叉务。

【别　名】水益母、接骨草、土薄荷、鱼香草、香薷草。

【来　源】本品为唇形科植物薄荷 *Mentha haplocalyx* Briq. 的全草或全叶。

【性味归经】味辣，性冷。归热经、半边经。

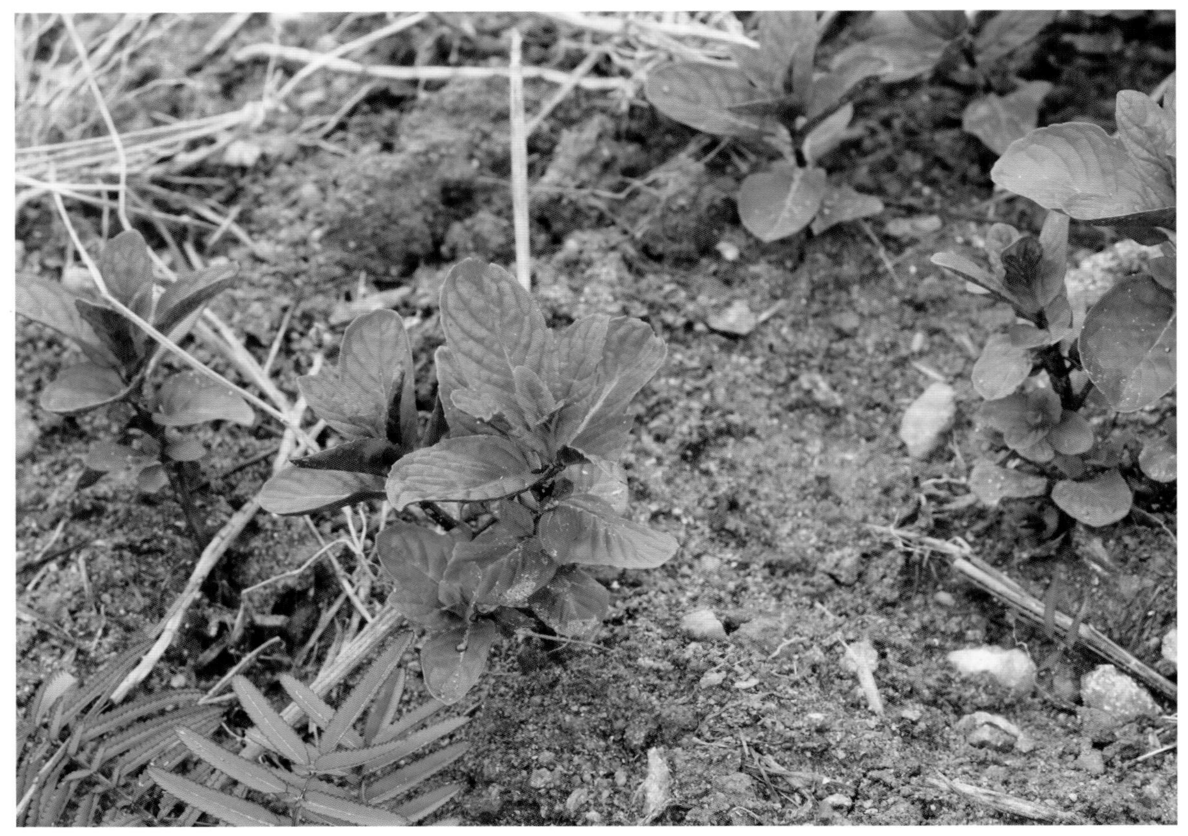

薄荷

识别特征

多年生芳香草本植物，茎直立，高 30 ~ 80 cm。具匍匐的根状茎，深入土壤可至 13 cm，质脆，容易折断。茎锐四棱形，多分枝，四侧无毛或略具倒生的柔毛，角隅及近节处毛较显著。单叶对生；叶柄长 1 ~ 2 mm；叶形变化较大，披针形、卵状披针形、长圆状披针形至椭圆形，长 2 cm，宽 1 cm，先端锐尖或渐尖，基部楔形至近圆形，边缘在基部以上疏生粗大的牙齿状锯齿，侧脉 5 ~ 6 对，上面深绿色，下面淡绿色，两面具柔毛及黄色腺鳞，下面较密。轮伞花序腋生，轮廓球形，愈向茎顶，则节间、叶及花序渐变小；总梗上有小苞片数枚，线状披针形，长 2 mm 以下，具缘毛；花柄纤细，长 2.6 mm，略被柔毛或近无毛；花萼管状钟形，长 2 ~ 3 mm，外被柔毛及腺鳞，具 10 脉，萼齿 5，狭三角状钻形，长约 0.7 mm，缘有纤毛；花冠淡紫色至白色，冠檐 4 裂，上裂片先端 2 裂，较大，其余 3 片近等大，花冠喉内部被微柔毛；雄蕊 4，前对较长，常伸出花冠外或包于花冠筒内，花丝丝状，无毛，花药卵圆形，2 室，花柱略超出雄蕊，先端近相等，2 浅裂，裂片钻形。小坚果长卵球形，长 0.9 mm，宽 0.6 mm，黄褐色或淡褐色，具小腺窝。花期 7—9 月，果期 10—11 月。

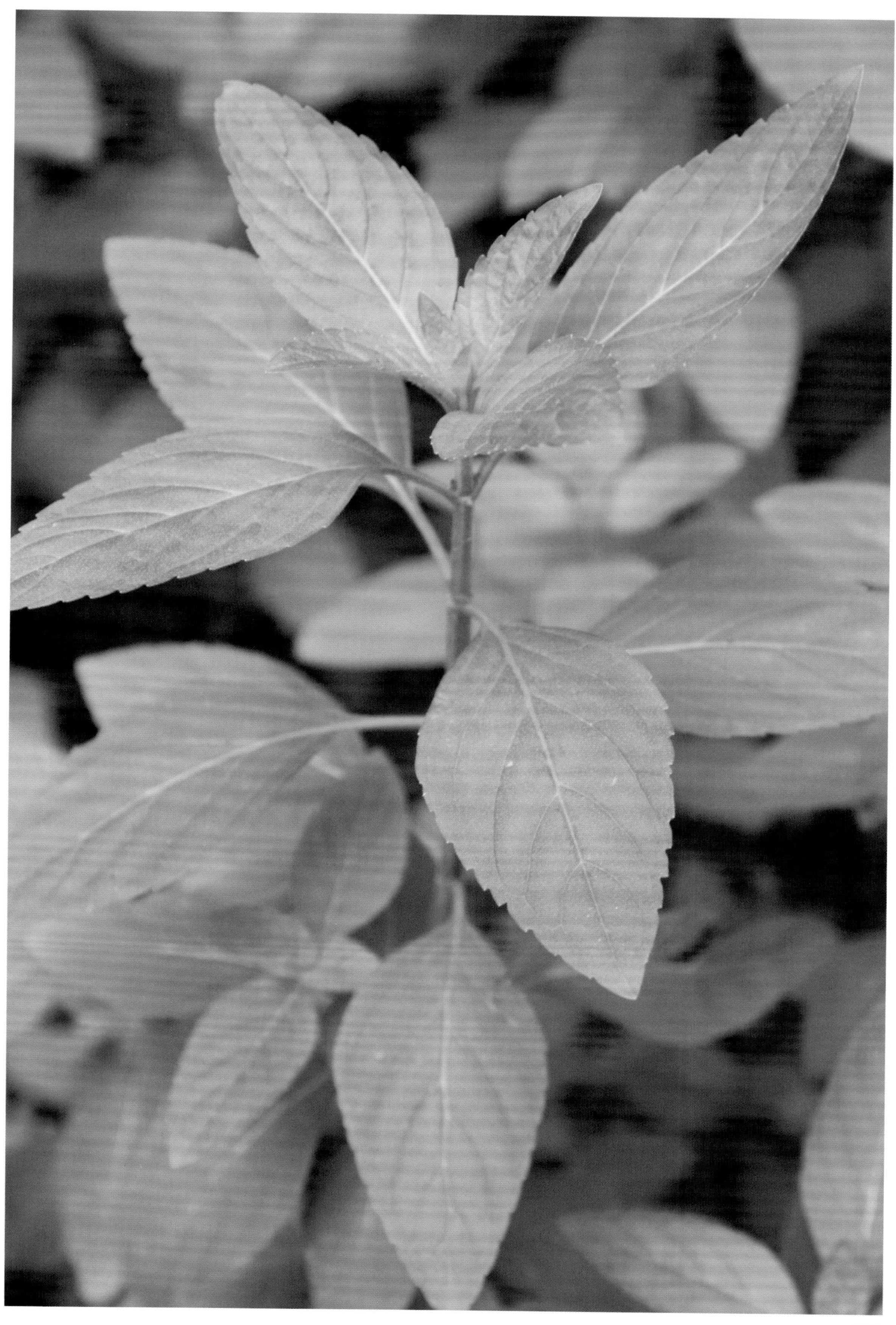

薄荷

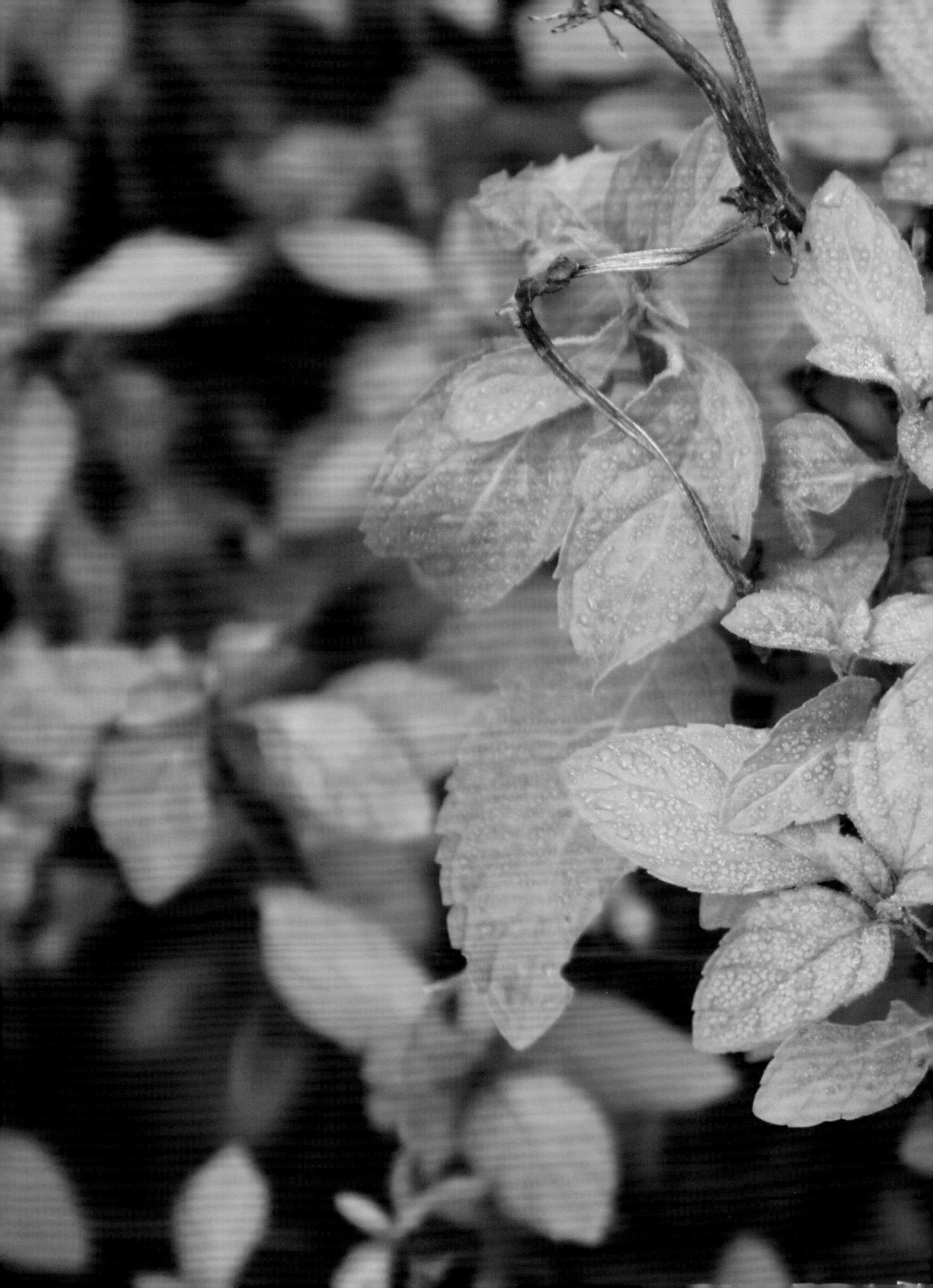

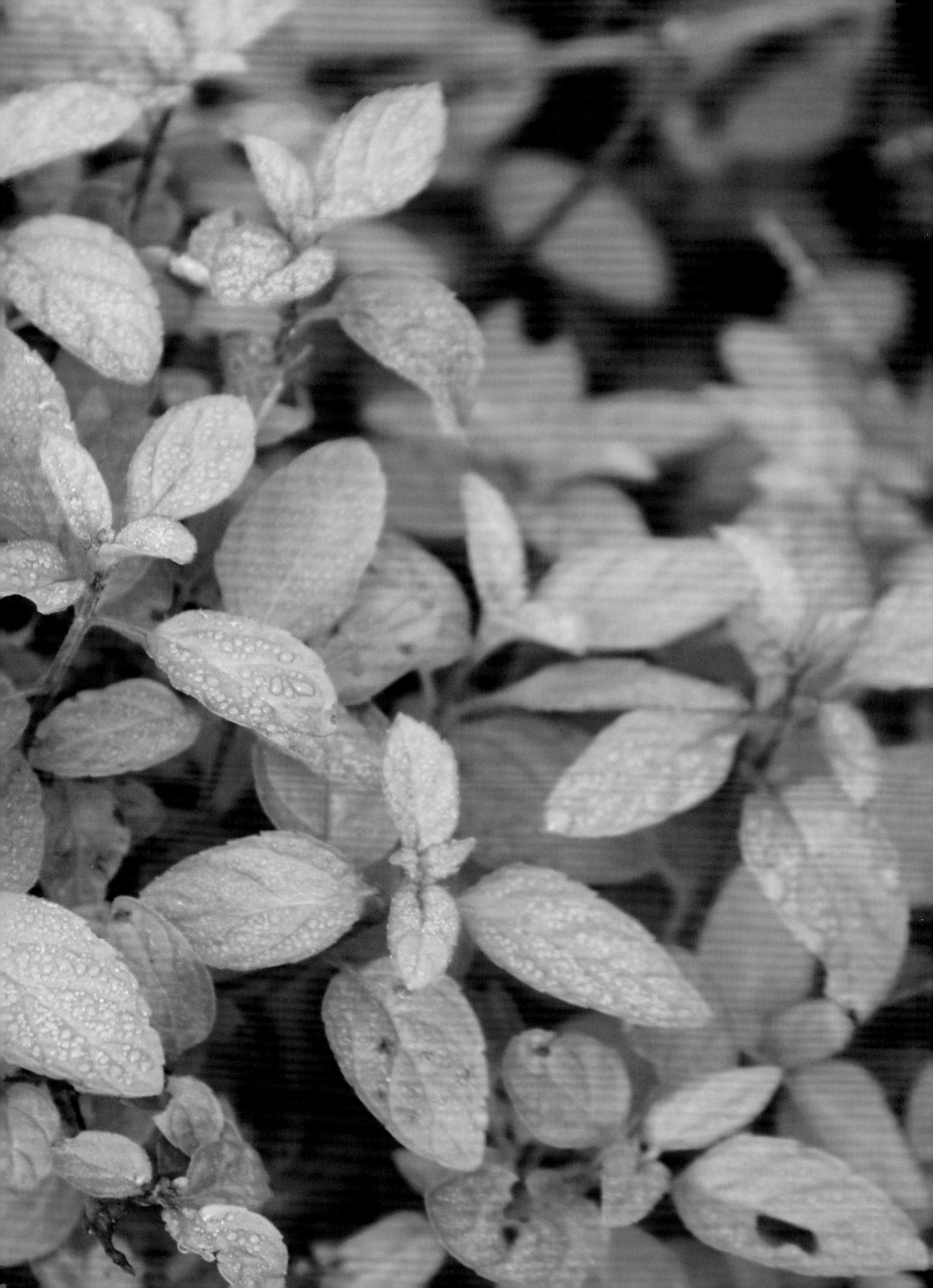

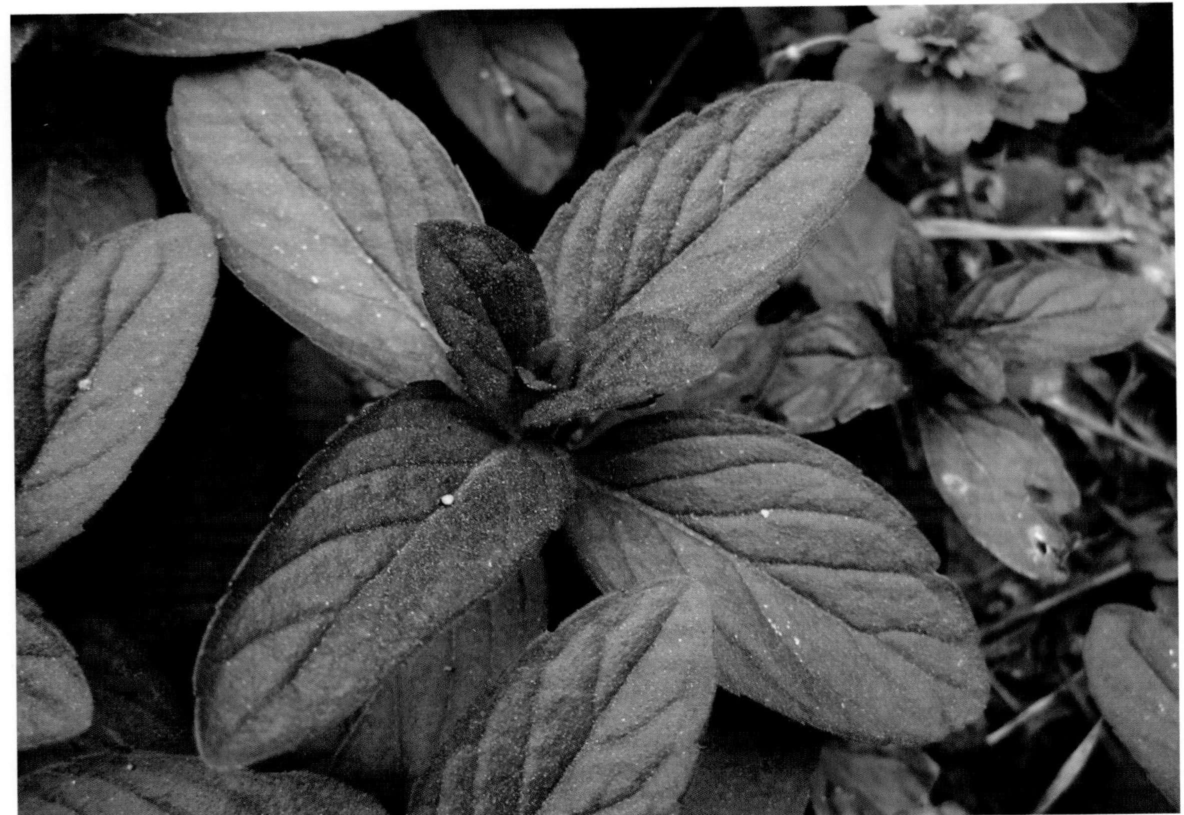
薄荷

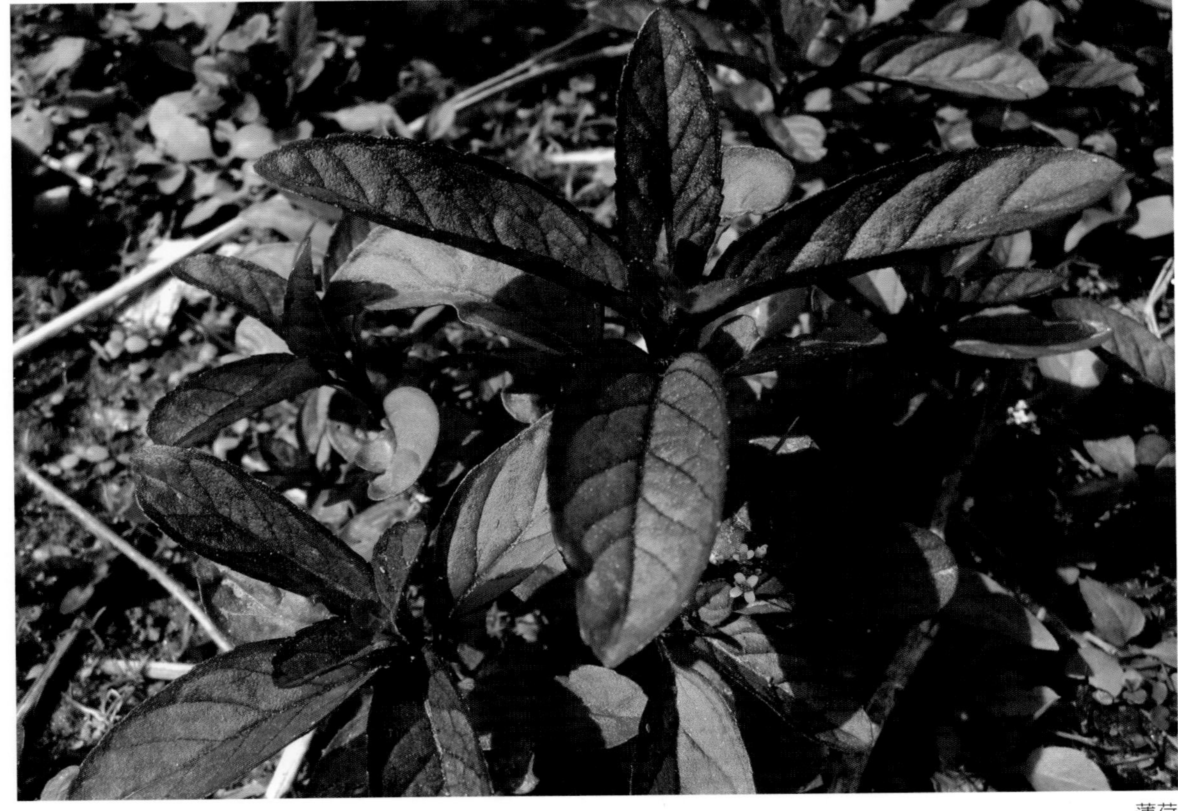
薄荷

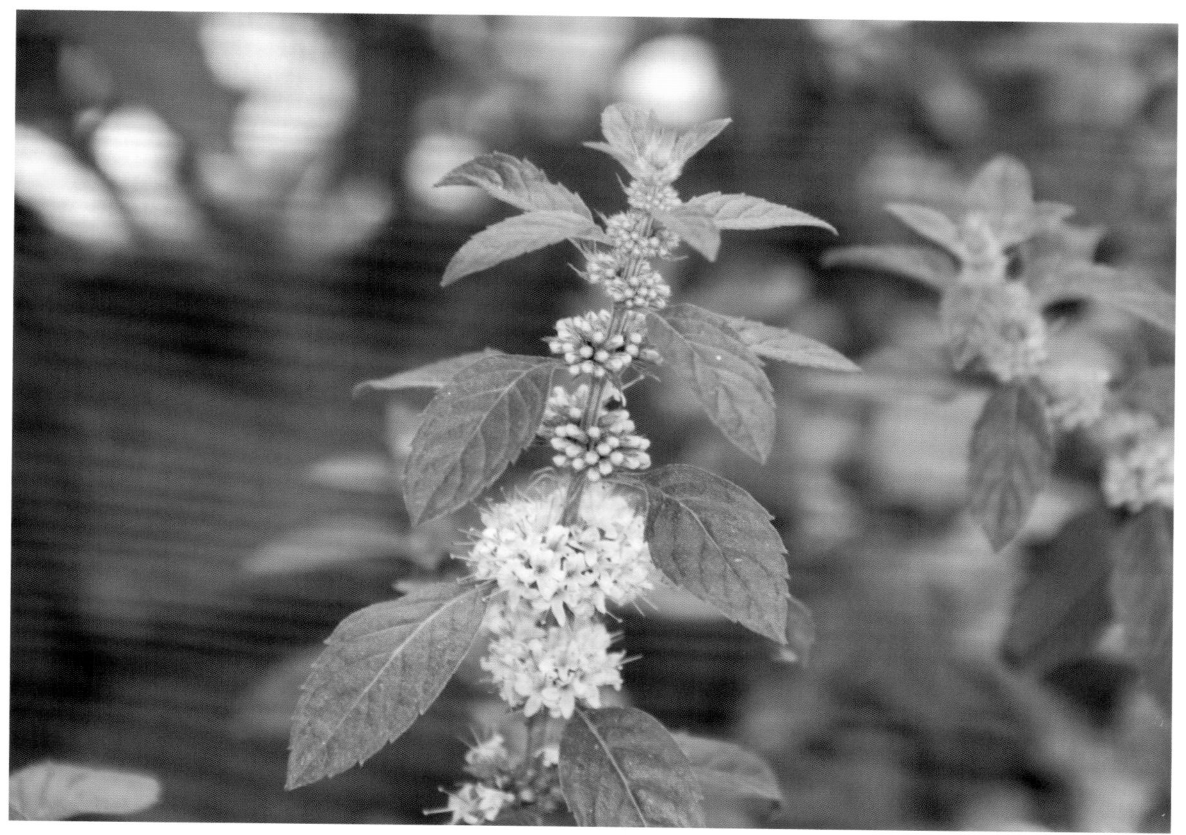

薄荷

生境分布

生长于溪沟旁、路边及山野湿地，海拔可高达 3500 m。分布于华北、华东、华中、华南及西南各地。

采收加工

在江浙每年可收 2 次，夏、秋二季茎叶茂盛或花开至 3 轮时选晴天分次采割。华北采收 1 ~ 2 次，四川可收 2 ~ 4 次。一般头刀收割在 7 月，二刀在 10 月，选晴天采割，摊晒 2 日，稍干后扎成小把，再晒干或阴干。薄荷茎叶晒至半干，即可蒸馏，得薄荷油。

药材鉴别

茎方柱形，有对生分枝，长 15 ~ 40 cm，直径 0.2 cm；表面紫棕色或淡绿色，棱角处具茸毛，节间长 2 ~ 5 cm；质脆，断面白色，髓部中空。叶对生，有短柄；叶片皱缩卷曲，完整叶片展平后呈披针形、卵状披针形、长圆状披针形至椭圆形，长 2 cm，宽 1 ~ 3 cm，边缘在基部以上疏生粗大的牙齿状锯齿，侧脉 5 ~ 6 对；上表面深绿色，下表面灰绿色，两面均有柔毛，下表面在放大镜下可见凹点状腺鳞。茎上部常有腋生的轮伞花序，花萼钟状，先端 5 齿裂，萼齿狭三角状钻形，微被柔毛；花冠多数存在，淡紫色。揉搓后有特殊香气，味辛、凉。以叶多、色绿、气味浓者为佳。

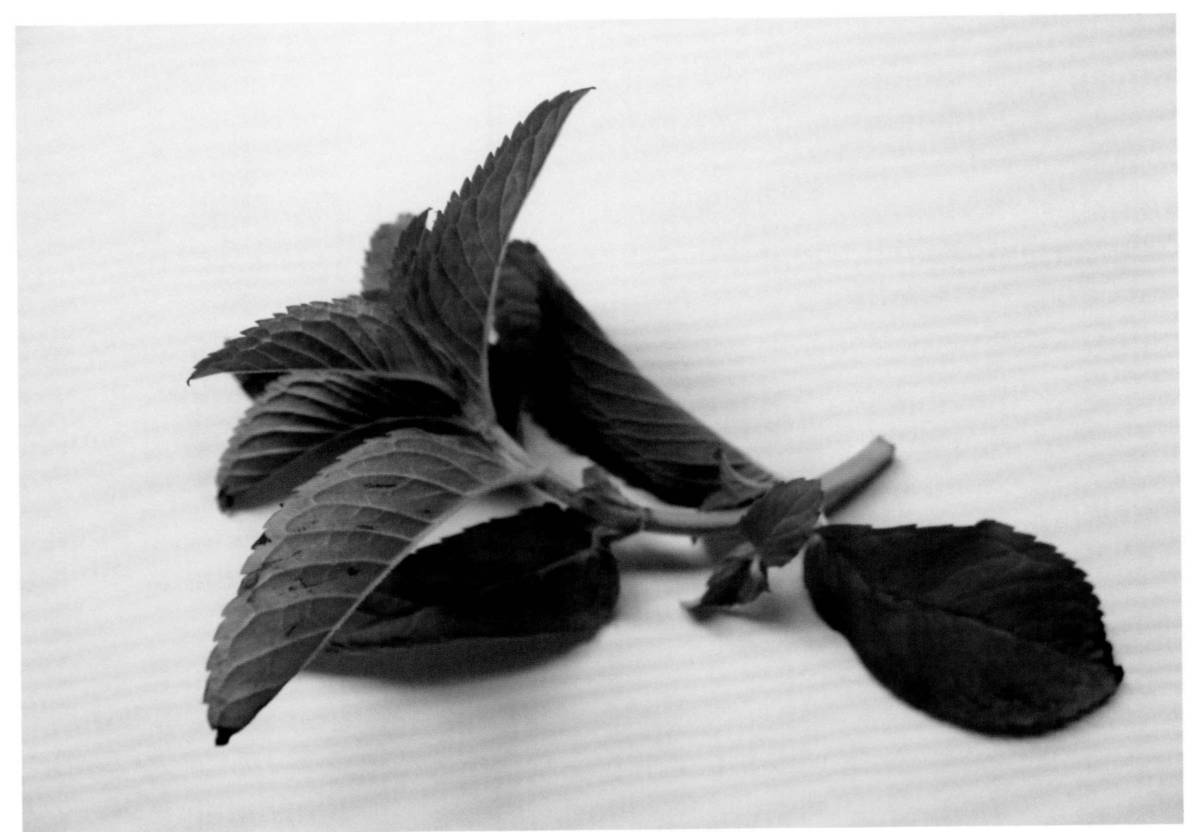

薄荷药材

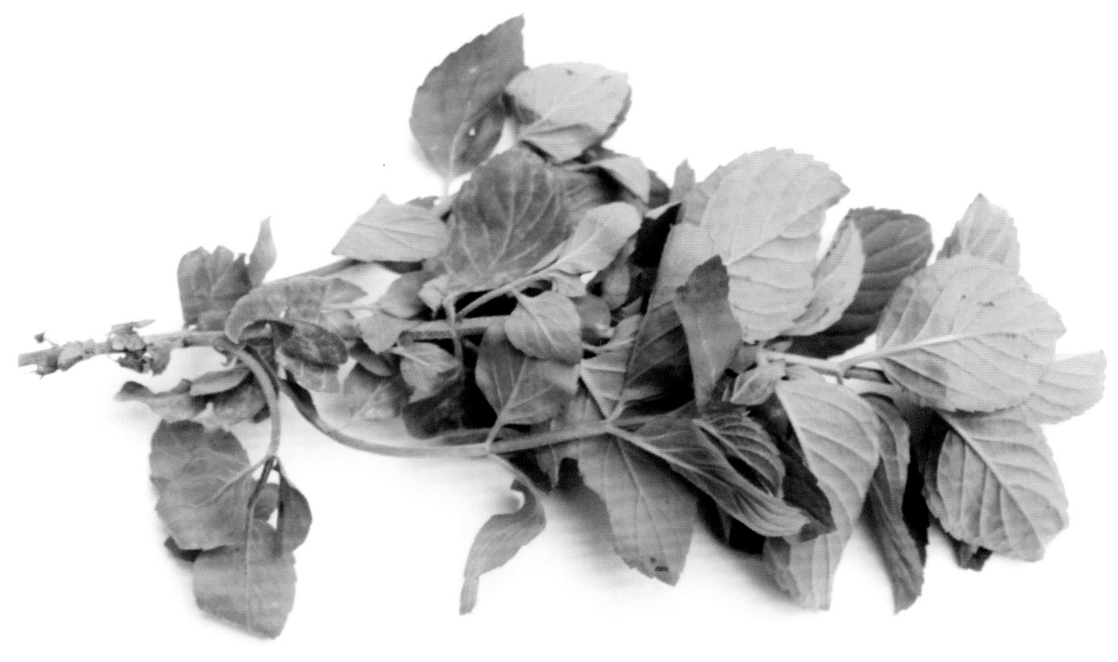

薄荷药材

薄荷

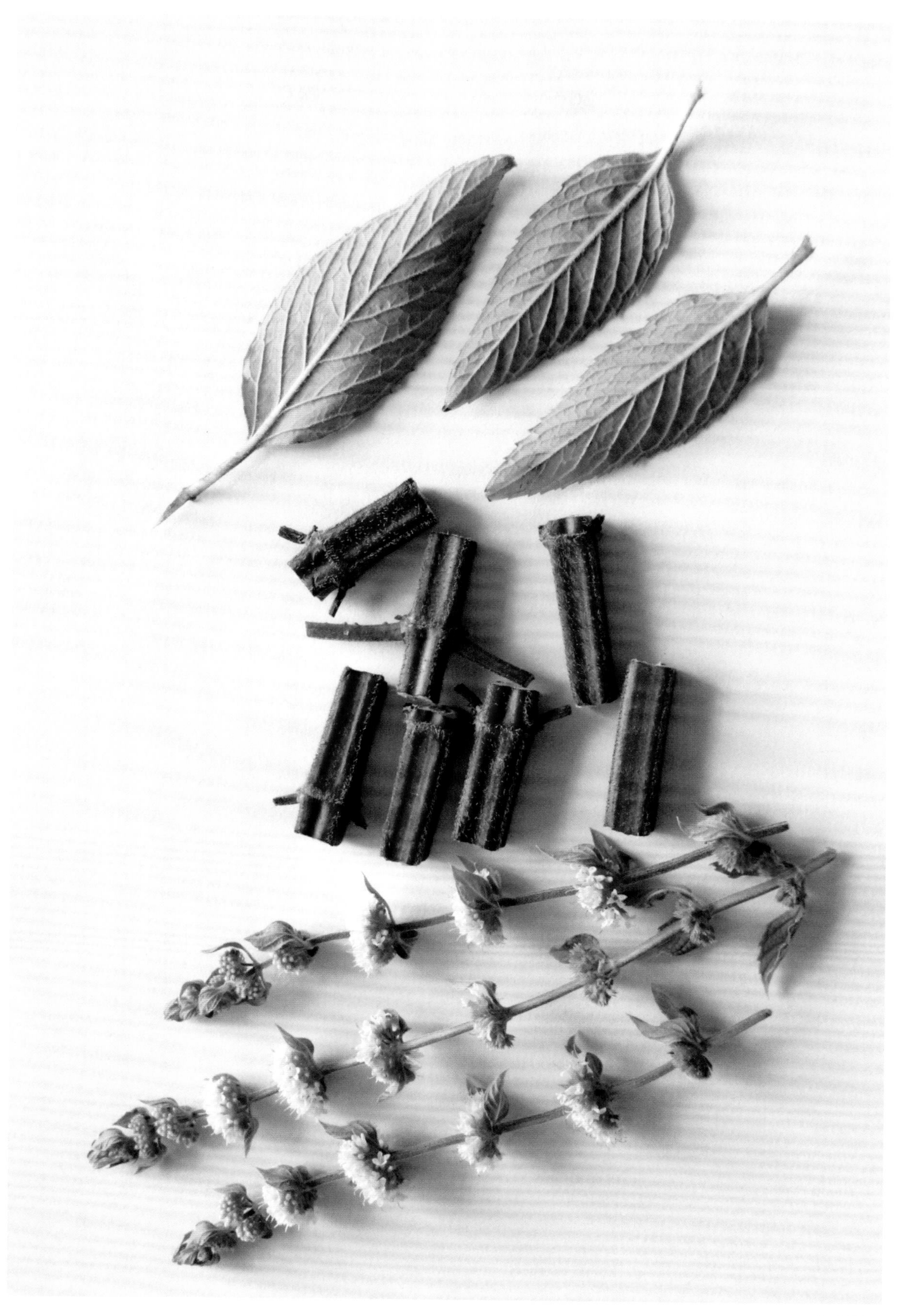

薄荷药材

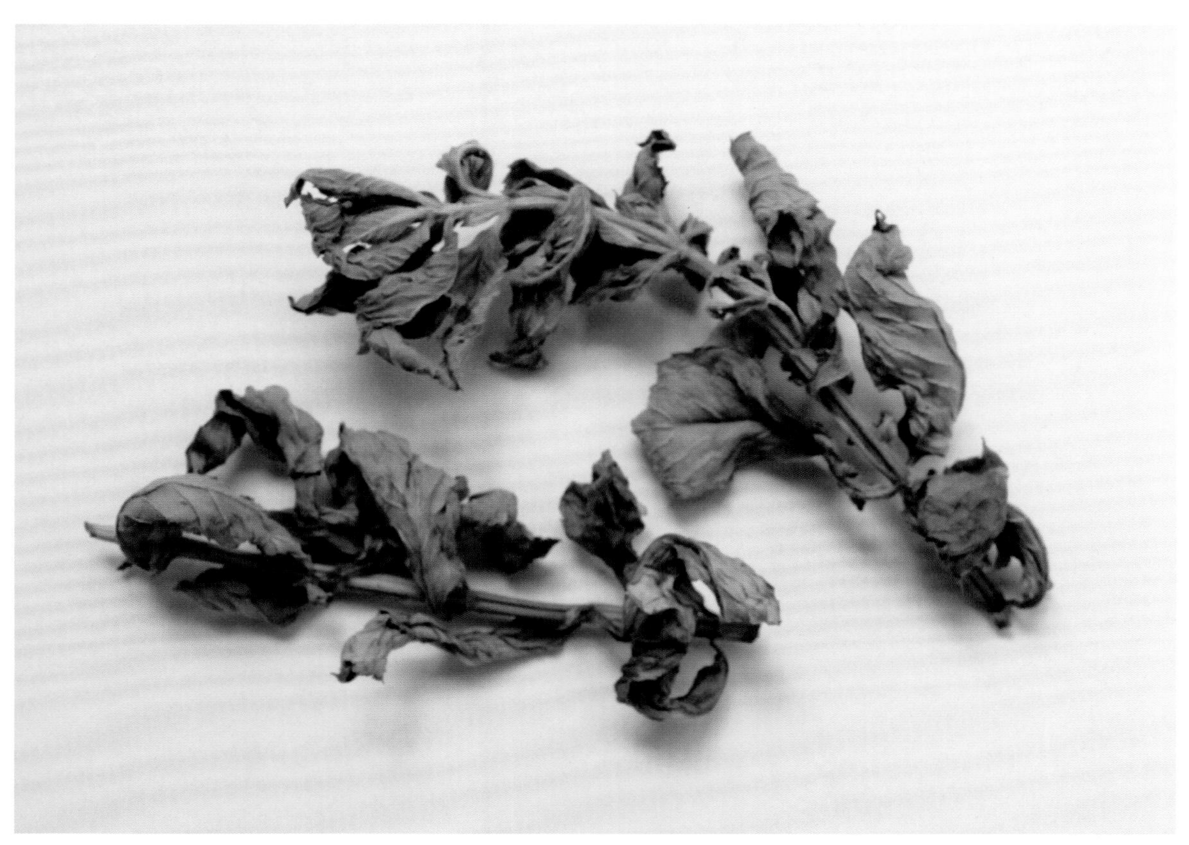

薄荷药材

功效主治

散风热，清头目，利咽喉，透疹。主治风热表证，头痛目赤，咽喉肿痛，麻疹不透，隐疹瘙痒。

用法用量

内服：煎汤，3 ~ 6 g，不可久煎，宜后下；或入丸、散。外用：适量，煎水洗或捣汁涂敷。

民族药方

1．伤风咳嗽，鼻塞声重 薄荷、杏仁（去皮尖）、陈皮各 6 g，竹叶 15 片。水煎服。

2．脑漏，鼻流臭涕 薄荷不拘多少。水煎，兑水酒服。

3．半边经引起的肢体麻 薄荷 50 g。水煎搽洗。

4．感冒头痛 薄荷适量。水煎服。

5．眼红肿、热痛 薄荷叶 30 g。洗净捣烂，汁过滤滴眼。

使用注意

表虚汗多者禁服。

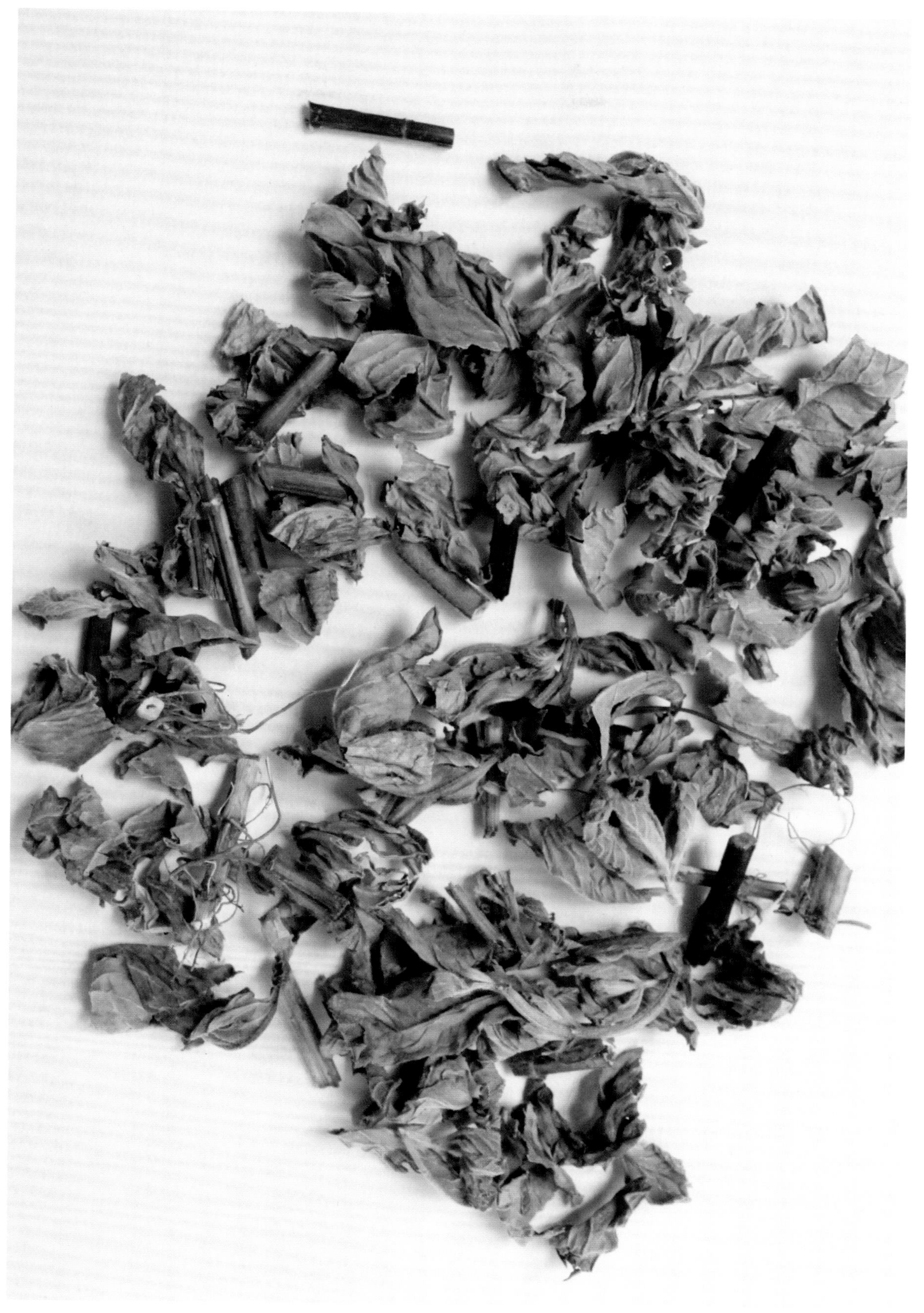

薄荷饮片

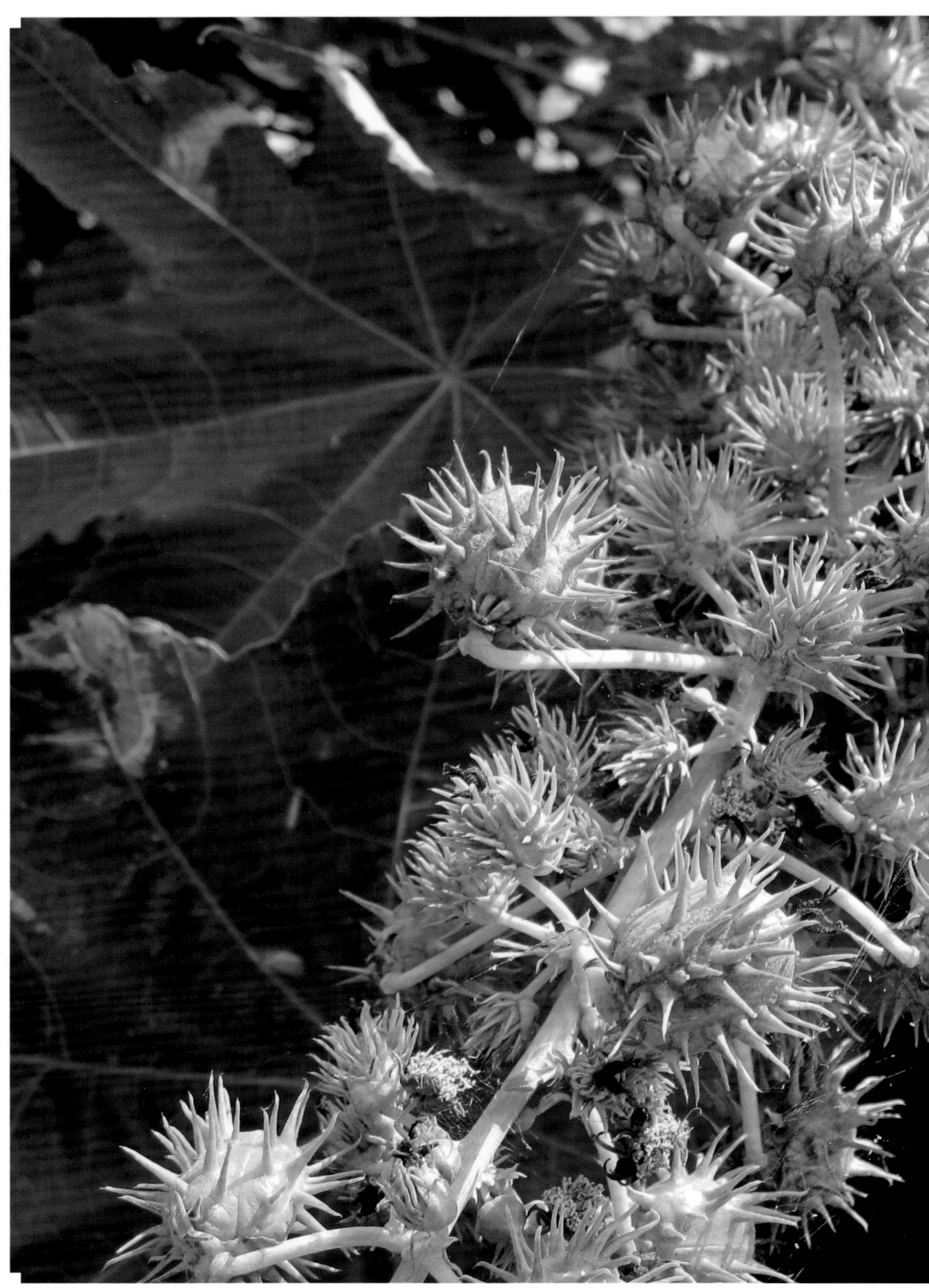

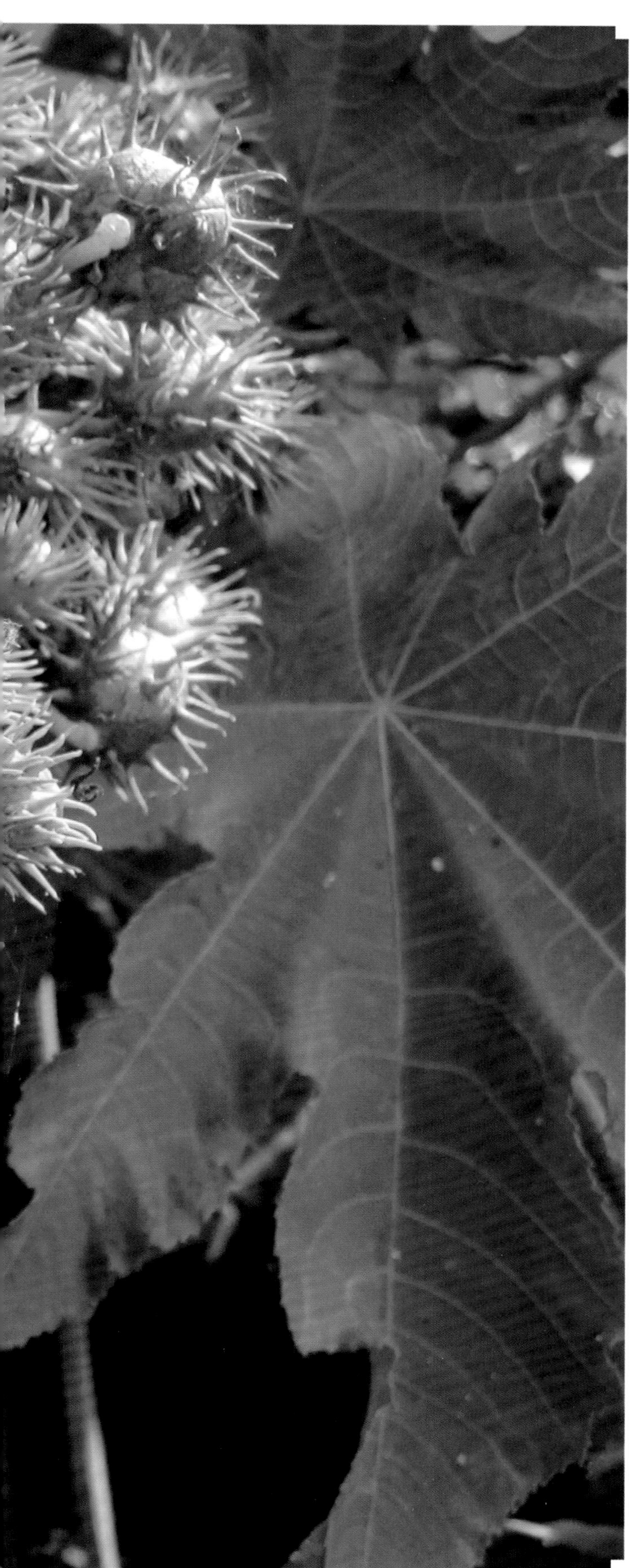

蓖麻子

【苗 药 名】正关胜了。

【别　　名】杜麻、草麻、红蓖麻、蓖麻仁、牛蓖子草。

【来　　源】本品为大戟科植物蓖麻 *Ricinus communis* L. 的种子。

【性味归经】味辣，性冷；有毒。归热经。

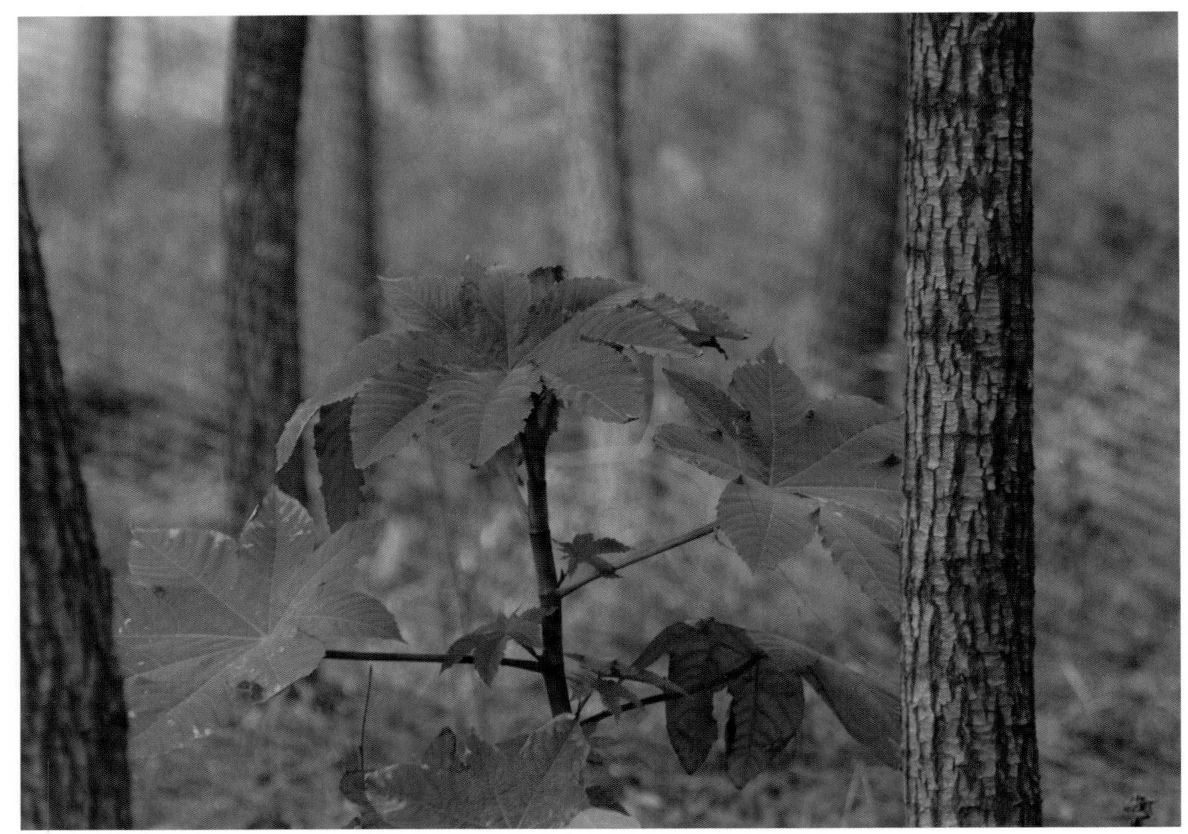

蓖麻

识别特征

一年生高大草本植物，在热带或南方地区常成多年生灌木或小乔木。幼嫩部分被白粉，绿色或稍呈紫色，无毛。单叶互生，具长柄；叶片盾状圆形，直径 15 ~ 60 cm，有时大至 90 cm，掌状分裂至叶片的一半以下，裂片 5 ~ 11，卵状披针形至矩圆形，先端渐尖，边缘有锯齿，主脉掌状。圆锥花序与叶对生及顶生，长 10 ~ 30 cm 或更长，下部生雄花，上部生雌花；花单性同株，无花瓣；雄花萼 3 ~ 5 裂；雄蕊多数，花丝多分支；雌花萼 3 ~ 5 裂；子房 3 室，每室 2 胚珠；花柱 3，深红色，2 裂。蒴果球形，长 1 ~ 2 cm，有软刺，成熟时开裂，种子矩圆形，光滑有斑纹。花期 5—8 月，果期 7—10 月。

生境分布

全国各地均有栽培。

采收加工

当年 8—11 月蒴果呈棕色，未开裂时，选晴天，分批剪下果序，摊晒，脱粒，扬净。

蓖麻子

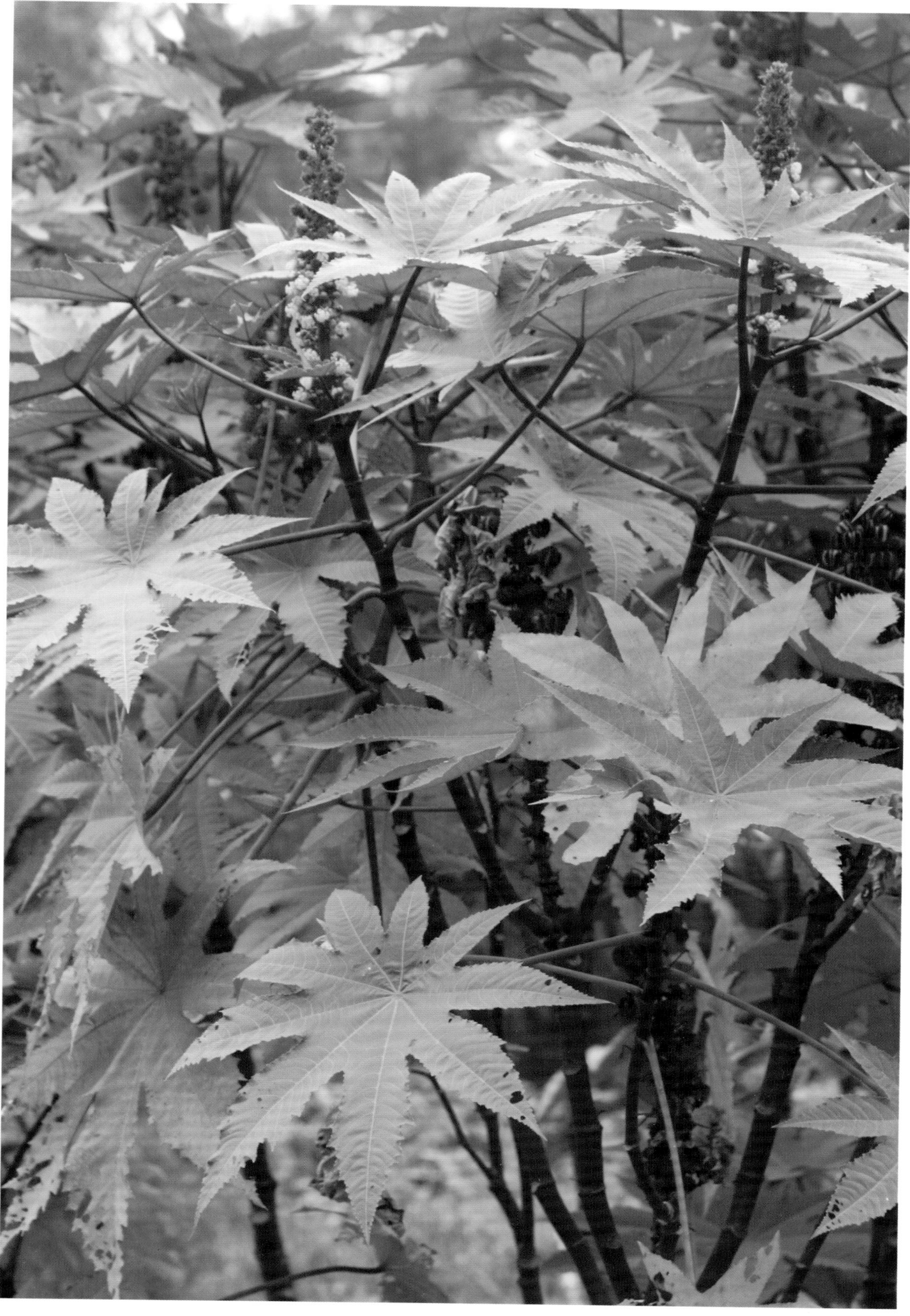

蓖麻

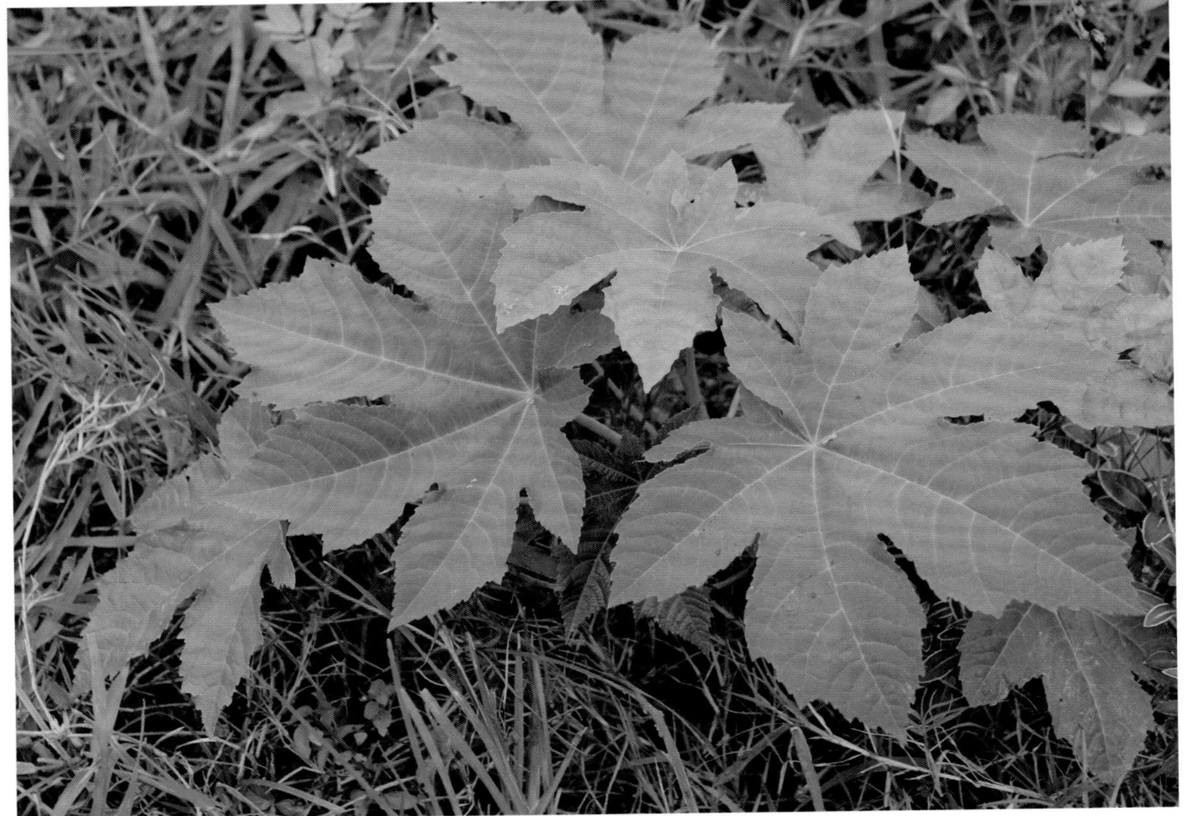

蓖麻

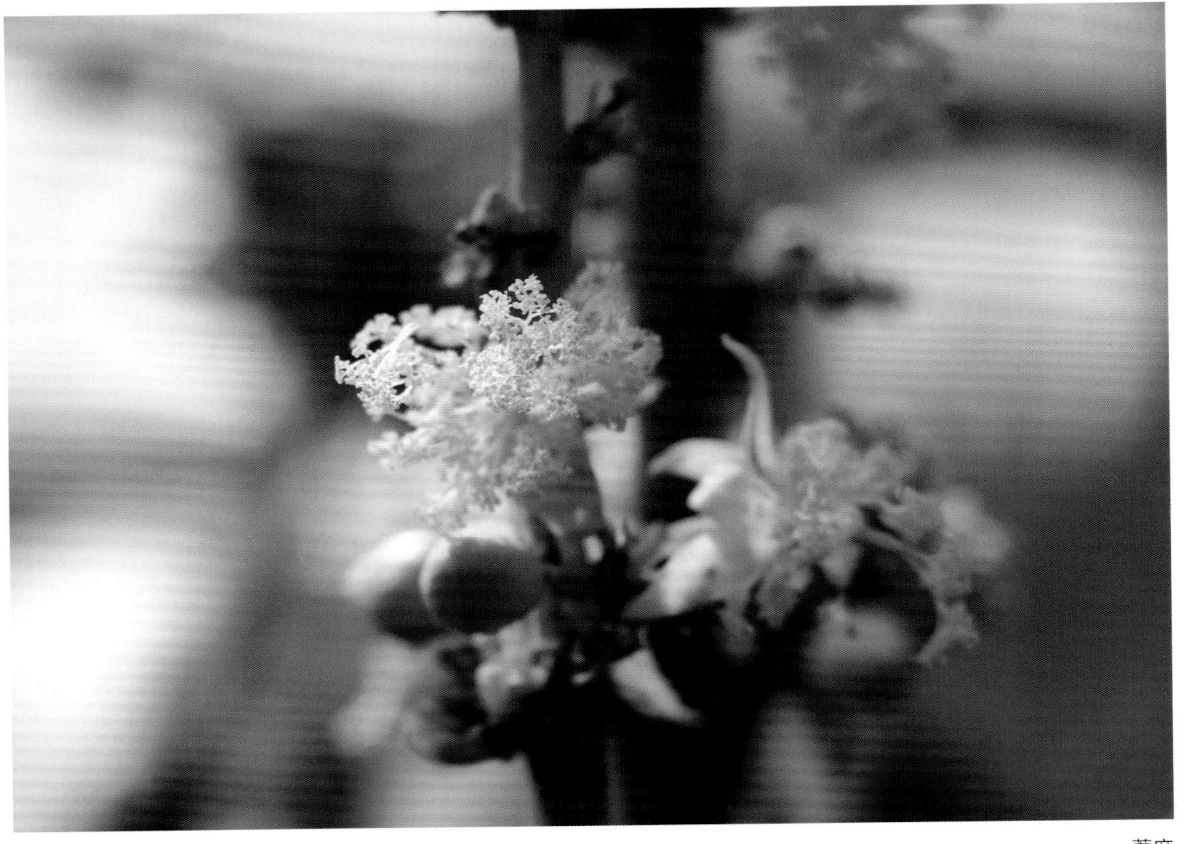

蓖麻

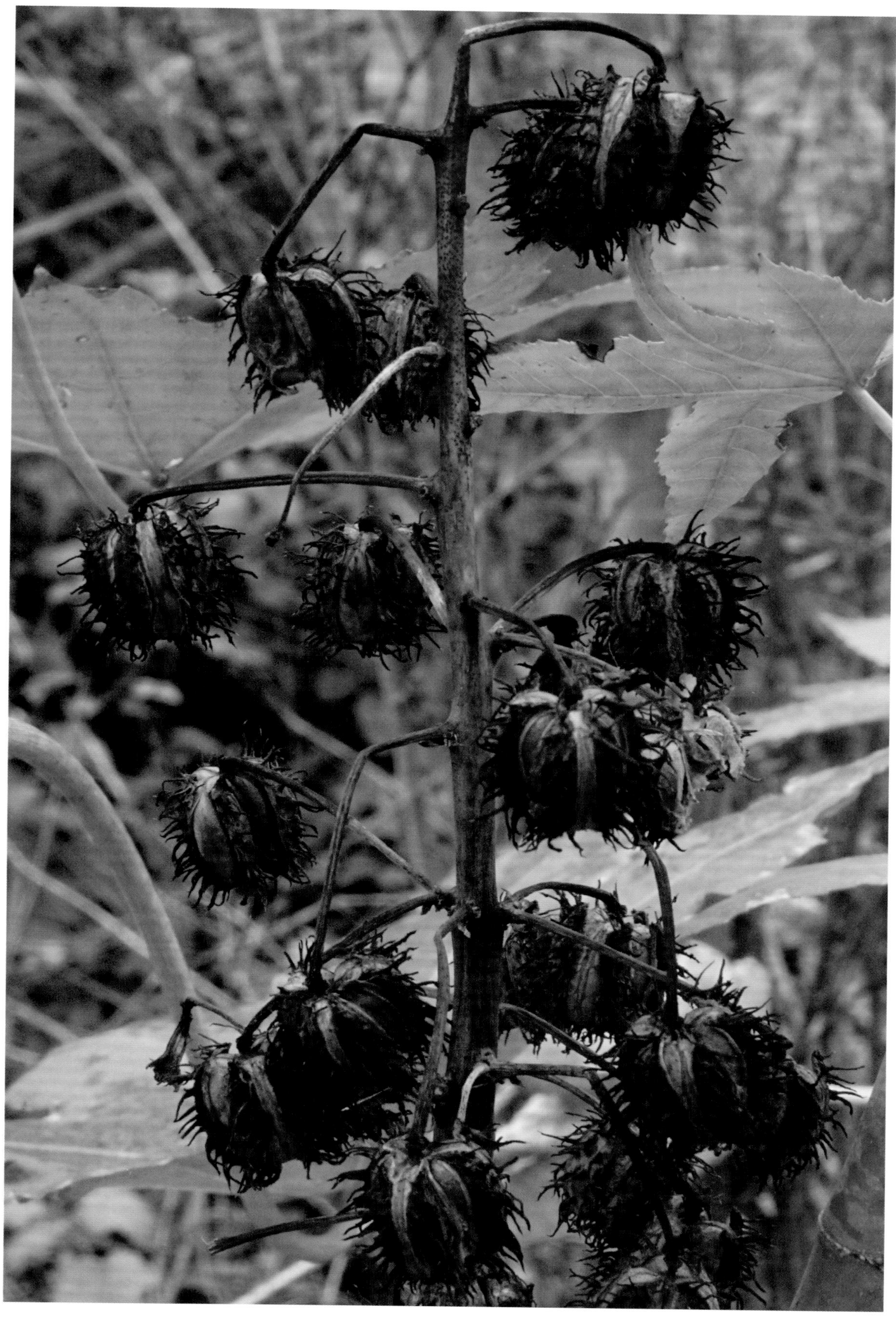

蓖麻

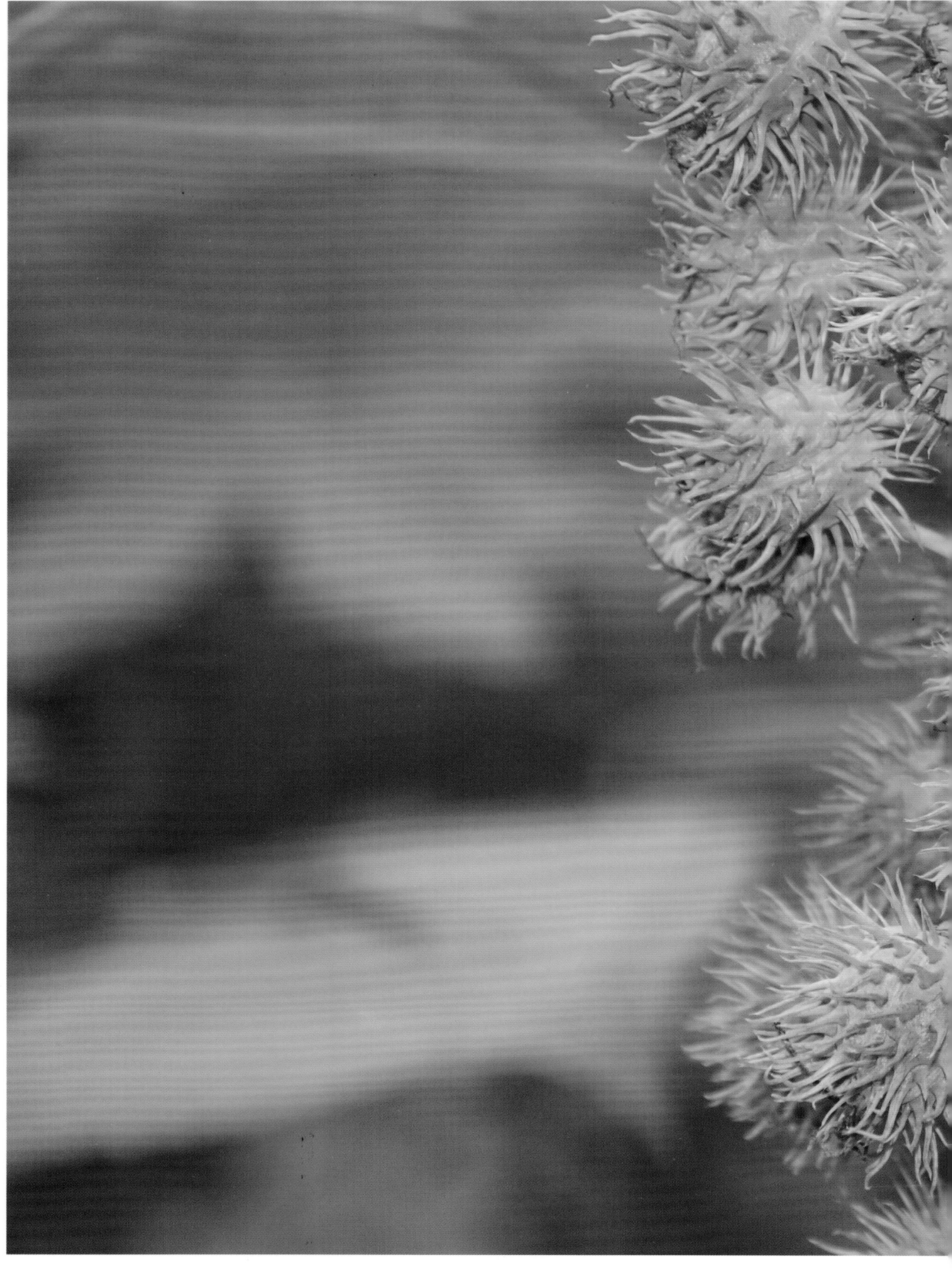

蓖麻子

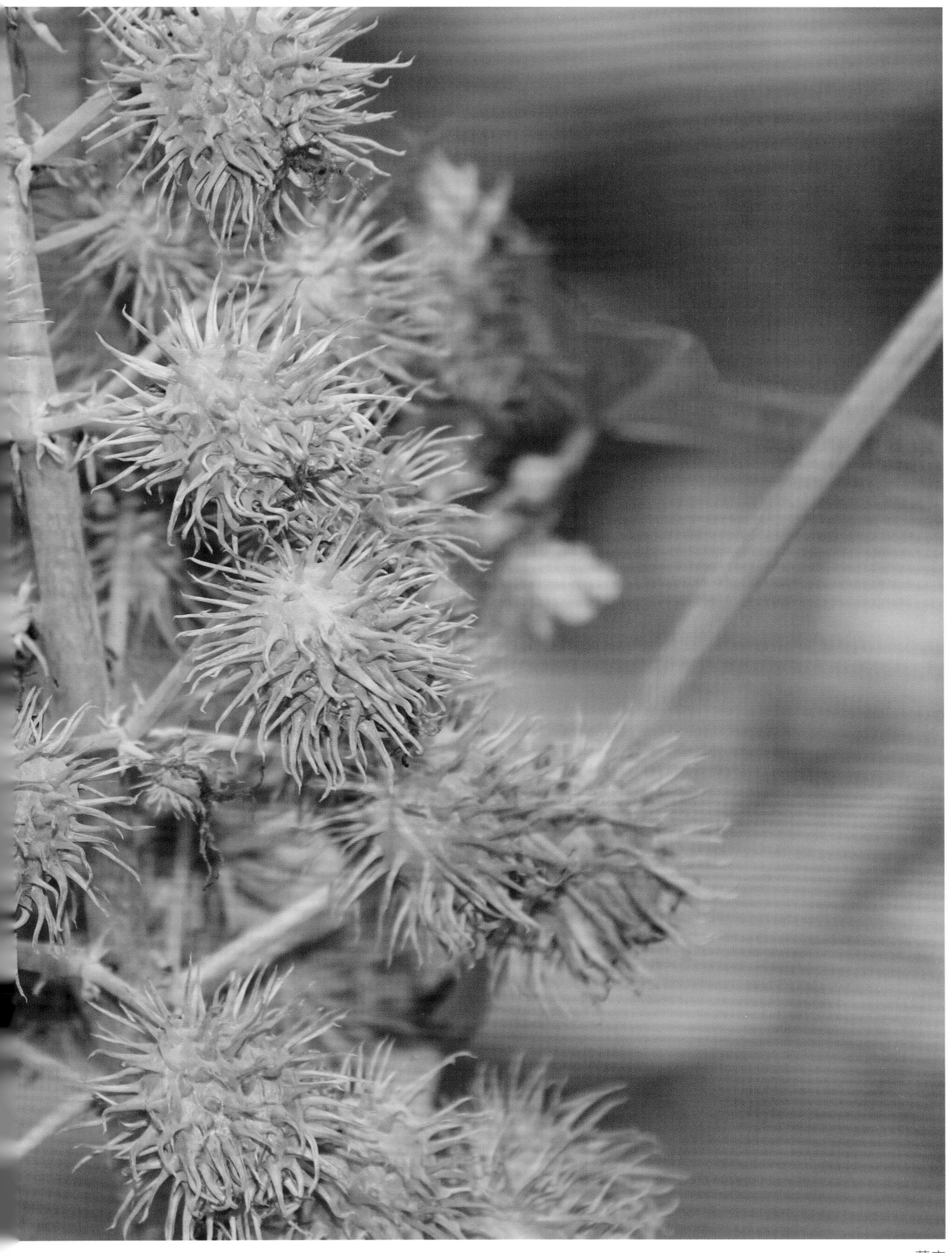

蓖麻

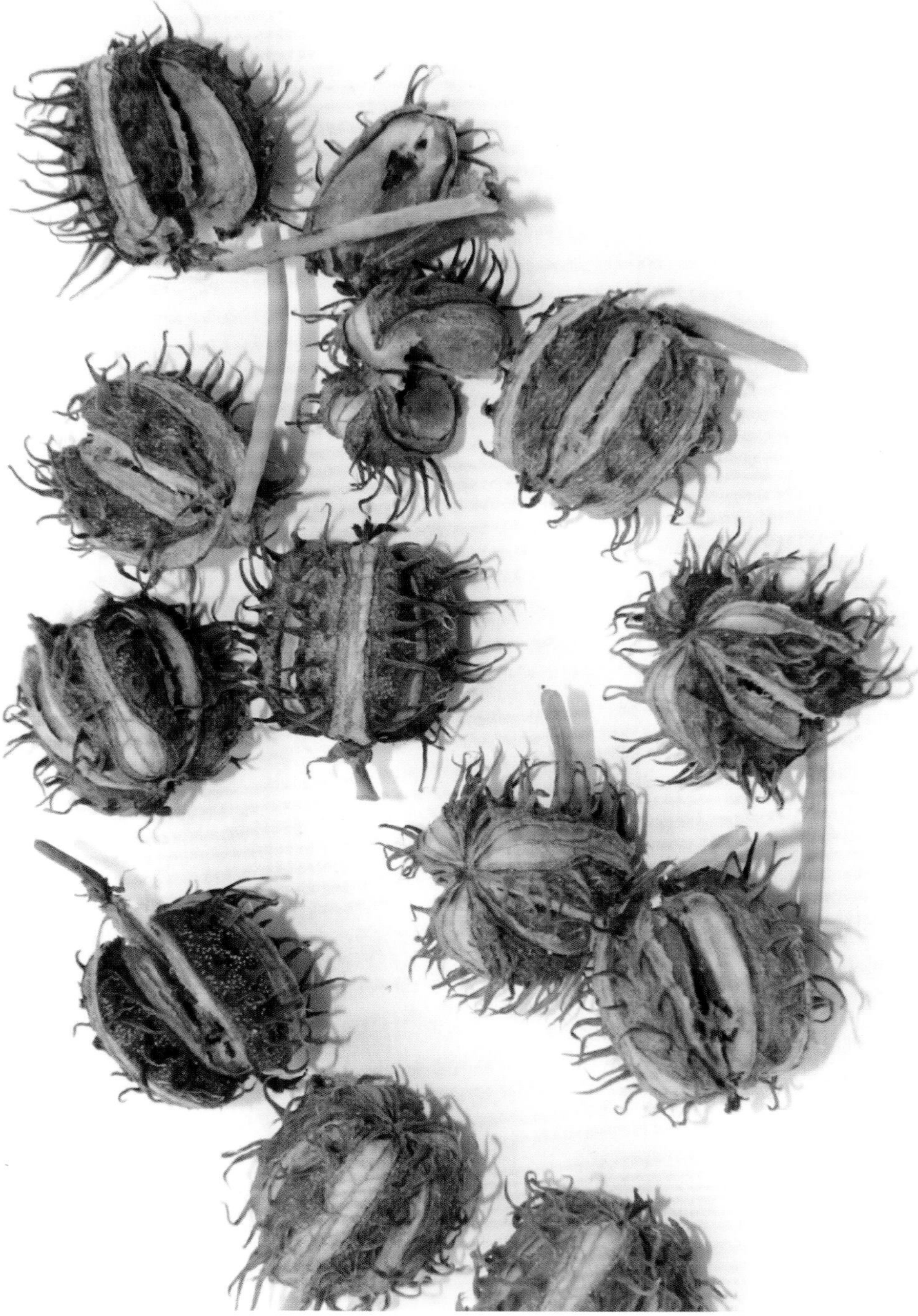

蓖麻子药材

药材鉴别

种子椭圆形或广卵形，稍扁，长 0.8 ~ 1.8 cm，宽 0.5 ~ 1.1 cm。表面光滑，有灰白色与黑褐色或黄棕色与红棕色相间的斑纹。表面平滑而有光泽，一面较平，一面较隆起。较平的一面有 1 条隆起的种脊；一面有灰白色或浅棕色突起的种阜。种皮薄而脆。种仁白色，外胚乳膜质，内胚乳较厚，富油性。子叶 2，菲薄，叶脉明显。无臭，味微苦、辛。以个大、饱满者为佳。

功效主治

消肿拔毒，泻下导滞，通络利窍。主治痈疽肿毒，瘰疬，乳痈，喉痹，疥癞癣疮，烫伤，水肿胀满，大便燥结，口眼㖞斜，跌仆损伤。

用法用量

内服：入丸剂，1 ~ 5 g；生研或炒食。外用：适量，捣烂外敷或调敷。

民族药方

1．疮疡肿毒 蓖麻子适量。去壳，捣烂，加蜂蜜敷患处。

2．头痛 蓖麻子、乳香各等份。捣烂，贴左右太阳穴。

3．小儿脱肛，子宫脱垂 蓖麻子、枯矾各等份。研末，放纸上托入，仍以蓖麻子 14 枚，研膏涂百会穴治子宫脱垂。蓖麻子 30 g，捣烂为膏，捻成饼子，两指宽大，贴囟门上治小儿暴患脱肛。若遇小儿阴证脱肛，加生附子，研末，并葱蒜同研为膏，依前法贴之。

4．胃下垂 蓖麻子、五倍子二药按 98 ∶ 2 的比例混匀，打成烂糊，制成直径约 1.5 cm、厚 1 cm 的“蓖倍青”药饼备用。用法：点准百会穴，剃去药饼大一片头发，把药饼紧贴百会穴上，用纱布绷带扎住，不使移动。贴后每日早、中、晚 3 次以搪瓷杯盛半杯开水，将杯底置于药饼上进行热熨，每次 10 分钟左右，以温热而不烫痛皮肤为度。贴药饼 1 次，连续 5 昼夜内不需更换。

5．关节炎 蓖麻子（去皮）1 份，新鲜小蓟 2 份。捣成末，均匀敷于关节上，厚度约五分硬币厚，外用塑料薄膜包扎，上盖毛巾，4 小时后关节处发热，可见米粒及豆粒大小红色斑疹，微痒。敷药时间一般夏季 4 ~ 6 小时，春秋季节 6 ~ 8 小时，注意敷药时间不可过长，以免起水疱。

6．高血压 蓖麻子 50 g，吴茱萸、附子各 20 g，冰片 10 g，生姜 150 g。前四药各研细末。生姜捣烂如泥，加入药末调和成膏状，每晚贴两脚心（涌泉穴），7 日为 1 个疗程，连用 3 ~ 4 个疗程。贴药期间停用一切降压药。

7．鸡眼 用铁丝将蓖麻子 3 ~ 5 粒串起置火上烧，待烧去外壳出油时，趁热按在鸡眼上。用药前需用热水浸泡鸡眼周围的角质层，使其软化，用小刀刮去。此法治疗鸡眼，一般 2 ~ 3 次即愈。也可取蓖麻子 1 枚，去外壳，灰火内埋烧，以爆胀为度。患处以热水外洗，刮去老皮，蓖麻子用手捏软，趁热敷于患处，外以胶布固定，3 ~ 5 日换药 1 次。

8．肿瘤 治疗宫颈癌用 3% ~ 5% 蓖麻毒蛋白的冷霜或软膏加 3% 二甲基亚砜，以增强渗透作用，将软膏装入胶囊，推入宫内，每日 1 次，每周 5 ~ 6 次，月经期停药。用药 1 ~ 2 个月。治疗皮肤癌：按肿瘤面积大小用 3% ~ 5% 蓖麻毒蛋白的软膏或冷霜外敷，每日换药 1 次。

使用注意

孕妇及便滑者禁服。本品内服、外用均可能引起中毒，重者可危及生命。

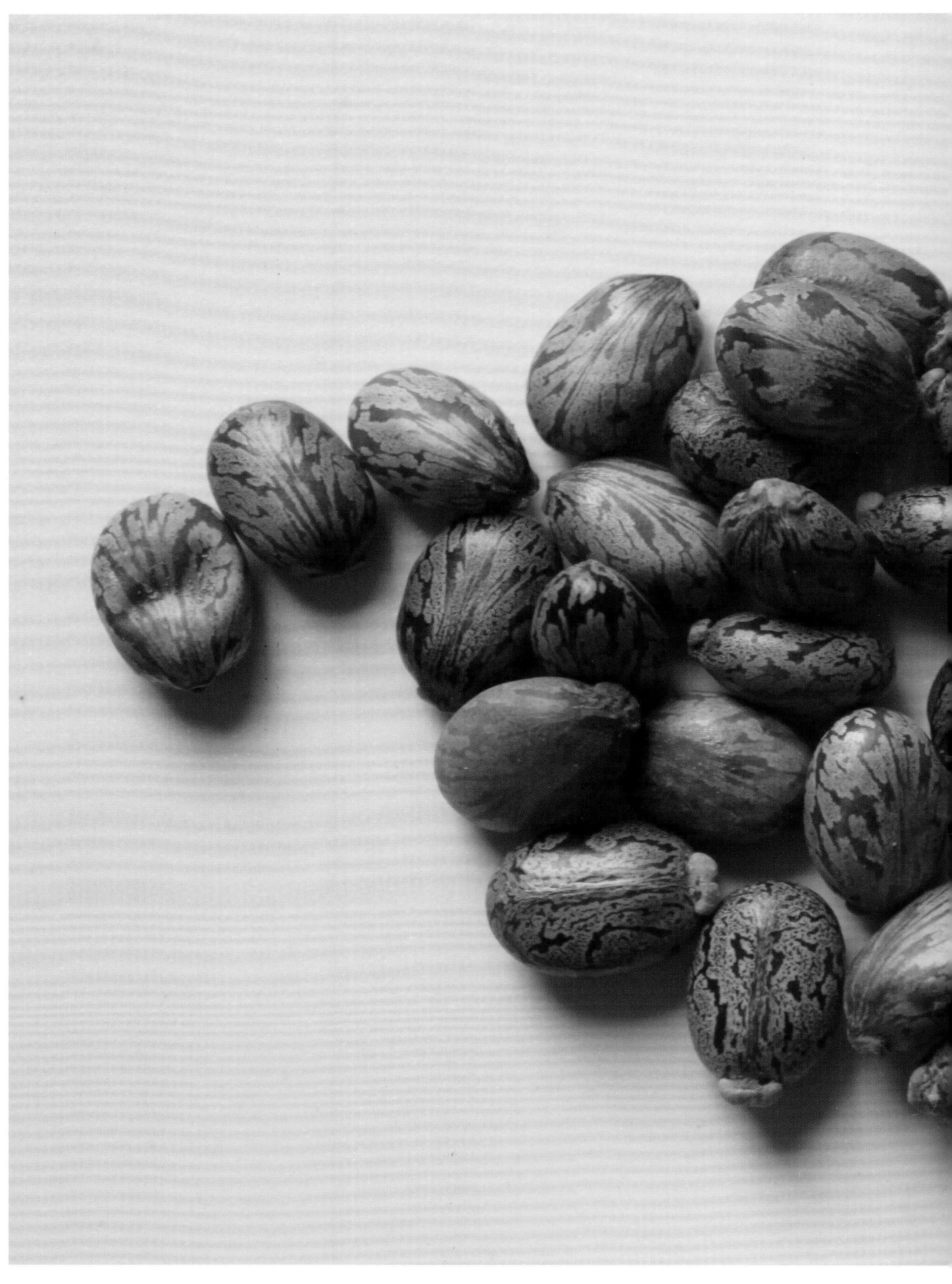

蓖麻子

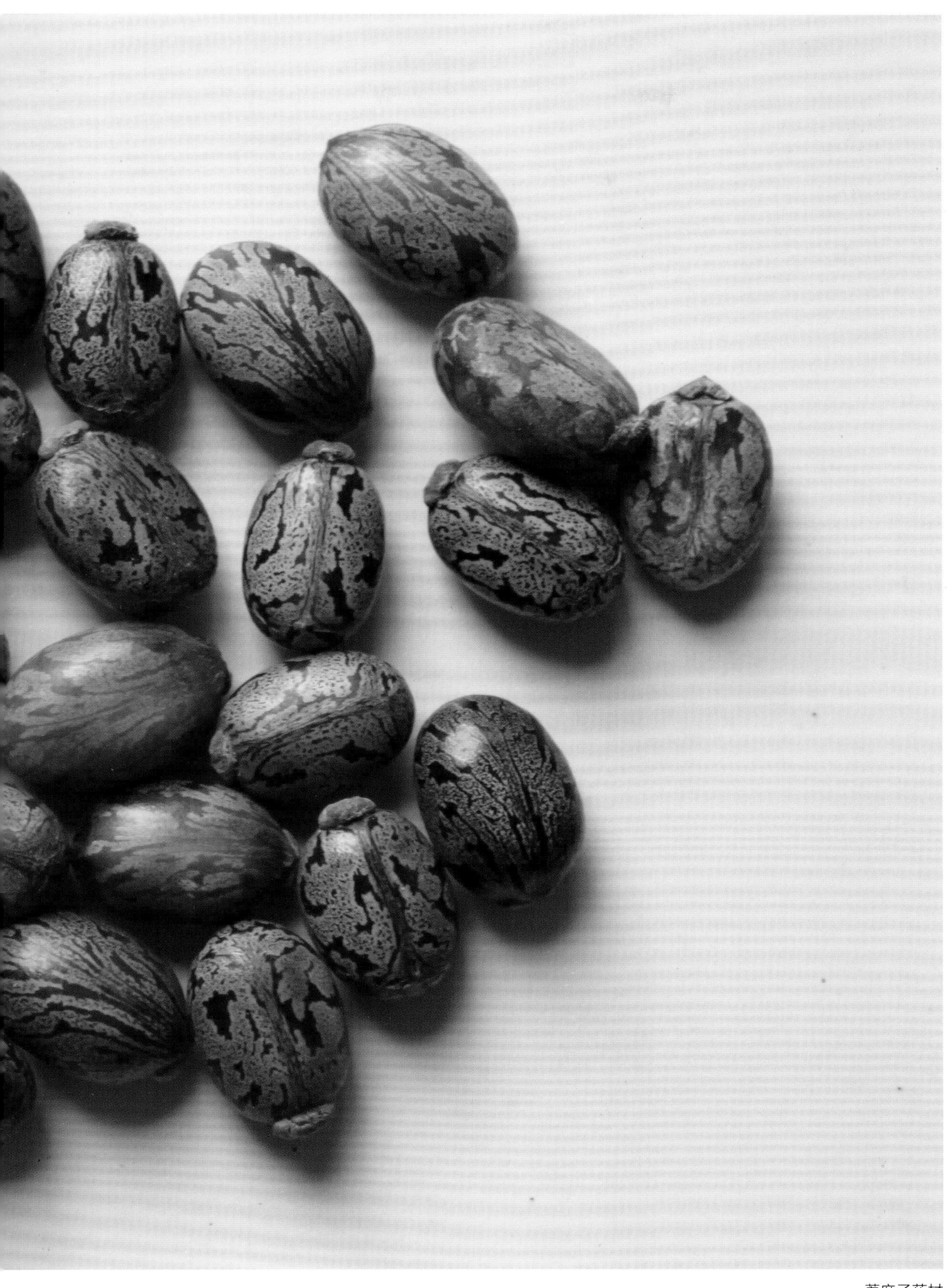

蓖麻子药材

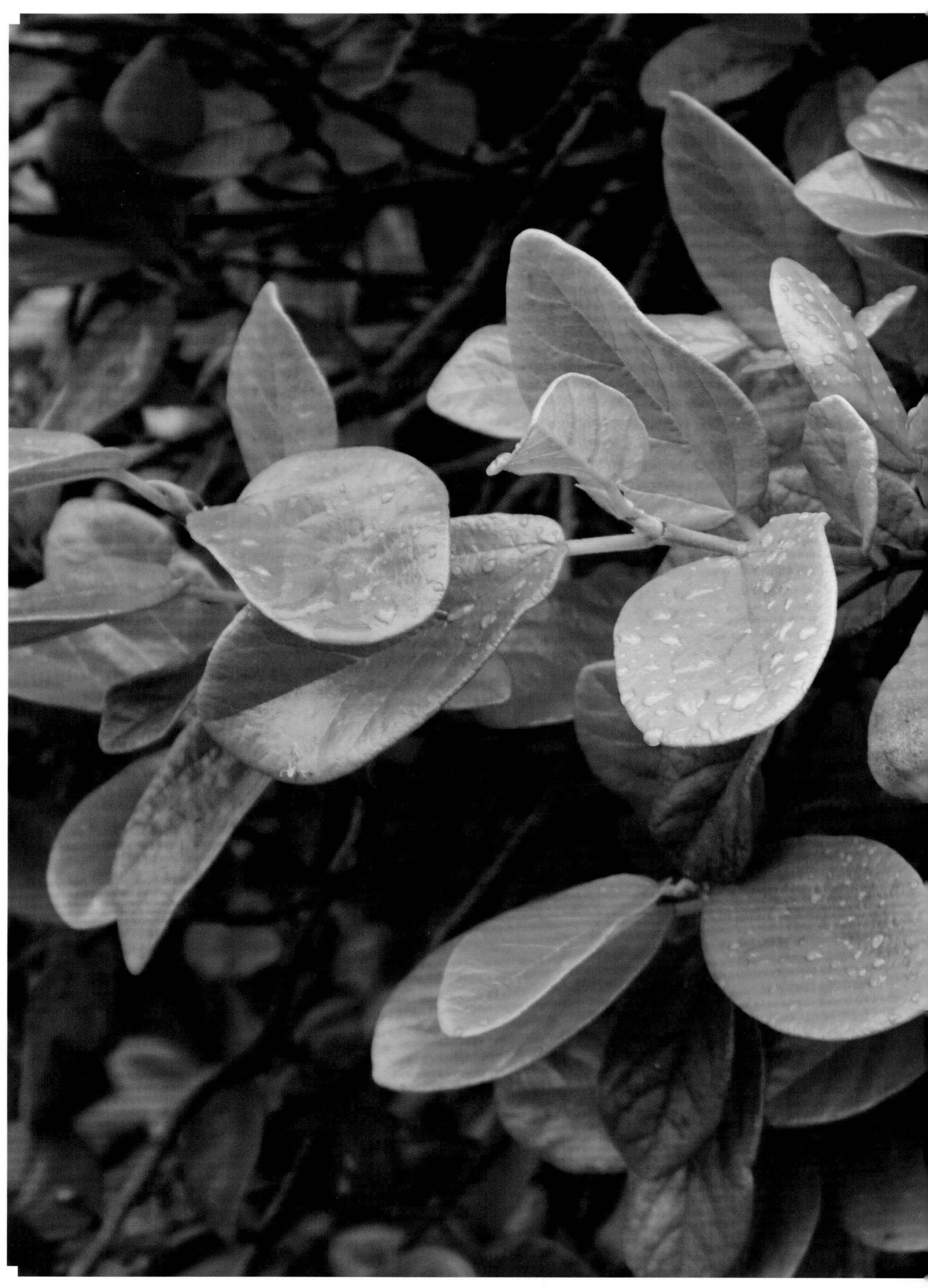

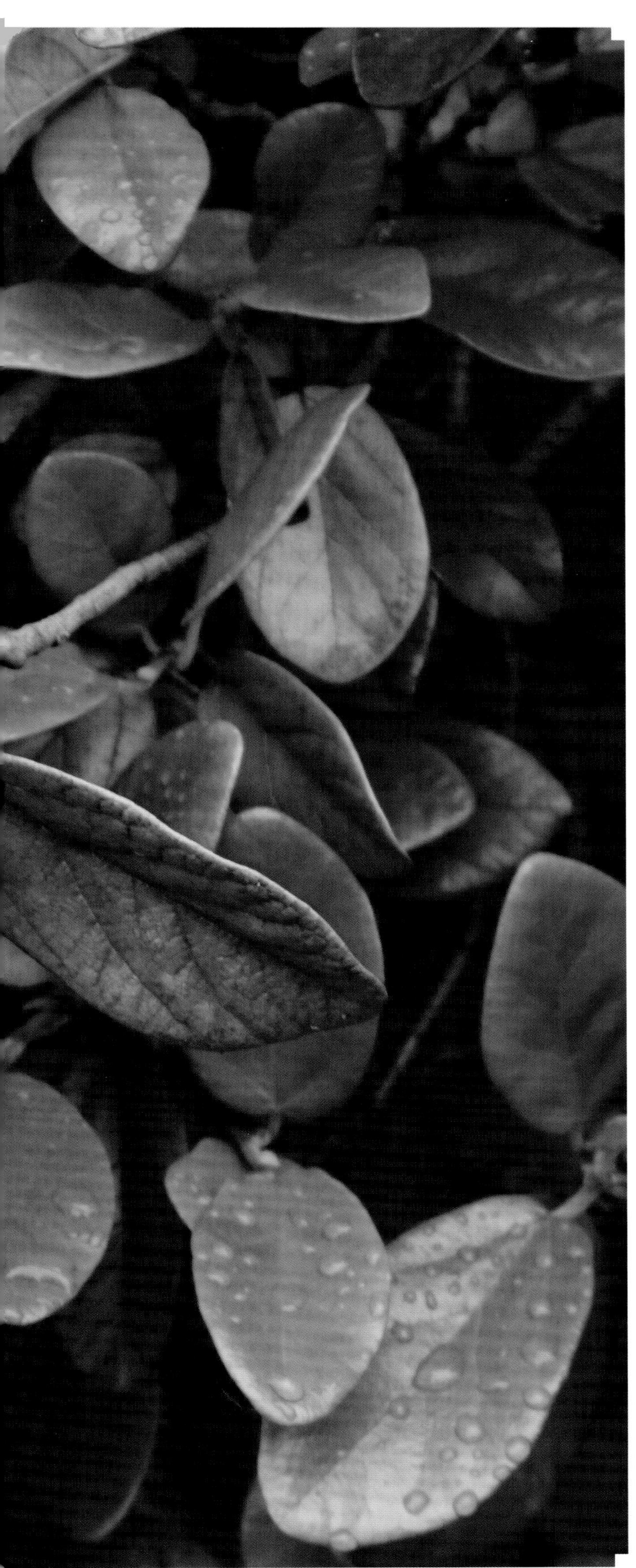

薜荔

【苗药名】教浜卡。

【俗　名】石莲、薜荔藤、补血王、爬岩风、抱树莲。

【来　源】本品为桑科植物薜荔 *Ficus pumila* L. 的茎、叶。

【性味归经】味酸、苦，性冷。归热经。

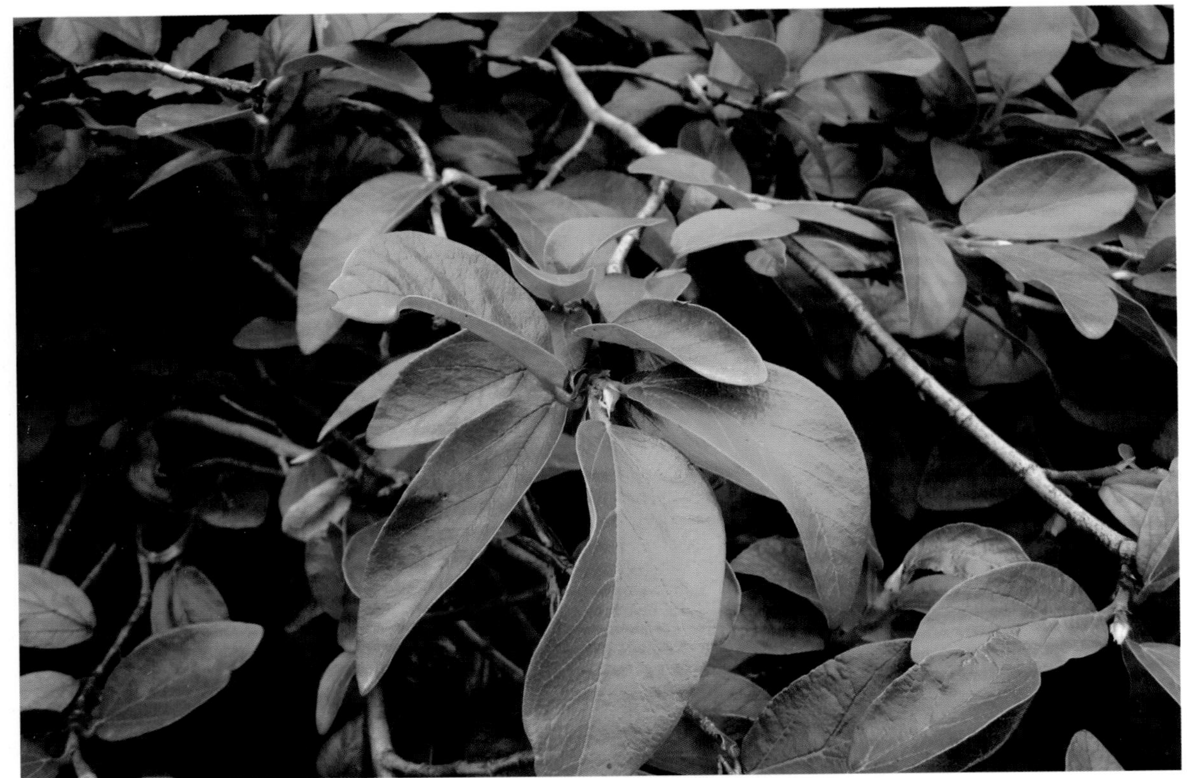

薜荔

识别特征

常绿攀缘或匍匐灌木。叶 2 型；营养枝上生不定根，攀于墙壁或树上，叶小而薄，叶片卵状心形，长约 2.5 cm，膜质，基部稍不对称，先端渐尖，叶柄很短，繁殖枝上无不定根，叶较大，互生，叶柄长 5 ~ 10 cm；托叶 2，披针形被黄色丝状毛；叶片厚卵状椭圆形，长 5 ~ 10 cm，宽 2.0 ~ 3.5 cm，先端急尖至钝形，基部圆形至浅心形，全缘，上面无毛，下面被黄色柔毛；基出脉 3 条，侧脉 4 ~ 5 对，在表面下陷，背面突起，网脉蜂窝状。花序托单生于叶腋，梨形或倒卵形，长 3 ~ 6 cm，宽 3 ~ 5 cm，顶部截平，略具短钝头或为脐状突起，基部有时收缩成一短柄，幼时被黄色短柔毛，成熟时绿带浅黄色或微红，基生苞片宿存，密被长柔毛；雄花和瘿花同生于一花序托内壁口部，多数，排成数行，有梗，花被片 2 ~ 3，雄蕊 2，花丝短；瘿花具梗，花被片 3，花柱侧生；雌花蕊生于另一植株花序托内壁，花梗长，花被片 4 ~ 5。瘦果近球形，有黏液。花期 5—6 月，果期 9—10 月。

生境分布

生长于旷野树上或村边残墙破壁上或石灰岩山坡上。分布于华东、中南、西南等地。

采收加工

全年均可采收其带叶的茎枝鲜用或晒干。

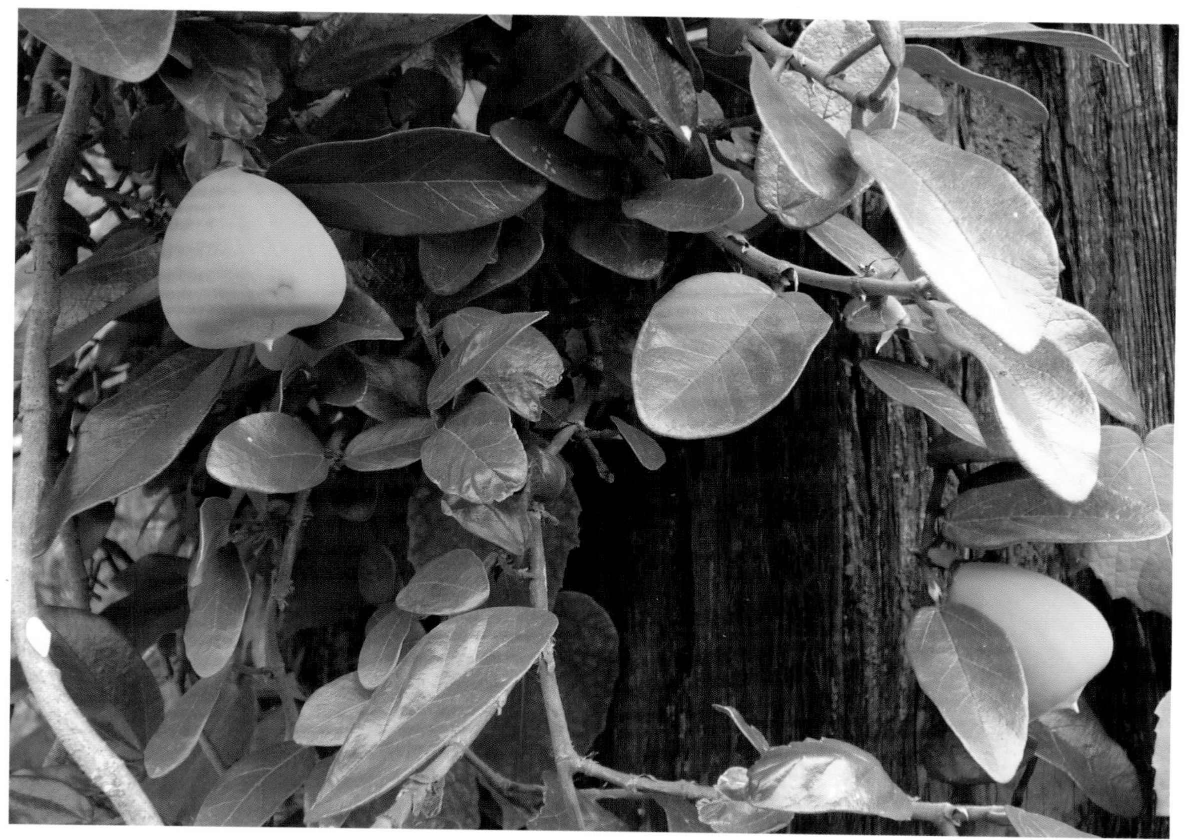

薜荔

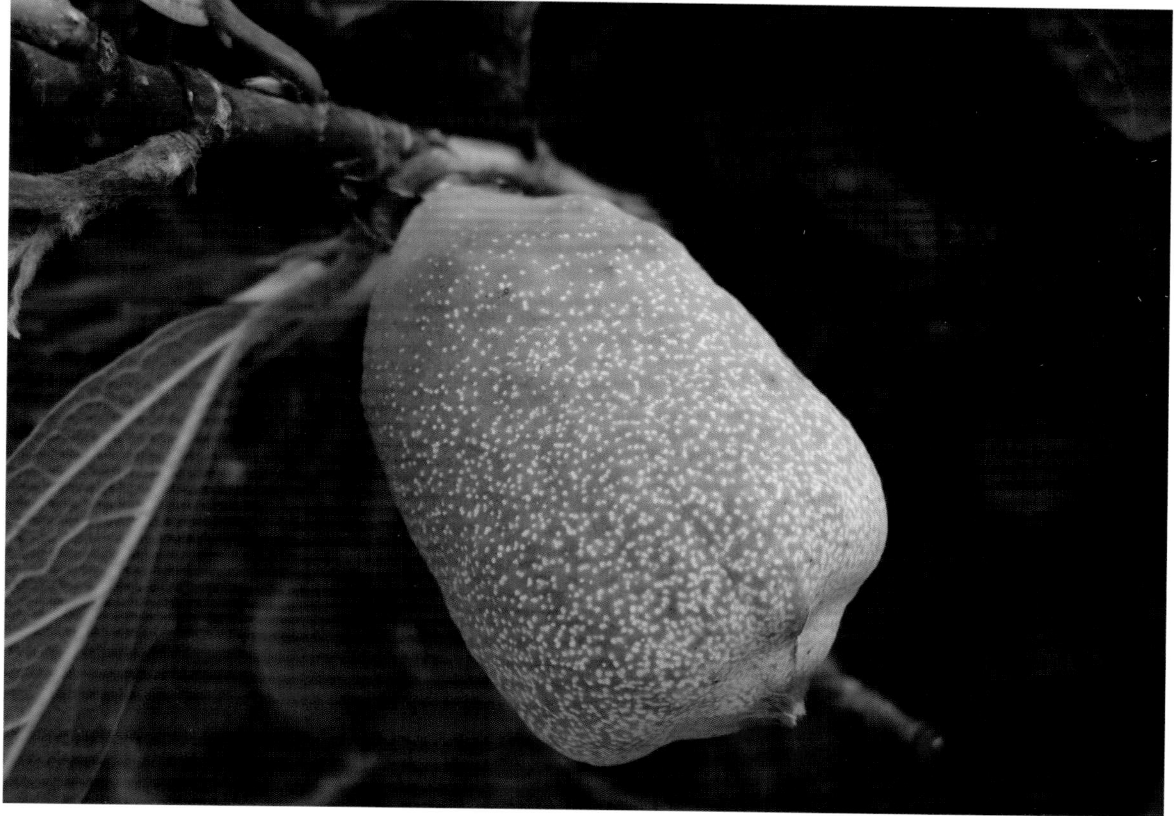

薜荔

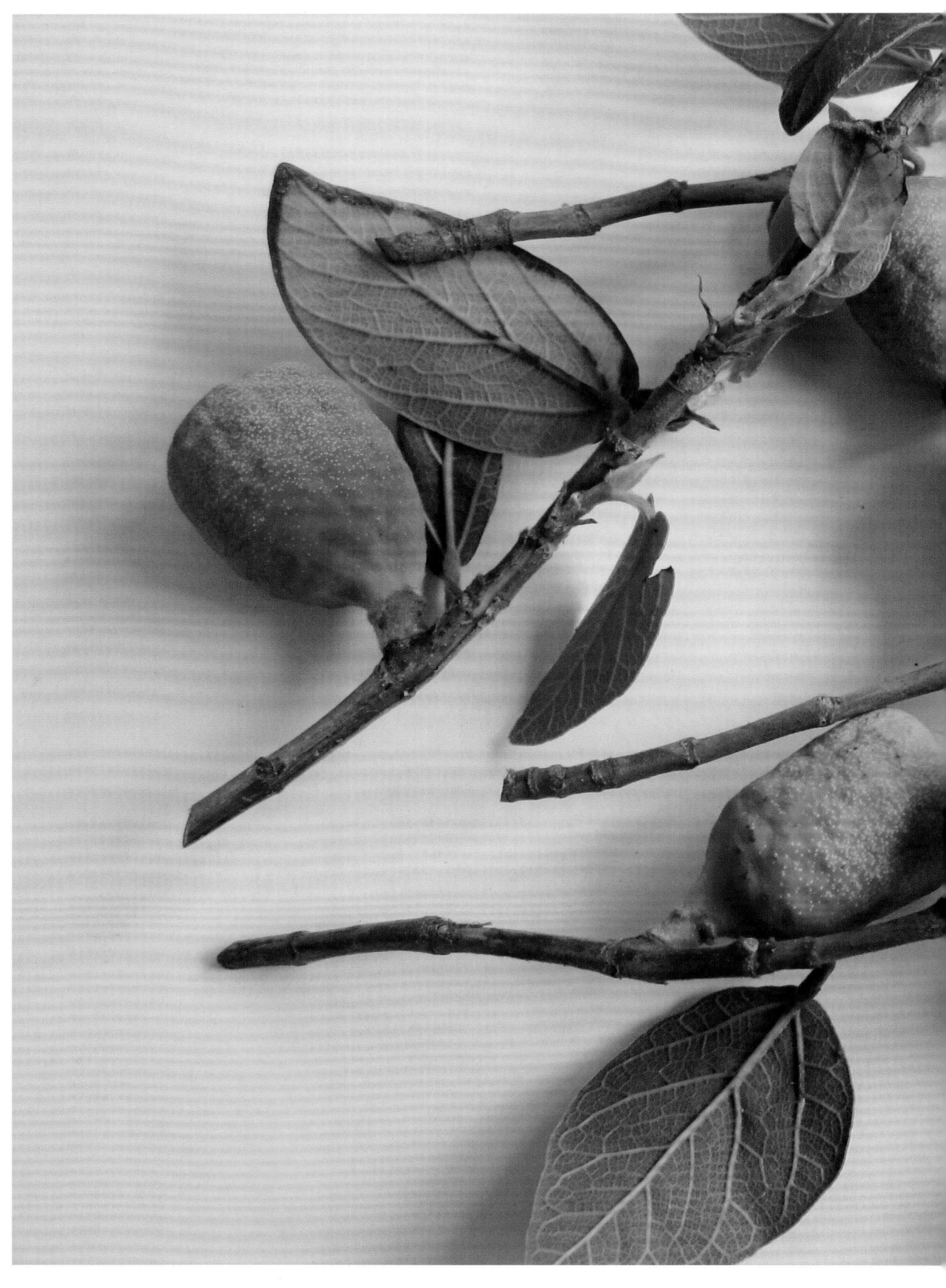

薜荔

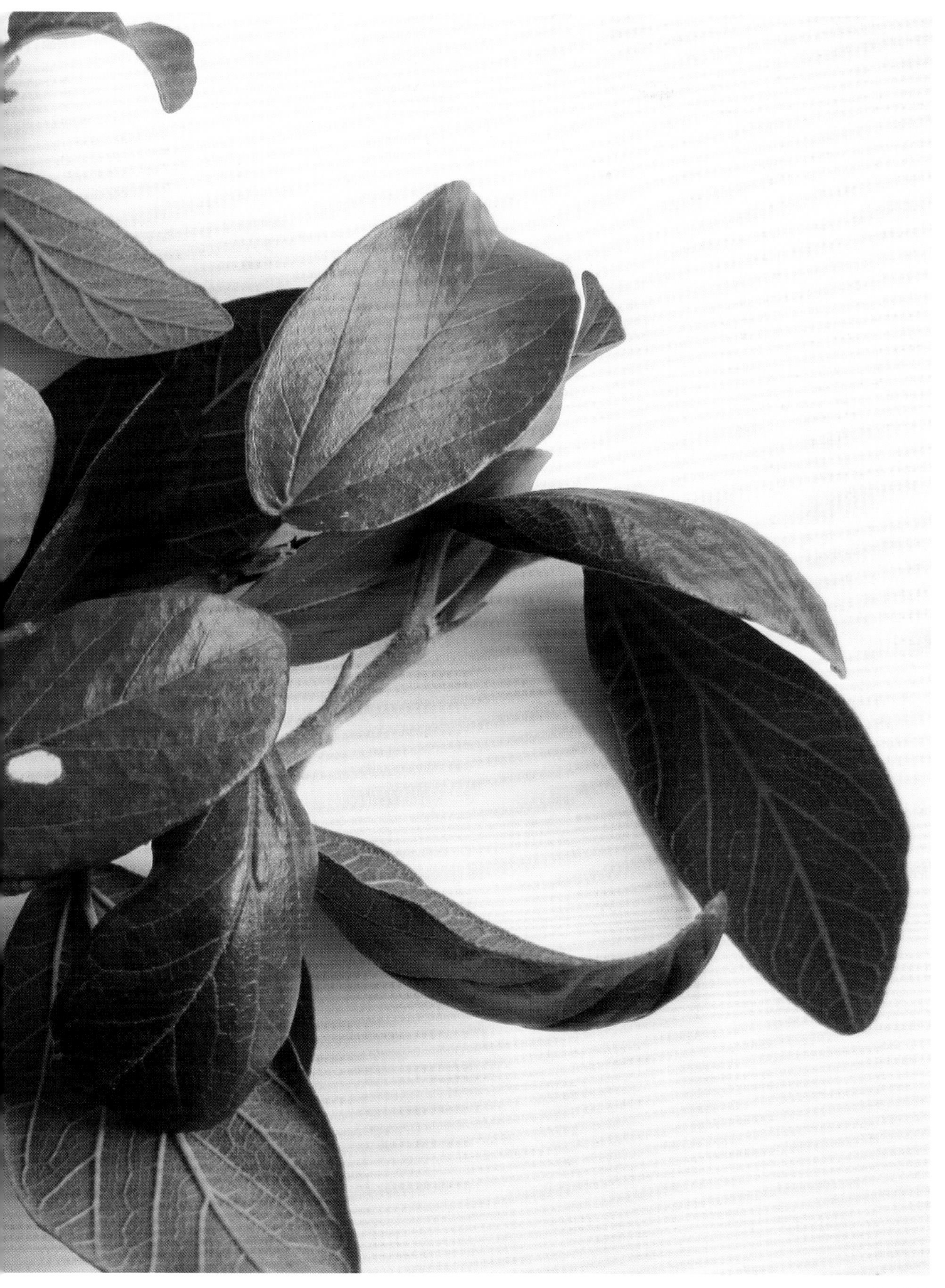

薜荔药材

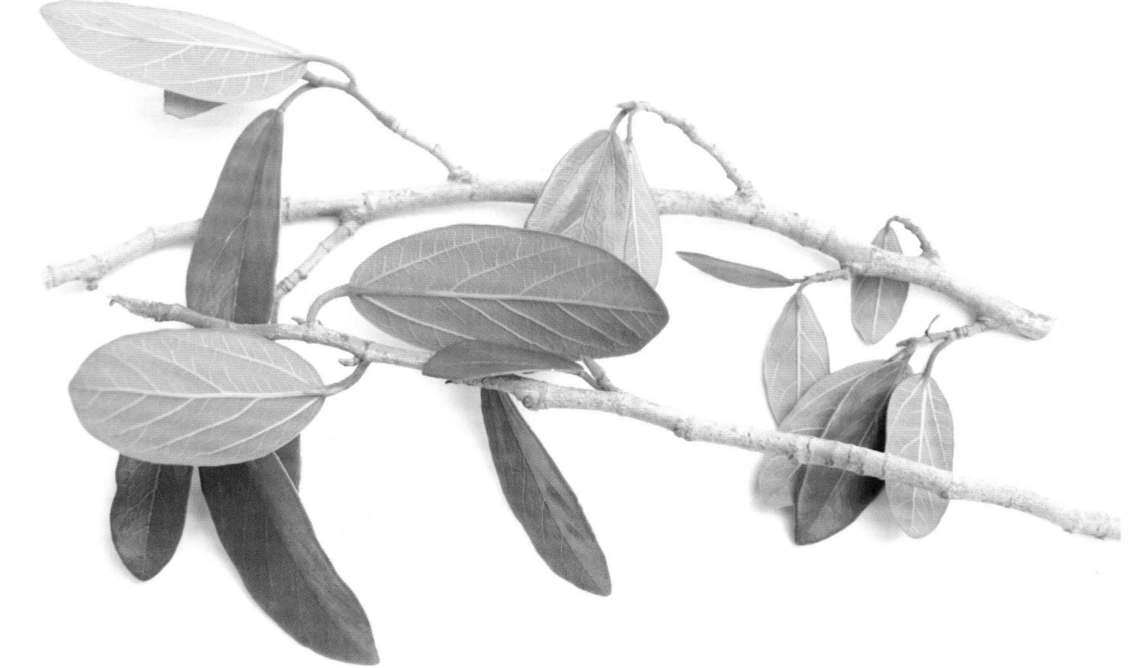

薜荔药材

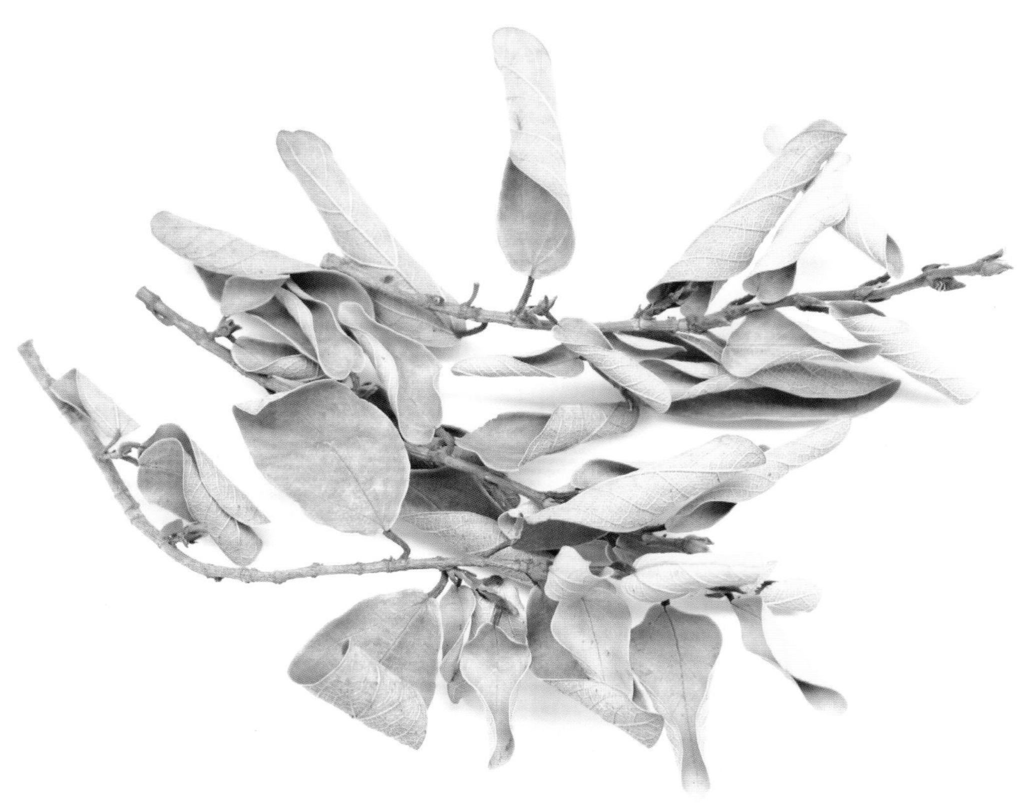

薜荔药材

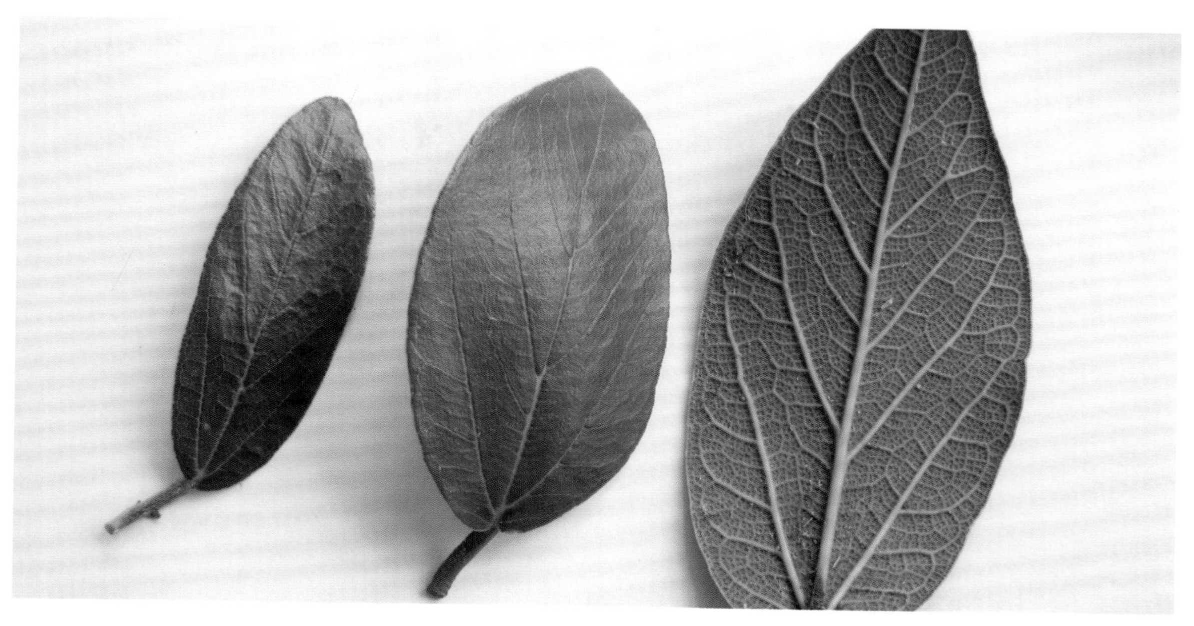
薜荔叶药材

药材鉴别

茎圆柱形，节处具成簇状的攀缘根及点状突起的根痕。叶互生，长 0.6 ~ 2.5 cm，椭圆形，全缘，基部偏斜，上部光滑，深绿色，下面浅绿色，有显著突起的网状叶脉，形成许多小凹窝，被细毛。枝质脆或坚韧，断面可见髓部，呈圆点状，偏于一侧，气微，味淡。

功效主治

祛风除湿，活血通络，解毒消肿。主治风湿痹痛，坐骨神经痛，泻痢，尿淋，水肿，疟疾，闭经，产后瘀血腹痛，咽喉肿痛，睾丸炎，漆疮，痈疮肿毒，跌仆损伤。

用法用量

内服：煎汤，9 ~ 15 g（鲜品 60 ~ 90 g）；捣汁、浸酒或研末。外用：适量，捣汁涂或煎水熏洗。

民族药方

1. **水肿**　薜荔 30 g，水案板 15 g，生姜 3 片。水煎服。
2. **呕吐**　薜荔藤 30 g。水煎服。
3. **病后虚弱**　薜荔藤 90 g。煮猪肉食。
4. **癫痫（羊痫风）**　薜荔适量。浸酒内服。
5. **风湿麻木**　薜荔、铁筷子各 15 g，黑骨藤 10 g。水煎服。
6. **痈肿**　薜荔 50 g。捣烂敷患处。

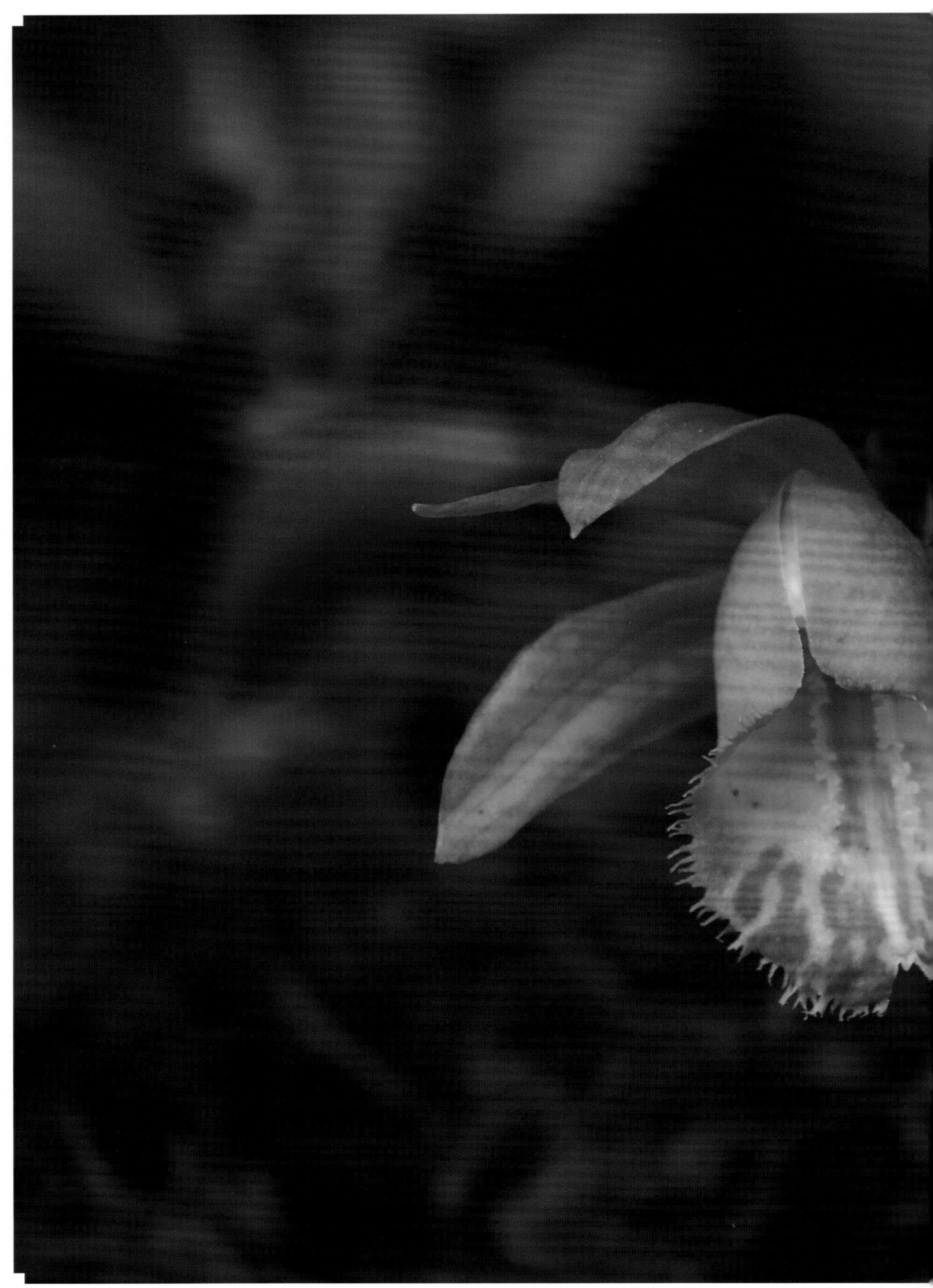

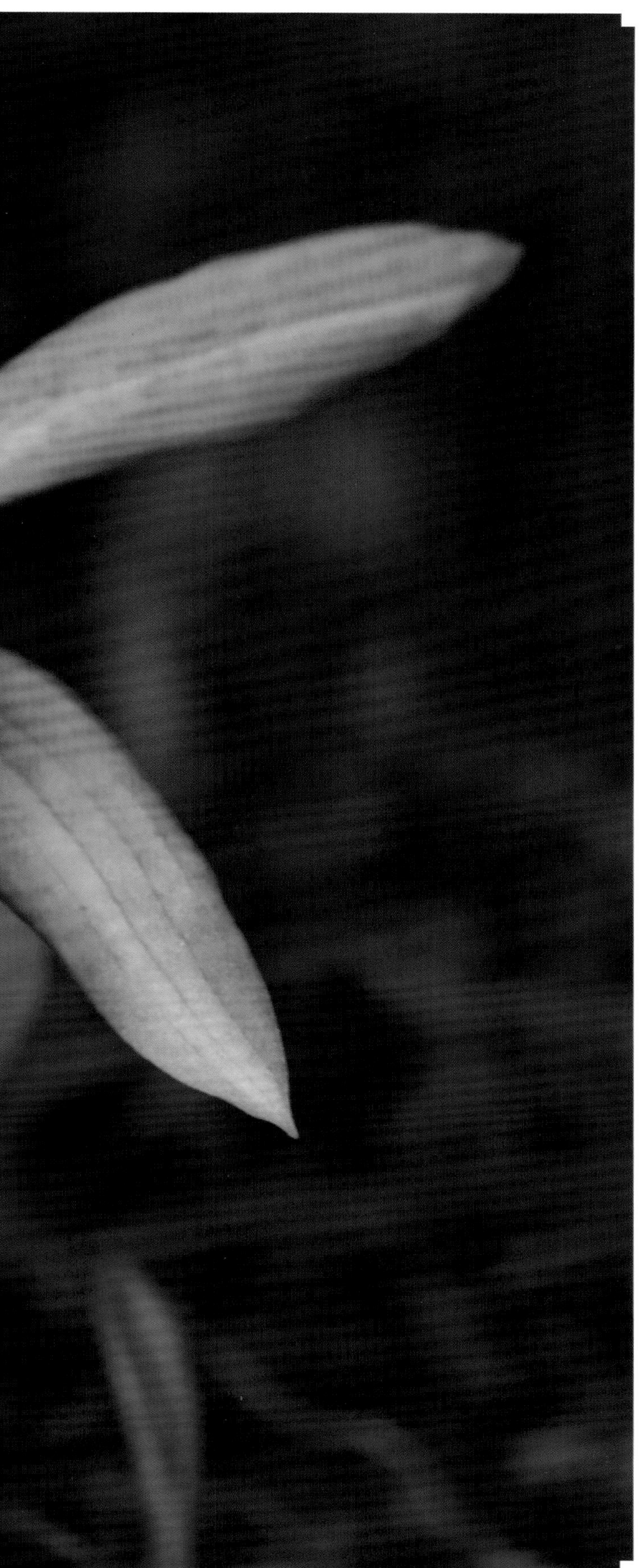

冰球子

【苗 药 名】比摇扁。

【别　　名】山慈姑、毛慈姑、泥宾子。

【来　　源】本品为兰科植物独蒜兰 *Pleione bulbocodioides*（Franch.）Rolfe 的假鳞茎。

【性味归经】味甜、苦，性冷。归热经。

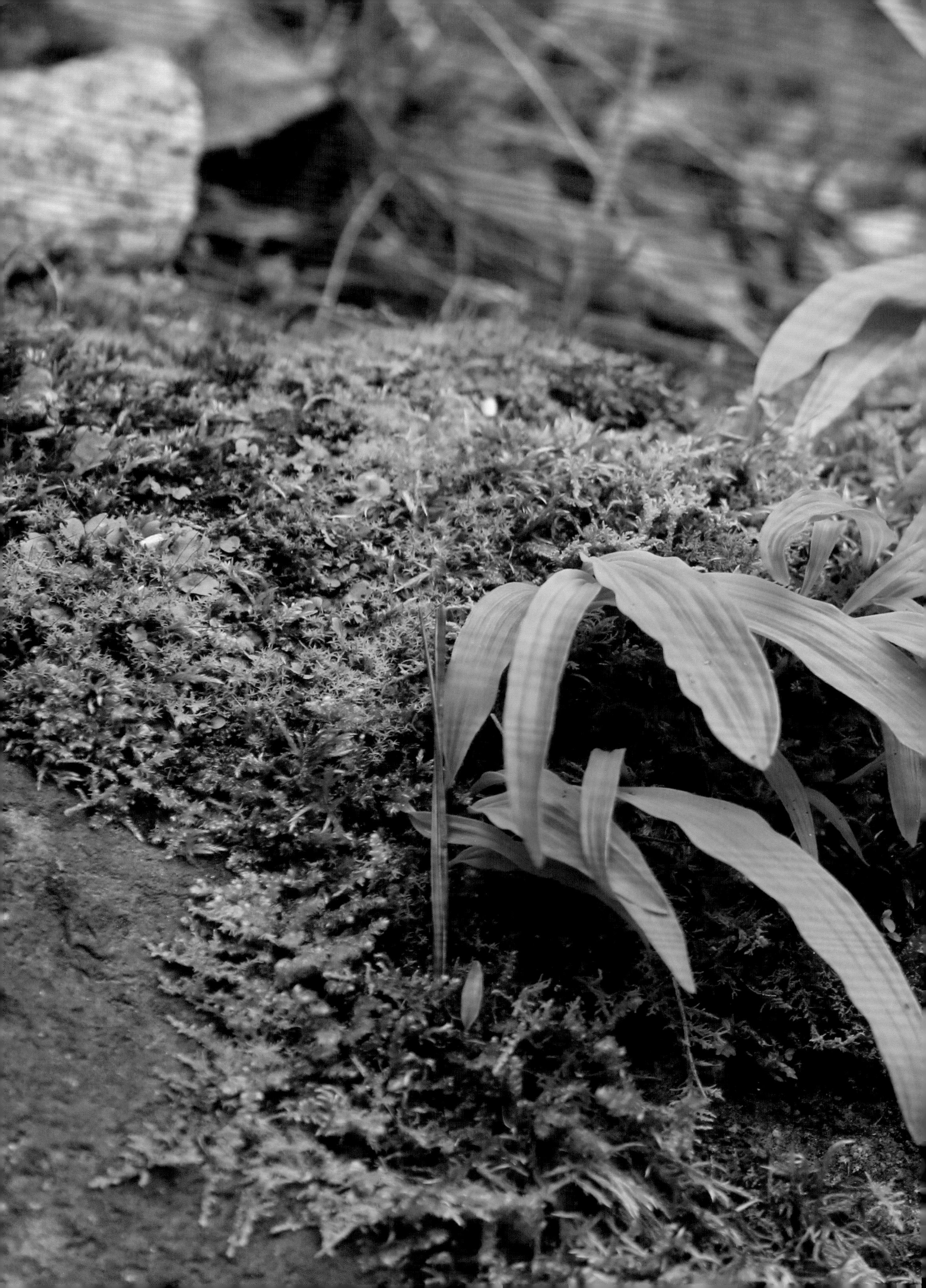

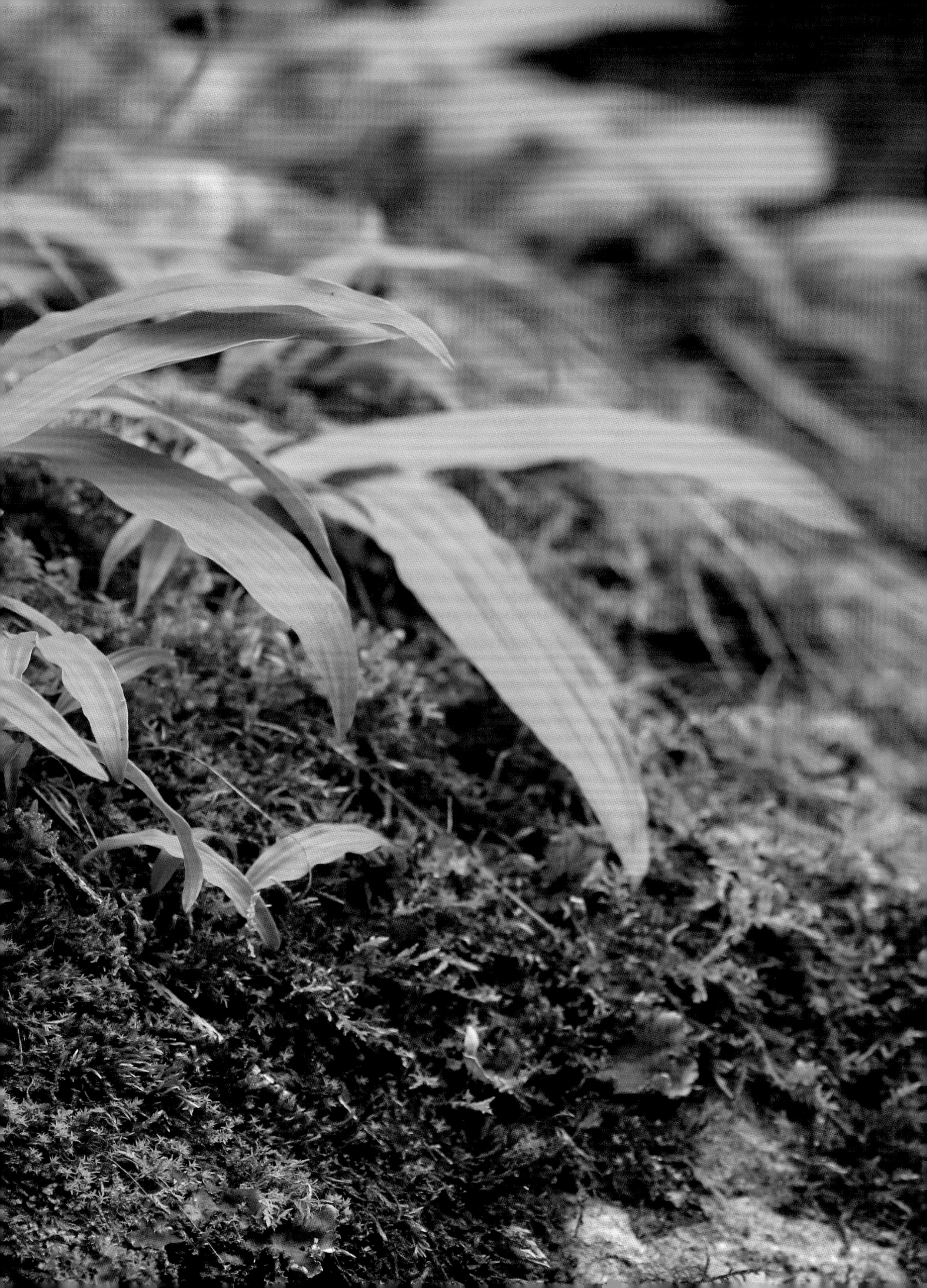

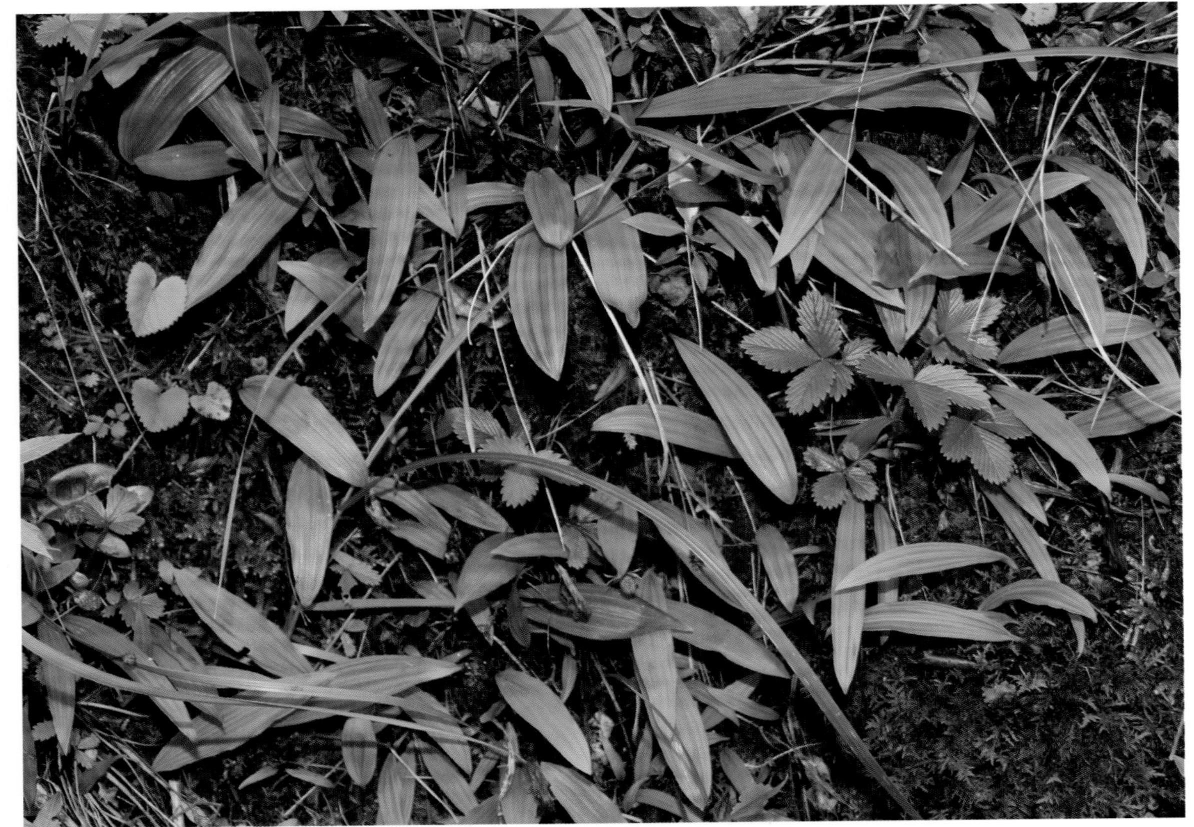

独蒜兰

识别特征

多年生草本植物，高 15 ~ 25 cm。假鳞茎狭卵形或长颈瓶状，长 1 ~ 2 cm，顶生 1 枚叶，叶落后有 1 杯状齿环。叶和花同时出现，椭圆状披针形，长 10 ~ 25 cm，宽 2 ~ 5 cm，先端稍钝或渐尖，基部收狭成柄，抱花葶。花葶顶生 1 朵花。花苞片长圆形，近急尖，等于或长于子房；花淡紫色或粉红色；萼片直立，狭披针形，长达 4 cm，宽 5 ~ 7 mm，先端急尖；唇瓣基部楔形，不明显 3 裂，侧裂片半卵形，先端钝，中裂片半圆形或近楔形，先端凹缺或几乎不凹缺，边缘具不整齐的锯齿，内面有 3 ~ 5 条波状或近直立的褶片。花期 4—5 月，果期 7 月。

生境分布

生长于海拔 630 ~ 3000 m 的林下或沟谷旁有泥土的石壁上。分布于华东、中南、西南及陕西、甘肃等省区。

采收加工

夏、秋二季采挖，除去茎叶、须根，洗净，蒸后晾至半干，再晒干。

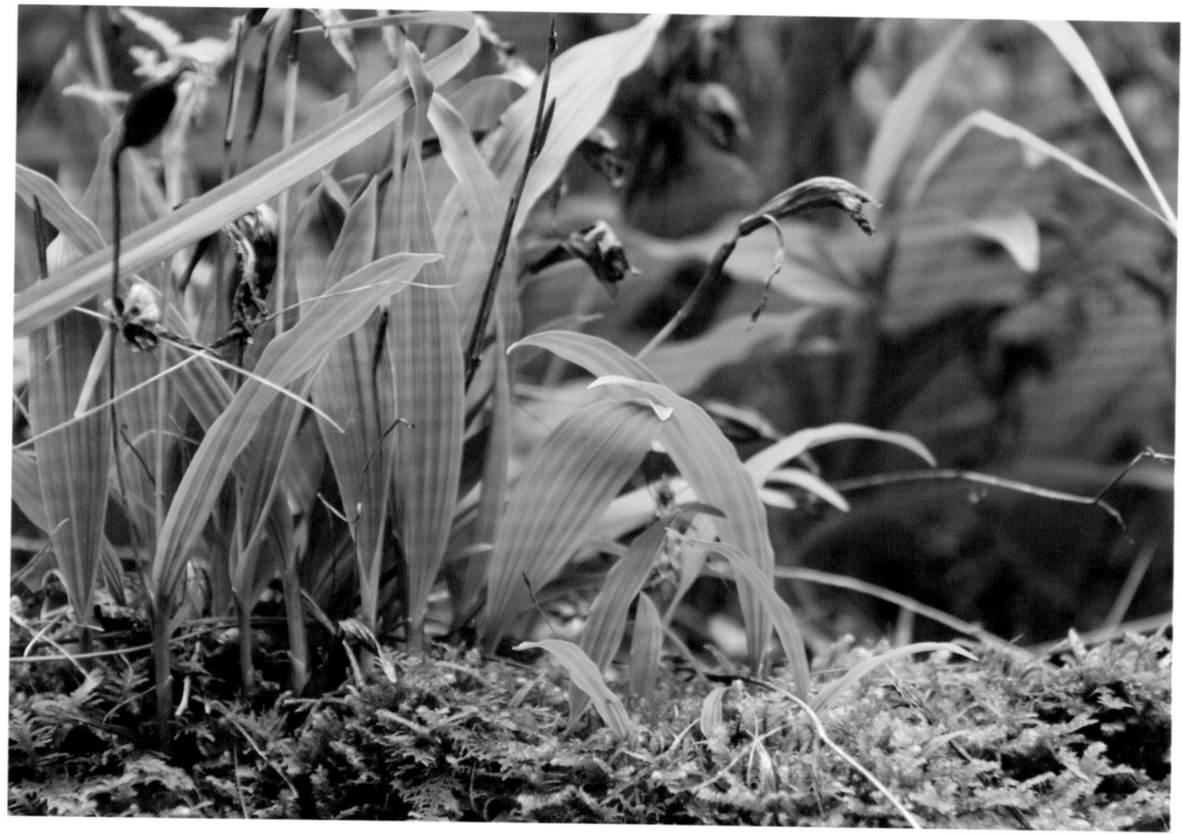

独蒜兰

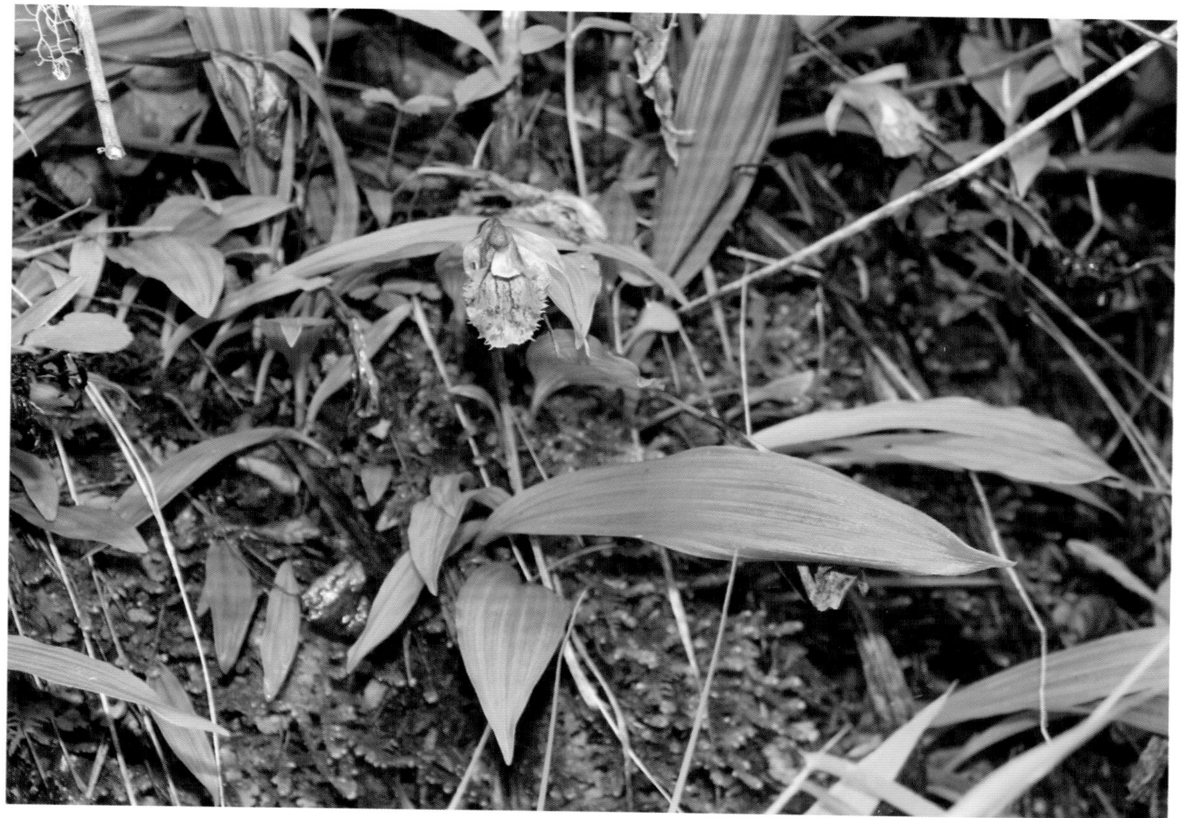

独蒜兰

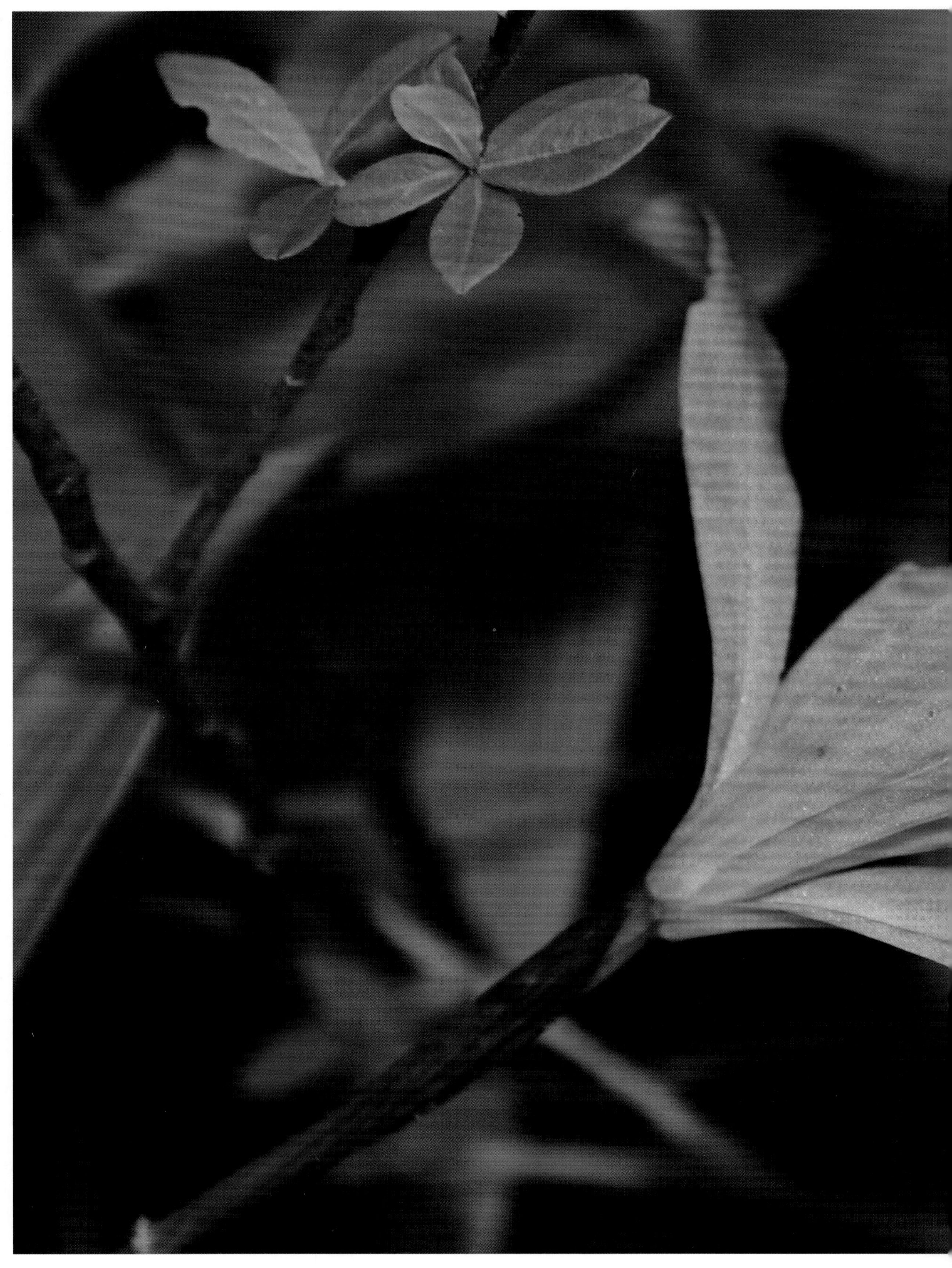

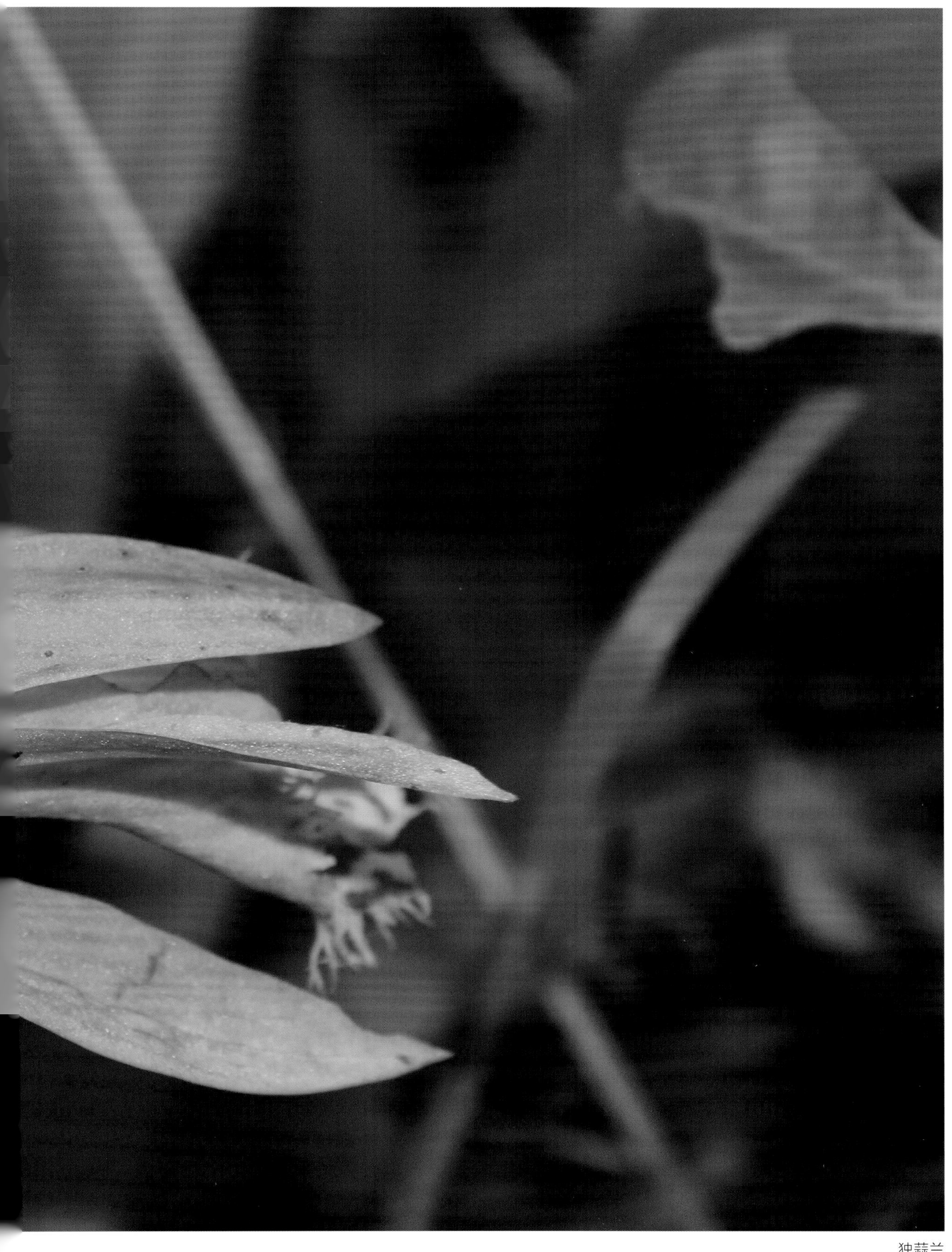

独蒜兰

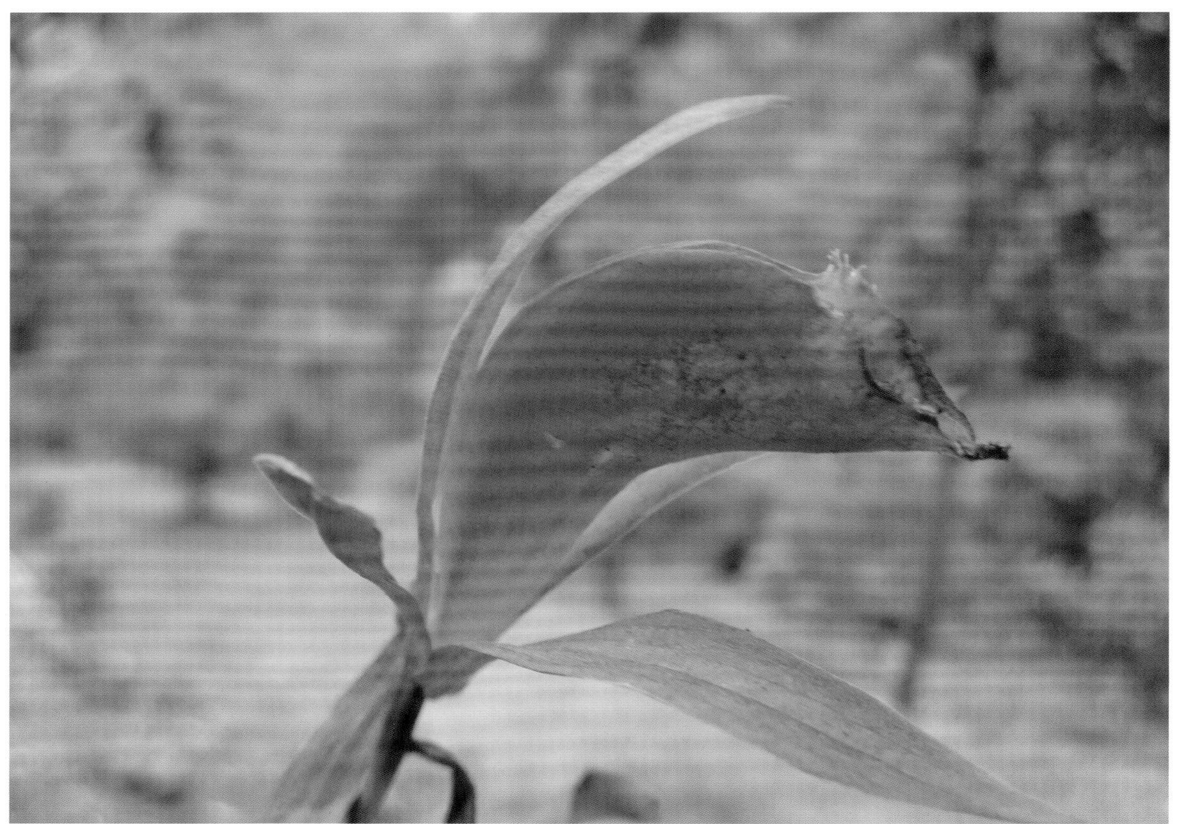

独蒜兰

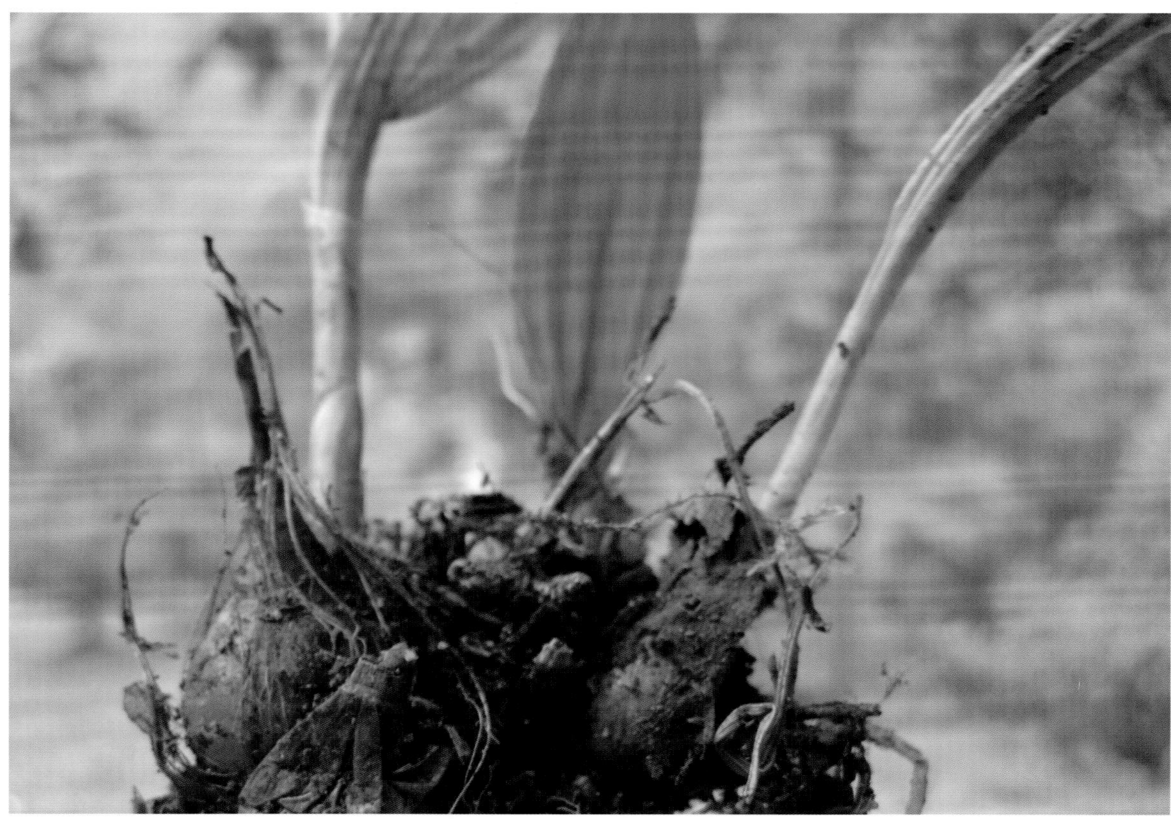

独蒜兰

药材鉴别

独蒜兰的假鳞茎呈圆锥形或不规则瓶颈状团块，长 1.5 ~ 2.5 cm，直径 1 ~ 2 cm，上部渐突起，顶端断头处呈盘状，下部膨大且圆平，近基部凹入；表面黄白色或浅棕色（木去皮），较光滑，有皱纹，膨大部无环节，环节 1 条位于基部凹入处。断面浅黄色，角质，半透明。气微，味淡、微苦，稍有黏性。

功效主治

清热解毒，消肿散结。主治痈疽恶疮，瘰疬结核，咽痛喉痹，蛇虫咬伤。

用法用量

内服：煎汤，3 ~ 6 g；或磨汁；或入丸、散。外用：适量，磨汁涂；或研末调敷。

民族药方

1. **肺结核** 冰球子 15 g。水煎服。
2. **疮痈肿毒** 冰球子适量。加少许雄黄，捣烂外敷患处。
3. **九子疡（瘰疬）** 鲜冰球子适量。捣烂外敷。
4. **蛇咬伤** 鲜冰球子、降龙草各适量。捣烂外敷。

使用注意

正气虚体弱者慎服。

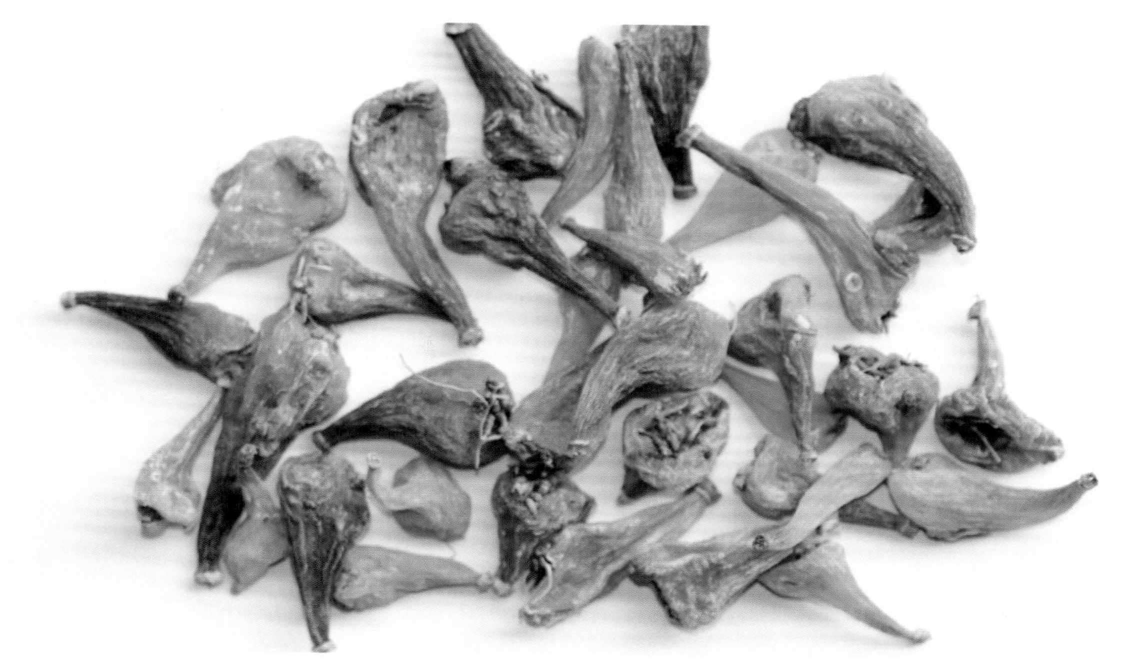

冰球子药材

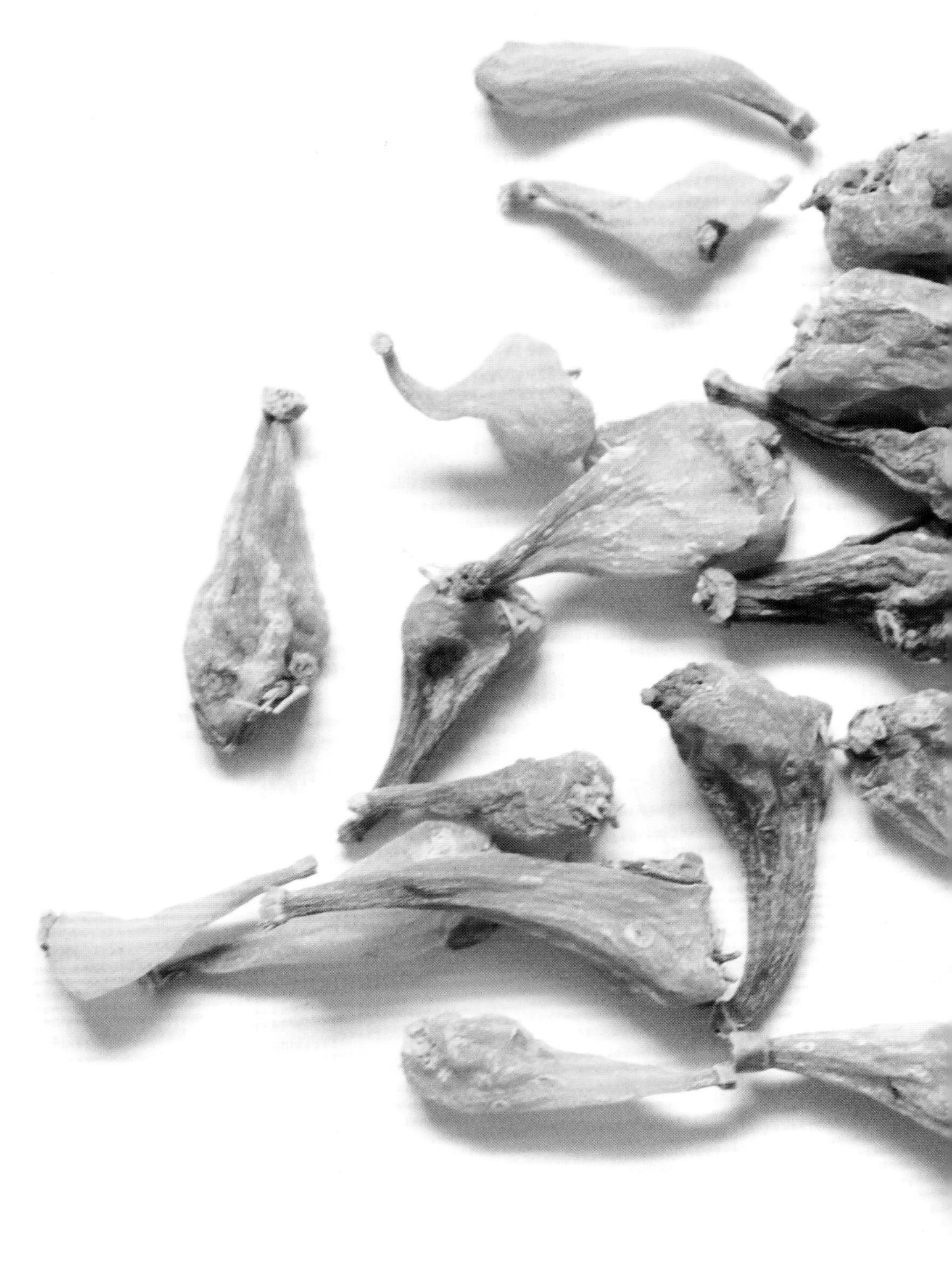

冰球子

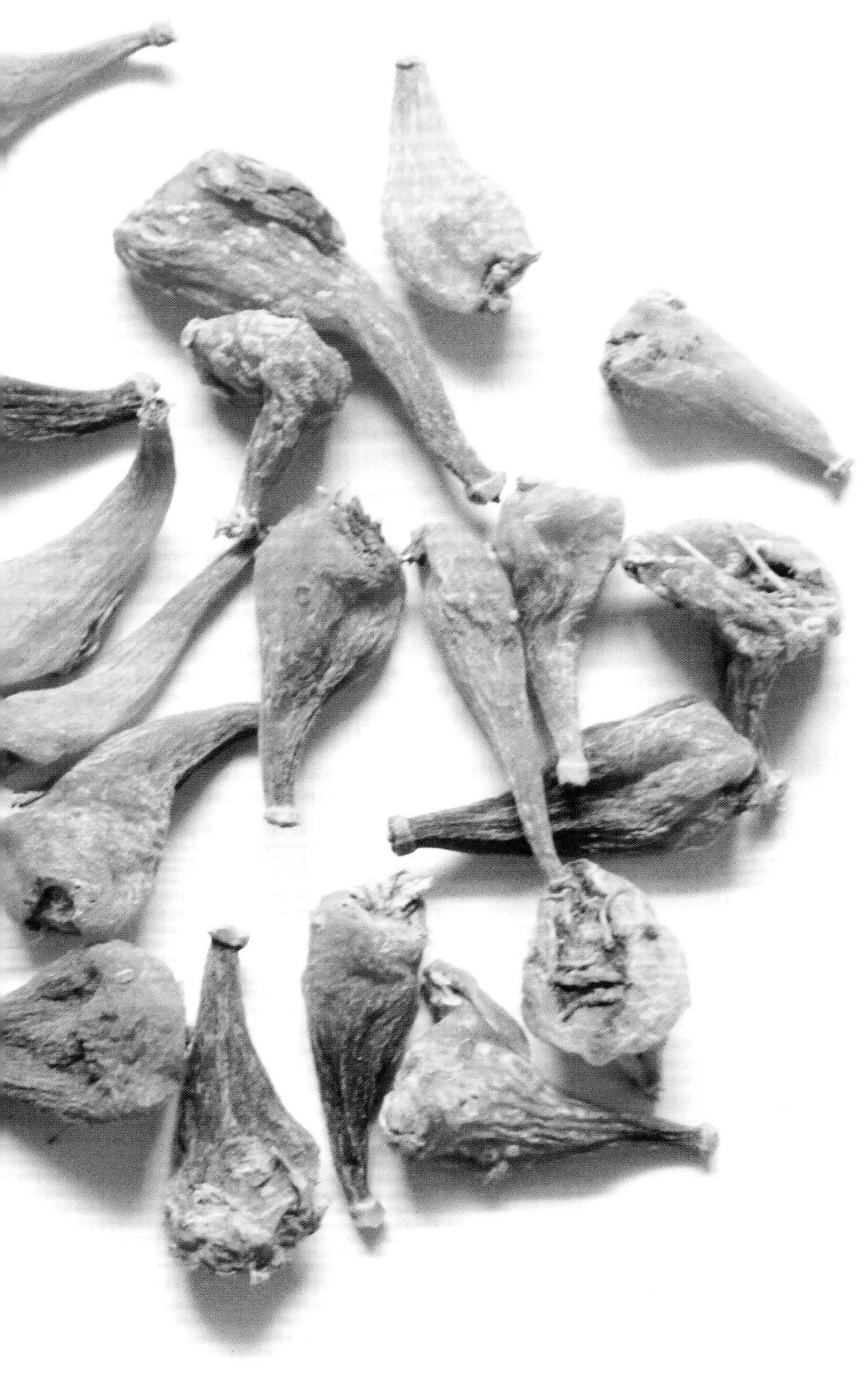

冰球子饮片

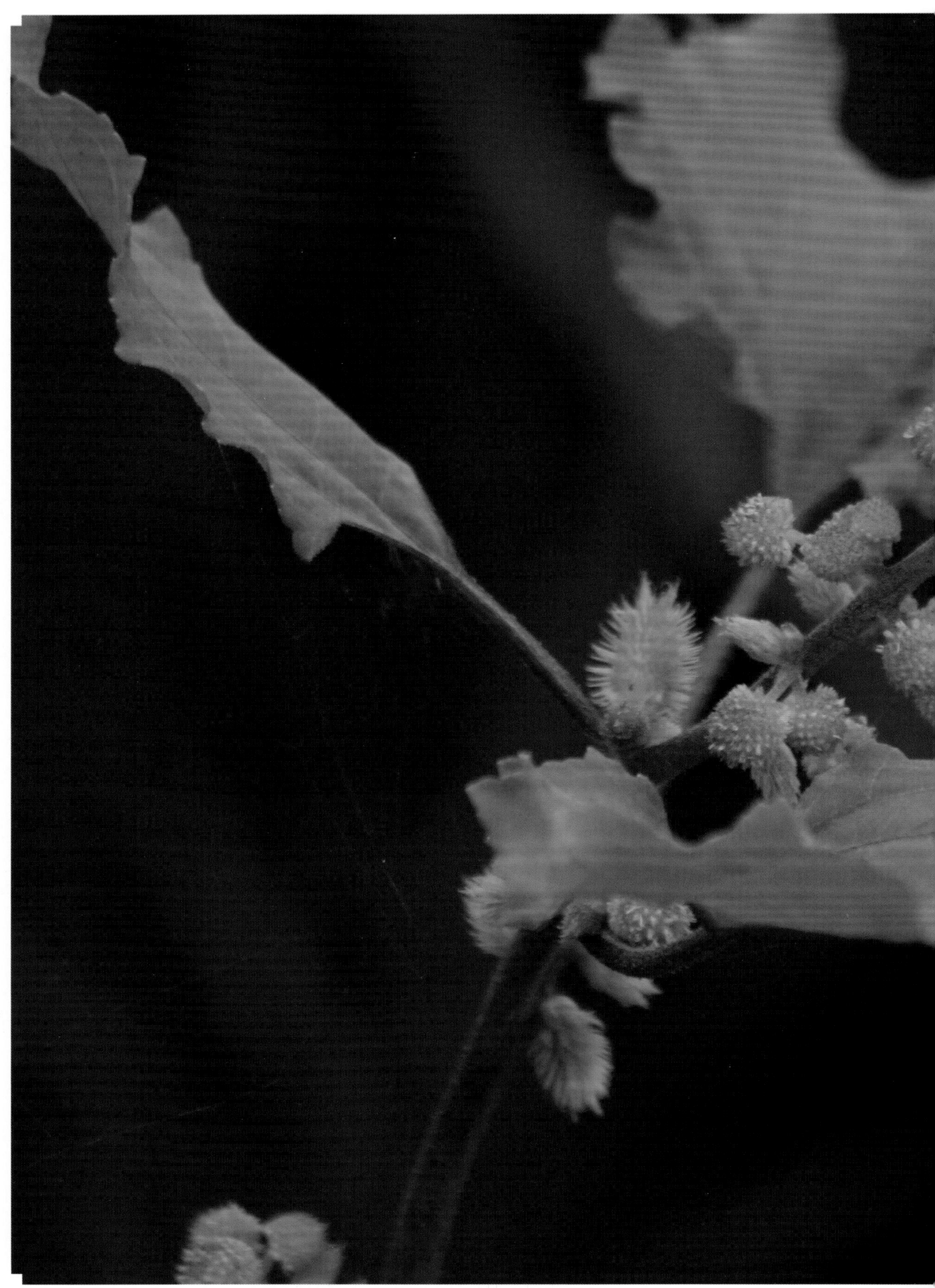

苍耳子

【苗 药 名】比广棍。

【别　 名】苍耳、牛虱子。

【来　 源】本品为菊科植物苍耳 *Xanthium sibiricum* Patrin. ex Widder 带总苞的果实。

【性味归经】味辛、苦，性冷。归热经。

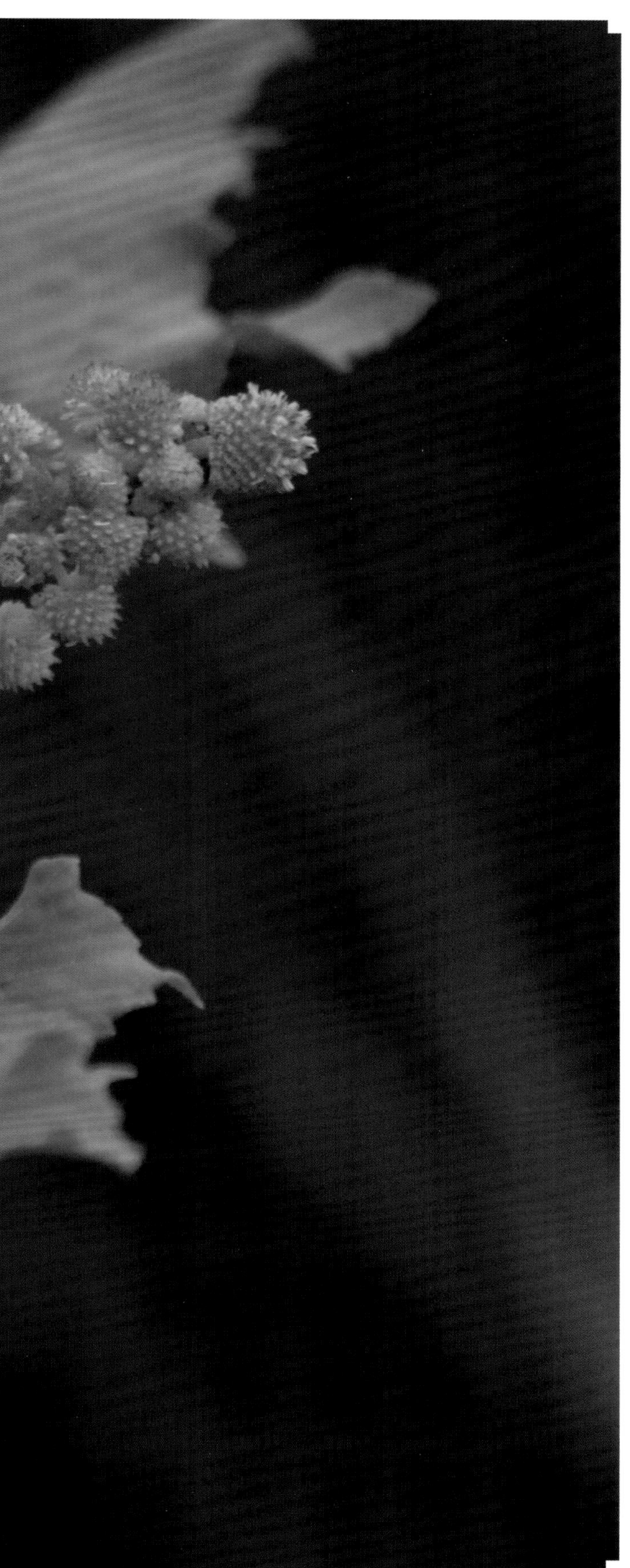

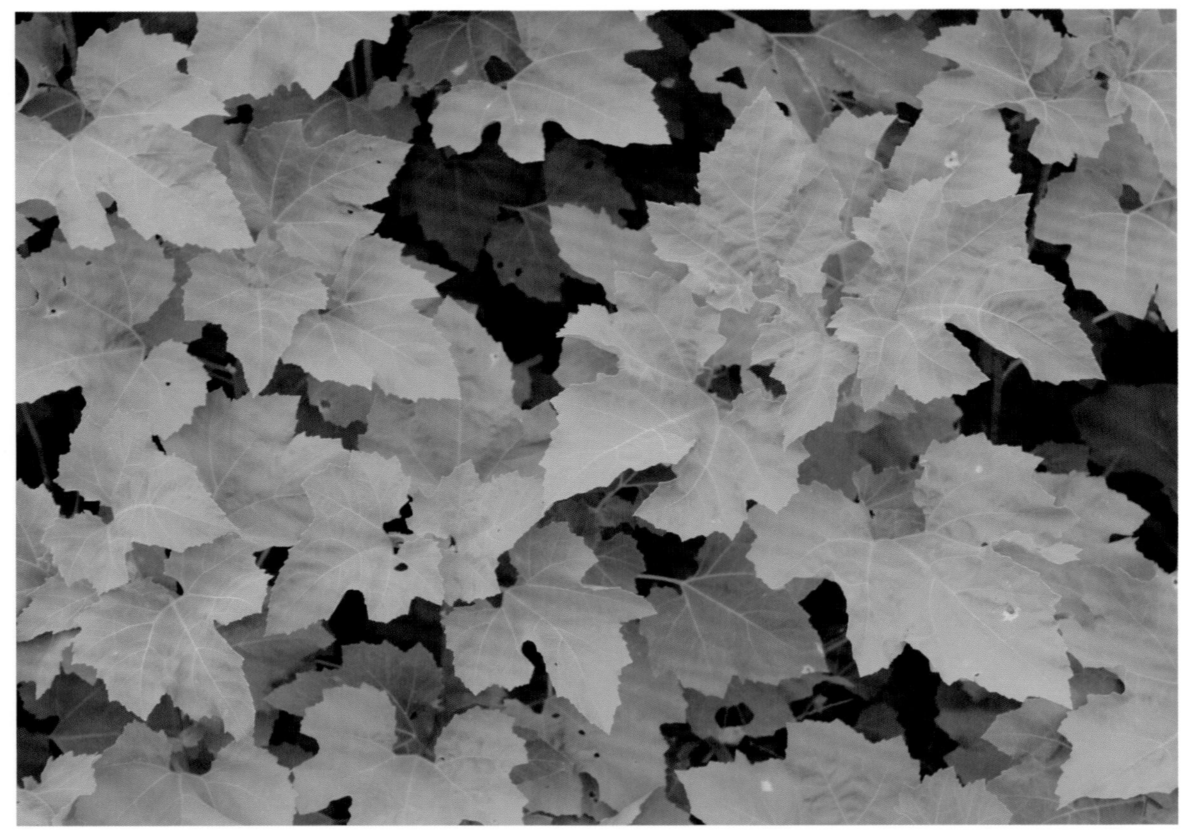

苍耳

识别特征

一年生草本植物，高达 90 cm。叶三角状卵形，长 4 ~ 10 cm，宽 3 ~ 10 cm，基出 3 脉，两面被贴生的糙状毛。头状花序，单性同株，雄头状花序球形，总苞 1；花托圆柱形；小花管状；雄蕊 5；雌头状花序椭圆形，2 ~ 3 裂，内层总苞片结成囊状，小花 2 朵，无花冠，子房在总苞内，花柱突出总苞外。成熟瘦果的总苞变坚硬，外面疏生具钩的总苞刺，瘦果 2，倒卵形。

生境分布

生长于山地、草坡及路旁。全国各地均有分布。

采收加工

9—10 月果实成熟，由青转黄，叶已大部分枯萎脱落时，选晴天，割下全株，脱粒，扬净，晒干。

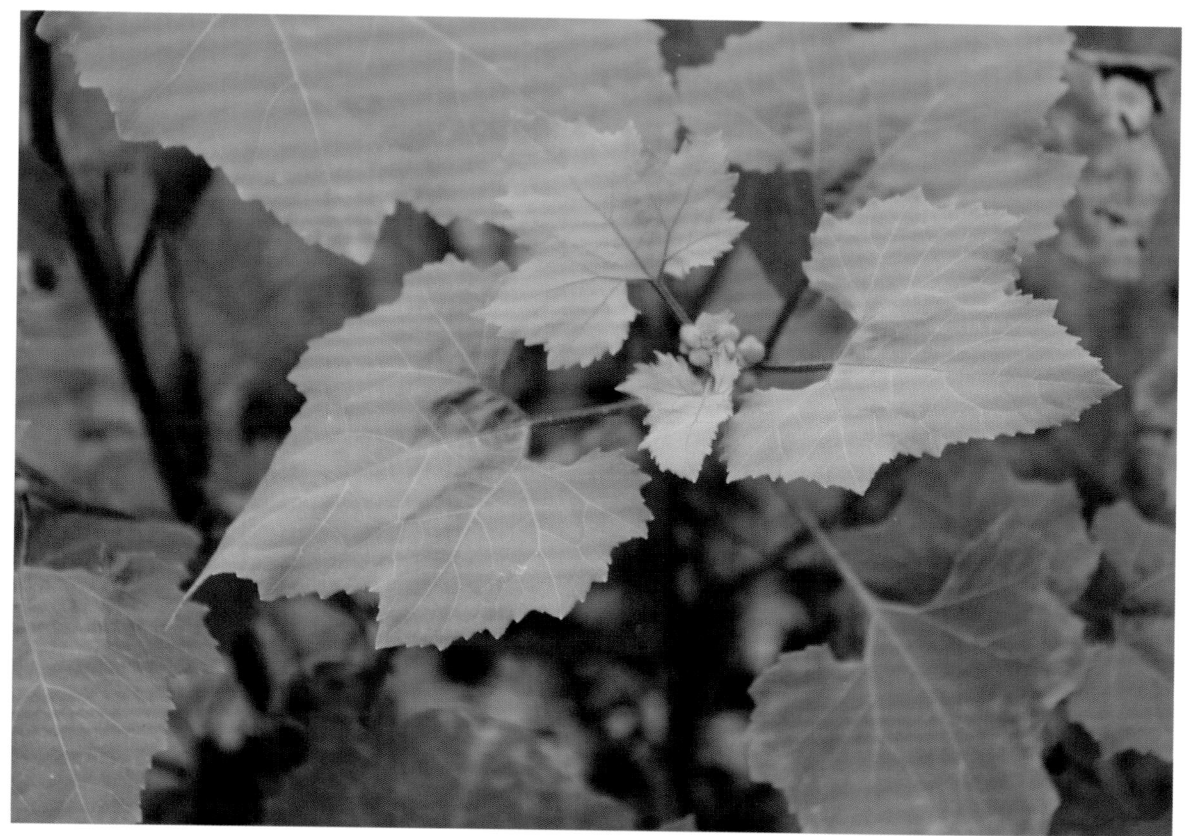

苍耳

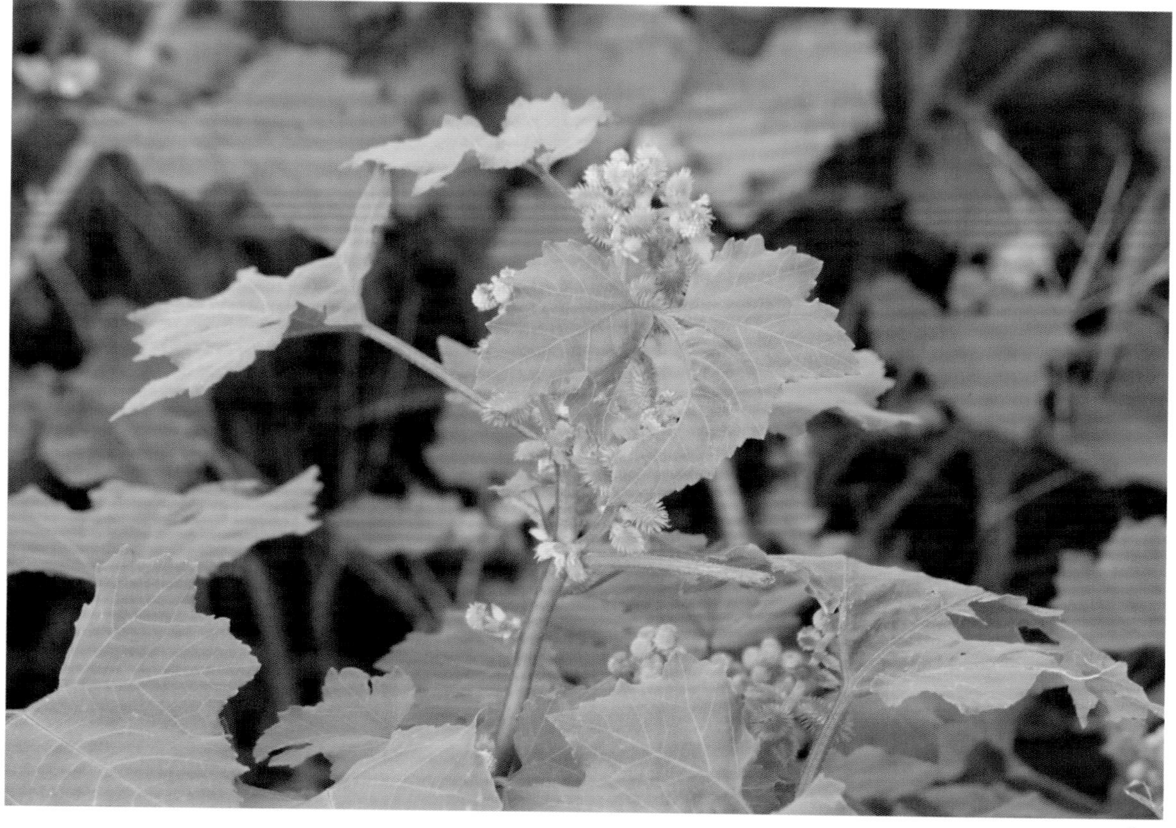

苍耳

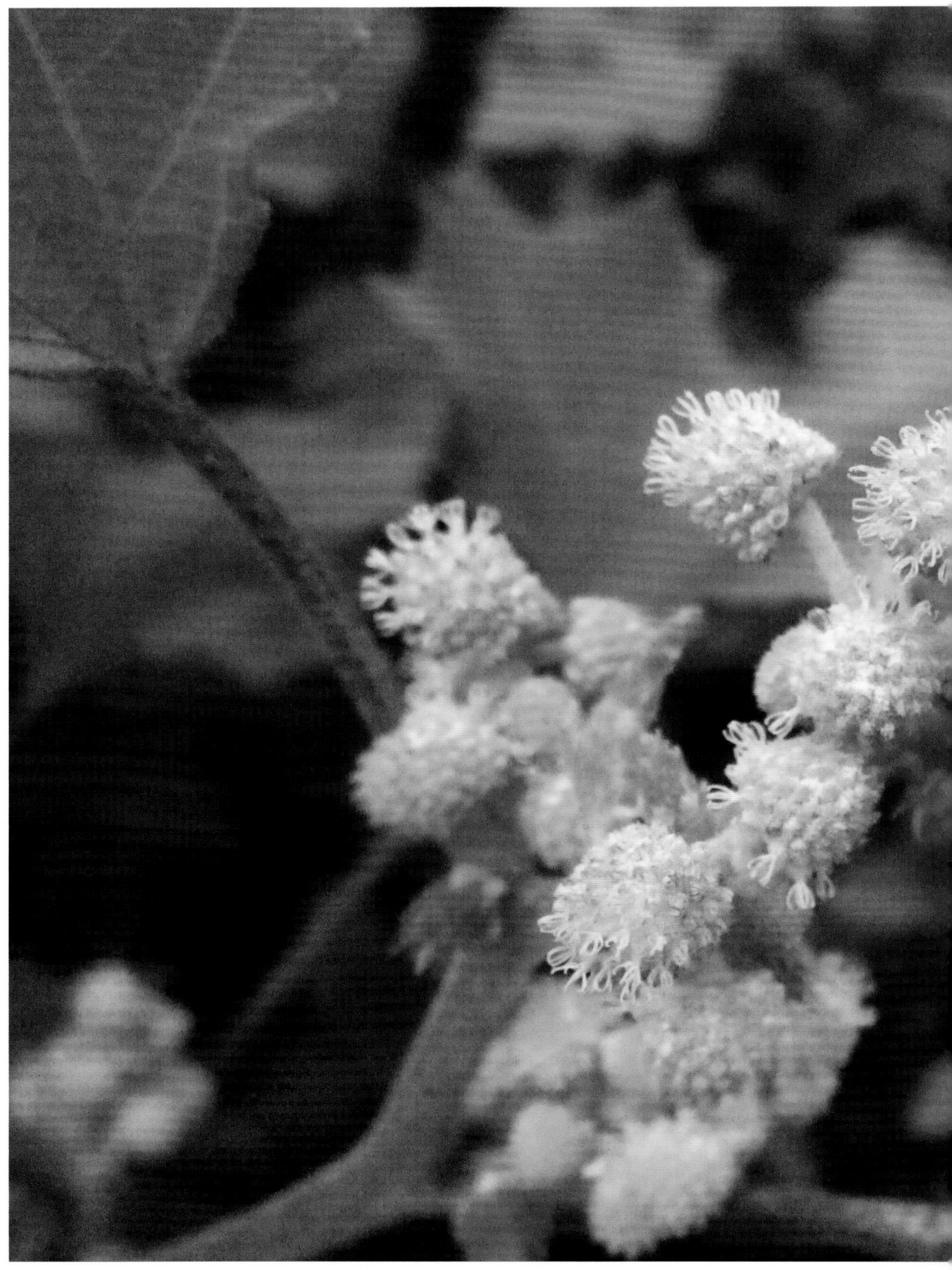

苍耳子

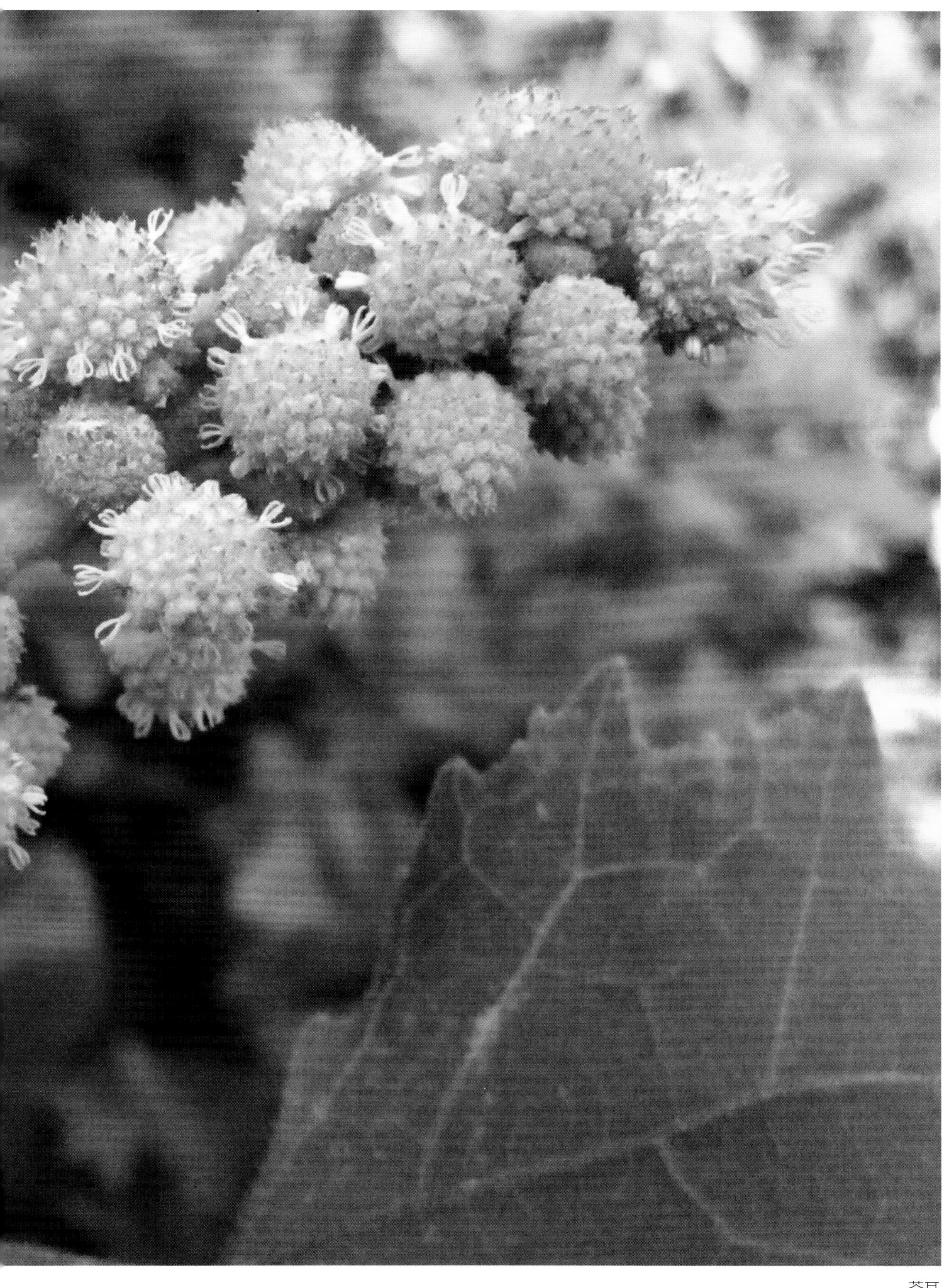

苍耳

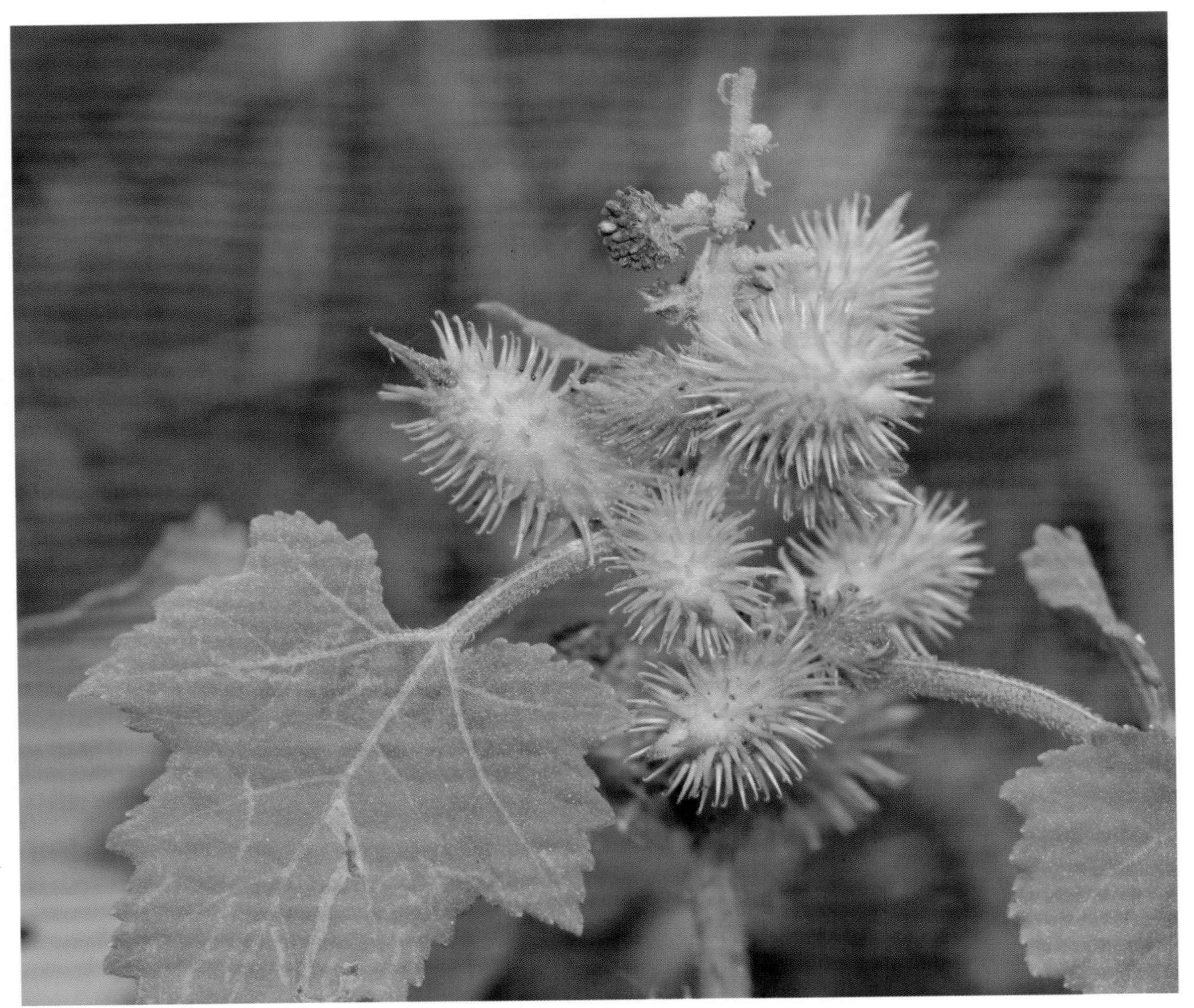

苍耳

药材鉴别

果实包在总苞内，呈纺锤形或卵圆形，长 1.0 ~ 1.5 cm，直径 0.4 ~ 0.7 cm。表面黄棕色或黄绿色，全体有钩刺，先端有较粗的刺 2 枚，分离或连生，基部有梗痕。质硬而韧，横切面中间有一隔膜，2 室，各有 1 枚瘦果。瘦果略呈纺锤形，一面较平坦，先端具一突起的花柱基，果皮薄，灰黑色，具纵纹。种皮膜质，浅灰色，有纵纹；子叶 2，有油性。气微，味微苦。以粒大、饱满、色黄棕者为佳。

功效主治

祛风散热，除湿解毒，消食止痛。主治鼻渊，风寒头痛，风湿痹痛，风疹，湿疹，疥癣，皮肤瘙痒。

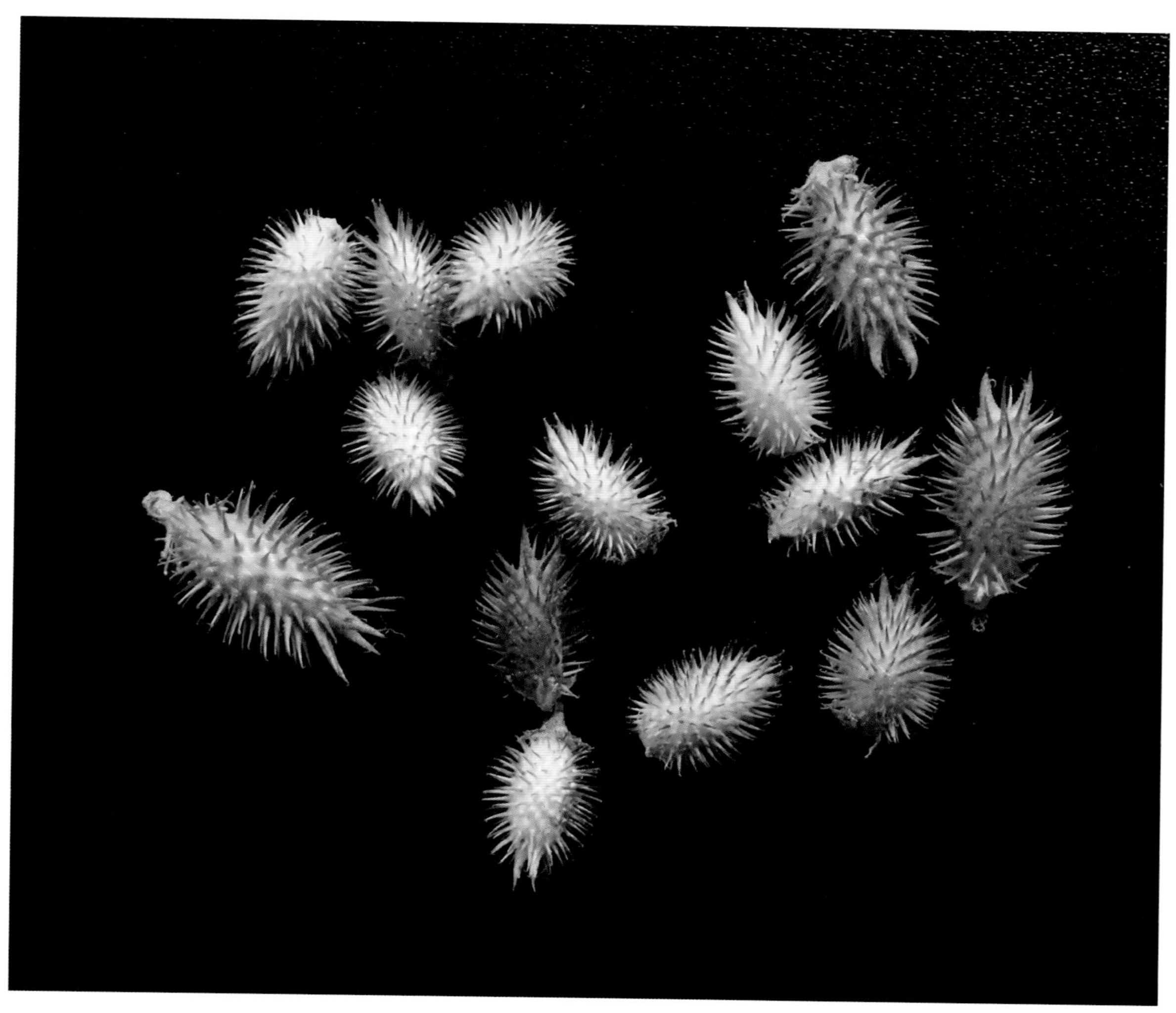

苍耳子药材

用法用量

内服：煎汤，3 ~ 10 g；或入丸、散。外用：适量，捣烂外敷；或煎水洗。

民族药方

1．风疹，全身瘙痒 苍耳、夏枯草、野菊花、黄芪各 15 g，防风 9 g。煨水服。

2．麻风 ①苍耳适量。熬浸膏，每日 3 次，每次 30 g。②苍耳、红浮萍各等份。煨水洗全身。

3．慢性鼻炎 苍耳子（打碎）160 g，辛夷 16 g。加入温热的麻油 1000 ml 中，浸泡 24 小时，文火煮沸至 800 ml 左右，冷却后过滤，瓶装，每日滴 3 ~ 4 次。

4．顽固性牙痛 苍耳子 6 g。焙黄去壳，研细末，与鸡蛋 1 个调匀，不放油、盐，炒熟食之，每日 1 次，连服 3 剂。

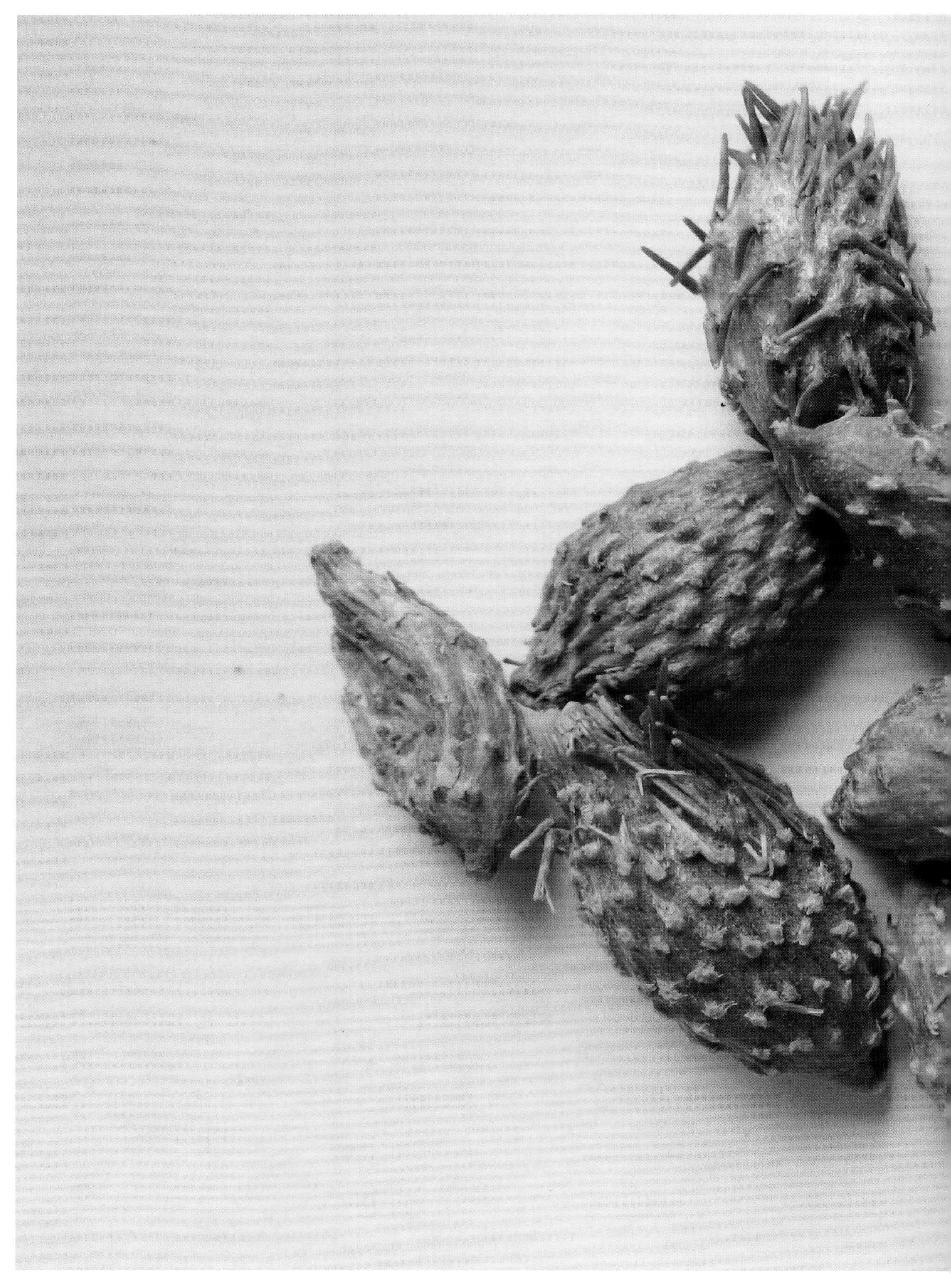

苍耳子

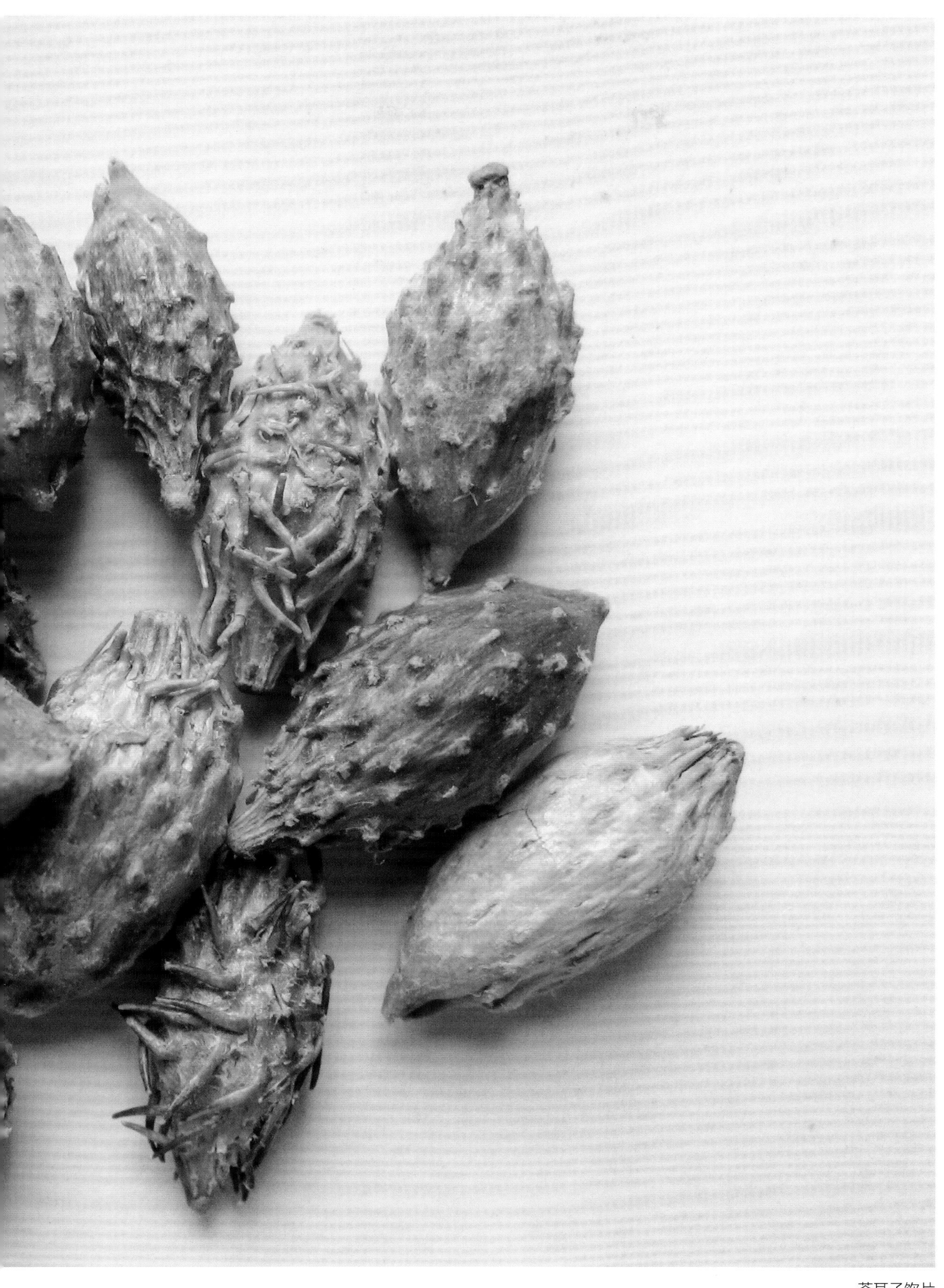

苍耳子饮片

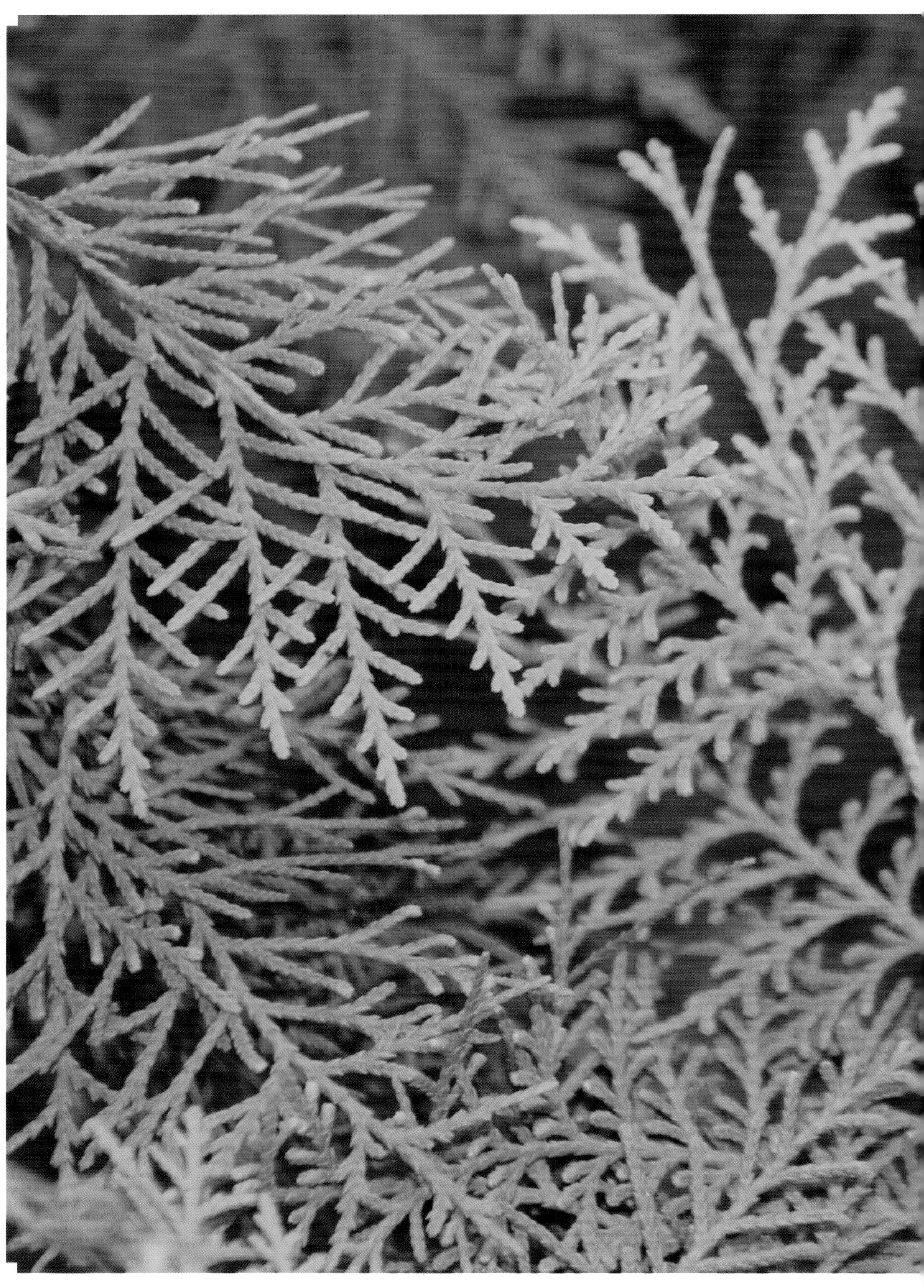

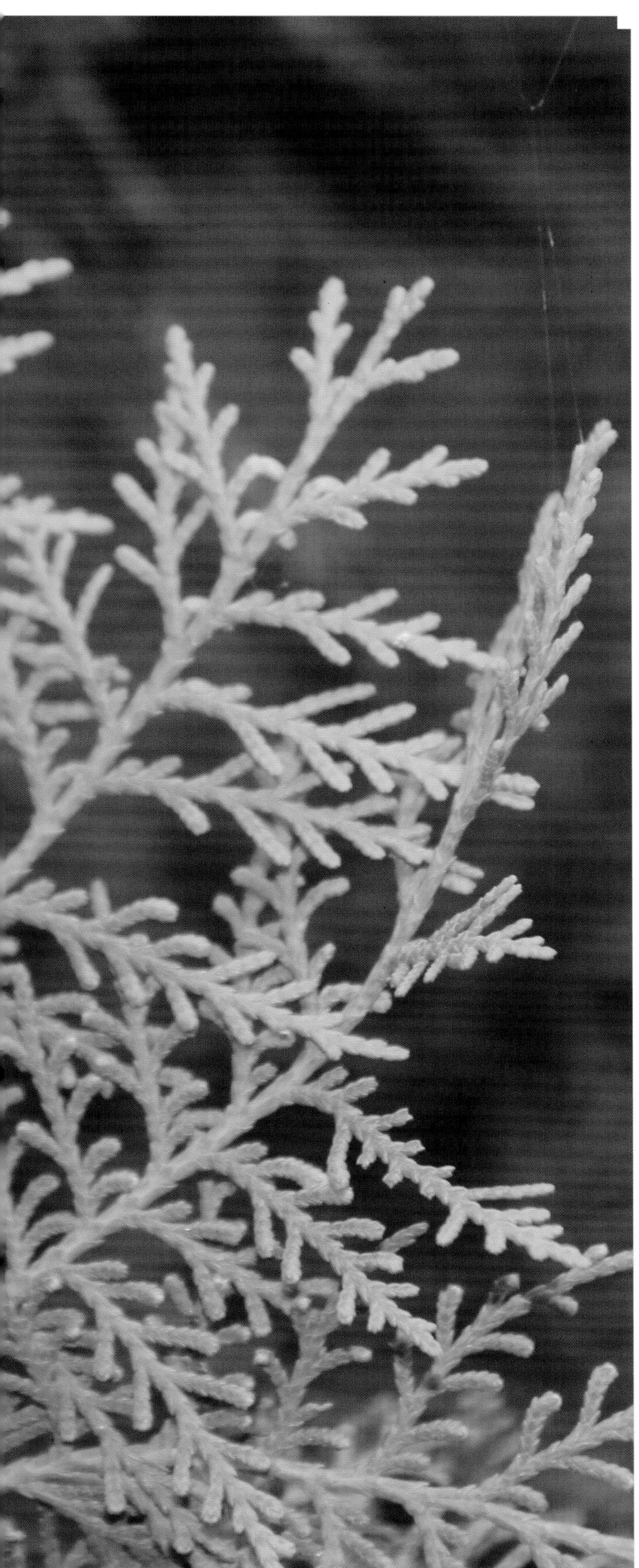

侧柏

【苗 药 名】都见香。

【别　　名】扁柏、香柏、柏树、柏子树、柏子仁。

【来　　源】本品为柏科植物侧柏 *Platycladus orientalis*（L.）Franch. 的枝叶和果实。

【性味归经】味苦、涩，性冷。归热经。

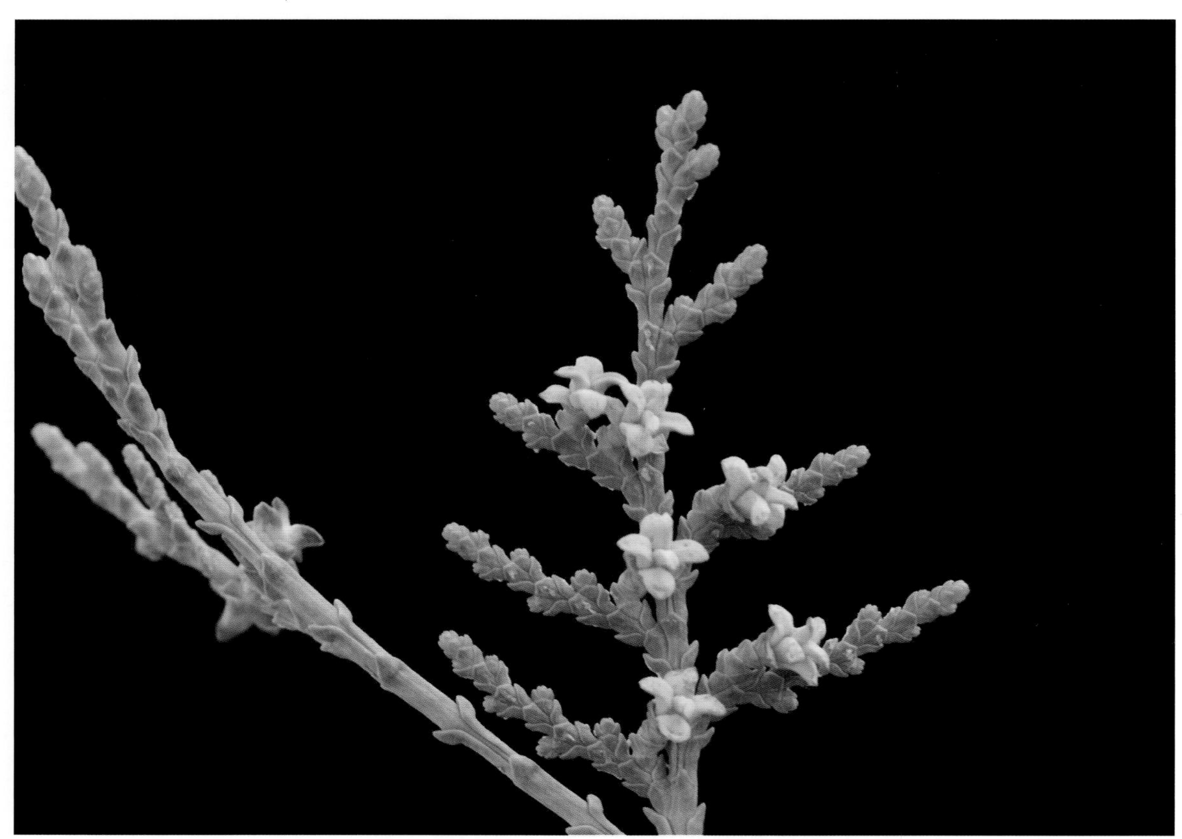

侧柏

识别特征

常绿乔木，高达 20 m。树皮红褐色，呈鳞片状剥落。小枝扁平，排成一面，鳞形叶交互对生，小枝上下两面之叶露出部分卵状菱形或斜方形，两侧的叶折覆在上下叶基部的两侧，叶背有凹陷腺槽。雌雄同株；球花单生短枝顶端。球果蓝色，熟前肉质，被白霜，熟后木质，红褐色；种子卵圆形，无翅或有棱脊。花期 3—4 月，球果成熟 9—10 月。

生境分布

喜生长于湿润肥沃山坡。全国大部分地区均有分布。

采收加工

夏秋采收嫩枝，晾干；冬初采收成熟种子，晒干，压碎种皮，簸净，阴干。

药材鉴别

枝长短不一，多分枝，小枝扁平。叶细小鳞片状，交互对生，贴伏于枝上，深绿色或黄绿色。质脆，易折断。气清香，味苦、涩、微辛。以叶嫩、青绿色、无碎末者为佳。

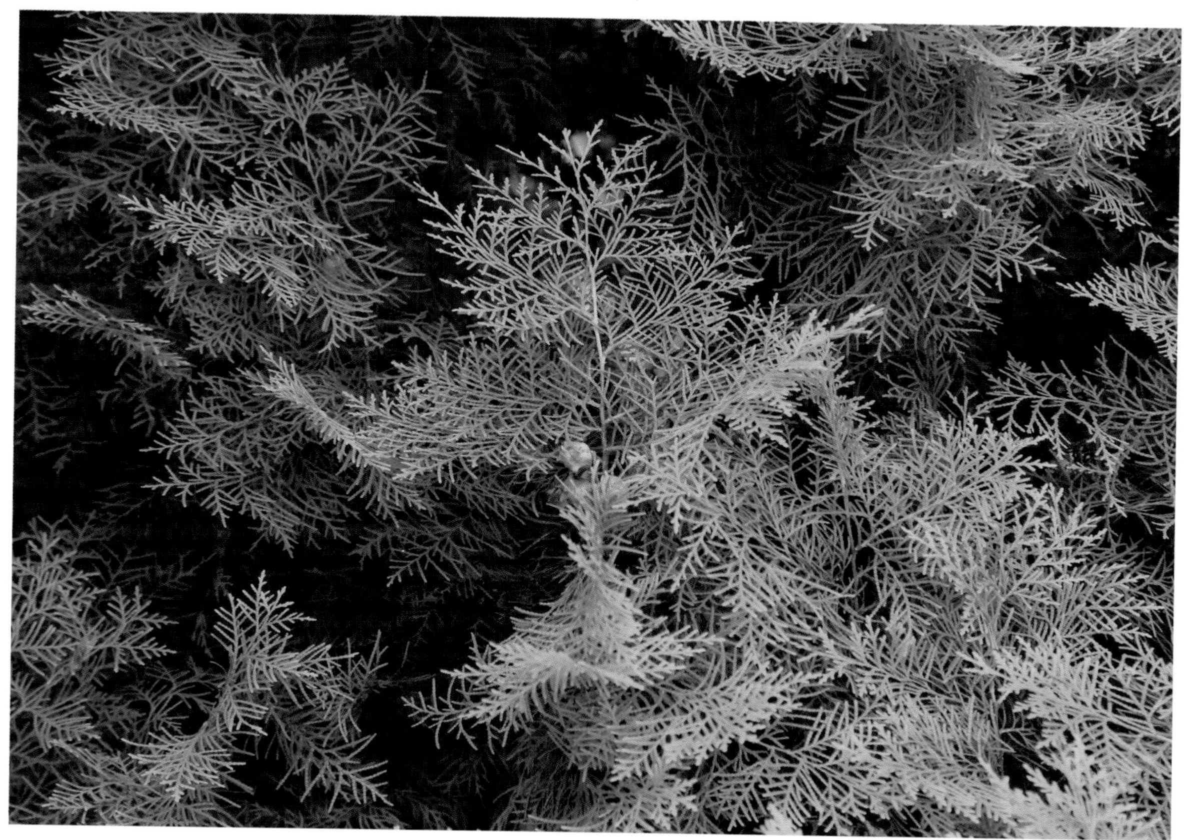

侧柏

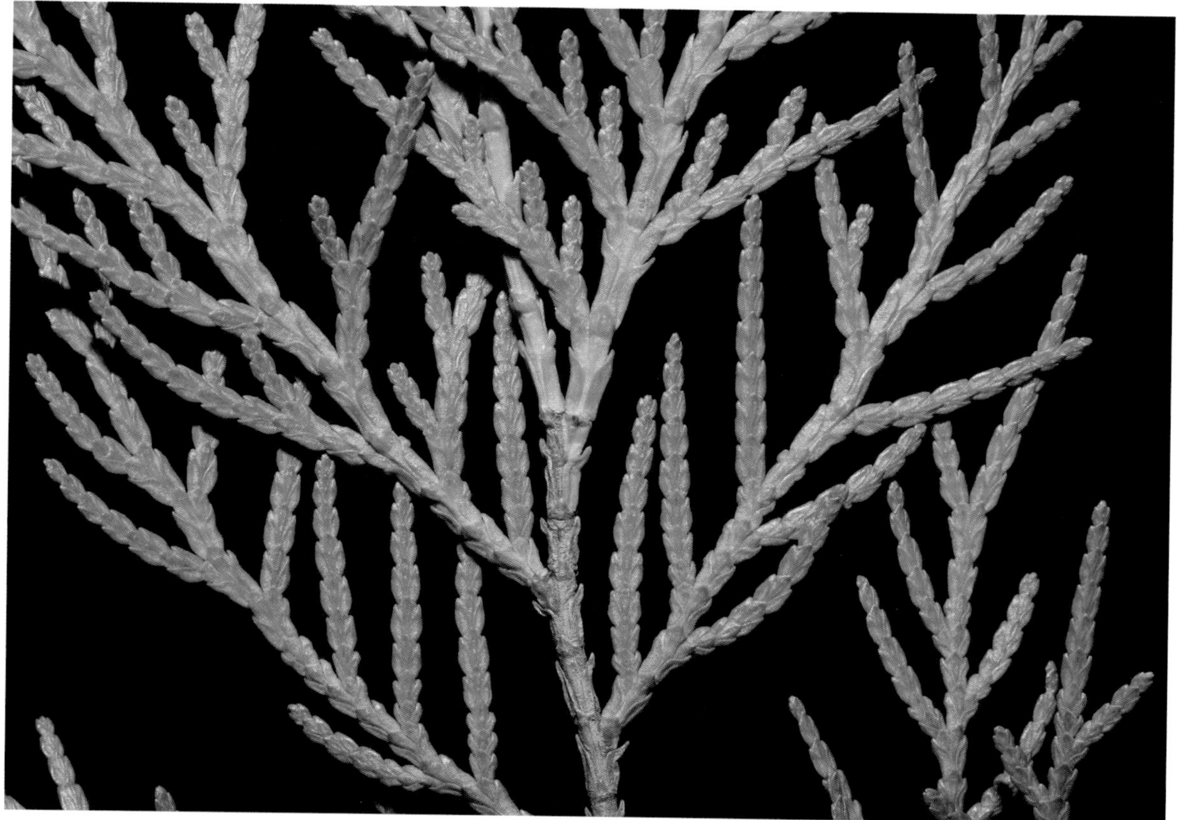

侧柏叶

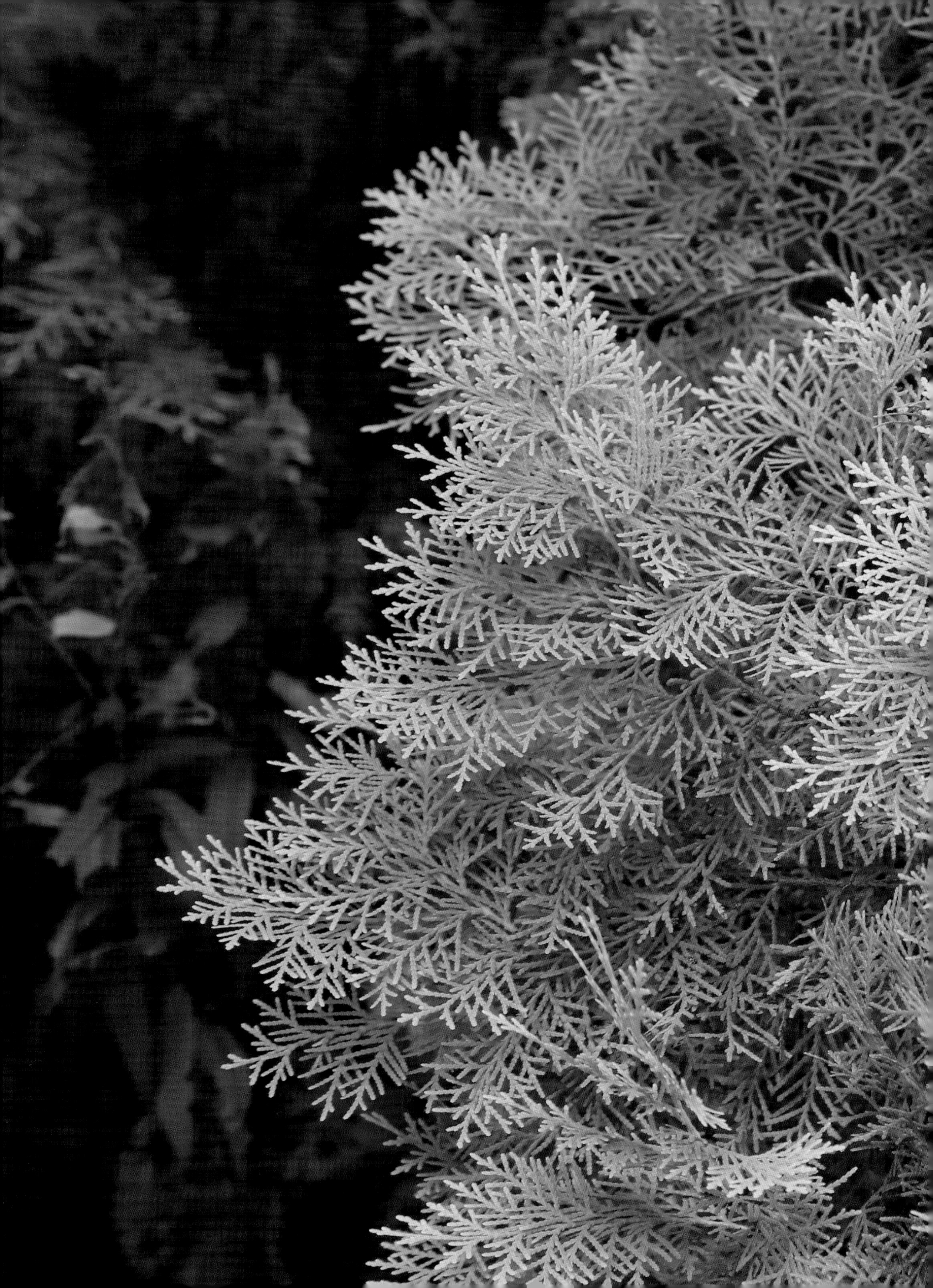

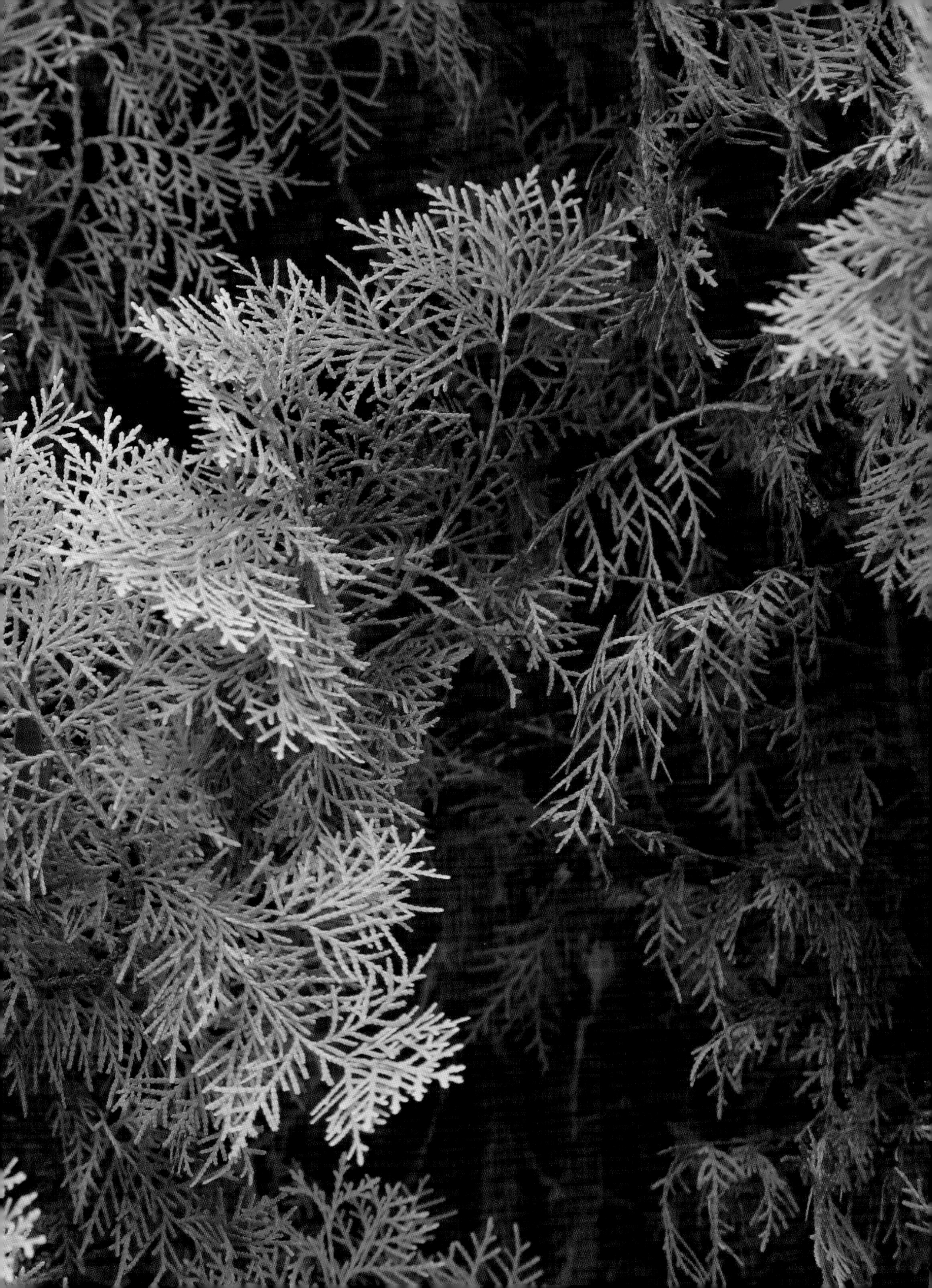

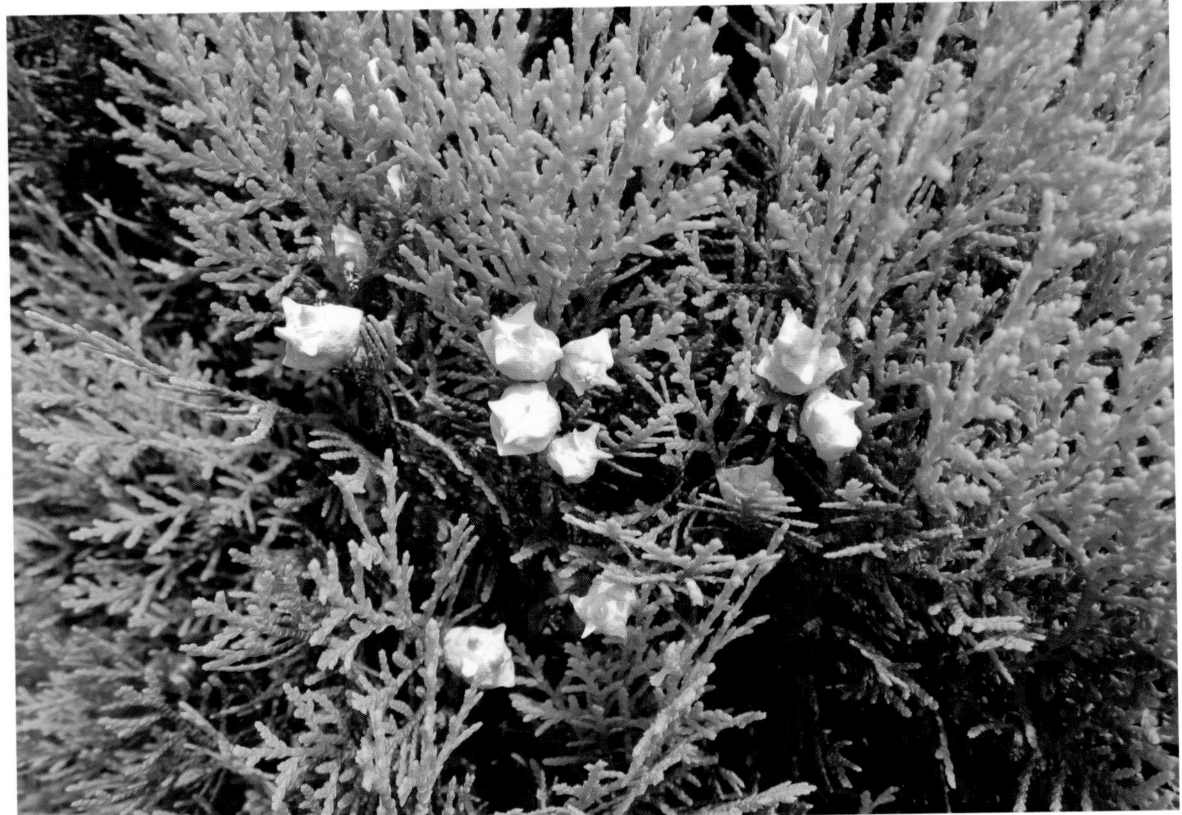

侧柏

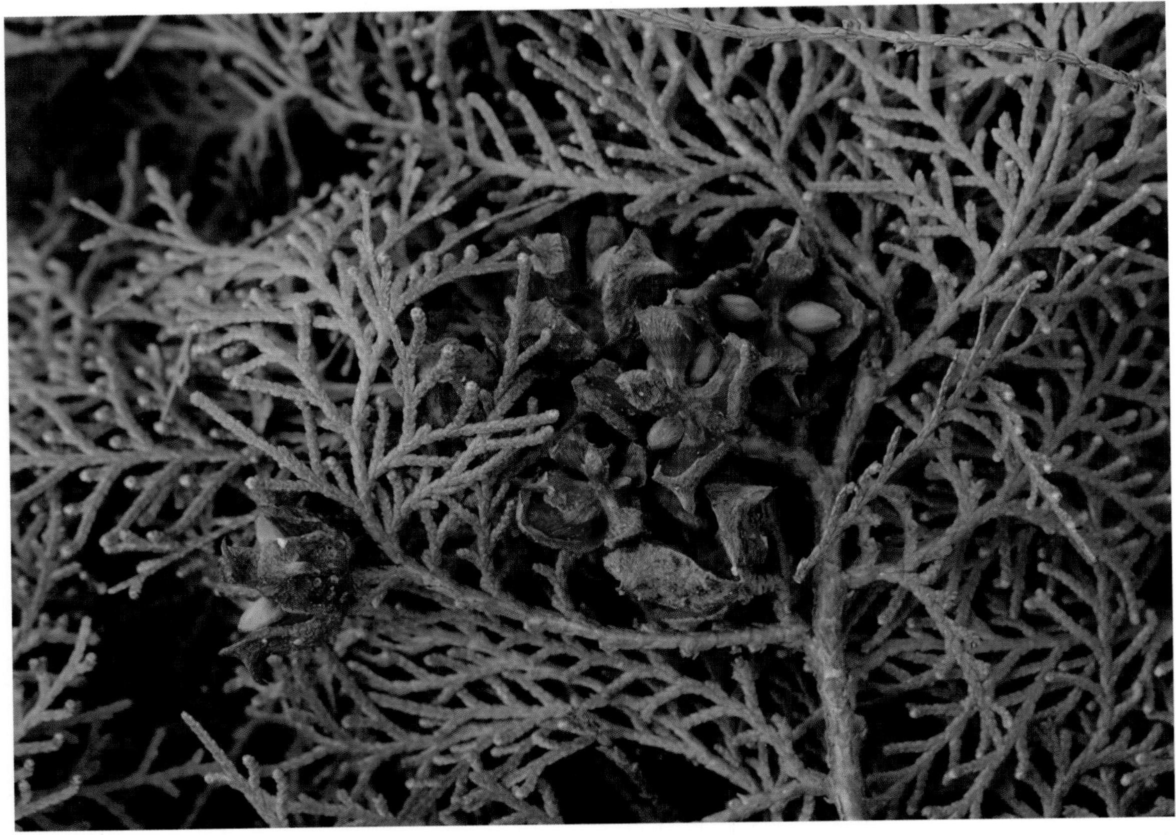

侧柏

功效主治

凉血止血，止咳祛痰，祛风湿，散肿毒。主治咯血，吐血，衄血，尿血，肠风下血，崩漏不止，咳嗽痰多，风湿痹痛，丹毒，痄腮，烫伤。

用法用量

内服：煎汤，15 ~ 45 g，鲜品加倍；或入丸、散，每次 3 g。

民族药方

1．久咳不止　侧柏叶 100 g。煎水服。

2．视力减退　柏子仁适量。加少量猪油蒸服。

3．血淋　侧柏果 10 g。煨水服。

4．鼻血，吐血或下血　侧柏叶、棕树心各 10 g，乌梅 5 g。煨水服。

5．蛔虫病　侧柏果 5 g。研细末，炒鸡蛋吃。

6．止血　侧柏叶 15 g。水煎服；或用侧柏叶粉每服 3 g，每日 3 次。

7．慢性气管炎　侧柏叶 30 g。水煎成 150 ml，加蜂蜜 30 ml，1 岁以内每服 10 ~ 15 ml，4 岁以上每服 30 ~ 50 ml，每日 3 次。

8．脂溢性脱发　侧柏叶 250 ~ 300 g。用 75% 乙醇 1000 ml 浸渍 7 日后过滤，每次取适量涂患处，每日 1 ~ 5 次。

使用注意

不可久服、多服，易致胃脘不适及食欲减退。

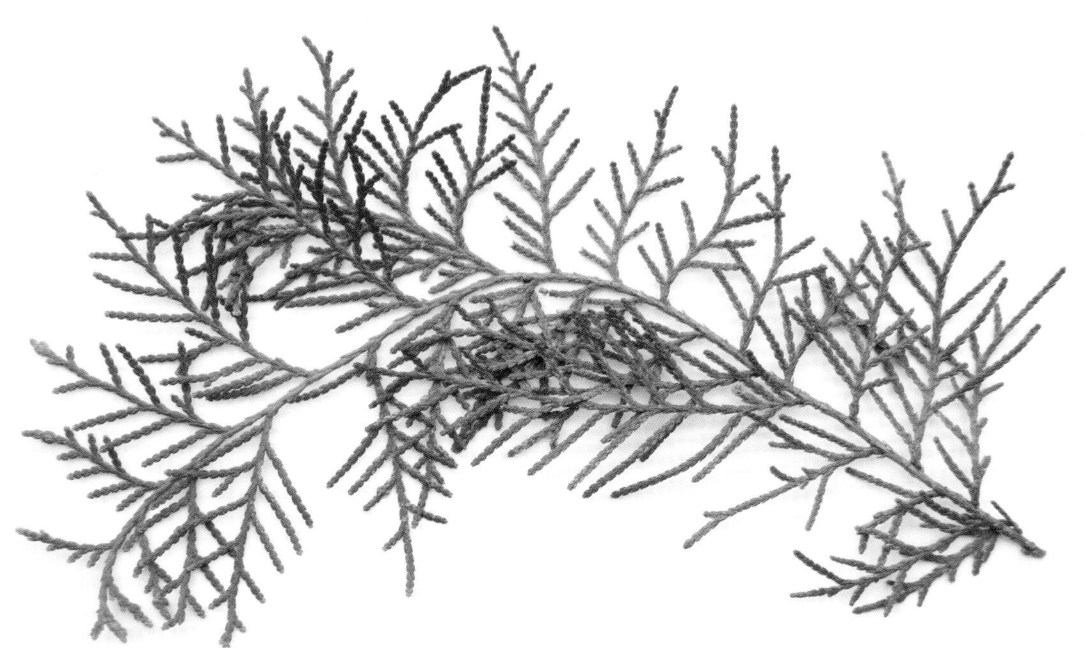

侧柏叶药材

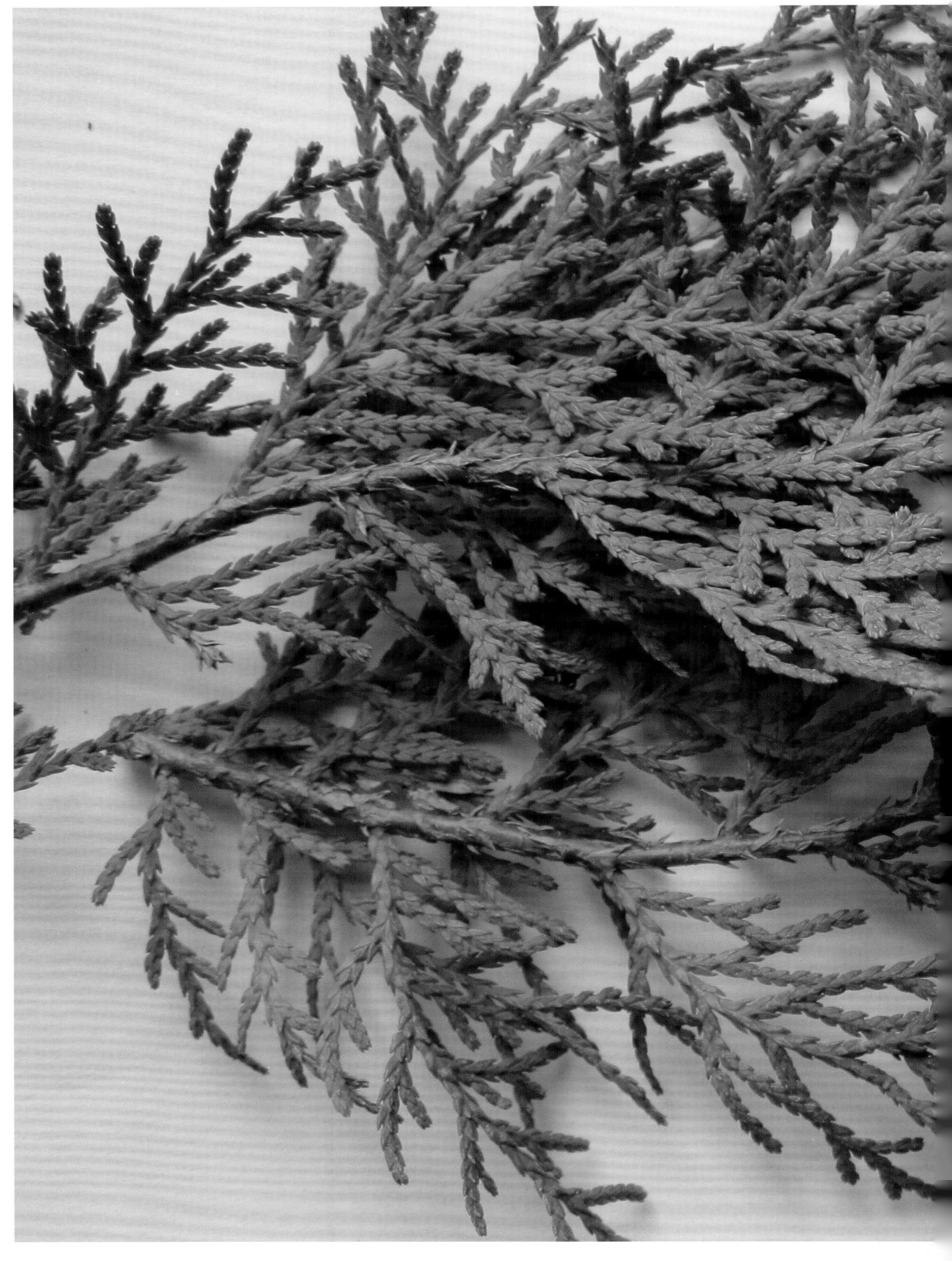

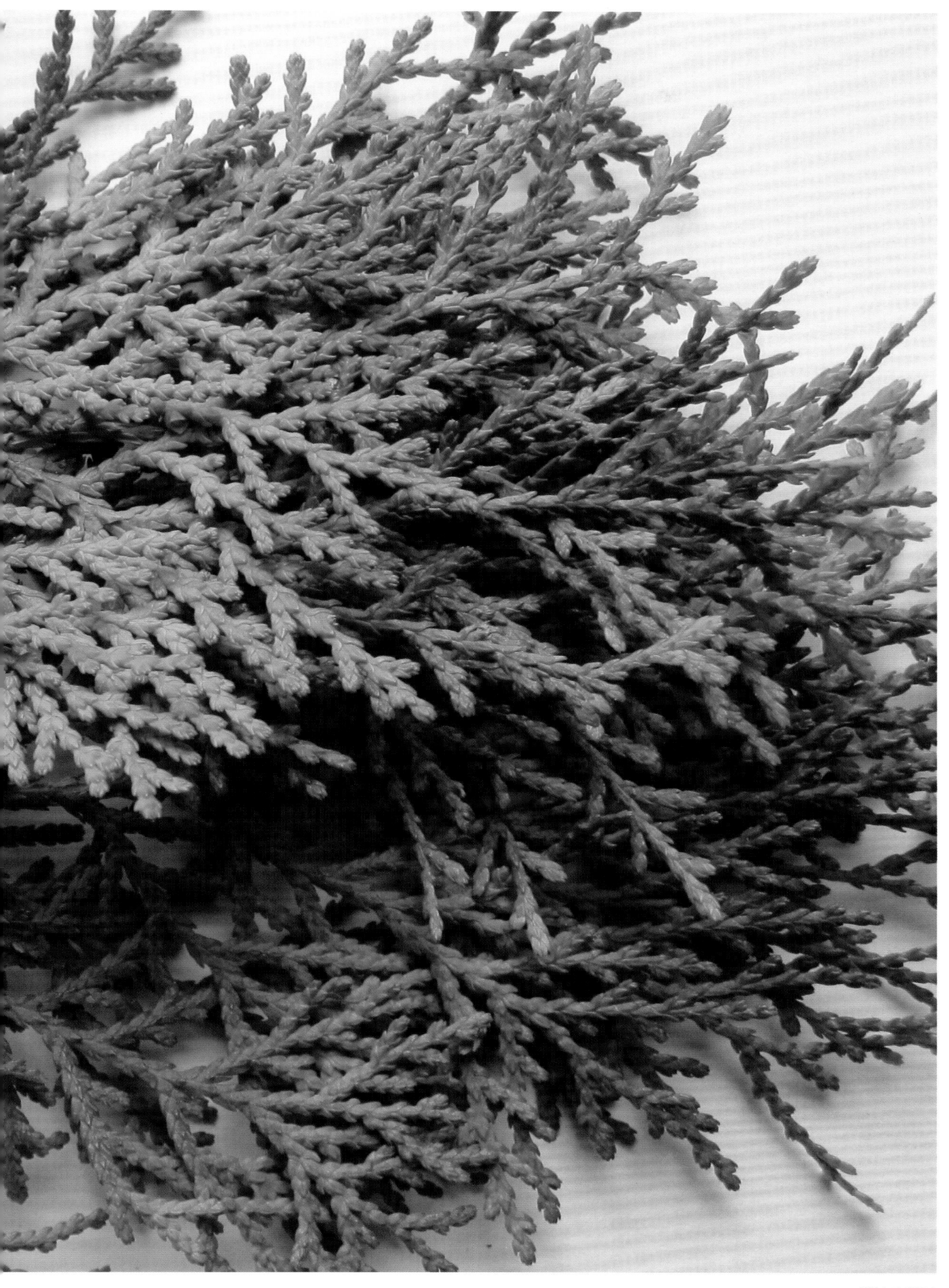

侧柏叶药材

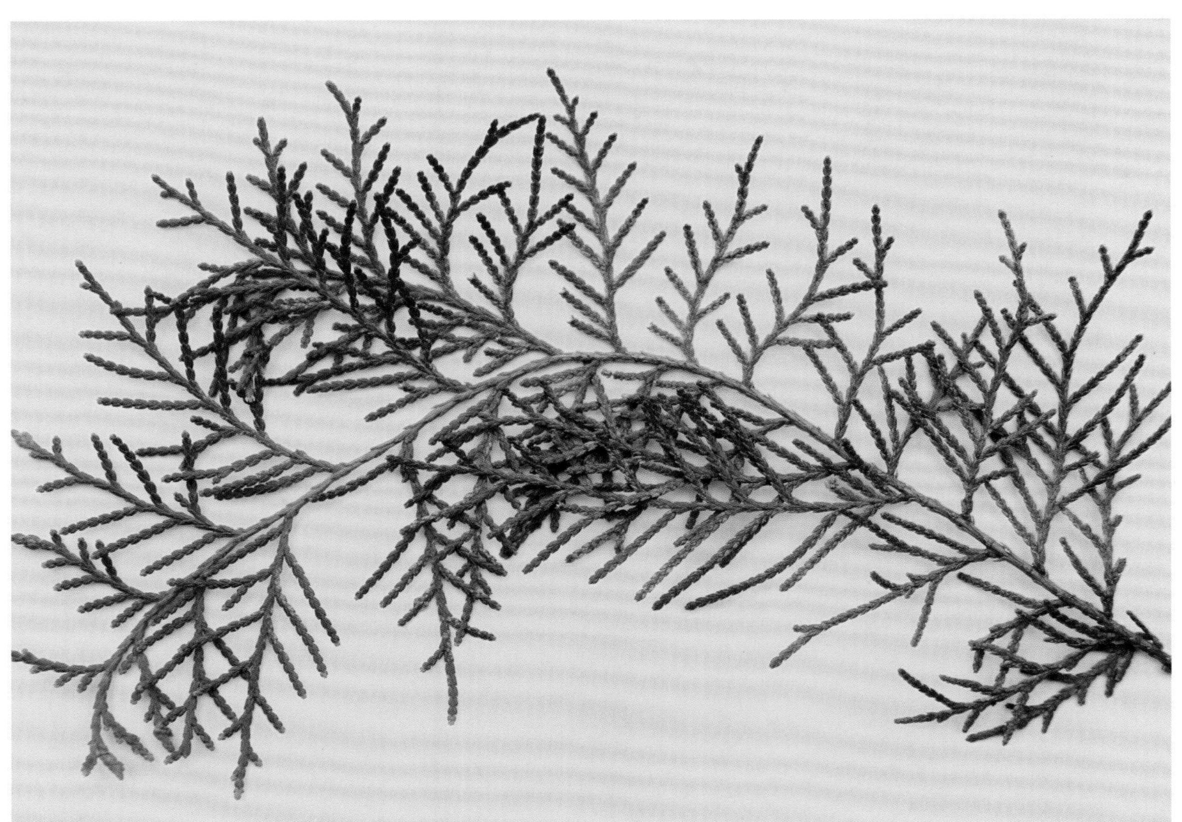

侧柏叶药材

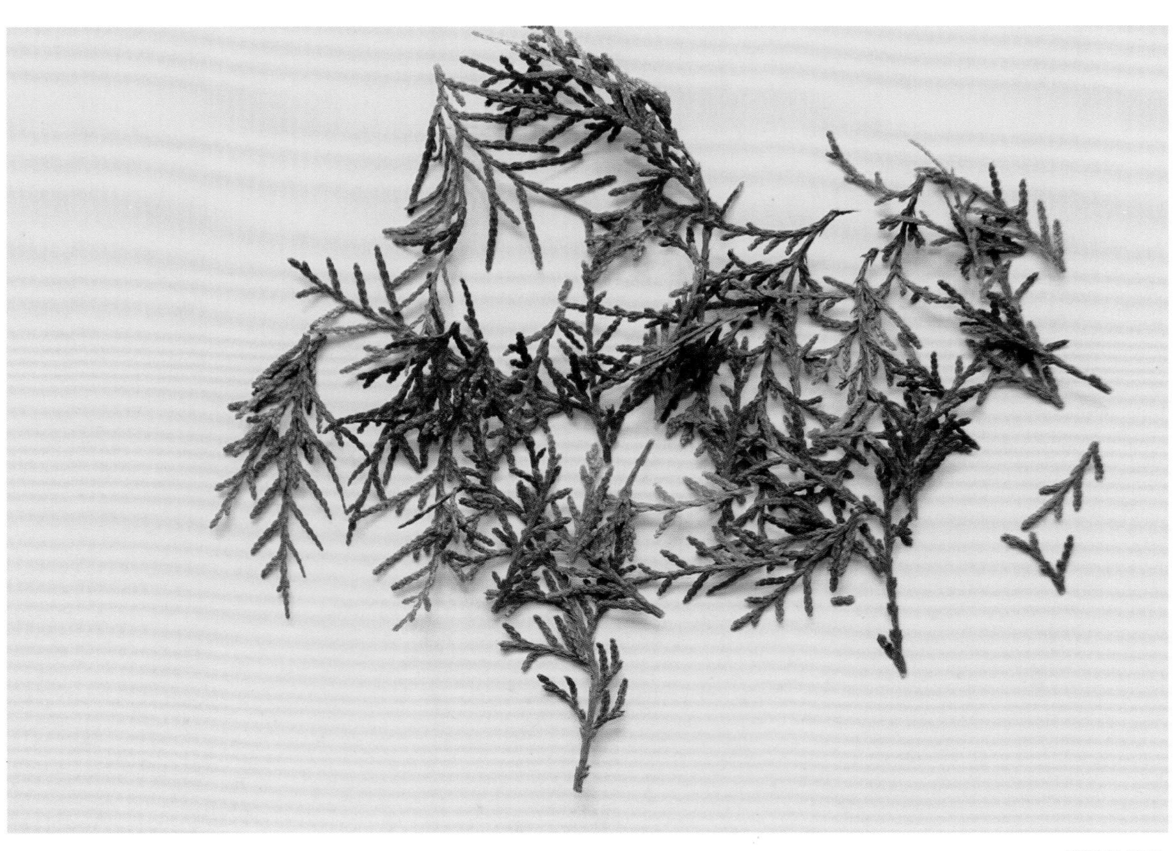

侧柏叶饮片

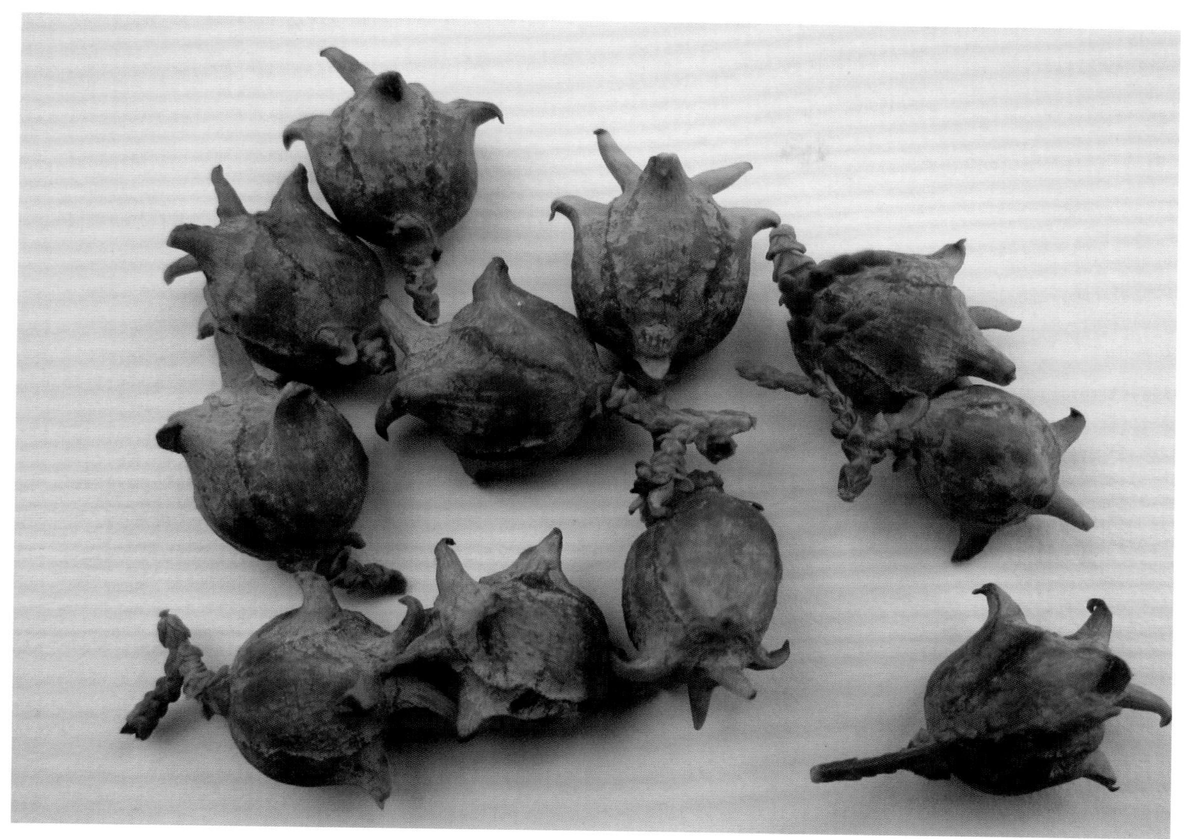

侧柏果实

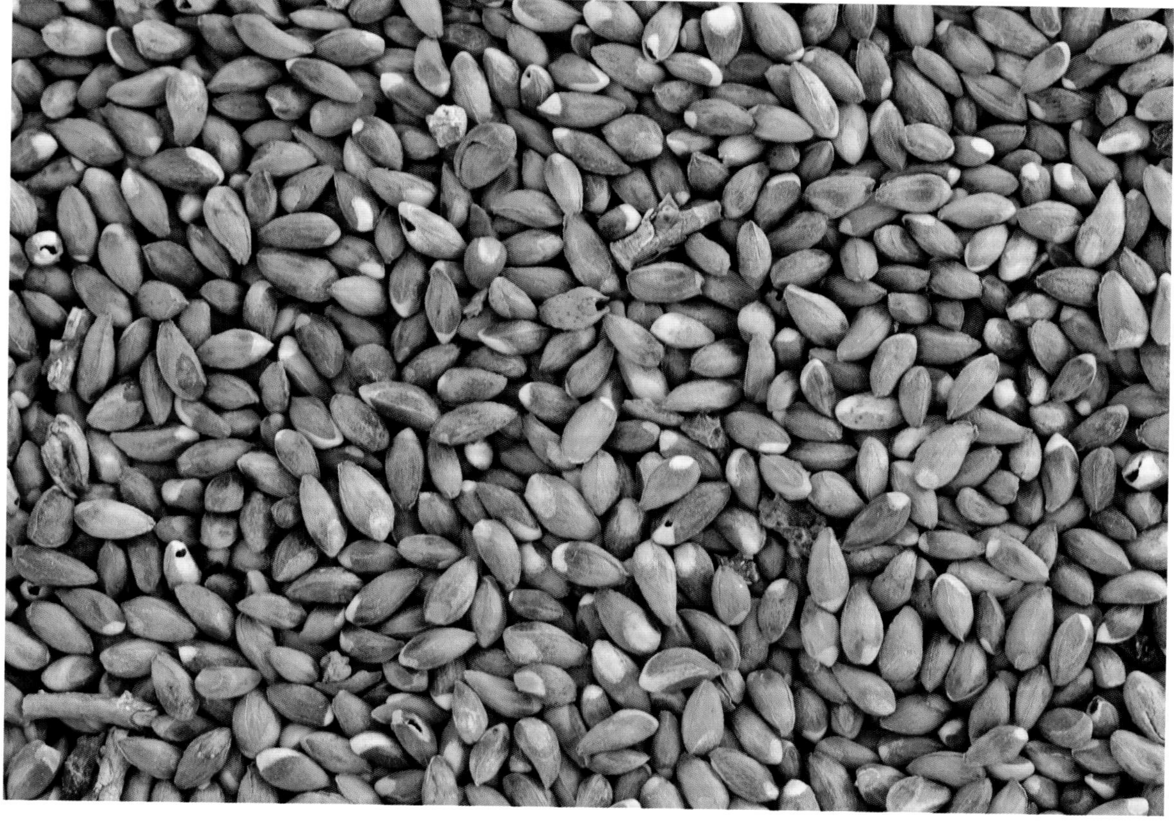

柏子仁药材

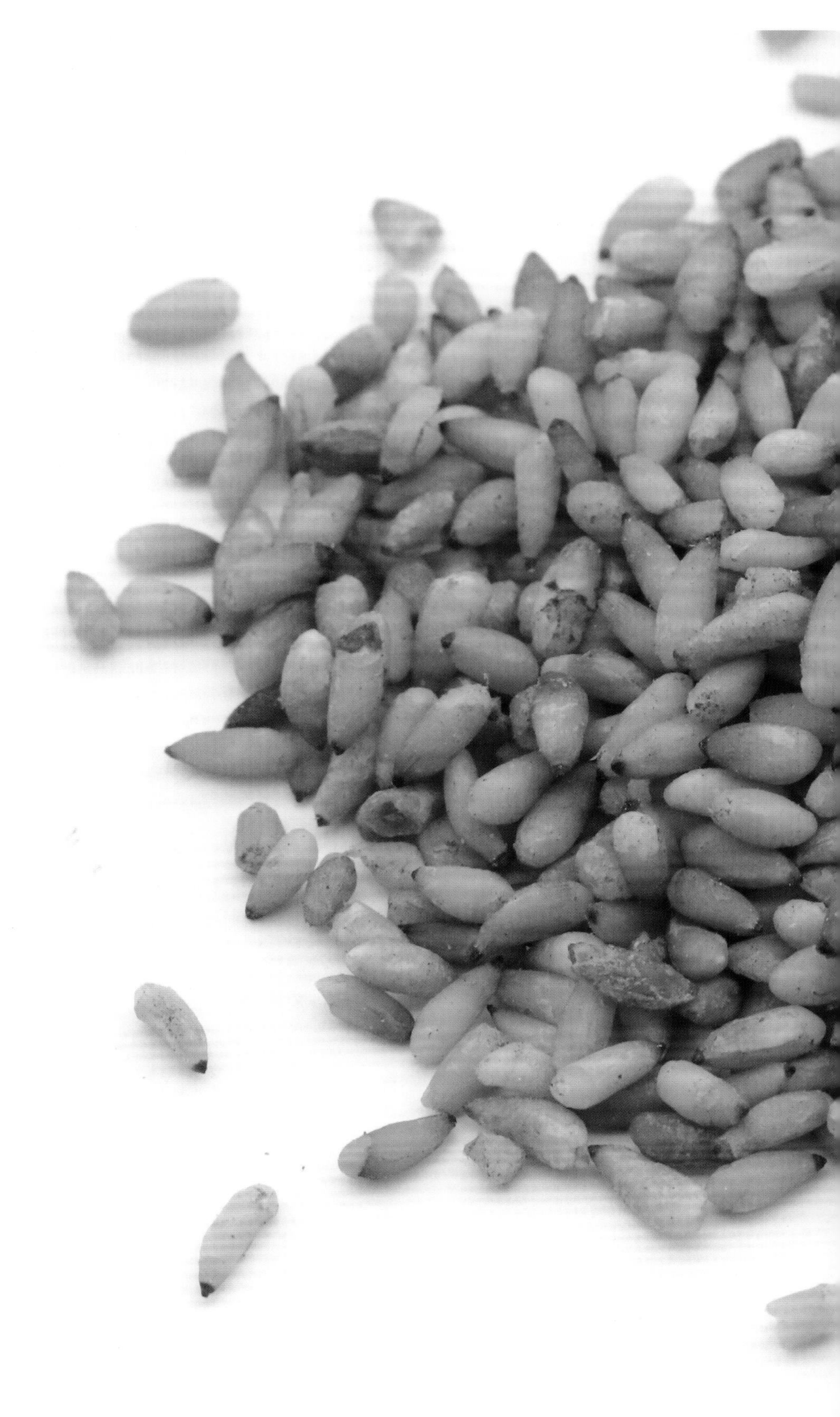

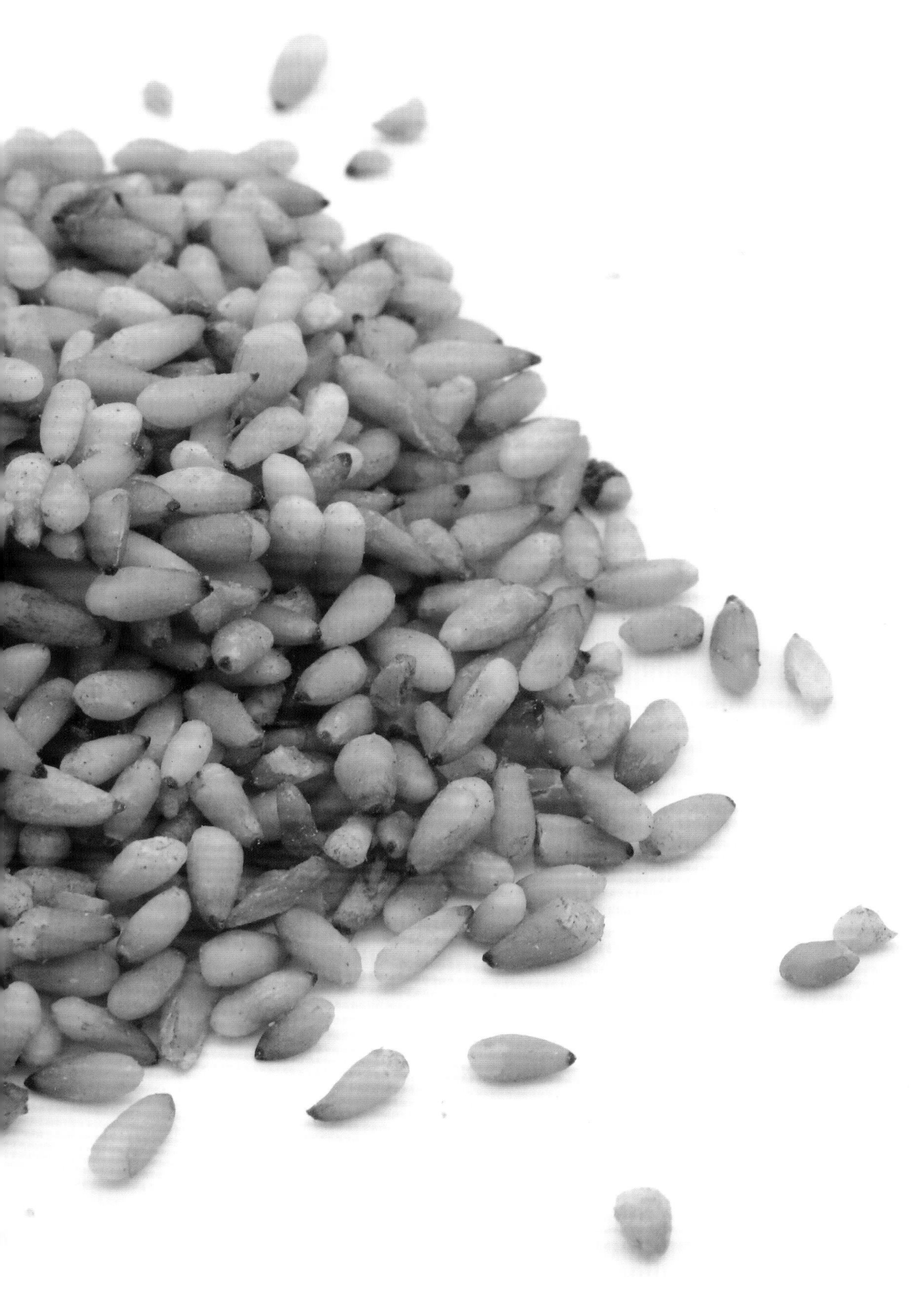

柏子仁饮片

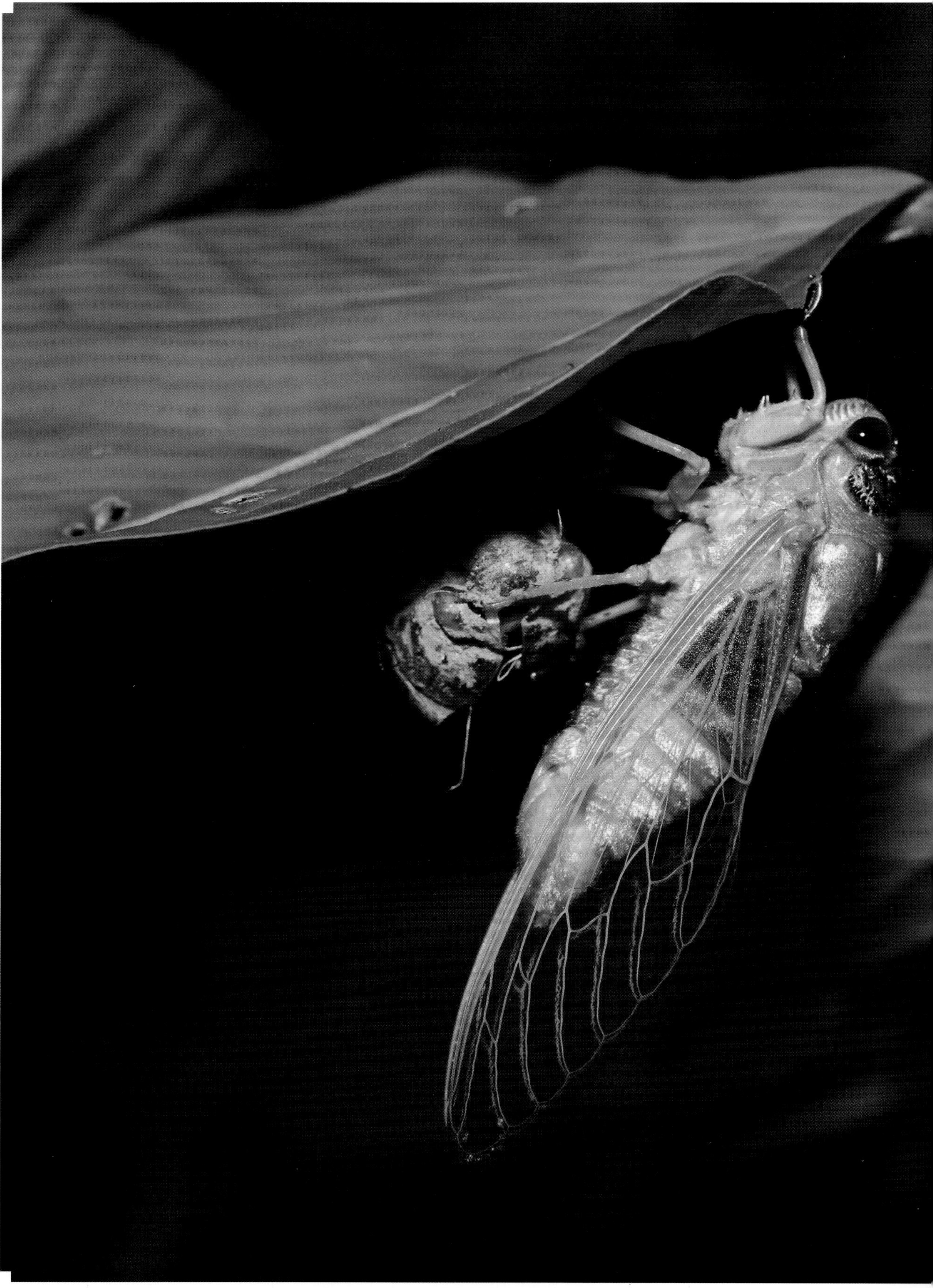

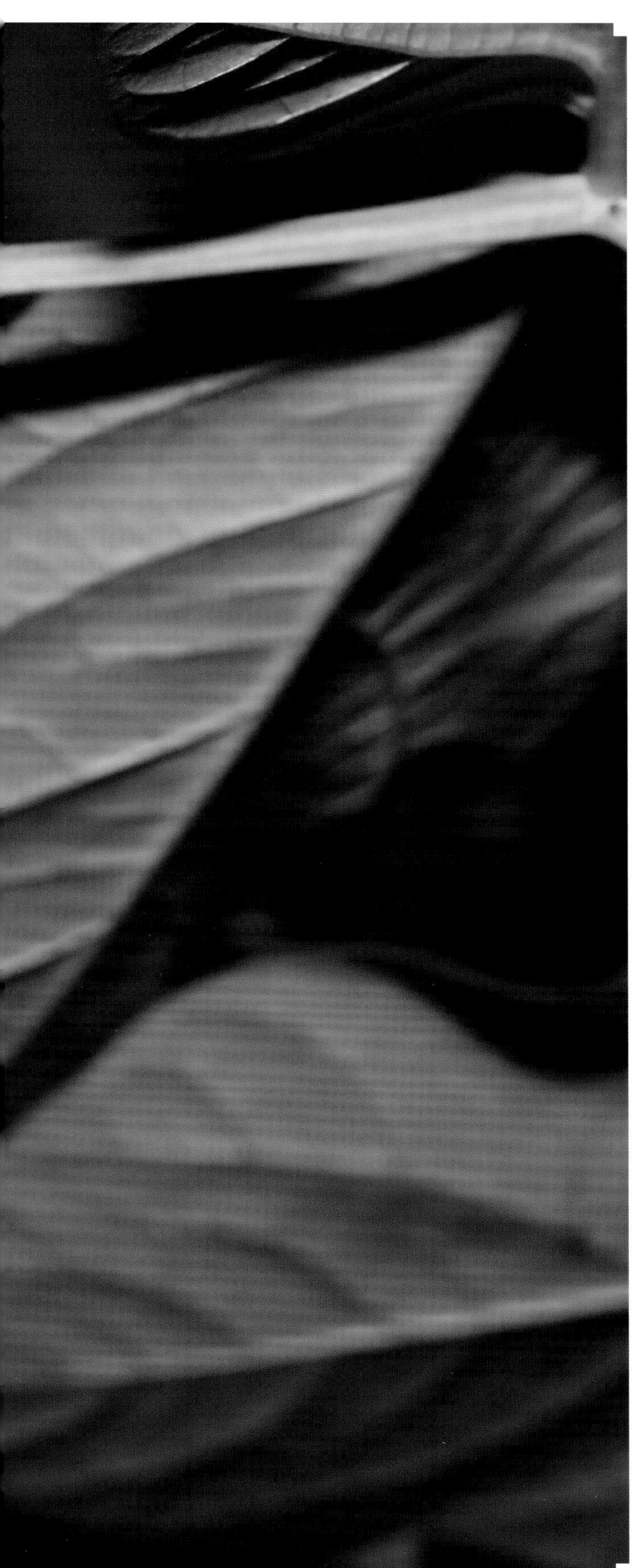

蝉蜕

【苗 药 名】岗巴录。

【别　　名】蝉退壳、蝉退、蝉衣、知了皮。

【来　　源】本品为蝉科昆虫黑蚱 *Cryptotympana atrata* Fabr. 羽化后的蜕壳。

【性味归经】味咸，性冷。归热经。

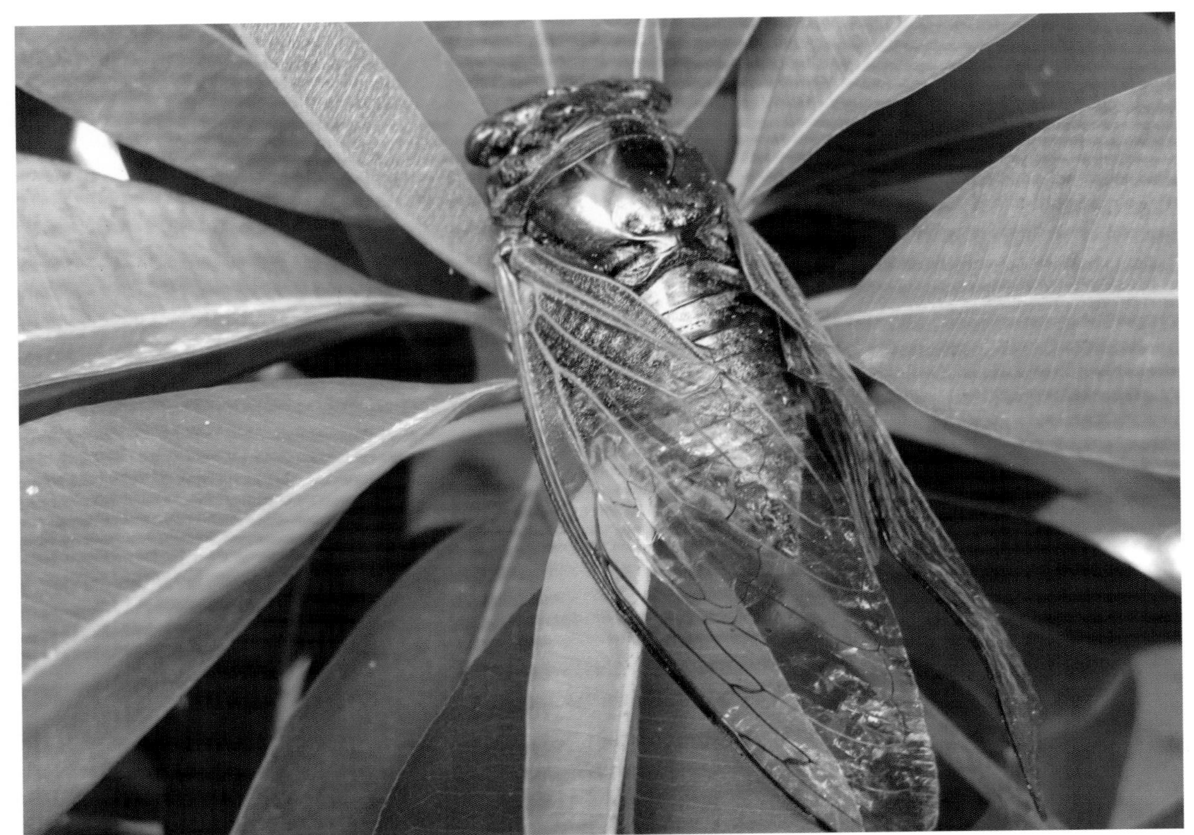

黑蚱

原 动 物

体黑而有光泽，被金黄色细毛，复眼 1 对，大形，两复眼间有单眼 3 只，触角 1 对，口器发达，唇基梳状，上唇宽短，下唇延长成管状。胸部发达，足 3 对，翅 2 对，膜质，黑褐色，基部黄绿色。蝉蜕似蝉而中空，稍弯，体轻，膜质，表面茶棕色，半透明，有光泽。

生境分布

生活于杨、柳、榆、槐等树上。皮壳脱落于树上或地面。分布于全国大部分地区。

采收加工

在夏、秋二季可到蝉所栖息的树下附近地面收集，或树干上采集。收集后去净泥土杂质，晒干。可用竹篓包装置于高处保存，防止压碎和潮湿。

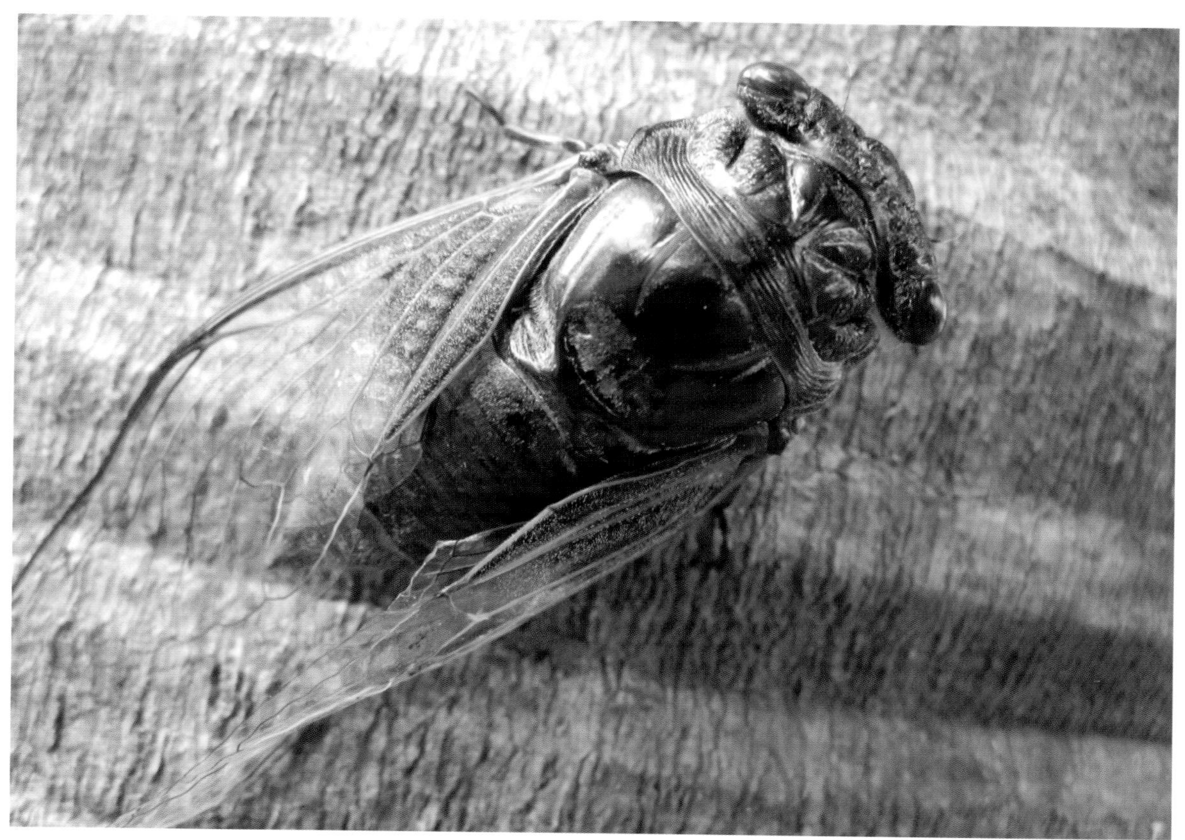

黑蚱

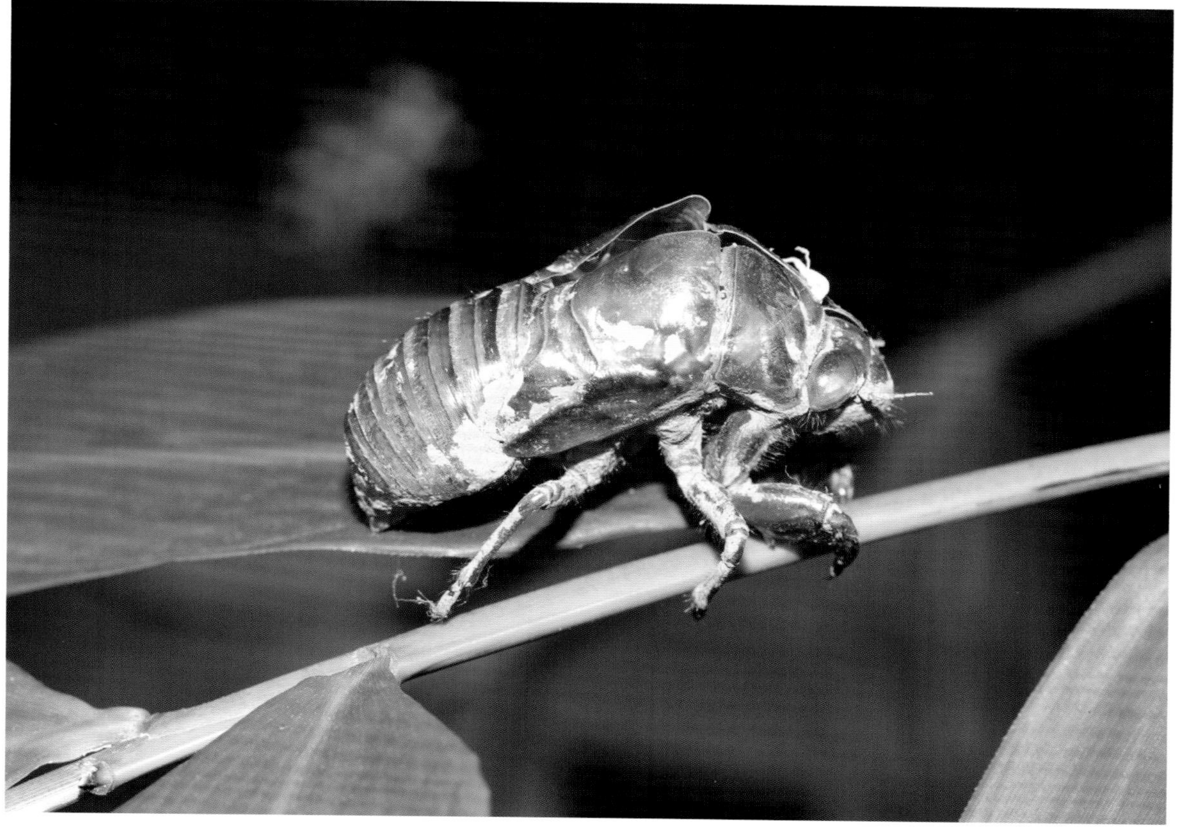

蝉蜕

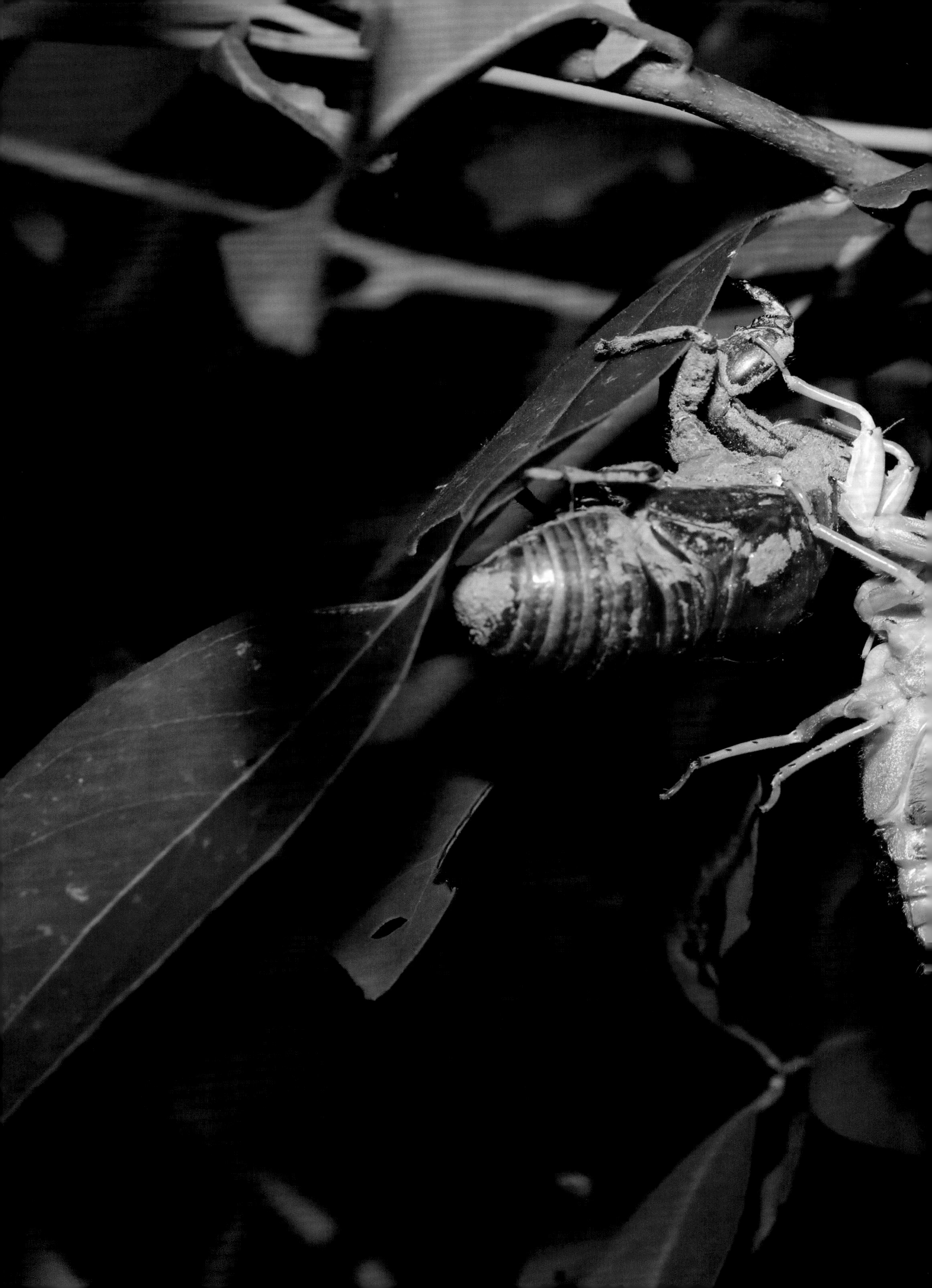

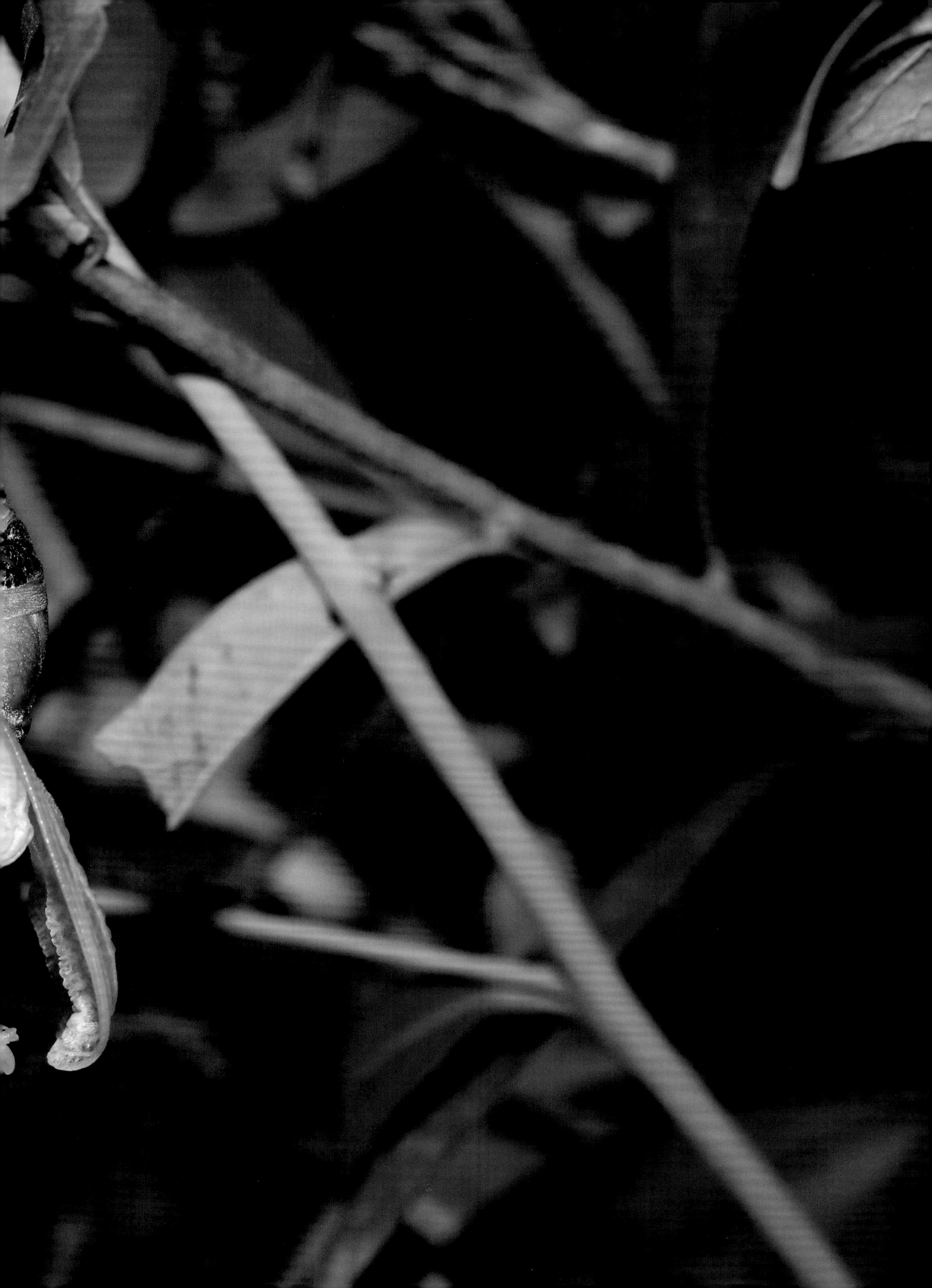

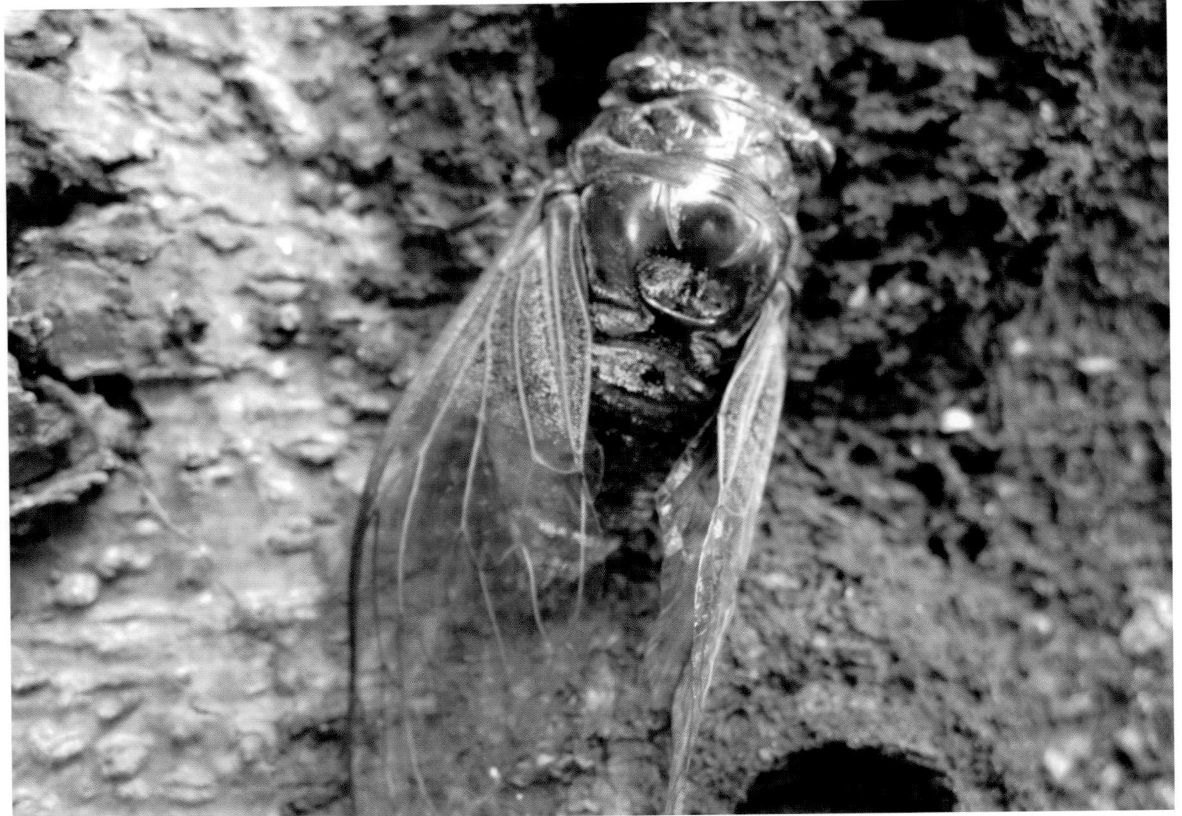
黑蚱

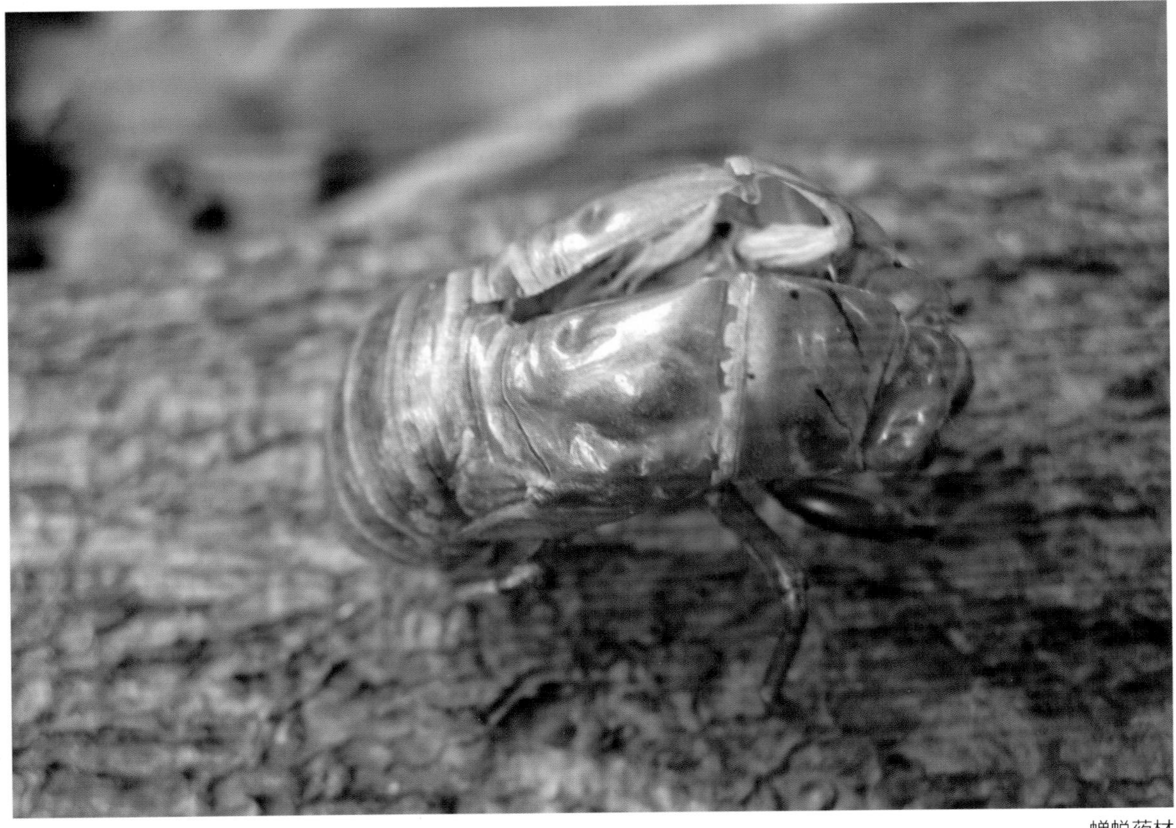
蝉蜕药材

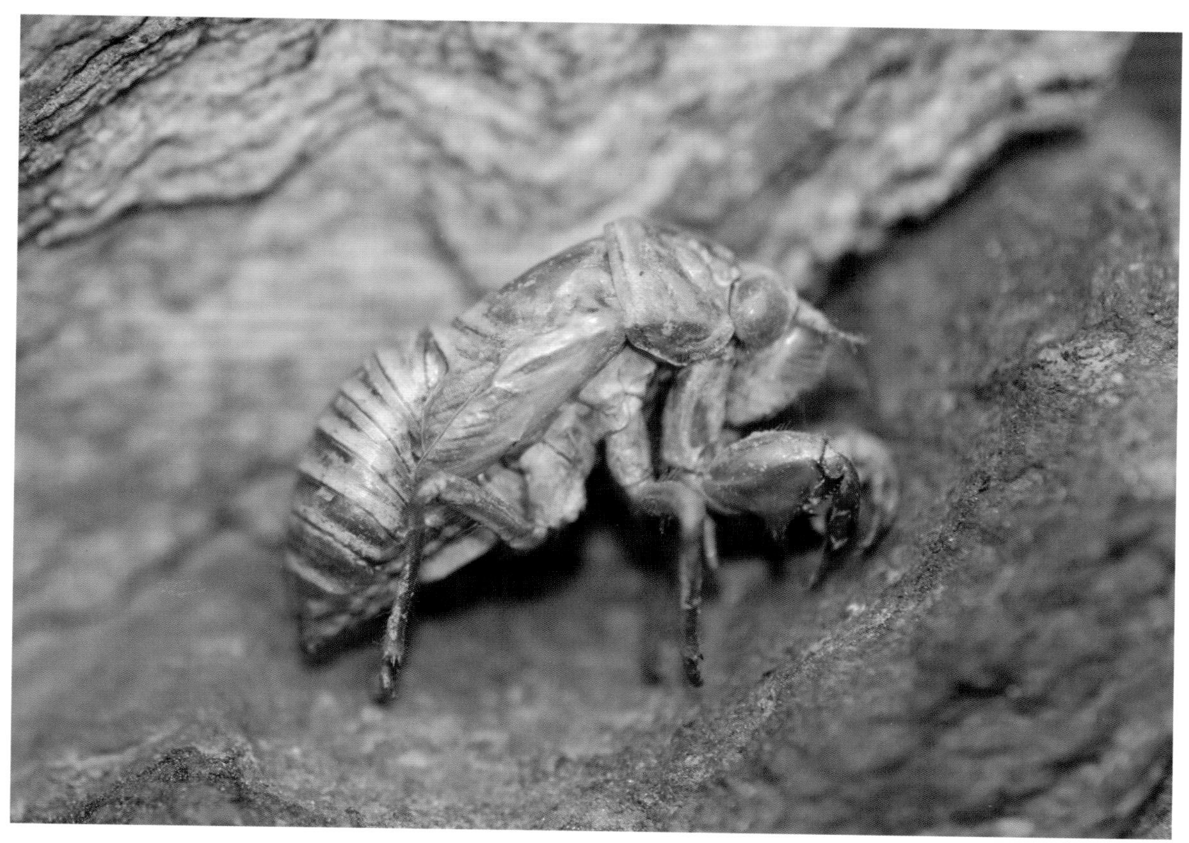

蝉蜕

药材鉴别

全形似蝉而中空，稍弯曲，长 3 ~ 4 cm，宽约 2 cm。表面黄棕色，半透明，有光泽。头部有丝状触角 1 对，多已断落，复眼突出。颈部先端突出，口吻发达，上唇宽短，下唇伸长成管状。胸部背面呈十字形裂片，裂口向内蜷曲，脊背两旁具小翅 2 对；腹面有足 3 对，前一对足粗壮具齿，后两对足稍细长，均被黄棕色细毛。腹部钝圆有曲纹，共 9 节。体轻，中空，易碎。无臭，味淡。以身干、色黄亮、体轻、完整、无杂质者为佳。

功效主治

宣散风热，透疹利咽，退翳明目，祛风止痉。主治风热感冒，咽喉肿痛，咳嗽音哑，麻疹不透，风疹瘙痒，目赤翳障，惊痫抽搐，破伤风。

用法用量

内服：煎汤，3 ~ 6 g；或入丸、散。外用：适量，煎水洗；或研末调敷。

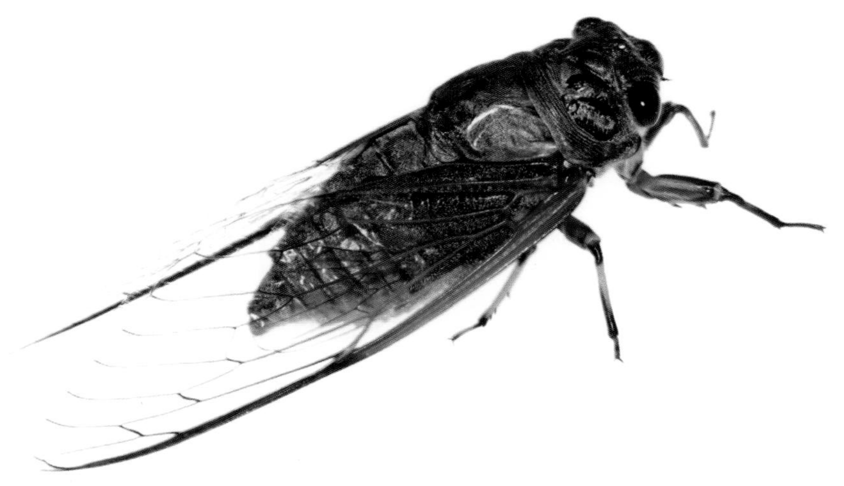

蝉蜕药材

民族药方

1. 咽喉肿痛 蝉蜕 4 ~ 10 g，八爪金龙 8 ~ 15 g。水煎服。

2. 颈部淋巴结肿大 蝉蜕、细辛各 3 g，生地黄、金银花各 9 g，大力 6 g。水煎服。

3. 急性咽炎 蝉蜕、八爪金龙各 6 g，野薄荷 8 g。研成细末，吹撒于咽喉部。

4. 角膜云翳 用蝉蜕注射液（每 1 ml 含原生药 0.6 g）。每日或隔日取蝉蜕注射液注射 1 次（注射前滴 1% 丁卡因 2 次，注射部位以靠近角膜混浊部位的球结膜下为宜），10 次为 1 个疗程，2 个疗程间隔 7 ~ 10 日。

5. 荨麻疹 ①蝉蜕、细辛、防风各等份。研细末，加冰片适量，取 0.2 ~ 0.4 g 置于麝香虎骨膏中，外贴于曲池、大椎、悬钟、梁丘等穴位，风寒型加列缺穴，风热型加外关穴，腹痛、腹泻加神阙穴，除大椎、神阙穴外均贴双侧，每日 1 次，贴 1 ~ 3 次。②蝉蜕 3 ~ 6 g，乌梢蛇 5 ~ 10 g，广地龙 9 ~ 15 g，白僵蚕 6 ~ 12 g。随证加减。每日 1 剂，水煎服。③蝉蜕适量。洗净，晒干，炒焦，研末，过筛，炼蜜为丸。或取蝉蜕 2 份，刺蒺藜 1 份，蜂蜜适量。制成丸剂，每丸均重 9 g。每日 2 ~ 3 次，每次 1 丸，温开水送服。

6. 脱肛 ①蝉蜕适量。焙干研末，过细筛，越细越好。先用 1% 明矾水将脱肛部分洗净。随之涂以香油，撒上蝉蜕粉，而后缓缓将脱肛还纳，日日如此，以愈为度。治疗期间禁食辛辣刺激食物，宜多吃新鲜蔬菜，保持大便通畅。②蝉蜕 15 g，煅龙骨 30 g，龙衣（或以僵蚕代）9 g。焙干，加入冰片 0.5 g，研末，过 100 目筛，制成药粉，或再加凡士林 100 g，调成软膏，外用。③蝉蜕粉 20 ~ 30 g。用香油调糊状外涂，并用维生素

B12100 μg 长强穴注射。

7．发热 ①治疗外感发热疾病用全蝉蜕、栀子各 9 g，地骨皮 5 g，钩藤 3 g。共研末，用鸡蛋黄拌成泥状，外敷患儿涌泉穴（双）、内关穴（双），每日换药 1 次。②蝉蜕、广姜黄各 6 g，白僵蚕 12 g，生大黄 9 g。每日 1 剂，煎 2 次后取 150 ~ 200 ml，每日 3 次。均加少许生蜂蜜兑服，白砂糖亦可。用量视年龄大小、发热缓急、体质强弱增减。热甚夜间加服 1 次。呕吐者，可用鲜生姜捣汁滴舌下，再将药分次喝下。③蝉蜕、僵蚕、石膏、知母各适量。临床随证加减。水煎，每日 1 剂。④蝉蜕 20 ~ 30 g。轻煎 6 ~ 7 分钟，频频口服。

8．急性肾炎 蝉蜕、大黄、竹叶、萹蓄、瞿麦各 15 g。水煎服。另取大黄 10 g 研末，鸡蛋 1 枚，打孔除清留黄，大黄末 5 g 入蛋壳内搅拌后封孔，文火烤焦吃。同时服汤药，每日 1 剂。首次盖被出微汗，次服不必再汗。高度浮肿加蟋蟀 4 枚，尿蛋白不降加蝼蛄 4 枚，焙研末冲服。

9．扁平疣 蝉蜕、红花、地肤子、白鲜皮、明矾按 3 ∶ 1 ∶ 2 ∶ 2 ∶ 50 的比例配方。上药研成细末后倒在消毒瓶内，再加入 75% 乙醇密封，浸泡 3 日滤去药渣即可使用。用时用消毒棉签蘸取药液往返涂在扁平疣体上，每日 5 ~ 6 次，至痊愈。

10．产后尿潴留 蝉蜕（去头足）9 g。加水 500 ~ 600 ml，煮至 400 ml，煮沸 15 分钟，去渣加适量红糖，1 次服完，同时辅助其他疗法。每日 1 剂。

使用注意

孕妇慎服。

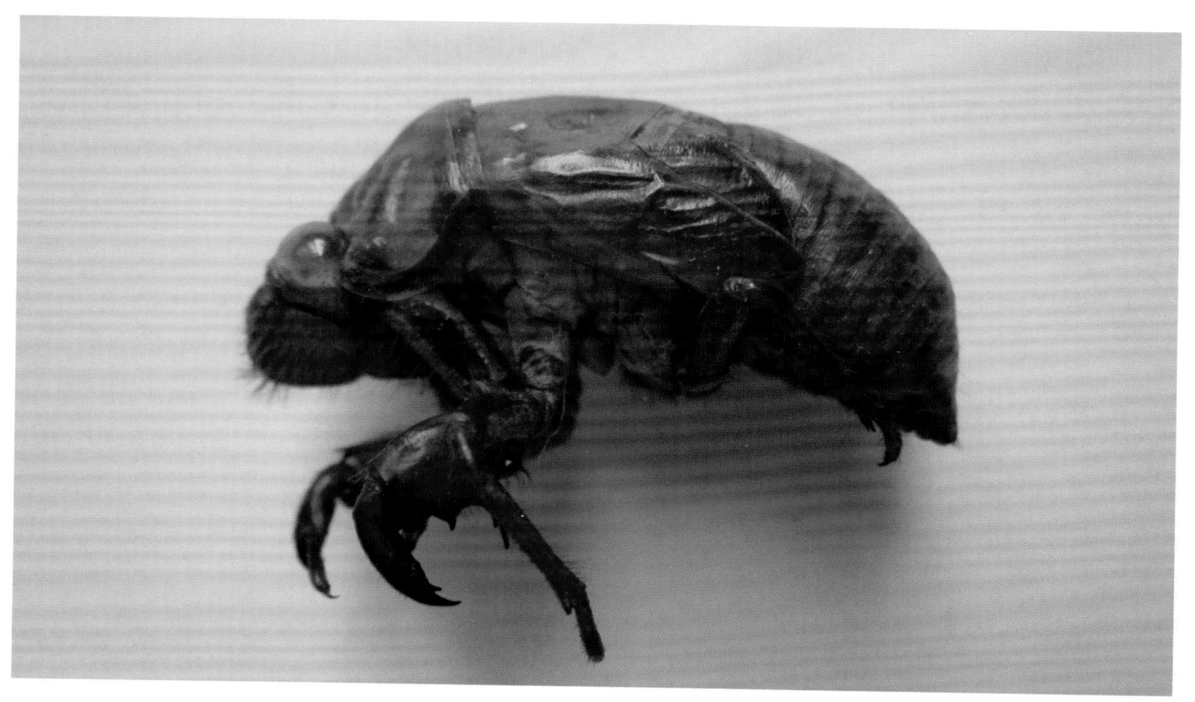

蝉蜕饮片

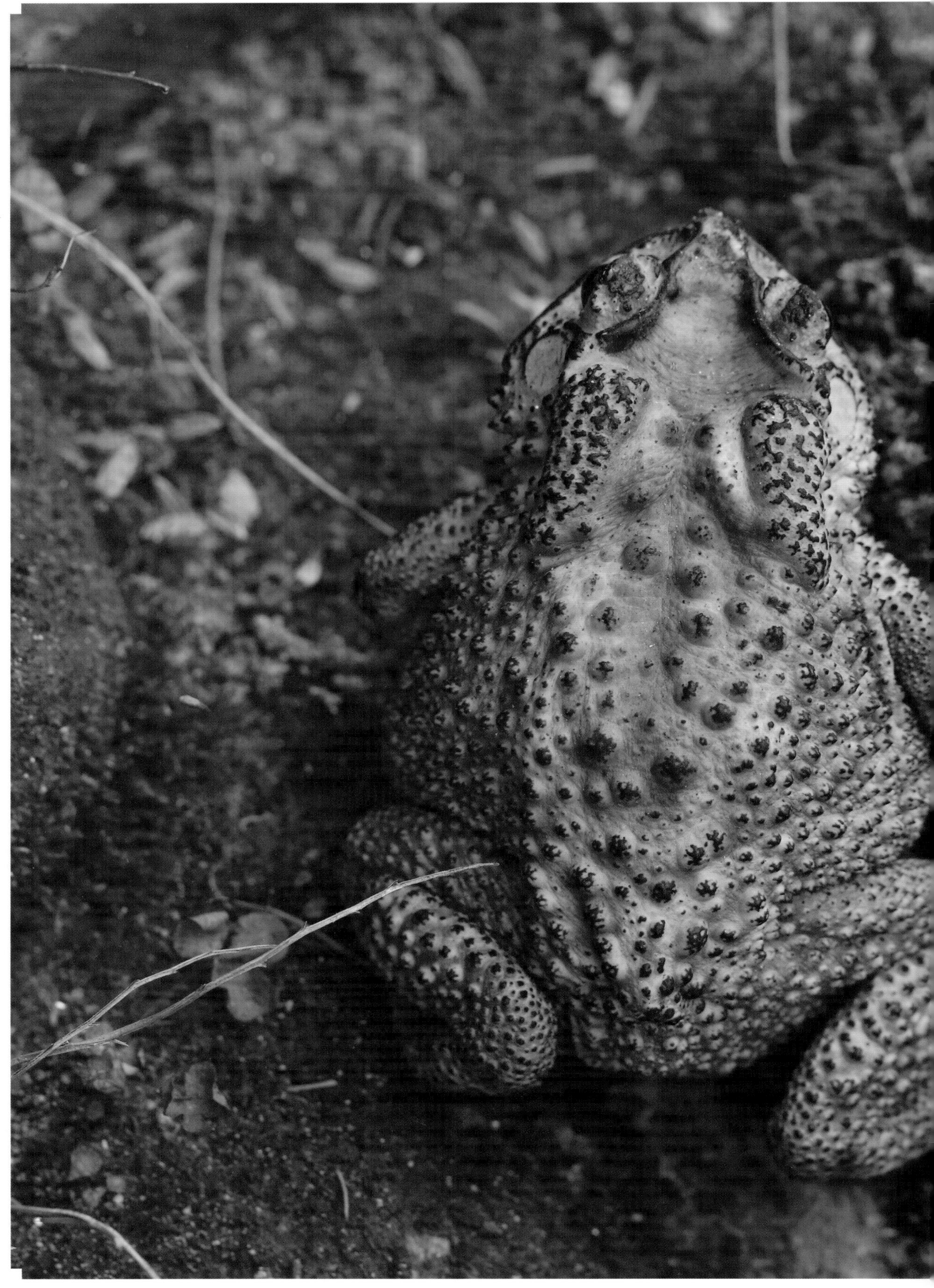

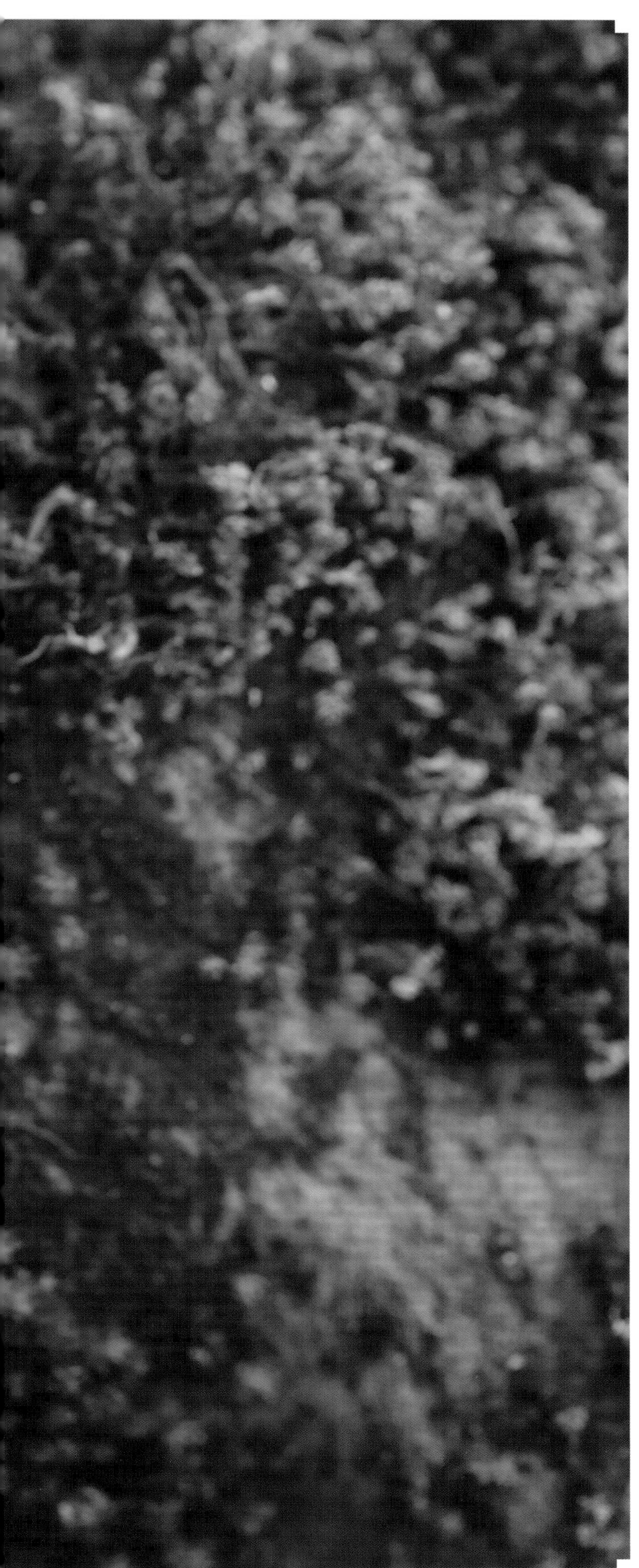

蟾蜍

【苗 药 名】岗保昂。

【别　　名】蟾酥、癞格宝、癞虾蟆、癞蛤蟆。

【来　　源】本品为蟾蜍科动物黑眶蟾蜍 *Bufo melanostictus* Schneider 的全体及分泌物。

【性味归经】味辛、咸，性热。归冷经、慢经、半边经。

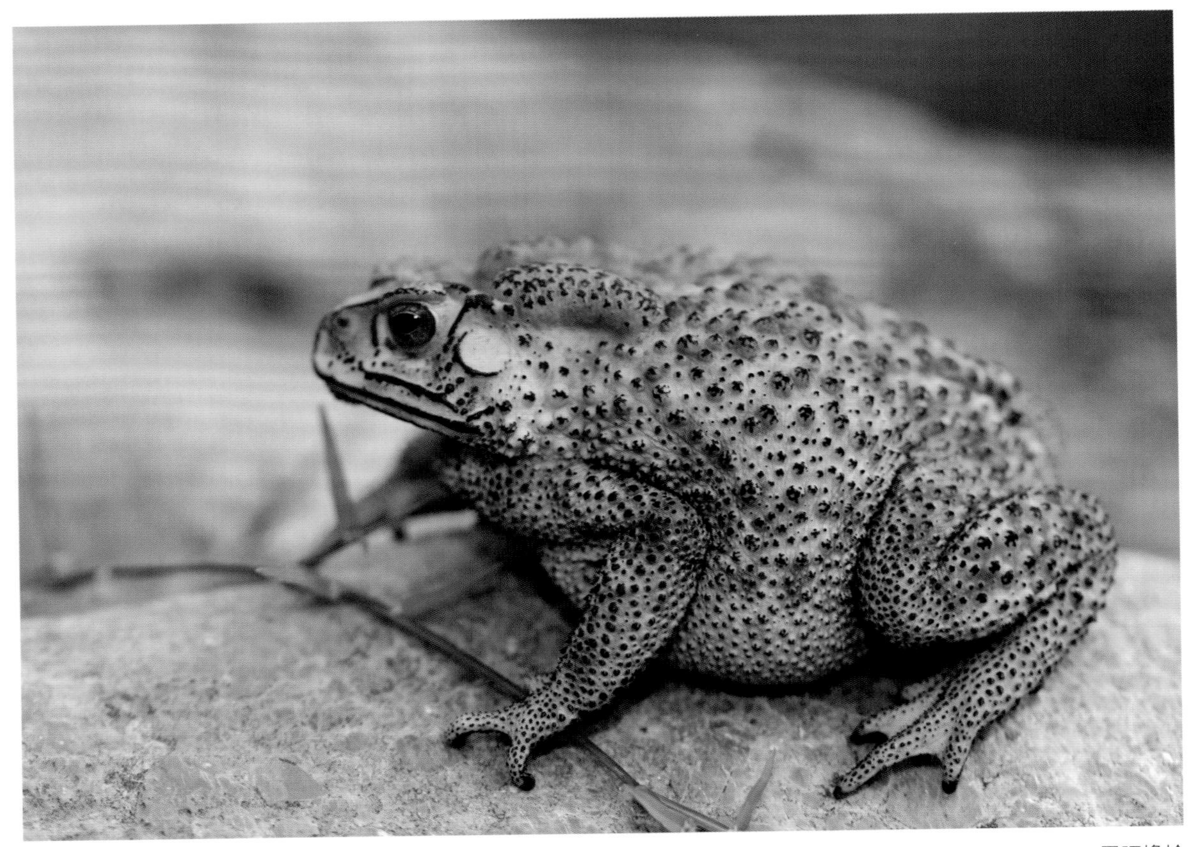

黑眶蟾蜍

原 动 物

体长 7 ~ 20 cm，雄性略小。头宽短，上下颌均无齿。头部沿吻棱、眼眶上缘、鼓膜前缘和上下颌缘有十分明显的黑色骨质棱或黑色线，故称“黑眶蟾酥”。鼓膜大，椭圆形。雄性在咽下有发声的声囊。前脚细长，趾的基部有半蹼。全身满布大小不等的圆形疣粒。体色一般是黄棕色。头的两侧有长椭圆形的耳后腺，能分泌白色乳状液。

生境分布

栖息在田边、住宅、水塘等隐蔽处。分布于贵州、浙江、江苏、福建、广东、广西、云南等省区。

采收加工

夏、秋二季捕捉。捕得后，先采去蟾酥，然后将蟾蜍杀死，直接晒干。

药材鉴别

全体拘挛抽搐，纵向有棱角，四足伸缩不一，表面黄棕色。除去内脏的腹腔内为灰黄色，可见到骨骼及皮膜。气微腥，味辛。以个大、身干、完整者为佳。

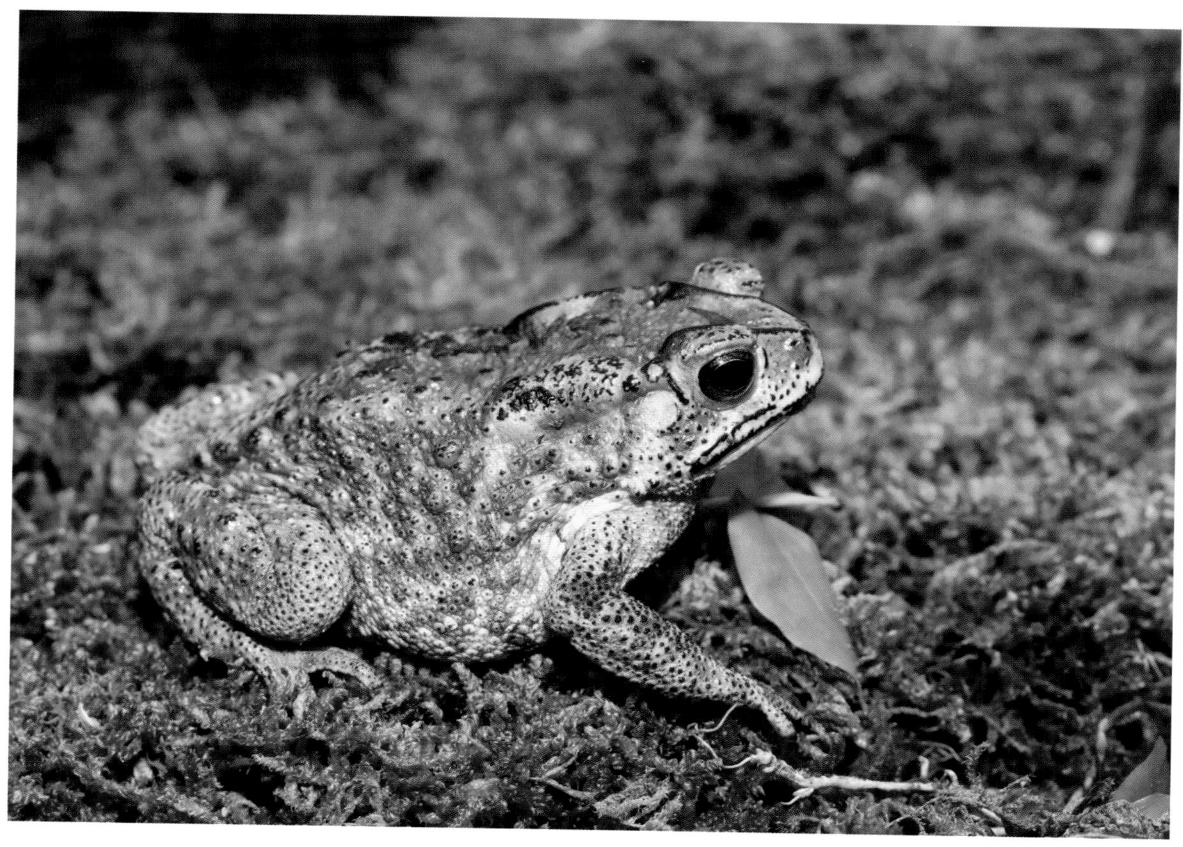

黑眶蟾蜍

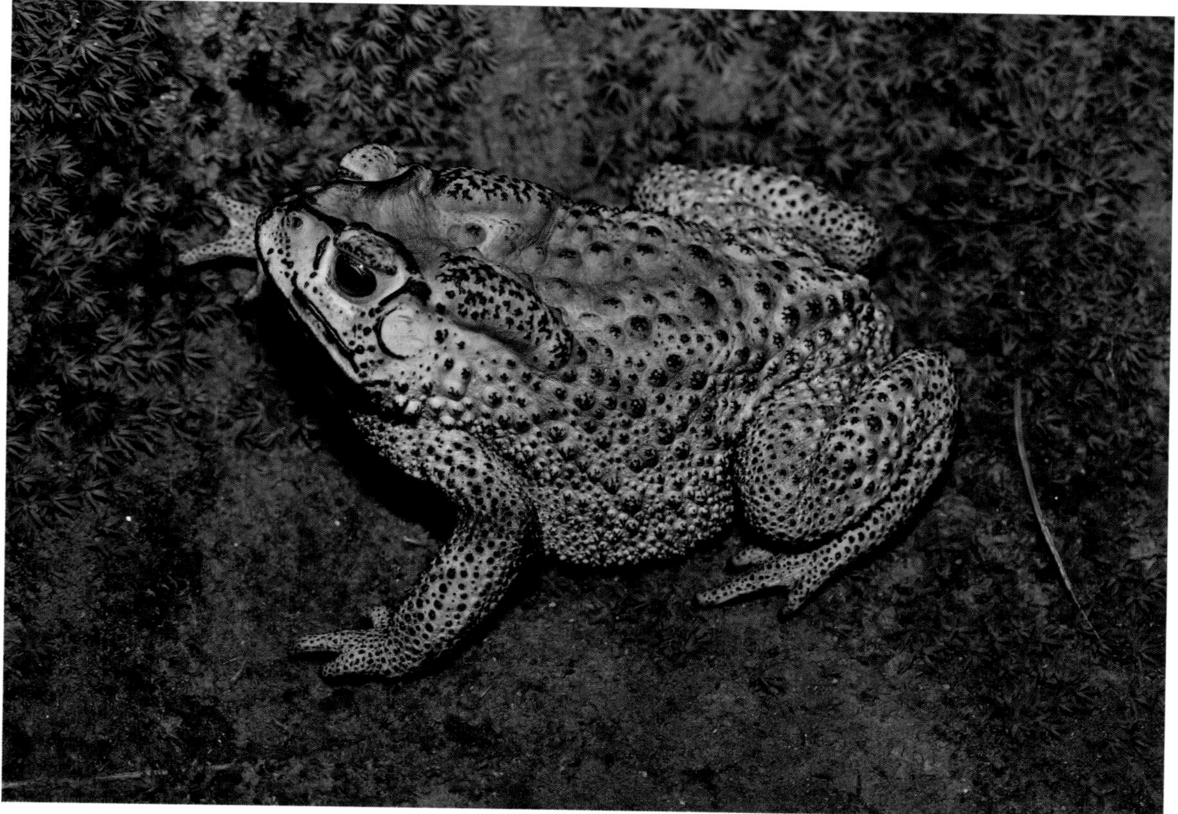

黑眶蟾蜍

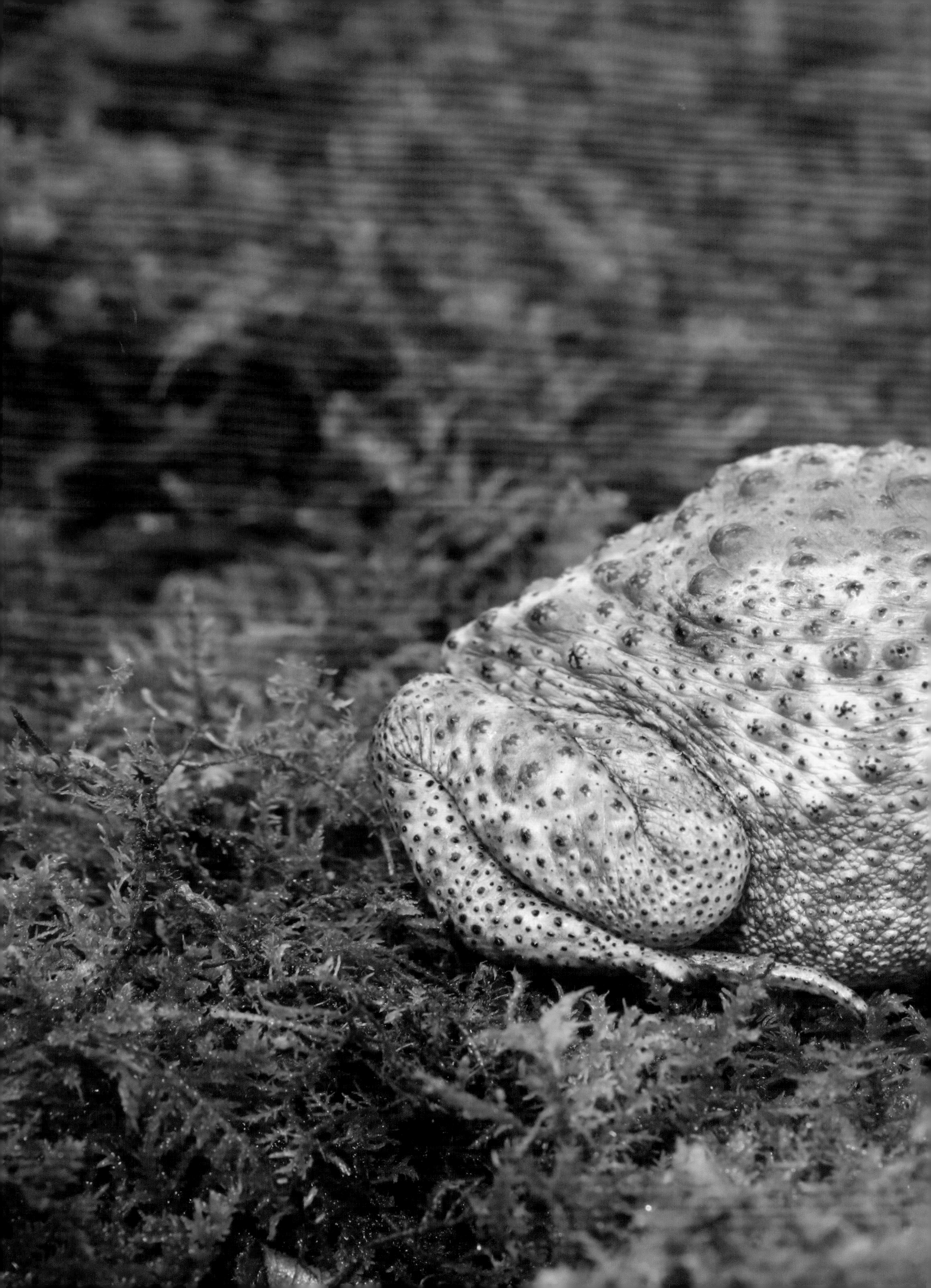

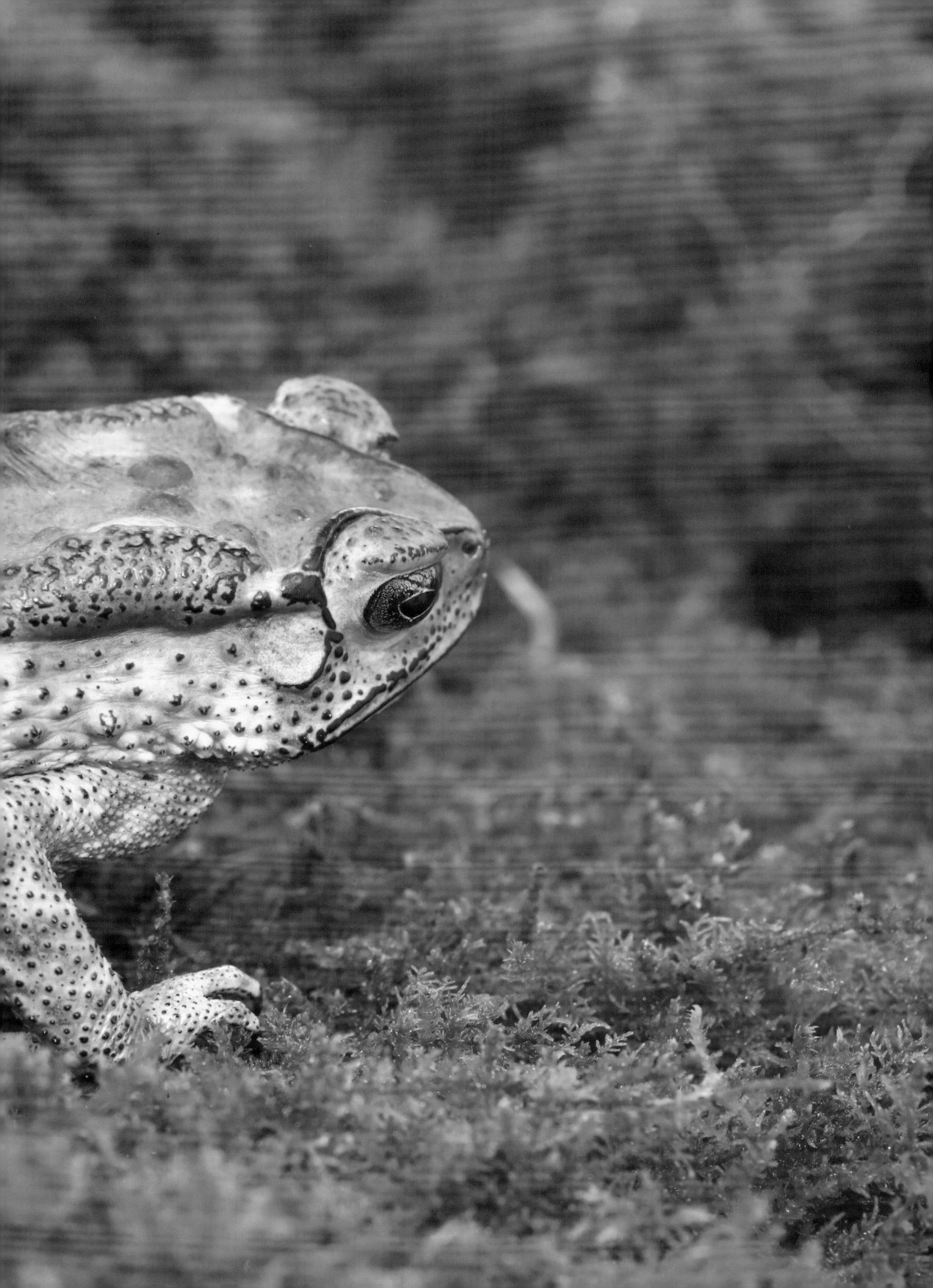

功效主治

解毒散结，消积利水，杀虫消疳，止痛，强心。主治痈疽，疔疮，发背，瘰疬，恶疮，水肿，小儿疳积，破伤风，慢性咳喘。

民族药方

1．胃癌，肝癌，膀胱癌 将活蟾蜍晒干烤酥后研粉，和面粉糊做成黄豆粒大的小丸。面粉与蟾蜍粉比例为 1 ∶ 3。每 100 粒药丸用雄黄 1.5 g 为衣。成人每次 5 粒，每日 3 次，饭后开水送服。过量时有恶心、头晕感。

2．疔毒 蟾酥少量。研细粉，以茶油调，取药液涂疔毒。

3．小儿百日咳 将活蟾蜍 1 只用开水泡死，不去内脏，以黑胡椒 7 粒填入蟾蜍口腔。瓦上焙干成灰，用温开水冲服，每日 1 剂，分 2 次服完，5 次为 1 个疗程。

4．肺癌 用鹤蟾片（仙鹤草、蟾蜍、人参调匀压制成片，每片含药物 0.4 g）。每日 3 次，每次 6 片，连续服数月至 1 年。

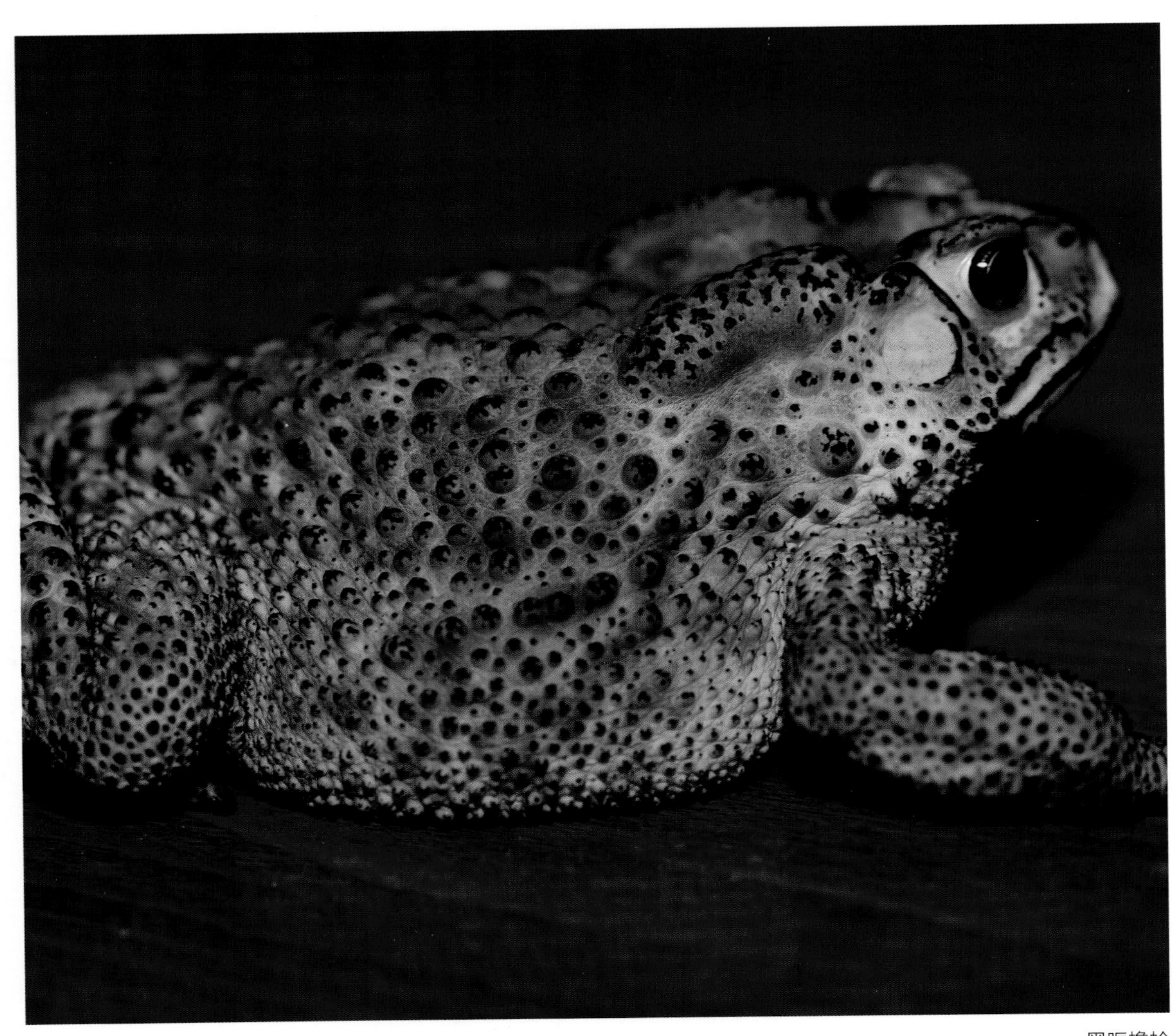

黑眶蟾蜍

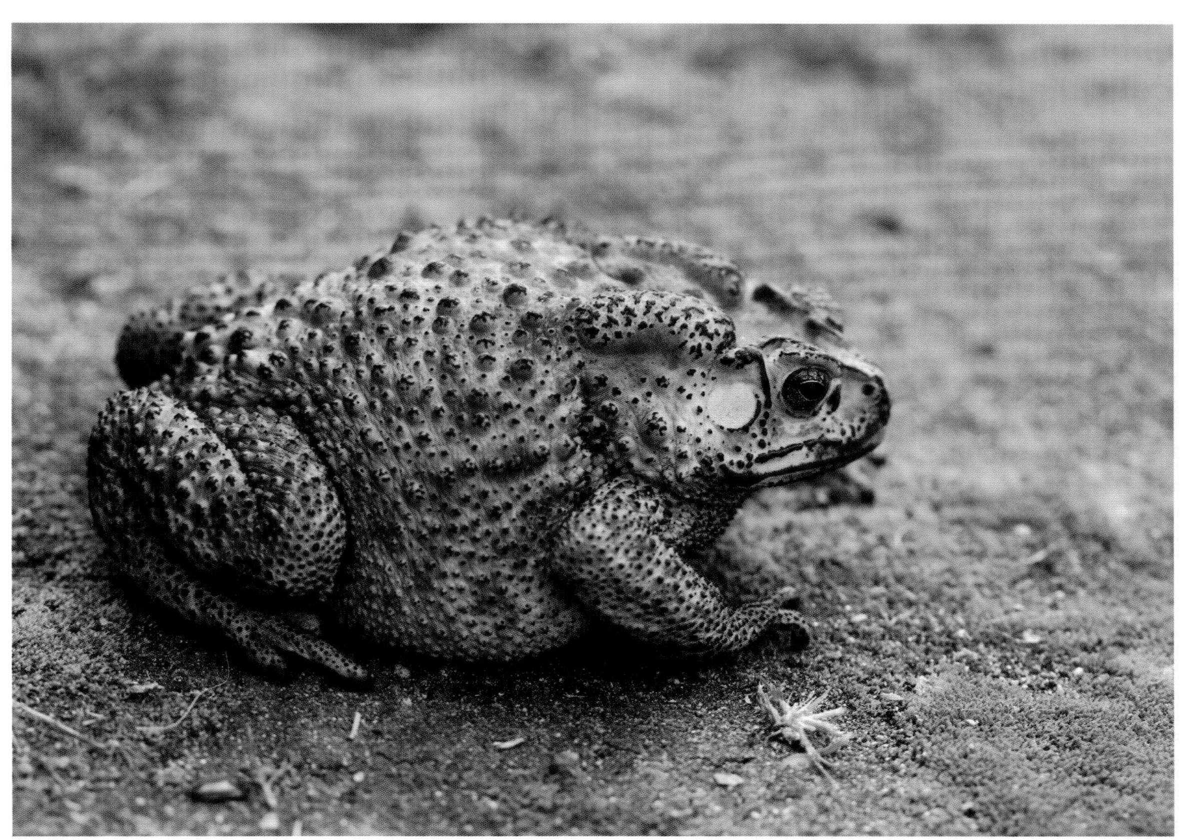

黑眶蟾蜍

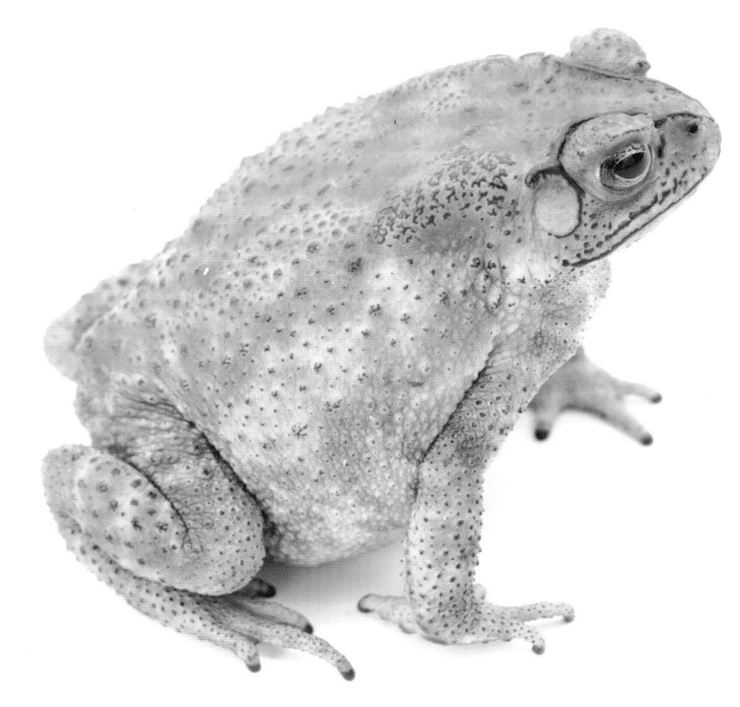

黑眶蟾蜍

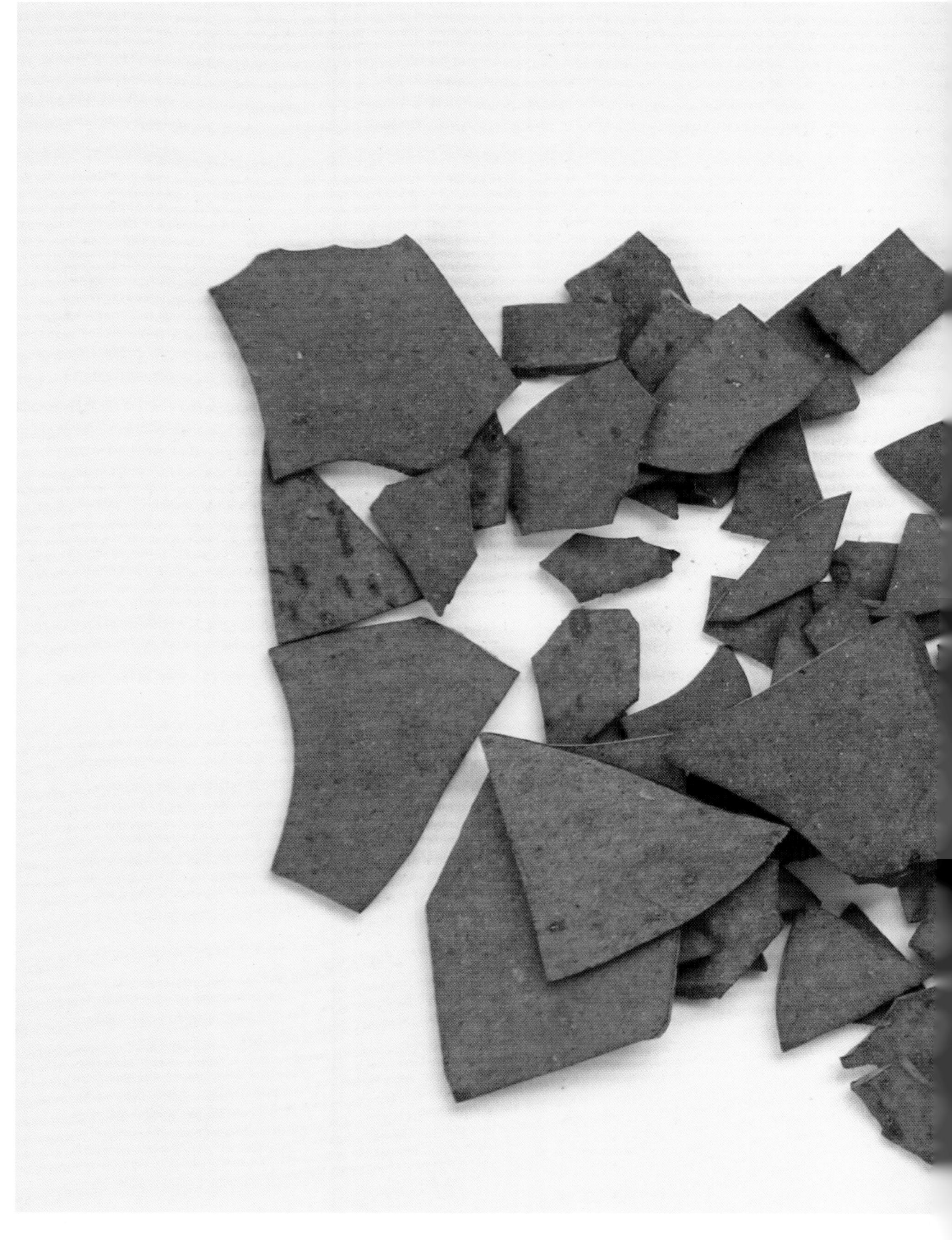

蟾蜍

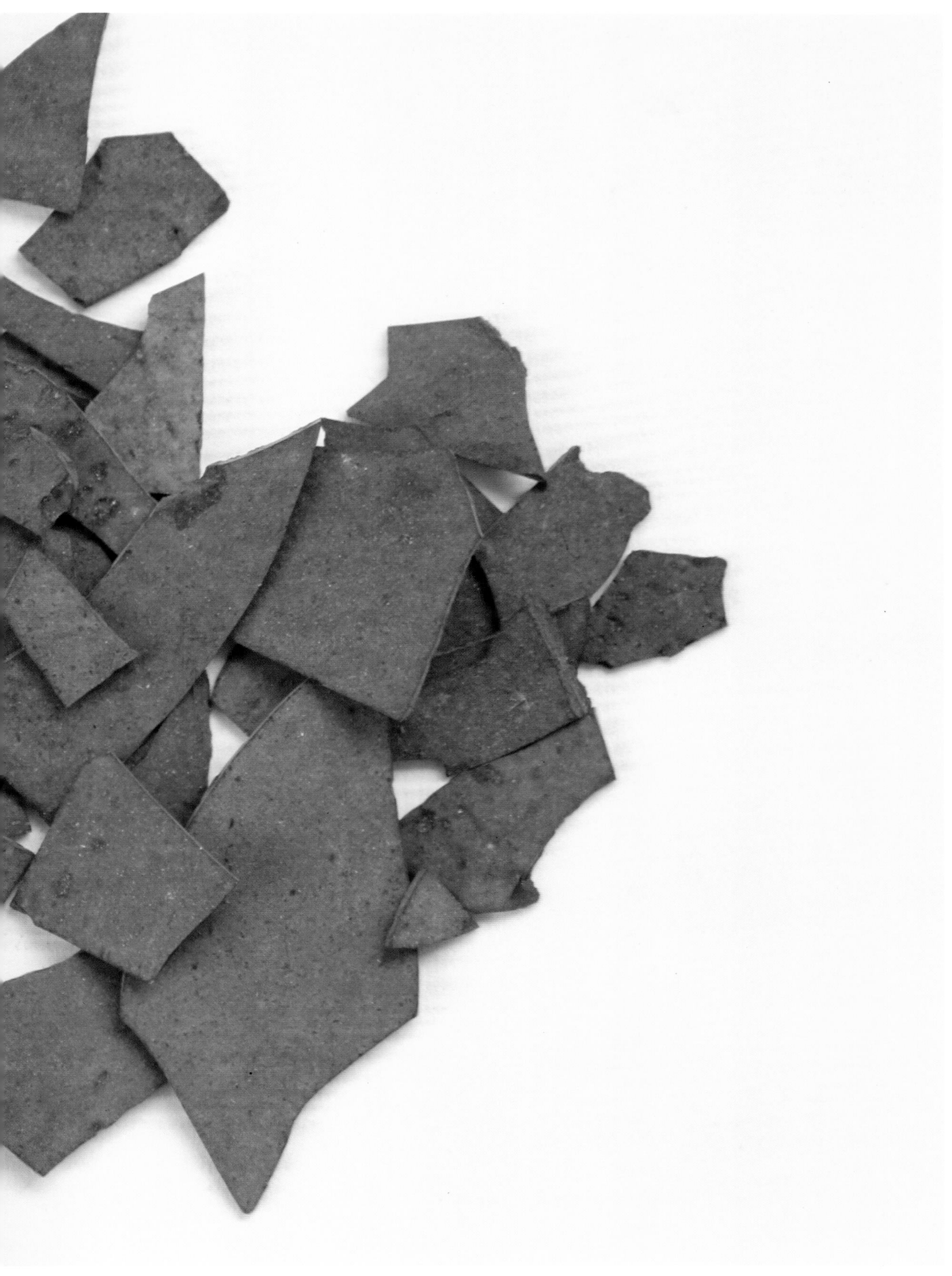

蟾蜍药材

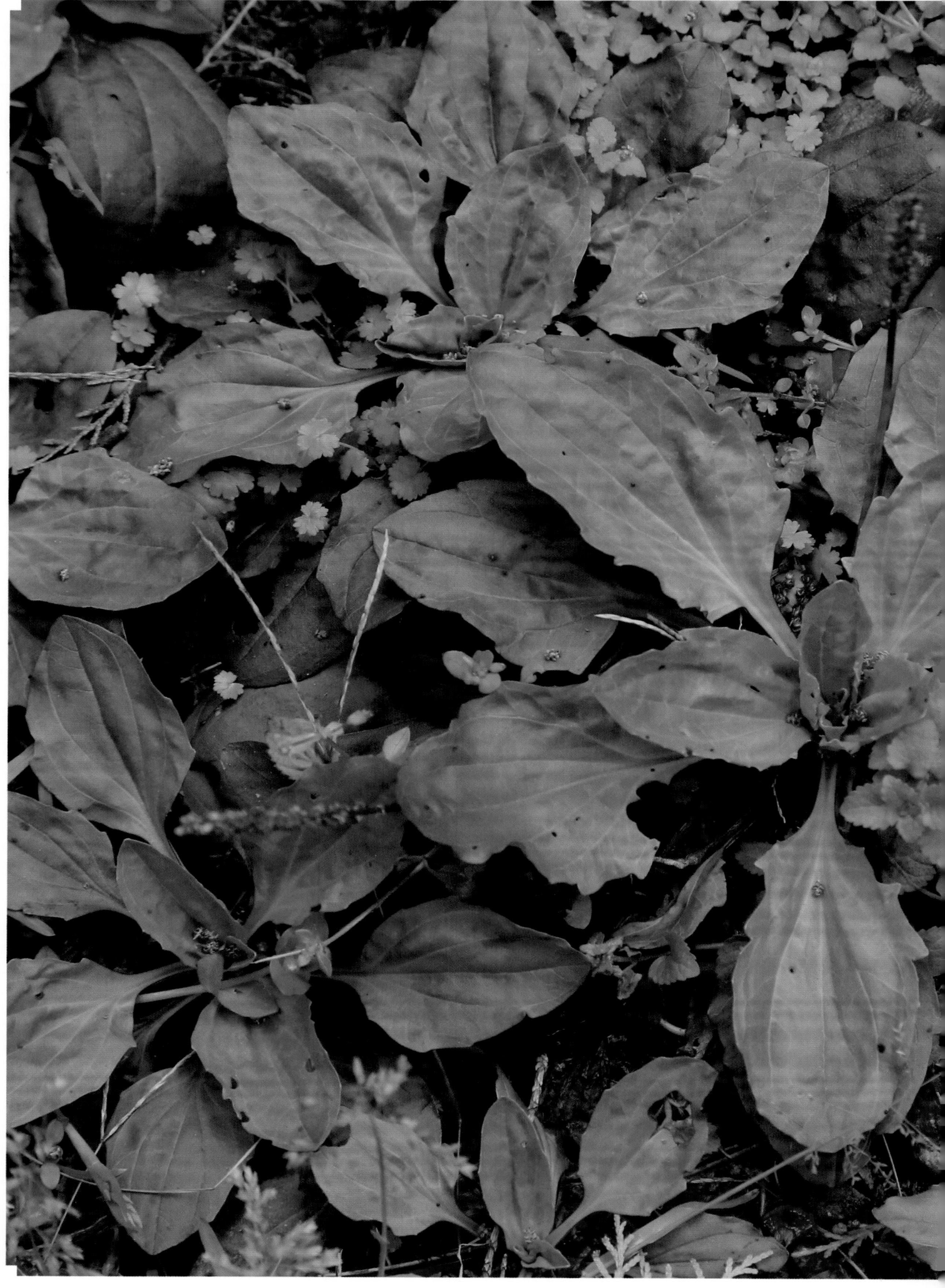

车前草

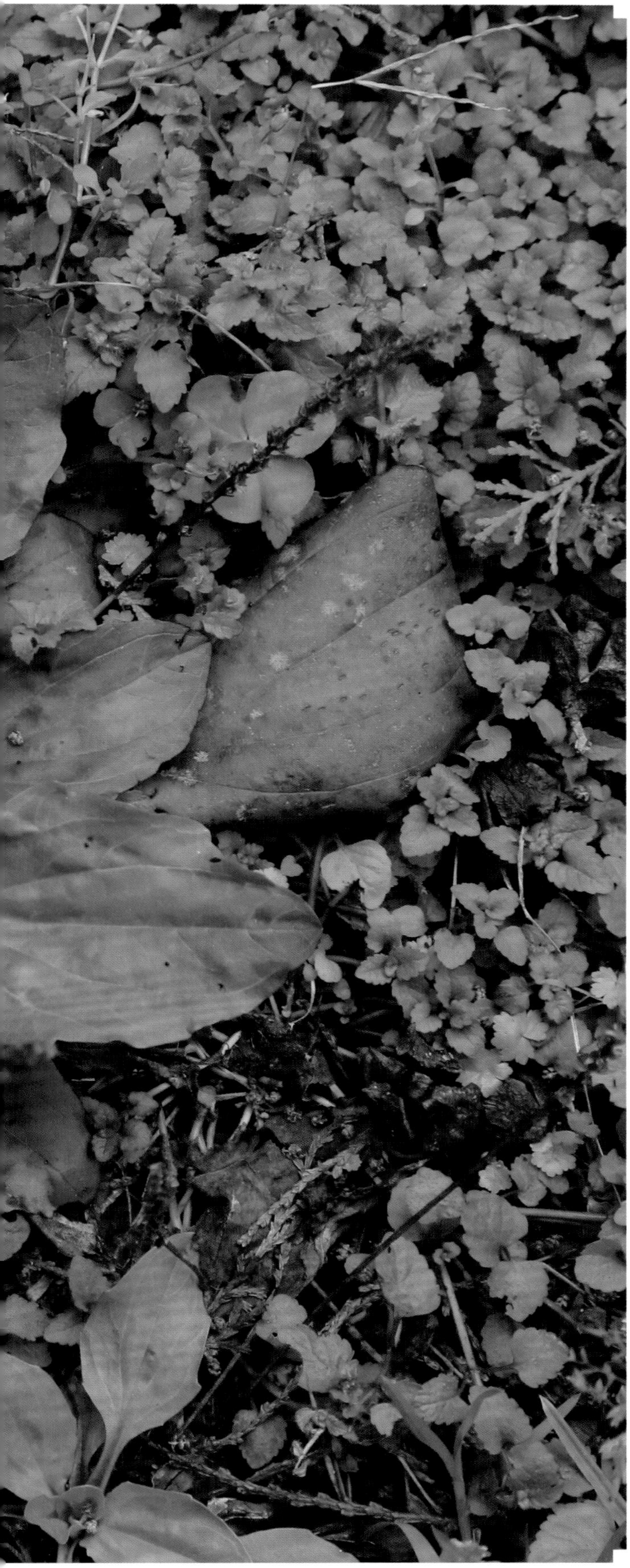

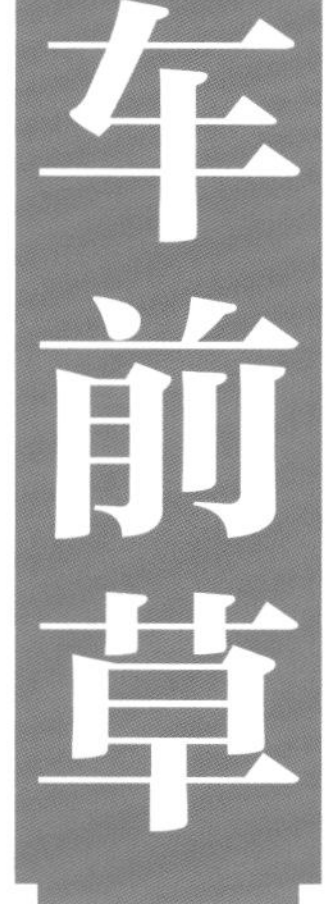

【苗药名】窝乃八降。

【别　名】芣苢、车前、虾蟆衣、车轮菜、钱贯草、车轱辘草、驴耳朵草。

【来　源】本品为车前草科植物车前 *Plantago asiatica* L. 的全草。

【性味归经】味苦、涩，性冷。归热经。

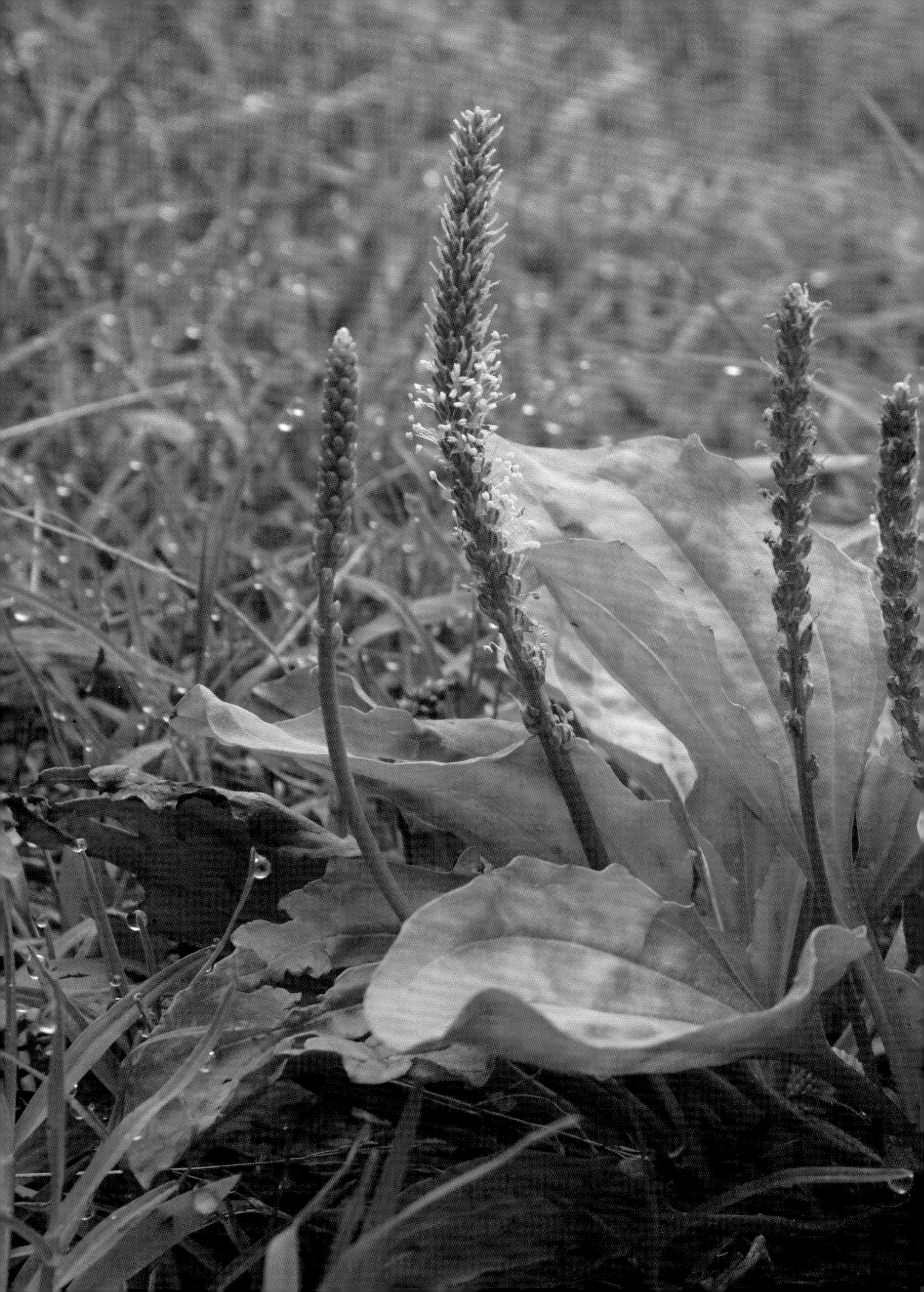

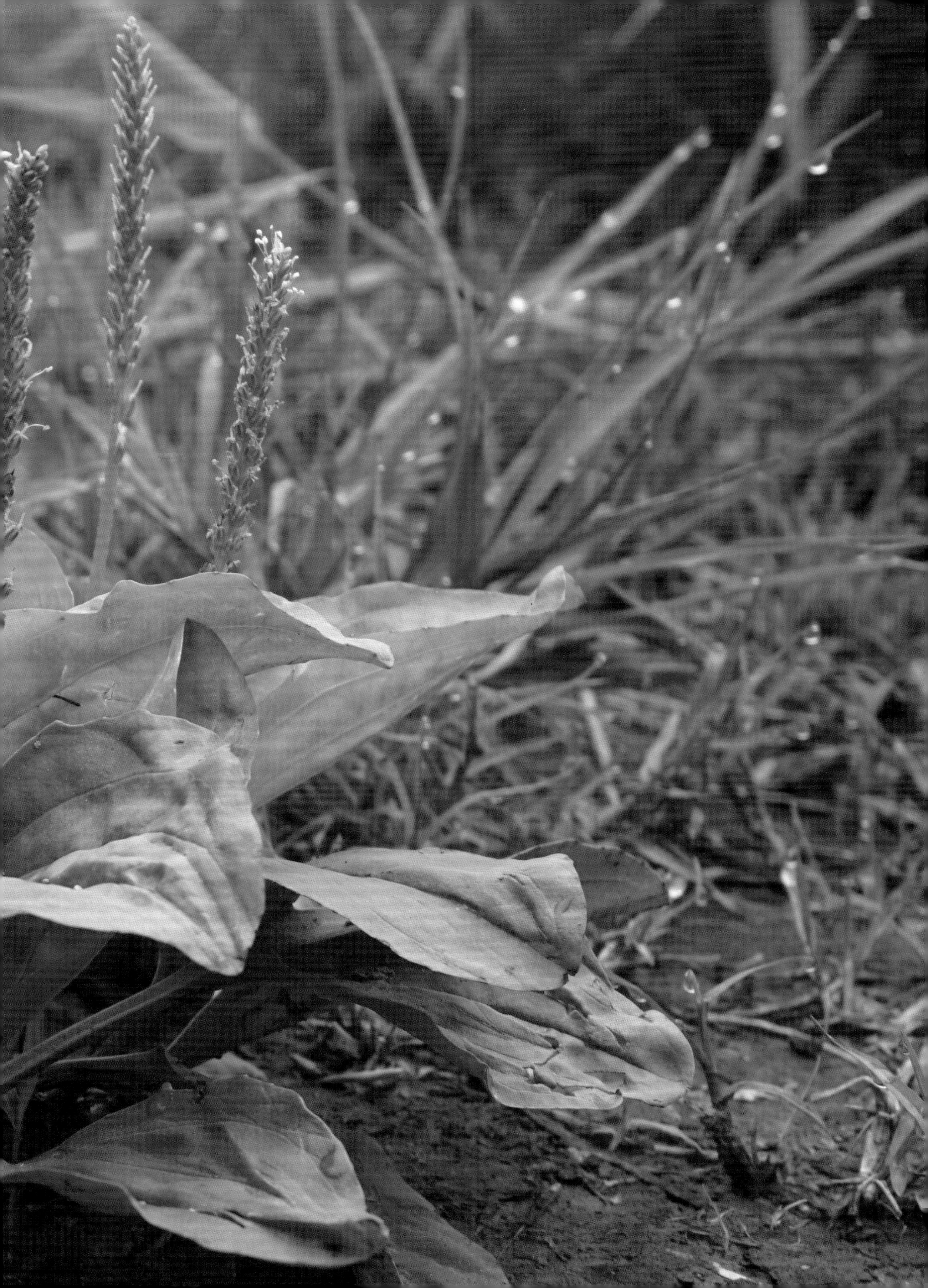

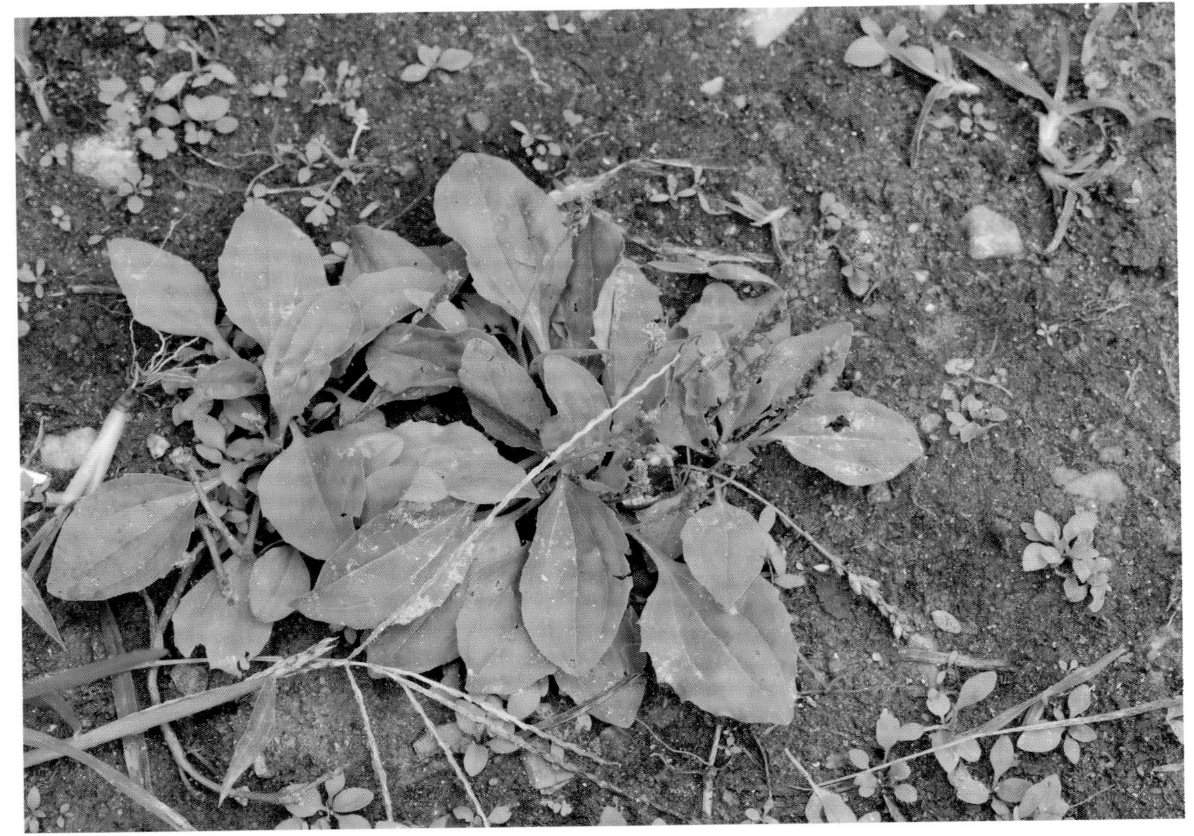

车前

识别特征

多年生草本植物，连花茎高达 50 cm，具须根。叶基生，叶柄与叶片近等长，叶片卵形或阔椭圆形，长 4 ~ 12 cm，宽 4 ~ 9 cm，全缘波状或具疏钝齿，常有 5 ~ 7 条弧行脉。花茎数个，穗状花序，花浅绿色，花萼 4，宿存，花冠管卵形，先端 4 裂，雄蕊 4，与花冠裂片互生，子房上位，2 室（假 4 室）。蒴果卵状圆锥形，周裂。种子细小，近椭圆形，黑褐色。花期 6—9 月，果期 7—10 月。

生境分布

生长于山野、路旁、沟边、菜圃。分布于全国各地。

采收加工

秋季采挖，洗净泥沙，晒干或鲜用。

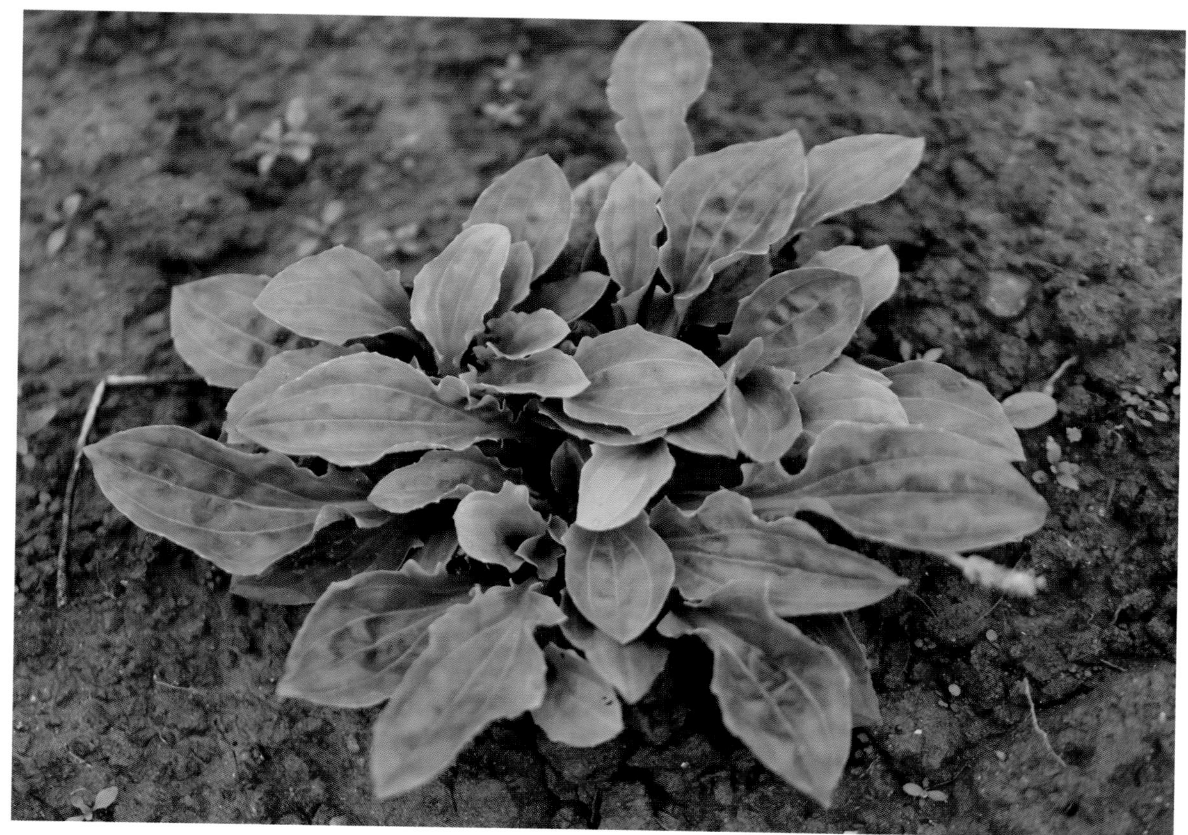

车前

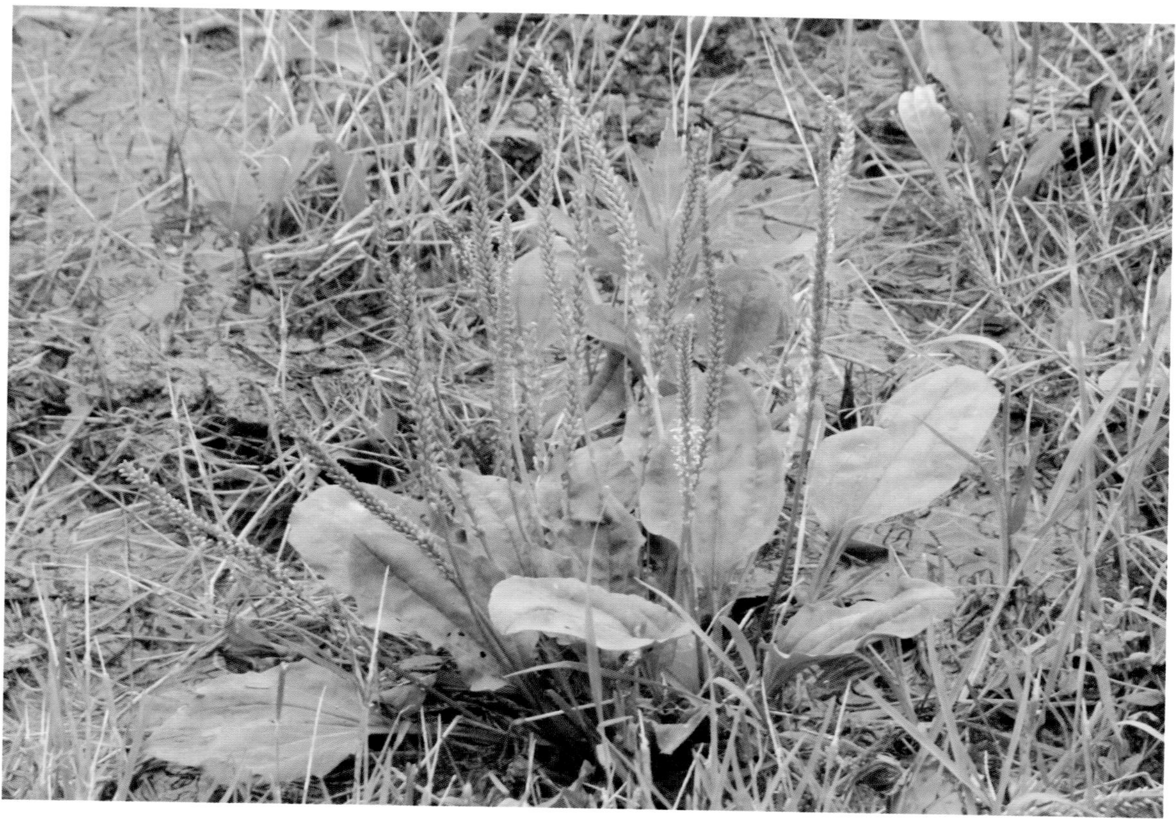

车前

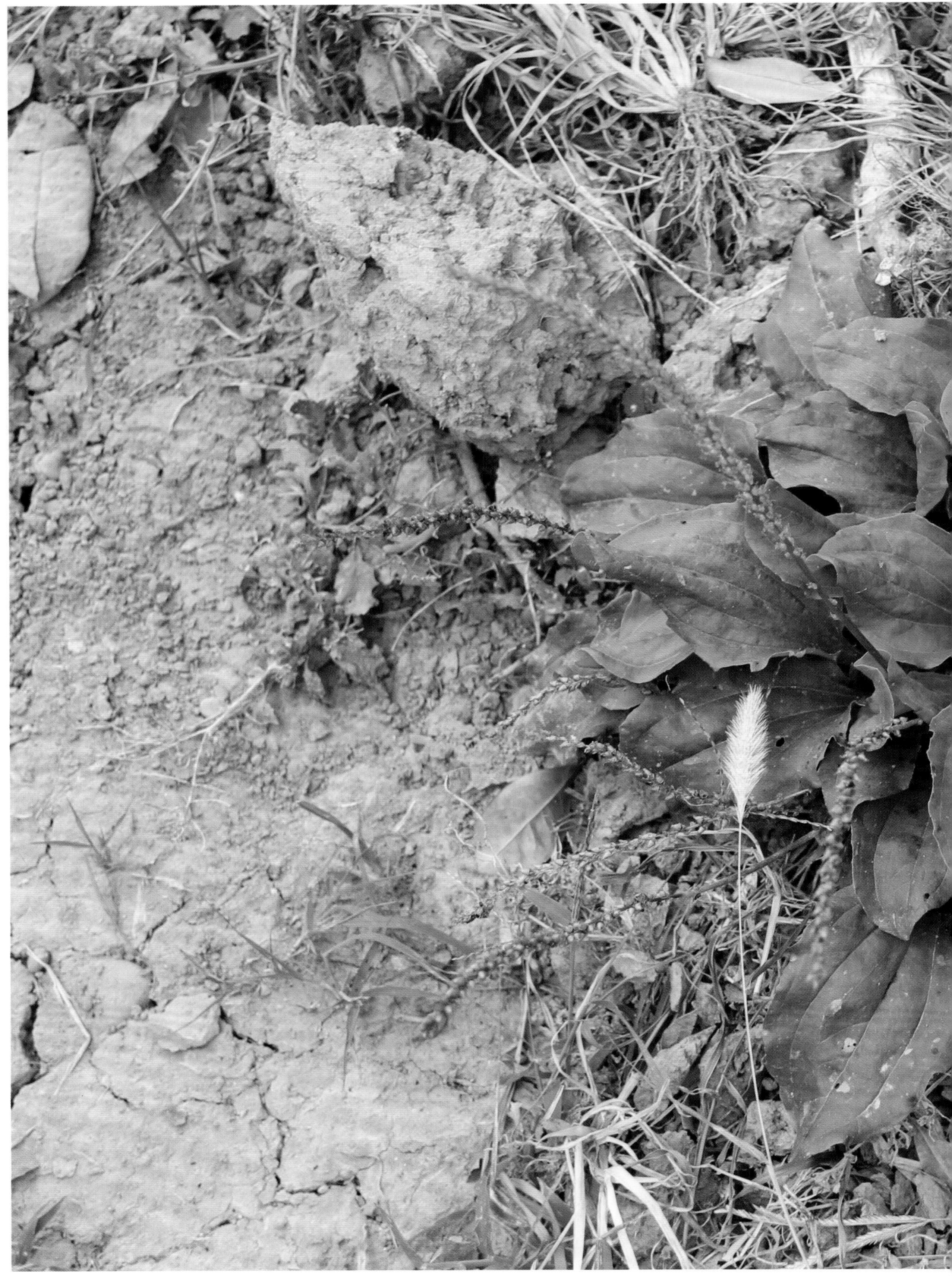

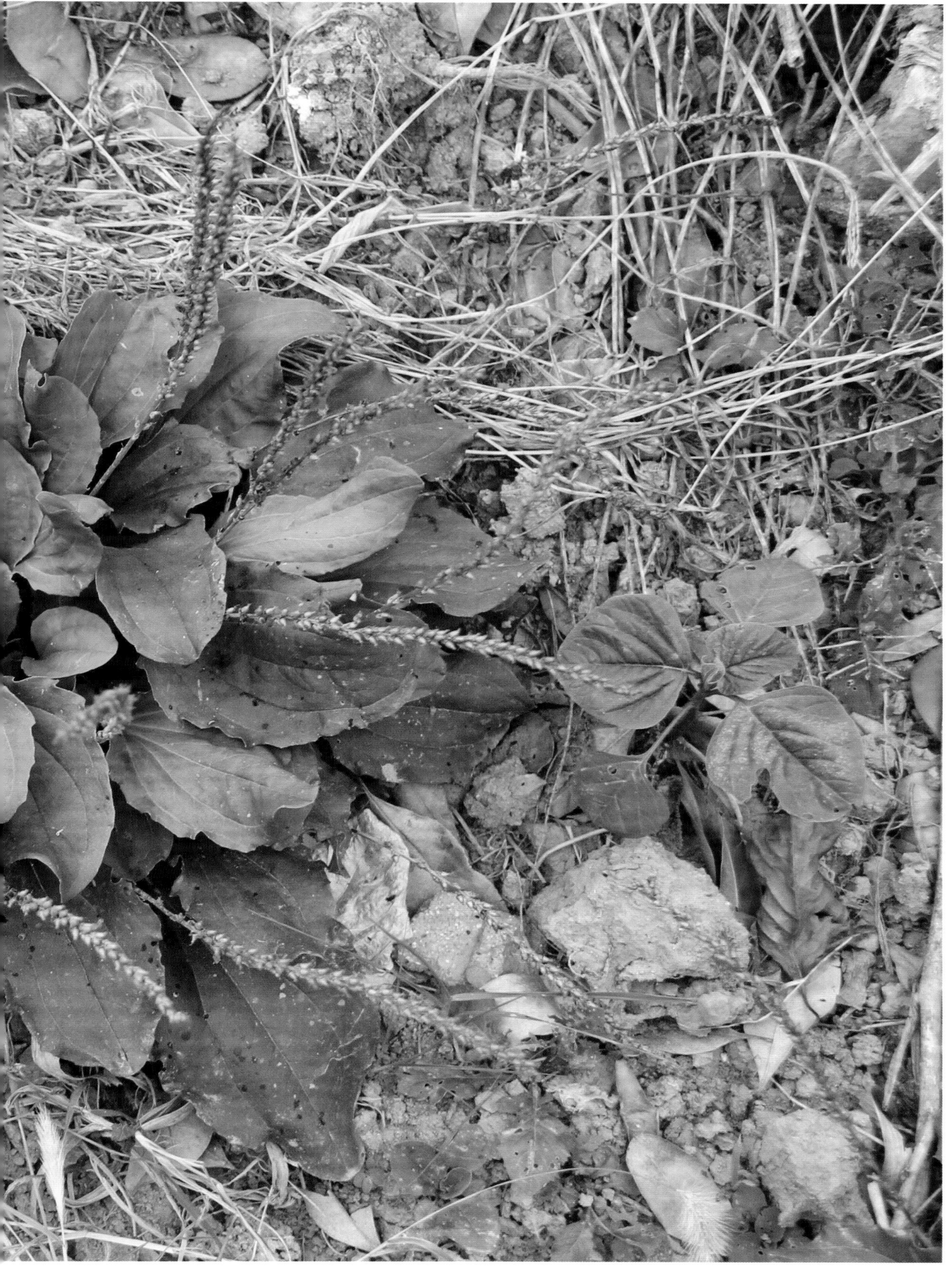

车前

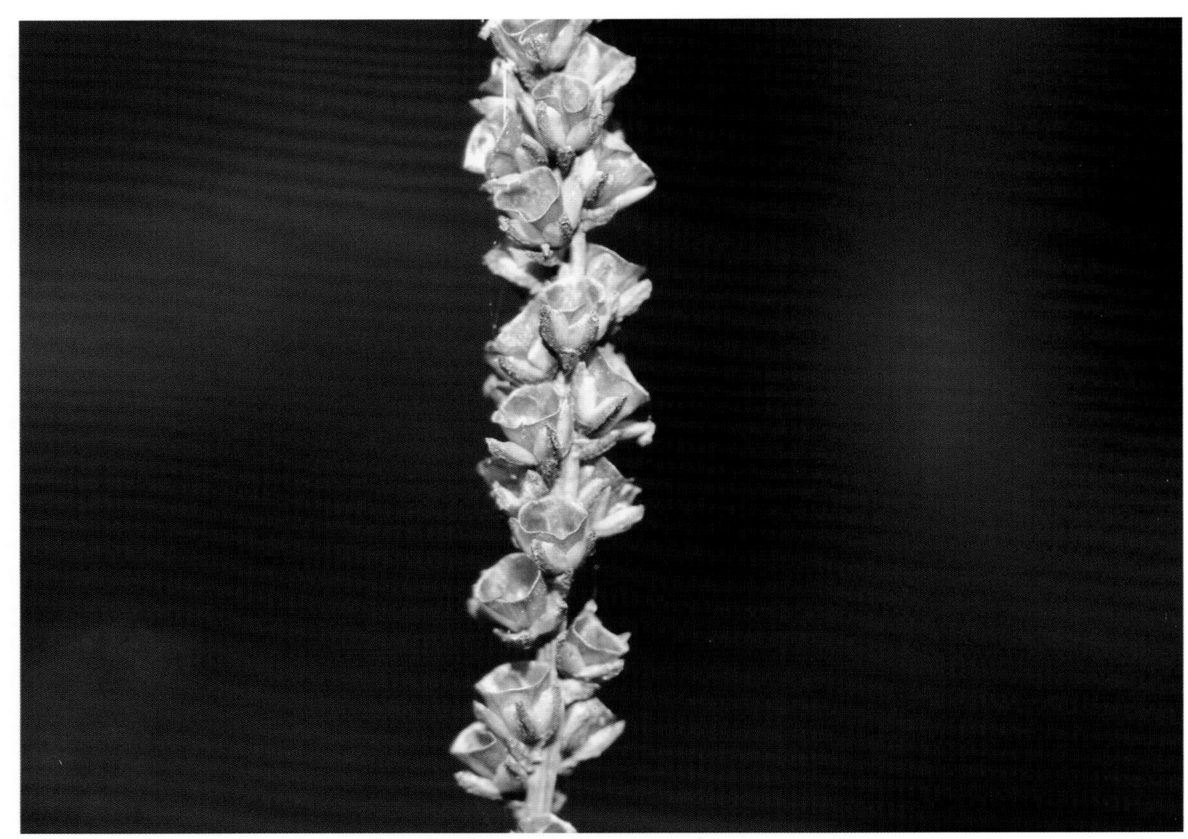

车前子

药材鉴别

须根丛生。叶在基部密生，具长柄；叶呈现灰绿色而卷曲，展平后为卵形或宽卵形，长 4 ~ 12 cm，宽 2 ~ 5 cm，先端钝或短尖，基部宽楔形，边缘近全缘，波状或有疏钝齿，具纵脉 5 ~ 7 条。穗状花序数个，顶部常存蒴瓣及宿萼，有时尚有未开放的花。蒴果椭圆形。气微香，味微苦而常带黏液。

功效主治

利尿利湿，清肝明目，凉血解毒。主治小便不利，淋浊带下，目赤肿痛，湿热下痢，衄血，尿血，创伤出血，咽喉肿痛，痈肿疮毒。

用法用量

内服：煎汤，15 ~ 30 g，鲜品 30 ~ 60 g；或捣汁服。外用：适量，煎水洗、捣烂敷或绞汁涂搽。

民族药方

1．小便不利 车前草、地肤子各 15 g。水煎服。

2．水肿 车前草、木贼、猪鬃草、鱼腥草、川木通各 10 ~ 15 g。水煎服。

3．尿血 车前草 30 g，地骨皮、墨旱莲各 9 g。水煎服。

4．红崩 车前草 30 g，常春油麻藤（老鸦花藤）1 ~ 5 g，黑豆 30 g。研细粉，煮糯米粥服。

5．闭经 车前草、桃仁各 10 g，阎王刺 6 g，茜草、大血藤各 8 g。水煎服。

6．黄疸肝炎 鲜车前草、酸汤秆各 50 g。水煎服。

7．泄泻 车前草 10 g，铁马鞭 6 g。共捣烂，冲凉水服。

8．小儿咳嗽 车前草根 6 g。水煎内服。

9．发热 鲜车前草适量。捣汁内服。

10．小儿尿结 车前草、鱼鳅串各 30 g，走马胎 9 g。水煎服。

使用注意

若虚滑精气不固者禁用。

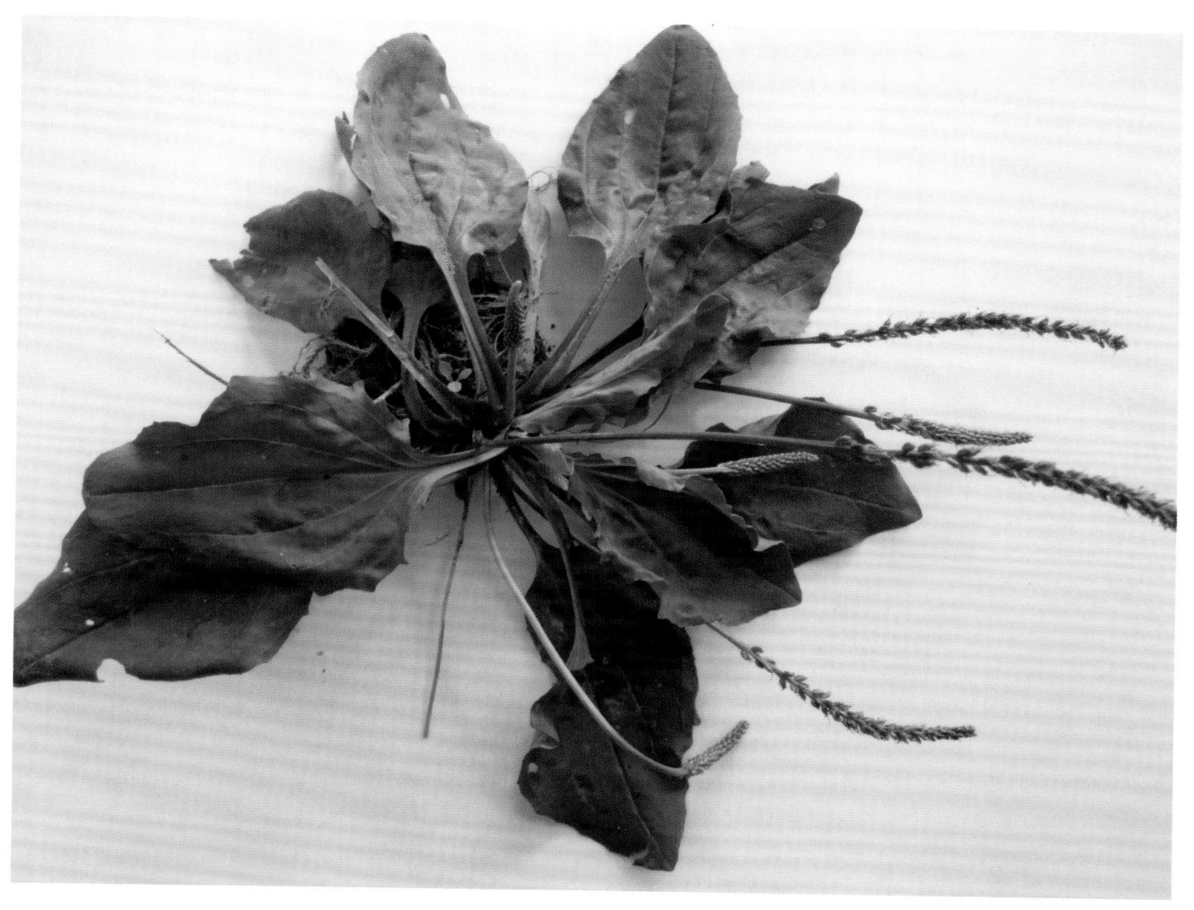

车前草药材

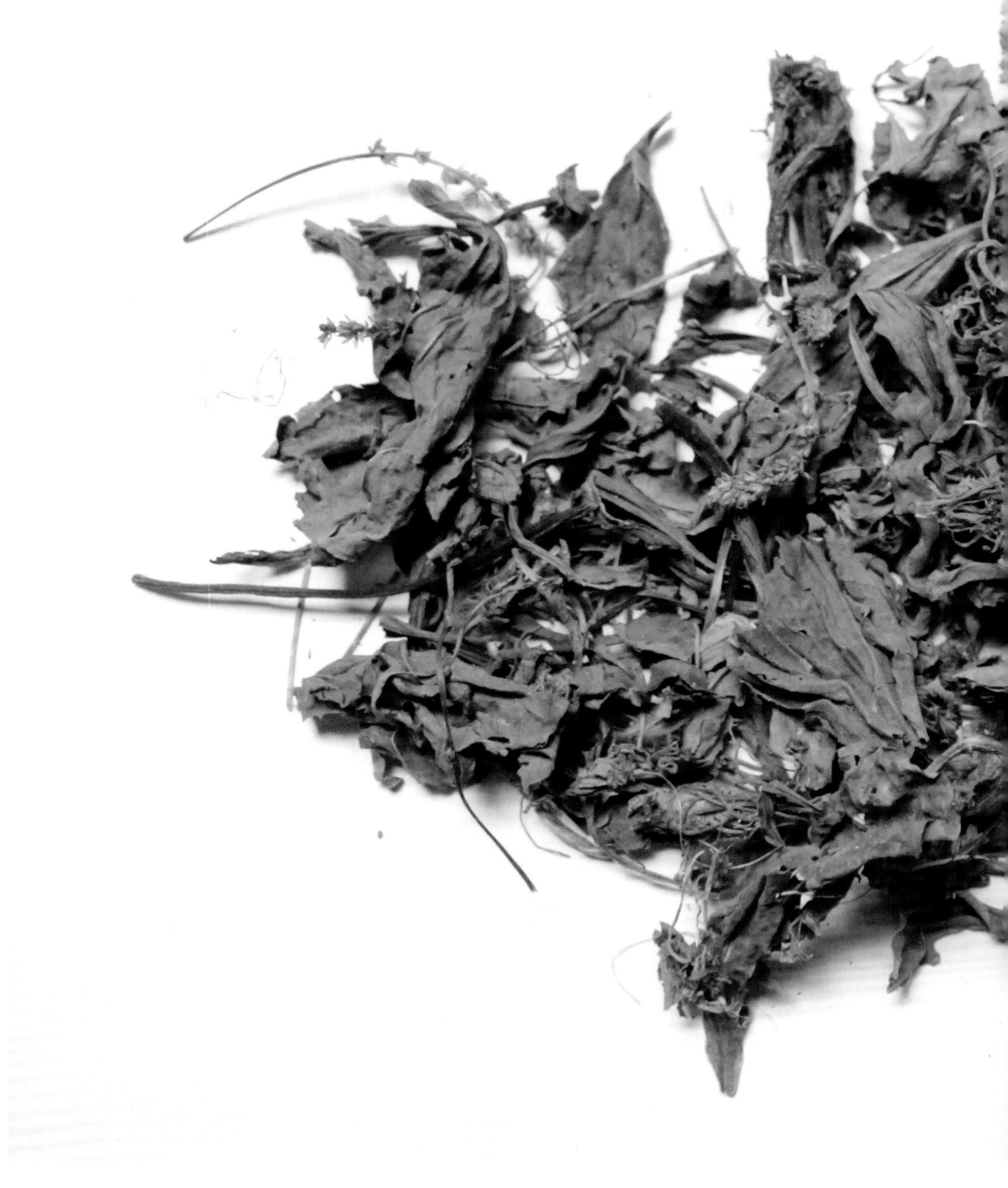

车前草

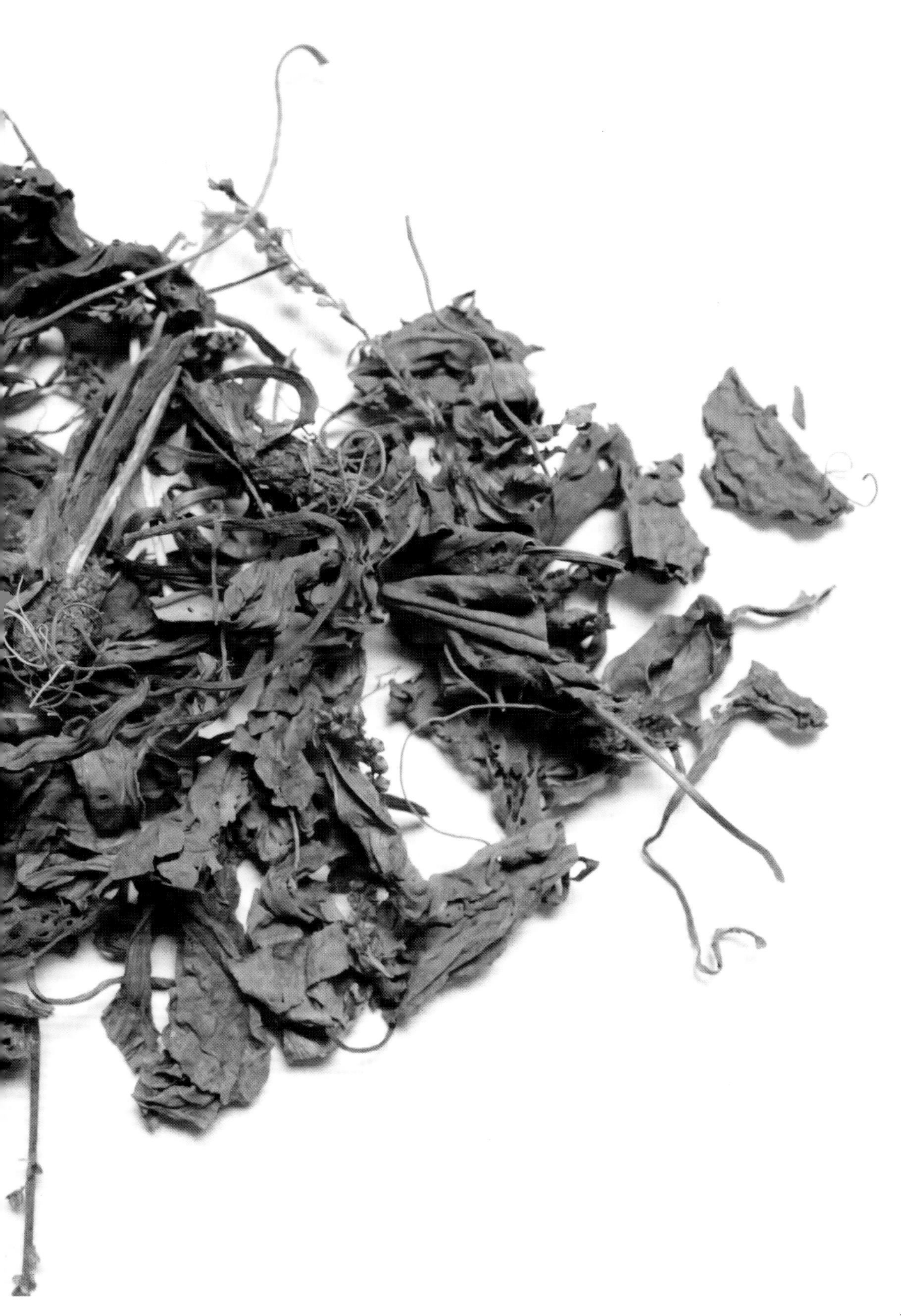

车前草饮片

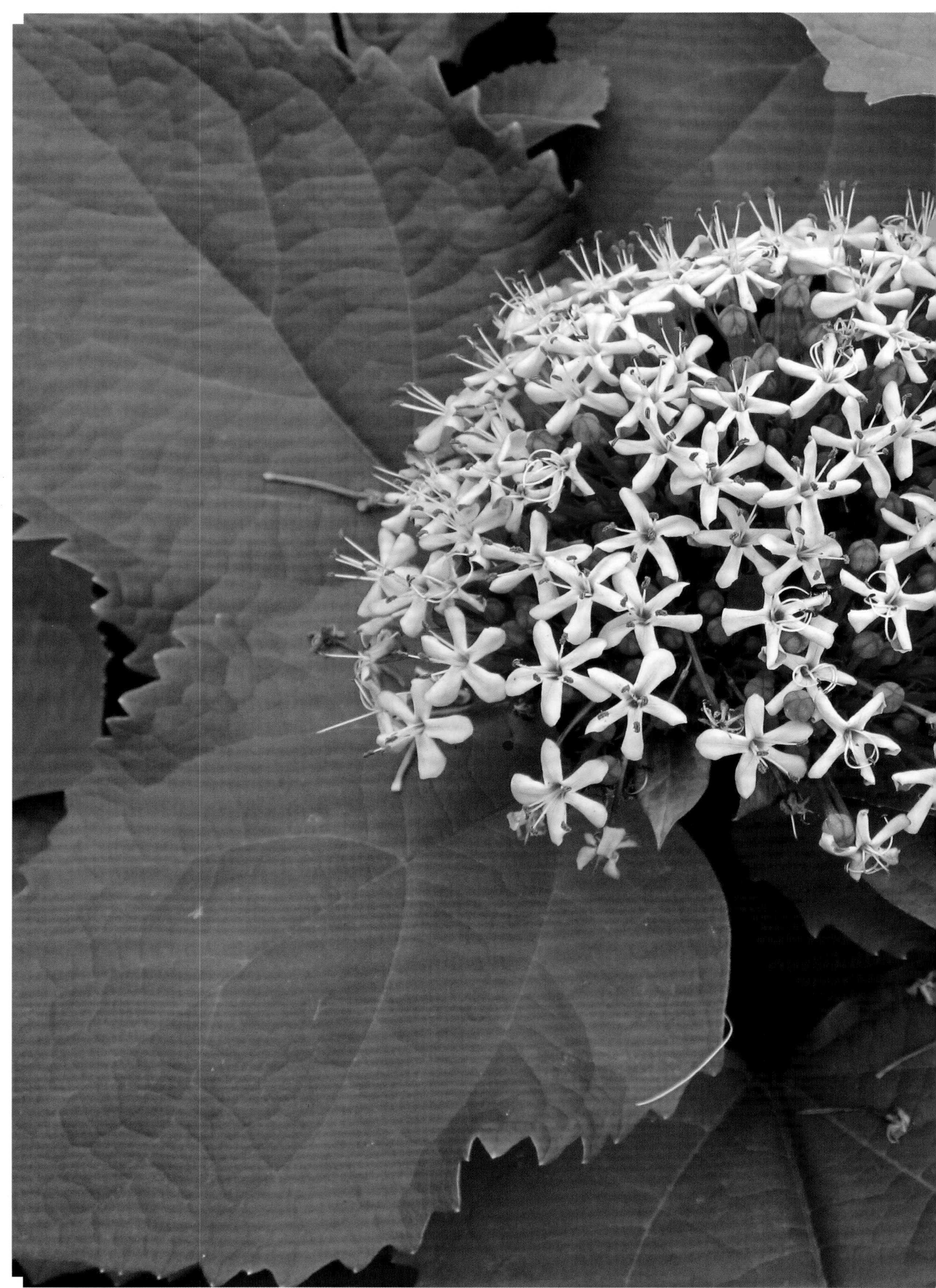

臭牡丹

【苗药名】窝项嘎。

【别　名】矮桐子、臭枫根、大红花、臭芙蓉、臭八宝、矮脚桐。

【来　源】本品为马鞭草科植物臭牡丹 *Clerodendrum bungei* Steud 的茎、叶、根。

【性味归经】味麻、辣，性冷。归热经。

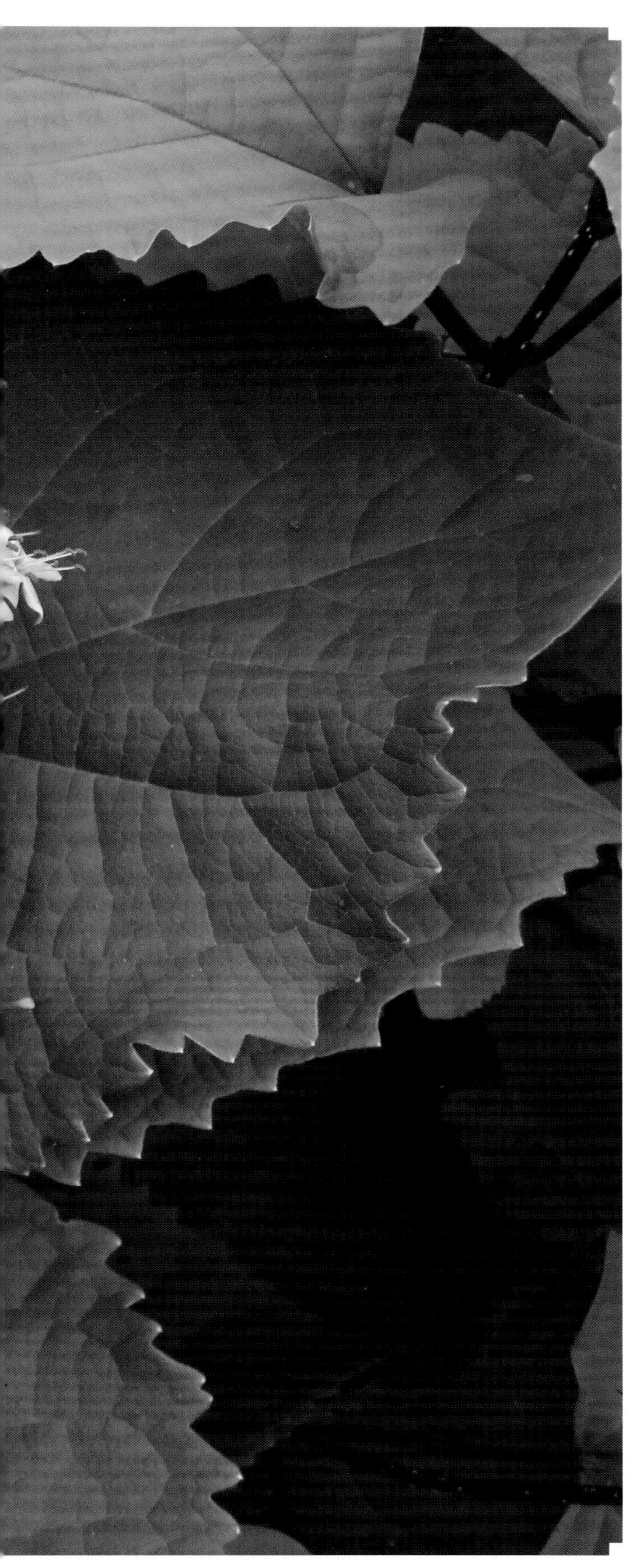

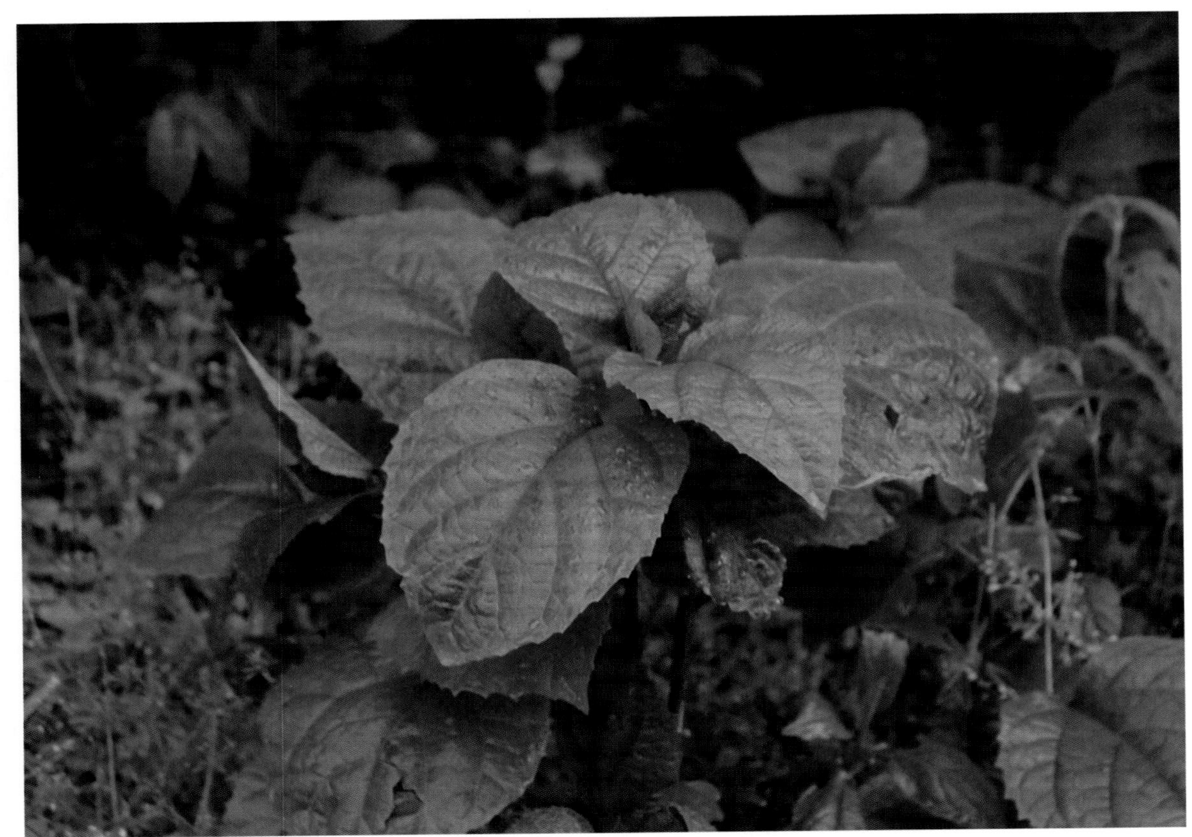

臭牡丹

识别特征

小灌木，高 1.0 ~ 1.5 m。嫩枝稍有柔毛，枝内白色，中髓坚实。单叶对生，有强烈臭味；叶片宽卵形或卵形，长 10 ~ 20 cm，宽 5 ~ 15 cm，顶端尖或渐尖，基部心形或近截形，边缘有大或小的锯齿，两面多少有糙毛或近无毛，下面有小腺点。聚伞花序紧密，顶生，苞片早落，花有臭味，花萼紫黄色或下部绿色，外面有茸毛和腺点；花冠淡红色、红色或紫色，花柱不超出雄蕊。核果倒卵形或球形，成熟后蓝紫色。花期 7—8 月，果期 9—10 月。

生境分布

生长于山坡、林缘或沟旁。分布于华北、西北、西南等地。

采收加工

夏、秋二季采集茎叶，鲜用或切段晒干。

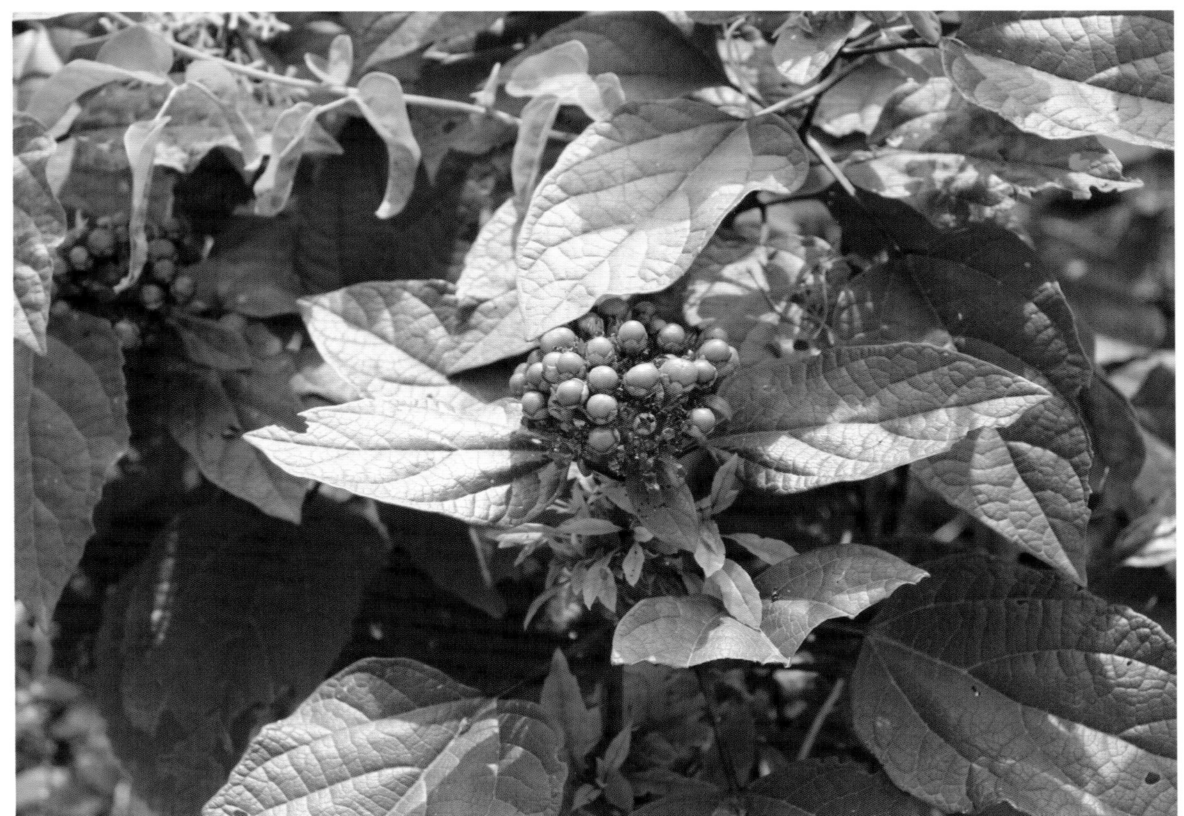

臭牡丹

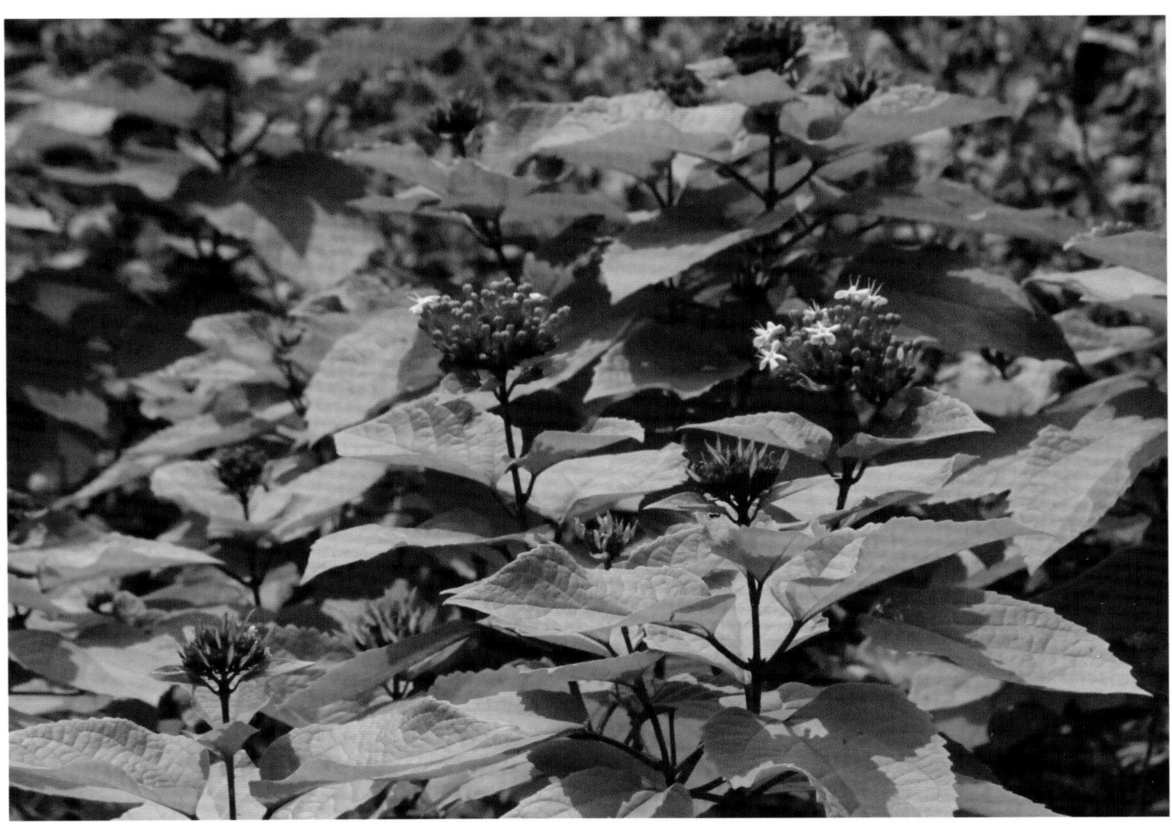

臭牡丹

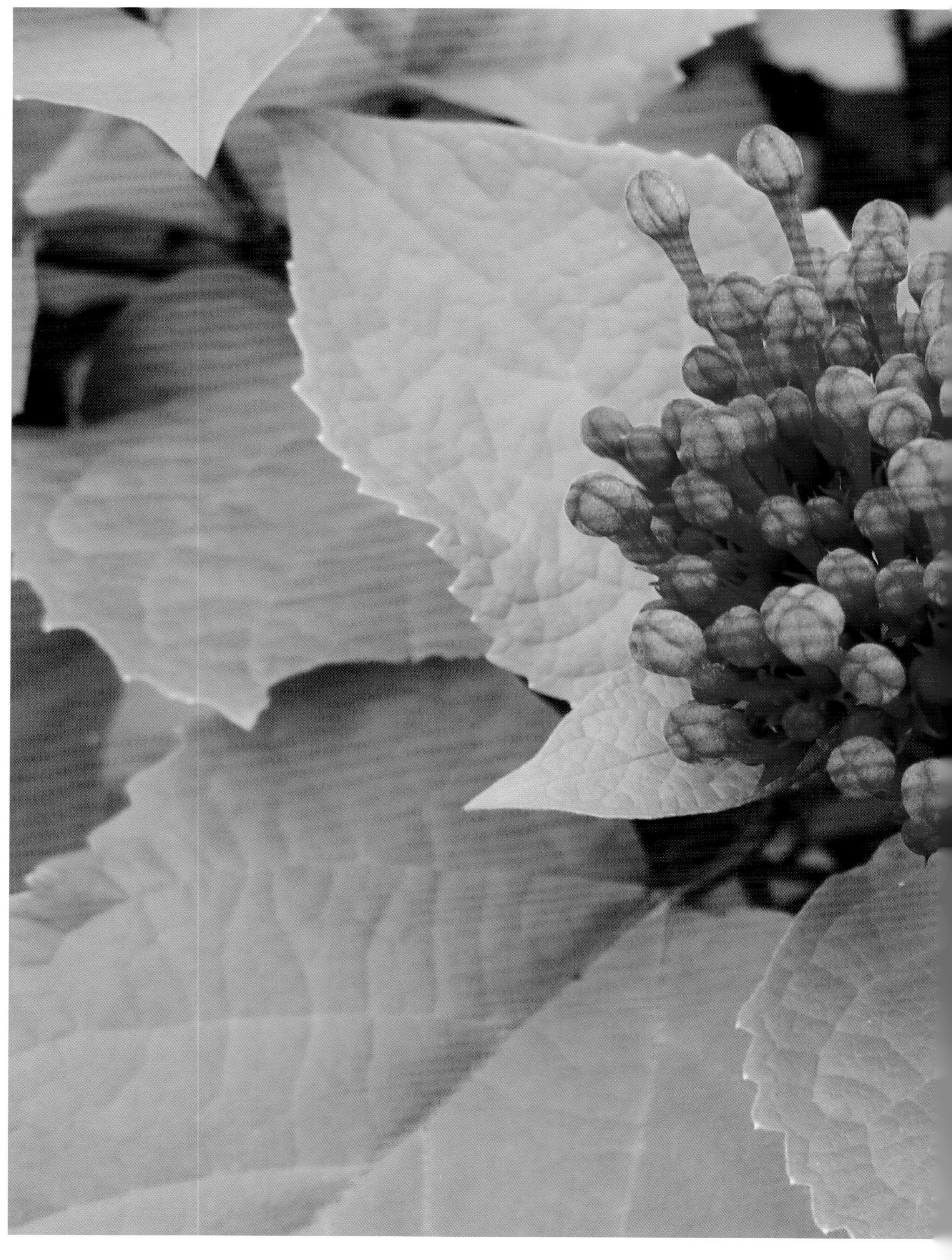

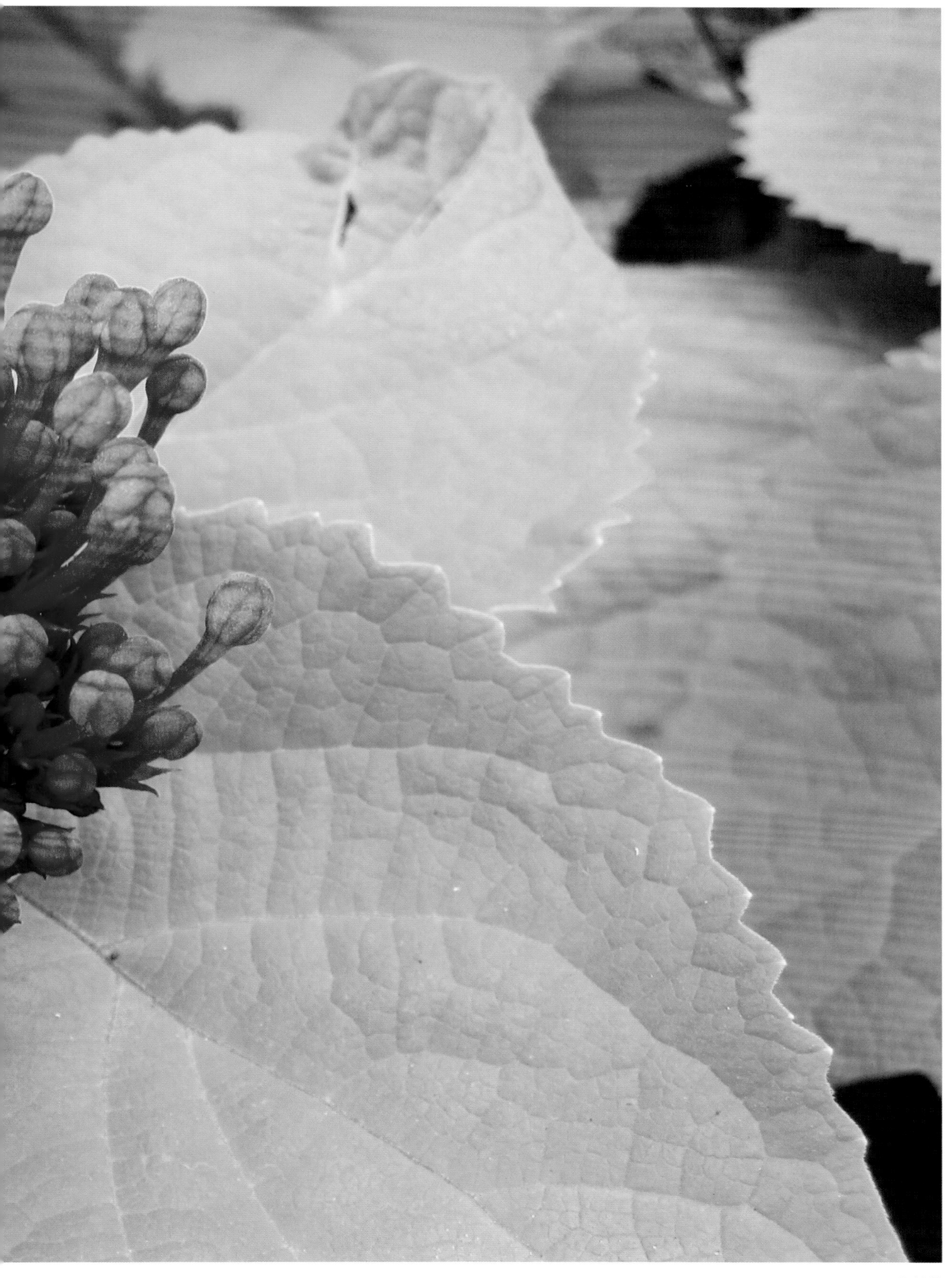

臭牡丹

药材鉴别

小枝呈长圆柱形，直径 3 ~ 12 mm，表面灰棕色至灰褐色，皮孔点状或稍呈纵向延长，节处叶痕呈凹点状；质硬，不易折断，切断面皮部棕色，木部灰黄色，髓部白色，气微，味淡。叶多皱缩破碎，整平后呈宽卵形，长 7 ~ 20 cm，宽 6 ~ 15 cm，先端渐尖，基部截形或心形，边缘有细锯齿，上面棕褐色至棕黑色，疏被短柔毛，下面色稍淡，无毛或仅脉上有毛，基部脉腋处可见黑色腺体；叶柄黑褐色，长 3 ~ 6 cm。气臭，味微苦、辛。以枝嫩、叶多者为佳。

功效主治

解毒消肿，祛风湿，降血压。主治痈疽，疔疮，发背，乳痈，痔疮，湿疹，丹毒，风湿痹痛，原发性高血压。

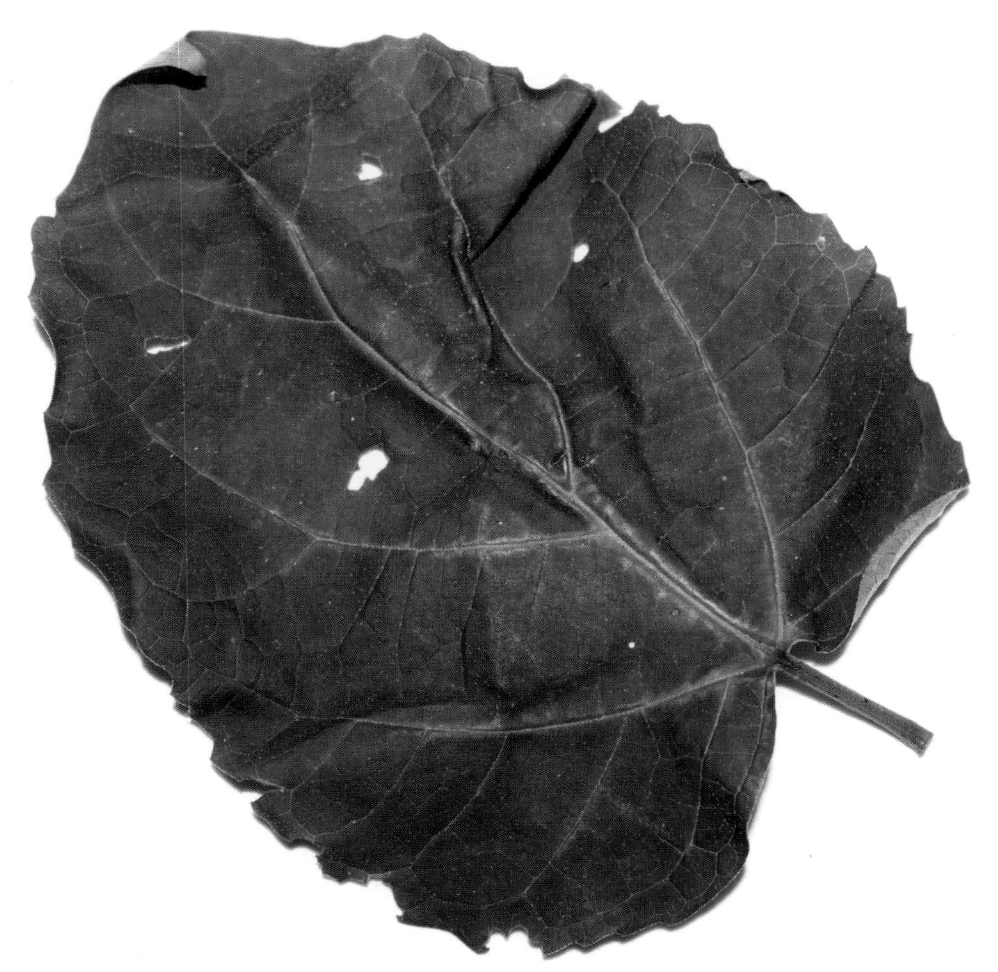

臭牡丹叶药材

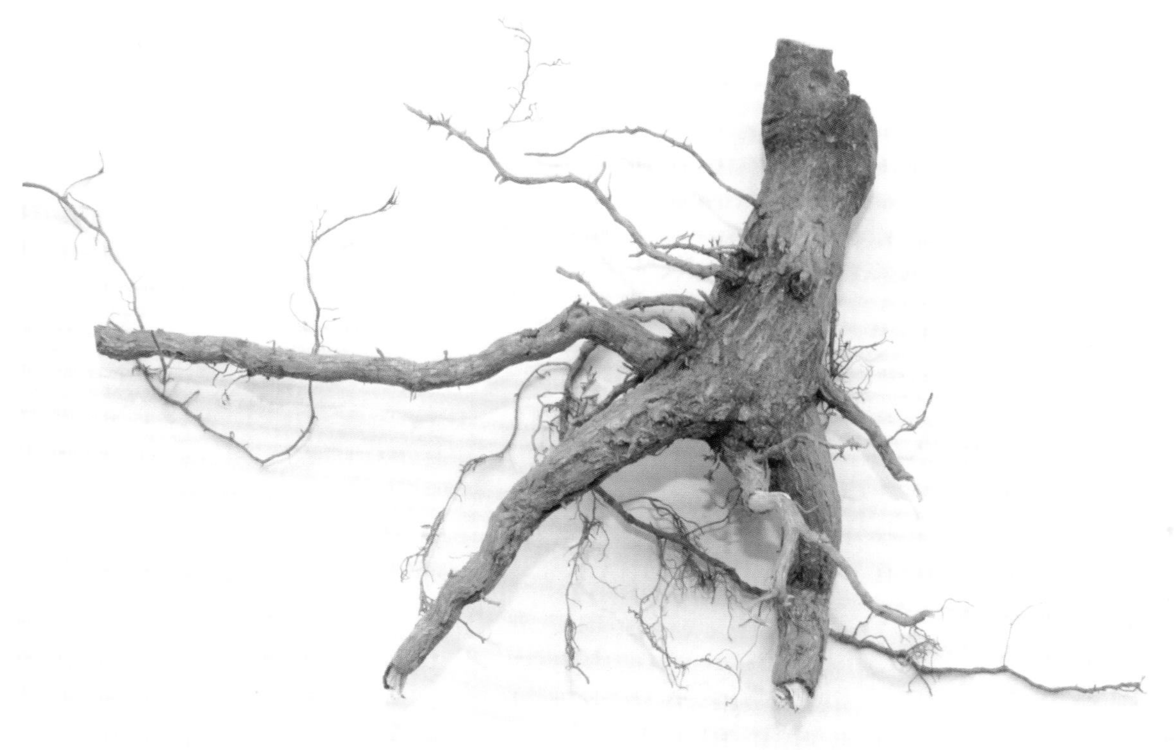

臭牡丹根药材

用法用量

内服：煎汤，10 ~ 15 g，鲜品 30 ~ 60 g；或入丸剂。外用：适量，煎水熏洗；或捣烂外敷；或研末调敷。

民族药方

1. **久病后体虚** 臭牡丹 20 g，土党参、蜀葵根各 10 g。泡酒服。
2. **体虚** 臭牡丹根 10 g。水煎服。
3. **疮痈** 臭牡丹根、枝叶各适量。捣烂外敷。
4. **水肿** 臭牡丹根 30 g。水煎服。
5. **痔疮** 臭牡丹根 30 g。水煎服。

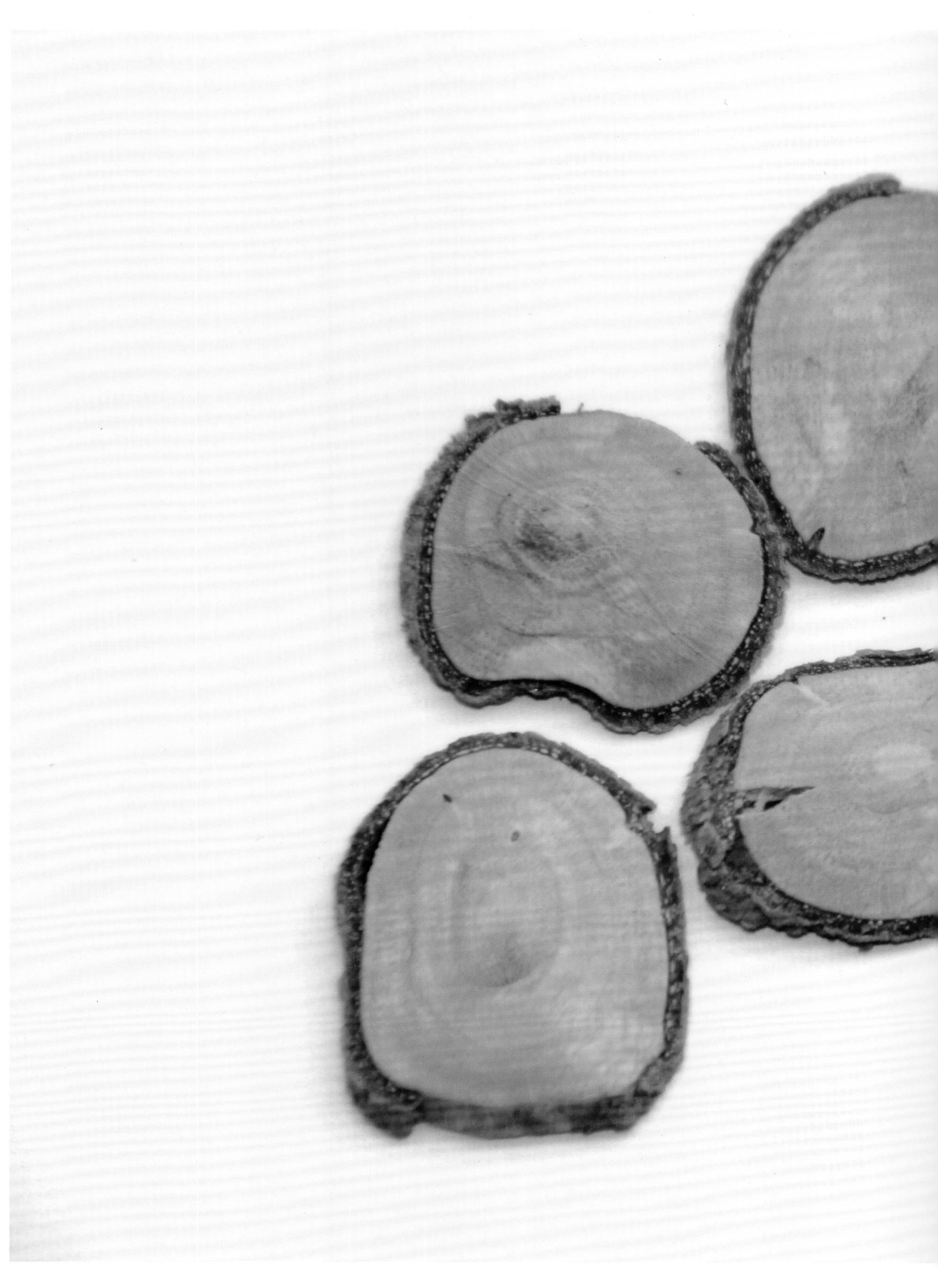

臭牡丹

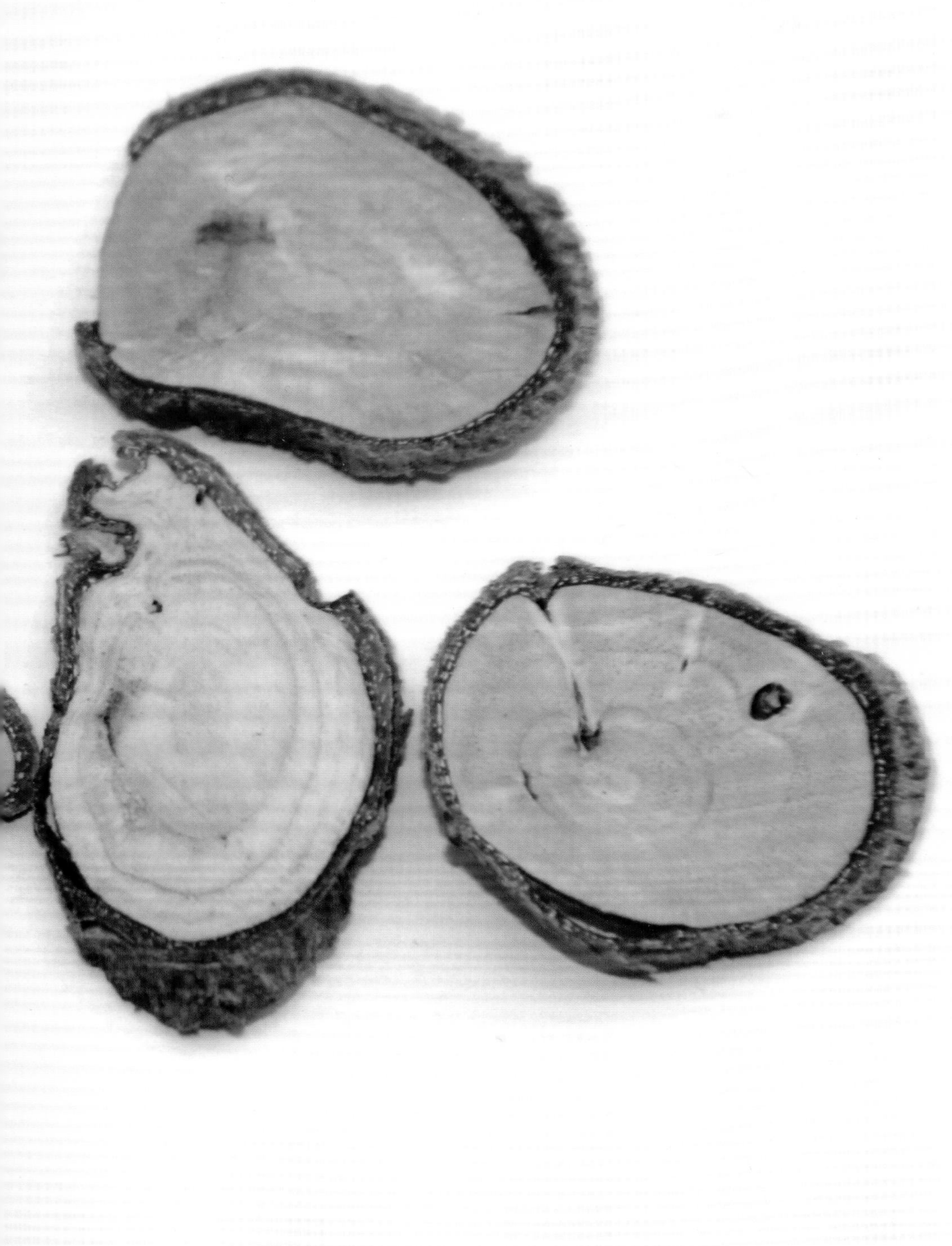

臭牡丹根饮片

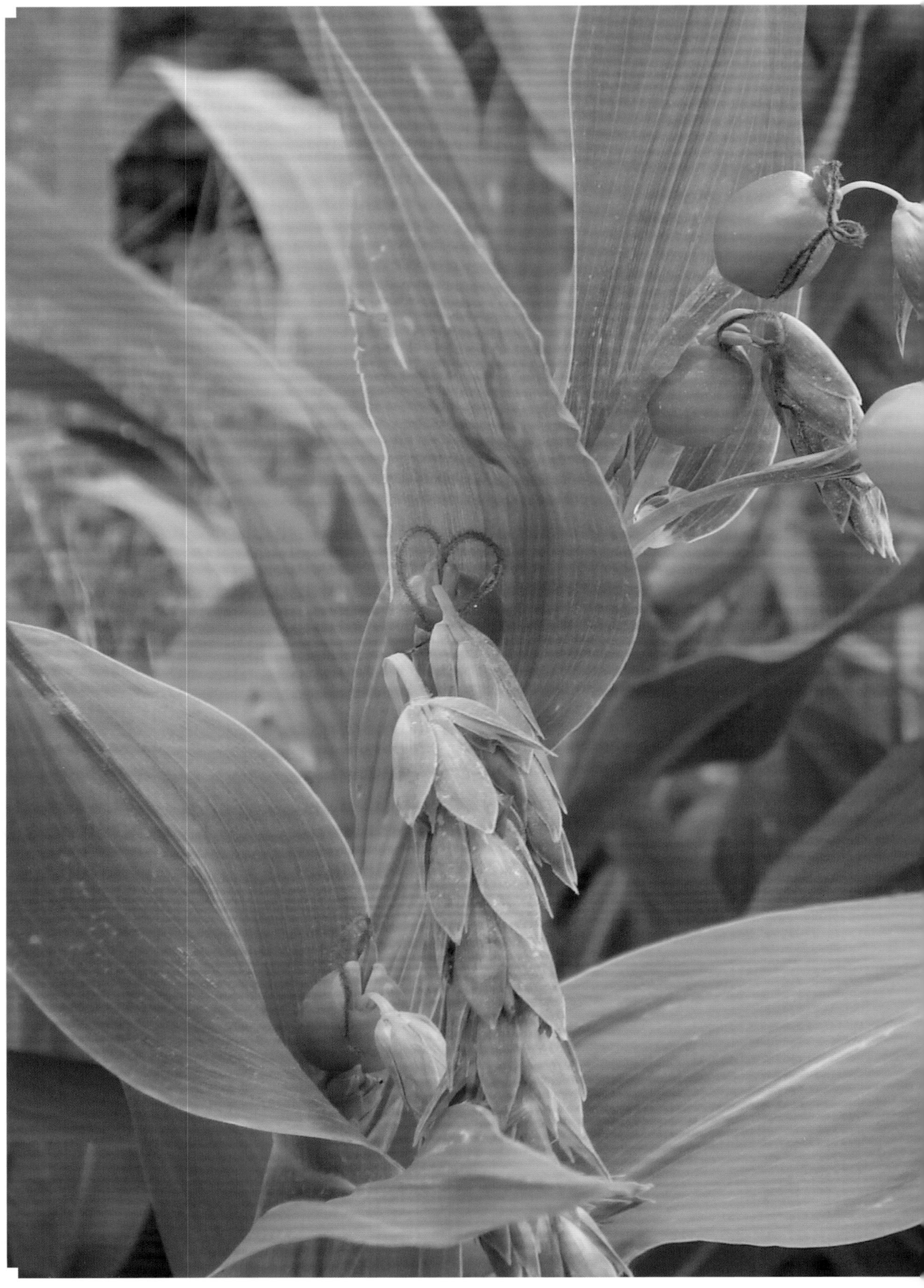

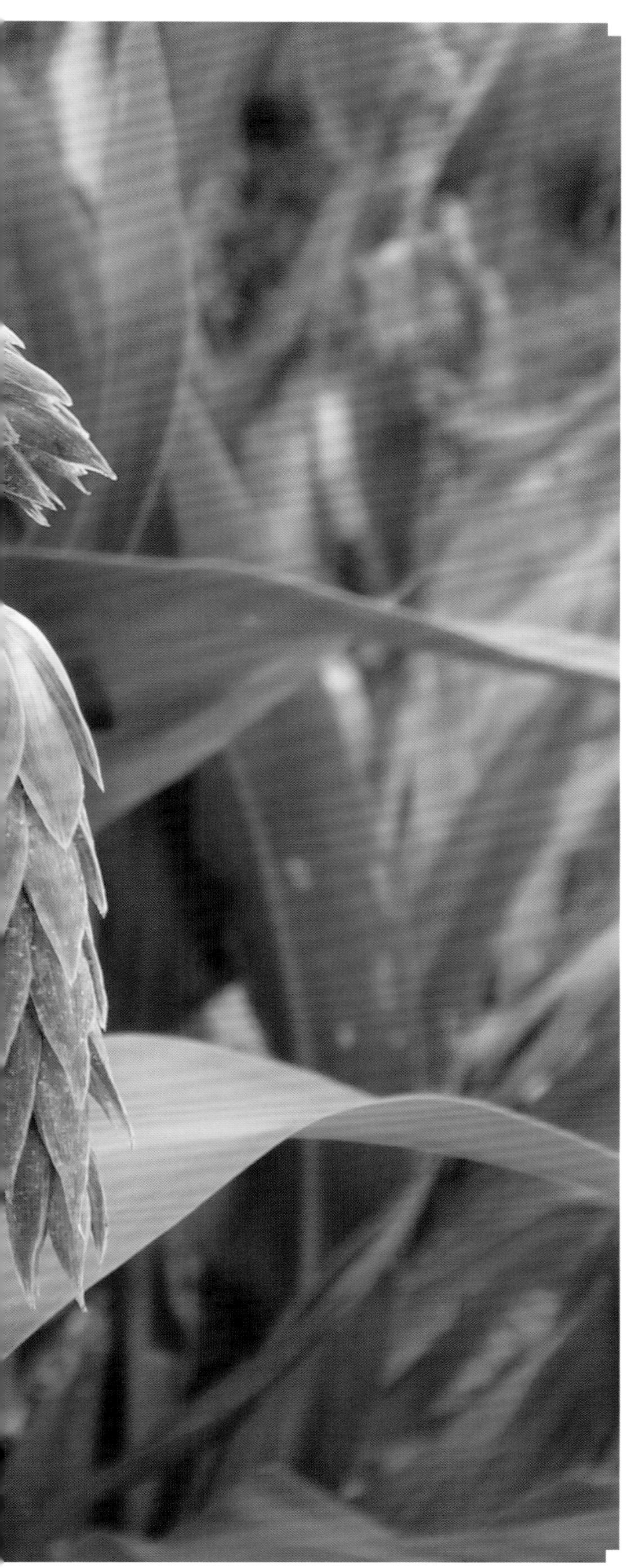

川谷米根

【苗药名】真豆。

【别　名】五谷子。

【来　源】本品为禾本科植物薏苡 *Coix lachryma-jobi* L. 的根和根茎。

【性味归经】味甜、淡，性冷。归热经。

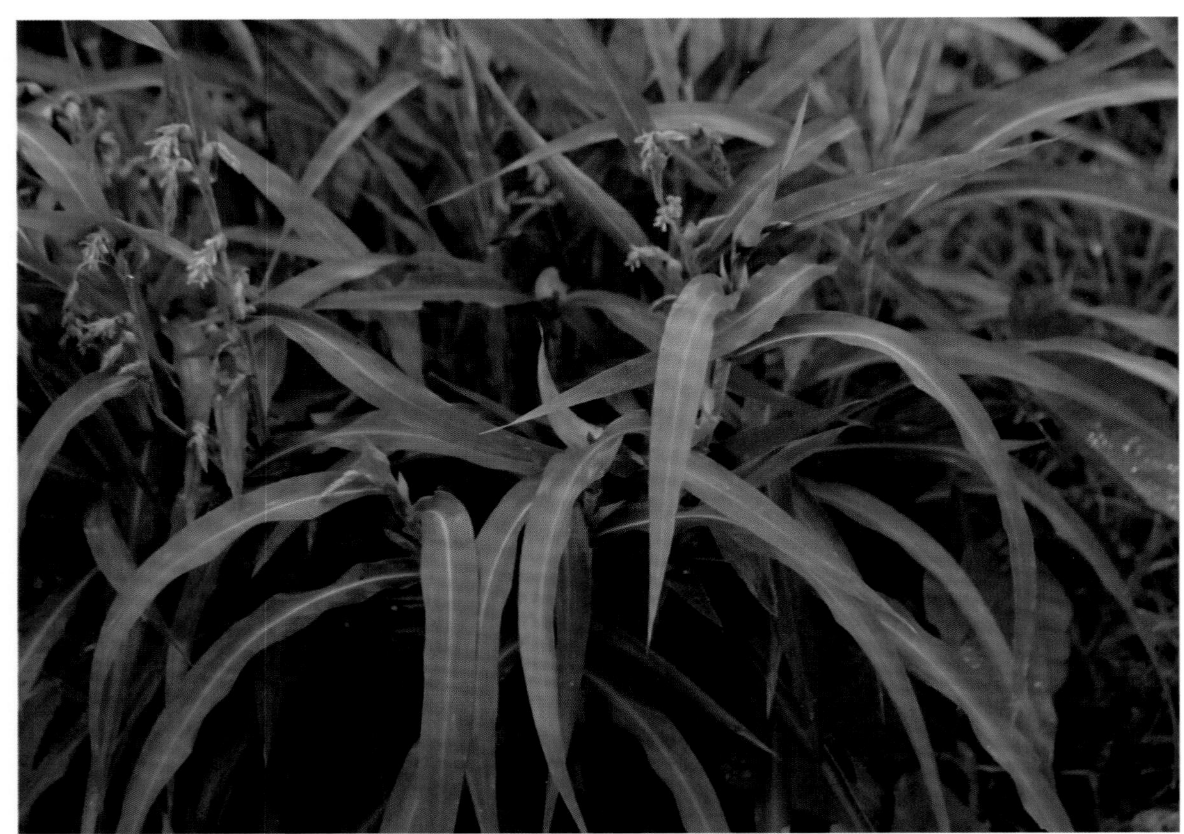

薏苡

识别特征

一年生或多年生草本植物，高 1.0 ~ 1.5 m，须根粗壮，直径约 3 mm，黄白色。秆直立，约具 10 节，中空，单叶互生，叶片条状披针形，长 10 ~ 40 cm，宽 1.5 ~ 3.0 cm，先端渐尖，基部长匙状、抱茎；边缘粗糙，叶面光滑，中脉显著，凸于叶背，叶鞘光滑，叶舌质硬，长约 1 mm。总状花序，腋生，由上部叶鞘内抽出，雄小穗着生于花序上部，呈瓦状排列，雌小穗包藏于骨质总苞中，着生于花序下部。果实卵状球形，质坚而脆，由总苞发育而成，内有乳白色颖果 1 粒。花期 7—9 月，果期 9—10 月。

生境分布

栽培或生长于荒地、河边、沟边或阴湿山谷。分布于全国大部分省区。

采收加工

秋季采挖，洗净，晒干或鲜用。

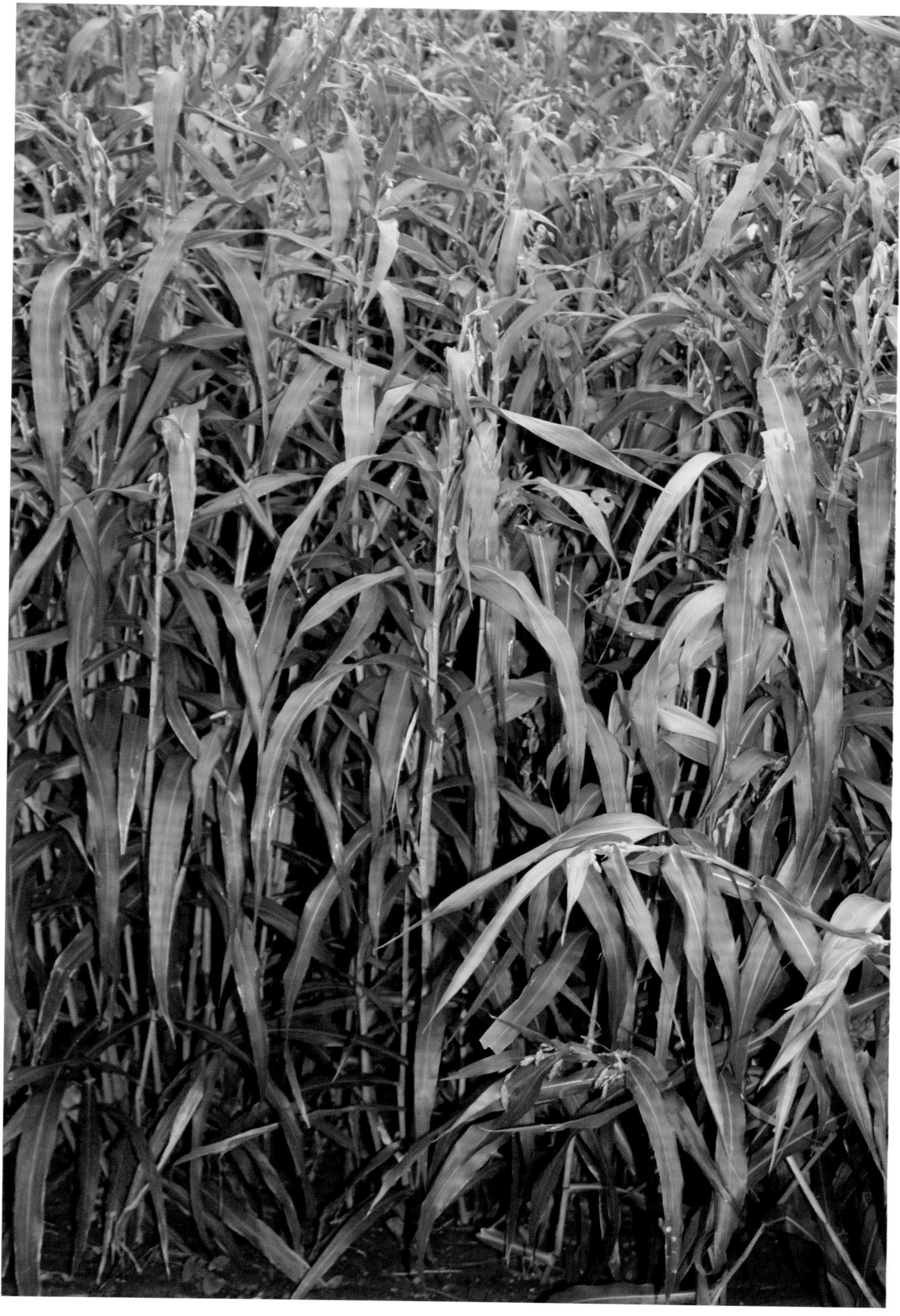

薏苡

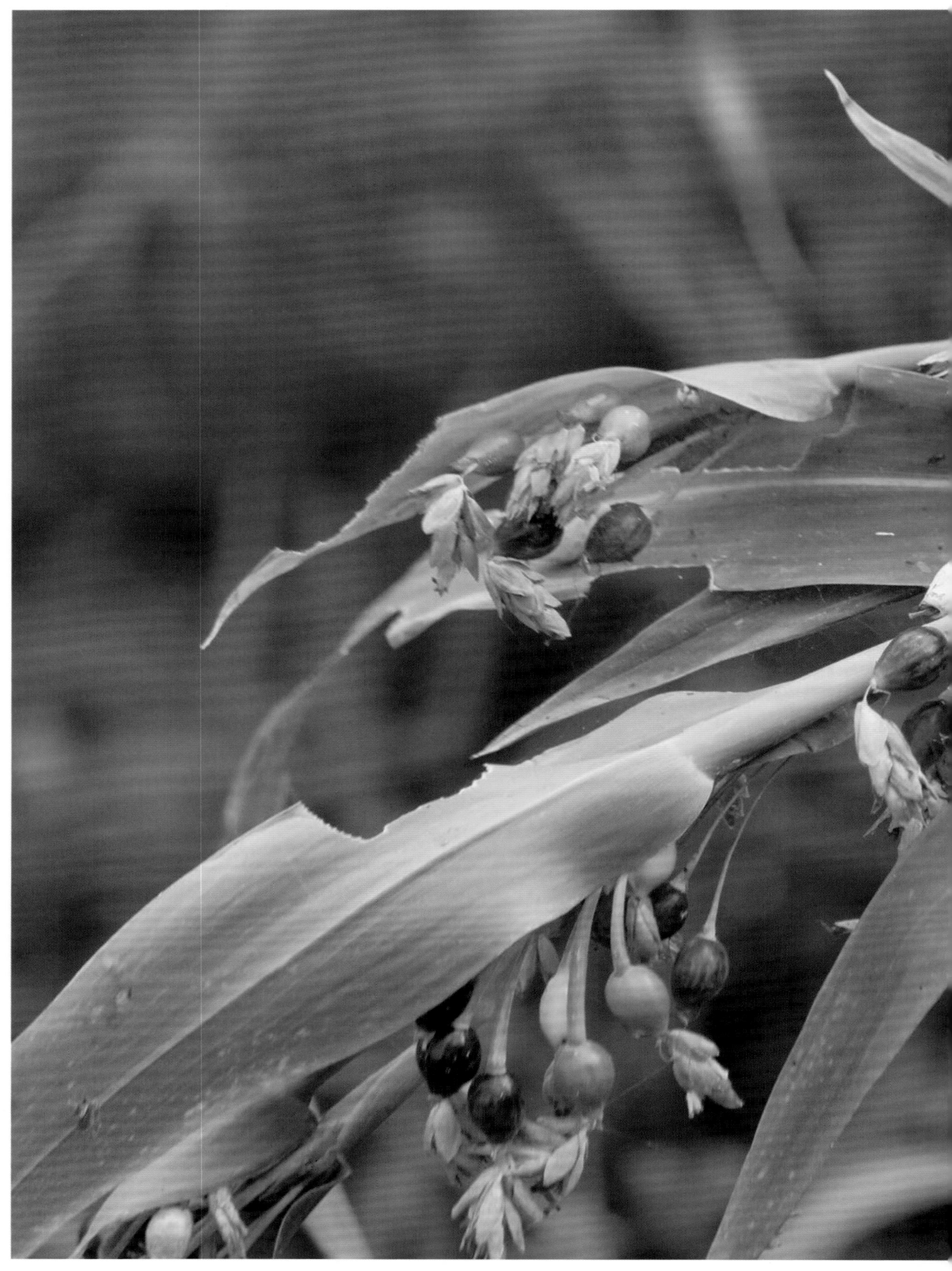

川谷米根

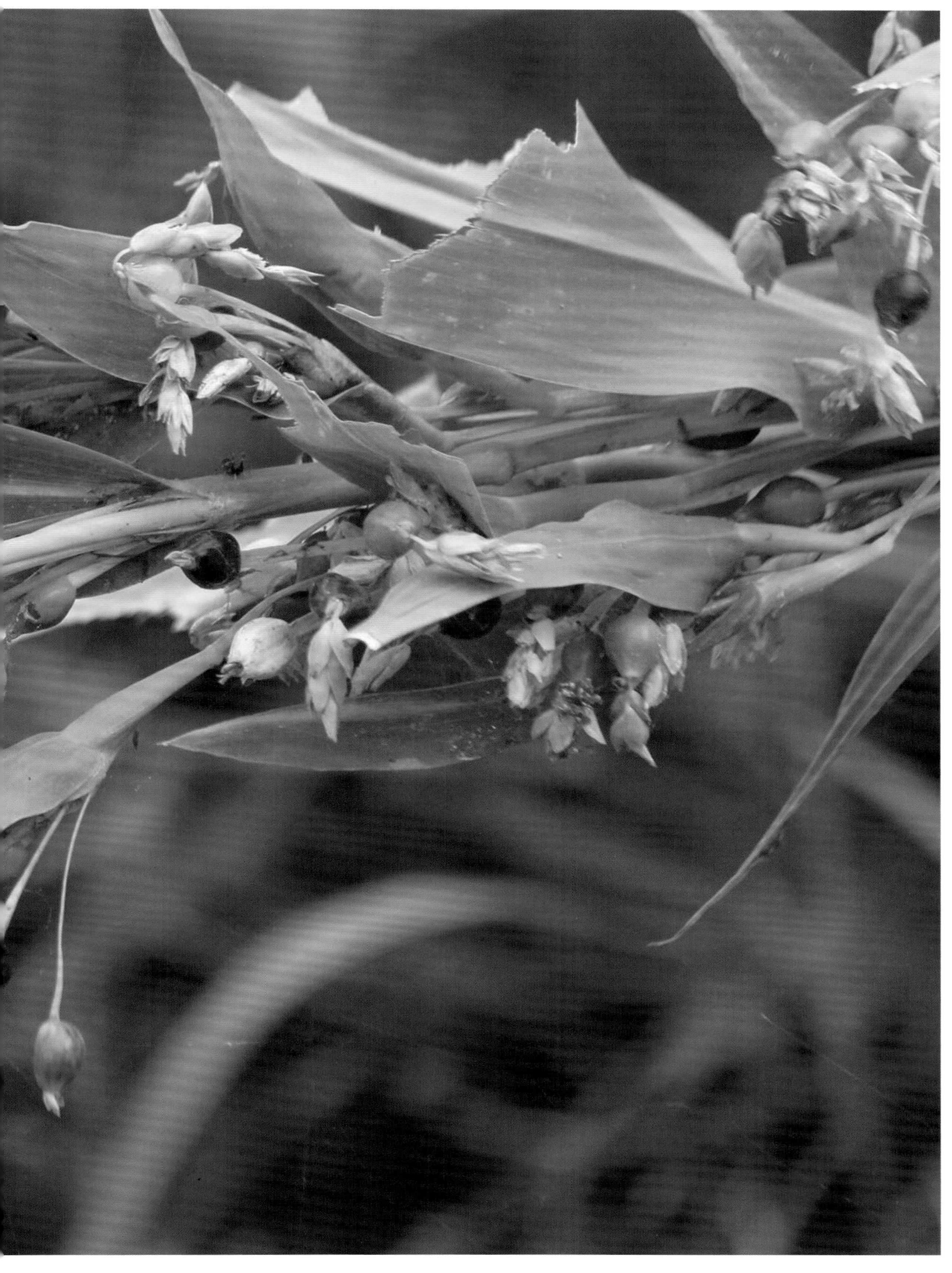

薏苡

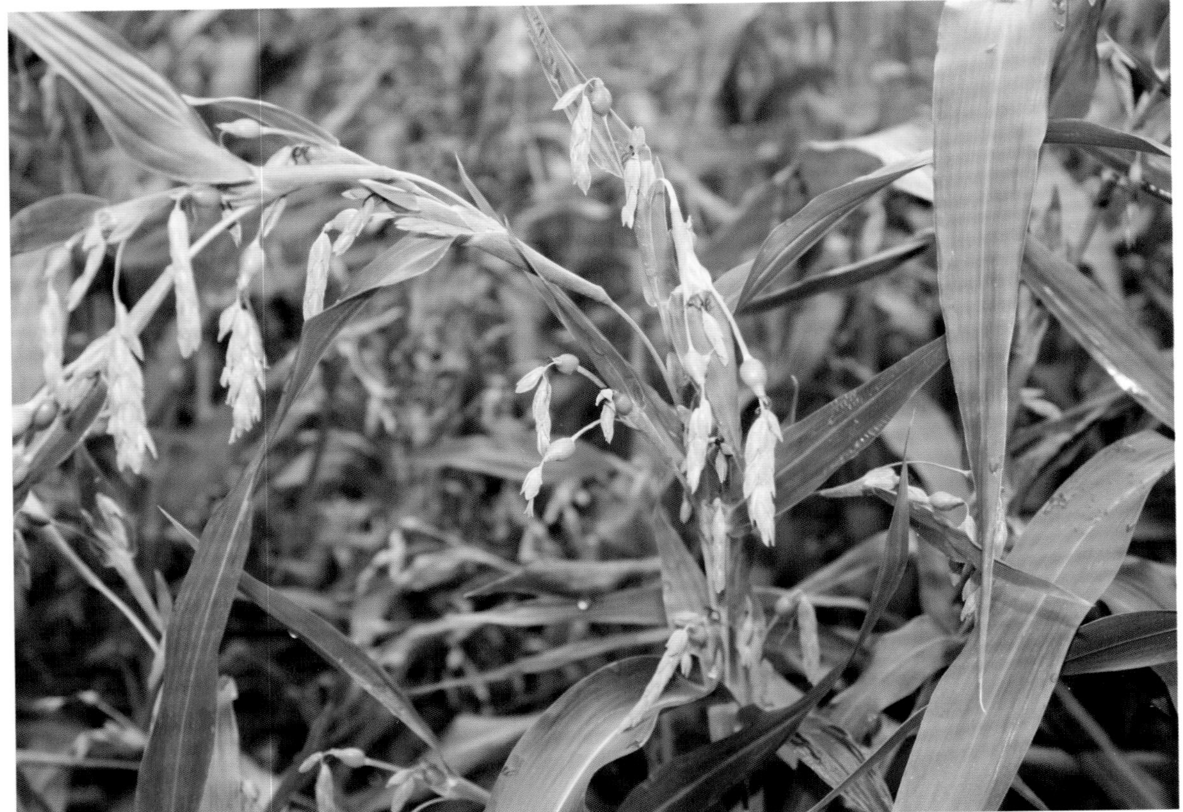
薏苡

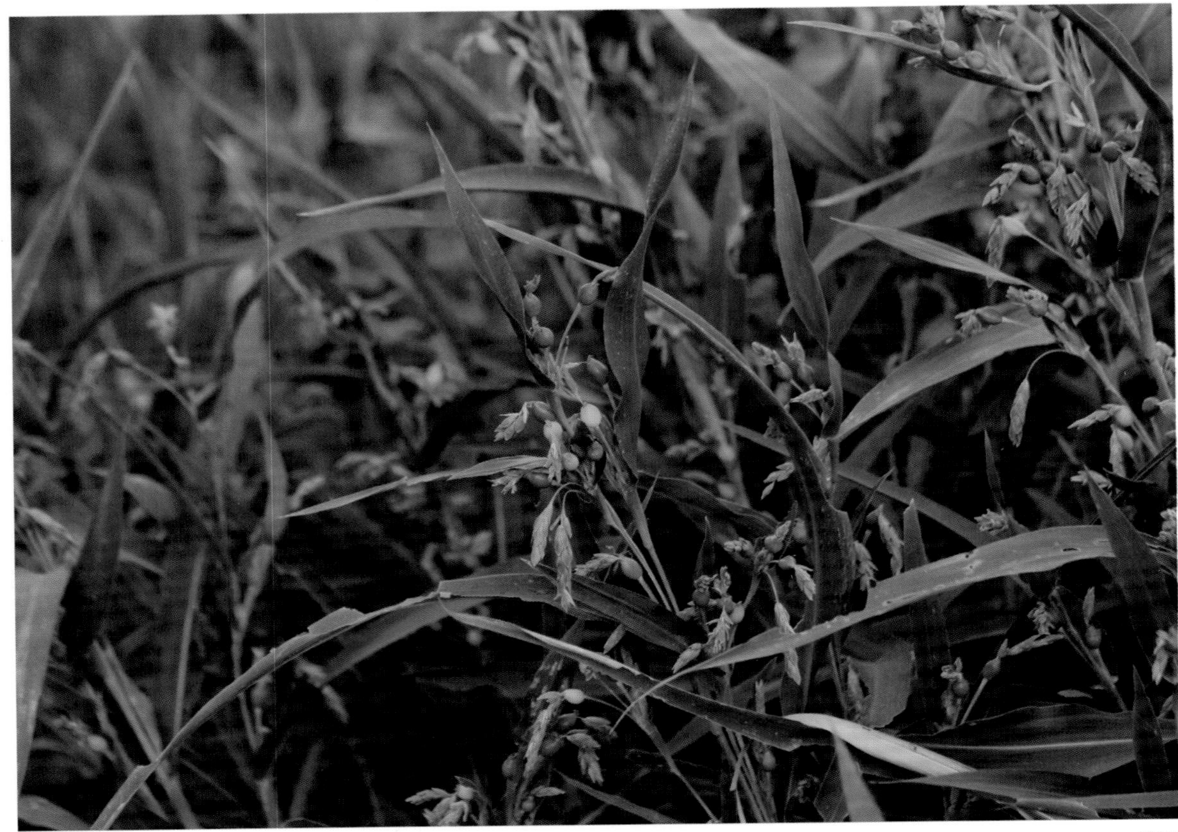
薏苡

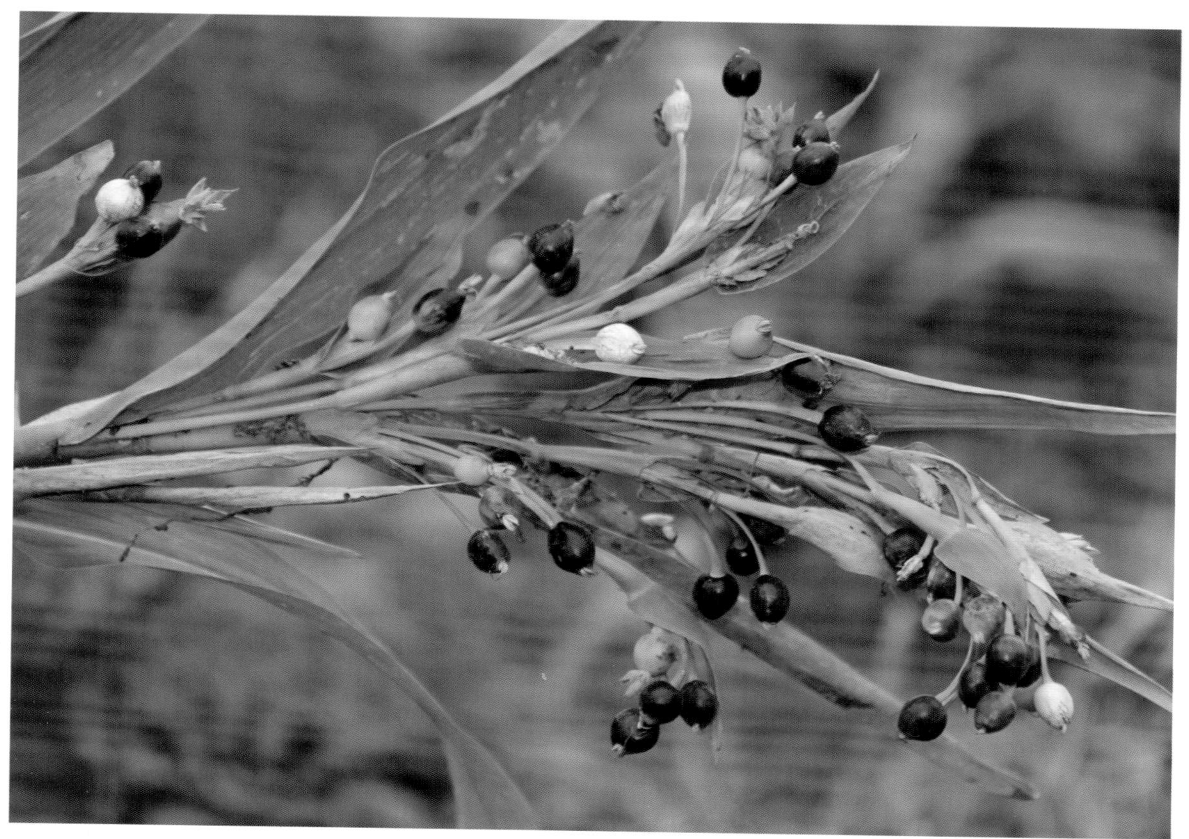

薏苡

药材鉴别

根圆柱形或不规则形，灰黄色或灰棕色。外表具纵皱纹及须根痕，易剥离。切断面灰黄色或浅棕色，可见众多完整或破裂的小孔排列成环状。根茎灰黄色或棕黄色，具多数残根和茎基。质坚。气微，味淡。

功效主治

清热，利湿，消积，健脾，杀虫。主治黄疸，水肿，淋病，尿路结石，风湿，脚气，经闭，白带过多，蛔虫病。

用法用量

内服：煎汤，干品 10 ~ 30 g，鲜品 30 ~ 60 g。

民族药方

1. 水肿 ①川谷米根 60 ~ 120 g，红牛膝 6 g。炖肉或煎水服。②川谷米根、石韦各 30 g，水灯心 20 g。水煎服。

2. 风湿 川谷米根 60 g，水麻柳根 30 g。水煎服。

3. 驱蛔虫 川谷米根 30 g。水煎服，连服 2 ~ 3 日。服药期间忌食酸、涩食物。

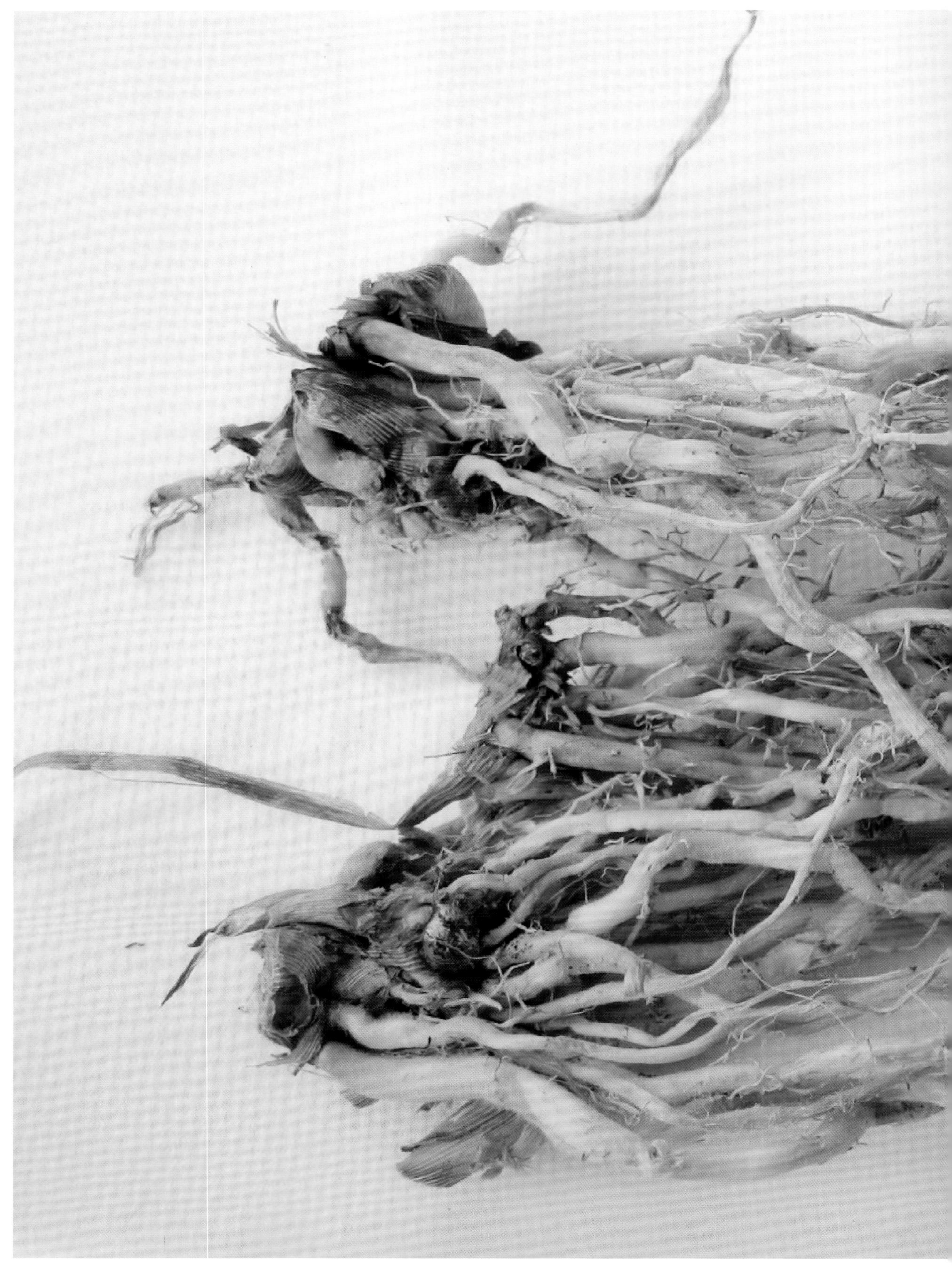

川谷米根

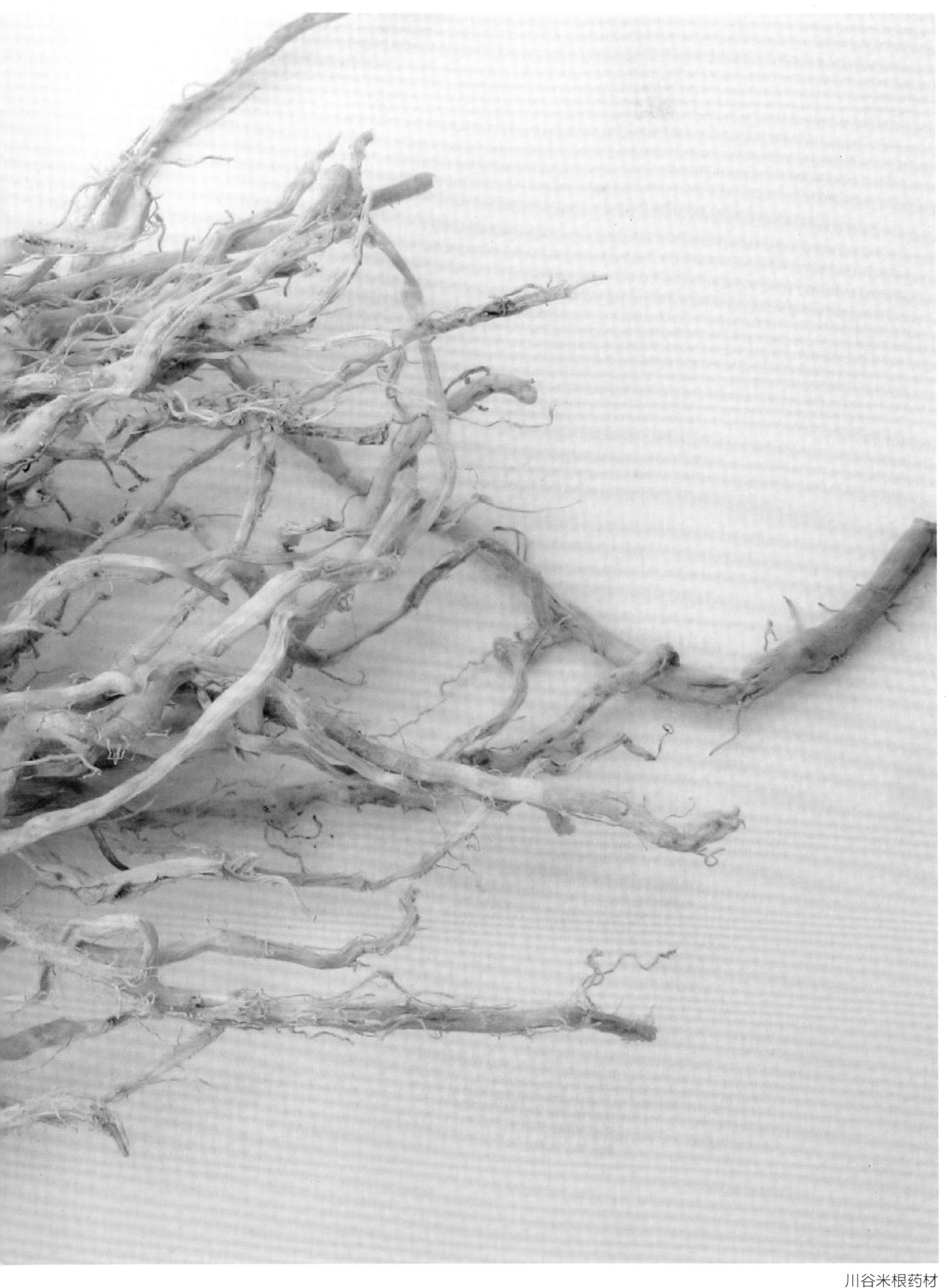

川谷米根药材

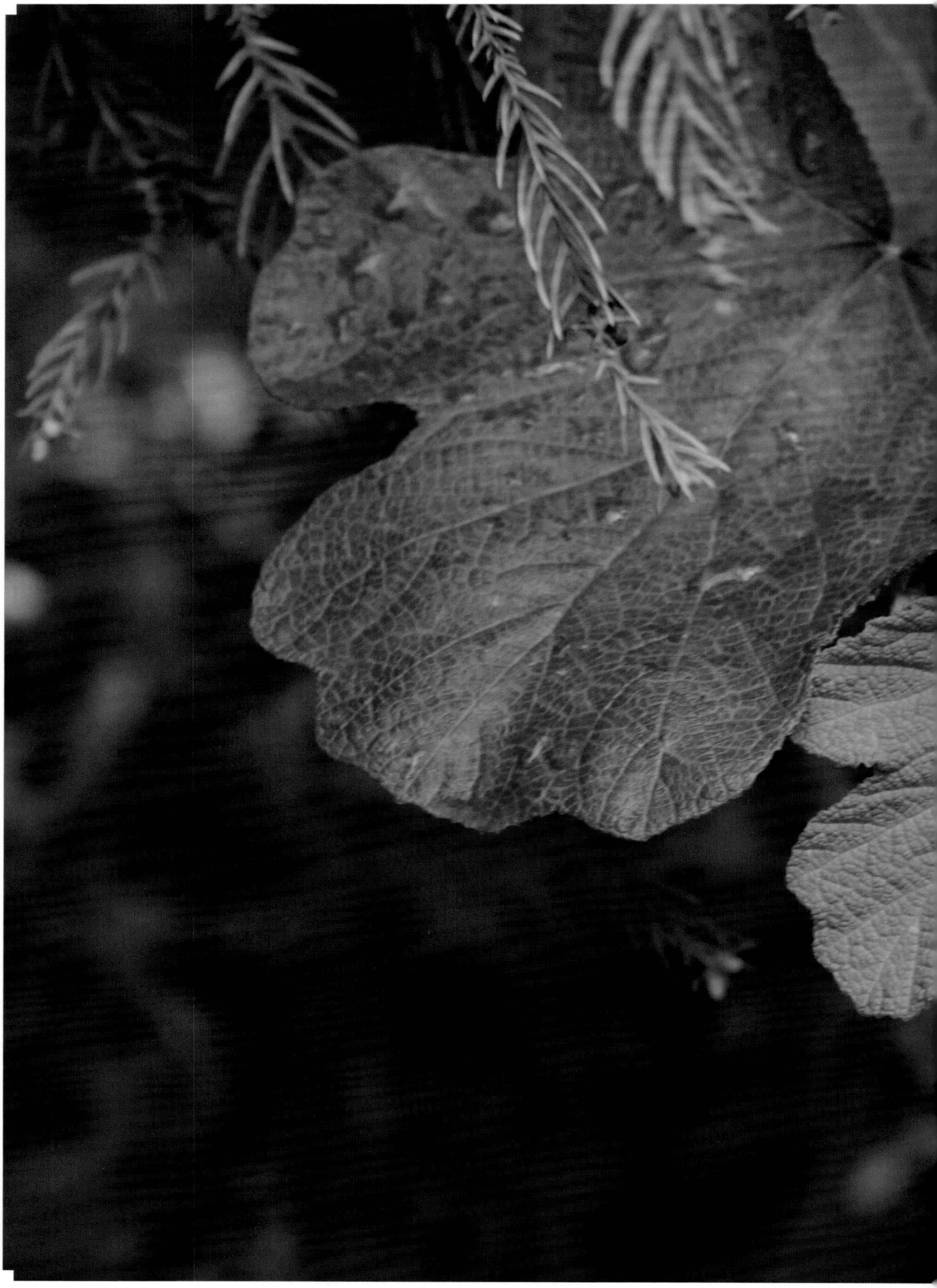

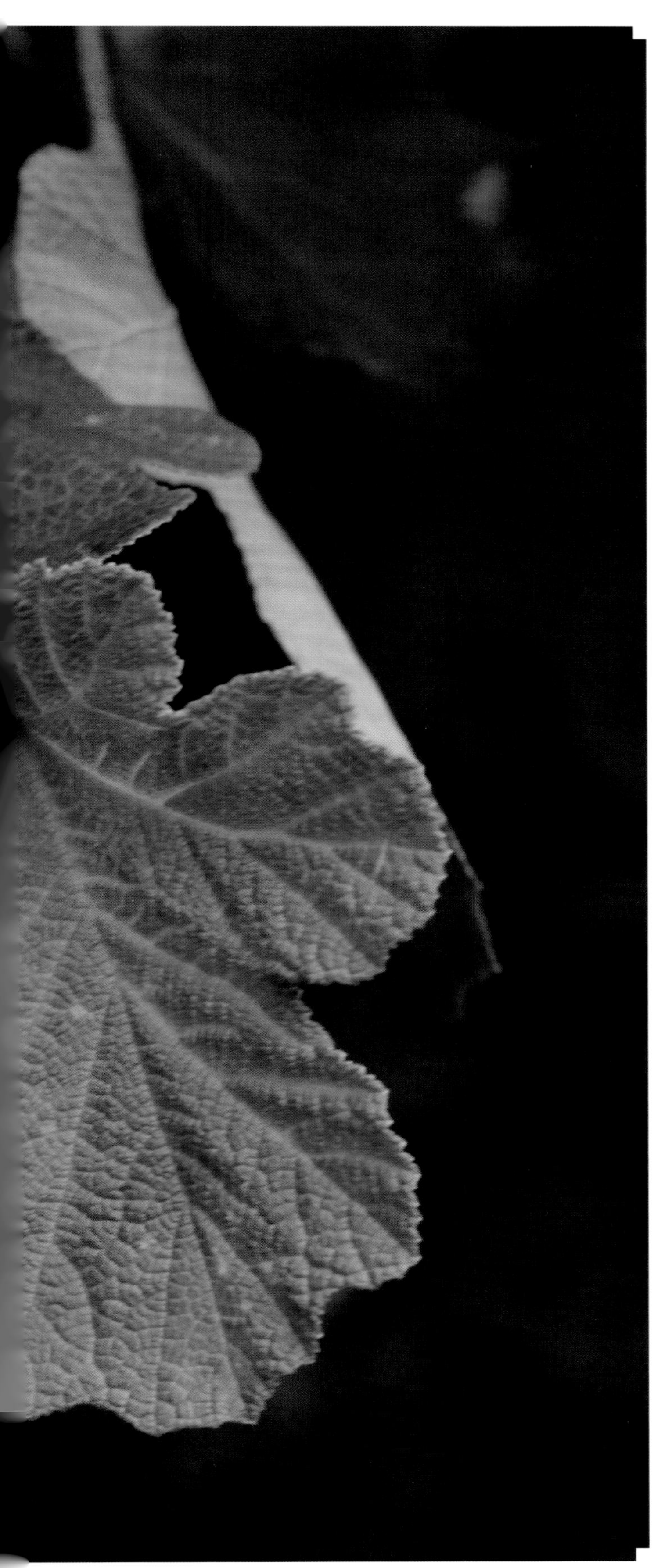

川莓

【苗药名】真丽。

【别　名】乌泡、大乌泡、糖泡刺、黄水泡、马莓叶、倒生根。

【来　源】本品为蔷薇科植物川莓 *Rubus selchuenesis* Bur. et Franch 的叶。

【性味归经】味酸、涩，性冷。归热经。

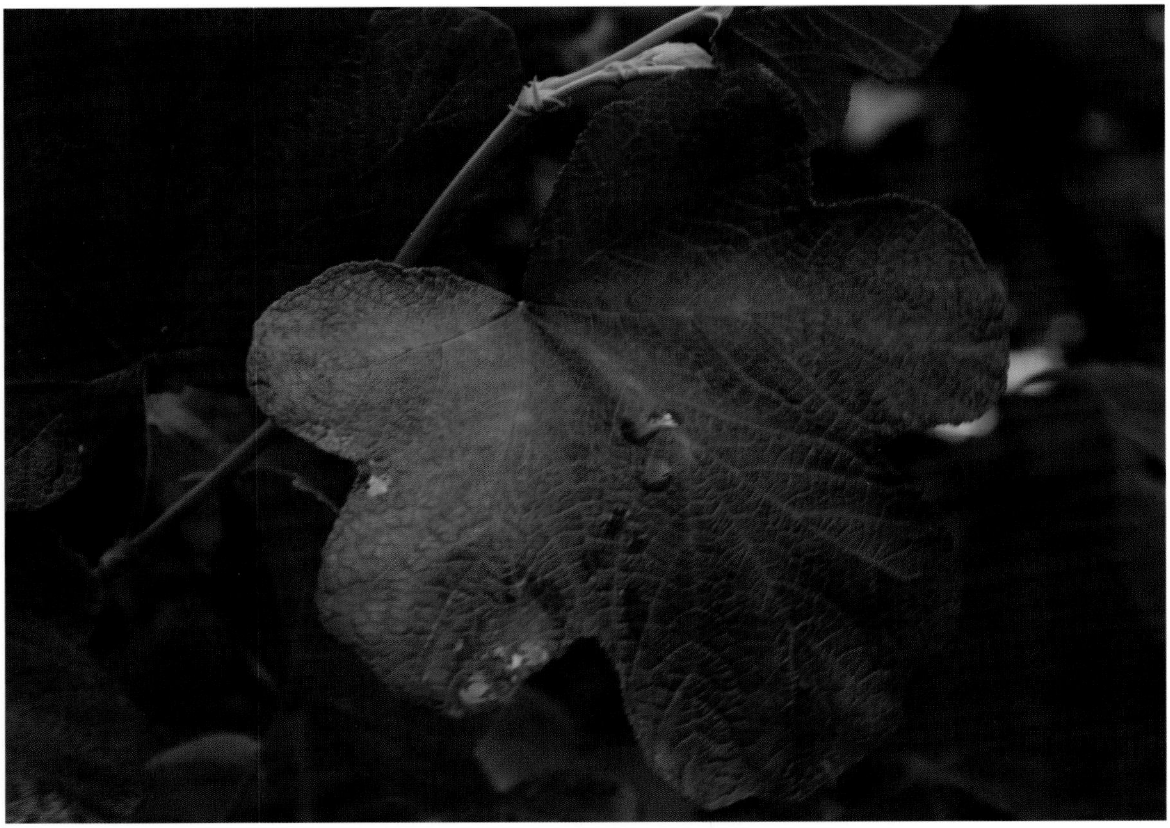

川莓

识别特征

落叶灌木，高 2 ~ 5 m。枝圆柱形，蔓生，密被淡黄色茸毛，无刺。单叶，纸质，近圆形或广卵形，直径 5 ~ 15 cm，先端急尖或钝，基部心形，边缘 5 ~ 7 浅裂，具不整齐锯齿，上面绿色、粗糙，下面密被白色茸毛；掌状脉明显；叶柄长 2 ~ 7 cm，被茸毛；托叶卵圆形，离生，掌状条裂，早期脱落。狭圆锥花序顶生或腋生，总花梗、花梗密被淡黄色茸毛；花白色，花瓣倒卵形，末端显紫红色；花萼裂片披针形，先端尖，常 3 齿裂，被茸毛；雄蕊多数，雄蕊与雌蕊均无毛，几等长。聚合果近球形，直径 6 ~ 8 mm，黑色。花期 6—7 月，果期 8—9 月。

生境分布

生长于山坡、林间、林缘及灌木丛中。分布于西南地区及湖南、湖北、广西等省区。

采收加工

夏季采收，洗净，晒干。

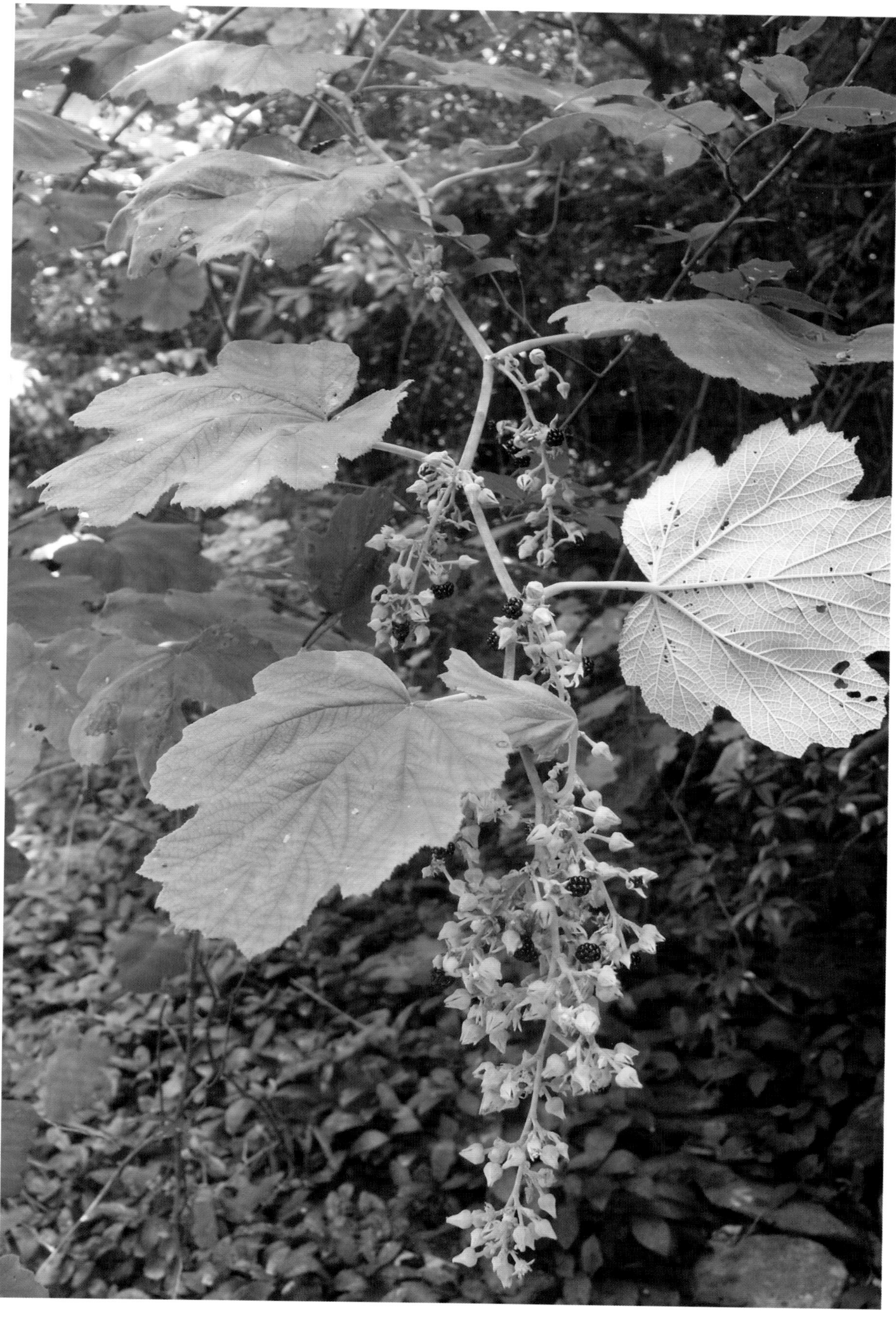

川莓

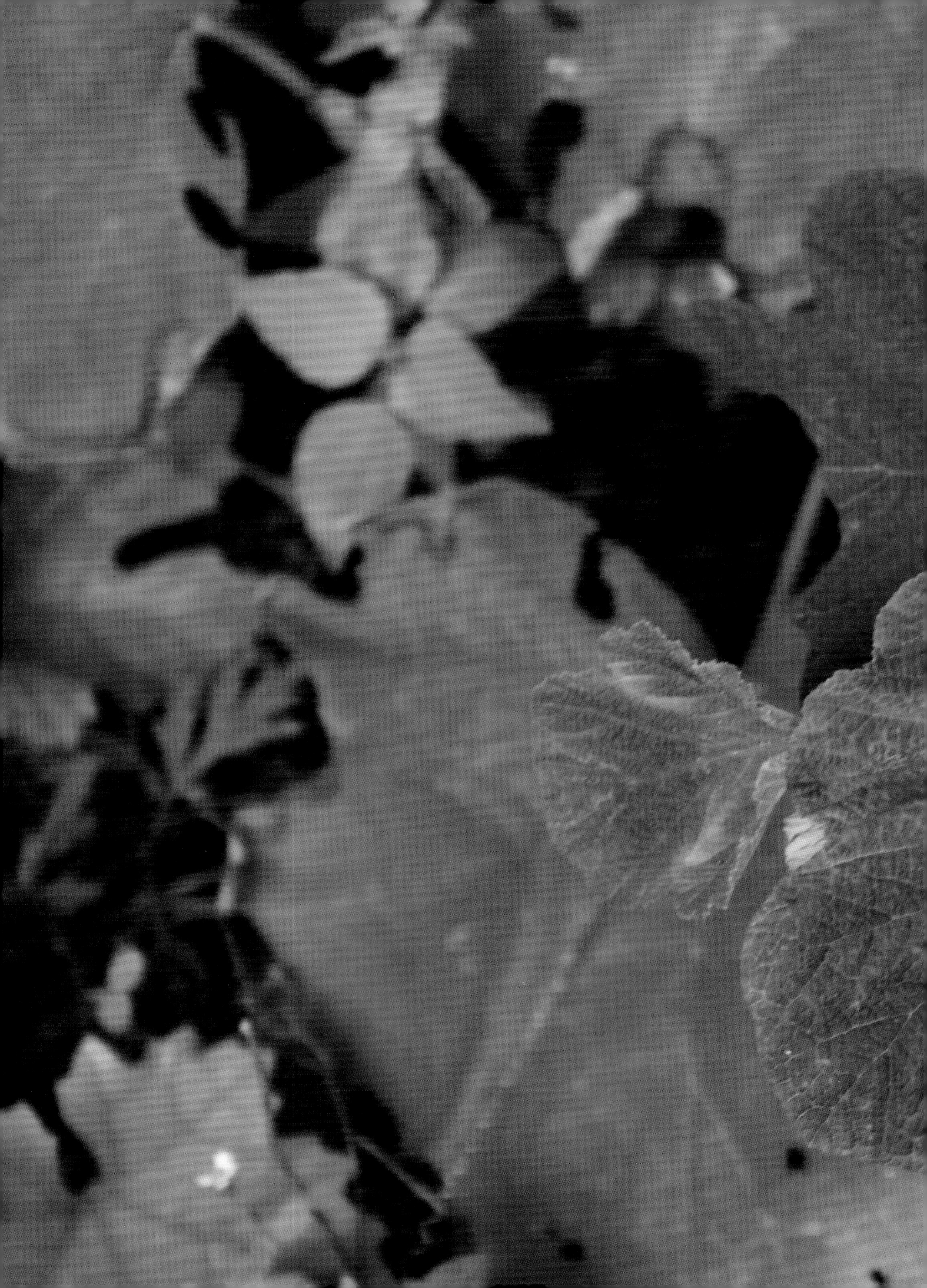

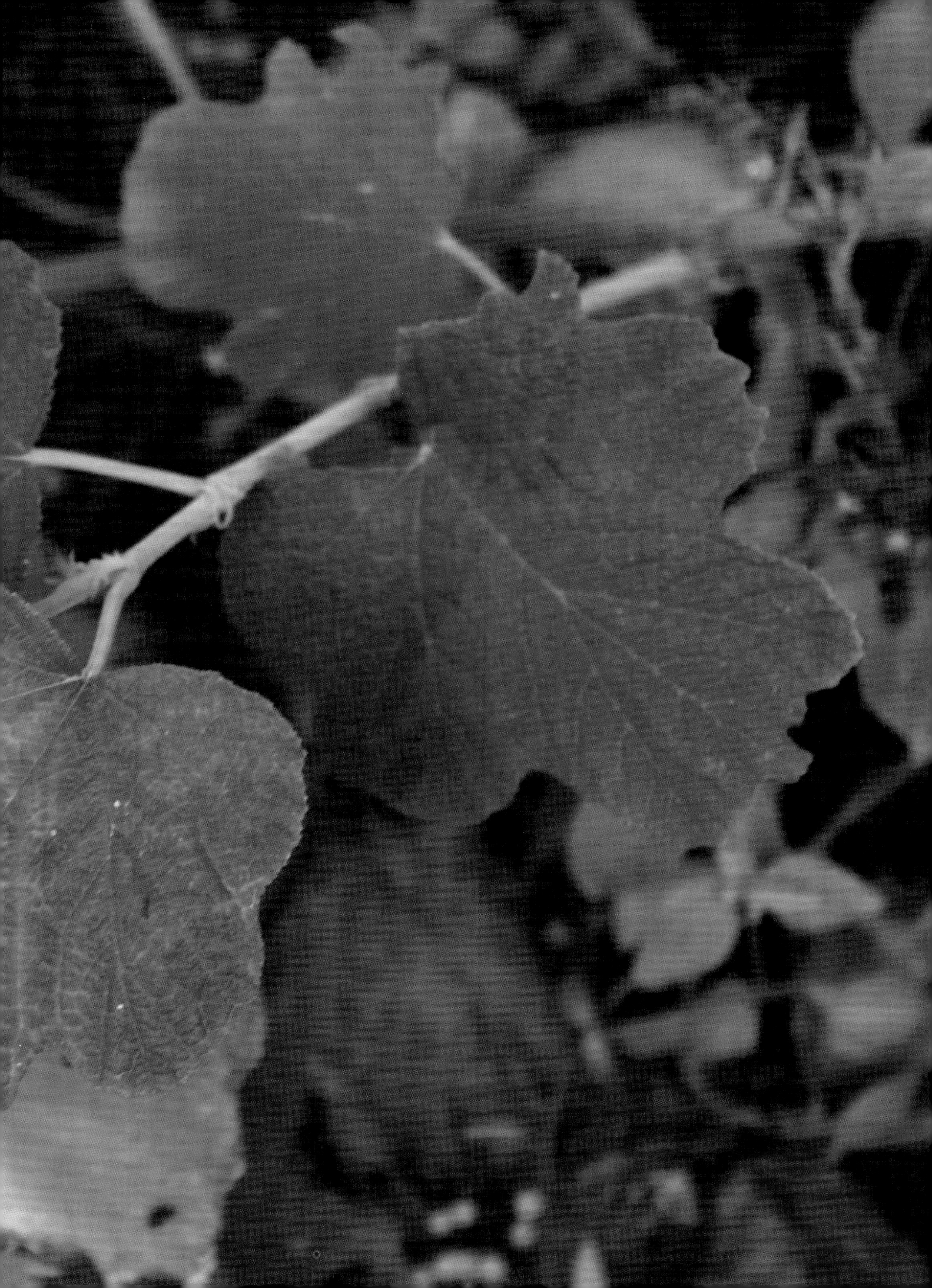

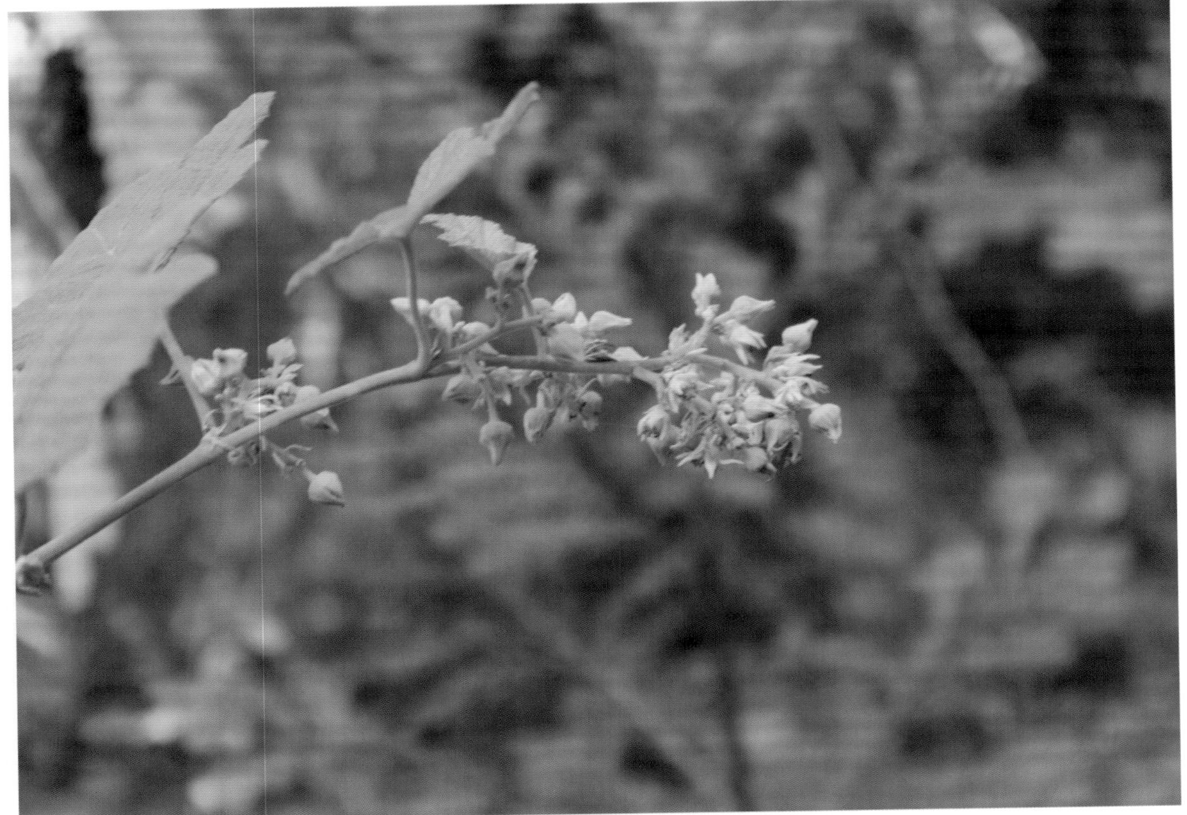

川莓

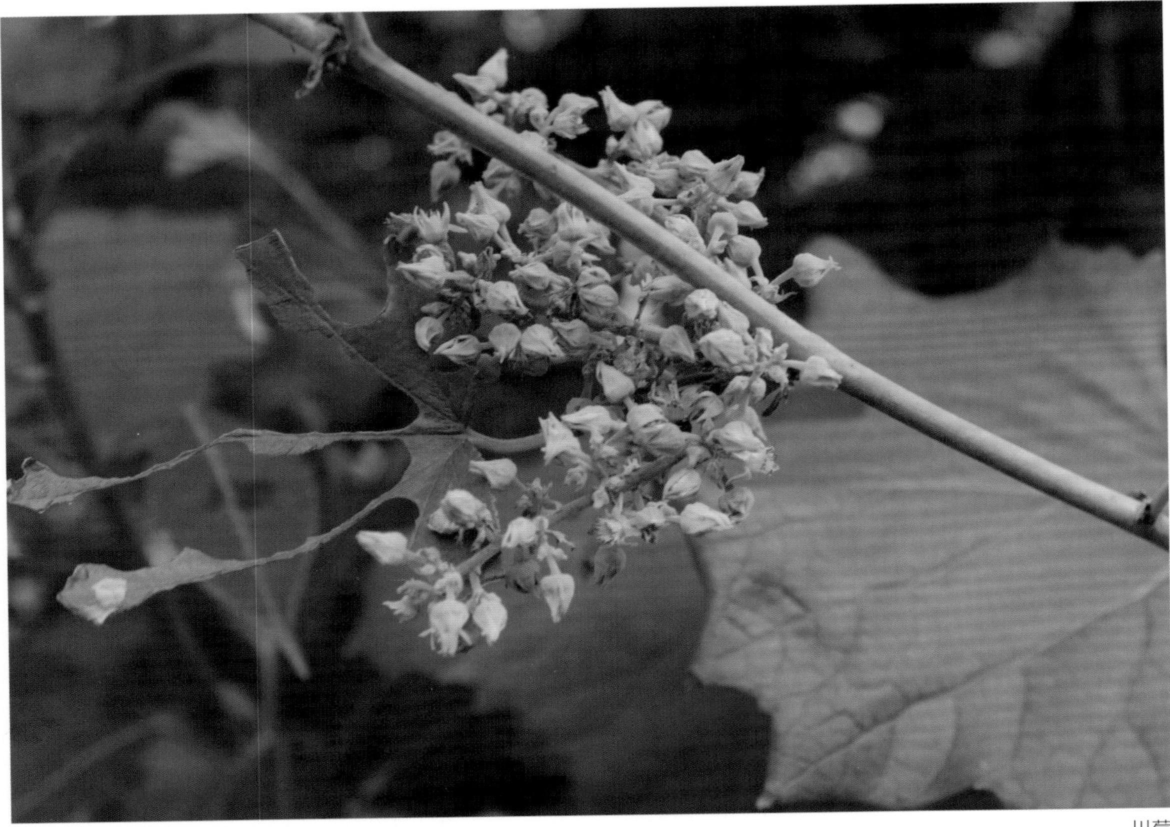

川莓

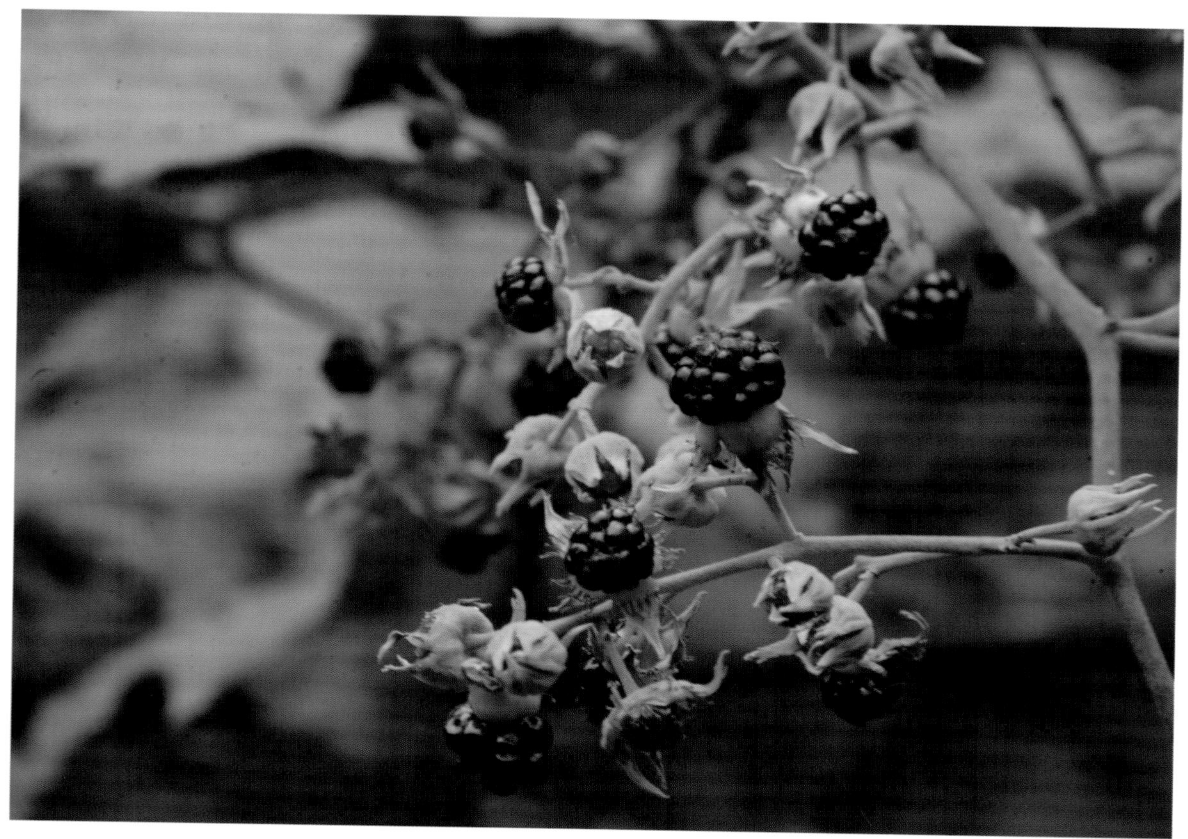

川莓

药材鉴别

叶多缩皱成团或破碎，完整叶面呈近圆形或广卵形，直径 5 ~ 15 cm，先端急尖或钝圆，边缘有不整齐锯齿，5 ~ 7 浅裂，上表面黄绿色或棕褐色，下表面灰绿色或灰白色，网脉明显，具茸毛；叶柄无刺，长 3 ~ 7 cm。质脆、易碎。气微，味微酸涩。

功效主治

祛风除湿，清热，凉血，活血止血，敛疮。主治劳伤吐血，咯血，月经不调，痢疾，瘰疬，黄水疮，骨折。

用法用量

内服：煎汤，10 ~ 20 g。外用：适量，研末敷；或煎水洗。

民族药方

1. 吐血，咯血　川莓 10 g，一口血 8 g。水煎服。

2. 月经不调　川莓、团经药、大玉竹各 15 g。水煎服。

3. 痢疾　川莓 20 g。水煎服。

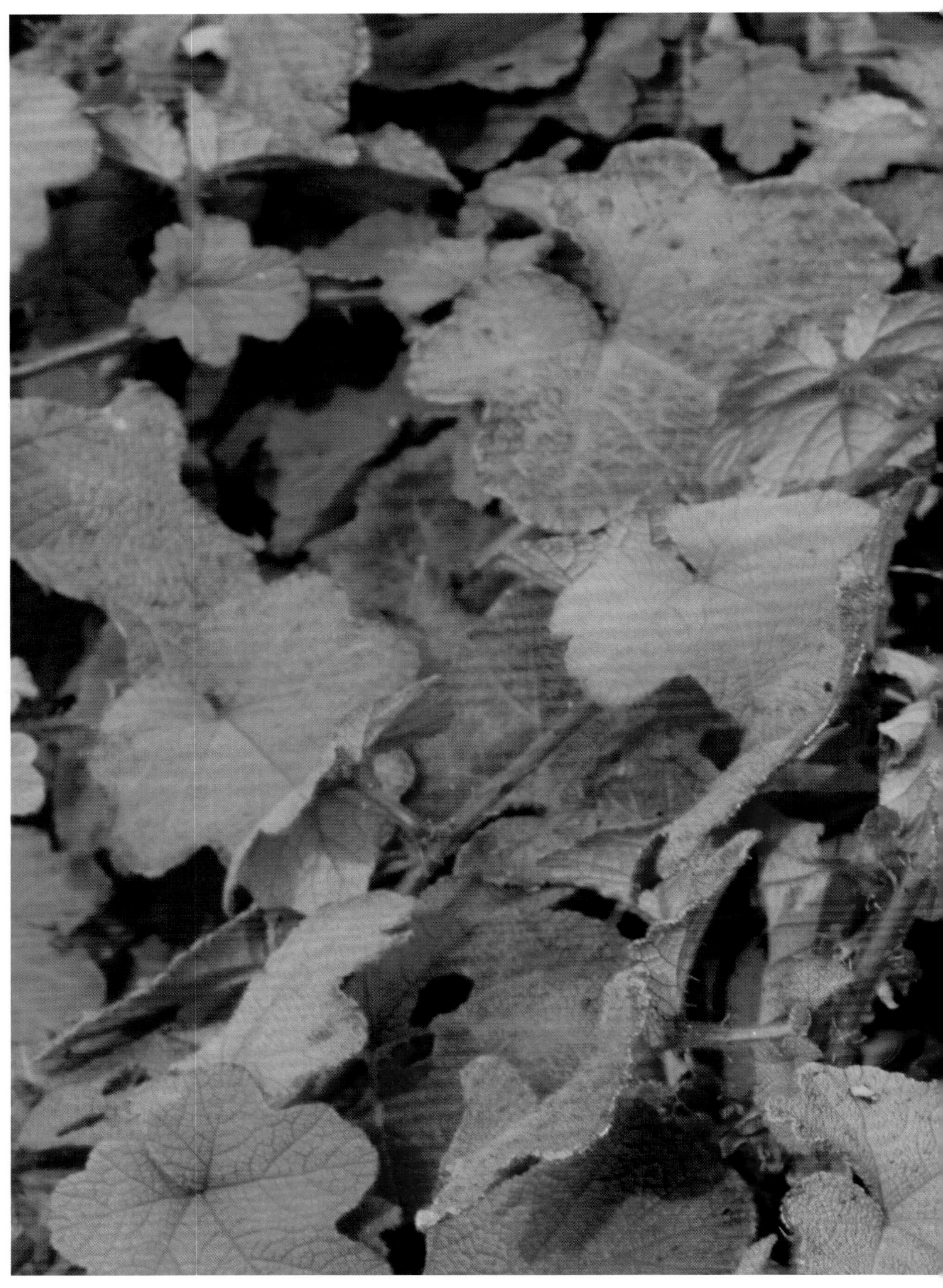

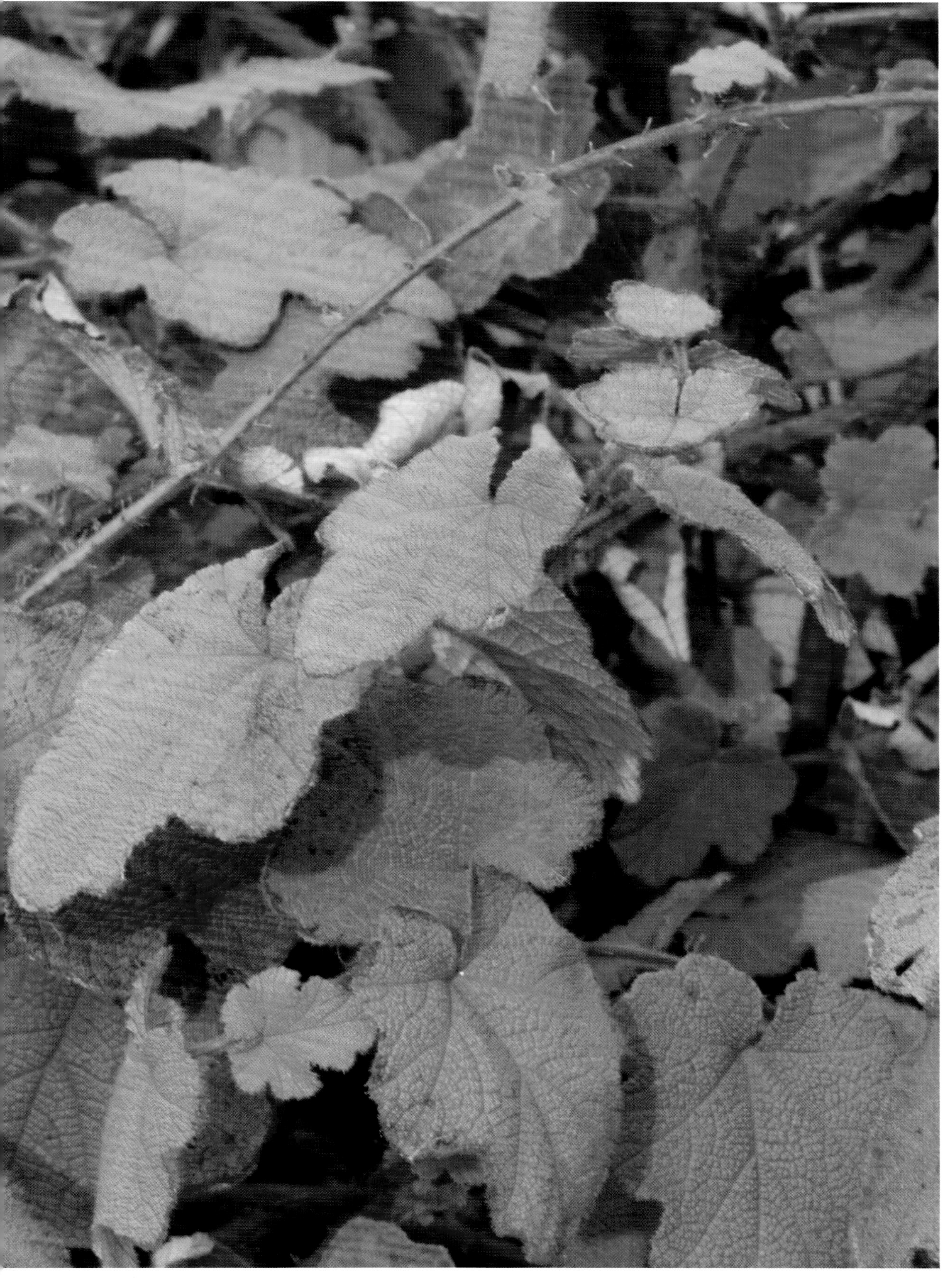

川莓

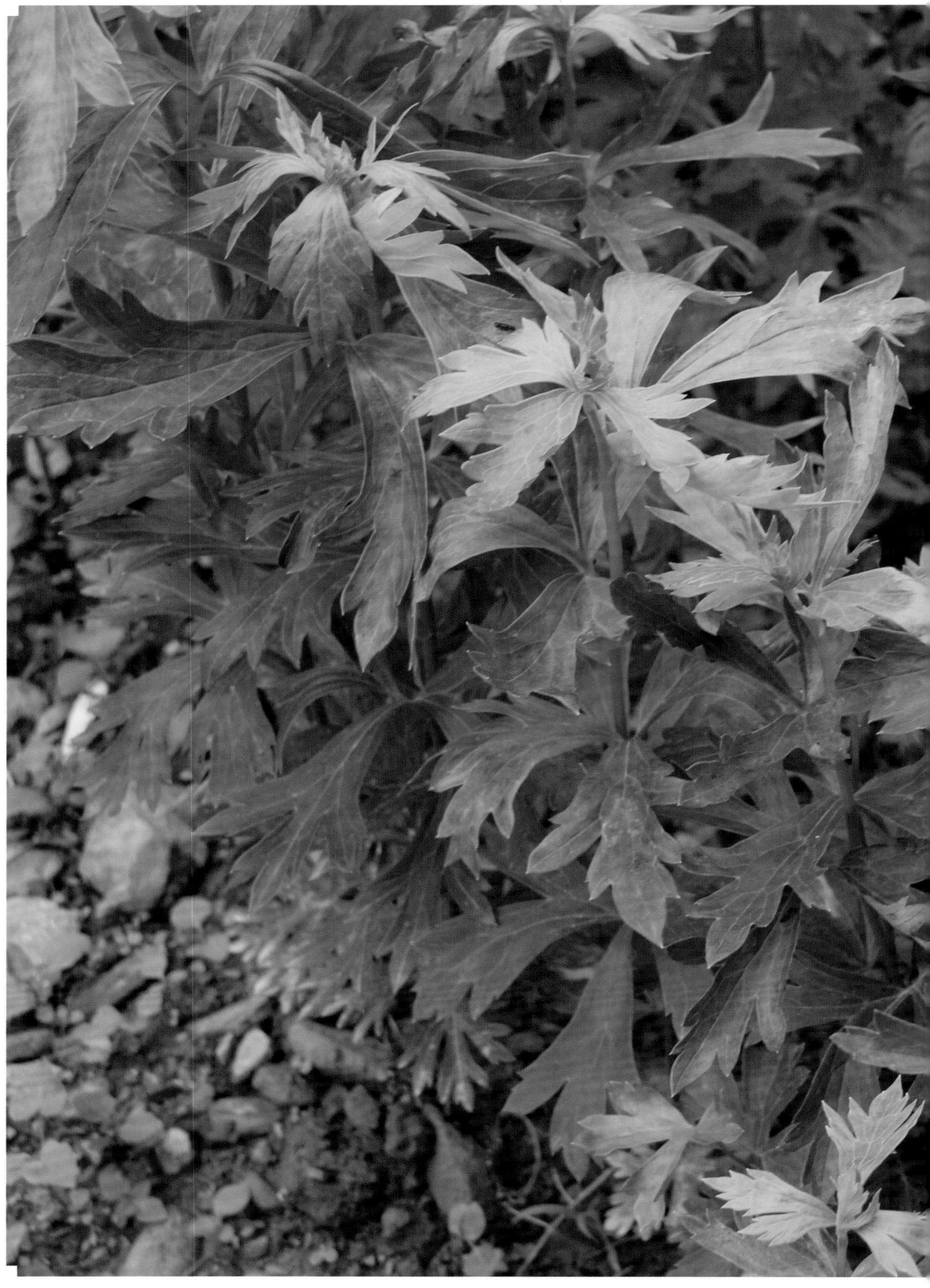

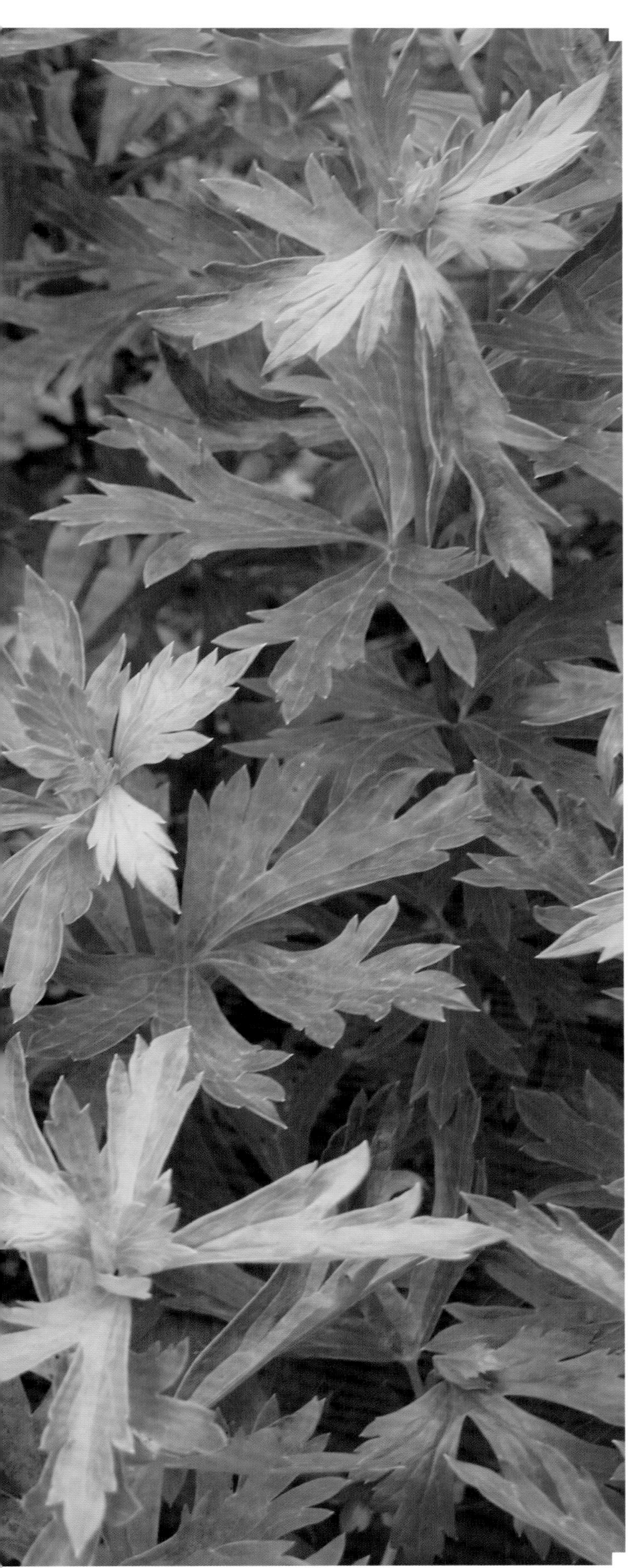

川乌头

【苗药名】包家利幼。

【别　名】川乌、乌喙、奚毒、鸡毒、毒公、附子、乌头。

【来　源】本品为毛茛科植物乌头 *Aconitum carmichaeli* Debx. 的块根。

【性味归经】味麻、辣，性热；大毒。归冷经、慢经。

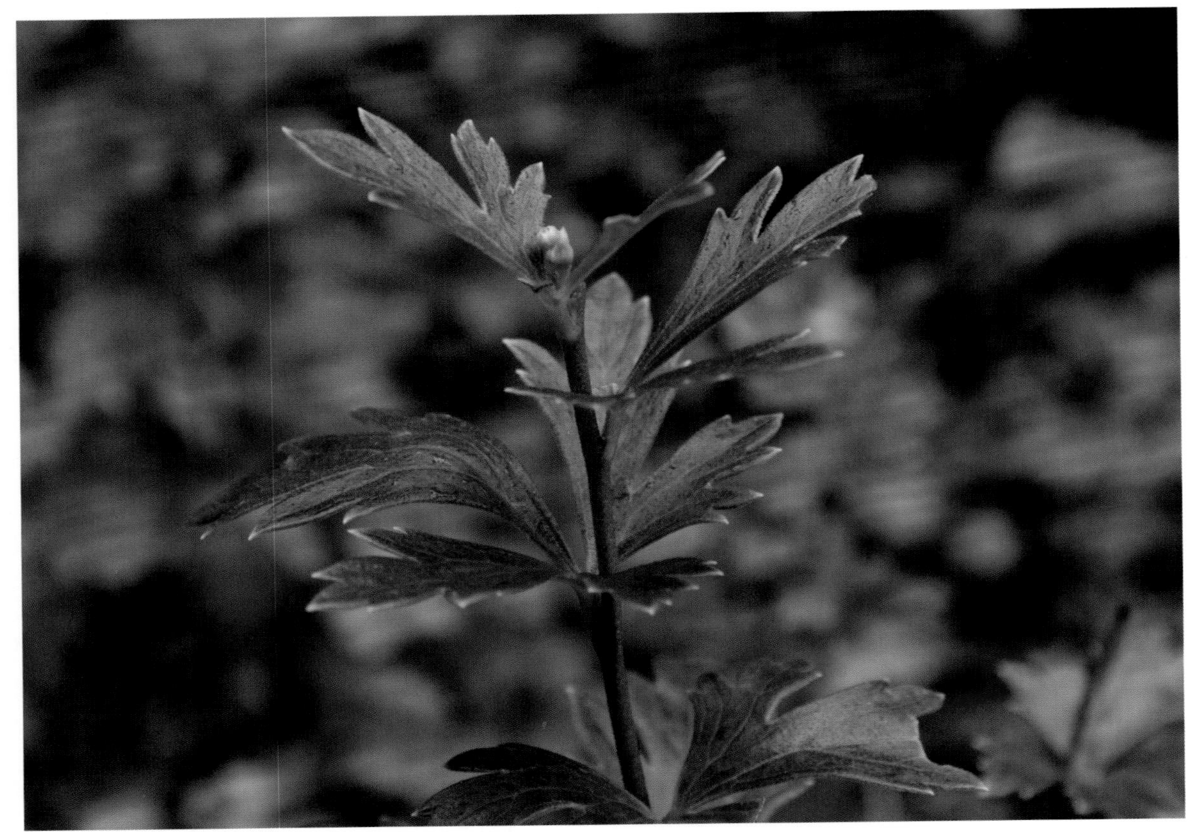

乌头

识别特征

多年生草本植物，高 60 ~ 150 cm。块根倒圆锥形，长 2 ~ 4 cm，直径 1.0 ~ 1.6 cm，栽培品的侧根通常肥大，直径可达 5 cm，外皮黑褐色。茎直立，中部以上疏被反曲的短柔毛。叶互生；茎下部叶在开花时枯萎，中部叶有长柄；叶柄长 1.0 ~ 2.5 cm，疏被短柔毛；叶片五角形，长 6 ~ 11 cm，宽 9 ~ 15 cm，基部浅心形，3 裂几达基部，中央全裂片宽菱形、倒卵状菱形或菱形，先端急尖或短渐尖，近羽状分裂，2 回裂片 1 ~ 2 对，斜三角形，具 1 ~ 3 枚牙齿，间或全缘；侧全裂片不等 2 浅裂，各裂片边缘具粗齿缺刻，上面疏被短毛，下面通常只在脉上疏被短柔毛，革质或纸质。总状花序顶生，长 6 ~ 25 cm；花序轴及花梗被反曲而紧贴的短柔毛；下部苞片 3 裂，上部苞片披针形；花梗长 1.5 ~ 5.5 cm；小苞片生花梗中下部；花两性。两侧对称；萼片 5，花瓣状，上萼片高盔形，高 1.5 ~ 2.0 cm，基部至喙长 1.7 ~ 2.2 cm，下缘稍凹，喙不明显，侧萼片长 1.5 ~ 2.0 cm，蓝紫色，外面被短柔毛；花瓣 2，瓣片长约 1.1 cm。唇长约 6 mm，微凹，距长 1.0 ~ 2.5 mm，通常卷曲，无毛或被短毛；心皮 3 ~ 5，被短柔毛，稀无毛。蓇葖果长 1.5 ~ 1.8 cm。种子多数，三棱形，长 3.0 ~ 3.2 cm，两面密生横膜翅。花期 8—9 月，果期 9—10 月。

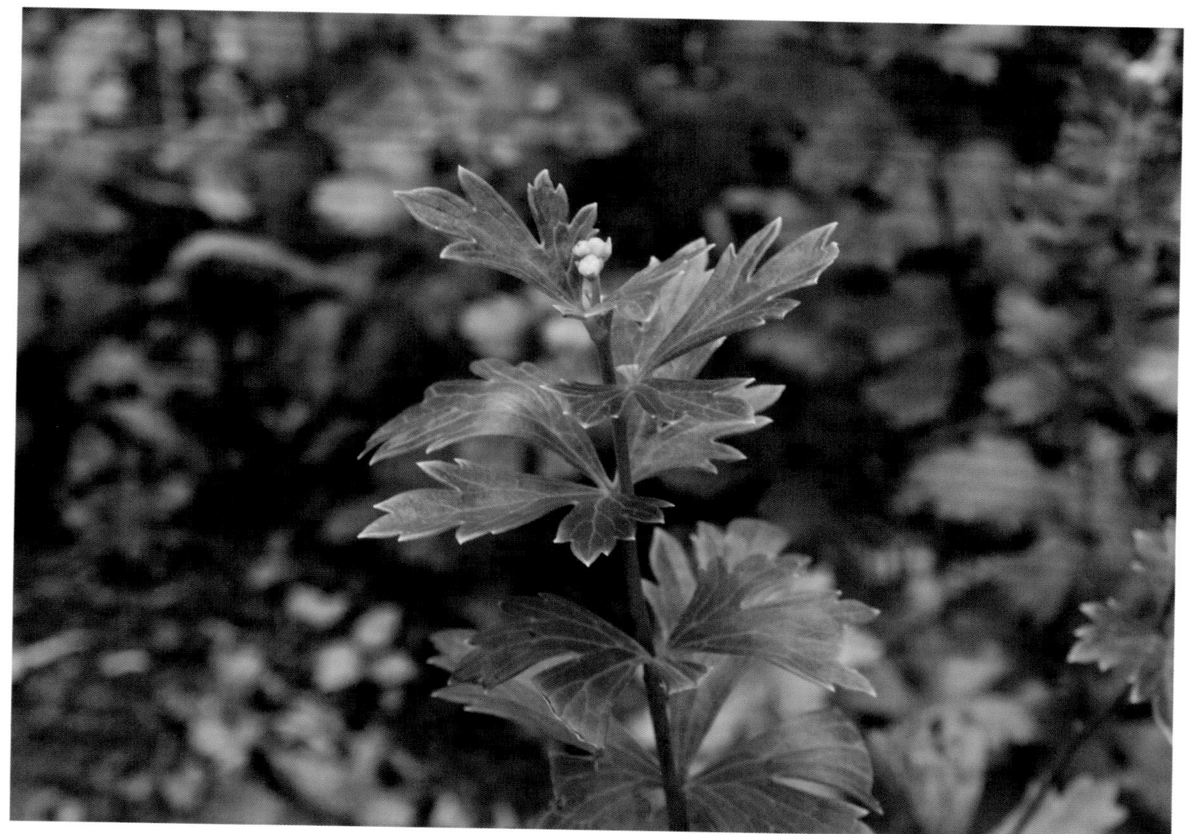

乌头

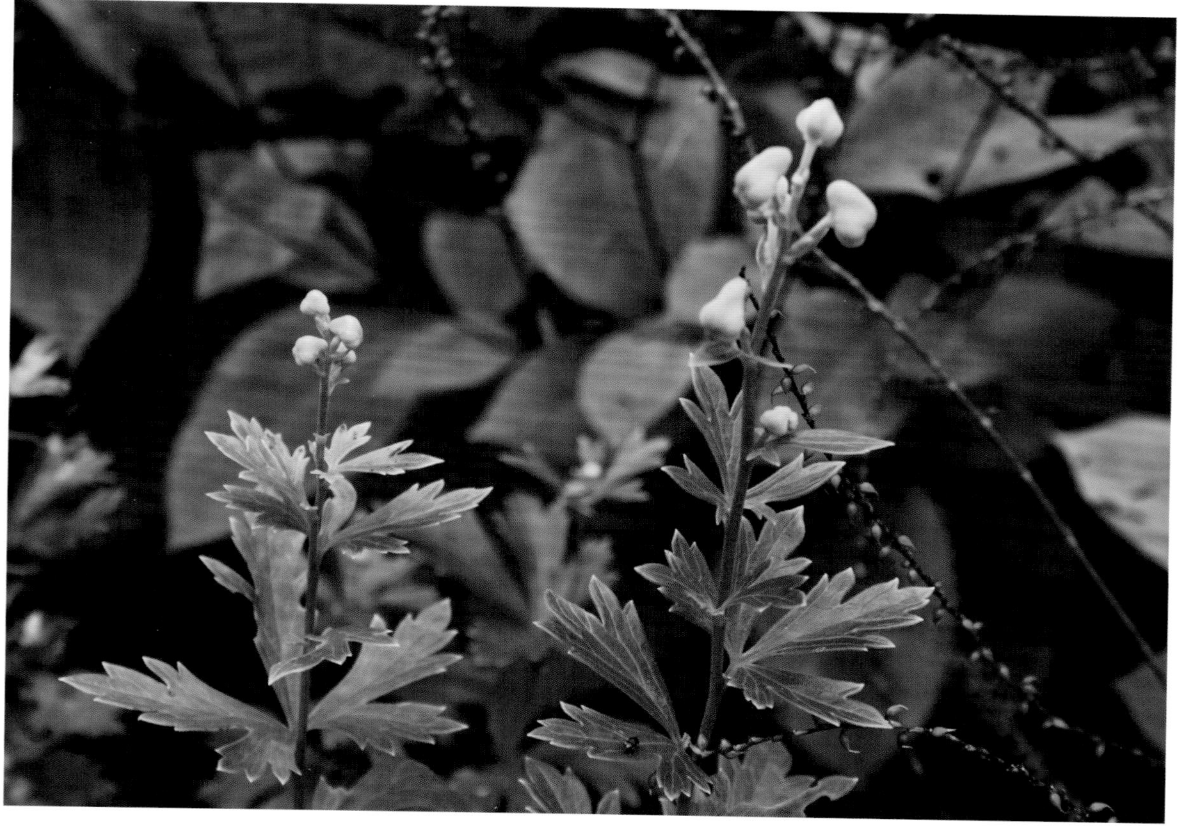

乌头

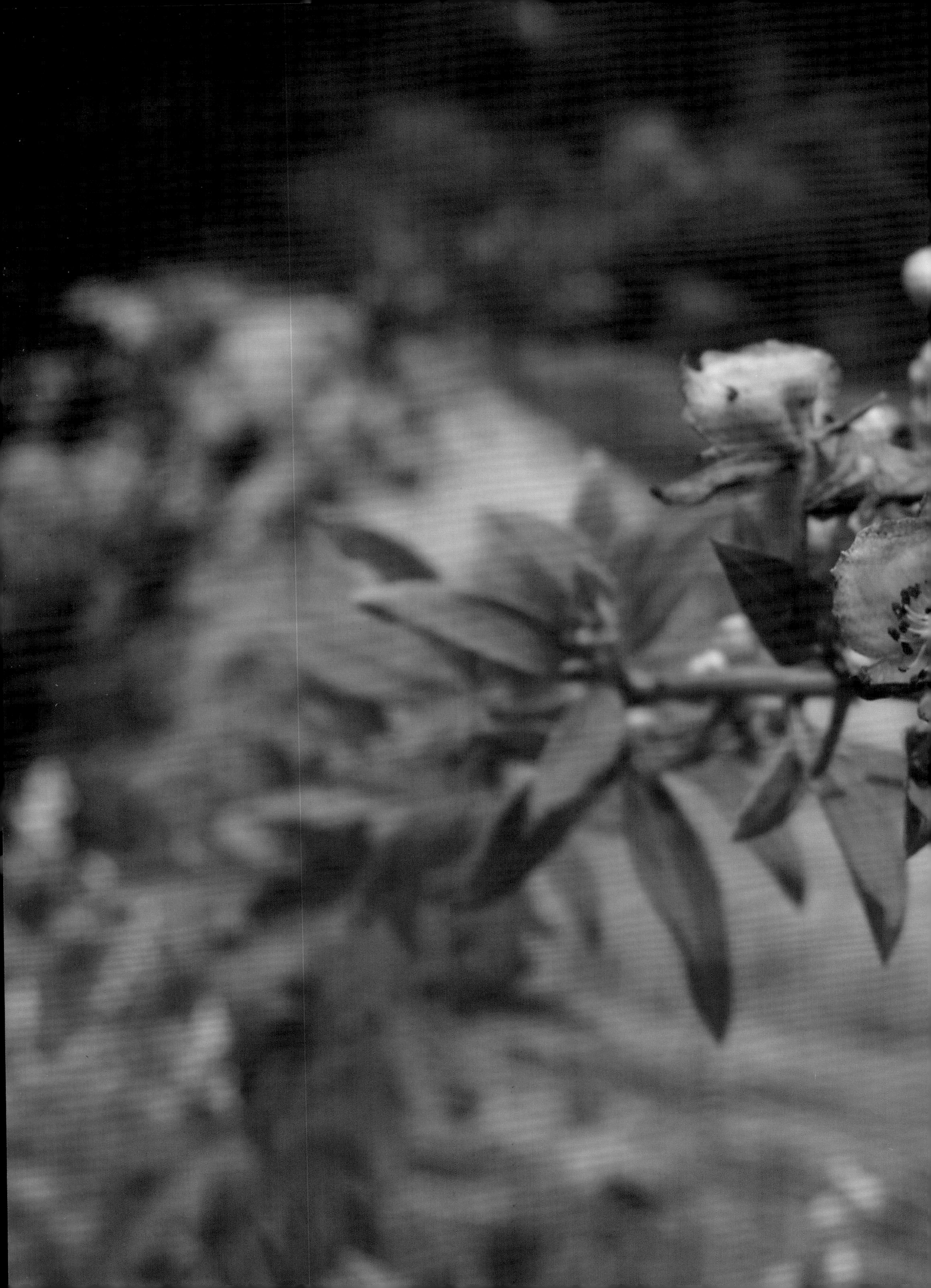

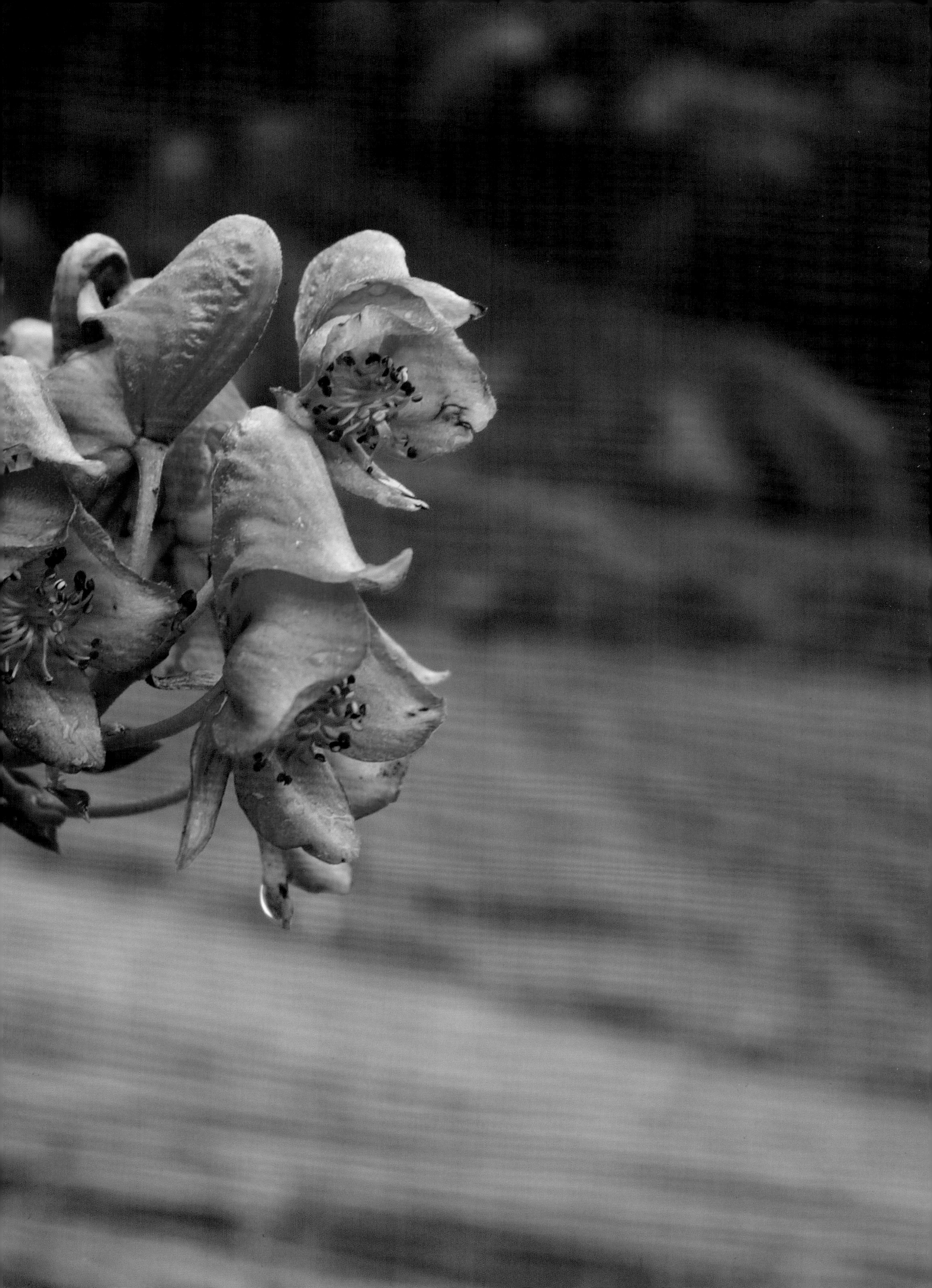

生境分布

生长于山地草坡或灌木丛中。分布于辽宁、陕西、甘肃、山东、江苏、安徽、浙江、江西、河南、湖北、湖南、广东、广西、四川、贵州、云南等省区。

采收加工

6月下旬至8月上旬采挖，除去地上部分茎叶，摘下子根（附子），取母根（川乌头），去净须根、泥沙，晒干。

药材鉴别

川乌头（母根）为不规则圆锥形，稍弯曲，顶端常有残茎，中部多向一侧膨大，长2.0～7.5 cm，直径1.2～2.5 cm。其表面棕褐色或灰棕色，皱缩，有小瘤状侧根及子根痕。质坚实，断面类白色或浅灰黄色，形成层环多角形。气微、味辛辣、麻舌。以饱满、质坚实、断面色白者为佳。

功效主治

祛风除湿，温经，散寒止痛。主治风寒湿痹，关节疼痛，肢体麻木，半身不遂，头风头痛，心腹冷痛，寒疝腹痛，跌仆瘀痛，阴疽肿毒；并可用于麻醉止痛。

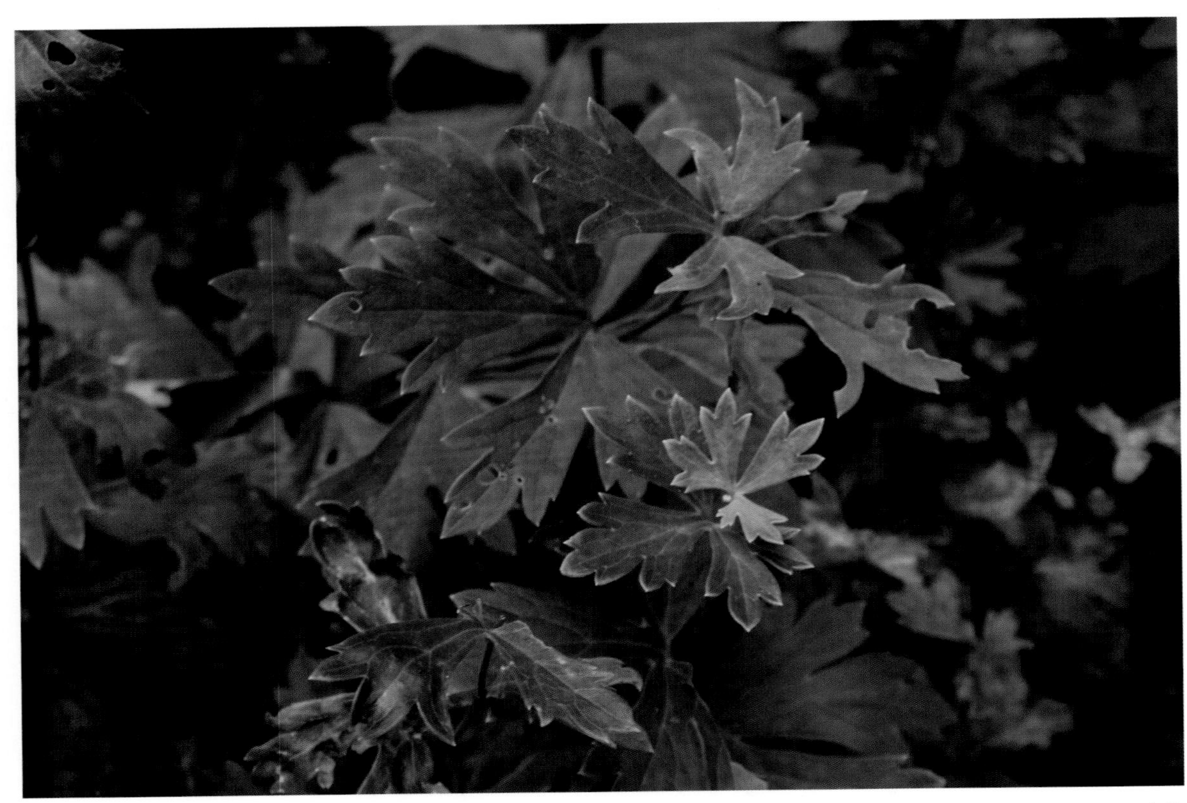

乌头

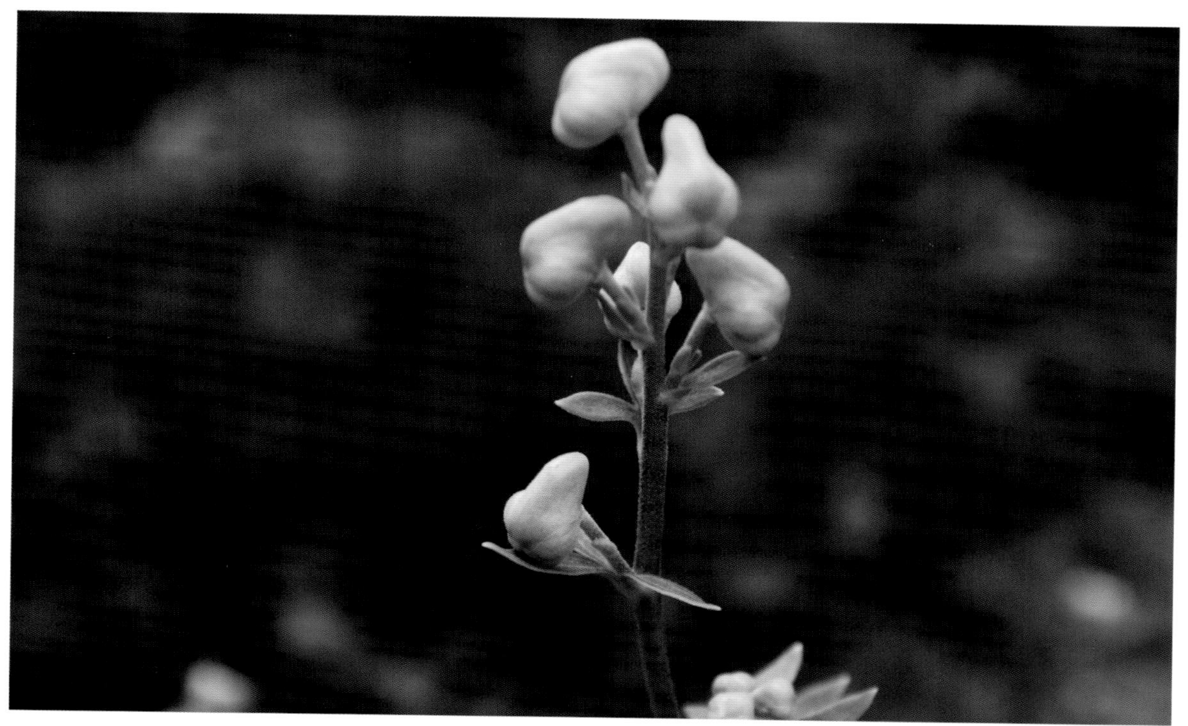

乌头

用法用量

内服：煎汤，3 ~ 9 g；或研末，1 ~ 2 g；或入丸、散。内服须炮制后用；入汤剂应先煎 1 ~ 2 小时，以降低其毒性。外用：适量，研末撒或调敷。

使用注意

阴虚阳盛，热证疼痛者及孕妇禁服。反半夏、瓜蒌、人参、天花粉、川贝母、浙贝母、白蔹、白及。酒浸、酒煎服，易致中毒，应慎服。

民族药方

1．跌仆损伤，无名肿毒　乌头适量。捣碎外敷。

2．肩关节周围炎　川乌、草乌、樟脑各 90 g。研细末，用时以适量药末加老陈醋调敷患处，厚约 0.5 cm，外裹纱布，并用热水袋热敷 30 分钟。

3．腰腿痛（包括关节痛、纤维组织炎、腰肌劳损、坐骨神经痛）　乌头 100 g。加水 2000 ml，煎至 1000 ml，装瓶备用。用已浸药汁的布垫置于阳极板下，将阳极板放在痛区，阴极选放适宜部位，固定极板后通电，一般将电流量调在 10 ~ 20 mA，每次导入时间 10 ~ 20 分钟，每日 1 次，10 ~ 15 次为 1 个疗程，必要时可延长疗程。

4．癌症　乌头提取液（乌头碱水解产物）1.6 mg/ml。肌内注射，每日 2 次。

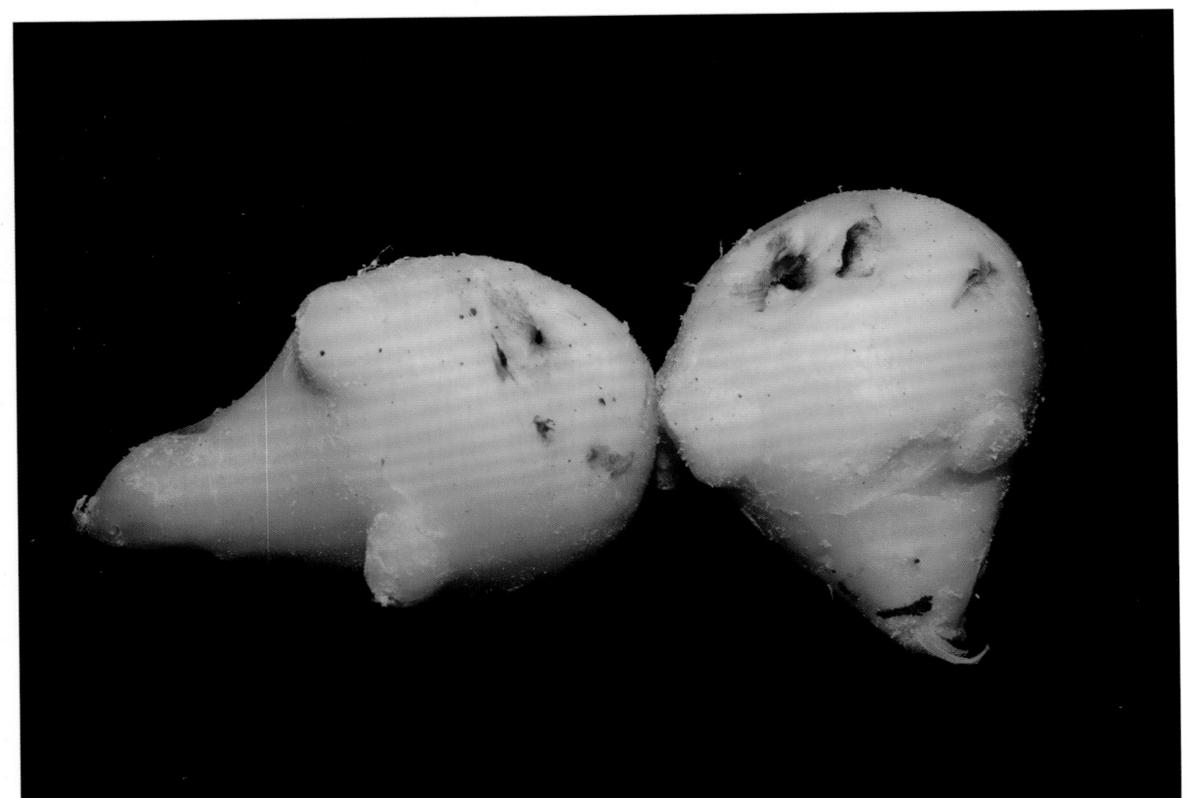

川乌头鲜药材

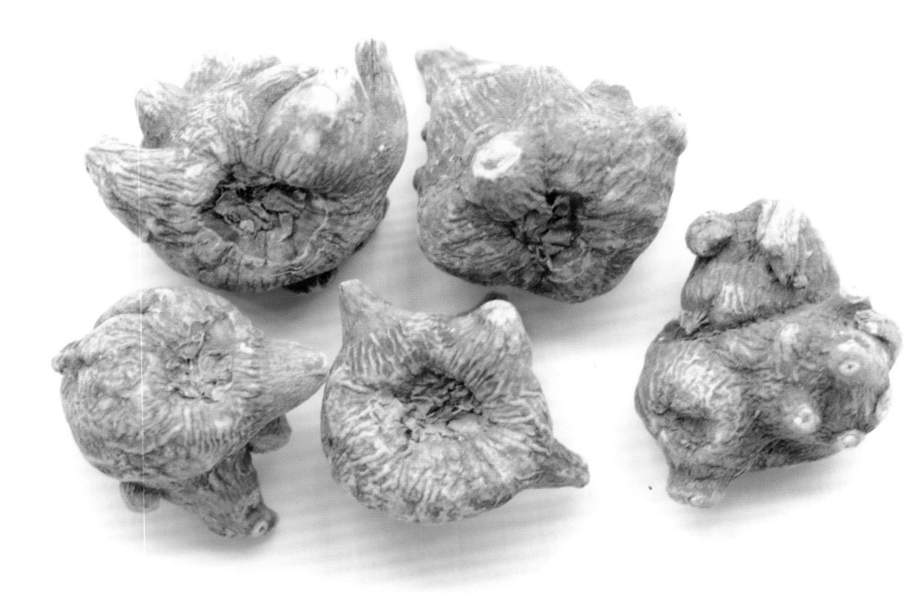

川乌头药材

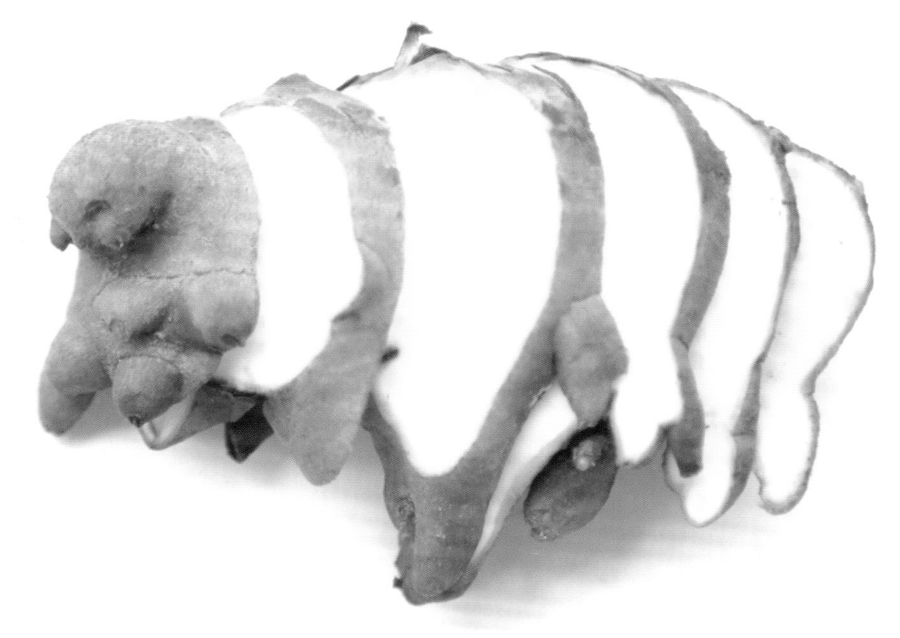

川乌头药材切片

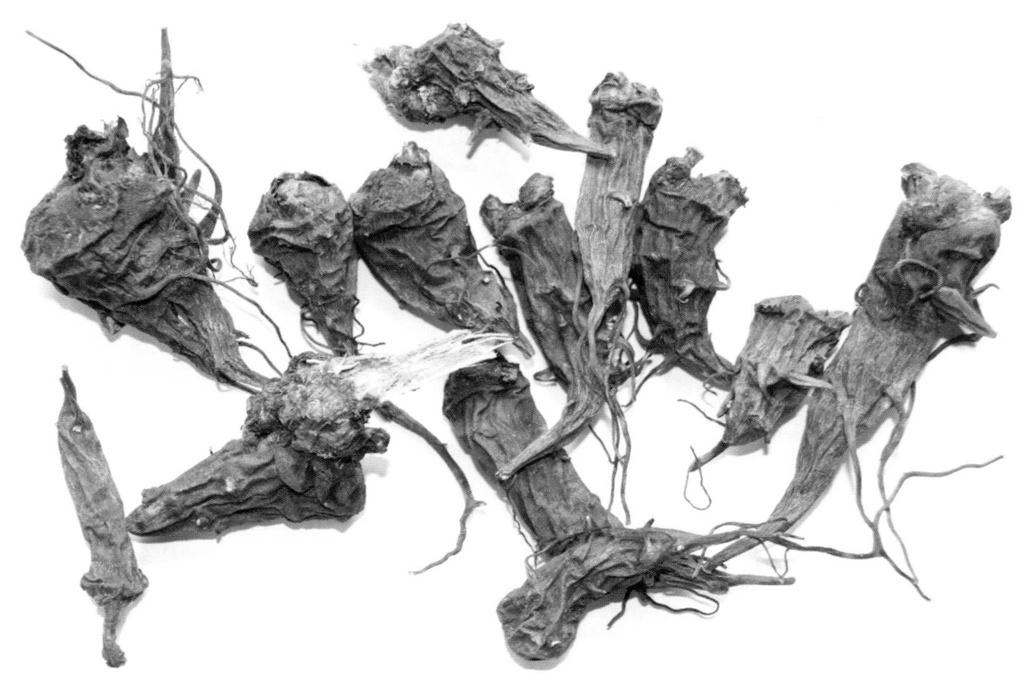

川乌头药材

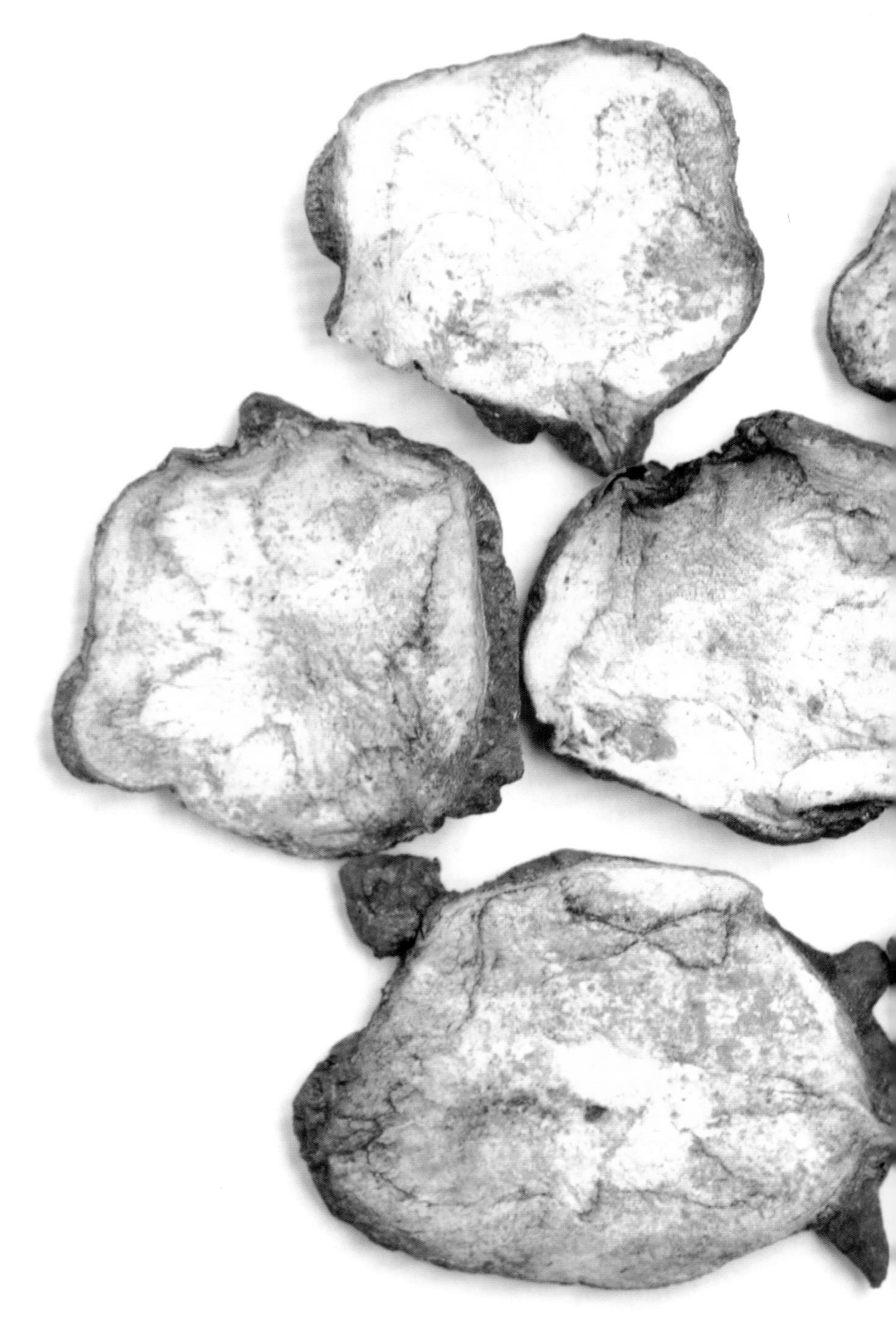

川乌头

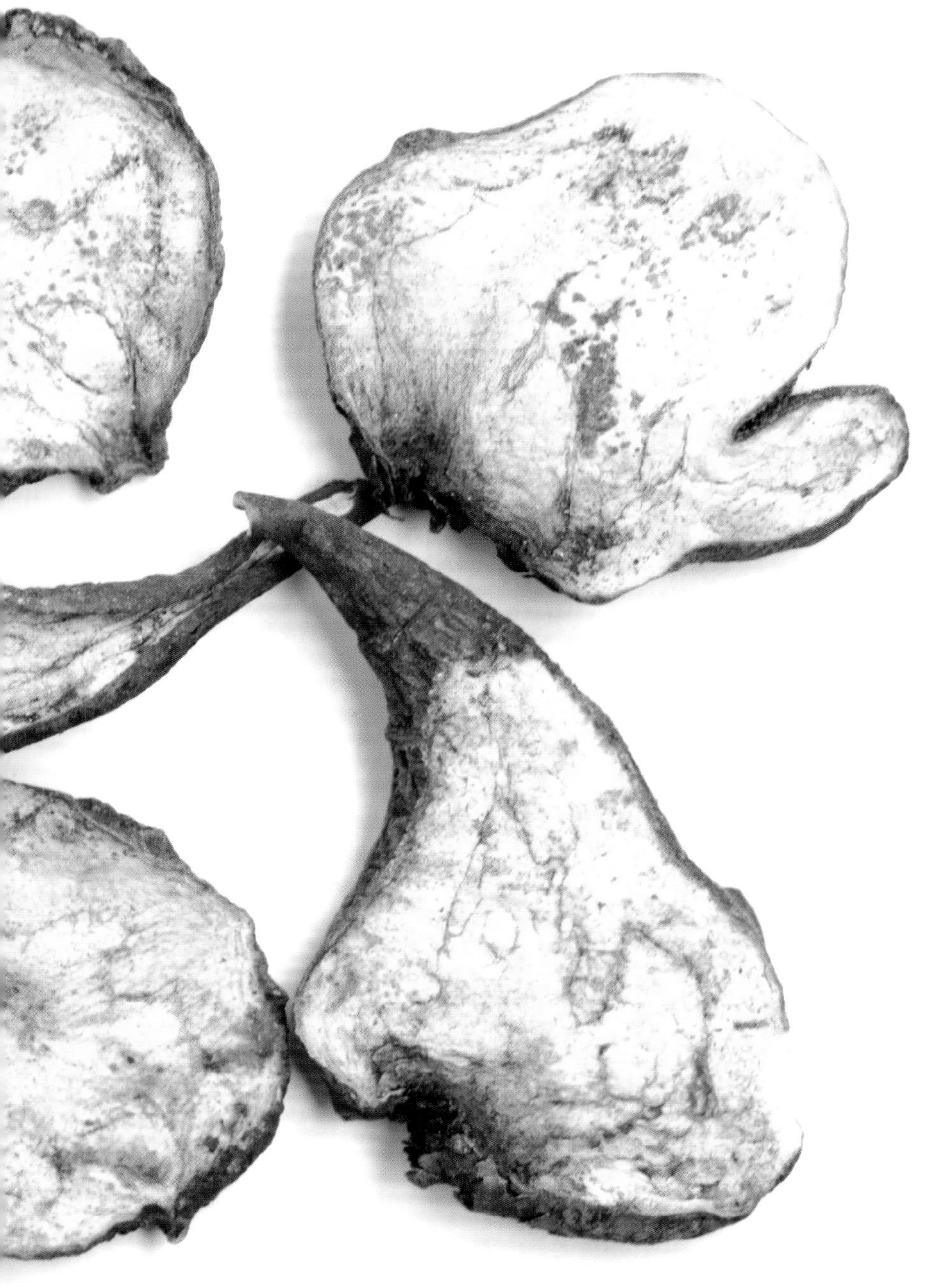

川乌头饮片

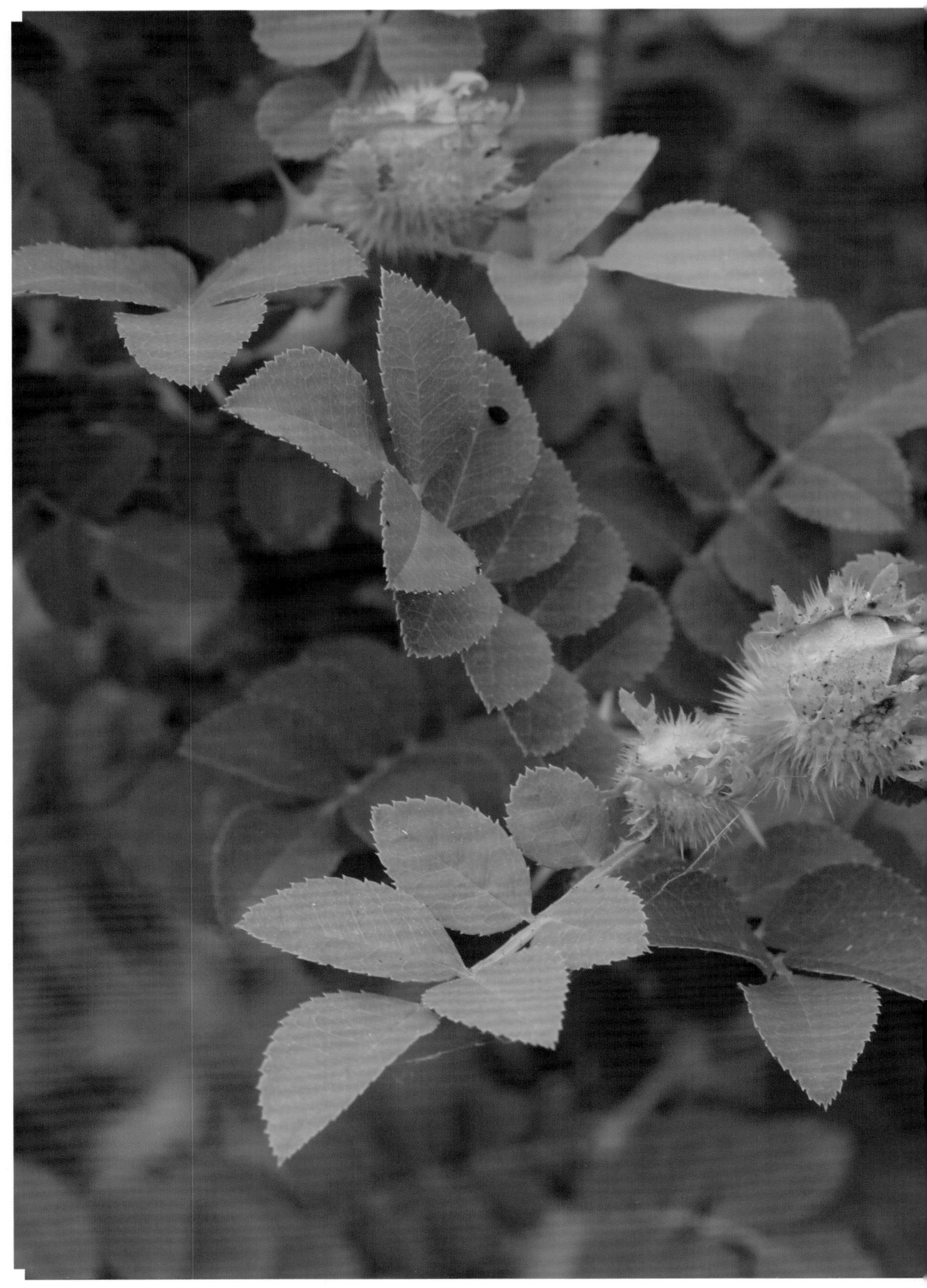

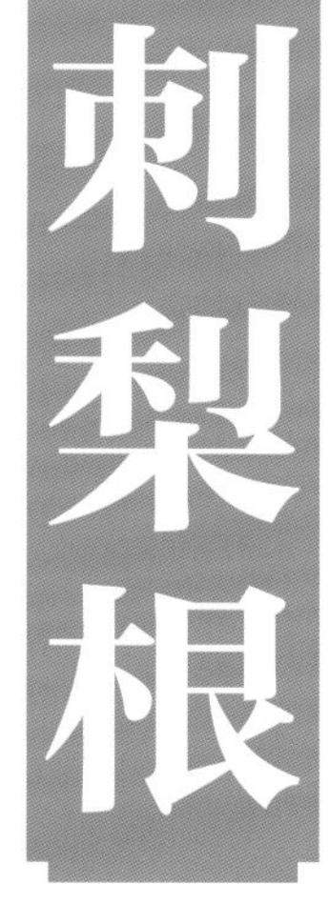

【苗药名】龚笑多。

【别　名】刺梨、木梨子、刺梨子、刺槟榔根、单瓣缫丝花。

【来　源】本品为蔷薇科植物缫丝花 *Rosa roxburghii* Tratt. 的根。

【性味归经】味酸、涩，性冷。归热经。

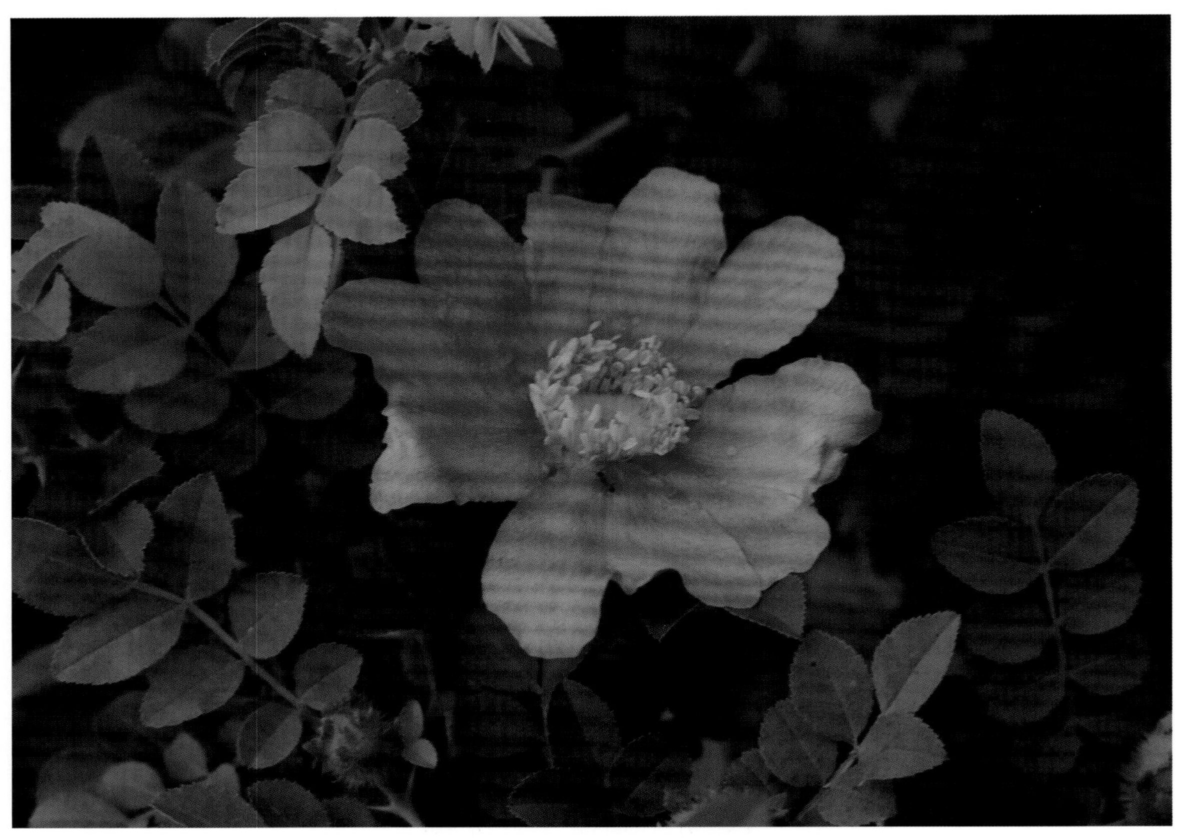

缫丝花

识别特征

落叶灌木，高 1 ~ 2 m。叶互生，奇数羽状，小叶 7 ~ 13，小叶片椭圆形至长圆形，长 1.0 ~ 2.2 cm，宽 0.6 ~ 1.2 cm，先端急尖或圆钝，基部宽楔形，叶边有细锐锯齿，叶轴及叶柄有皮刺；托叶大部分与叶柄合生，离生部分开展，边缘有腺毛。花单生，稀 2 ~ 3 朵簇生，直径 5 ~ 6 cm，具 2 ~ 3 枚小苞片，卵形，边缘有腺毛；萼筒密被针刺；萼片宽卵形，外面密被针刺，内面密被茸毛，花瓣单瓣至重瓣，粉红色至深红色；雄蕊多数；心皮多数，花柱离生，被毛。蔷薇果扁平状或圆锥形，直径 2 ~ 4 cm，熟时黄色。花期 4—6 月，果期 8 月。

生境分布

生长于向阳山坡、路旁、灌木丛中。分布于贵州、云南、四川、广西、湖北、福建、江西等省区。

采收加工

全年可采挖，洗净，切片，鲜用或晒干备用。

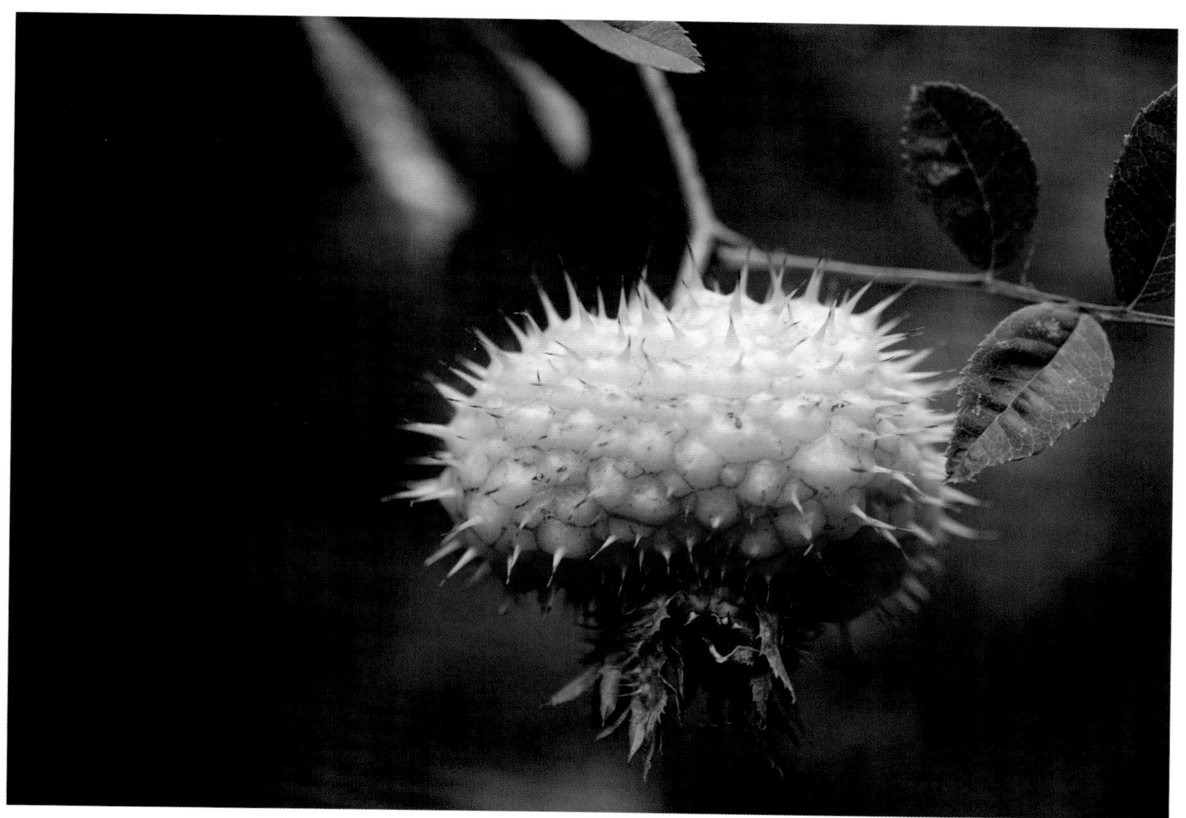

缫丝花果实

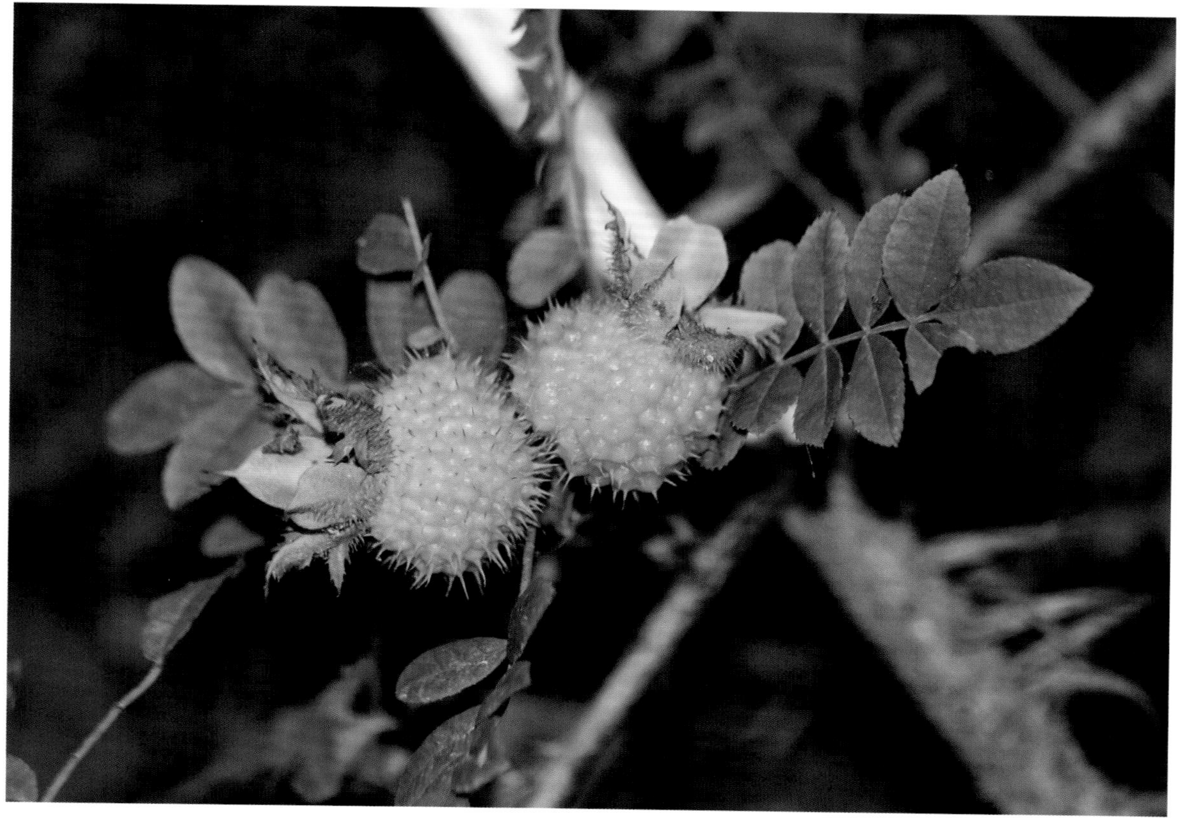

缫丝花果实

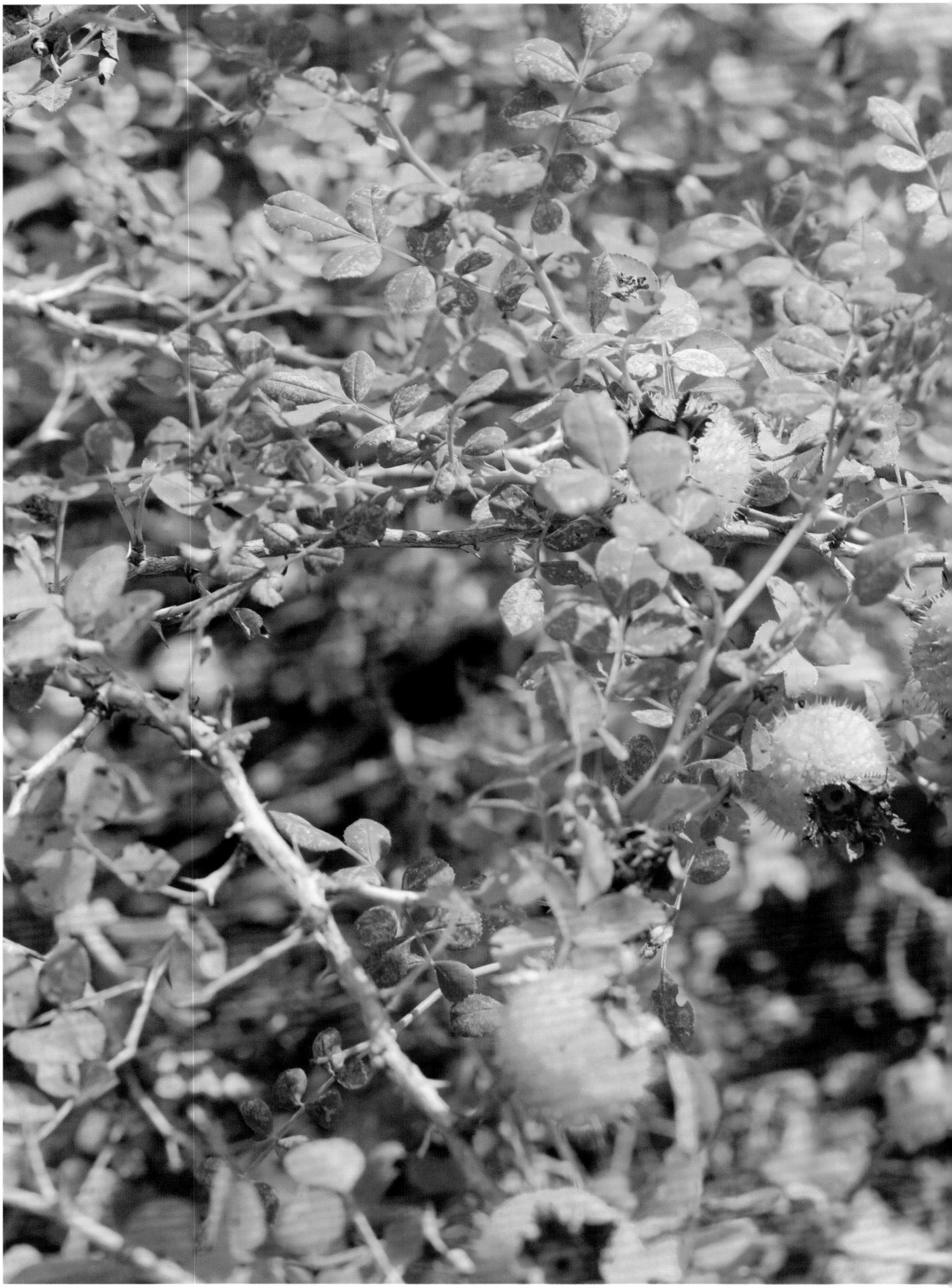

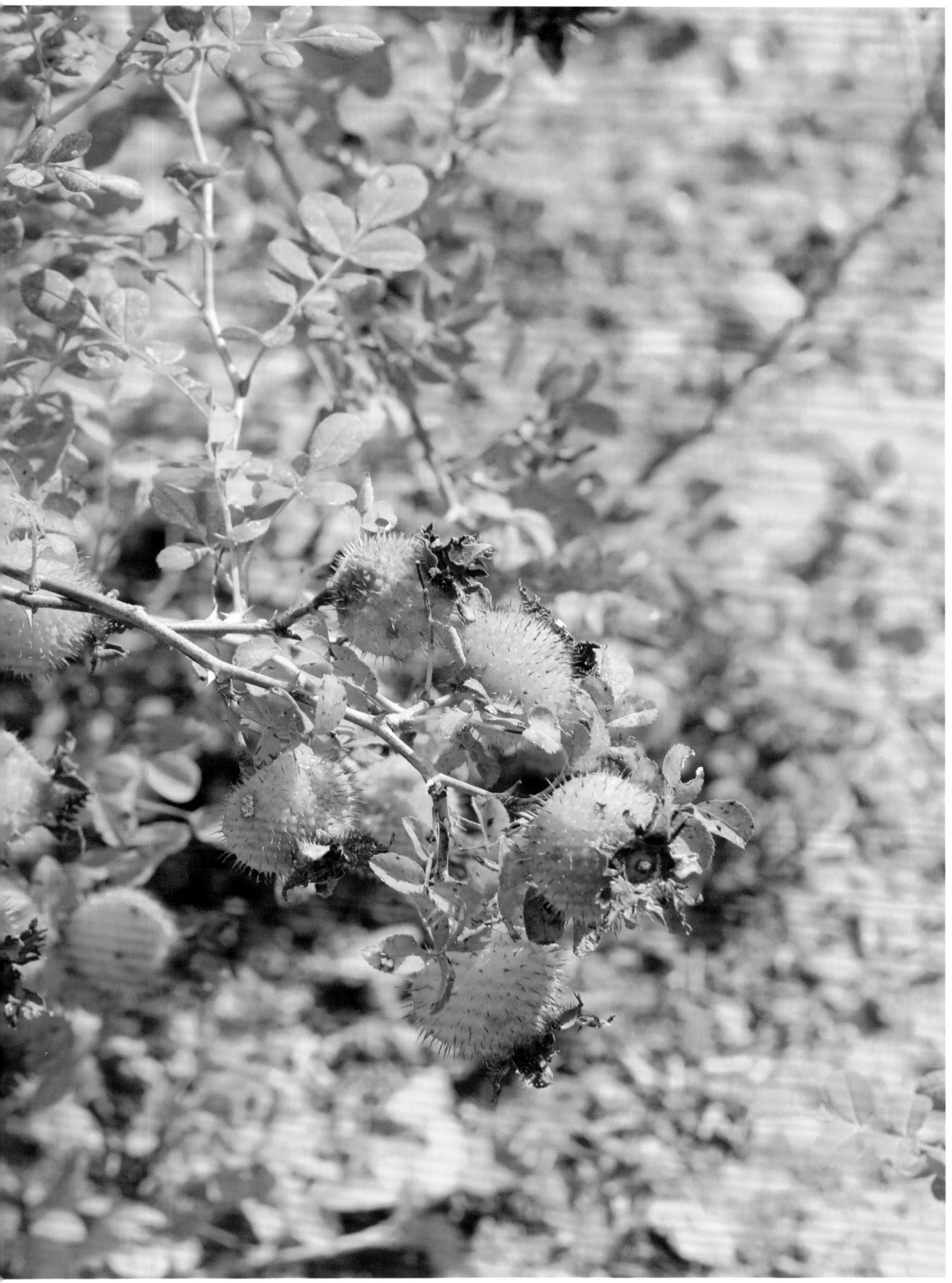

缫丝花果实

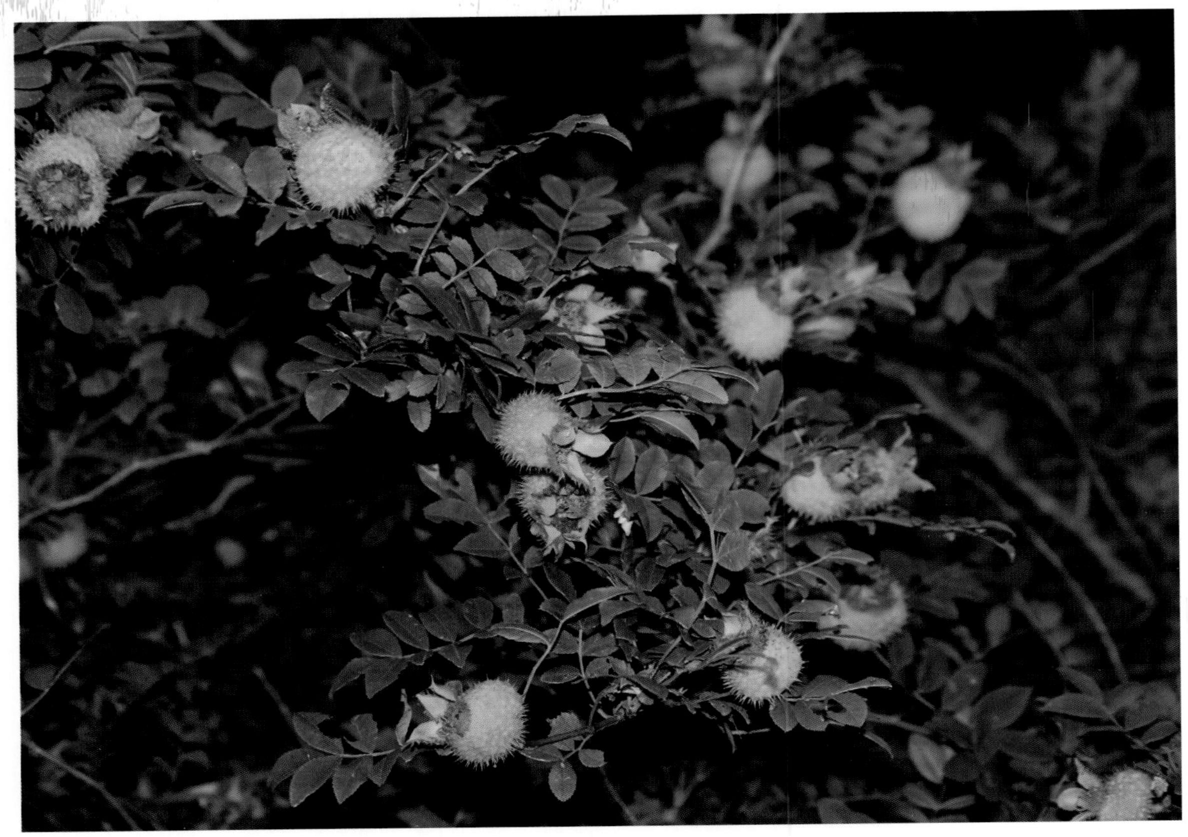

缫丝花果实

药材鉴别

根和根茎呈圆柱形，长 15 ~ 30（~ 50） cm，直径 0.5 ~ 2.0 cm 或更粗。表面棕褐色，具细纵纹及侧根痕，少数有细须根残存。皮部薄，易剥离，皮脱落处表面呈棕红色。质坚硬，不易折断，断面纤维性，木部呈浅红棕色与黄白色相间的放射状纹理。气微，味涩。

功效主治

健脾消食，止咳，止痛，收涩，止泻。主治胃脘疼痛，牙痛，喉痛，消化不良，咳嗽，腹泻，遗精，带下，崩漏。

用法用量

内服：煎汤，10 ~ 15 g；或研末，每次 0.15 g。

民族药方

1. 慢性胃炎、胃痛 刺梨根 15 ~ 30 g。浓煎，代茶饮。

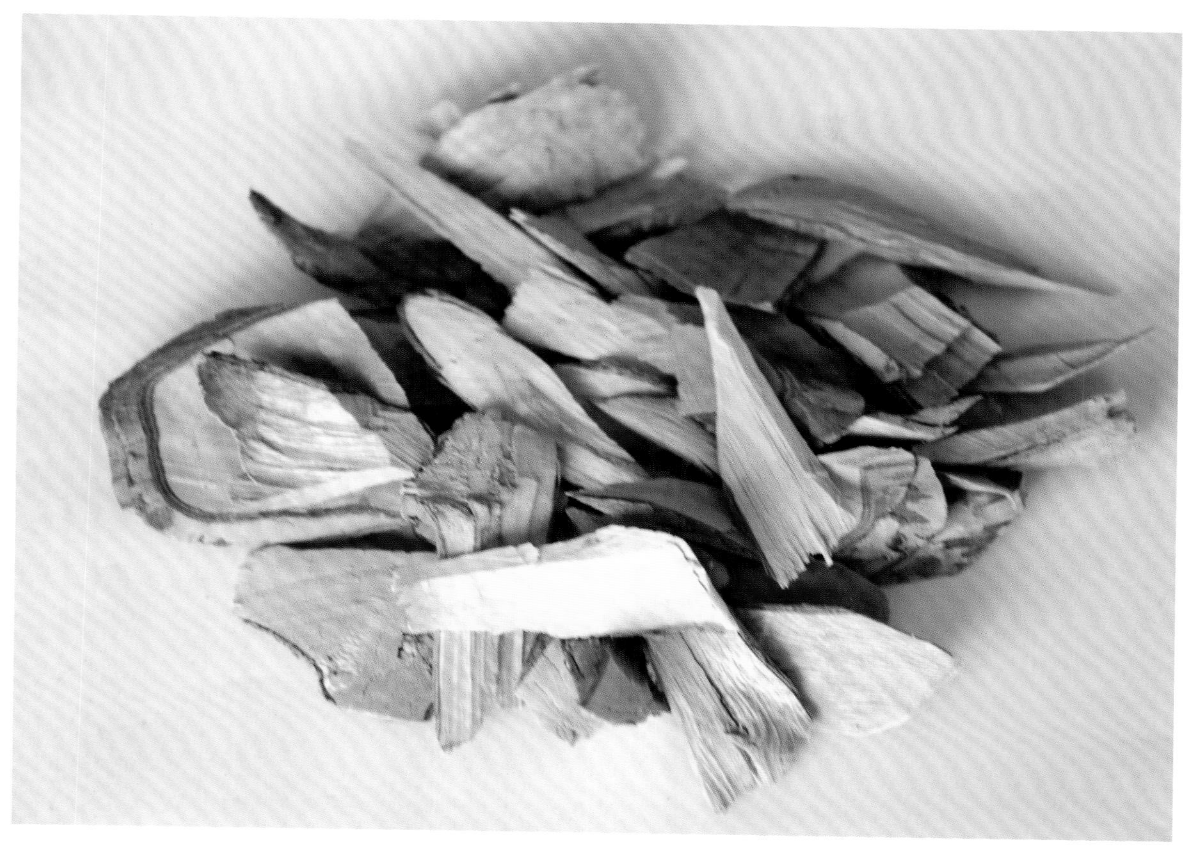

刺梨根药材

2．胃中气滞胀痛 刺梨根、红糖各 30 g。水煎服。

3．脾虚消化不良 刺梨根 45 g，何首乌、蓝布正各 30 g。水煎服，连服 2 剂。

4．消化不良 刺梨根、杨梅树皮、蛇莲各等份。研末，开水吞服。

5．胃气痛，消化不良 刺梨根、穿心莲、茴香子、桔梗各 3 g，山楂仁炭 10 g，鸡矢藤 16 g，生姜 3 片。各药用纱布包好，置于仔鸡腹中，蒸熟，喝汤吃肉。

6．赤白带下 刺梨根 250 g，金毛狗脊 120 g。泡酒，早、晚各服 1 酒杯。

7．老年肺虚久咳 刺梨根20 g，棕树根、麦冬、百部、白前各10 g，淫羊藿15 g。水煎服。

8．腹泻 刺梨根、金樱子根、小龙胆草、马齿苋各 10 g。水煎服。

9．急性肠炎 刺梨根、朝天罐、万年荞根、蜘蛛香各 10 g。共研细末，开水吞服。

10．红白痢 刺梨根 30 g。煨水服。

11．上吐下泻，红白痢 刺梨根 30 g，白矾 3 g。煎水内服。

12．湿热黄疸 刺梨根 15 g。煎水当茶饮，空腹饮有效。

13．伤后筋腱收缩不能行动 刺梨根、水冬瓜根各 63 g，伸筋草 31 g。水煎熏洗患处。

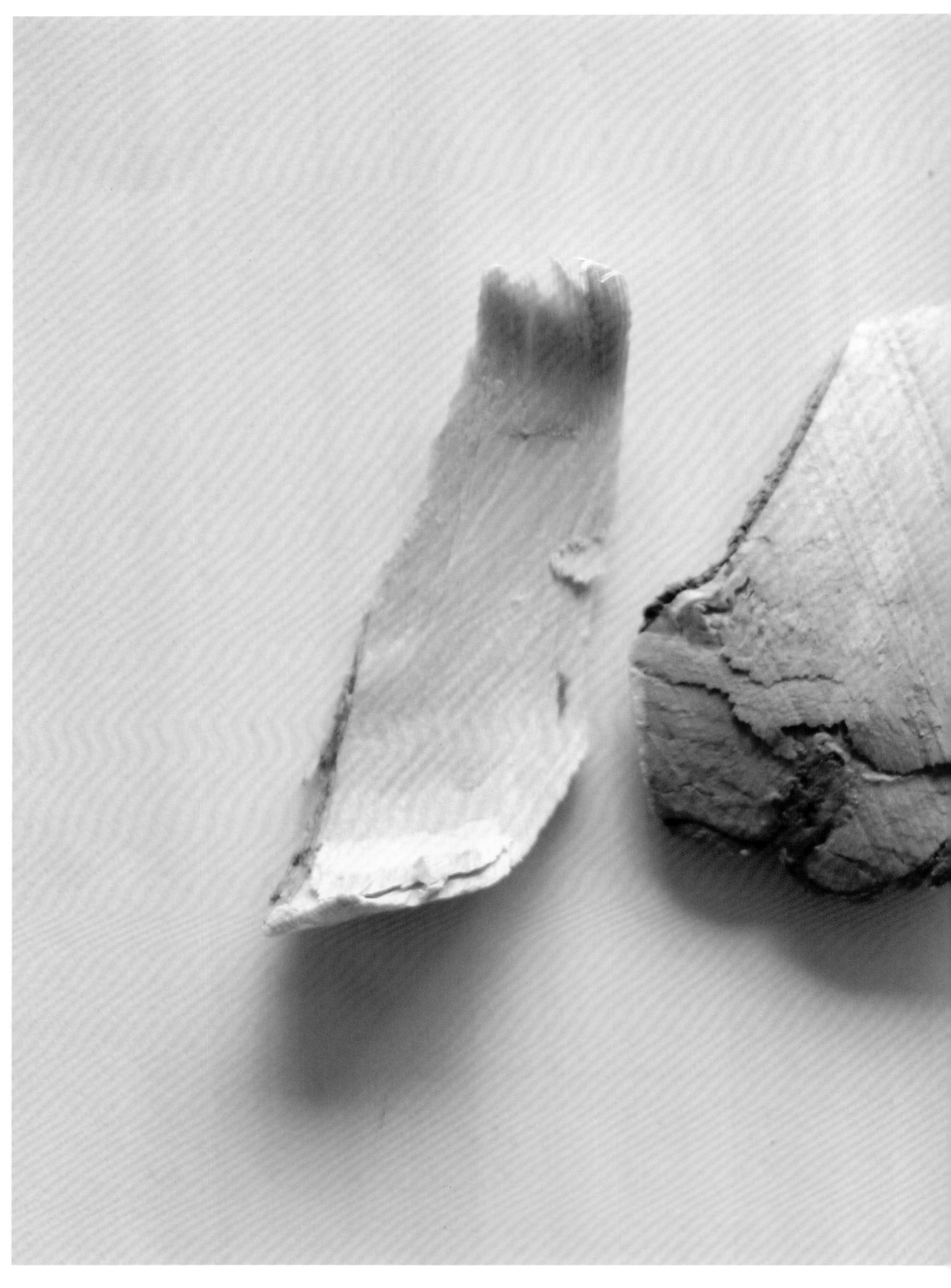

刺梨根

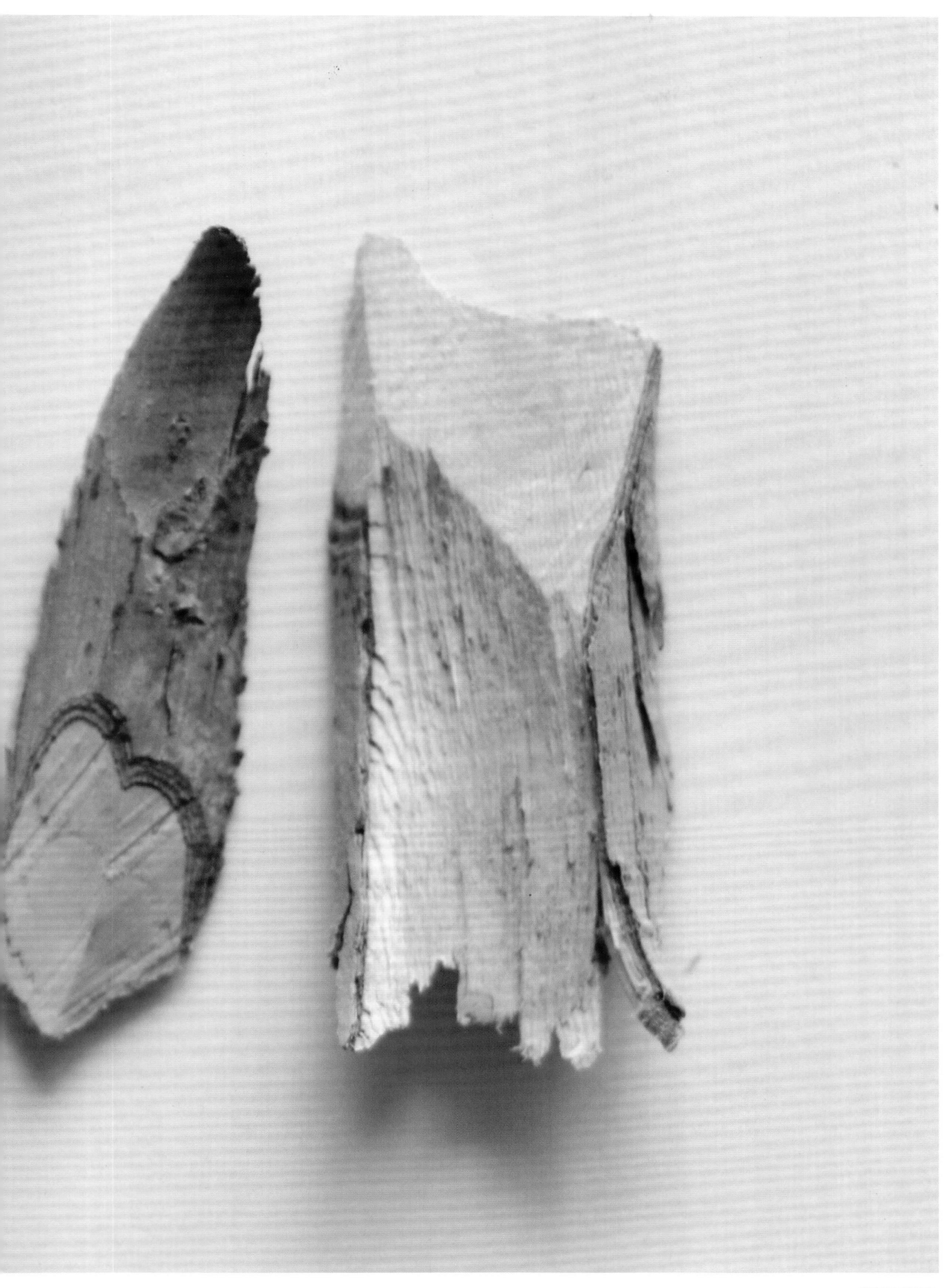

刺梨根饮片

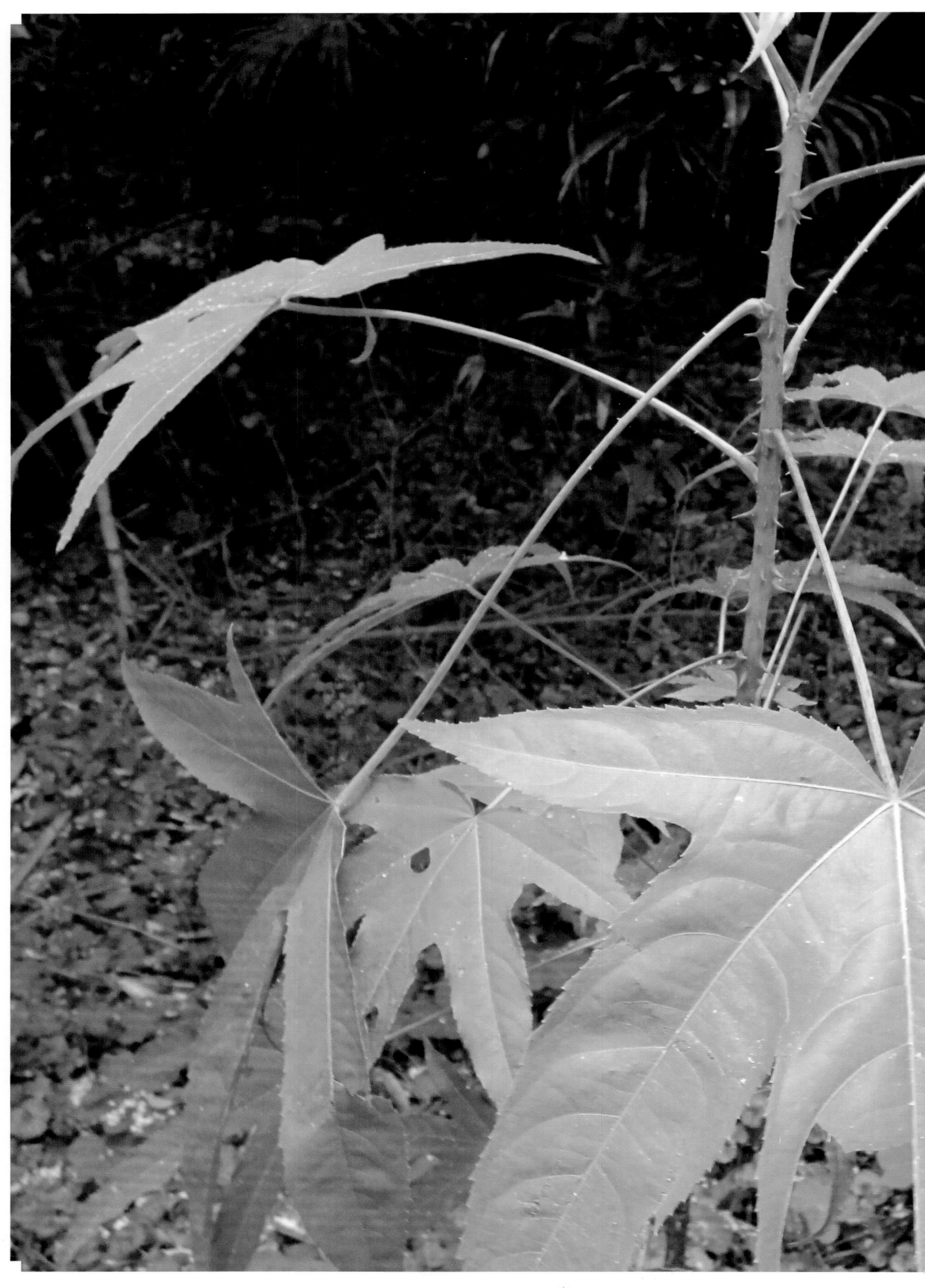

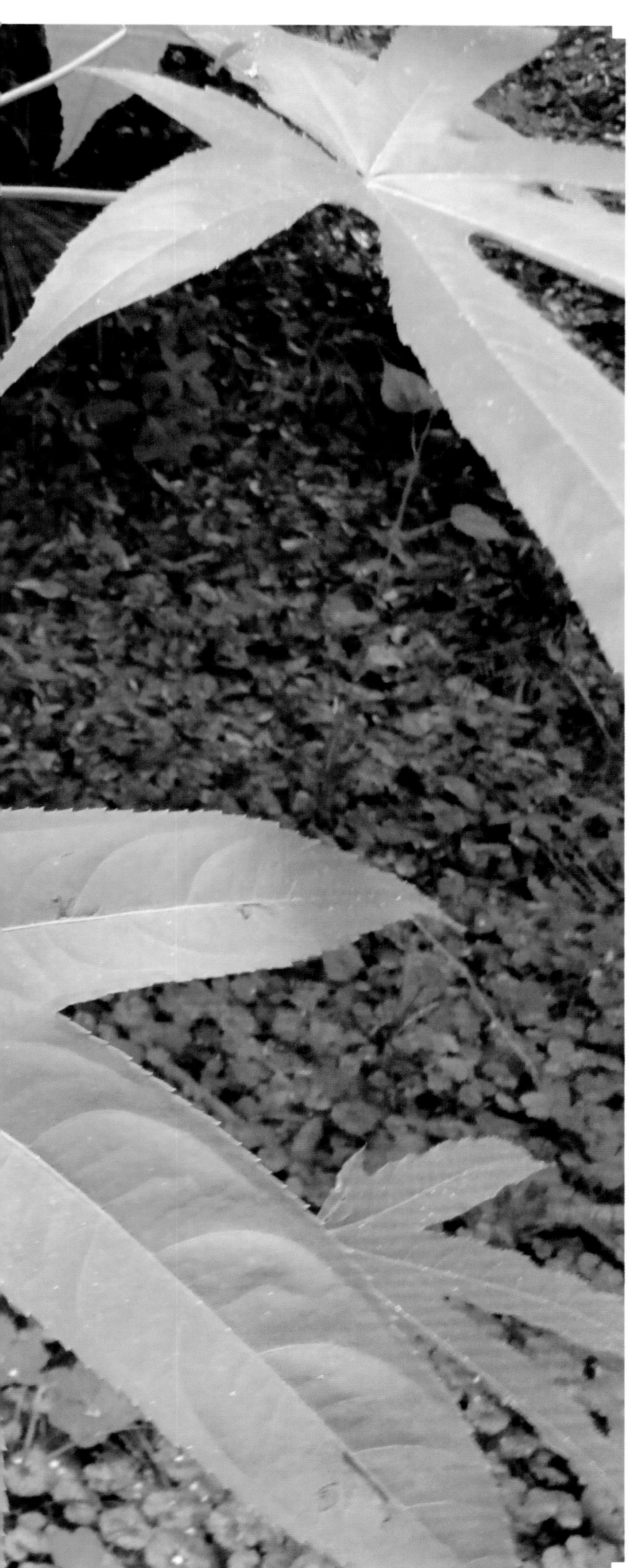

刺楸

【苗药名】都通。

【别　　名】钉皮、钉木树、鸟不宿、丁桐皮、刺楸皮。

【来　　源】本品为五加科植物刺楸 *Kalopanax septemlobus*（Thunb.）Koidz. 的根、根皮、树皮、枝。

【性味归经】味苦、辛，性冷。归热经。

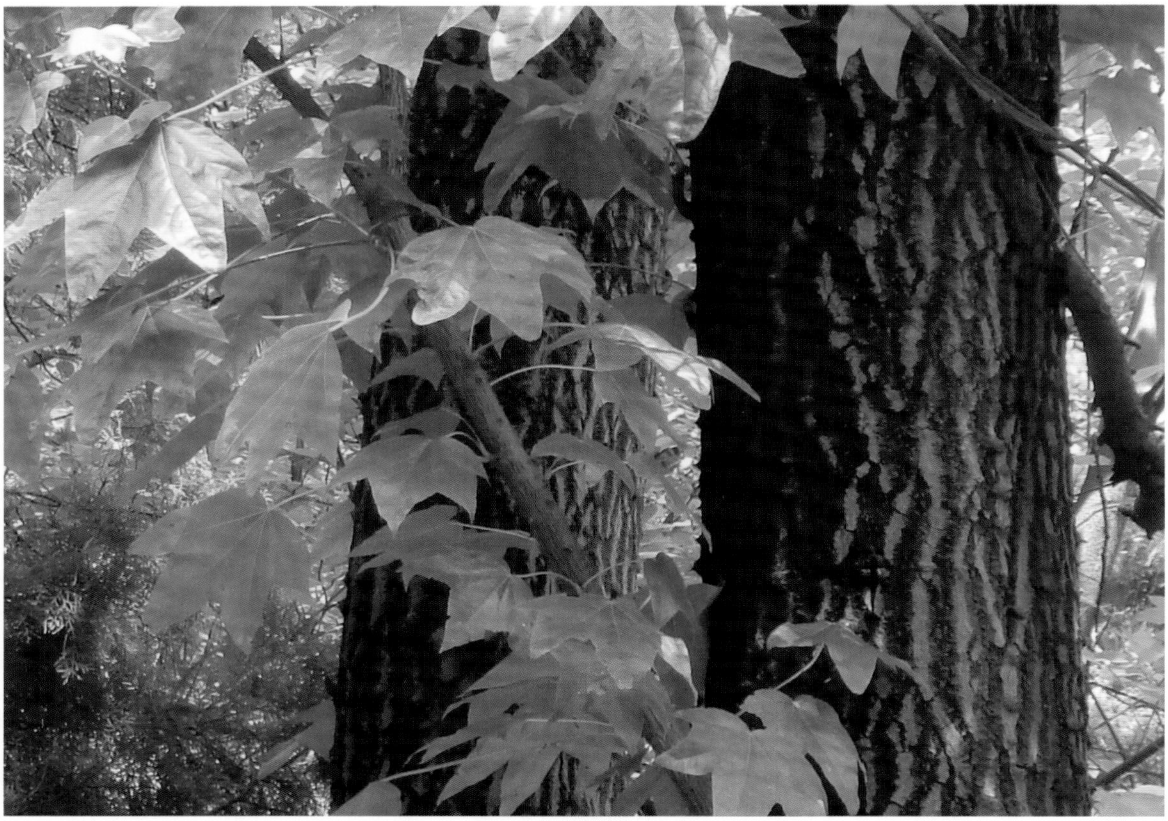

刺楸

识别特征

落叶乔木。长枝上叶互生，短枝上叶簇生，掌状 5 ~ 7 浅裂，直径 9 ~ 12 cm 或更大，裂片阔三角状卵形或长椭圆状卵形，先端渐尖，边缘具细锯齿，上面无毛，下面幼时被短柔毛。伞形花序聚生为顶生的圆锥花序，长 15 ~ 25 cm；花白色或淡黄绿色，花萼联合，5 齿，花瓣 5，雄蕊 5 枚，花丝较花瓣长 1 倍以上；子房下位，2 室，花柱合生，柱状，柱头 2 裂。果球形，熟时蓝黑色，直径约 5 mm。花期 7—8 月，果期 9—10 月。

生境分布

生长于海拔 350 ~ 1400 m 山谷林中。分布于东北、华北、华中、华南及西南各地。

采收加工

夏、秋二季采挖根，鲜用或剥皮洗净晒干备用。树皮全年可采。

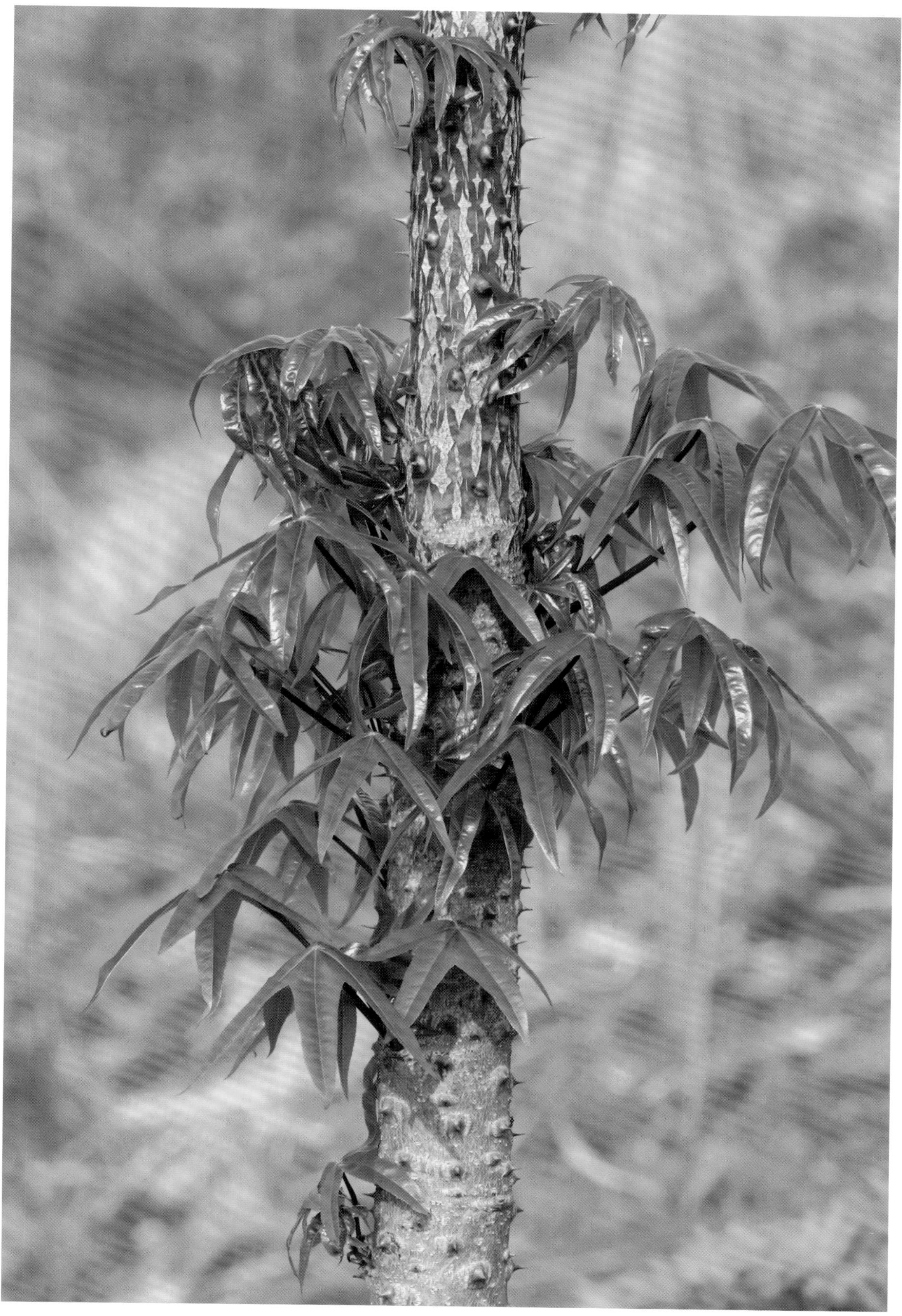

刺楸

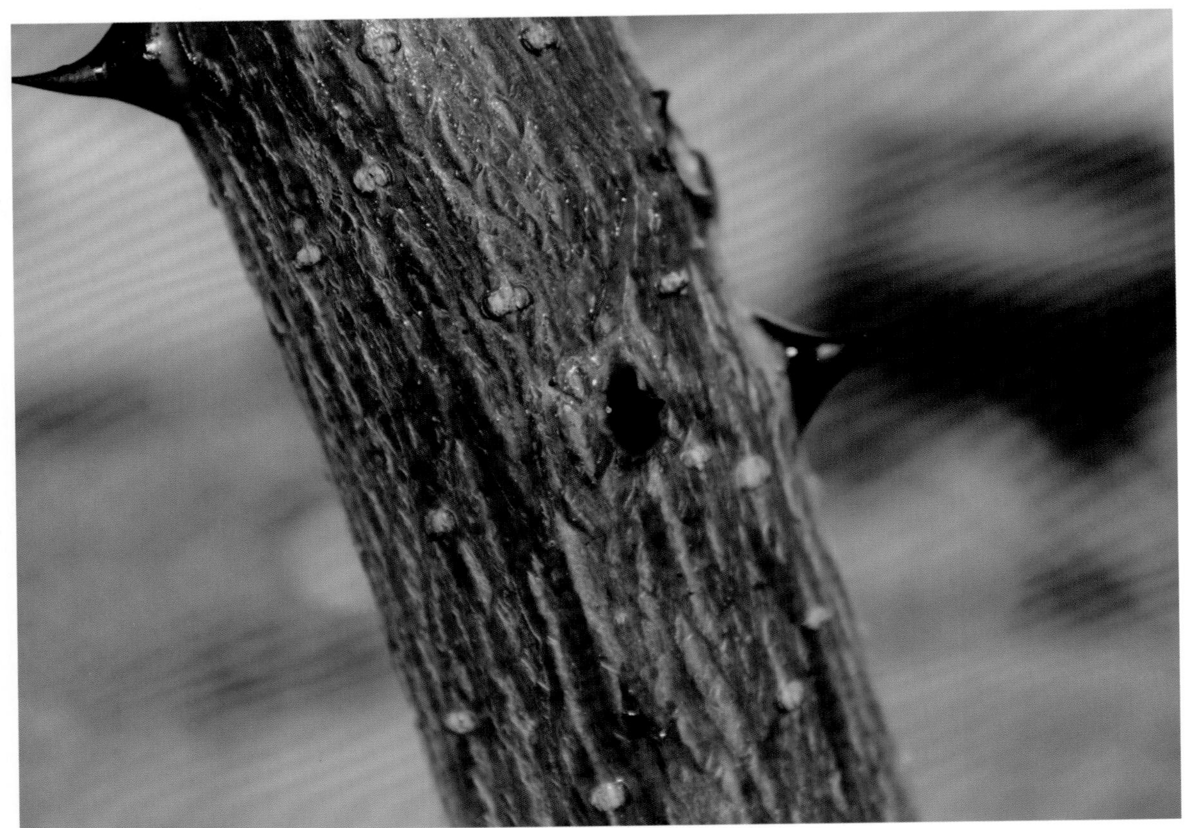

刺楸

药材鉴别

干燥树皮呈卷筒状或弧状弯曲条块状，长宽不一，厚 1.3 ~ 3.5 mm。外表面灰白色至灰褐色，粗糙，有灰黑色纵裂隙及横向裂纹，散生黄色圆点状皮孔，不明显；皮上有钉刺，长 1 ~ 3 cm，基部直径 1.0 ~ 1.7 cm，纵向延长呈椭圆形，先端扁平尖锐，长约 3 mm，钉刺脱落可露出黄色内皮。内表面棕黄色或紫褐色，光滑，有明显细纵纹。质坚韧，不易折断，折断面外部灰棕色，内部灰黄色，纤维性强。气微香，味苦。

功效主治

利水消肿，祛风除湿，活血镇痛。主治风湿腰膝酸痛，肾炎水肿，跌仆损伤，内痔出血，疥疮。

用法用量

内服：煎汤，10 ~ 30 g；或泡酒。外用：适量，煎水洗；或捣烂外敷；或研末调敷。

民族药方

1．水肿 刺楸根皮 10 g，车前草 15 g。水煎服。

2．骨折 刺楸根、三月泡根、大母猪藤根、大麻叶各等份（鲜用）。捣茸，拌酒糟或酒，复位后外敷，24 小时换药 1 次。

3．跌仆损伤 鲜刺楸根、水冬哥各 60 g。捣烂外敷患处。

4．急性胃肠炎，痢疾 刺楸树皮 15 ~ 30 g。水煎服。

5．便秘 刺楸 9 g，土大黄 6 g，通草 3 g。水煎服。

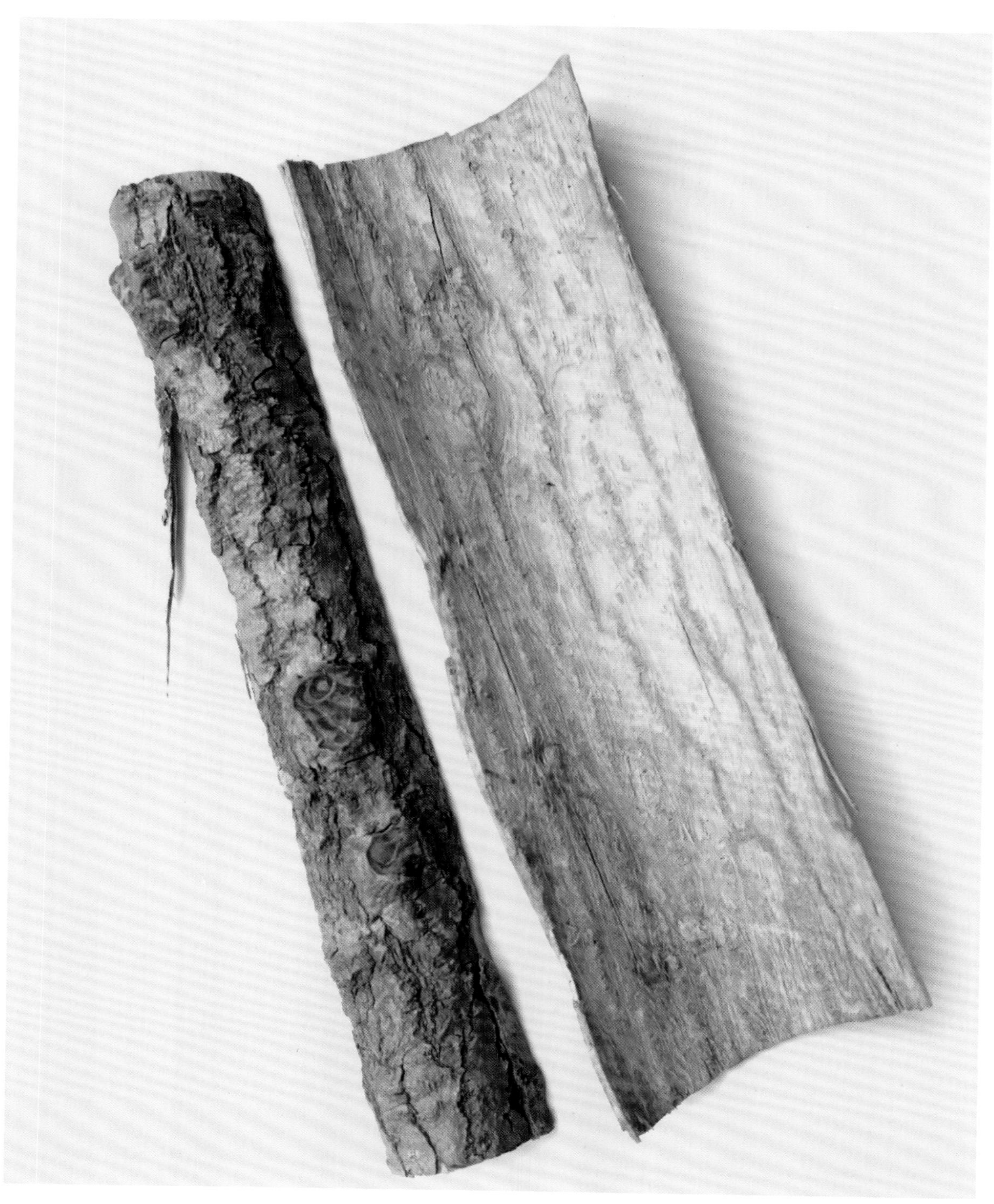

刺楸药材

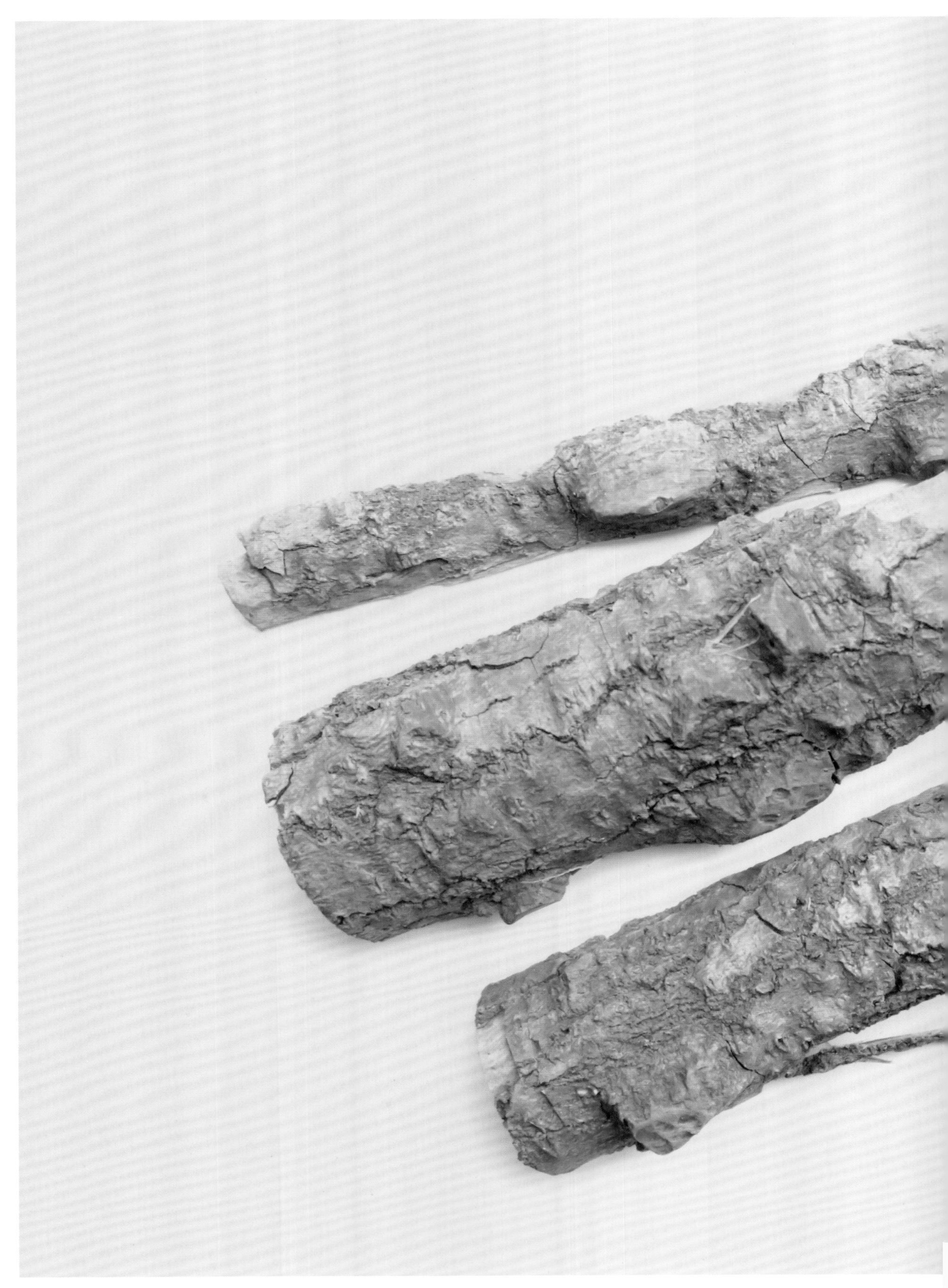

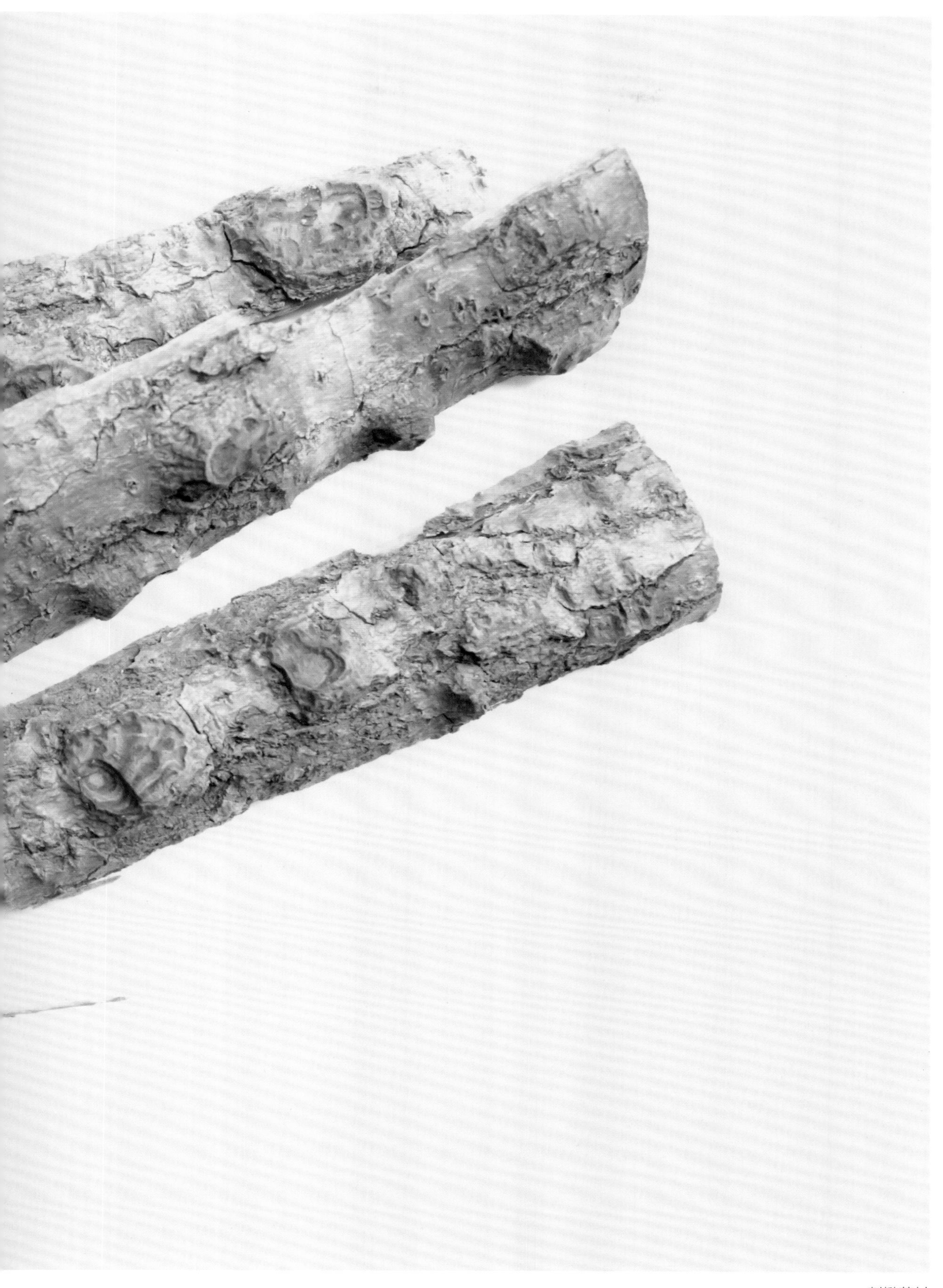

刺楸药材

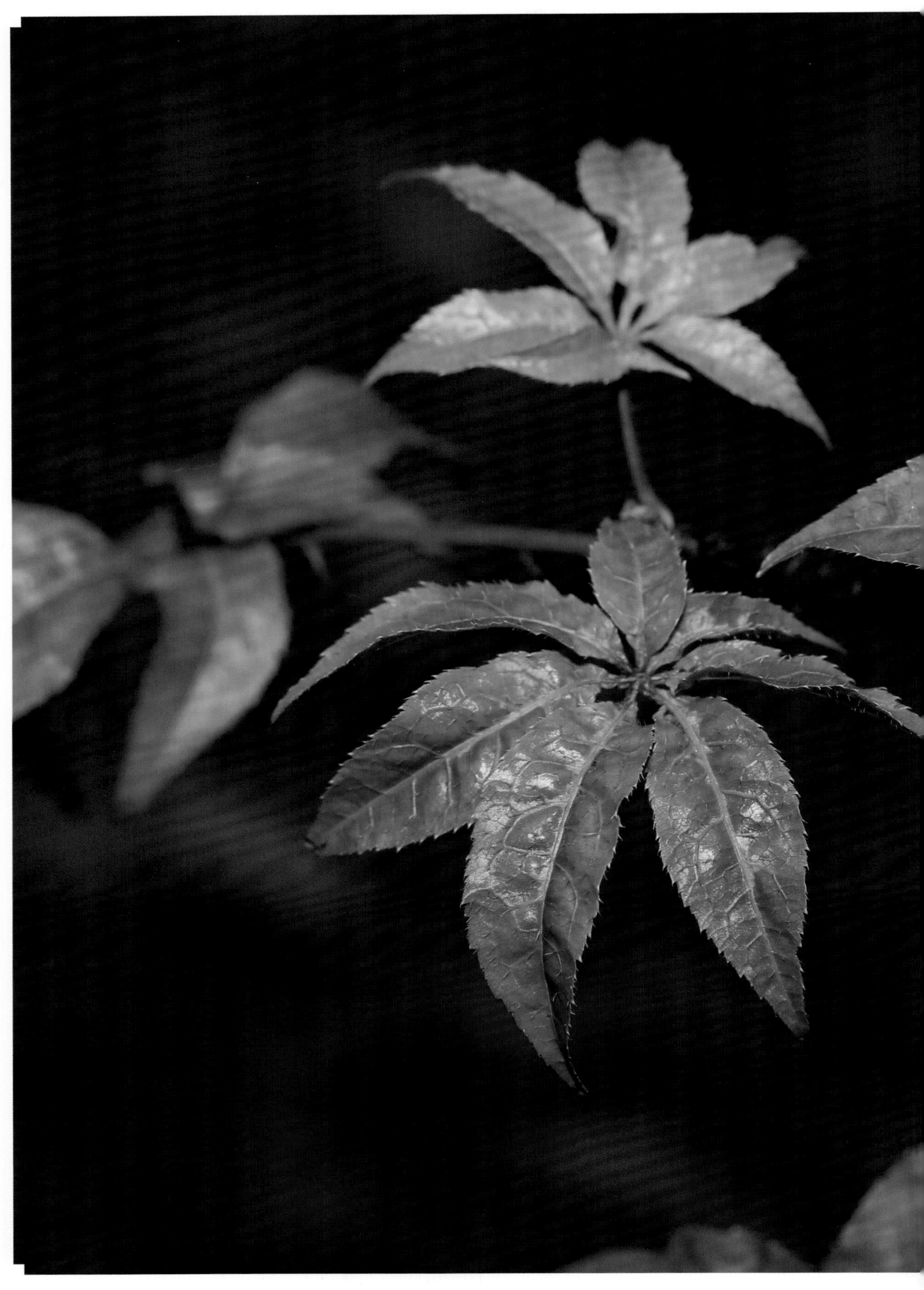

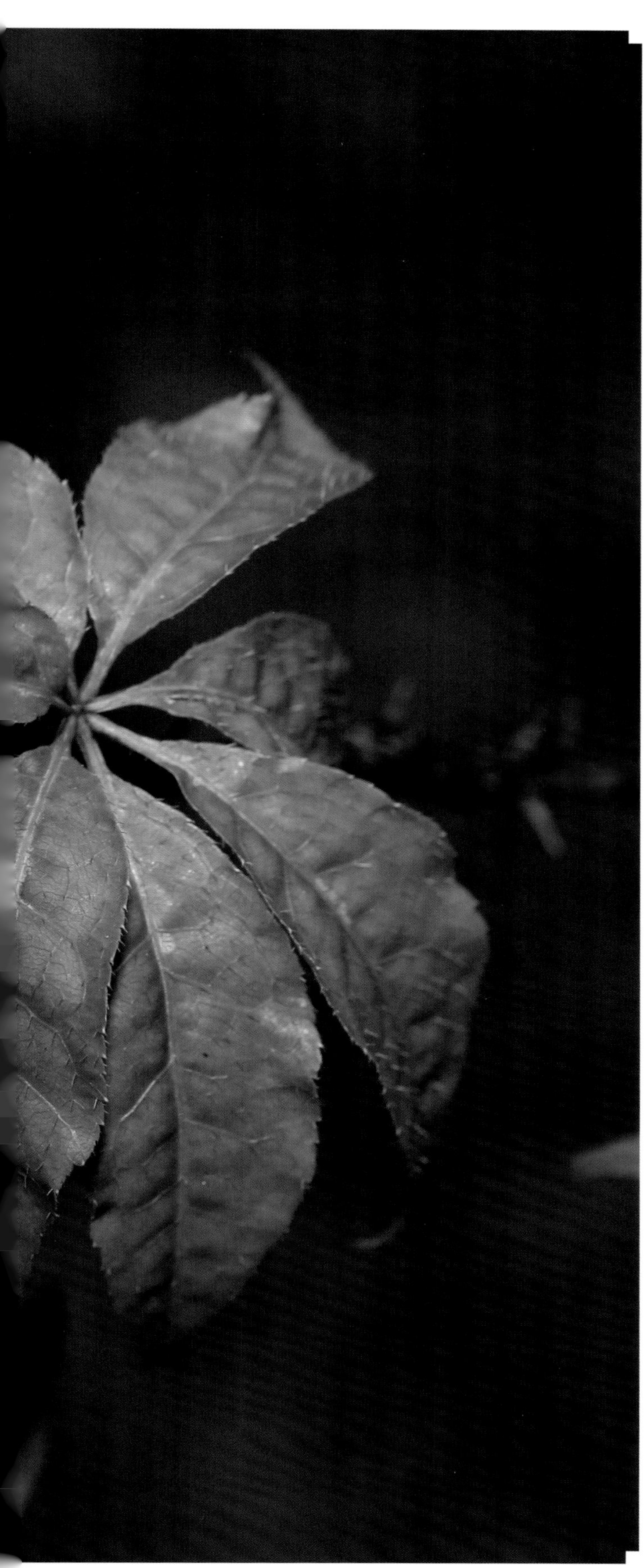

刺五加

【苗药名】多布叉。

【别　名】五加皮。

【来　源】本品为五加科植物刺五加 *Acanthopanax gracilistylus* W. W. Smith 的根皮或茎皮。

【性味归经】味麻，性热。归冷经、慢经。

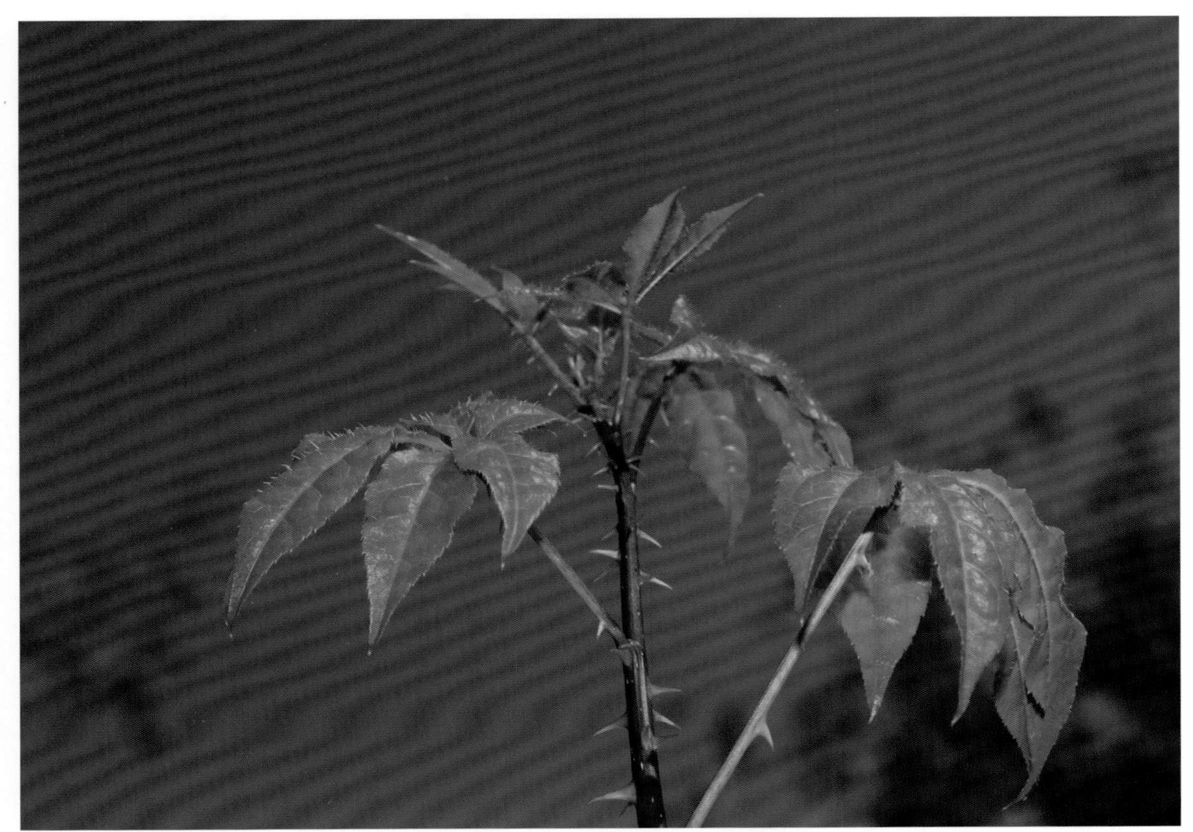

刺五加

识别特征

灌木，有时为蔓生状，高达 3 m。枝条无刺或仅在叶柄基部单生扁平的刺。掌状复叶在长枝上互生，在短枝上簇生；小叶 5，中央一片最大，倒卵形，长 3 ~ 8 cm，宽 2 ~ 3 cm，先端渐尖，基部楔形，边缘有钝细锯齿，两面无毛或沿脉疏生刚毛。伞形花序腋生或单生于短枝上，花黄绿色，萼缘 5 齿裂，花瓣 5，雄蕊 5，花柱丝状，分离。果近球形，成熟时黑色。花期 6—7 月，果期 8—10 月。

生境分布

生长于山坡、灌木丛中及林缘。分布于华中、华东、华南及西南各地。

药材鉴别

根皮呈不规则双卷或单卷筒状，有的呈块片状。长 4 ~ 15 cm，直径 0.5 ~ 1.5 cm，厚 1 ~ 4 mm。外表面灰棕色或灰褐色，有不规则裂纹或纵皱纹及横长皮孔；内表面黄白色或灰黄色，有细纵纹。体轻，质脆，断面不整齐，灰白色或灰黄色。气味香，味微辣而苦。以皮厚、气香、断面灰白色为佳。

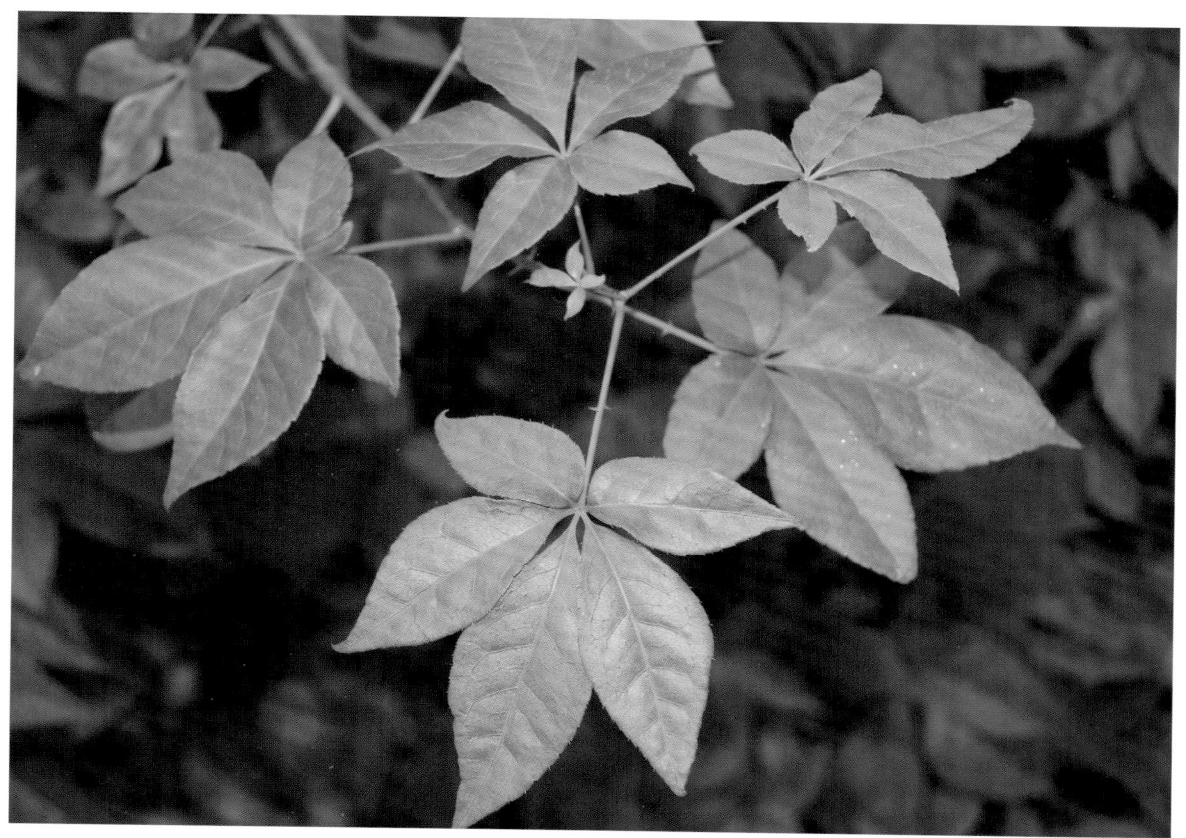

刺五加

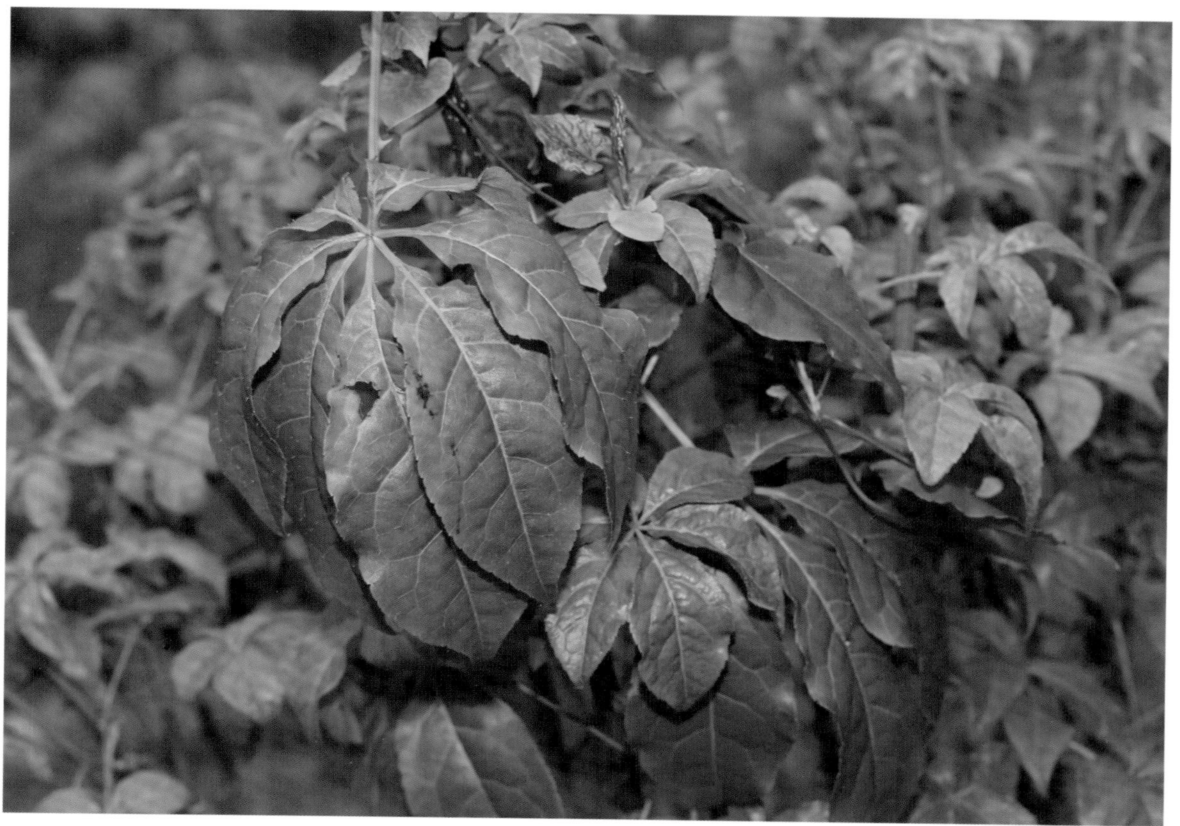

刺五加

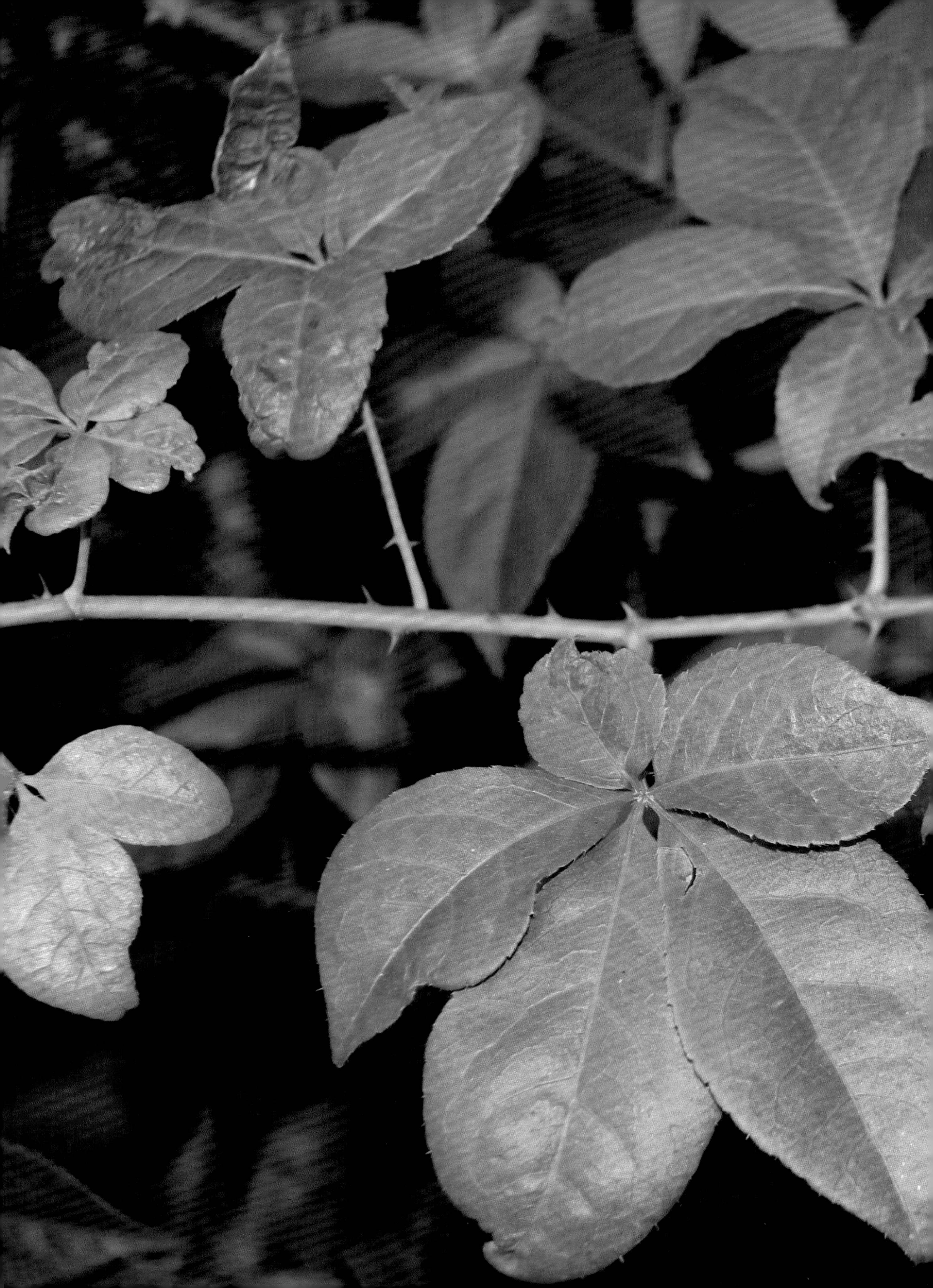

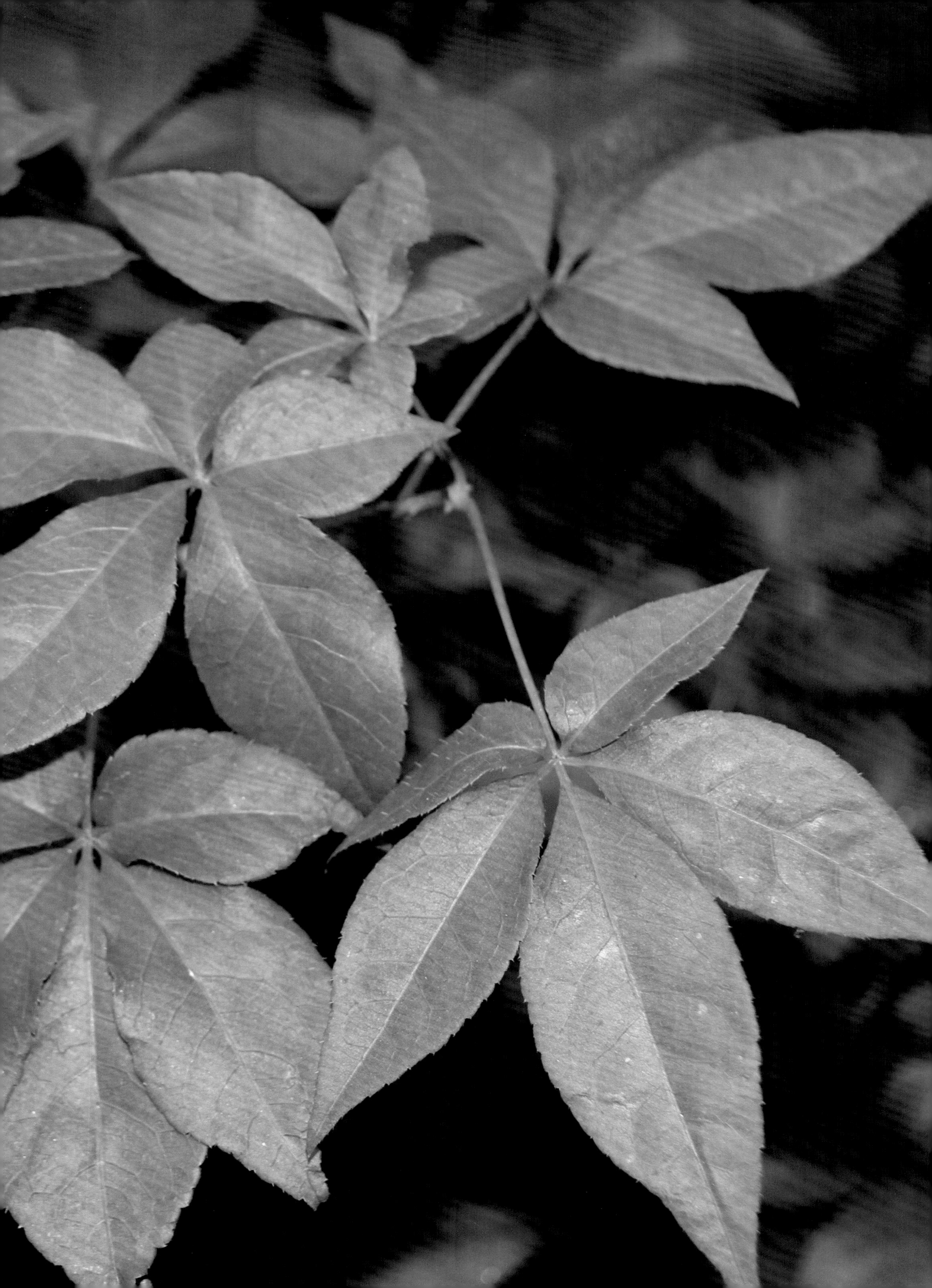

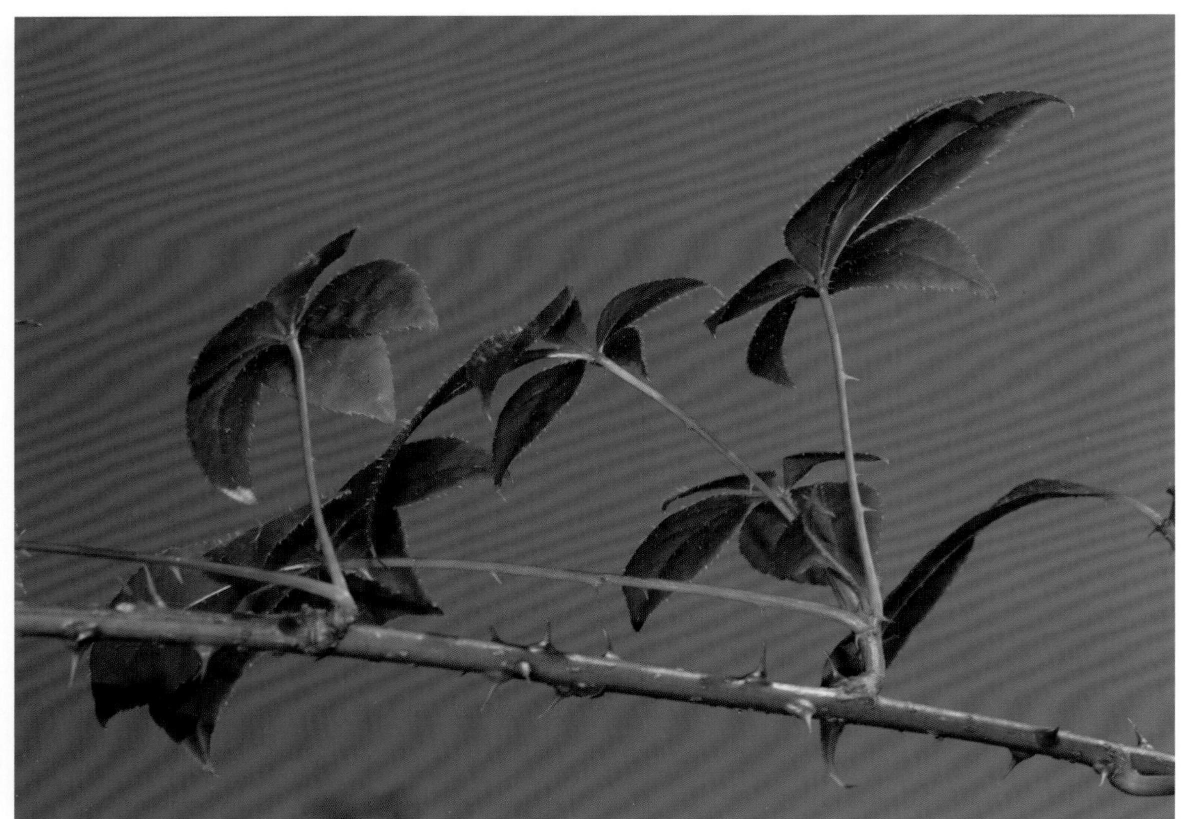

刺五加

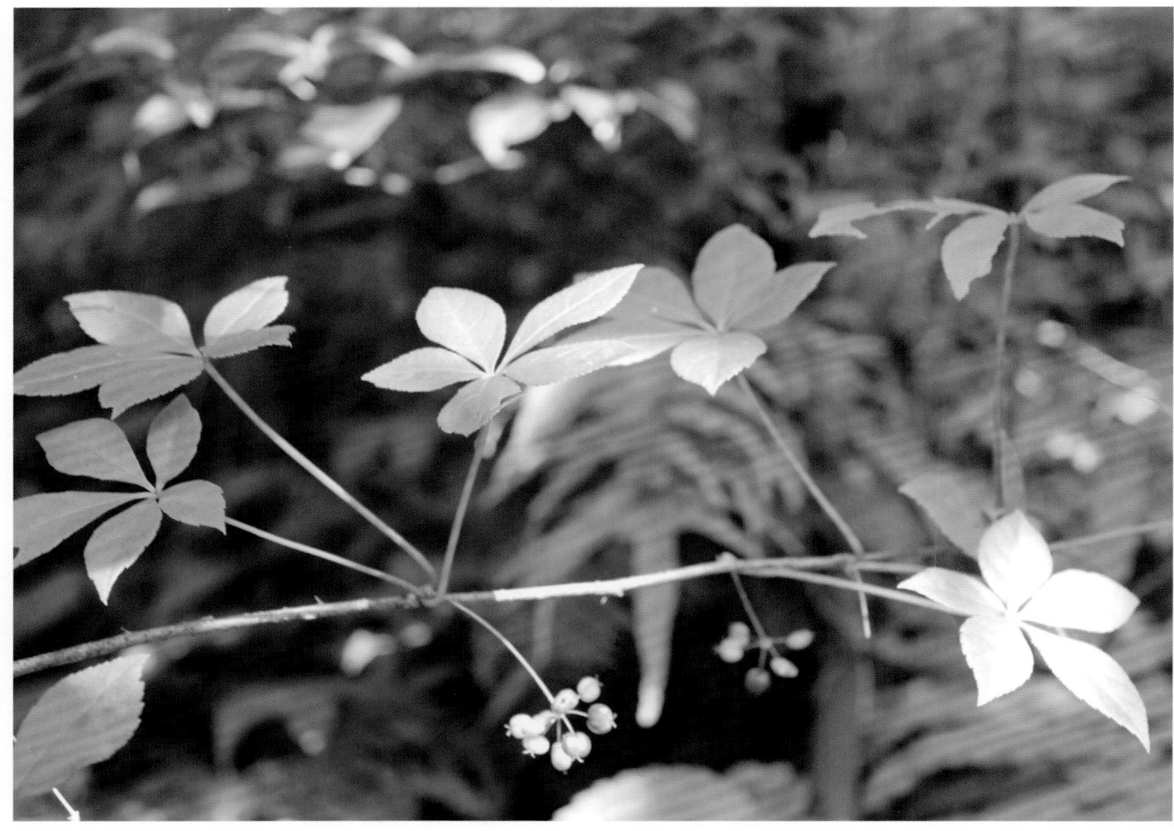

刺五加

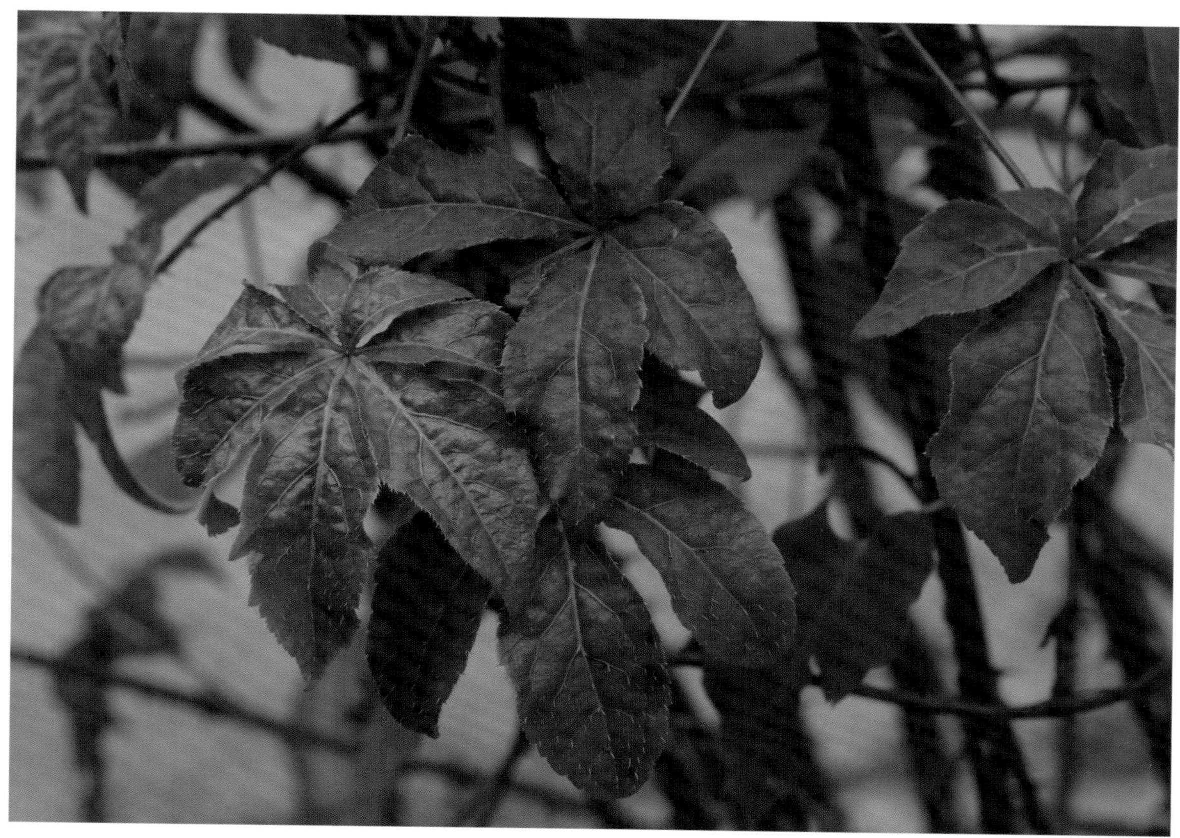

刺五加

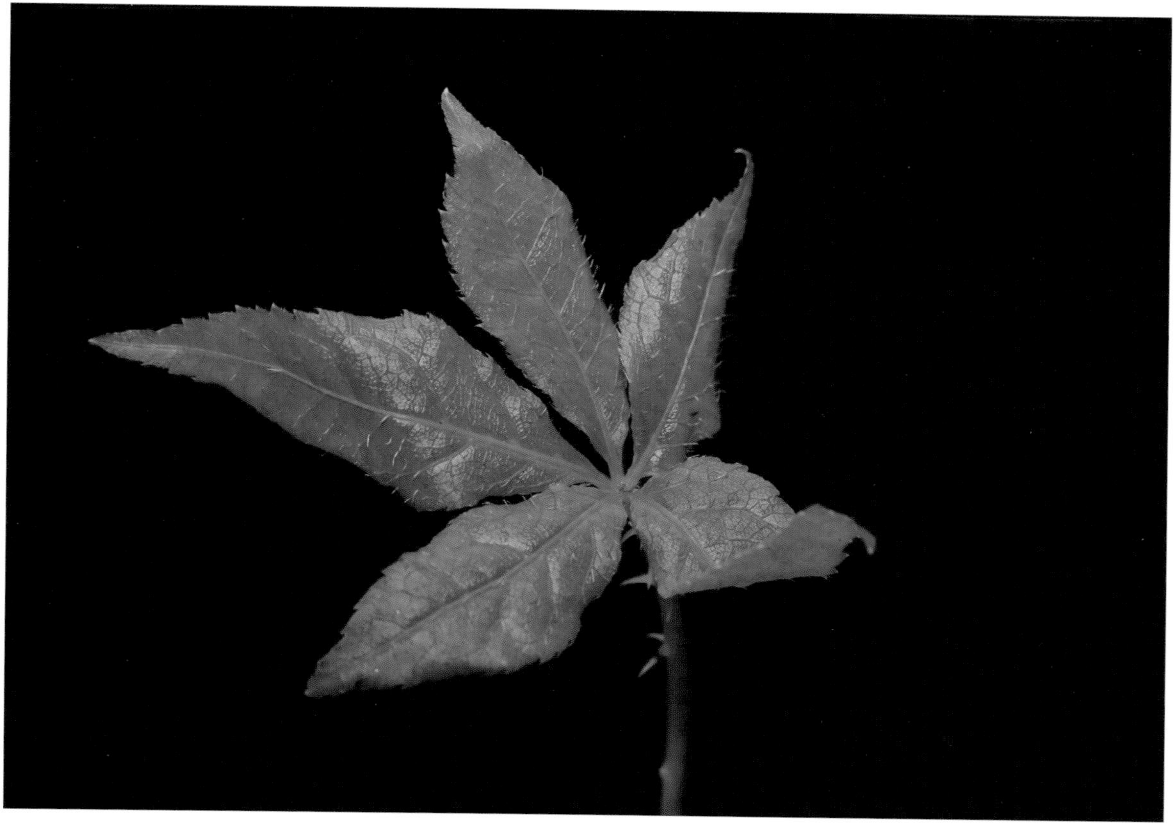

刺五加

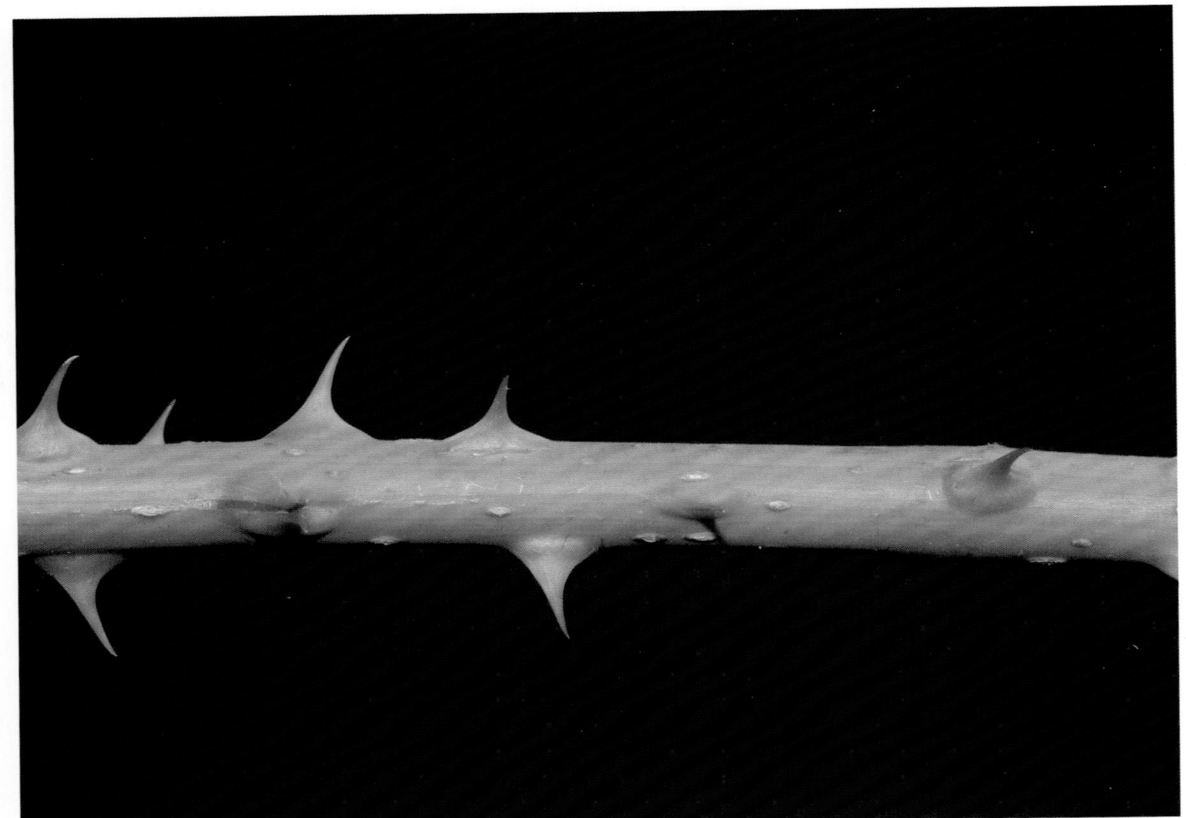

刺五加药材

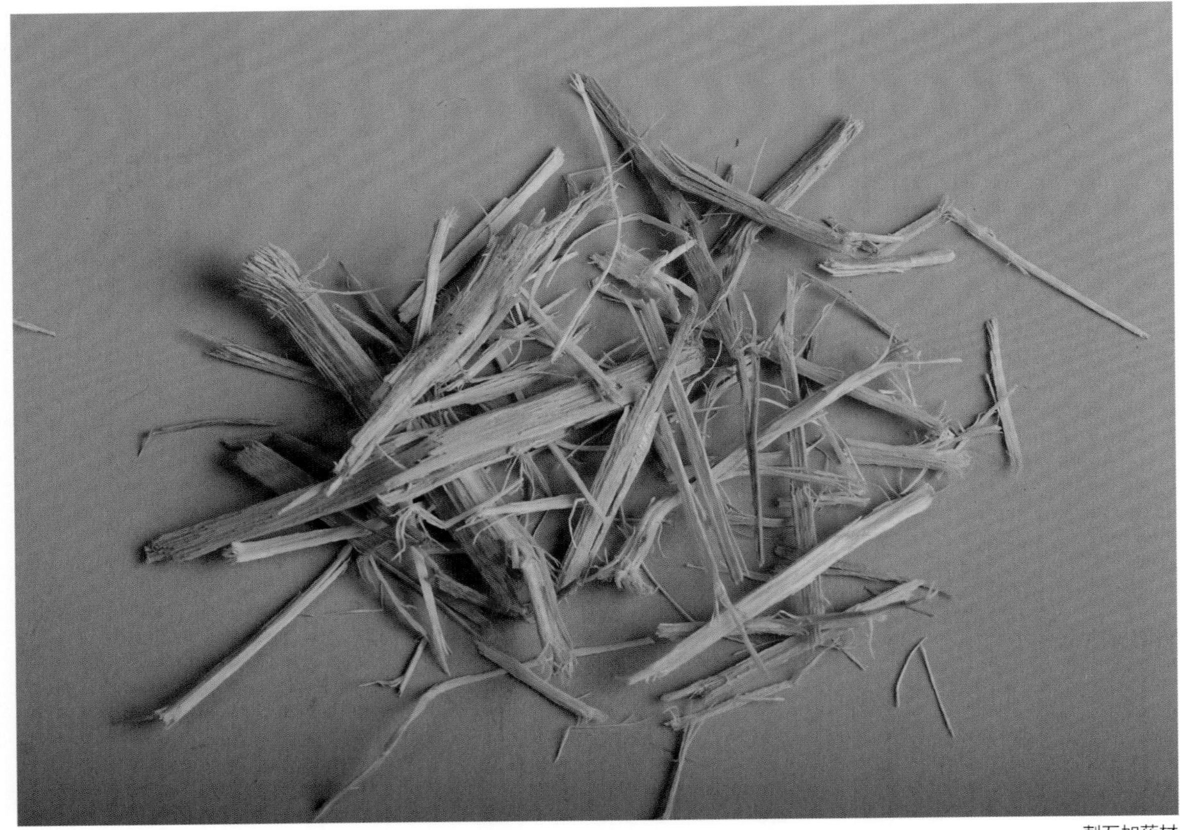

刺五加药材

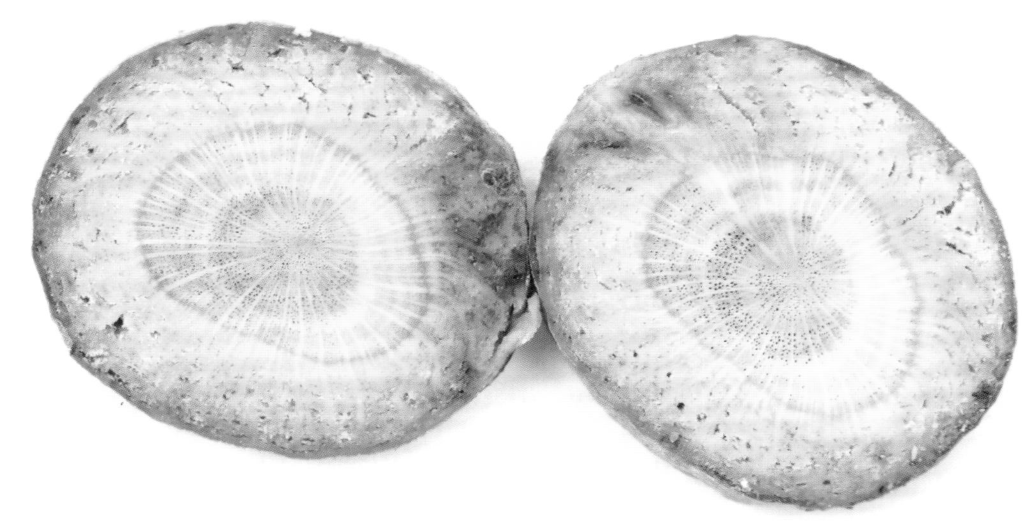

刺五加药材

功效主治

祛风湿，补肝肾，强筋骨，活血脉。主治风寒湿痹，腰膝疼痛，筋骨痿软，小儿行迟，体虚羸弱，跌仆损伤，骨折，水肿，脚气，阴下湿痒。

用法用量

内服：煎汤，6 ~ 9 g，鲜品加倍；浸酒或入丸、散。外用：适量，煎水熏洗或为末敷。

民族药方

1．劳伤 刺五加根、一口血、大小血藤各 10 ~ 15 g。泡酒服。

2．气痛 刺五加根 30 g。泡酒或水煎服。

3．骨折 刺五加根、凌霄花根各适量。捣茸，炒酒包患处。

4．风湿痹痛 刺五加根 30 g，铁筷子 15 g，见血飞、黑骨藤各 10 g。水煎服。

5．风湿疼痛 刺五加、三角风、血当归各 16 g，白龙须、阎王刺根、马鞭草各 10 g，大血藤 31 g。上药泡酒 500 ml，早、晚适量内服。

6．风湿麻木，肢体痿软 刺五加皮、木瓜、淫羊藿、菟丝子、桑寄生各适量。水煎服。

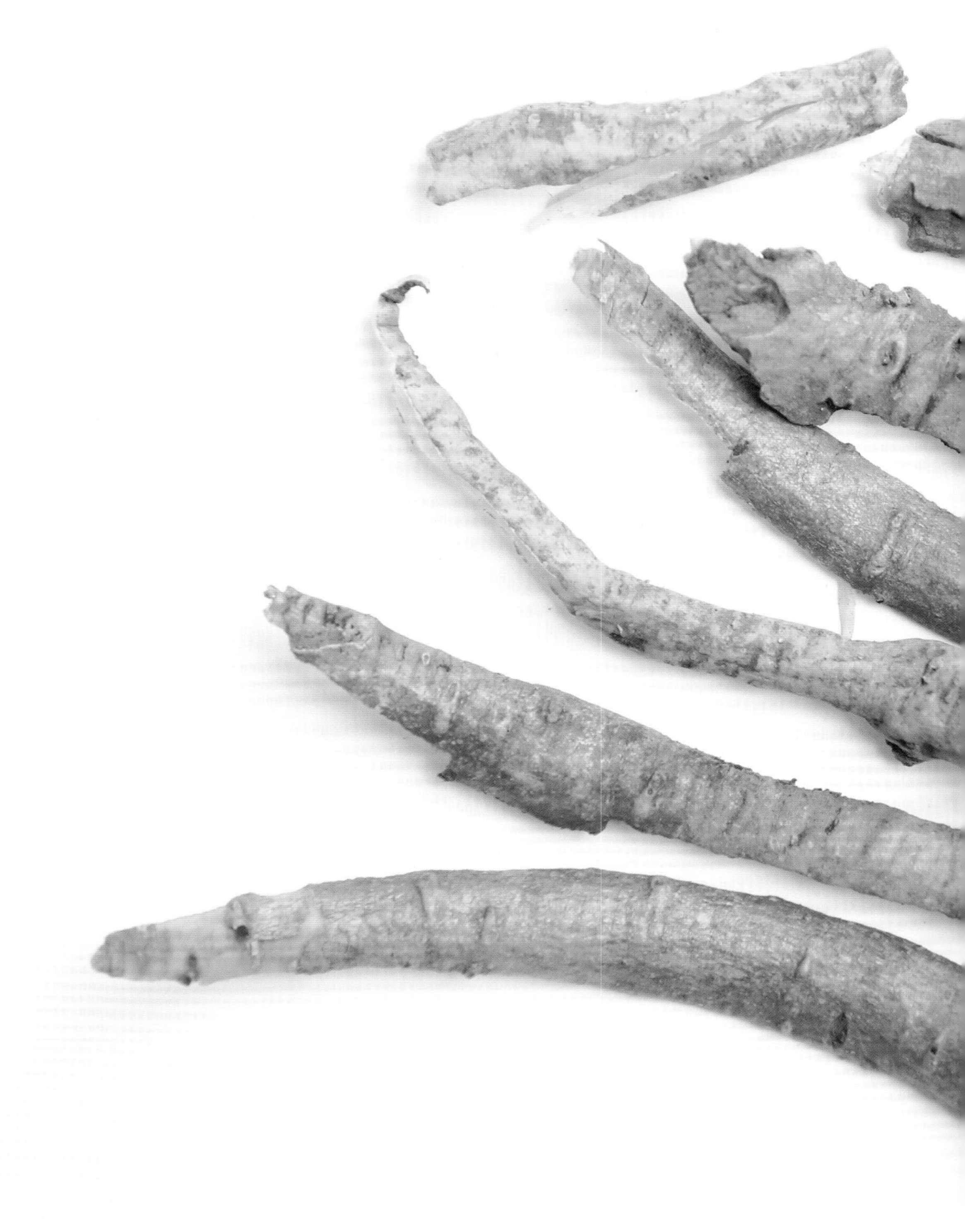

刺五加

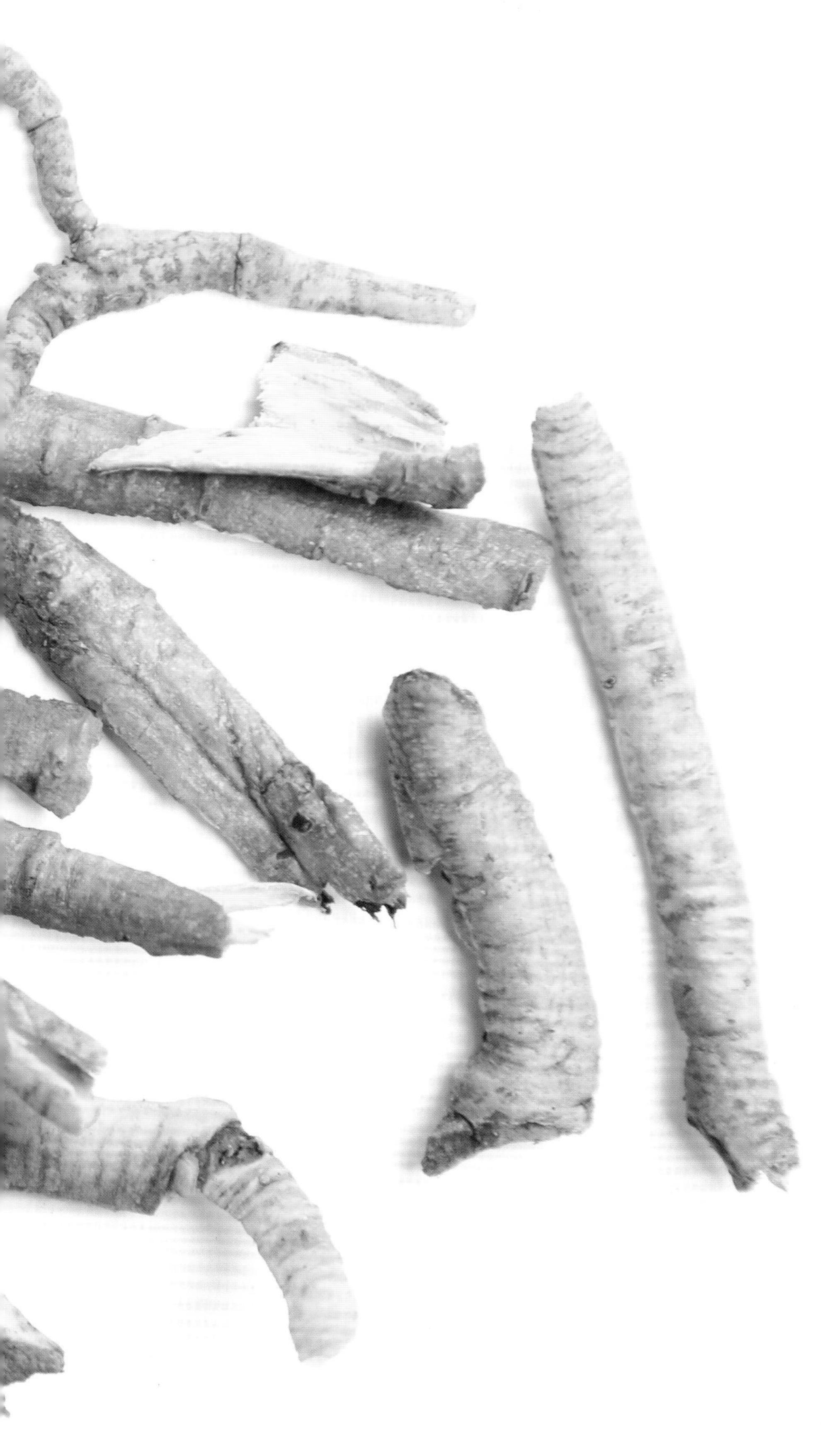

刺五加药材

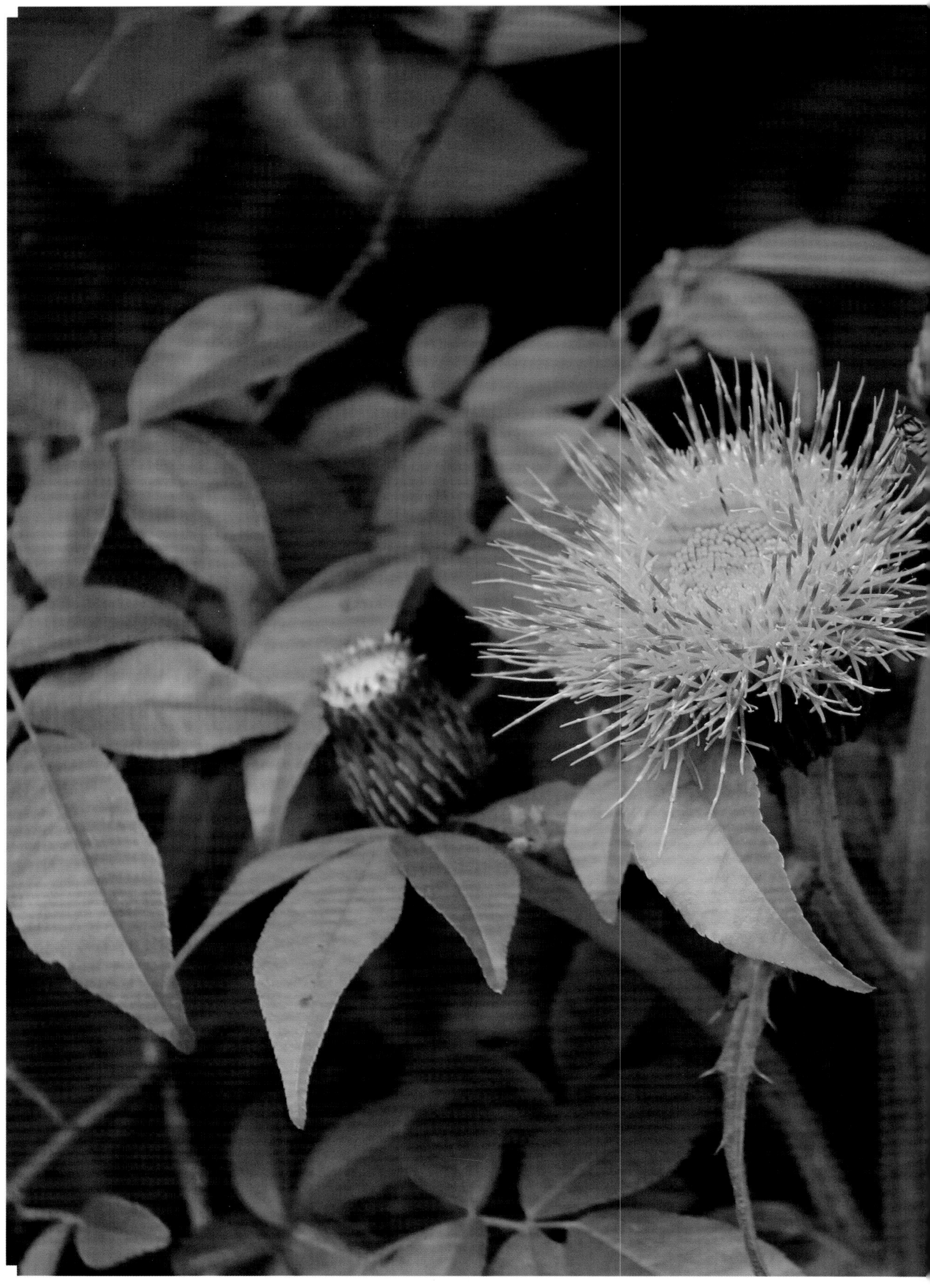

大蓟

【苗 药 名】 窝布坝溜。

【别　　名】 刺蓟、山牛蒡、野红花、刷把头、鸟不扑。

【来　　源】 本品为菊科植物大蓟 *Cirsium japonicum* Fisch. ex DC. 的地上部分或根。

【性味归经】 味苦，性冷。归热经。

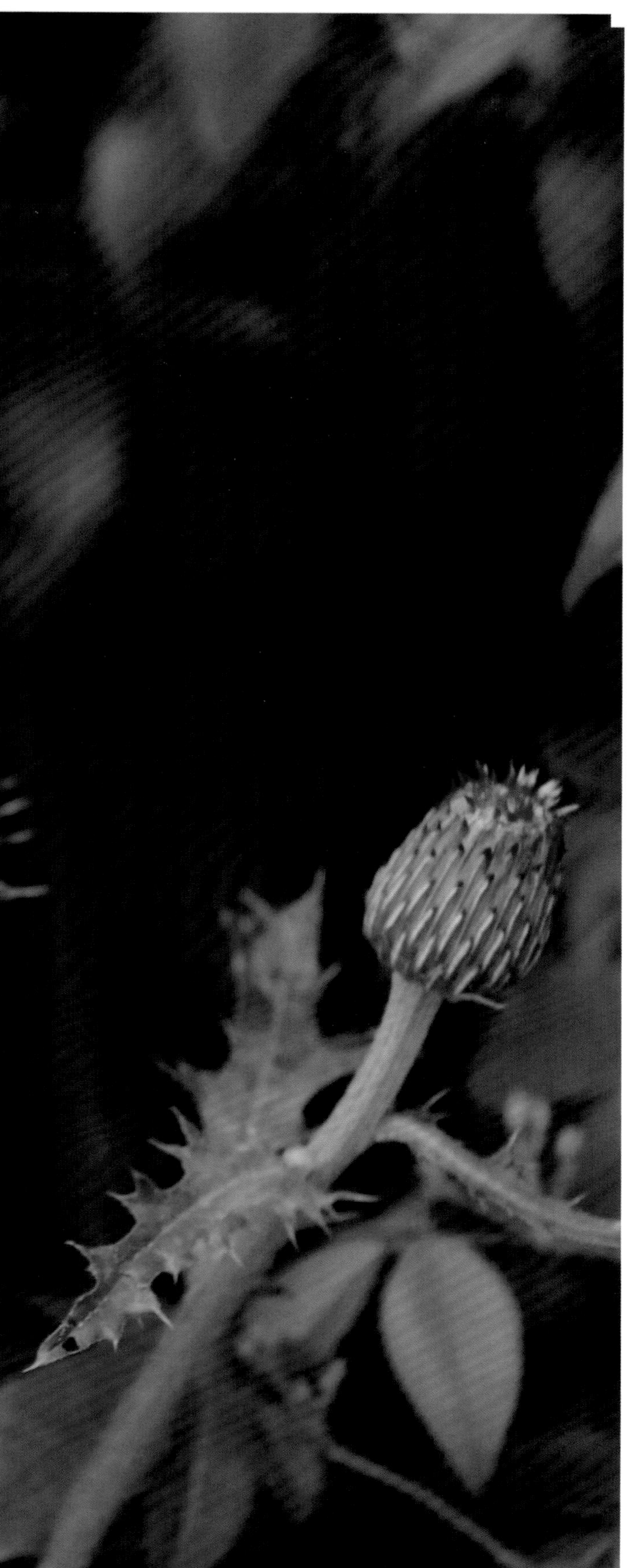

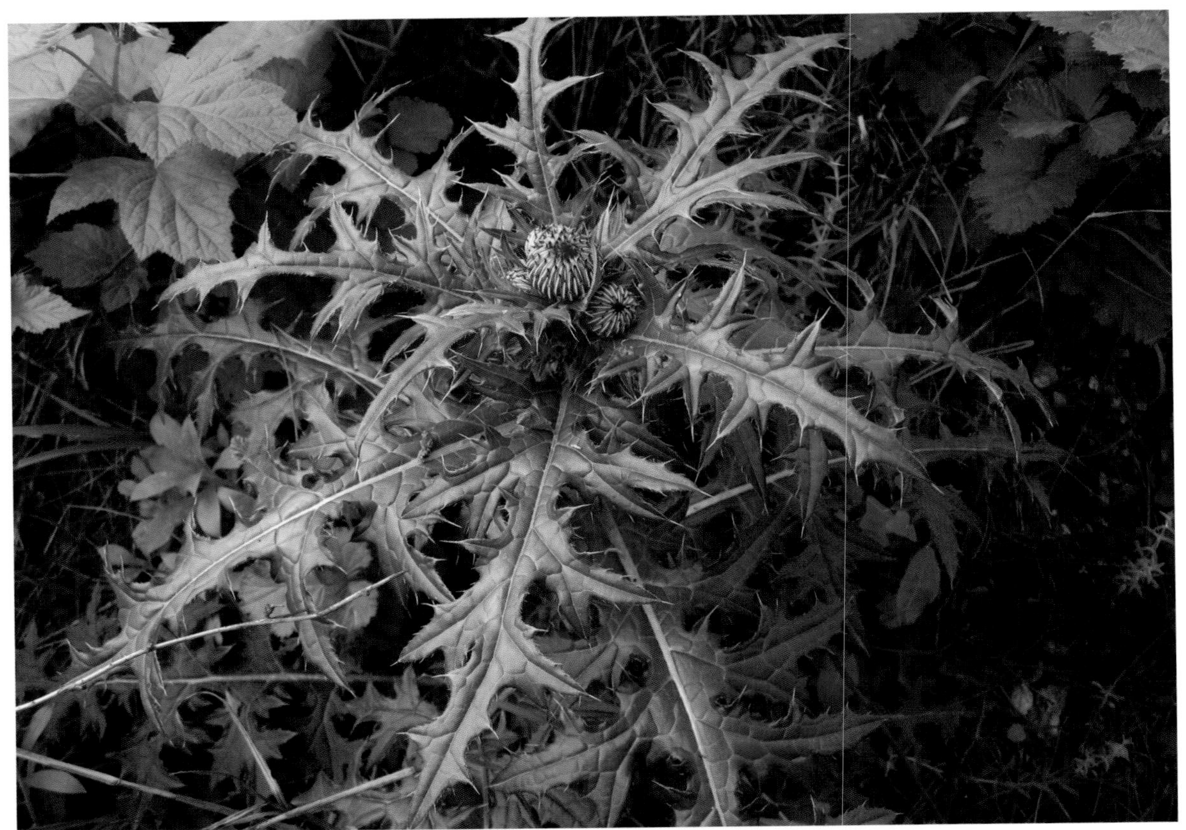

大蓟

识别特征

多年生草本植物，块根纺锤状。茎直立，高 30 ~ 80 cm，茎枝有条棱，被长毛。基生叶有柄，叶片倒披针形或倒卵状椭圆形，长 8 ~ 20 cm，宽 2.5 ~ 8.0cm，羽状深裂，边缘齿状，齿端具刺；自基部向上的叶渐小；叶面绿色，两面沿脉有疏毛。头状花序，单生；总苞钟状，直径 3 cm；总苞片约 6 层，覆瓦状排列，外层较短，向内渐长，条状披针形，先端渐尖刺且短；全部为管状花，两性花冠紫色或紫红色，长 1.5 ~ 2.0 cm，5 裂，裂片较下面膨大部分短；雄蕊 5，花药先端有附片，基部有尾。瘦果长椭圆形，稍扁，长约 4 mm；冠毛羽状，暗灰色，稍短于花冠。花期 5—6 月，果期 6—8 月。

生境分布

生长于山坡、草地、路旁。分布于河北、陕西、山东、江苏、浙江、江西、福建、台湾、湖北、湖南、广东、广西、四川、云南、贵州等省区。

采收加工

根：秋季采挖，除去泥土、残茎，洗净，晒干。夏、秋二季开花时割取地上部分，鲜用或晒干。

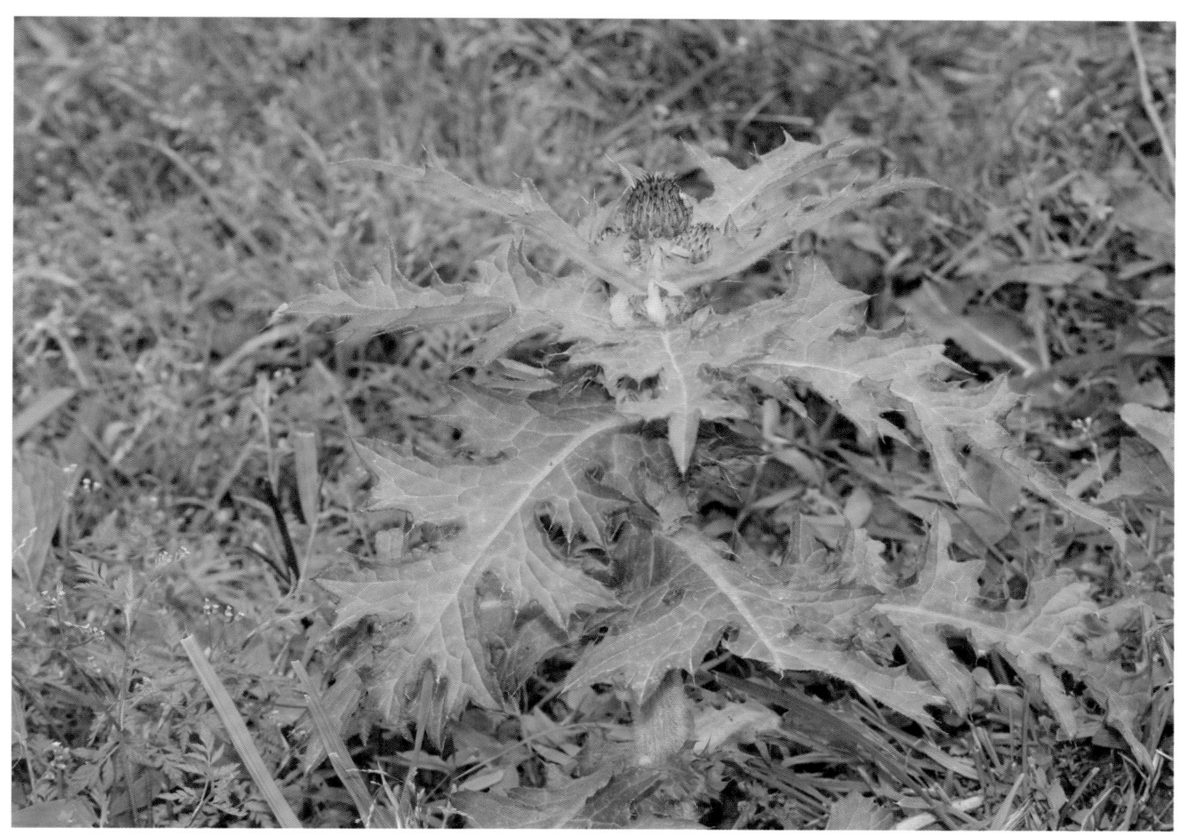

大蓟

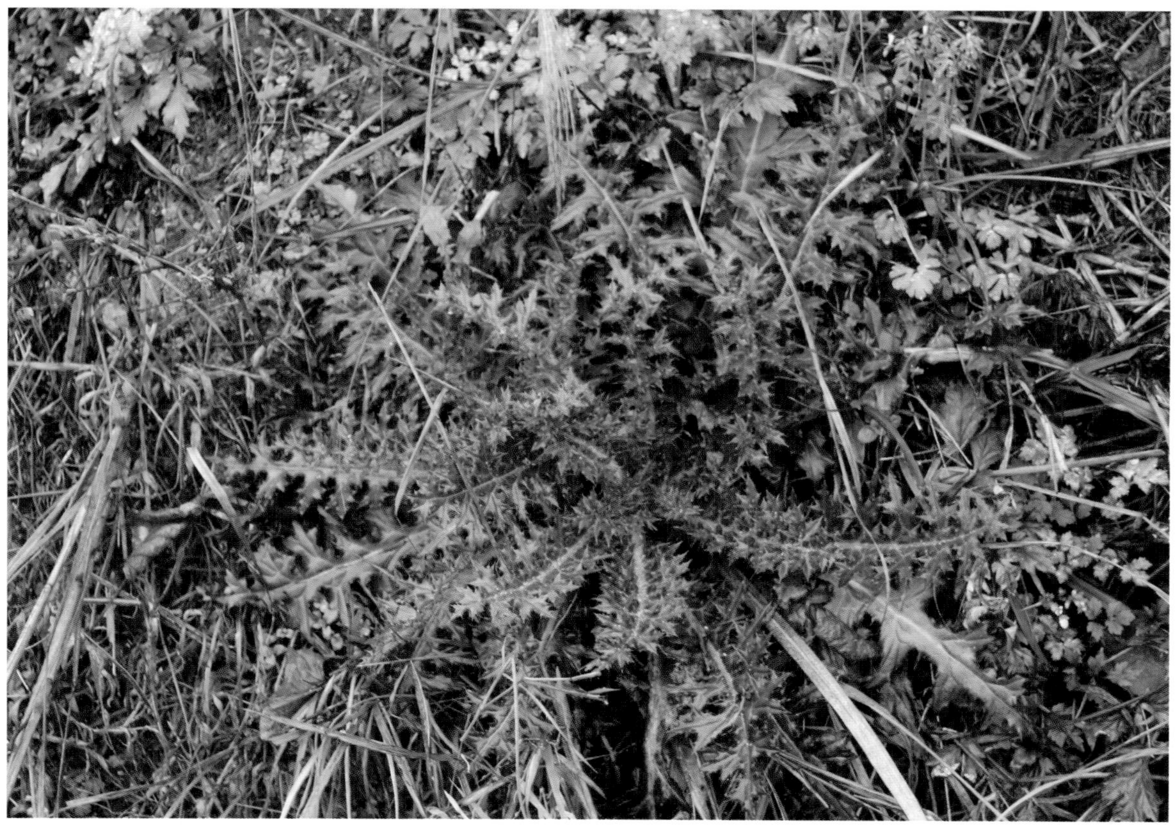

大蓟

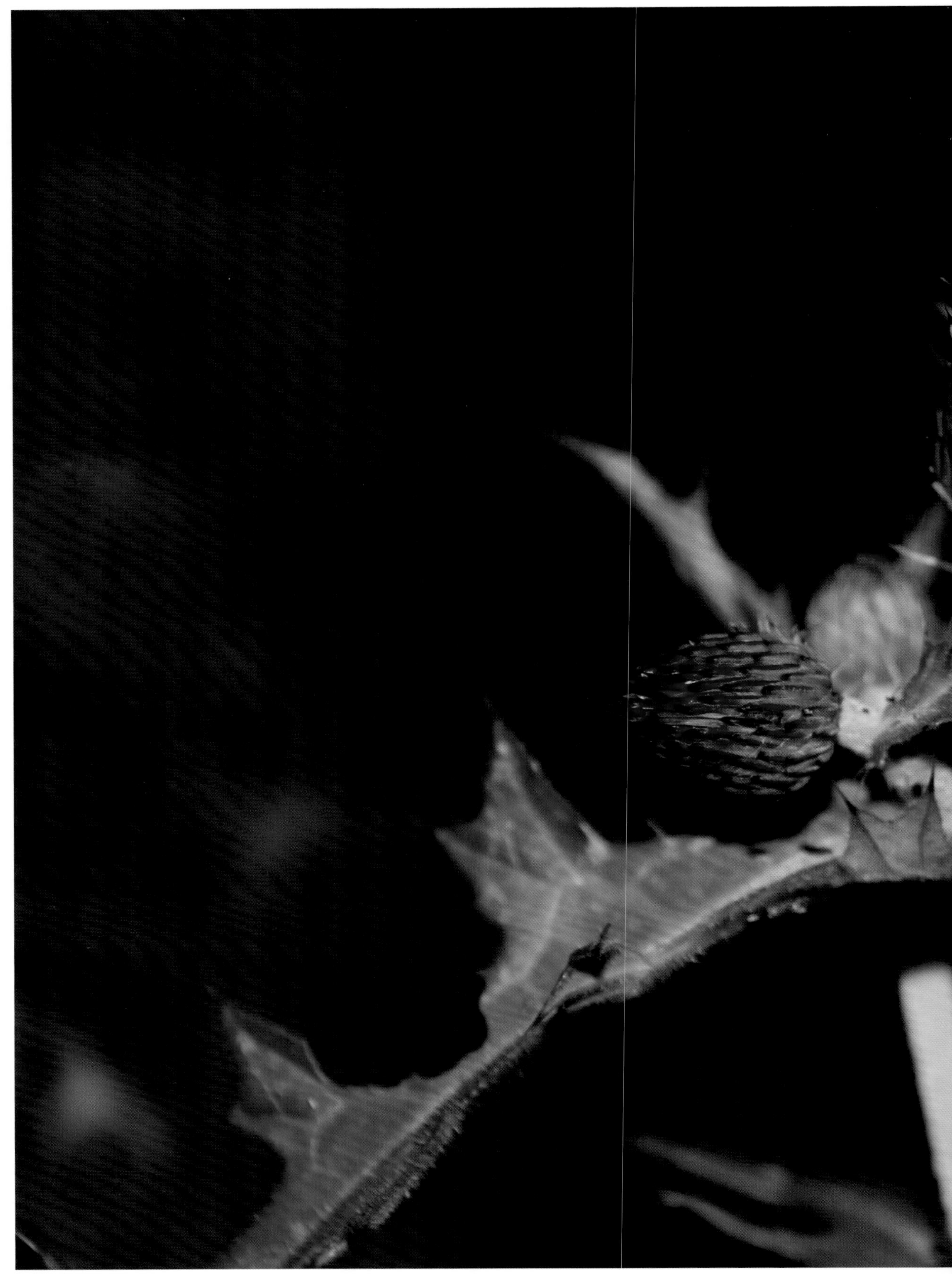

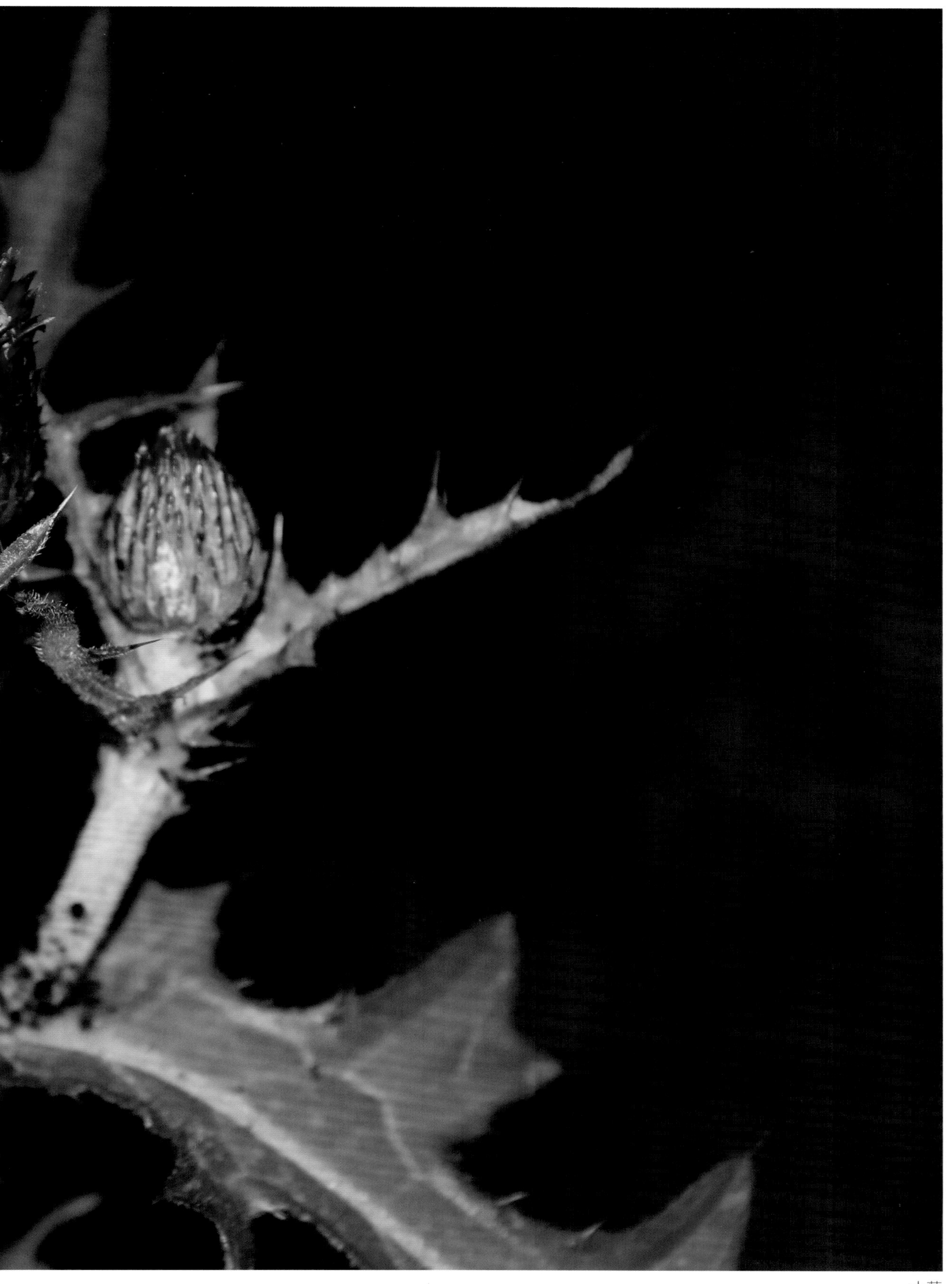

大蓟

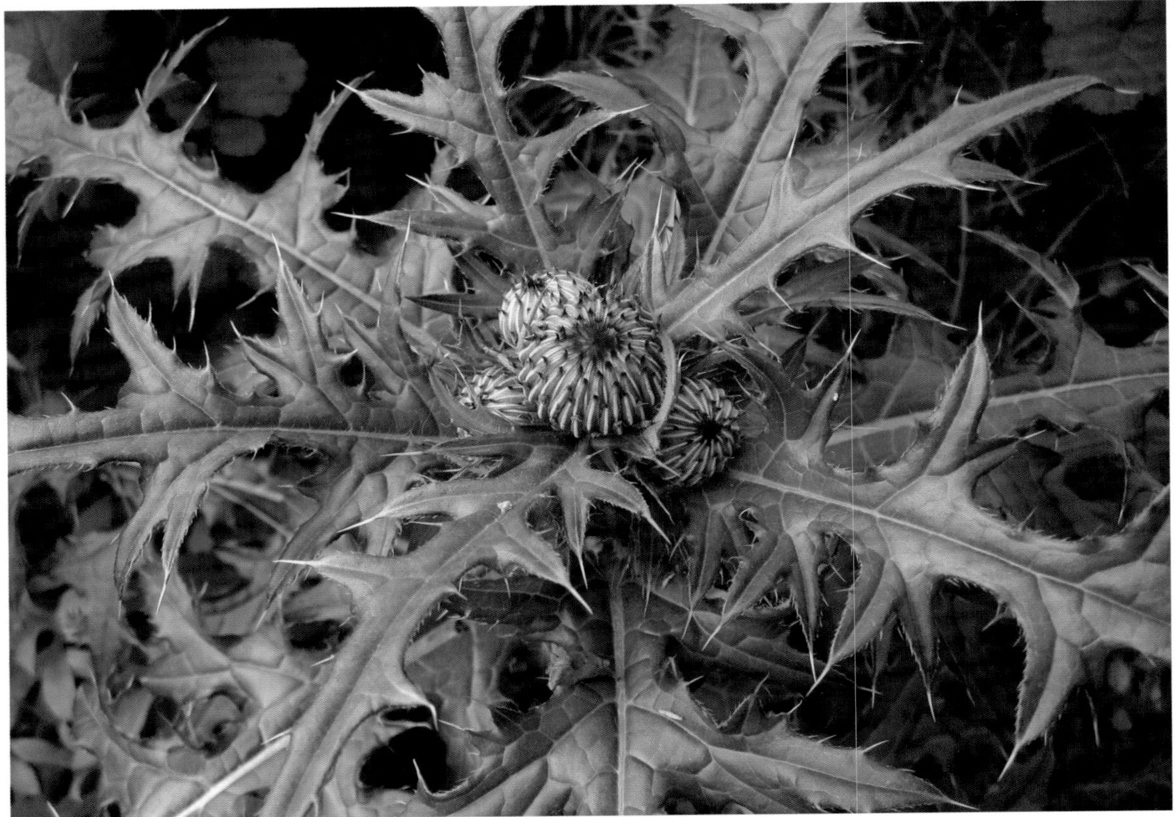
大蓟

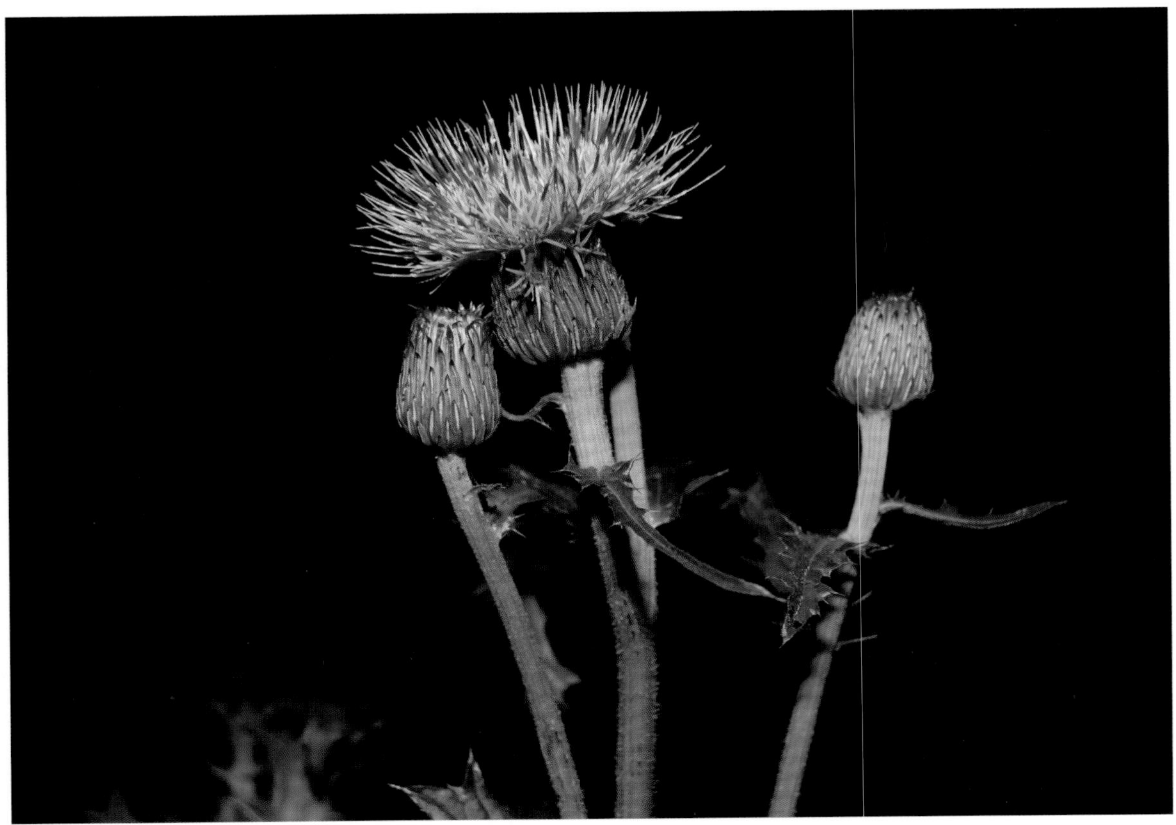
大蓟

药材鉴别

大蓟草：茎圆柱形，直径 0.5 ~ 1.5 cm，表面绿褐色或棕褐色，有纵棱，被灰白色毛；质松脆，断面黄白色，髓部白色，常中空。叶皱缩，多破碎，完整叶片展平后呈倒披针形或倒卵状椭圆形，羽状深裂，边缘具不等长的针刺，上表面灰绿色或黄棕色，下表面色较浅，两面有白色毛。头状花序顶生，圆球形或椭圆形，总苞枯黄色，苞片披针形，4 ~ 6 层，冠毛羽状，黄白色。气微，味淡。以色绿、叶多者为佳。

大蓟根：根长纺锤形，常簇生而扭曲，长 5 ~ 15 cm，直径约 1 cm，表面暗褐色，有纵皱纹。质硬而脆，易折断，断面较粗糙，皮部薄，棕褐色，有细小裂隙，木部类白色。气特异，味微苦涩。以条粗、芦头短者为佳。

功效主治

凉血止血，行瘀消肿。主治吐血，咯血，衄血，便血，尿血，妇女崩漏，外伤出血，疮疡肿痛，瘰疬，湿疹，肝炎，肾炎。

用法用量

内服：煎汤，5 ~ 10 g；鲜品可用 30 ~ 60 g。外用：适量，捣烂外敷。用于止血，宜炒炭用。

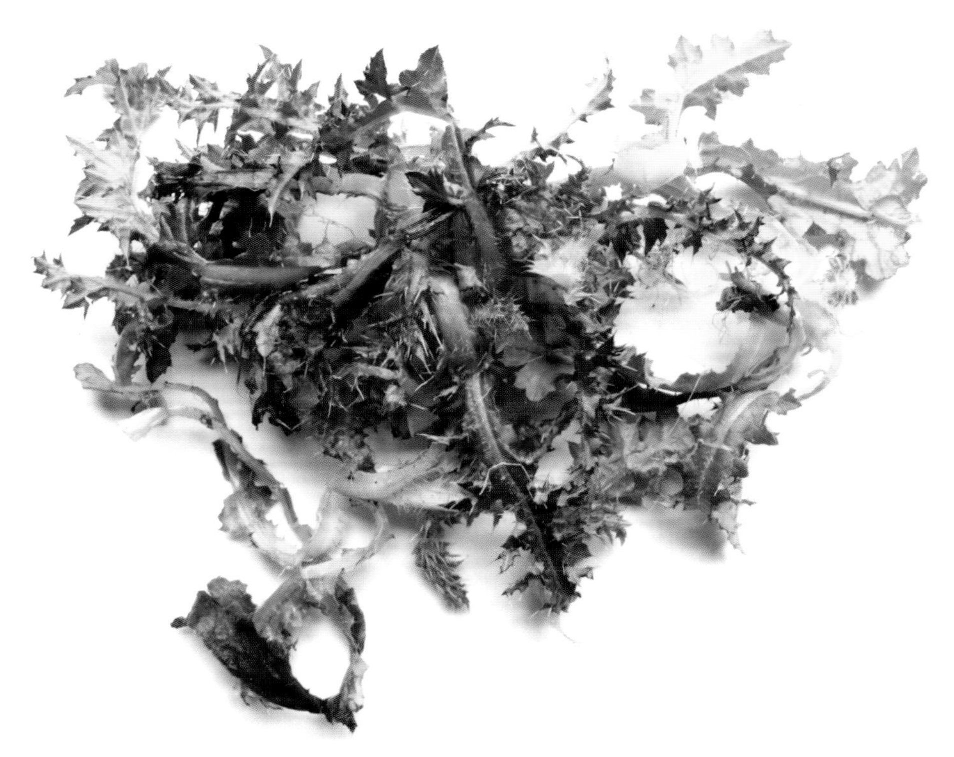

大蓟药材

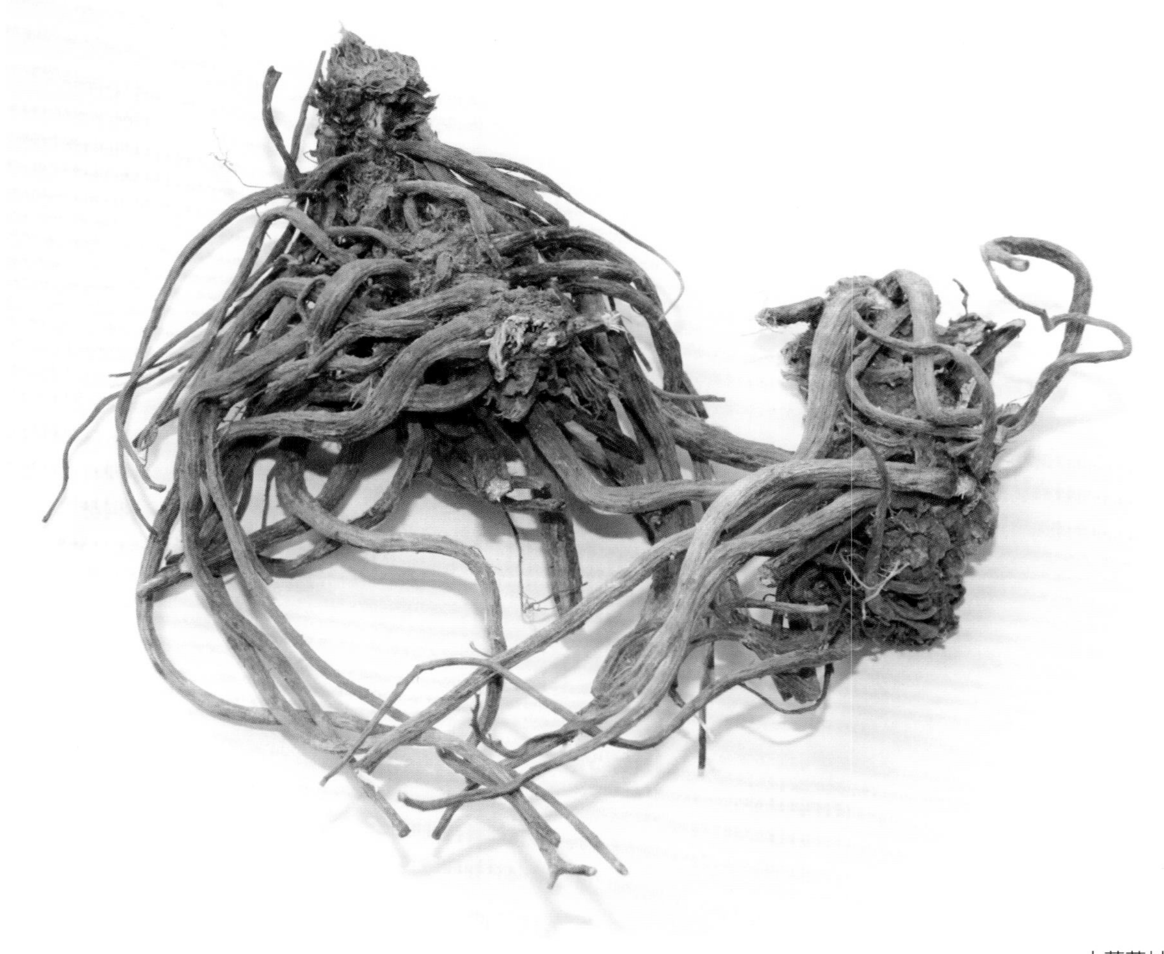

大蓟药材

民族药方

1．病后体弱 大蓟 25 g，天冬 30 g。炖猪脚或炖鸡吃。

2．无名肿毒 大蓟根、牛蒡子各 20 g。捣烂炒热敷患处。

3．妇女红崩下血、白带不止 大蓟 15 g，土艾叶、白鸡冠花各 9 g，木耳 6 g，炒黄柏 15 g（如白带止，不用黄柏）。引水酒煨服。

4．妇女干血痨或肝痨，恶寒发热，头痛，形体消瘦，精神短少 新鲜大蓟 60 g，黄牛肉 120 g。共入锅内煮烂，天明吃毕后，复熟睡。忌盐。

5．牙痛，口腔糜烂 大蓟根 30 g。频频含漱。

6．慢性肾炎 大蓟根30 g，中华石荠苎12 g，积雪草、兖州卷柏、车前草各15 g，加猪瘦肉适量。水炖，早、晚分服。

7．乳腺炎 鲜大蓟根块适量。去泥洗净，阴干，捣烂取其汁液，加入 20% 凡士林搅拌，待 30 分钟后即自然成膏。乳房发炎期用上药膏涂在消毒纱布上贴于患部，4 ~ 6 小时换药 1 次；乳房化脓期先行局部切口引流，再敷药膏，4 小时换药 2 次，3 日后改 6 小时换 1 次。

8．肺结核 干大蓟根 100 g。水煎，每日 1 剂，分 2 次口服（如每剂加瘦肉 30 ~ 60 g 或猪肺 30 g 同煎更好），连服 3 个月为 1 个疗程。

9．高血压 新鲜大蓟根适量。加水浸泡约 30 分钟，煎煮 3 次，每次煮沸 30 分钟，滤液合并浓缩成 100 ml 相当于生药 15 g 的煎剂，早、晚各服 1 次，每次 10 ml；亦可用新鲜根或叶制成浸膏片。根制片每日 3 次，每次 4 片，每片量相当于干根 30 g；叶制片每日 3 次，每次 3 片，每日量相当于干叶 15 g 左右。

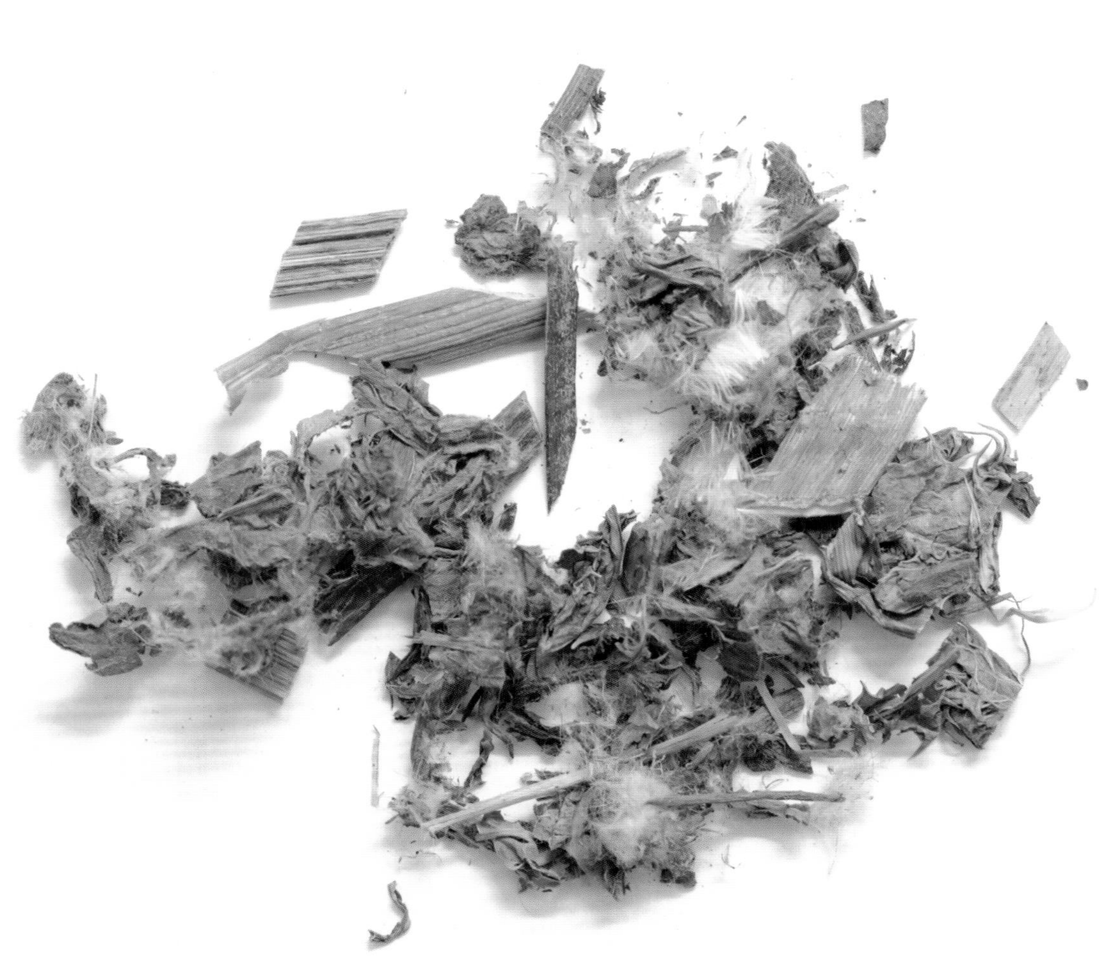

大蓟饮片

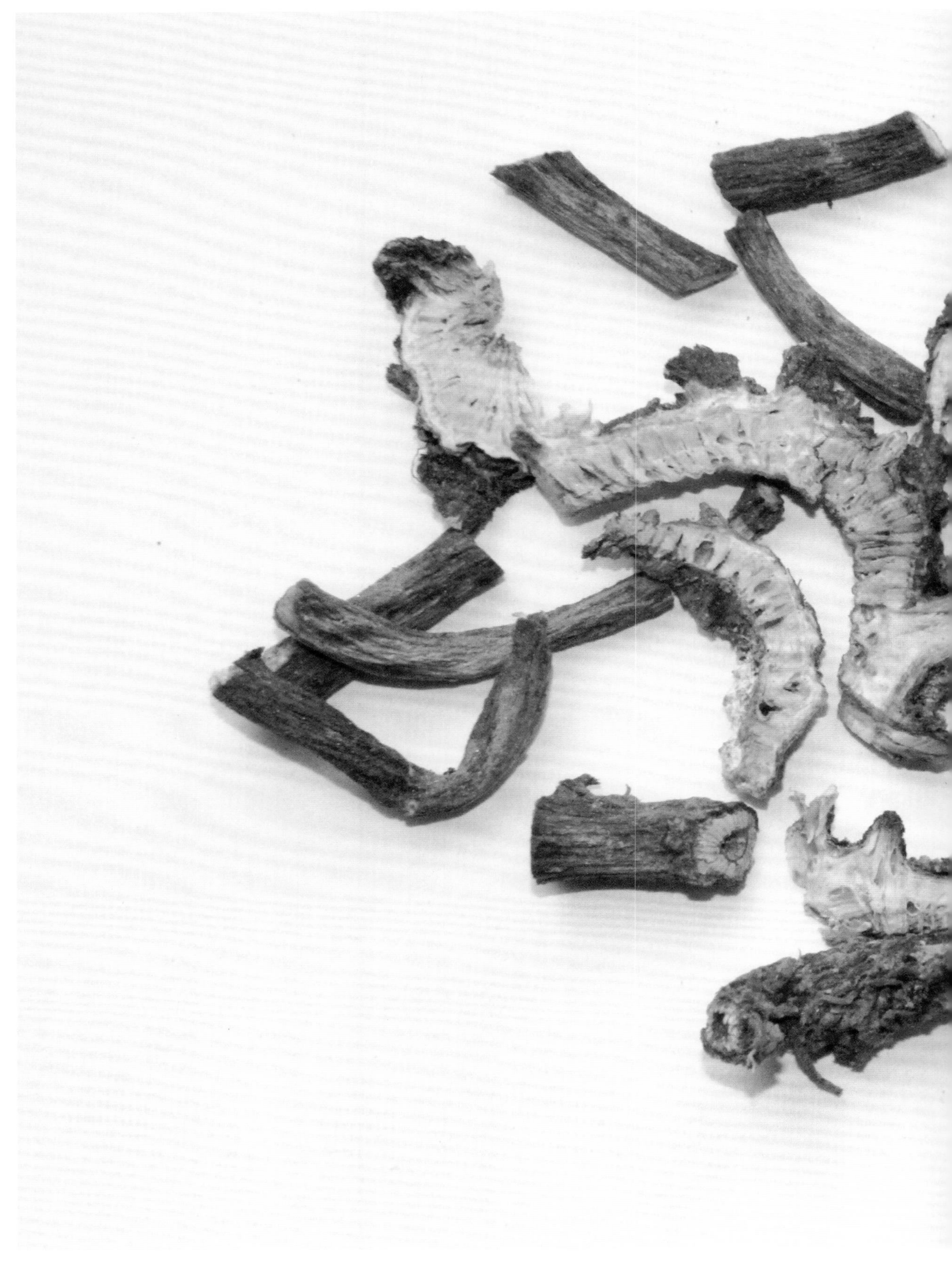

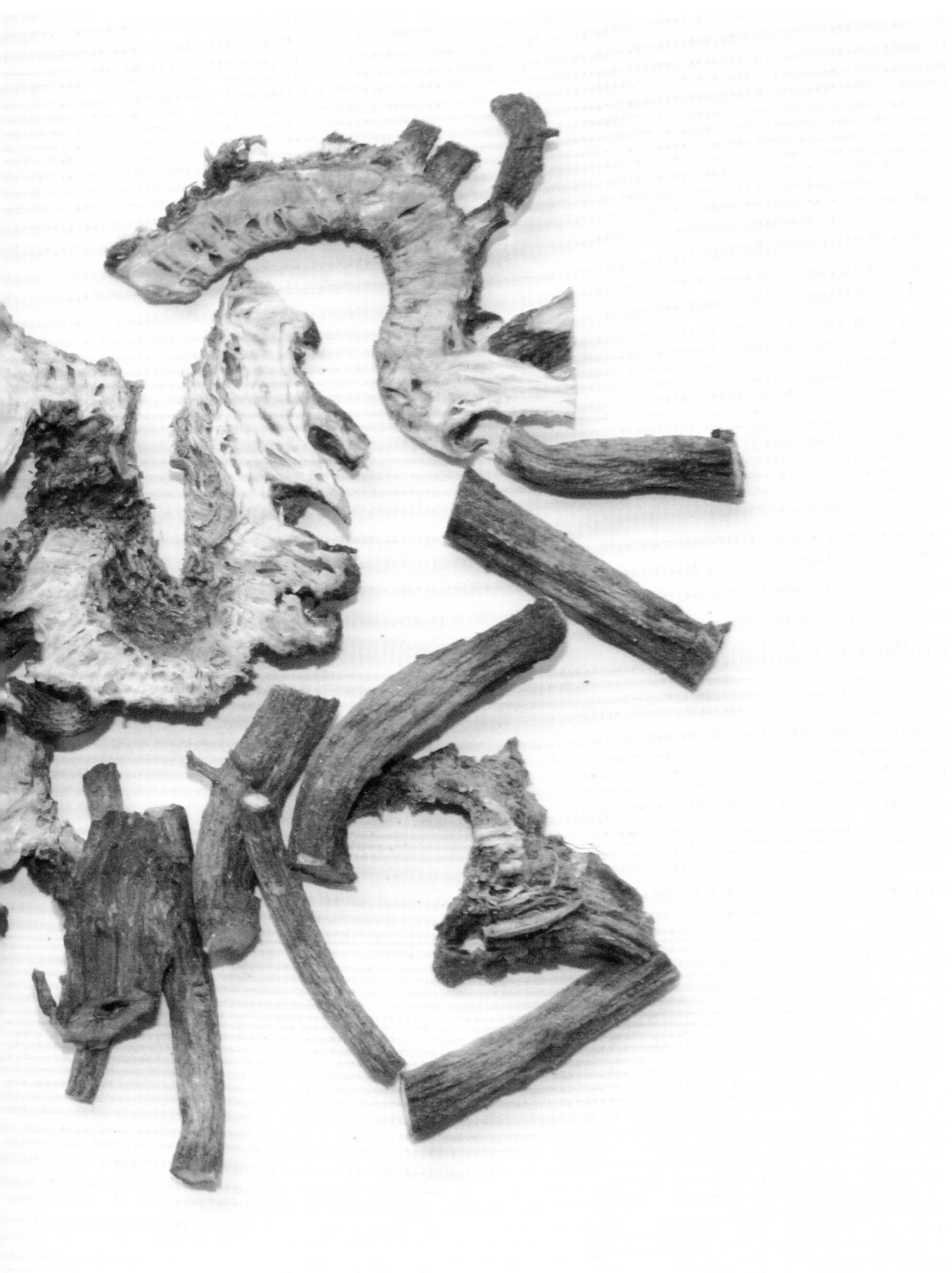

大蓟饮片

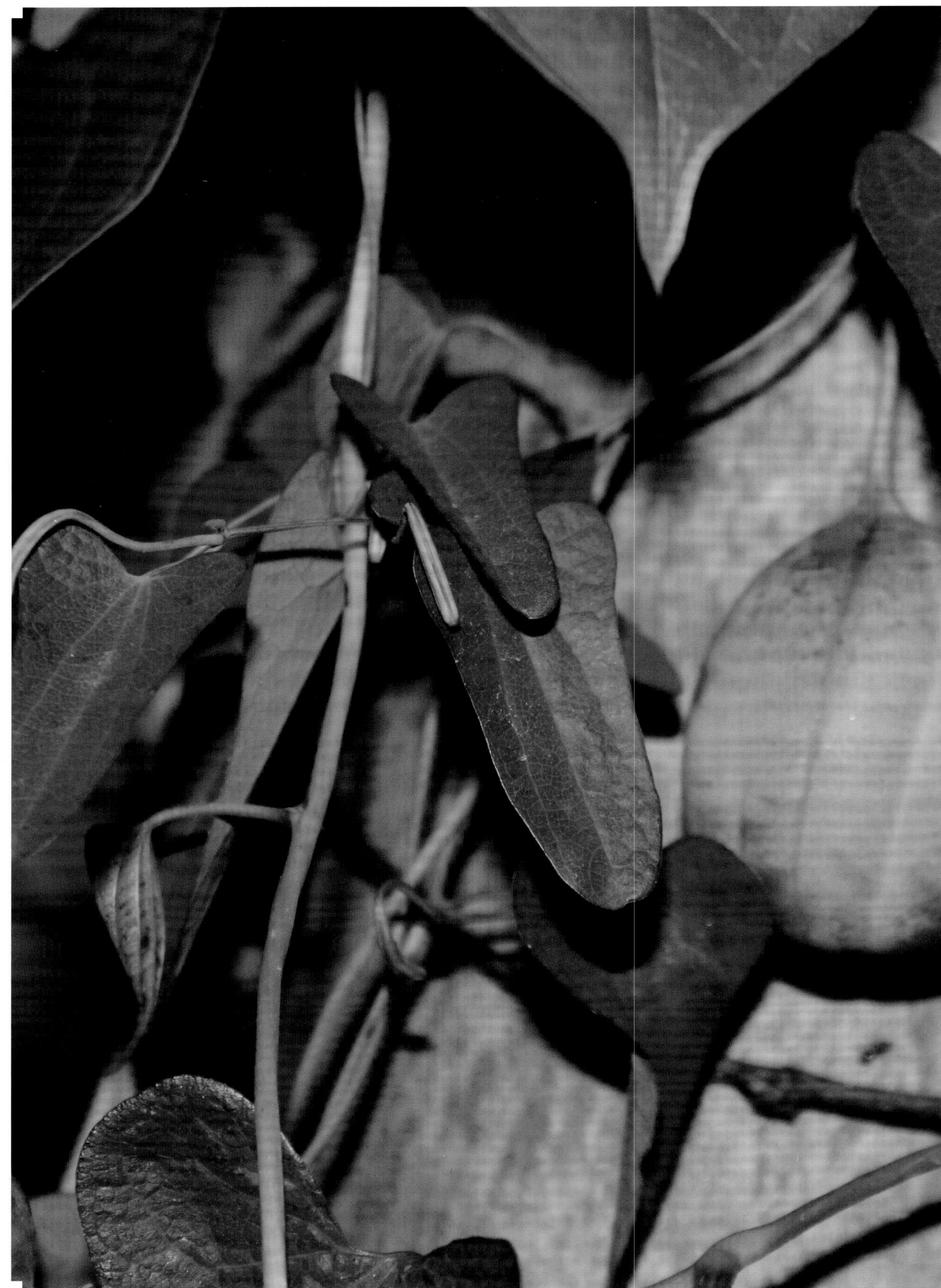

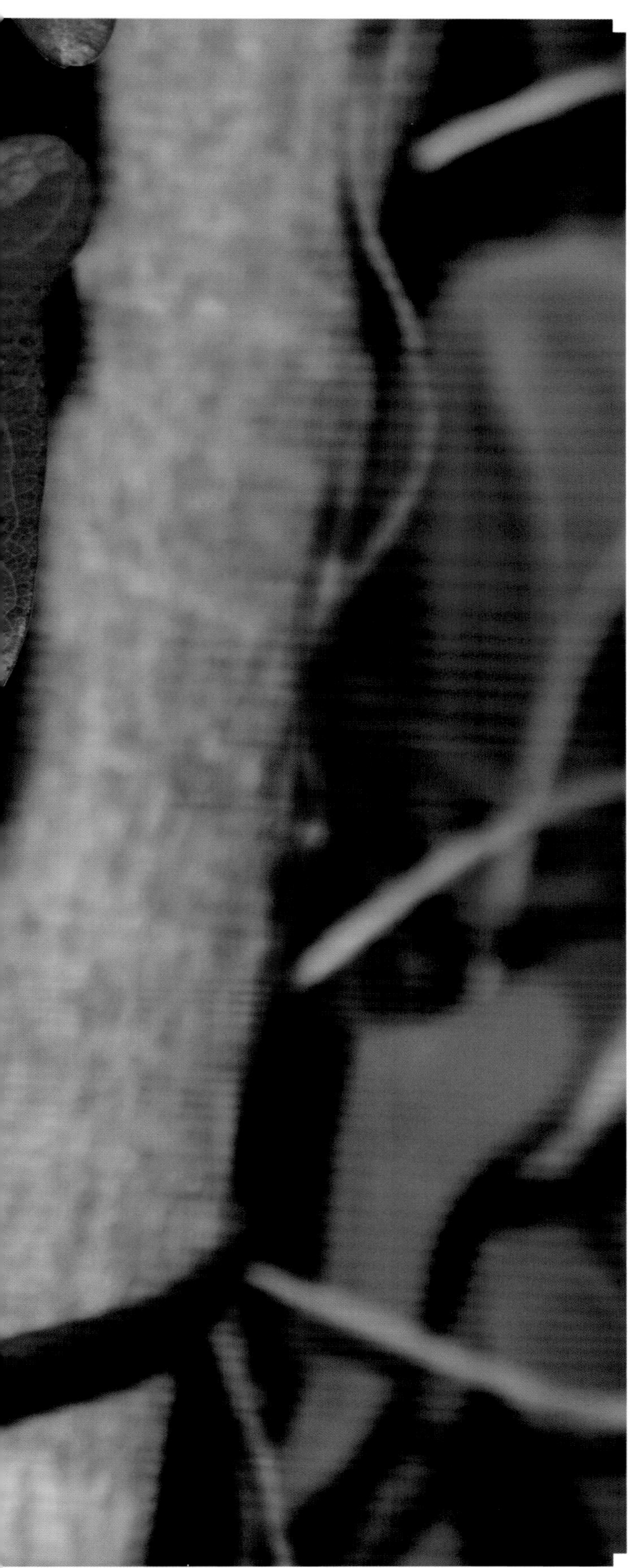

大青木香

【苗 药 名】那信庙。

【别　 名】青香藤。

【来　 源】本品为马兜铃科植物马兜铃 *Aristolochia debilis* Seib. et Zucc. 的根。

【性味归经】味苦，性冷，有小毒。归热经、快经。

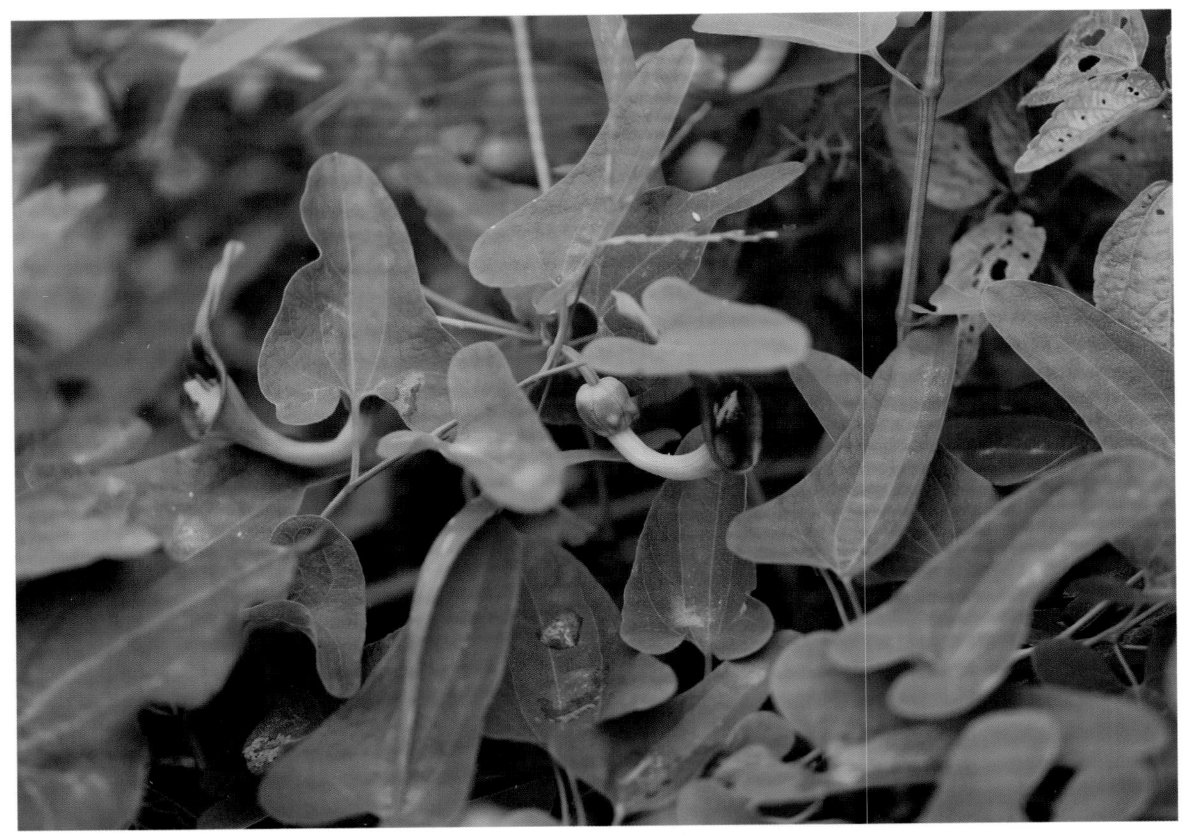

马兜铃

识别特征

草质藤本植物，全体无毛。根地下伸长，气辛香，叶互生，三角状卵形，长 4 ~ 8 cm，宽 3 ~ 6 cm，顶端钝圆，基部心形，两侧具回耳叶。花单生长于叶腋，花暗紫色，基部急剧膨大成球形，中部管状，上部扩大成向一侧偏心的侧片；雄蕊 6，贴生于粗短的花柱体周围；花药 2 室；花柱 6 枚，愈合成柱体。蒴果近球形，自基部沿室间开裂为 6 瓣。

生境分布

生长于山坡灌木丛中。我国黄河以南各省区均有分布。

采收加工

10—11 月茎叶枯萎时挖取根部，除去须根、泥土，晒干。

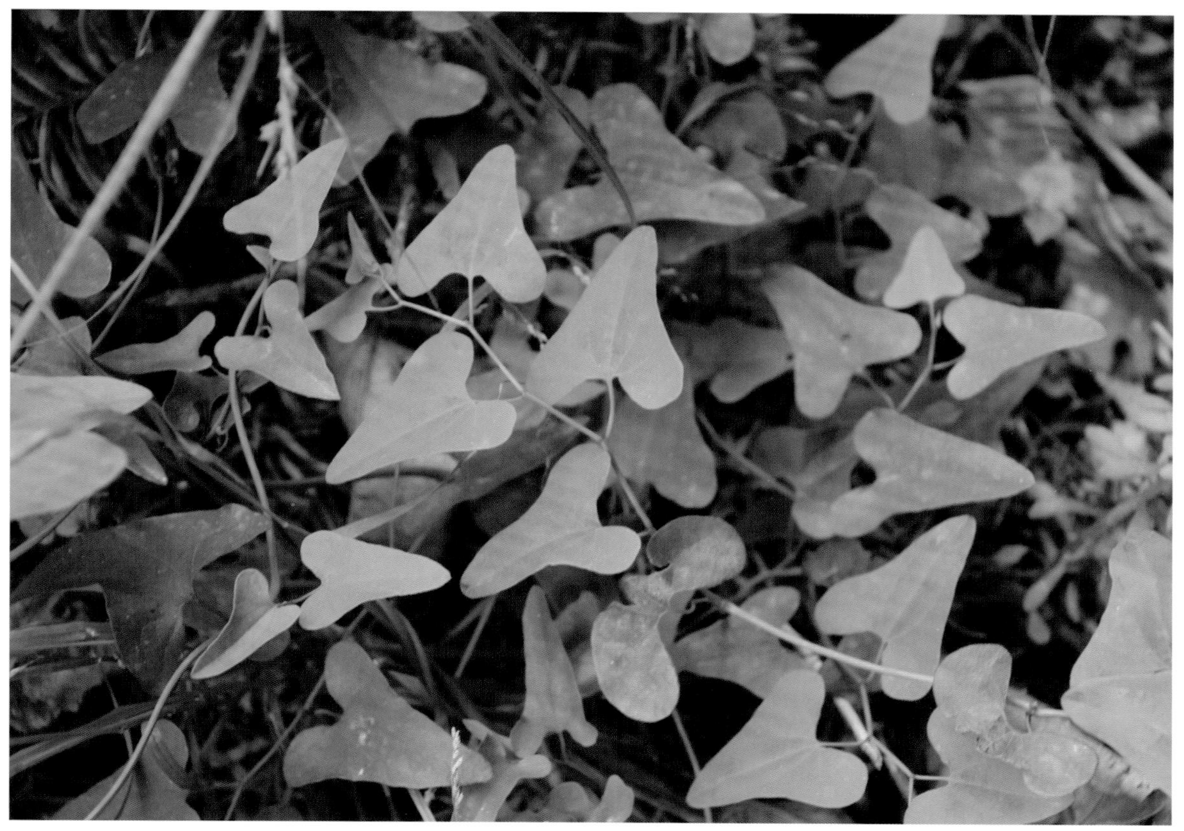

马兜铃

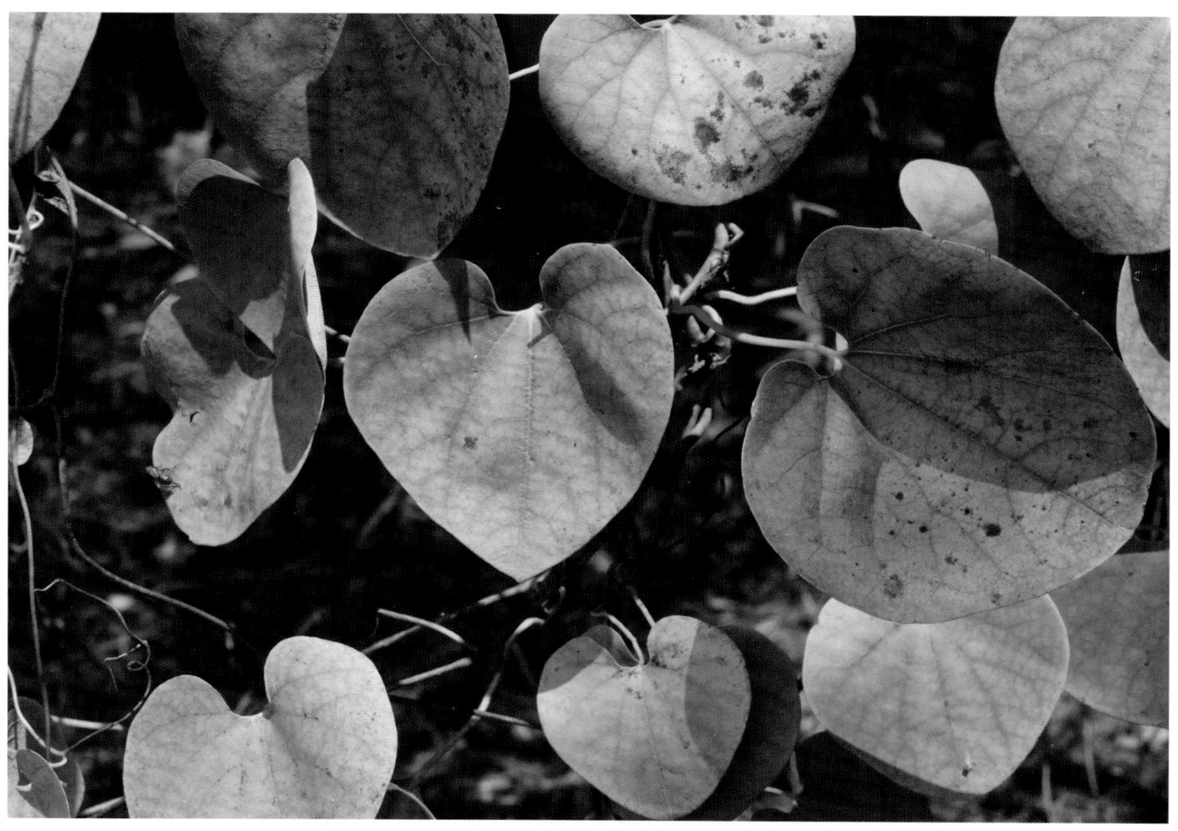

马兜铃

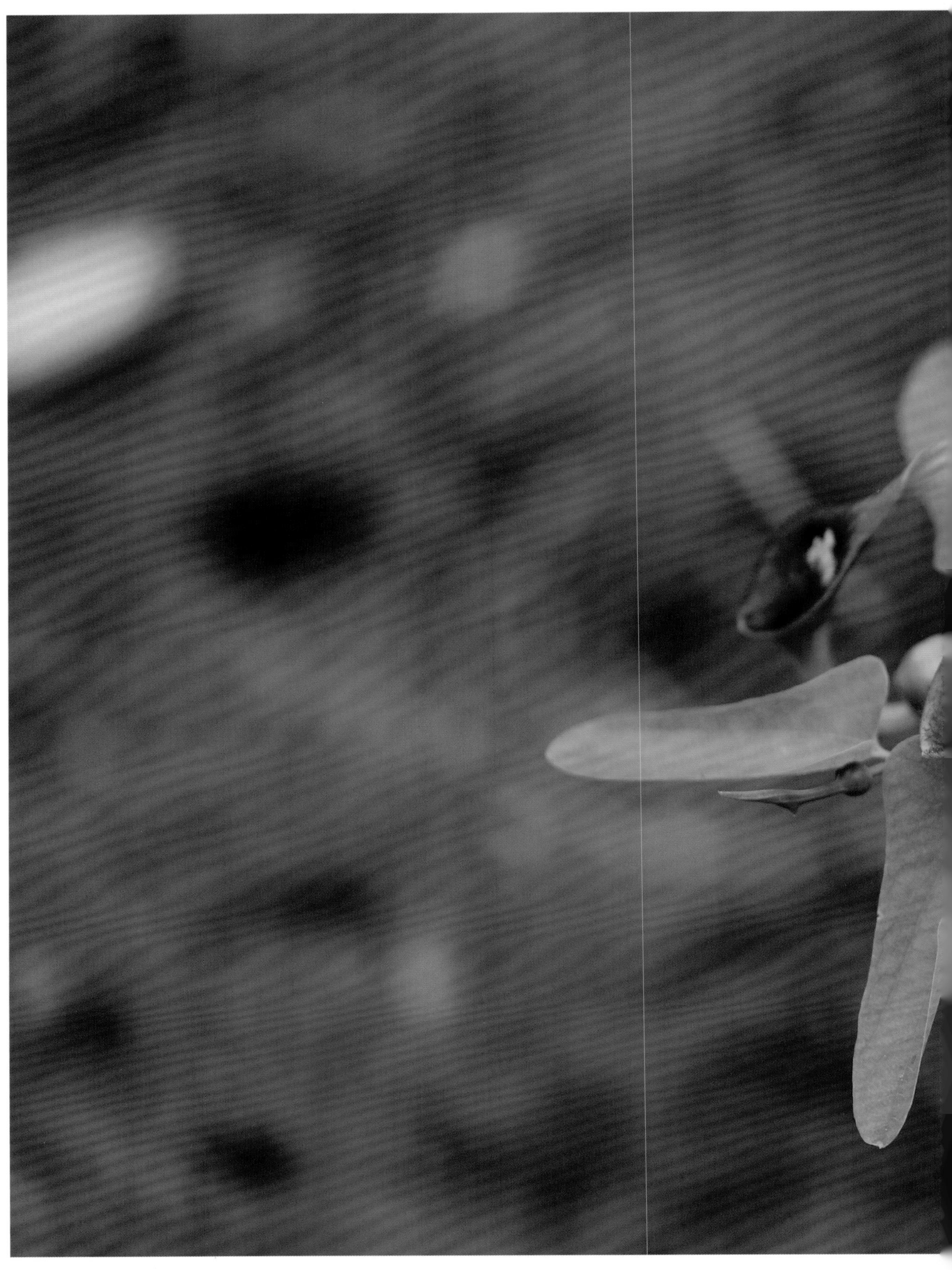

大青木香

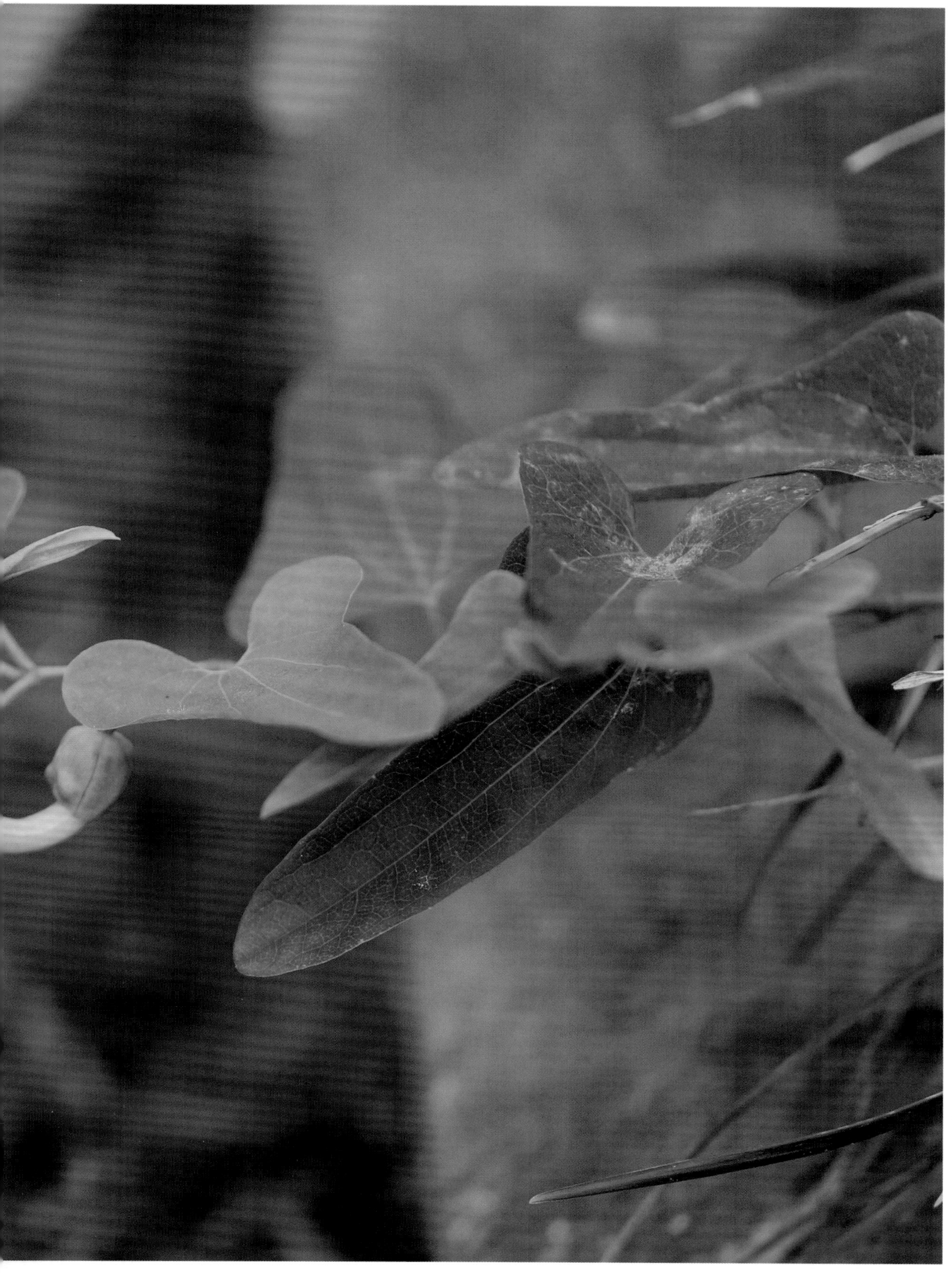

马兜铃

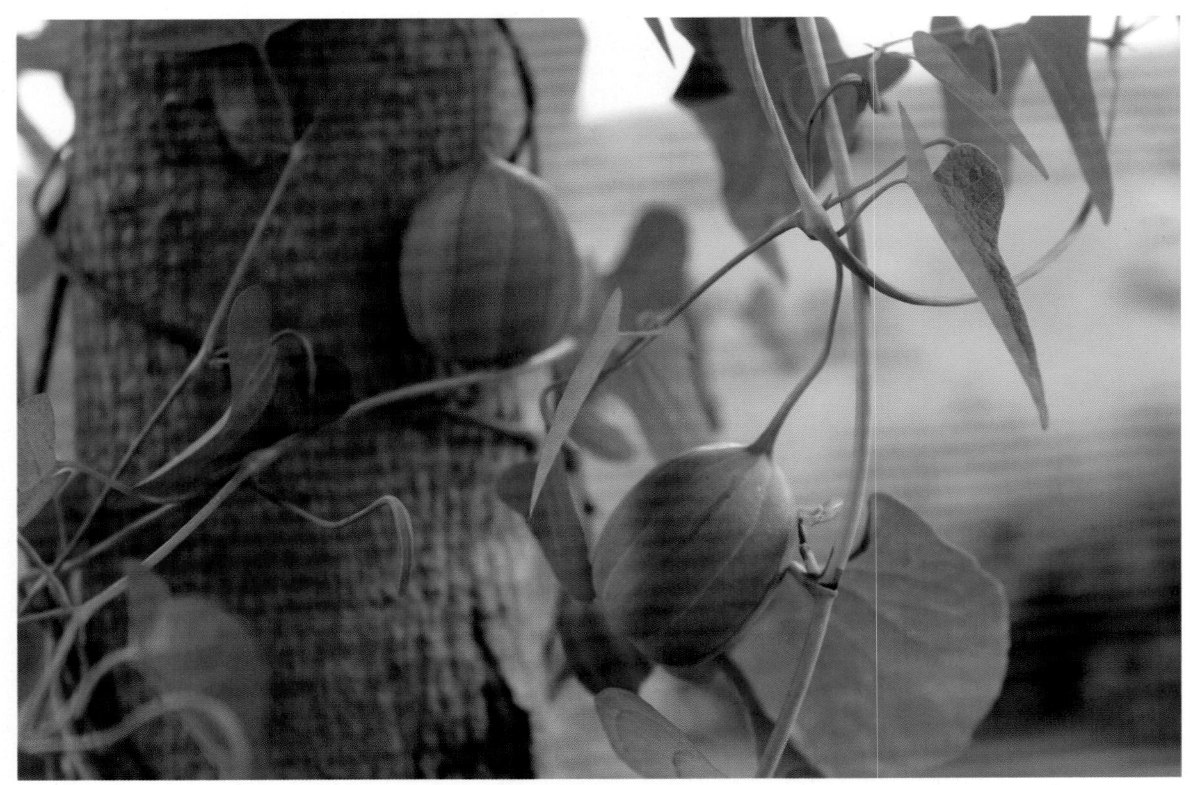

马兜铃

药材鉴别

圆柱形或稍扁，略弯曲，长 3 ~ 10 cm，直径 0.5 ~ 1.5 cm。表面黄褐色或灰棕色，有纵皱纹及须根痕。质坚脆，折断面形成层环隐约可见，皮部淡黄色，木射线宽广，乳白色，木质部束淡黄色，呈放射状，导管孔明显。香气特异，味苦。

功效主治

顺气止痛，止痢，止泻。主治腹胀病，白痢。

用法用量

内服：煎汤，3 ~ 9 g；研末，1.5 ~ 2.0 g，每日 2 ~ 3 次。外用：适量，研末调敷；或磨汁涂。

民族药方

1. **胃痛**　大青木香 5 g。水煎服。
2. **白痢**　大青木香 5 g，三月泡、仙鹤草各 10 g。水煎服。
3. **喘病**　大青木香、白前各 10 g。水煎服。
4. **腹胀**　大青木香、隔山消各 5 g，蜘蛛香 3 g。水煎服。

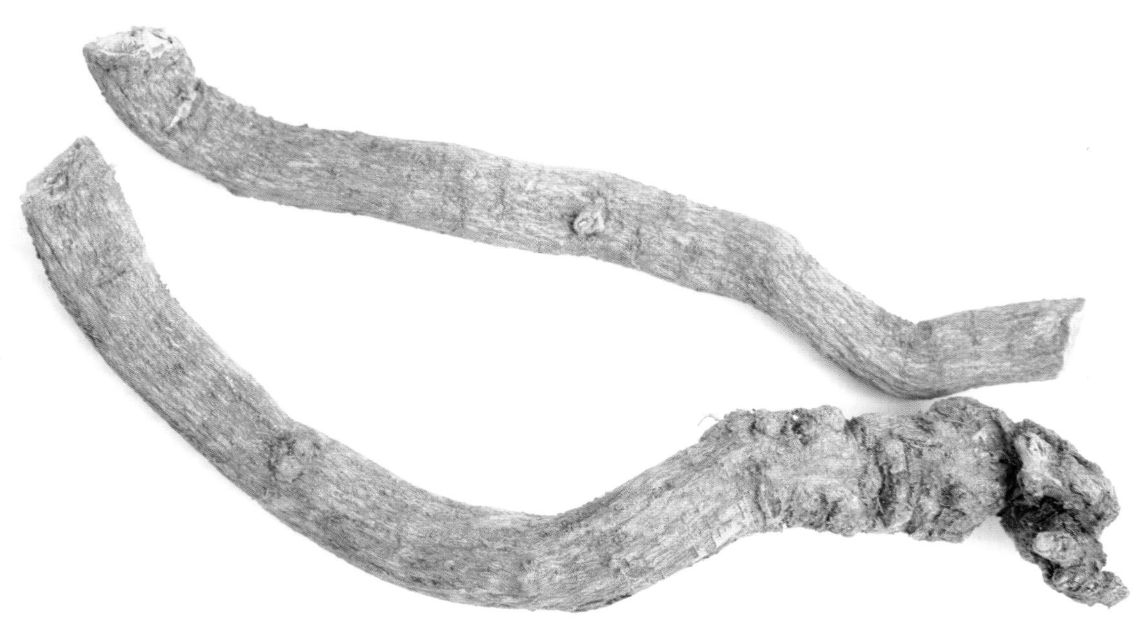

大青木香药材

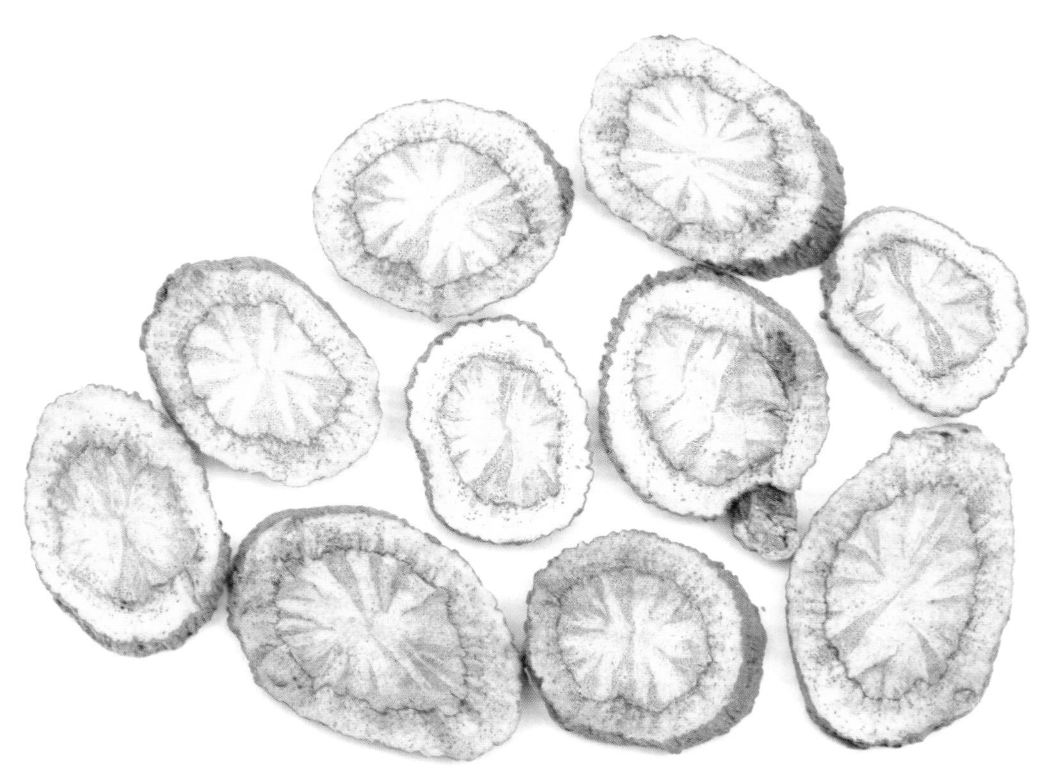

大青木香饮片

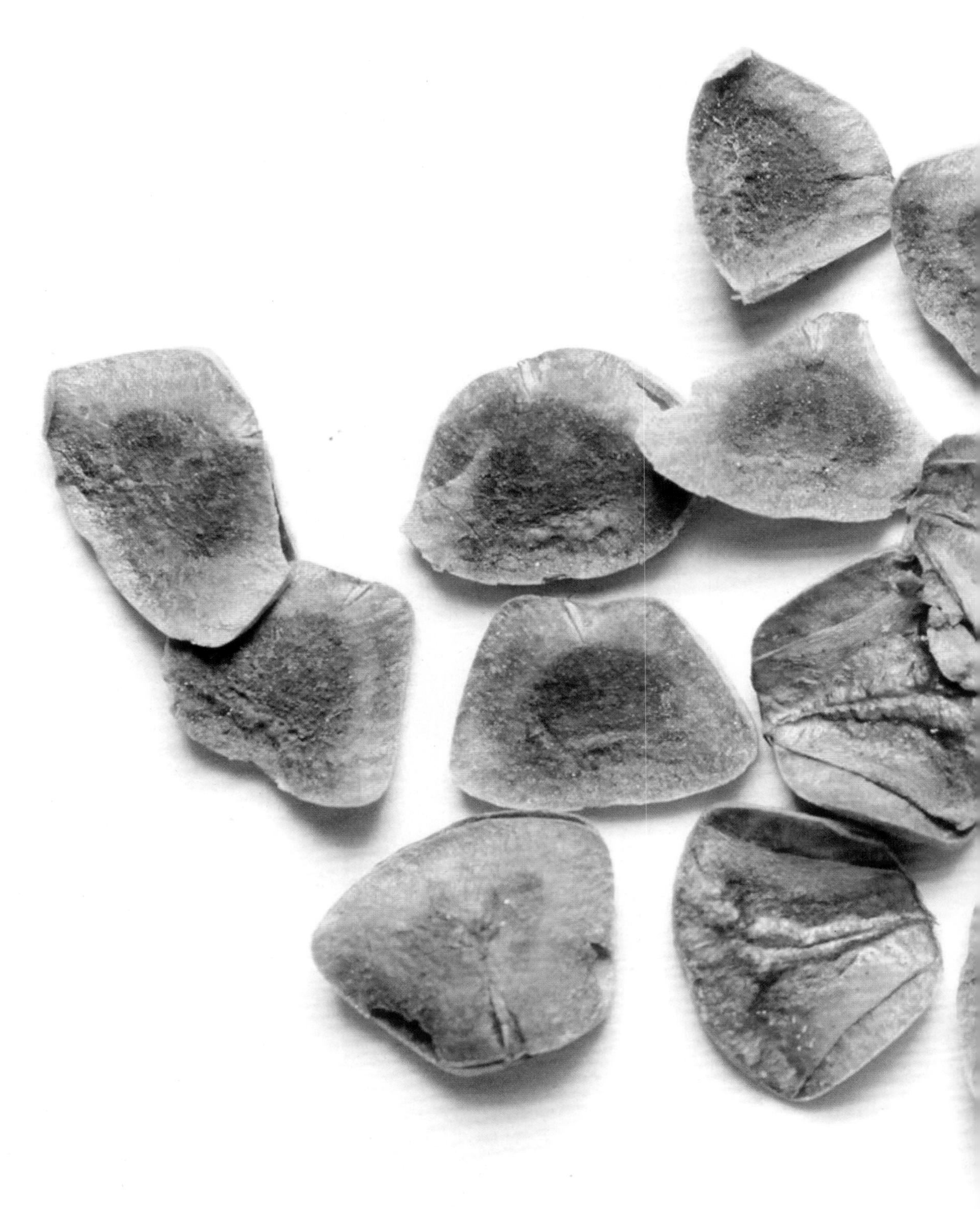

大青木香

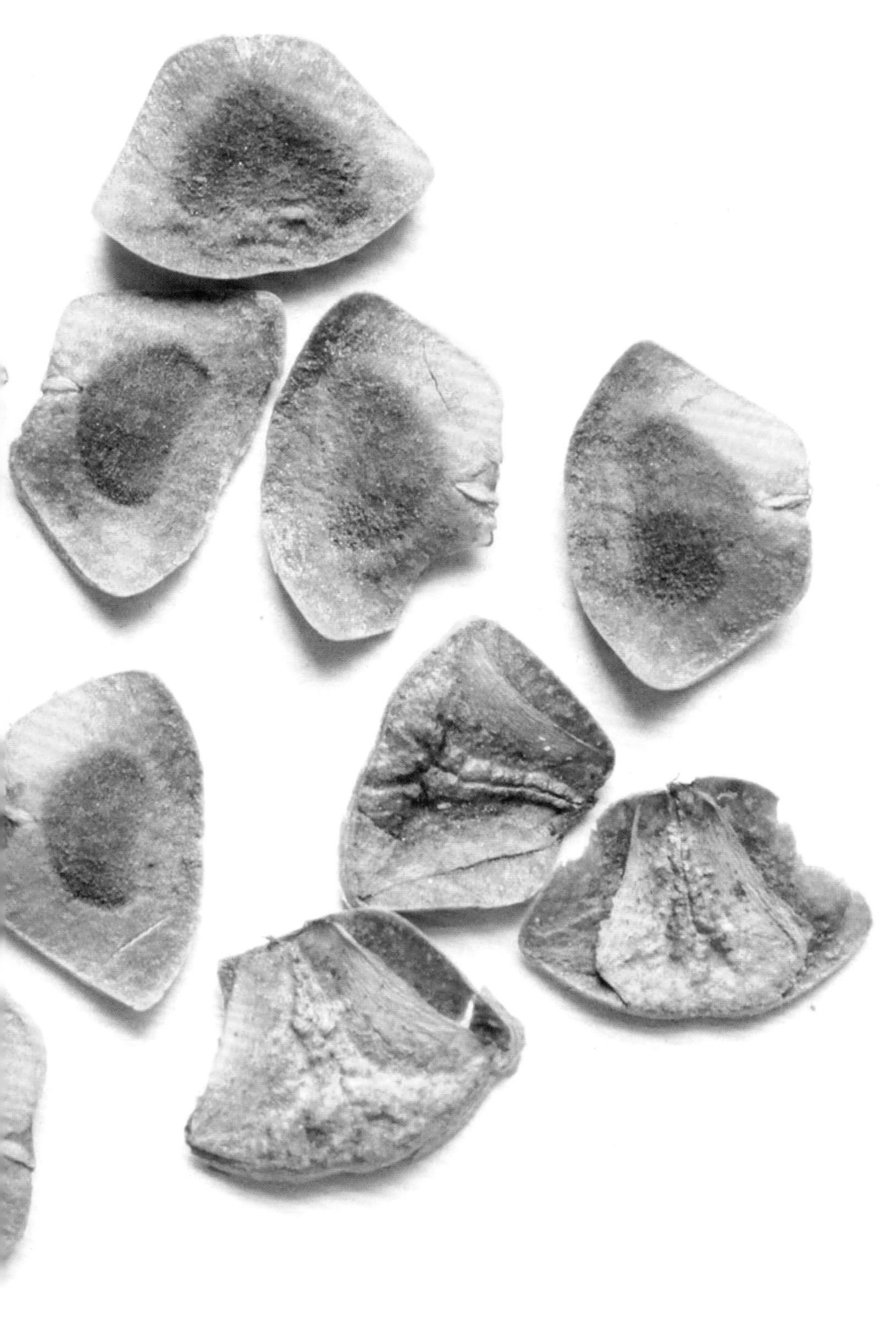

大青木香饮片

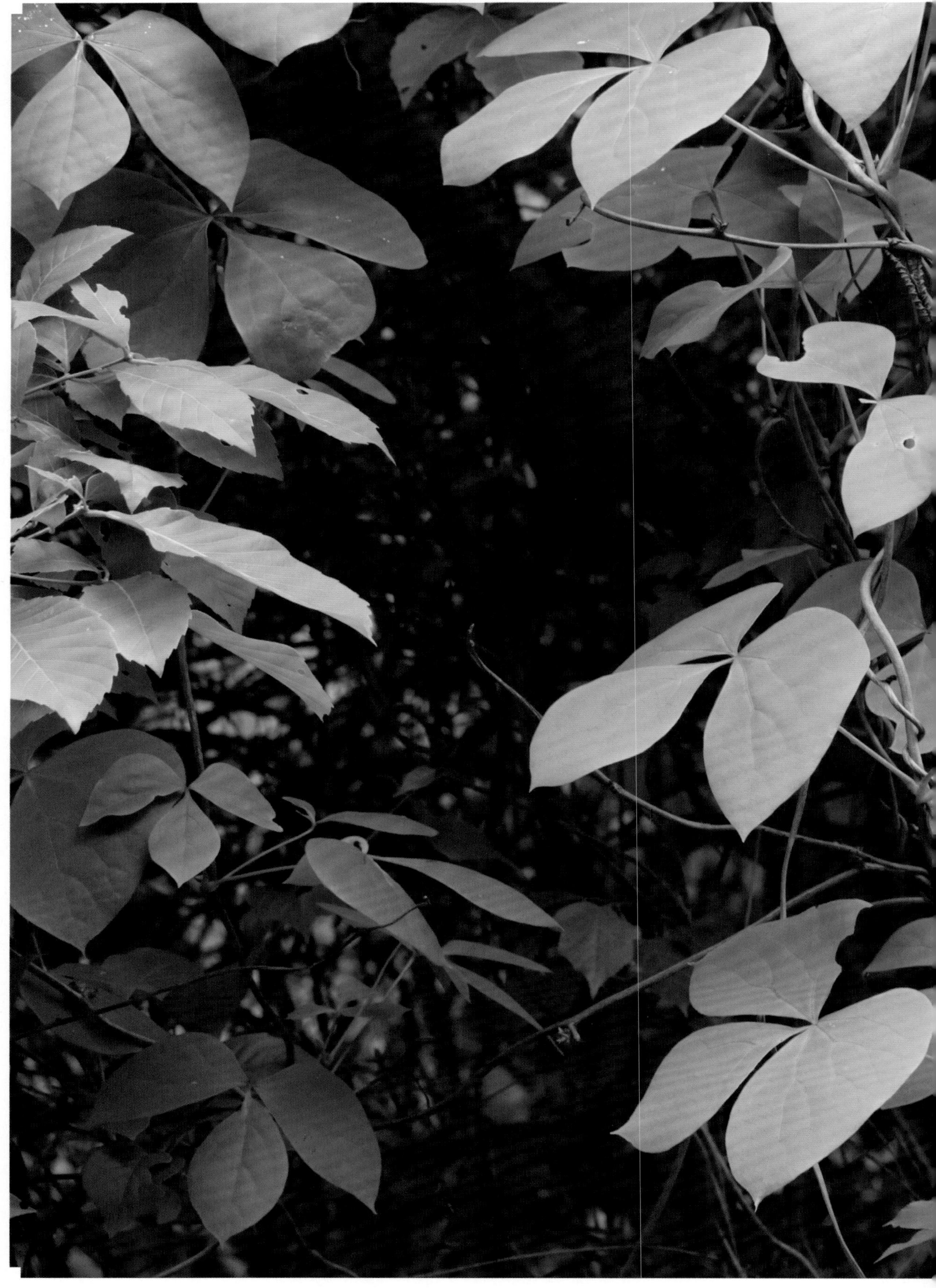

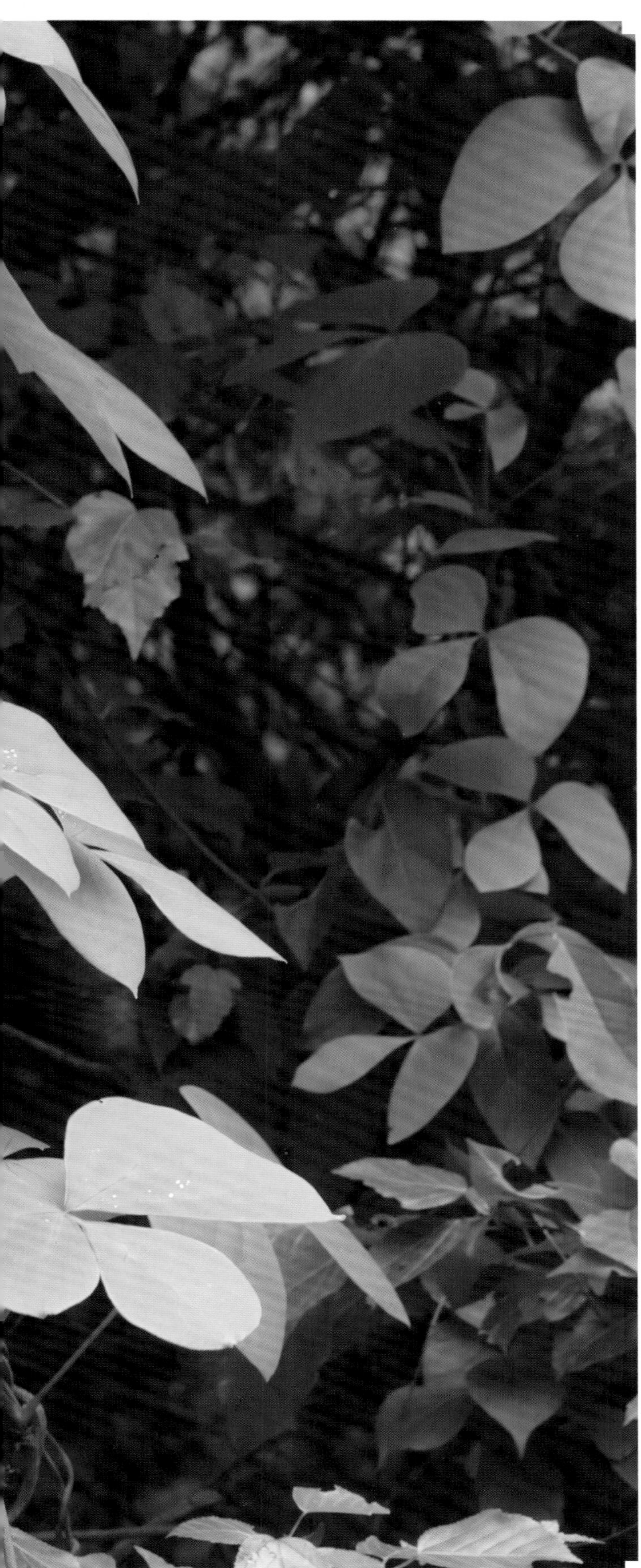

大血藤

【苗 药 名】那嘎青。

【别　　名】血藤、过山龙、红藤、见血飞、红血藤、活血藤。

【来　　源】本品为木通科植物大血藤 *Sargentodoxa cuneata*（Oliv.）Rehd. et Wills. 的藤茎。

【性味归经】味苦，性冷。归热经。

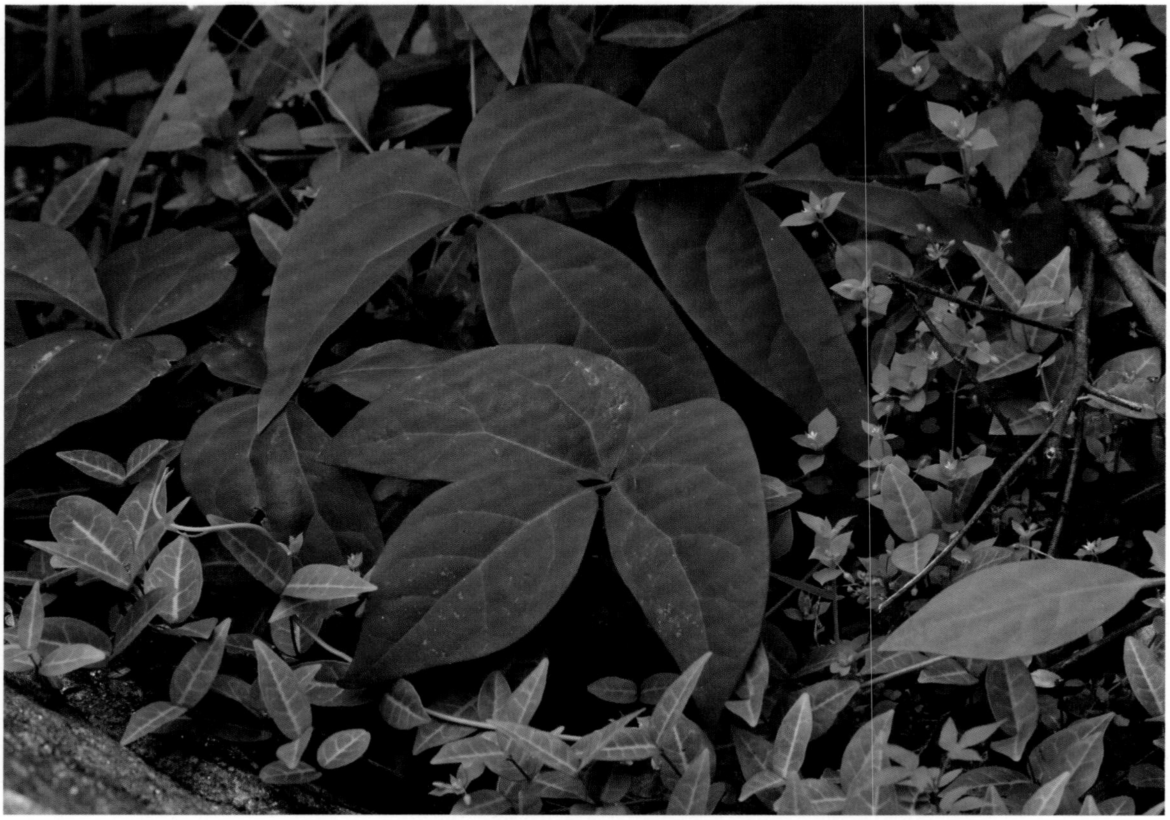

大血藤

识别特征

落叶木质藤本植物，高达 10 m。茎褐色，圆柱形，有条纹，光滑无毛，砍断时有红色汁液流出。3 出复叶互生；叶柄长 5 ~ 10 cm，上面有槽；中间小叶菱状卵形，先端尖，基部楔形，全缘，有柄；两侧小叶较中间者大，斜卵形，基部两边不对称，内侧楔形，外侧截形或圆形，基无柄。花单性，雌雄异株，总状花序腋生，下垂，具苞片，花多数，芳香；雄花黄色，花萼 6 片，长圆形，花瓣小，6 片，菱状圆形，雄蕊 6 枚，花丝极短；雌花与雄花同，而有不发育雄蕊 6 枚，子房上位，1 室，有 1 胚珠。浆果卵圆形。种子卵形，黑色，有光泽。花期 5—7 月，果期 9—10 月。

生境分布

生长于杂木林下阴湿处，或沟边小丛林中。分布于湖南、四川、云南、湖北、广西、贵州等省区。

采收加工

8—9 月采收，除去枝叶，洗净，切段，或切片，晒干。

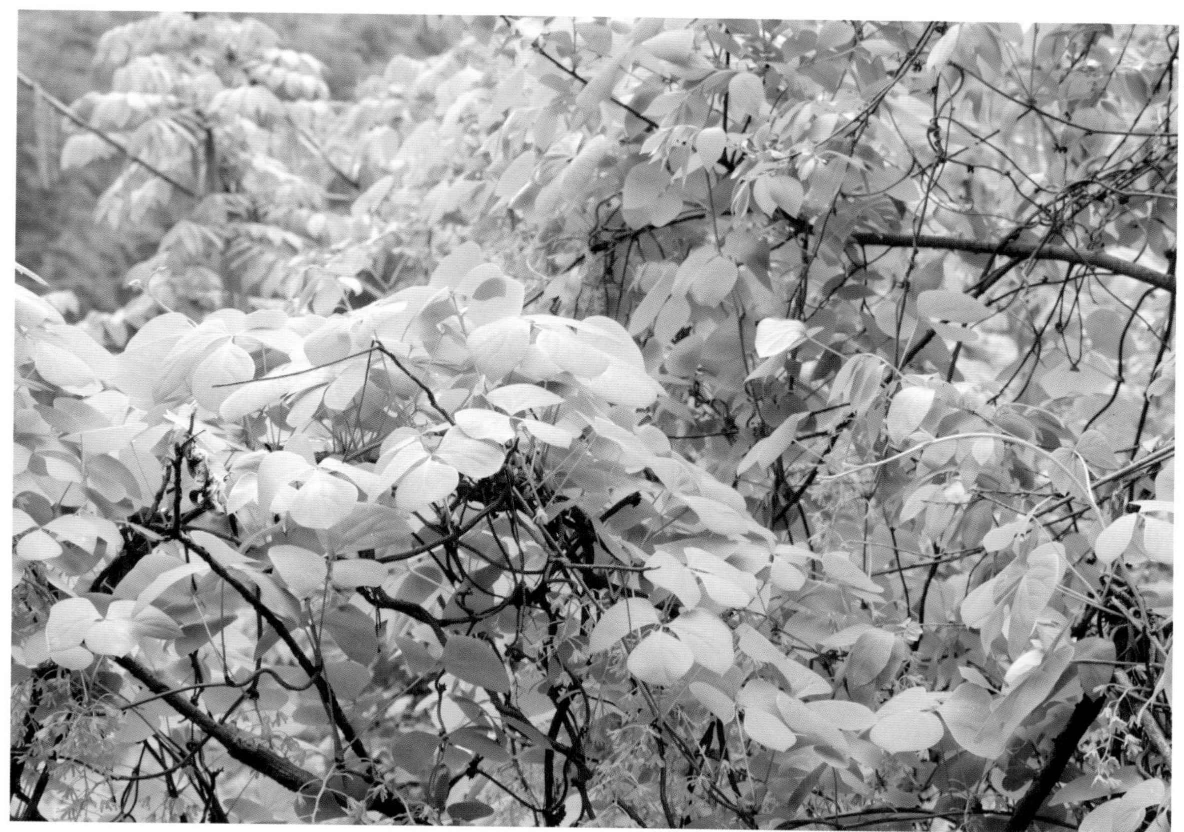

大血藤

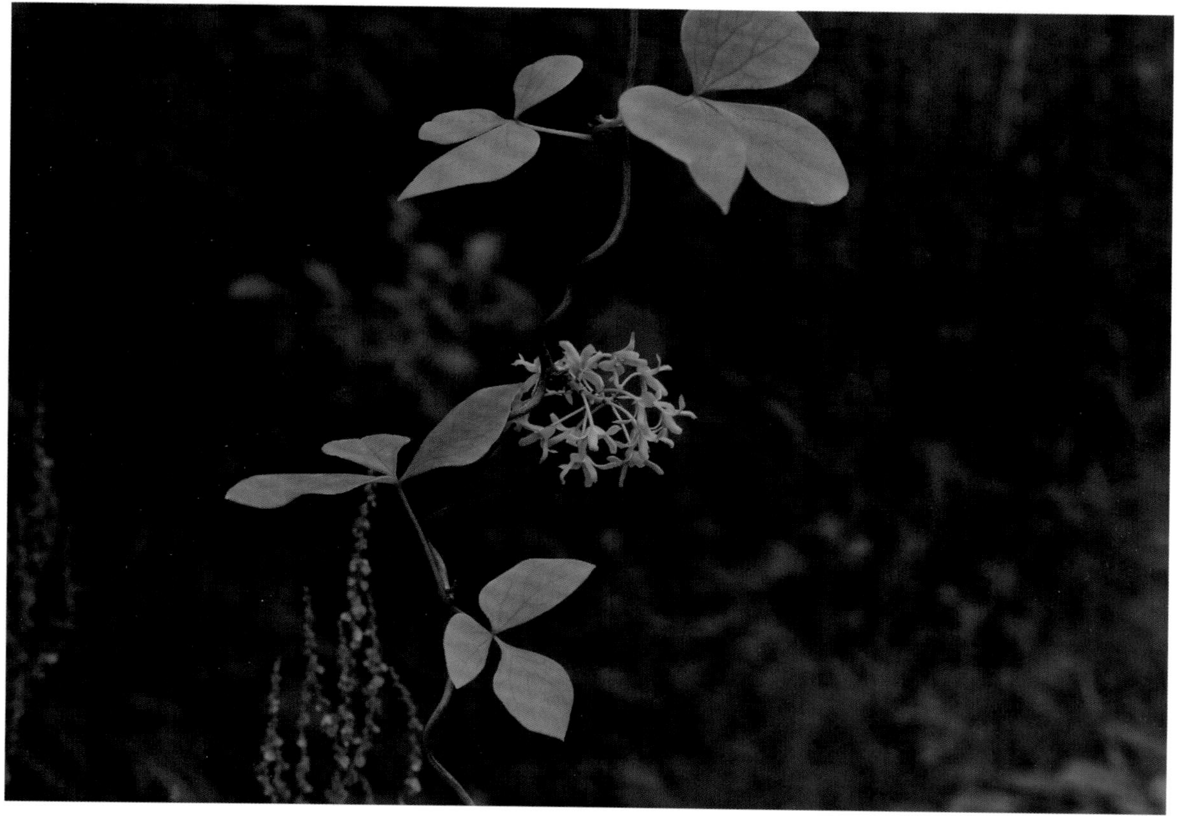

大血藤

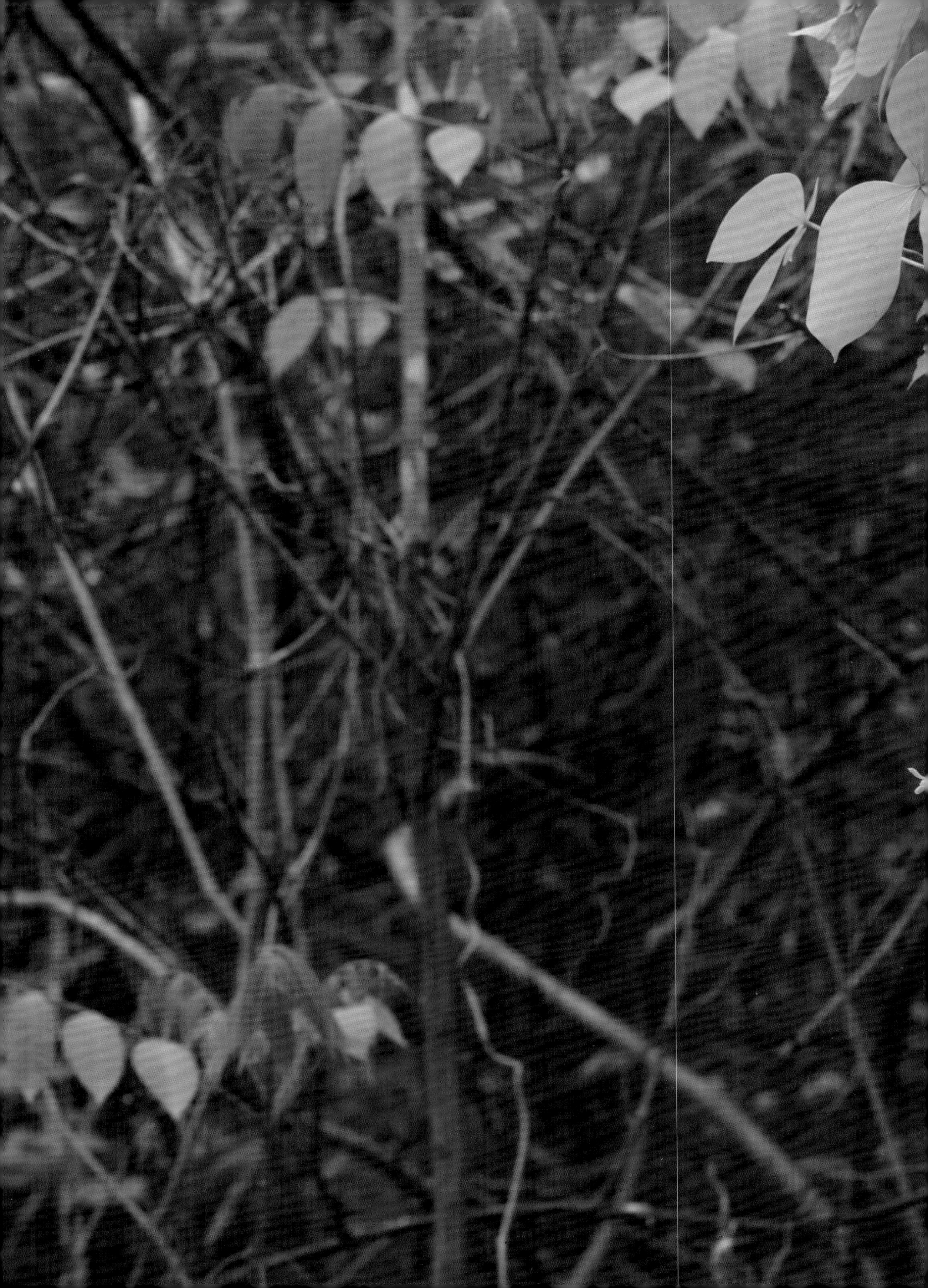

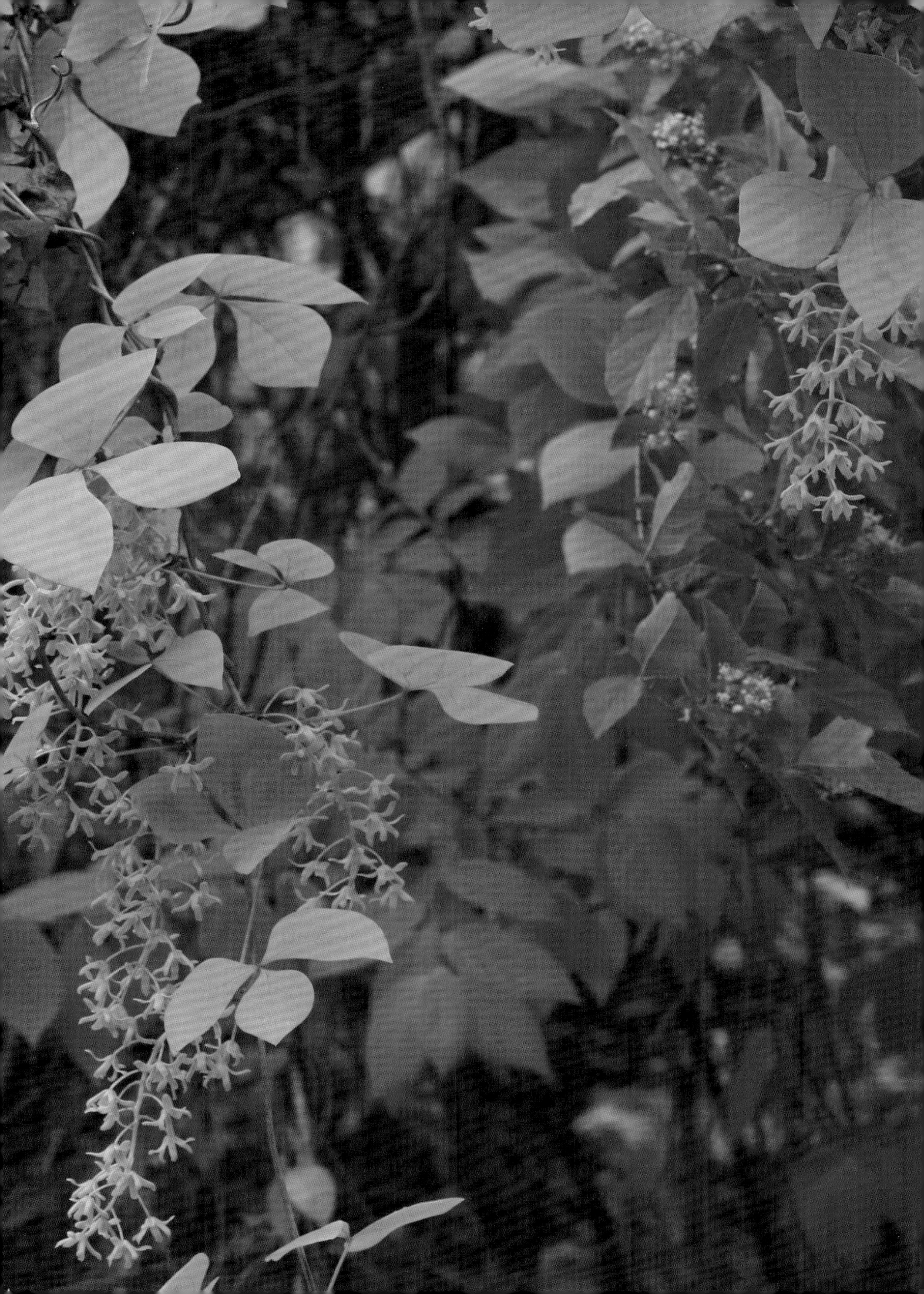

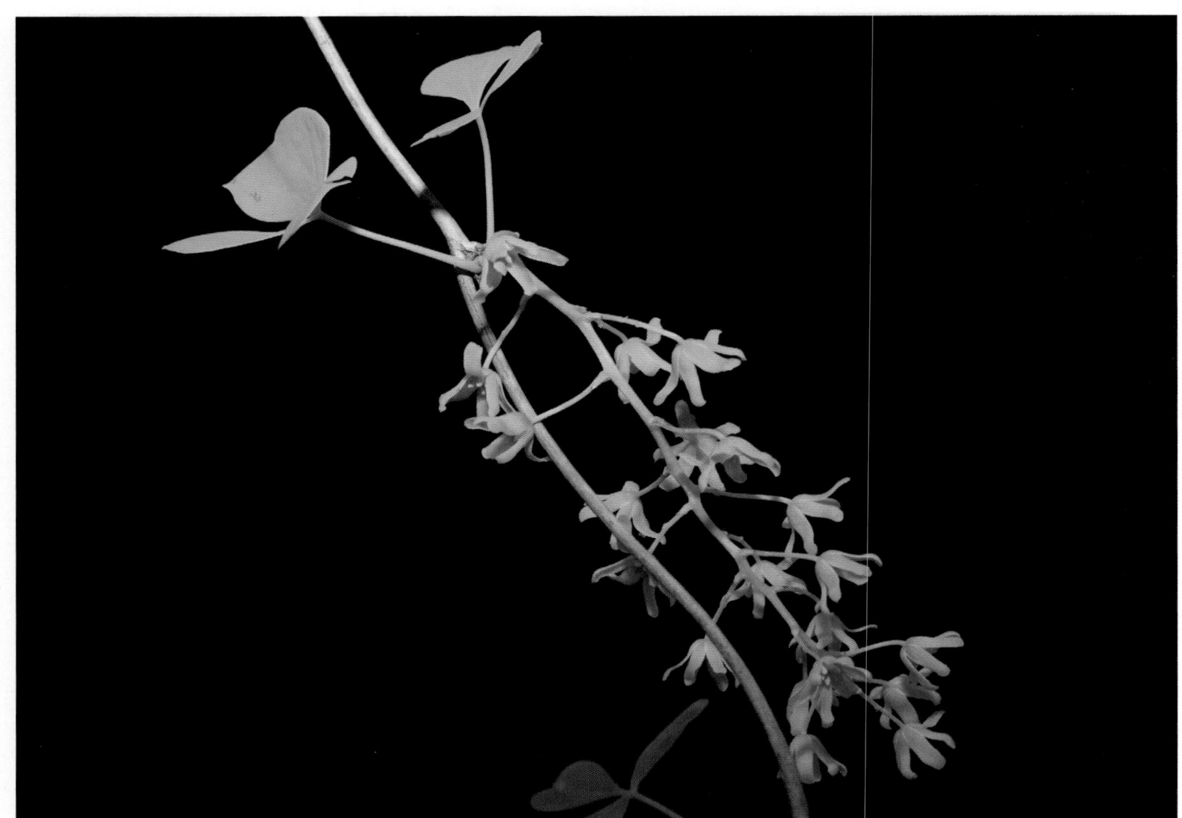

大血藤

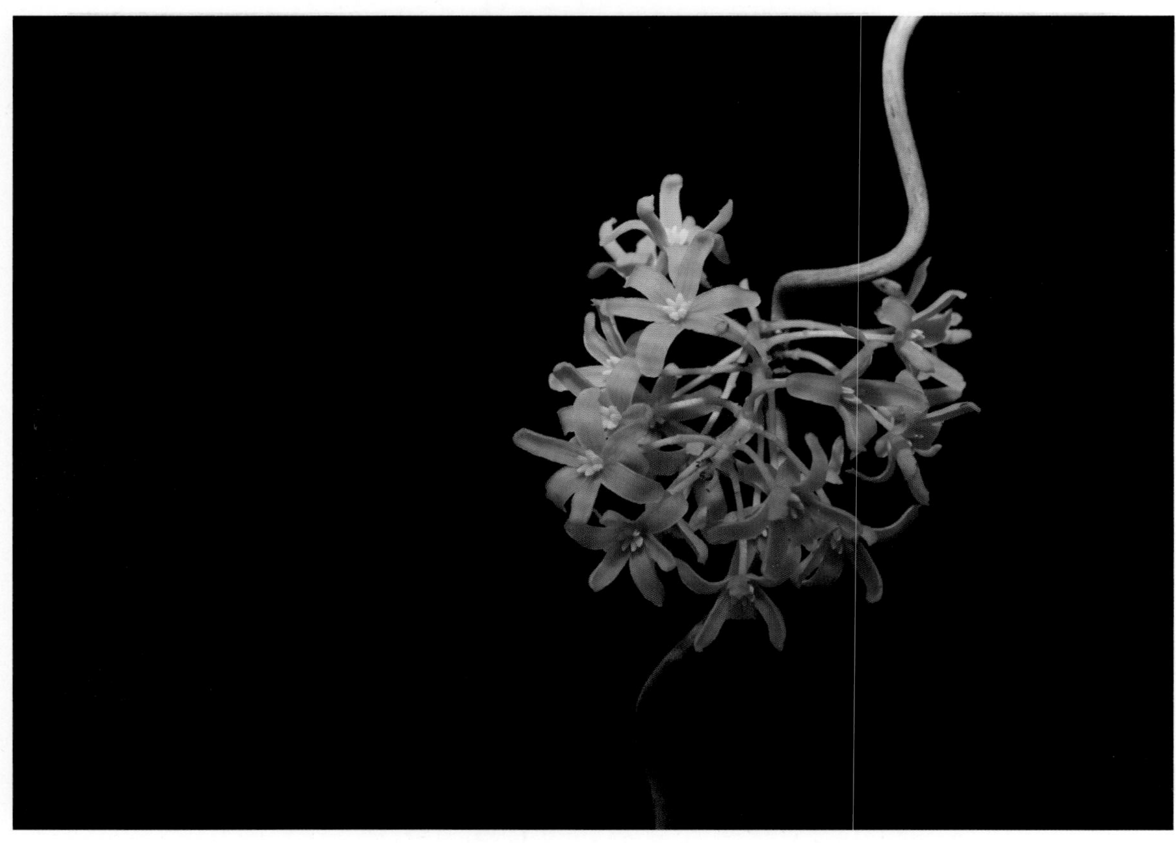

大血藤

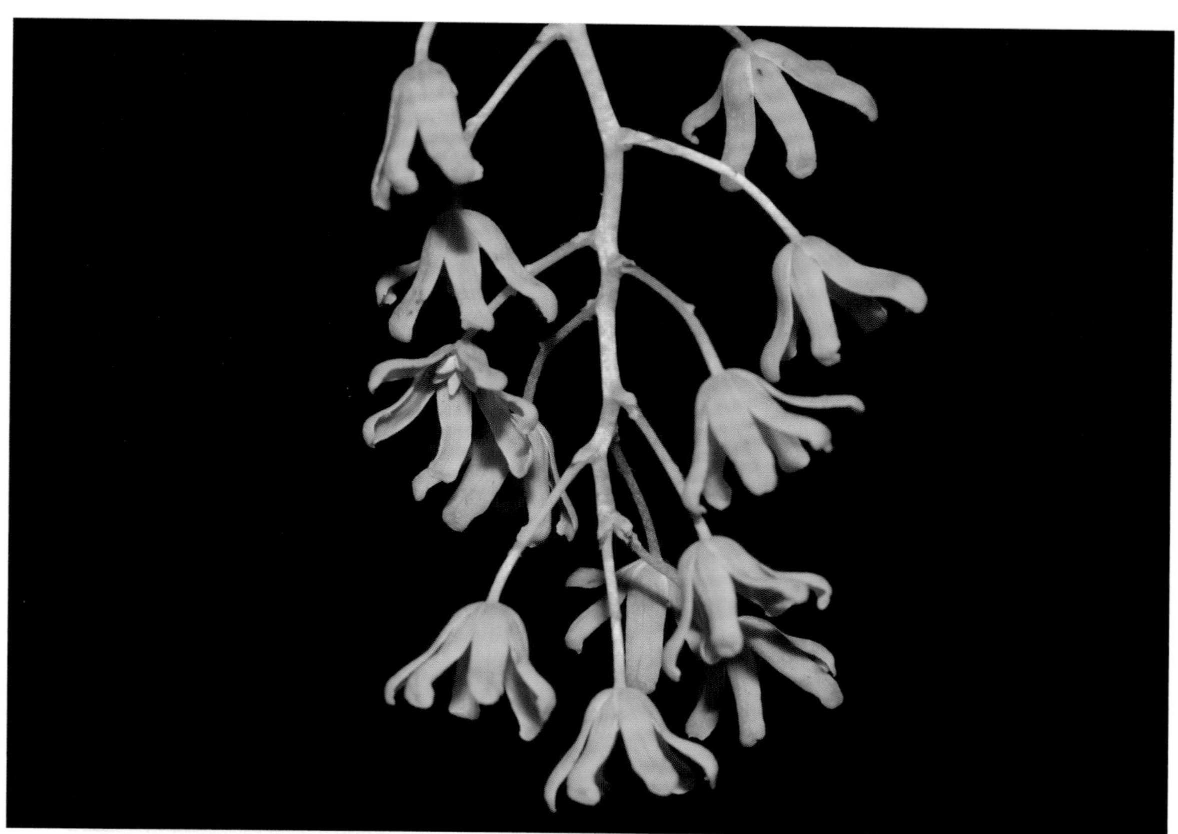

大血藤

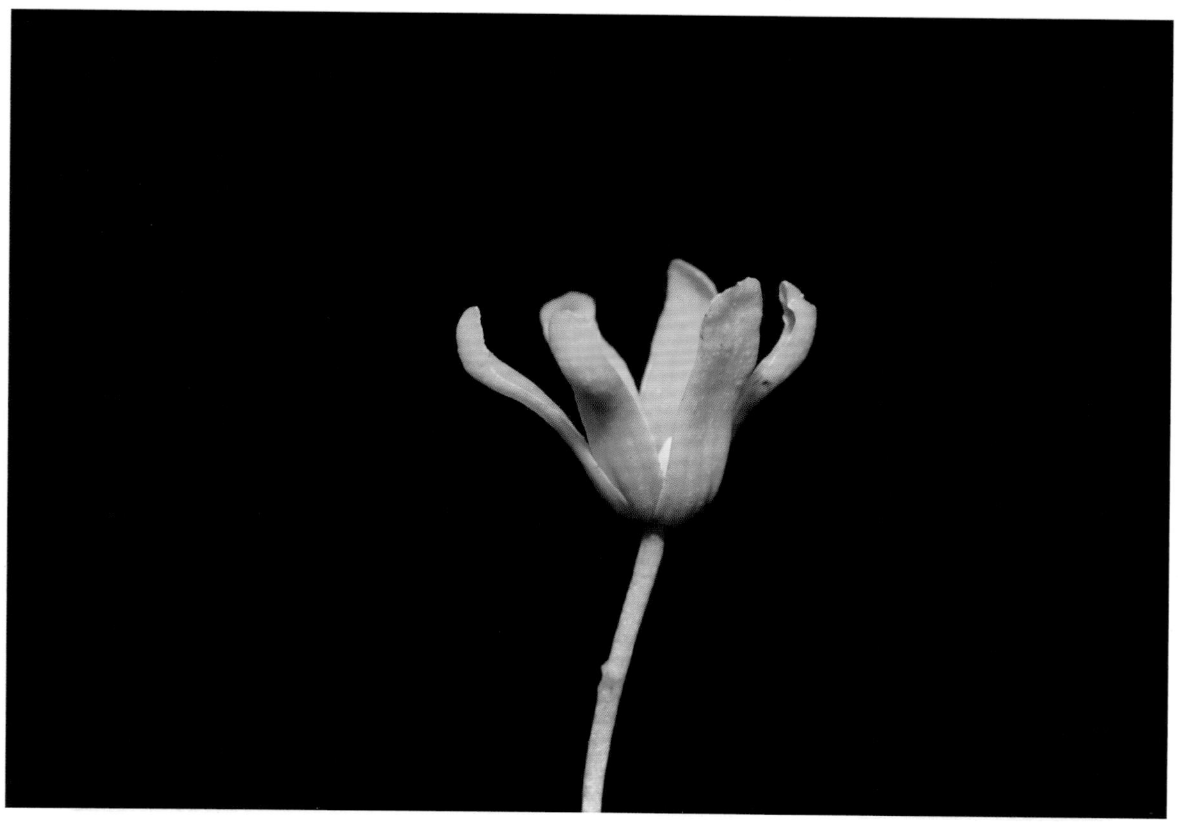

大血藤

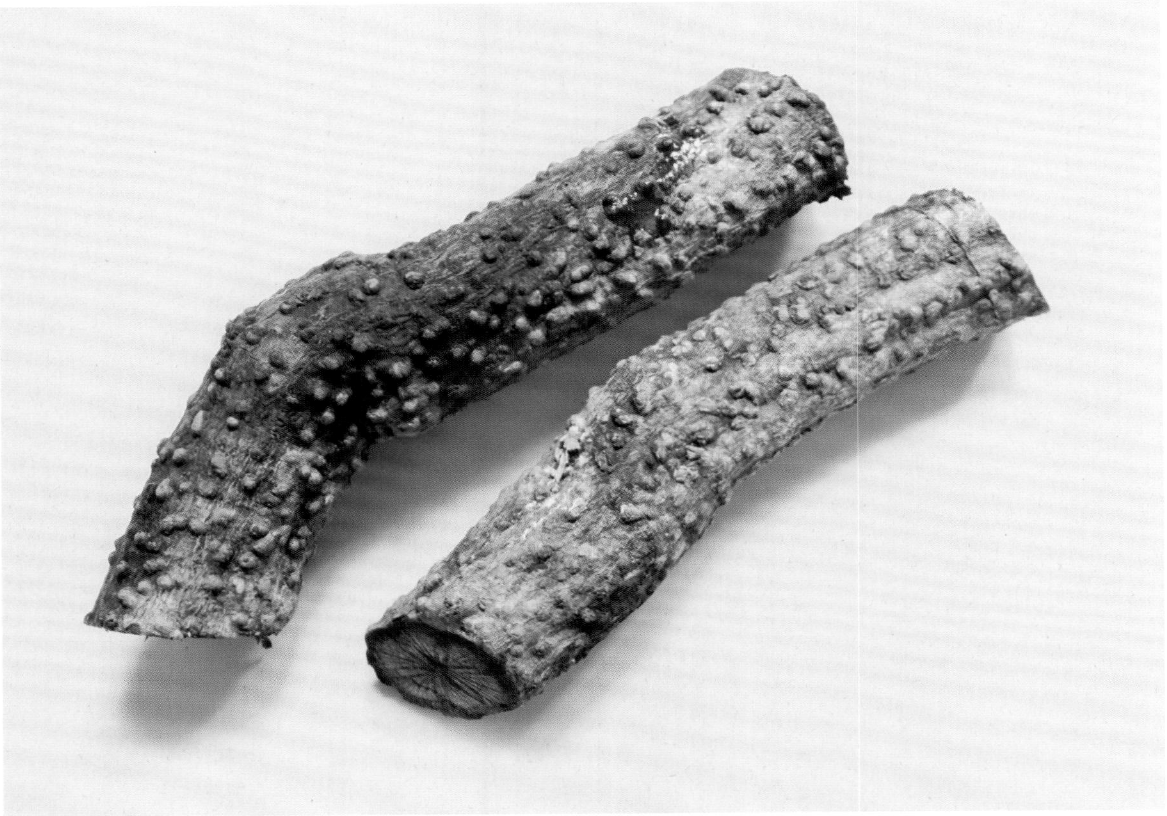

大血藤药材

药材鉴别

茎藤圆柱形，略弯曲，长 30 ~ 60 cm，直径 1 ~ 3 cm。表面灰棕色或棕色，粗糙，外皮常呈鳞片状剥落，剥落处显暗红色，有时可见膨大的及略凹陷的枝痕或叶痕。质硬，断面皮部红棕色环状，有数处向内陷入木部，木质部黄白色，射线分隔，呈放射状花纹，可见多数细孔。体轻，质坚。气微，味微涩。

功效主治

解毒消痈，活血止痛，祛风除湿，杀虫。主治肠痈，痢疾，乳痈，痛经，经闭，跌仆损伤，风湿痹痛，虫积腹痛。

用法用量

内服：煎汤，10 ~ 30 g，或酒煮，浸酒。外用：适量，捣烂敷患处。

民族药方

1. 跌仆损伤，红肿 大血藤、小血藤各 25 g，血当归、威灵仙各 20 g，赤芍、九节茶、豨莶草各 15 g，草乌 10 g。泡酒内服。

2．身体虚弱 大血藤 25 g，大蓟 20 g。炖猪脚服食。

3．风湿疼痛 大血藤 30 g，七叶莲、透骨香各 20 g。水煎服。

4．痢疾 大血藤 15 ~ 20 g。水煎服。

5．跌仆损伤 大血藤、骨碎补各适量。共捣烂，敷伤处。

6．血崩 大血藤、仙鹤草、白茅根各 15 g。水煎服。

7．钩虫病 大血藤、钩藤、喇叭花、凤叉蕨各 9 g。水煎服。

8．刀伤出血 鲜大血藤适量。捣烂敷患处。

9．误吃蚂蟥 大血藤适量。打粉，调鸡蛋清置鼻孔中，并内服适量。

10．急性阑尾炎 大血藤 100 g，紫花地丁 50 g，川楝子 25 g。水煎服。

11．早期急性乳腺炎 大血藤 60 g（病重者用 90 g）。水煎分 2 次温服。

12．老年人急性胆道感染 大血藤60 g，蒲公英30 g，生大黄（后下）、玄明粉（分冲）、川朴各9 g。煎汤或制成片剂服。治疗过程中，有湿热者，上方辅以茯苓、薏苡仁、半夏；邪恋阴伤者，加生地黄、石斛、玄参；热毒甚者，加黄连、龙胆草、白花蛇舌草、半枝莲等。

使用注意

孕妇慎服。

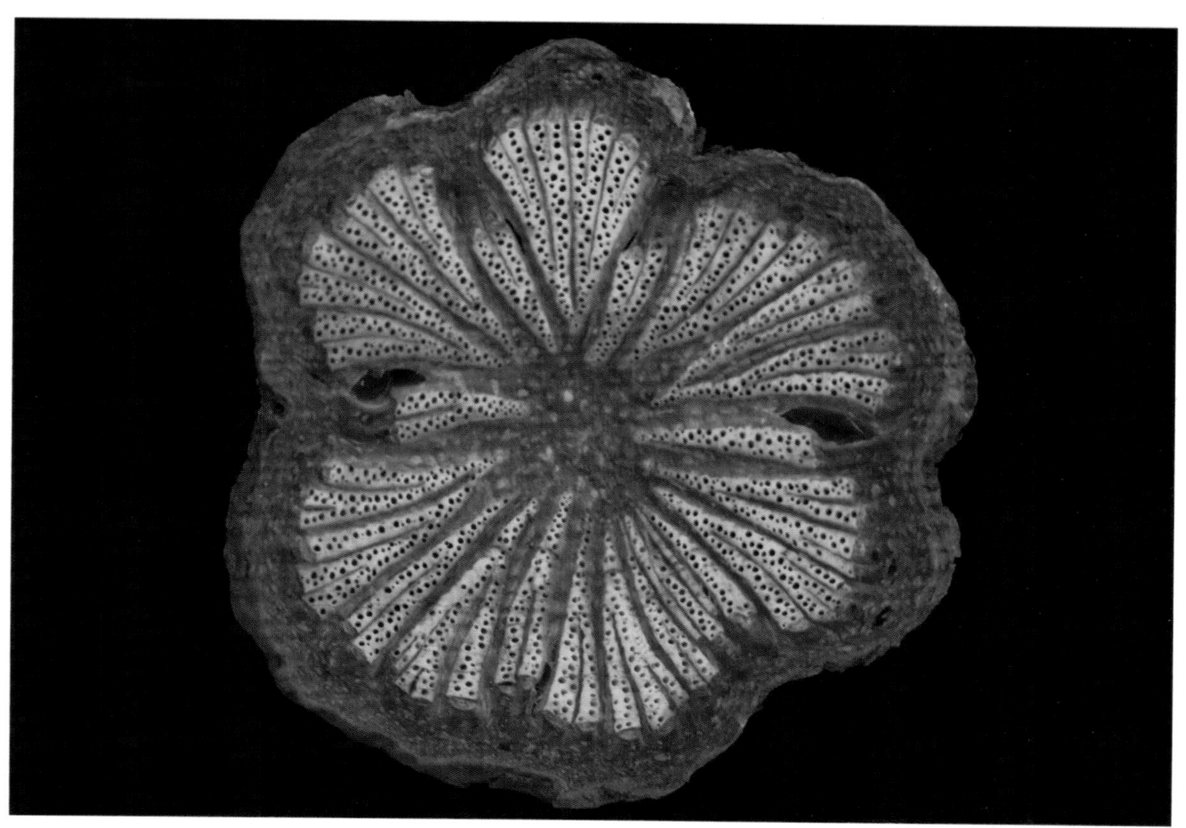

大血藤饮片

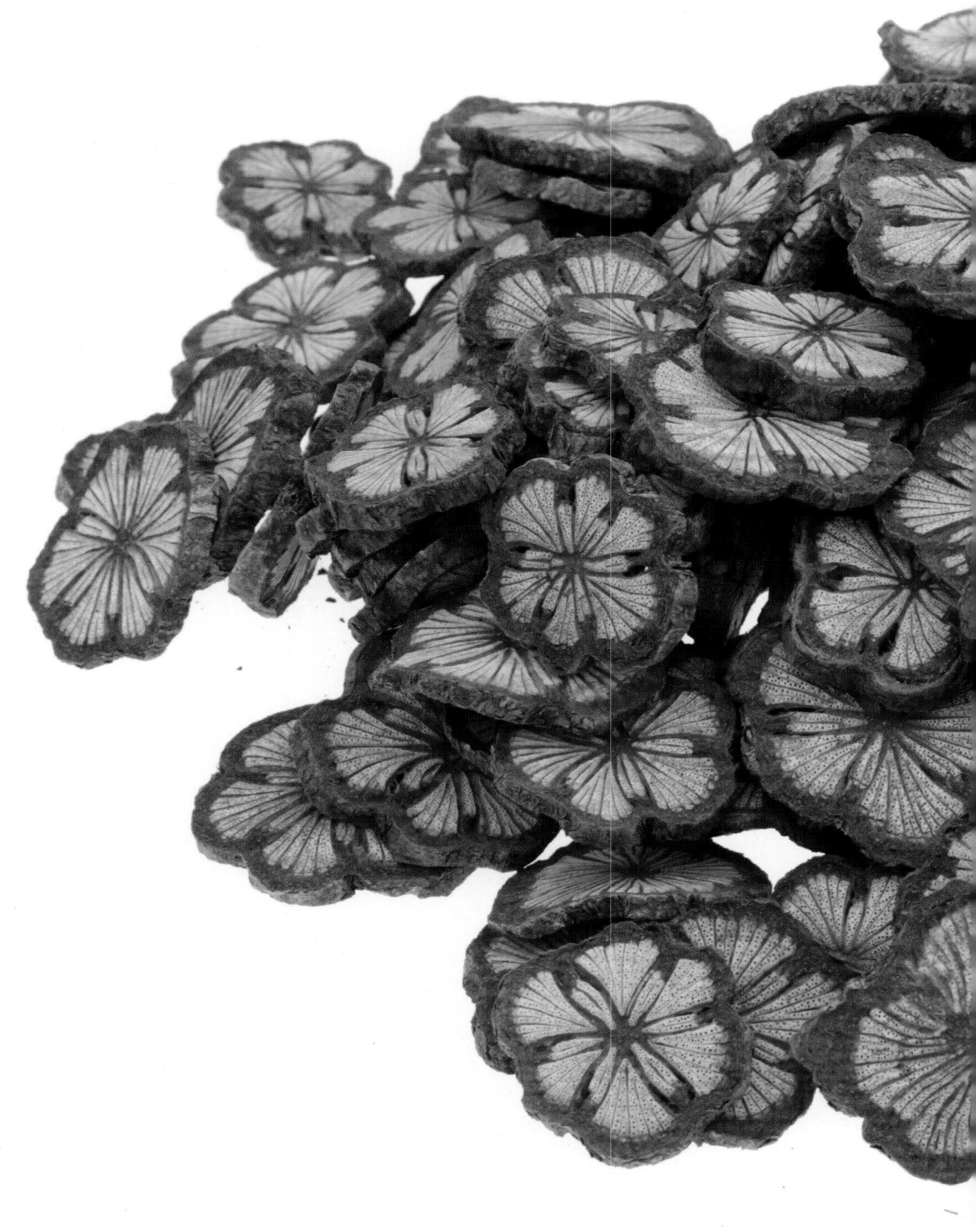

大血藤

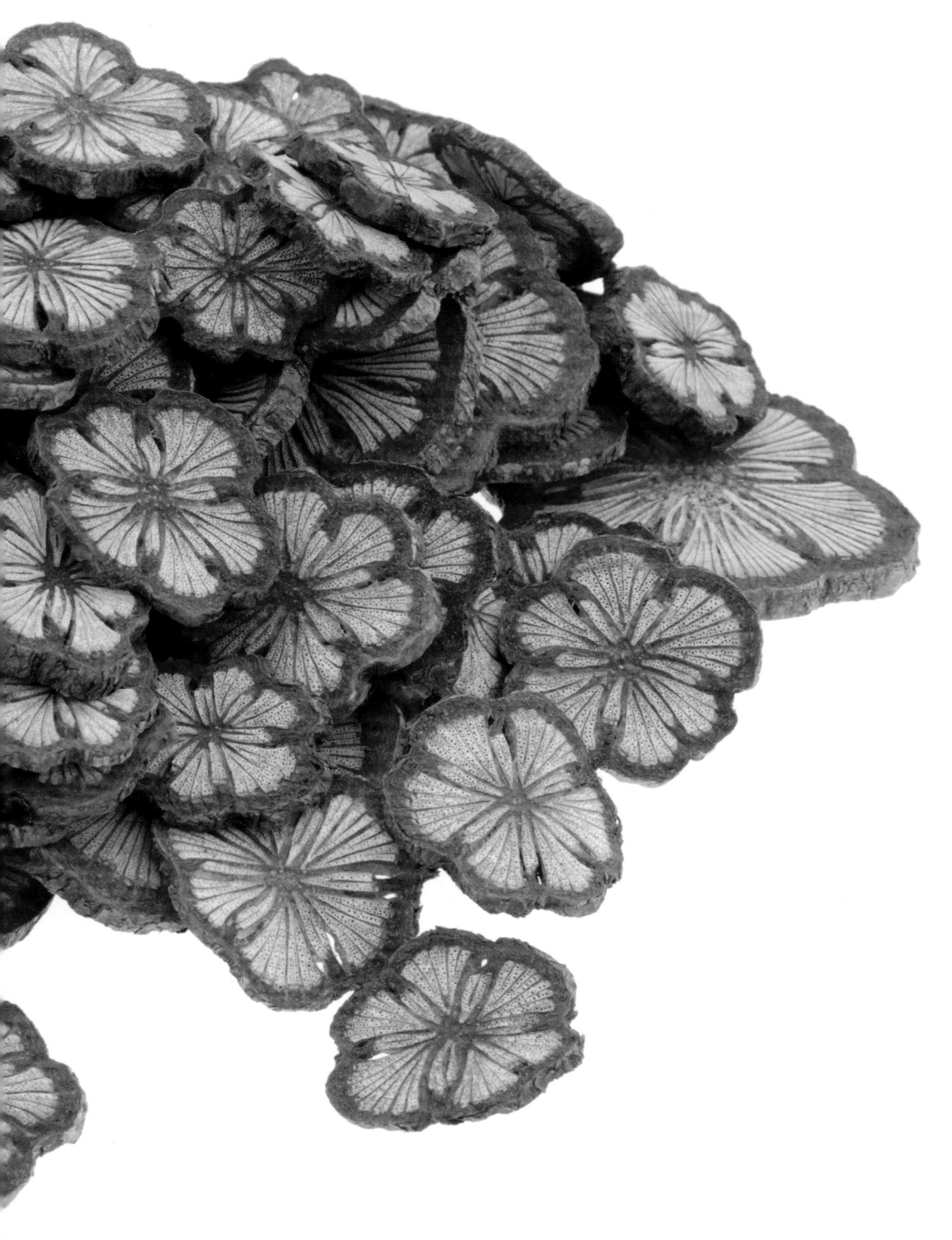

大血藤饮片

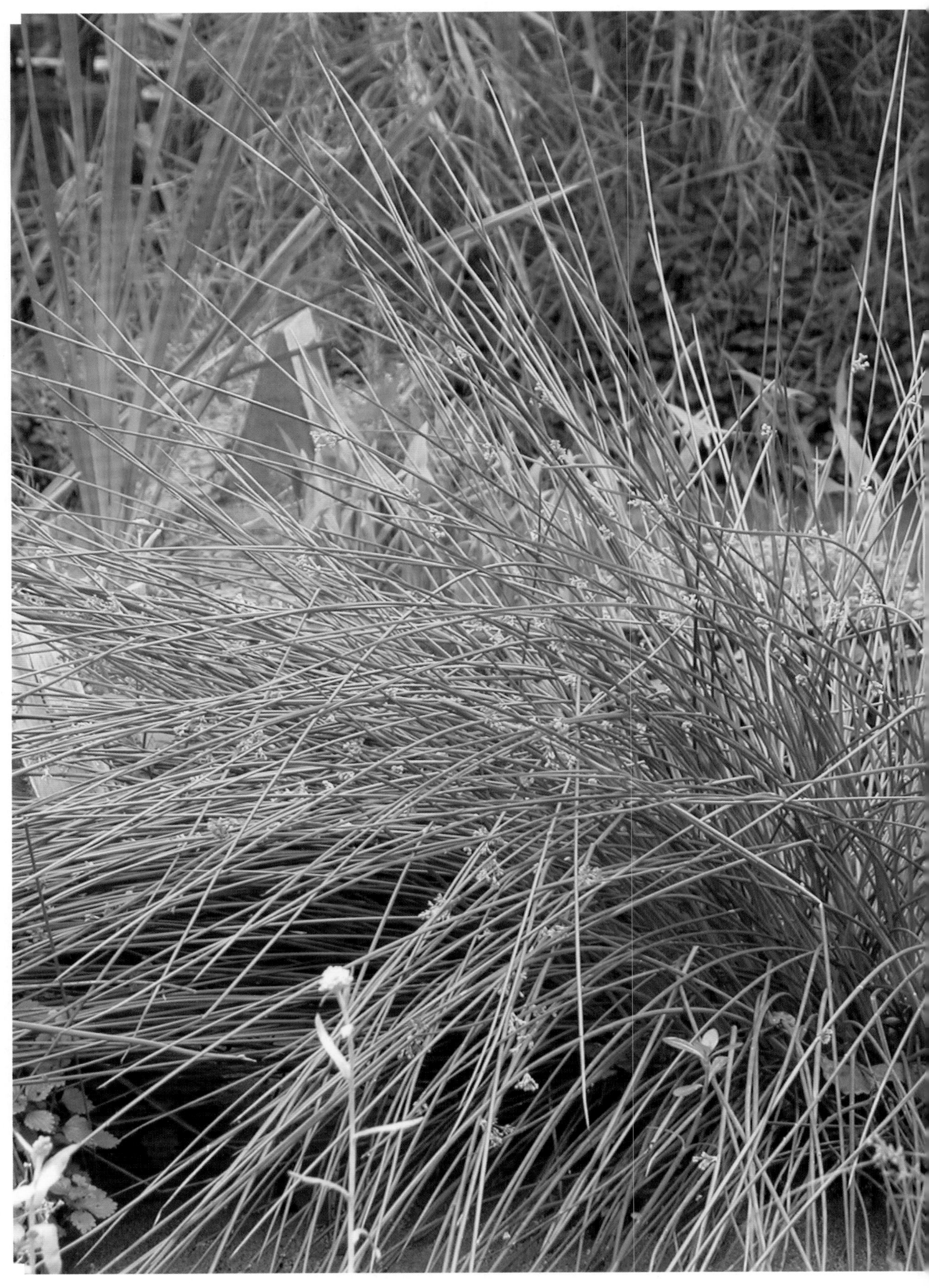

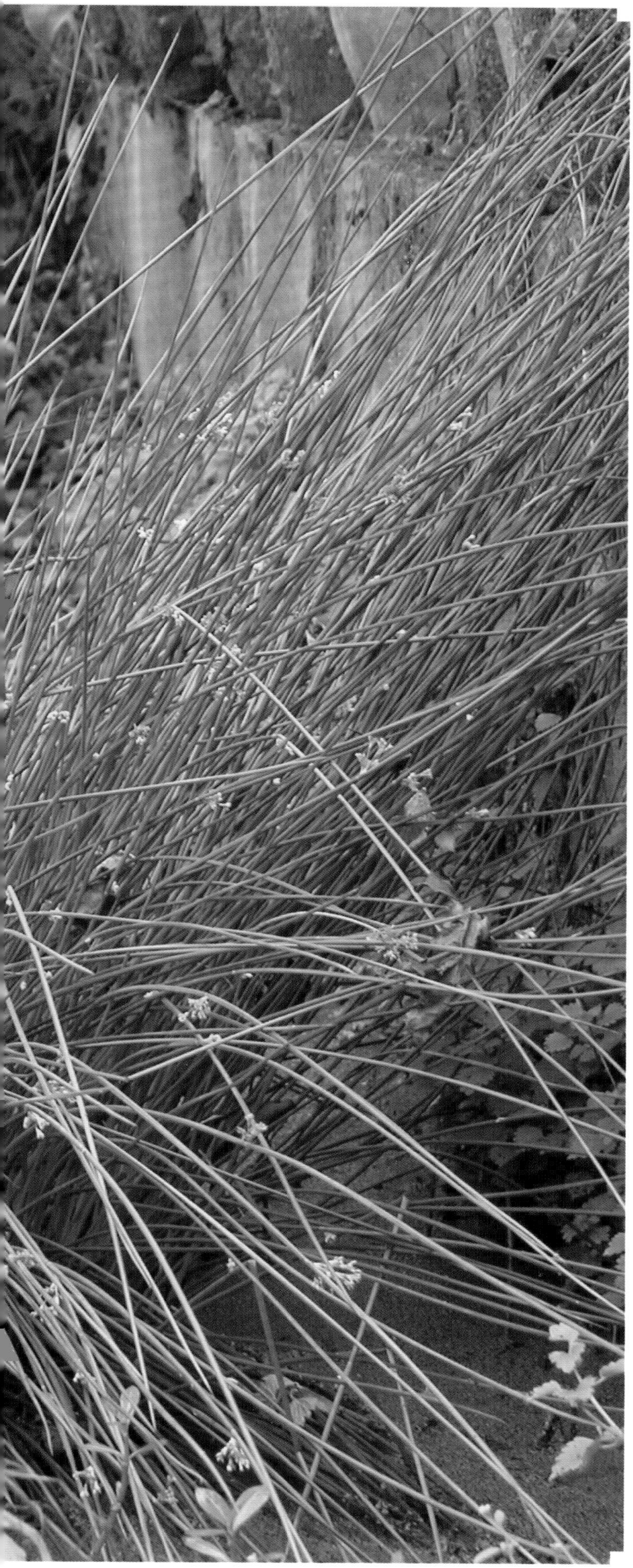

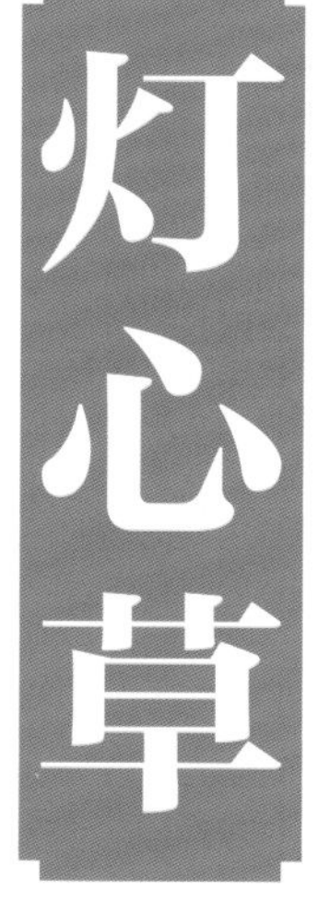

【苗药名】仰松迷。

【别　名】水葱、秧草、灯草、水灯心、野席草、龙须草。

【来　源】本品为灯心草科植物灯心草 *Juncus effusus* L. 的全草或茎髓。

【性味归经】味淡、涩，性冷。归热经。

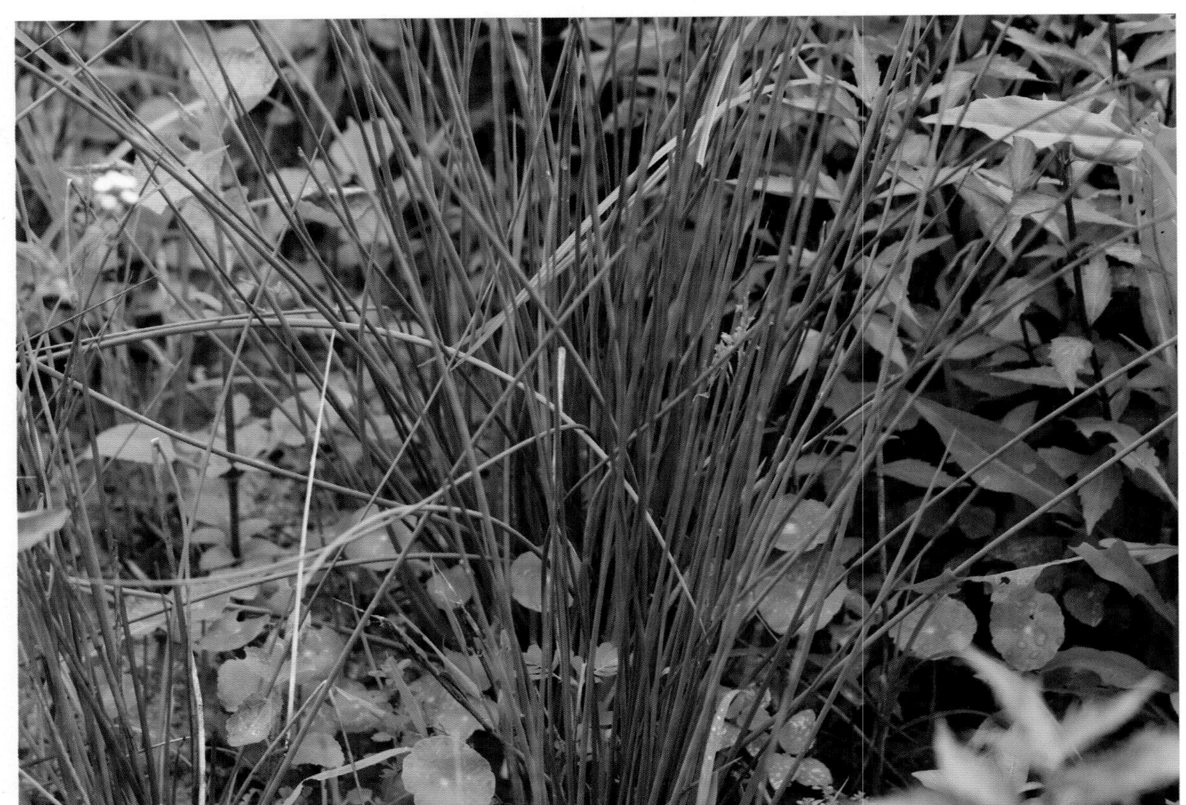

灯心草

识别特征

多年生草本植物，高达 1 m。根状茎横走，密生须根。茎簇生，圆筒状，直径 1 ~ 2 cm，内充满乳白色髓。基部具鞘叶状，红褐色或淡红色，叶片退化呈刺芒状。花序假侧生，聚伞状，花多，密集成簇，淡绿色；总苞片似茎的伸延；花被片条形，边缘膜质；雄蕊 3，长为花的 2/3；子房 3 室，柱头 3 枚，蒴果长圆状，先端钝或微凹，长约与花被等长或稍长，内有 3 个完整的隔膜。种子多数，卵状长圆形，褐色，长约 0.4 mm。花期 6—7 月，果期 7—10 月。

生境分布

生长于水旁、田边等潮湿处。全国各地均有分布。

采收加工

全草：秋收采割，晒干。茎髓：秋收采割下茎秆，顺茎划开皮部，剥出髓心，捆把晒干。

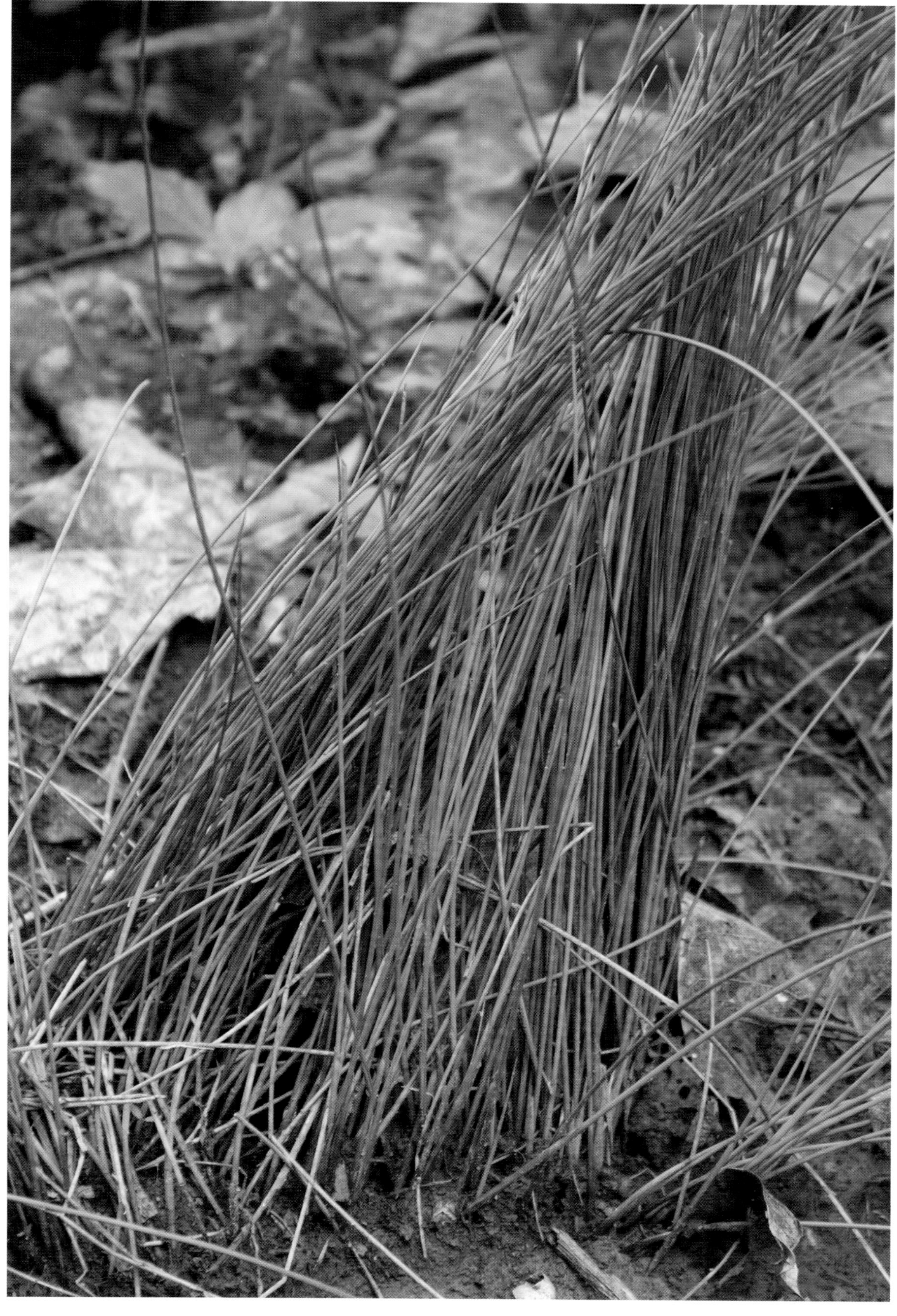

灯心草

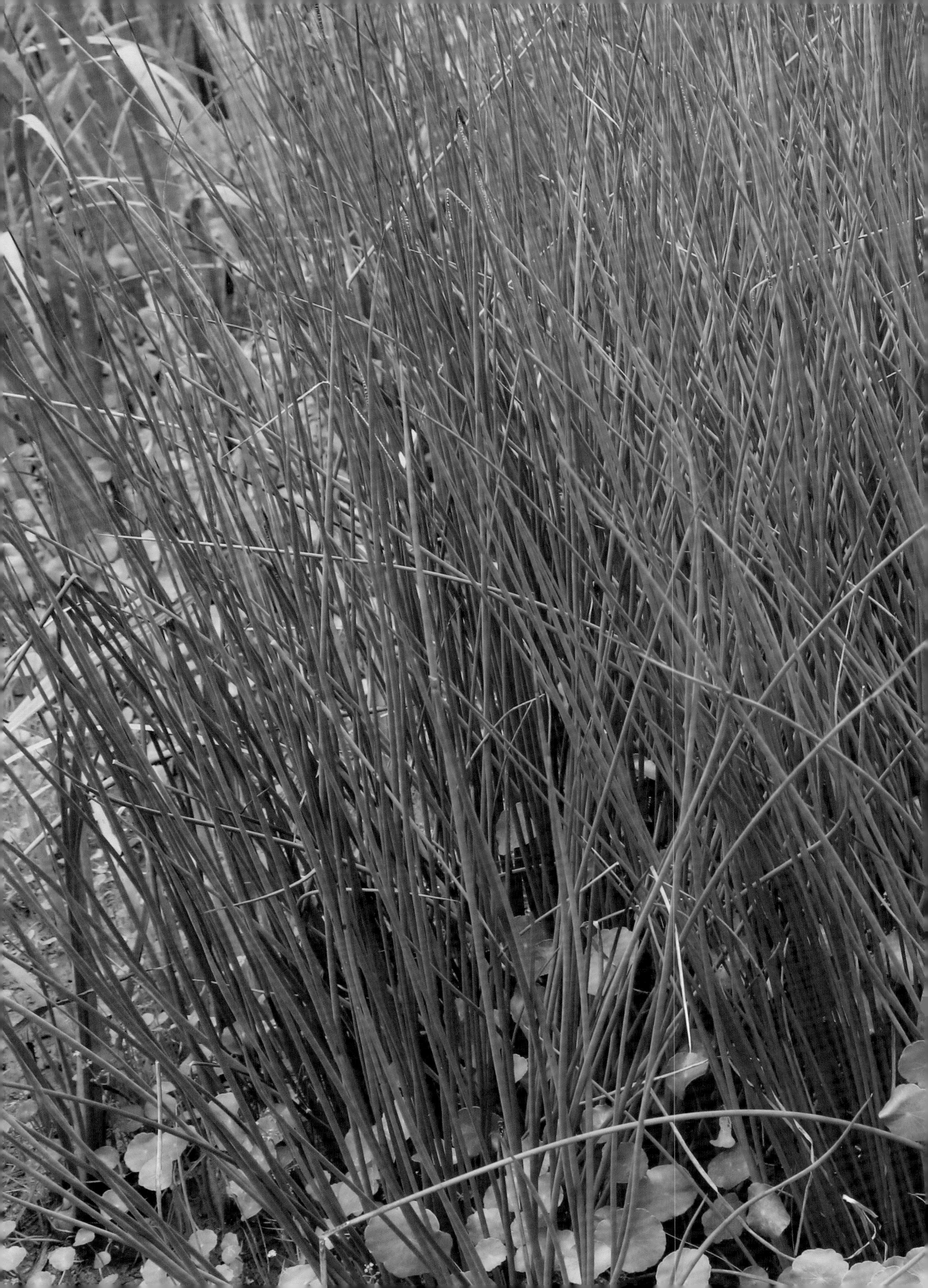

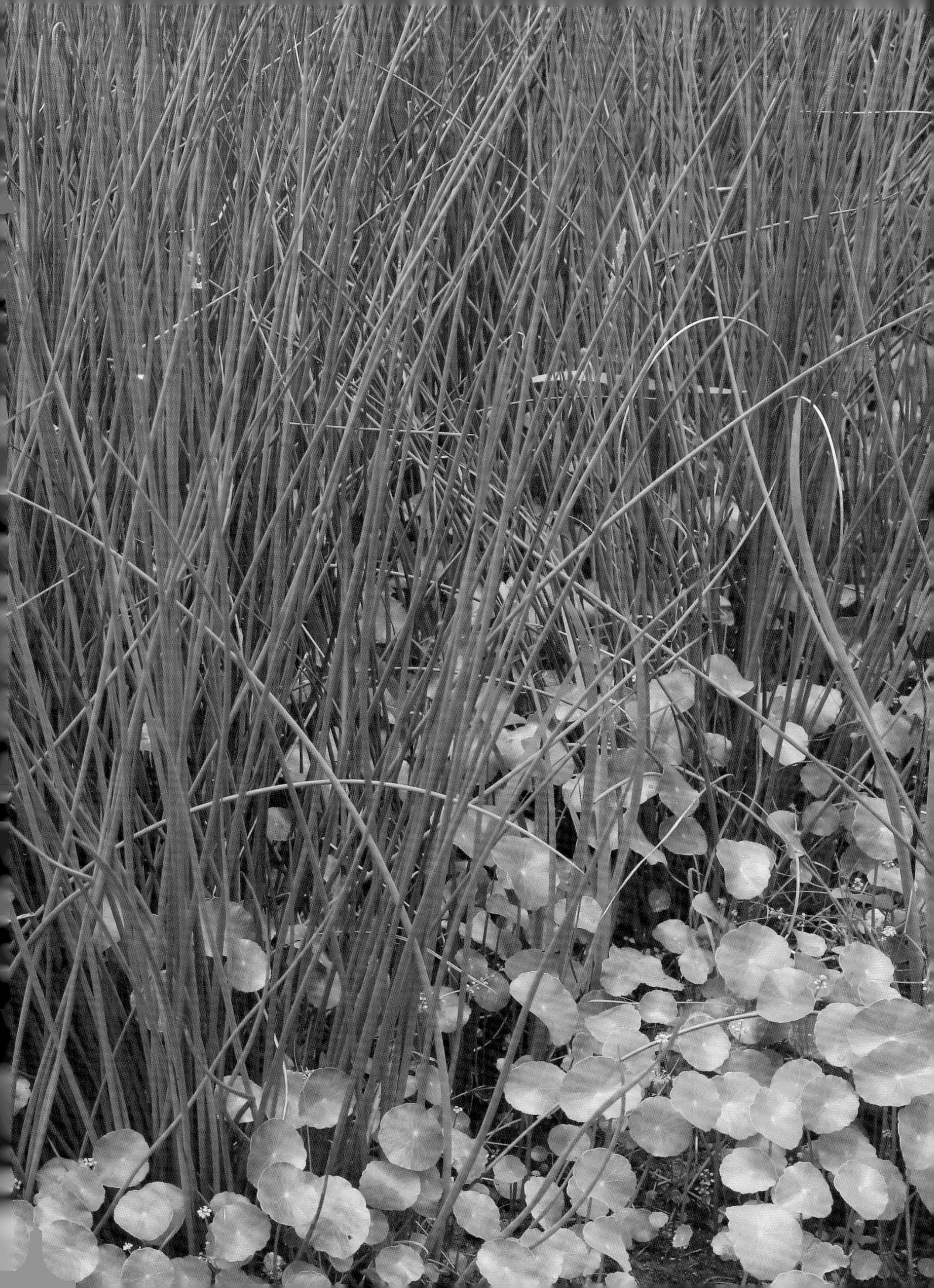

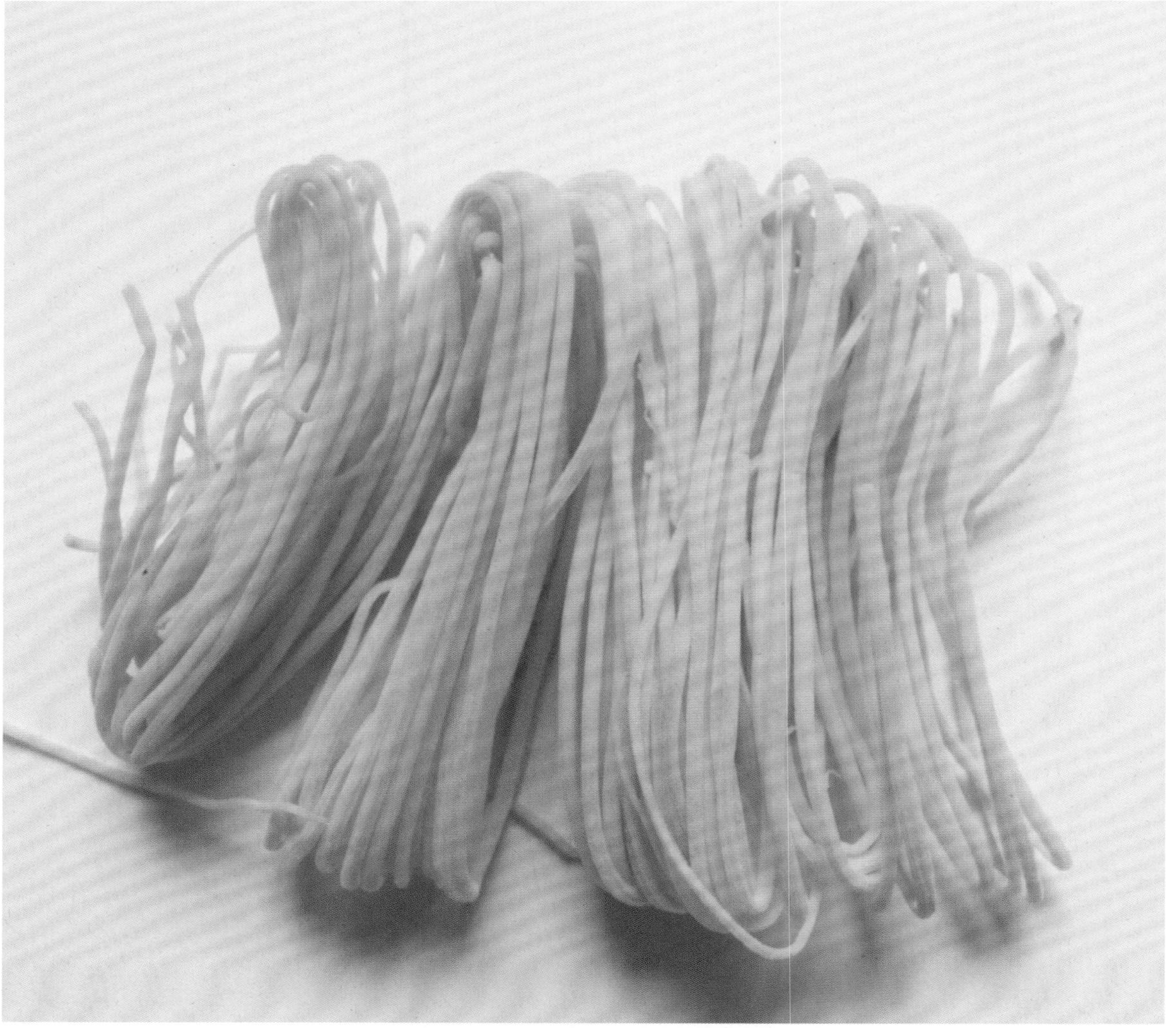

灯心草药材

药材鉴别

本品呈细圆柱形，长达 90 cm，直径 1 ~ 3 mm，表面白色或淡黄白色。置放大镜下观察，有隆起的细纵纹及海绵样的细小孔隙。质轻，柔软，有弹性，易拉断，断面不平坦，白色。气味不显著。以条长、粗壮、色白、有弹性者为好。

功效主治

利水通淋，清心降火。主治淋病，水肿，小便不利，湿热黄疸，心烦不寐，小儿夜啼，喉痹，口疮，创伤，高热不退。

用法用量

内服：煎汤，1 ~ 3 g，鲜品 15 ~ 30 g；或入丸、散。治心烦不眠，朱砂拌用。外用：适量，煅存性研末撒；或用鲜品捣烂敷，扎把外搽。

民族药方

1．寒风经　灯心草、车前草、板蓝根各适量。水煎服。

2．小便不利　灯心草、蒲公英各适量。水煎服。

使用注意

下焦虚寒、小便失禁者禁服。

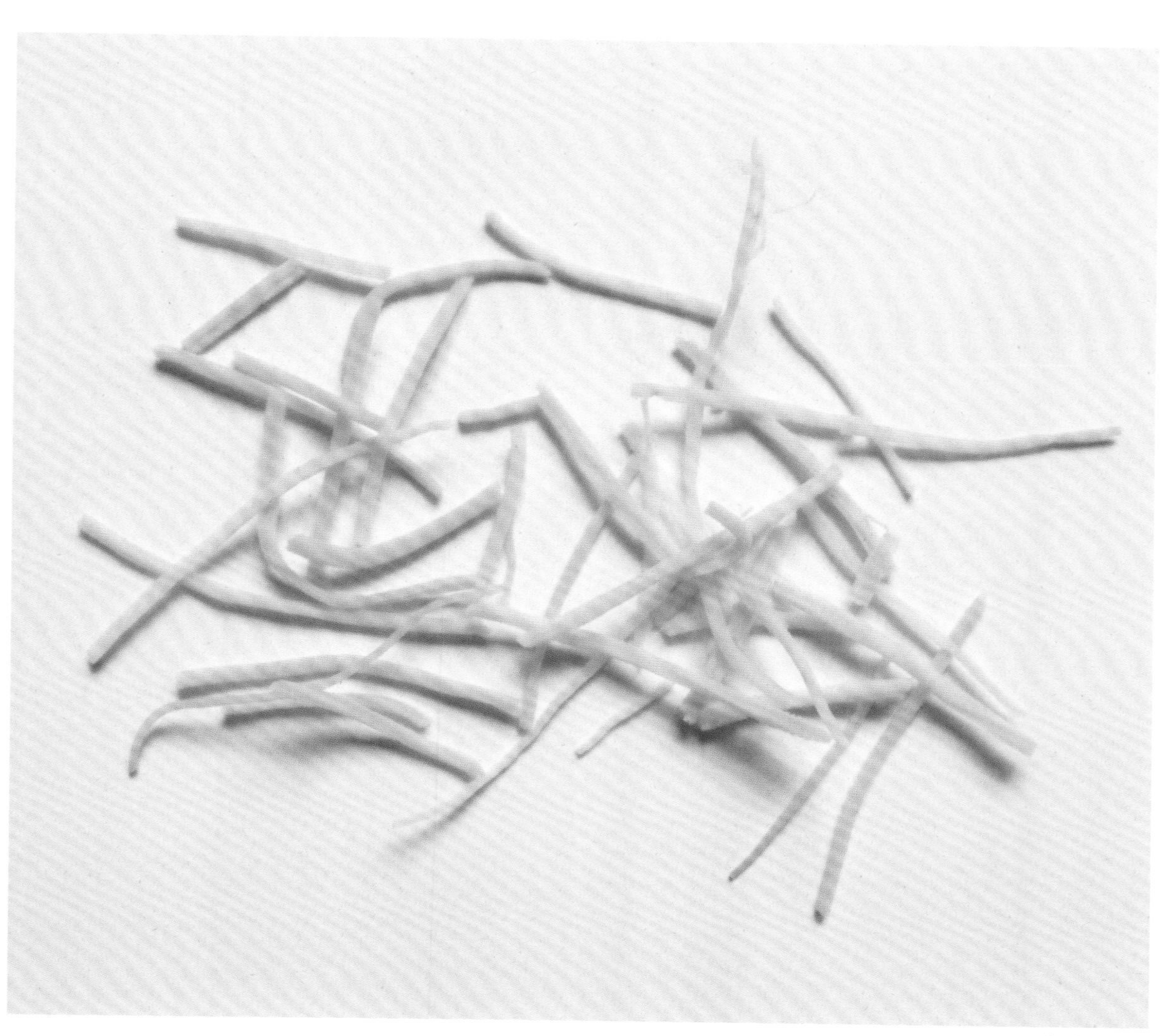

灯心草饮片

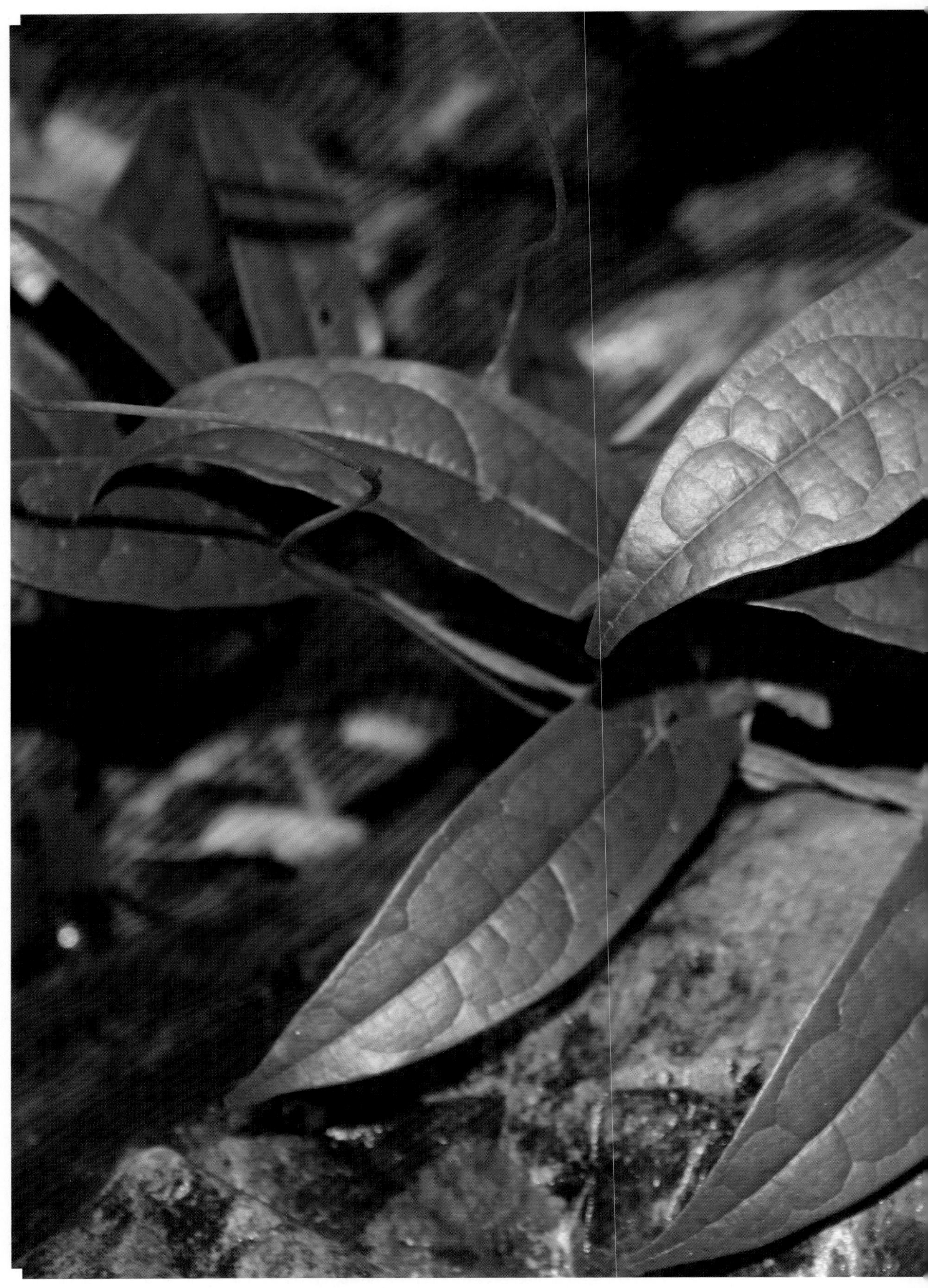

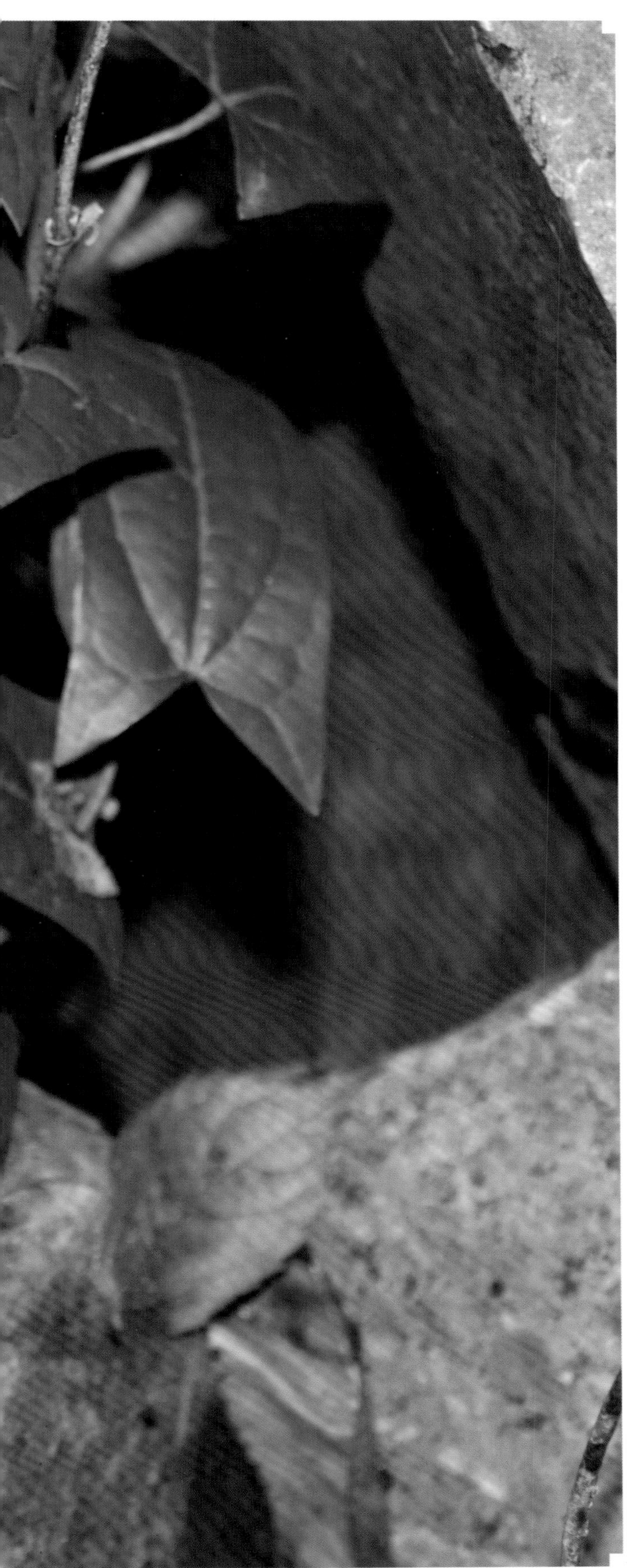

地苦胆

【苗 药 名】包家桑。

【别　　名】坐罗、追加拉、金果榄。

【来　　源】本品为防己科植物青牛胆 *Tinospora sagittata*（Oliv.）Gagnep. 的块根。

【性味归经】味苦，性冷。归热经。

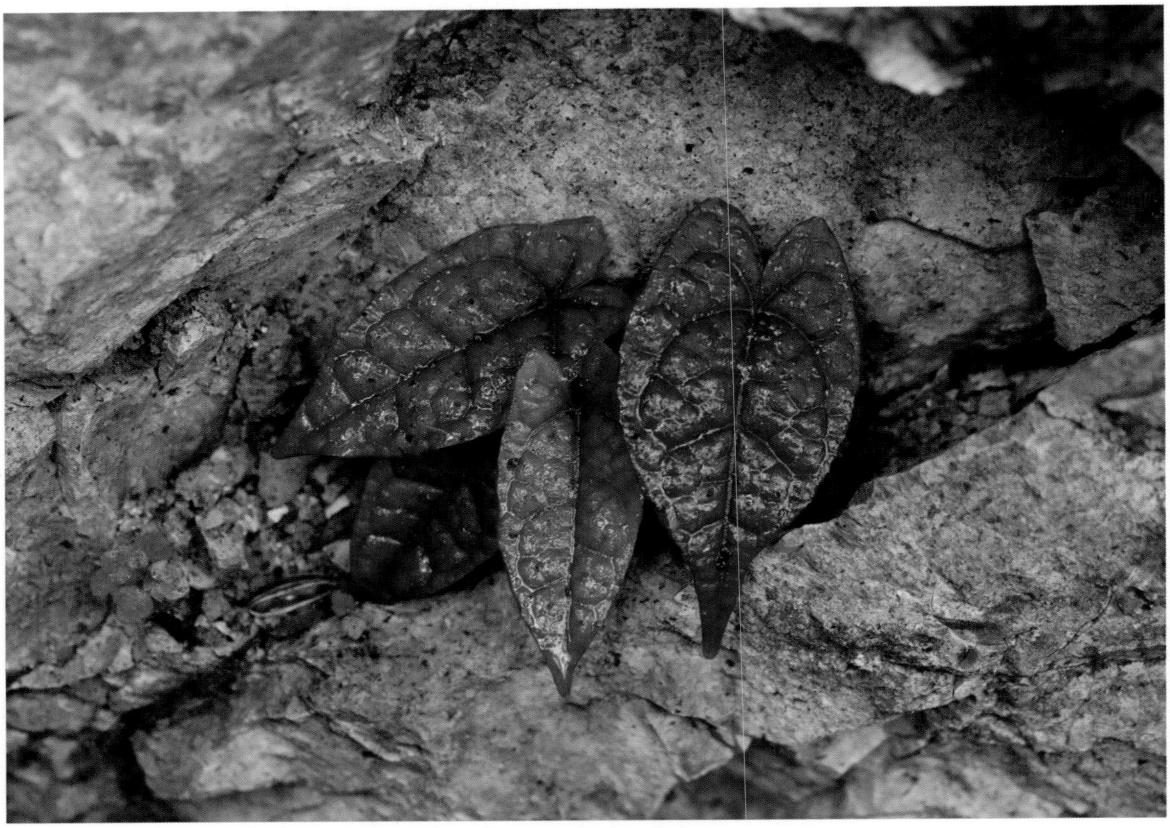

青牛胆

识别特征

多年生常绿缠绕藤本植物。地下根茎长达 1 m 左右，串生数个块根；块根卵圆形、球形或团块状，外皮黄棕色，内面浅黄色，味苦。分枝纤细，圆柱形，有纵条纹。叶纸质至薄革质，披针形、长圆状披针形或卵状披针形，长 6 ~ 16 cm，宽 2 ~ 8 cm，先端渐尖或急尖，基部箭形或戟形，常深弯缺，边全缘，有基出脉 5 ~ 7 条，通常仅脉上被短硬毛；柄长 2 ~ 5 cm。花单性异株，黄白色，组成总状花序或圆锥状花序，腋生，疏散；雄花序常几个簇生，雌花序常单生；雄花萼 6，2 轮，长 2.5 ~ 4.0 cm；花瓣 6。短于萼片；雄蕊 6，离生。核果近球形，白色，熟时红色，秋季成熟；内果皮近半球形，宽 6 ~ 9 cm。花期 4 月，果期秋季。

生境分布

生长于山谷溪边疏林下或石缝间。分布于陕西、江西、湖北、湖南、广东、广西、四川、贵州等省区。

采收加工

9—11 月挖取块根，除去茎及须根。洗净切片，烘干或晒干备用。

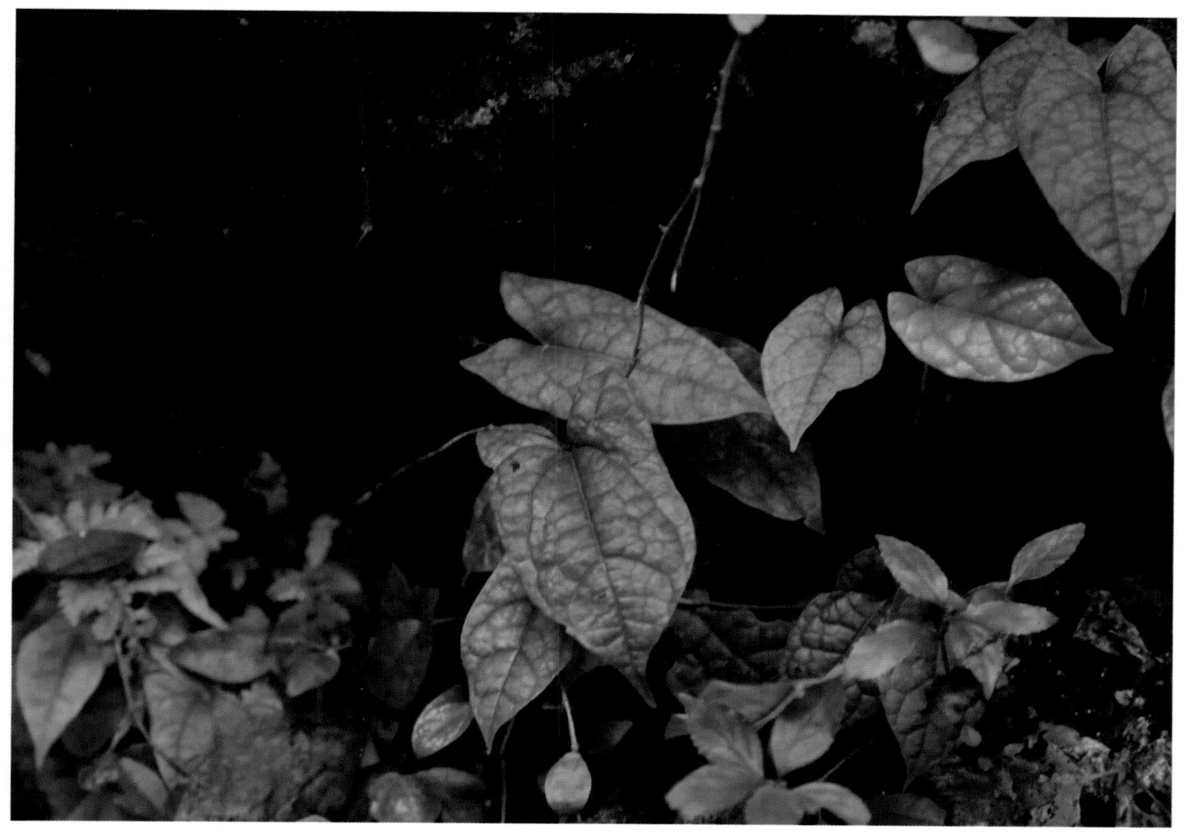

青牛胆

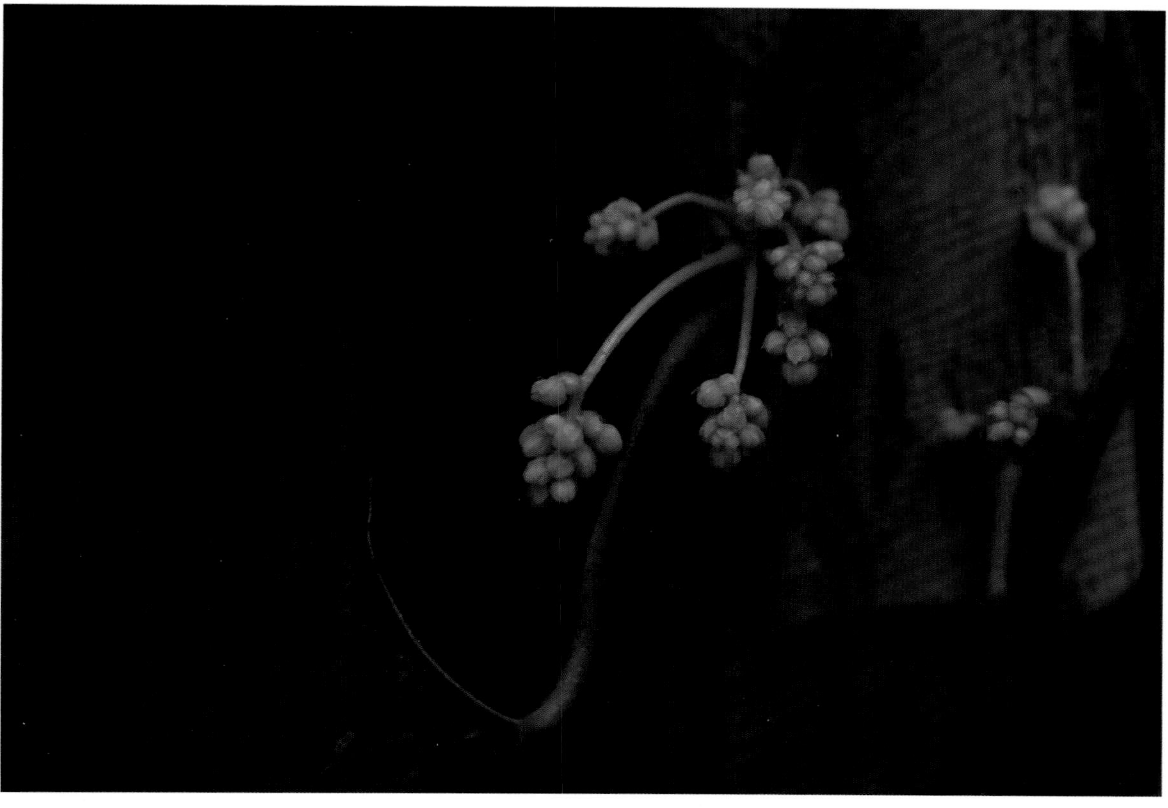

青牛胆

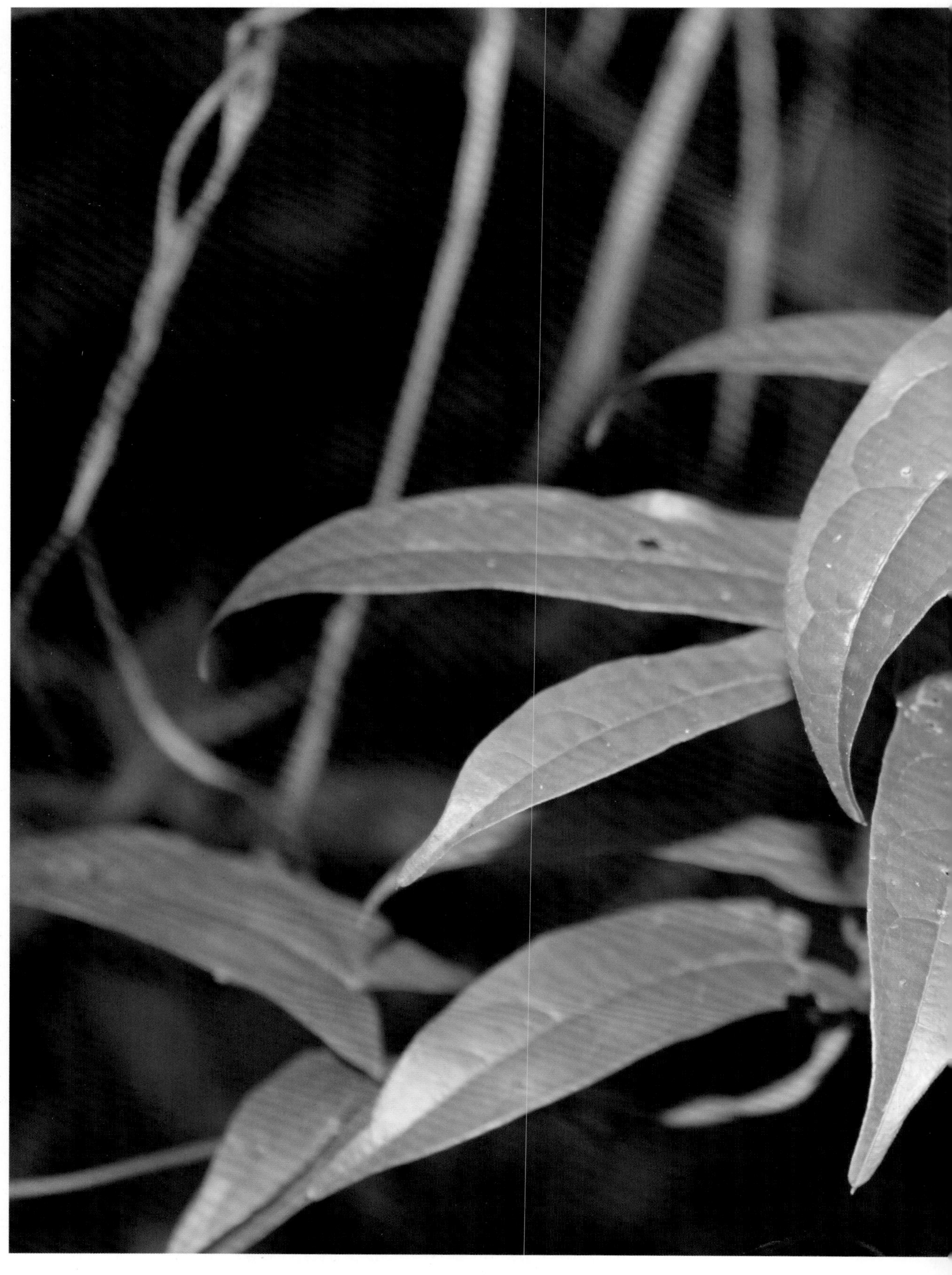

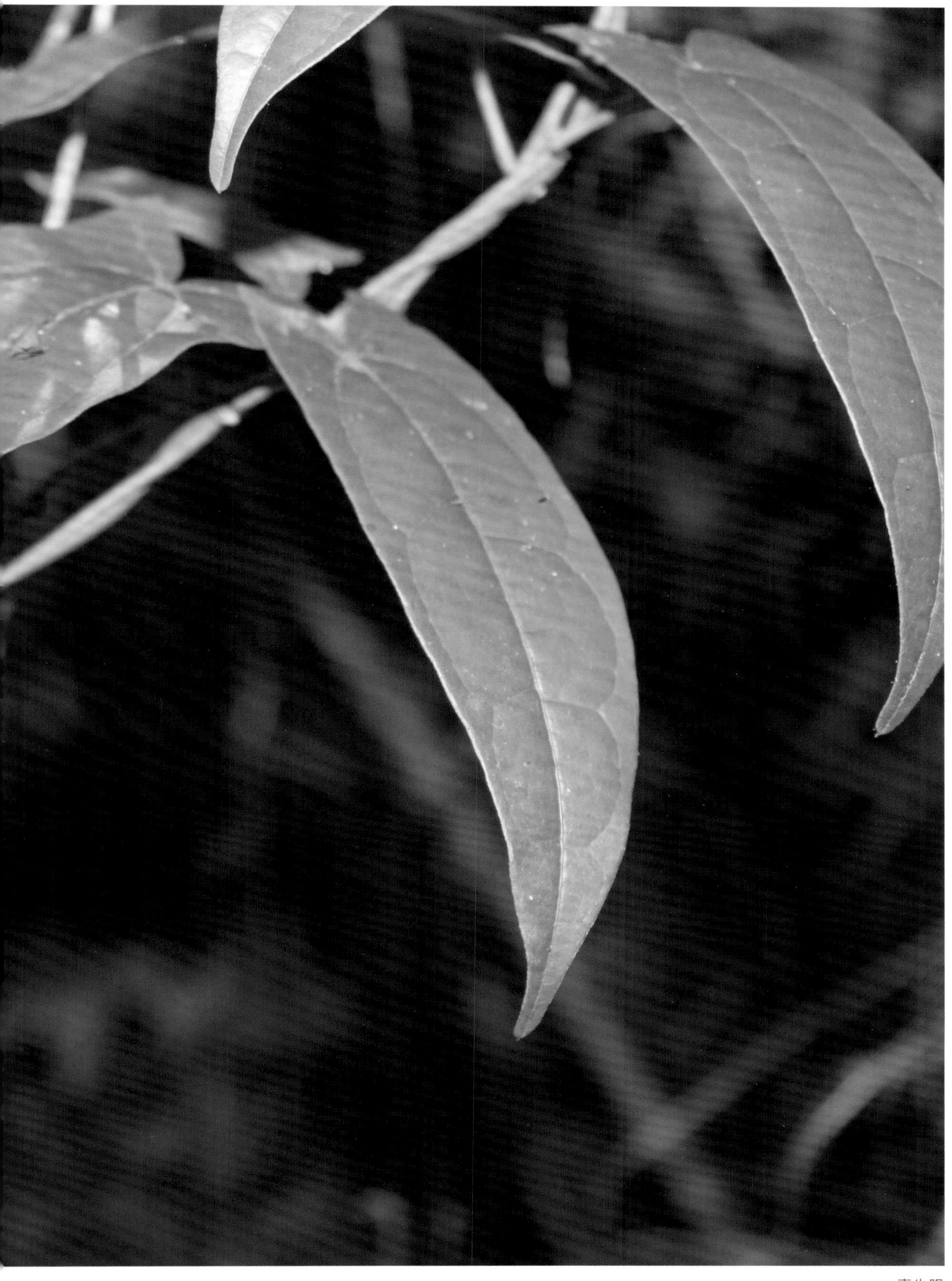

青牛胆

药材鉴别

块根呈不规则长纺锤形或团块状，大小不等，长 5 ~ 10 cm，直径 3 ~ 6 cm。表面黄棕色或淡棕色，皱缩不平，有不规则深皱纹，两端往往可见细根残基。质坚硬，击破面黄白色，粉性。气无，味苦。以体重、质坚实者为佳。

功效主治

清热解毒，消肿止痛。主治咽喉肿痛，口舌糜烂，白喉，痄腮，热咳失音，脘腹疼痛，泻痢，痈疽疔毒，毒蛇咬伤。

用法用量

内服：煎汤，3 ~ 9 g；研末，每次 1 ~ 2 g。外用：适量，捣烂外敷或研末吹喉。

民族药方

1．腮腺炎 地苦胆适量。磨醋搽患处。

2．小儿腹泻 地苦胆适量。切片或打粉吞服。

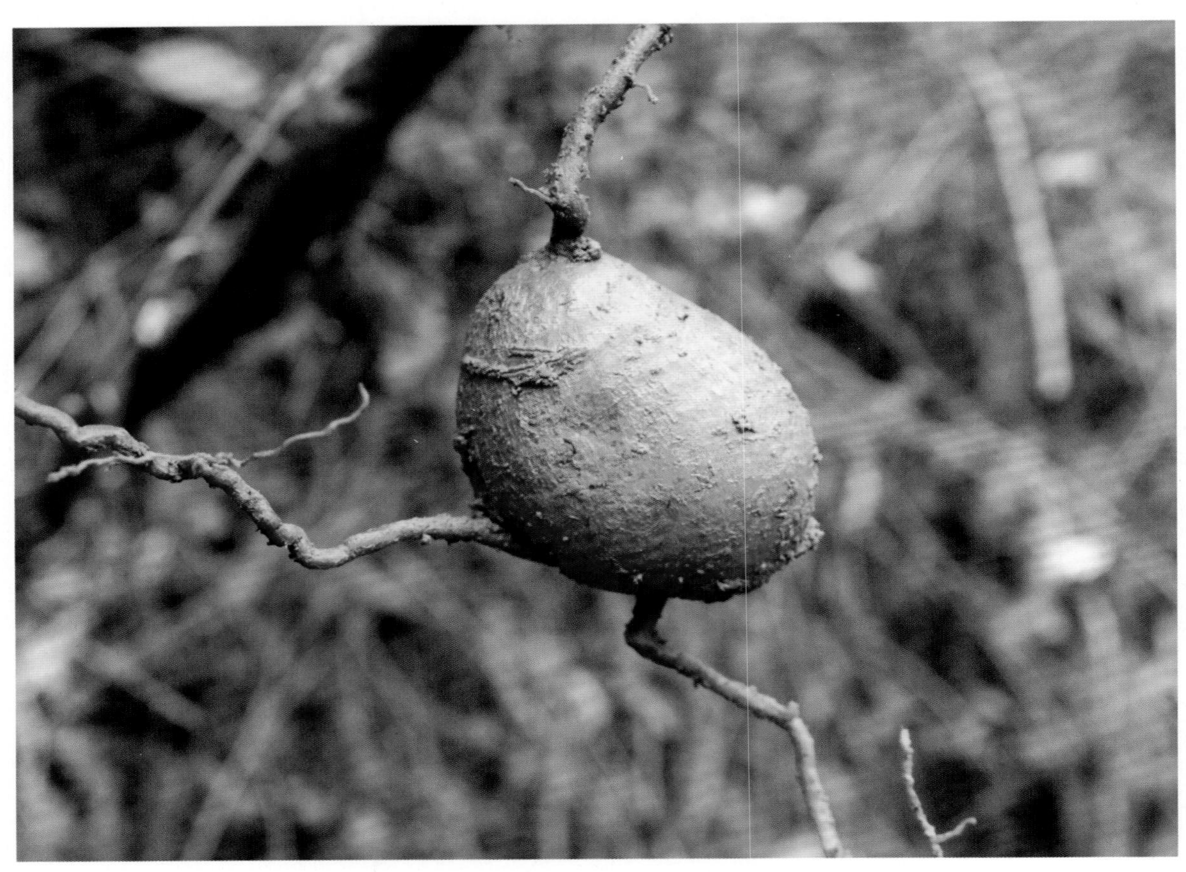

地苦胆药材

3．白喉，急性咽喉炎，扁桃体炎 地苦胆、八爪金龙各 15 g，硼砂 6 g，冰片 3 g。共研为末，每次适量，吹入患处，每日 2 ～ 3 次。用药前先用盐开水漱口。

4．喉痹 地苦胆、八爪金龙、山乌龟各 3 g。煨水服。

5．胃痛 ①地苦胆块根、香附块茎各 3 g，两面针根 1.5 g。共研为末，开水冲服，每日 1 剂，分 3 次服。②地苦胆块根、重楼根茎、徐长卿根、蛇总管全草各 3 ～ 6 g。研细末，调鸡蛋蒸服，每日 1 剂，分 2 次服。

6．肾炎 地苦胆 10 g，金钱草、车前草各 30 g。水煎服。

7．盆腔炎 地苦胆 10 g，六月雪、羊耳菊（白面风）各 30 g。水煎服。

8．痈疽 地苦胆适量。磨水，加冰片少量，调匀搽患处。

9．无名肿毒，下疳疔毒 地苦胆、苦金盆各等份。研细末，调醋搽患处。

10．接触性皮炎 鲜地苦胆适量。煎水，外洗。

使用注意

脾胃虚弱及无热毒结滞者慎服。

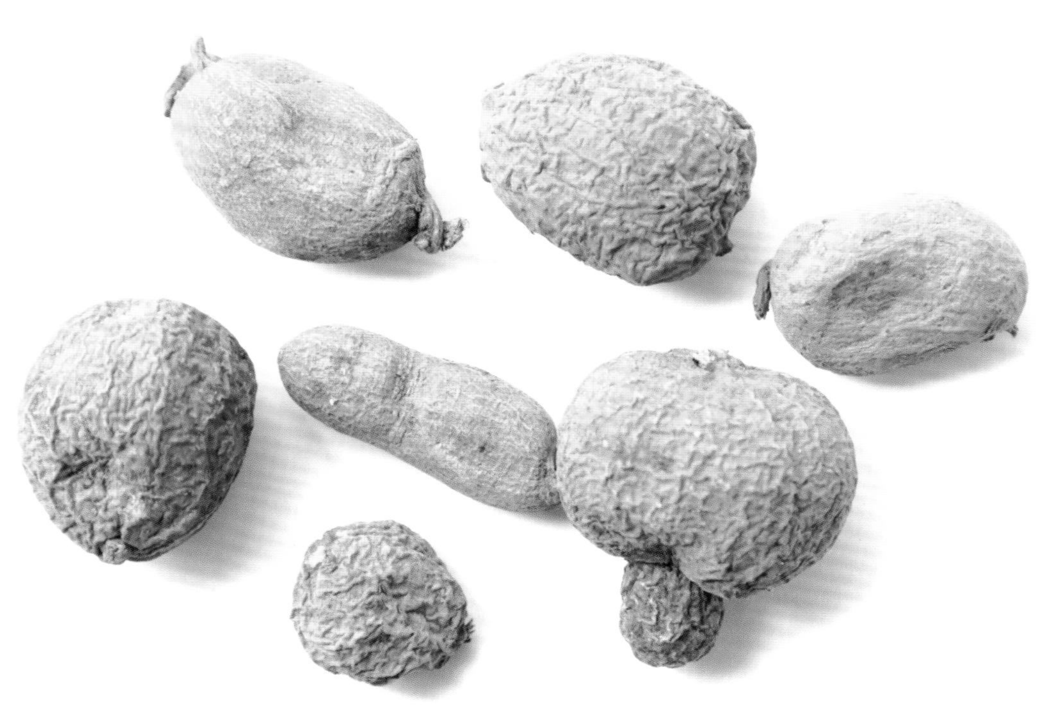

地苦胆药材

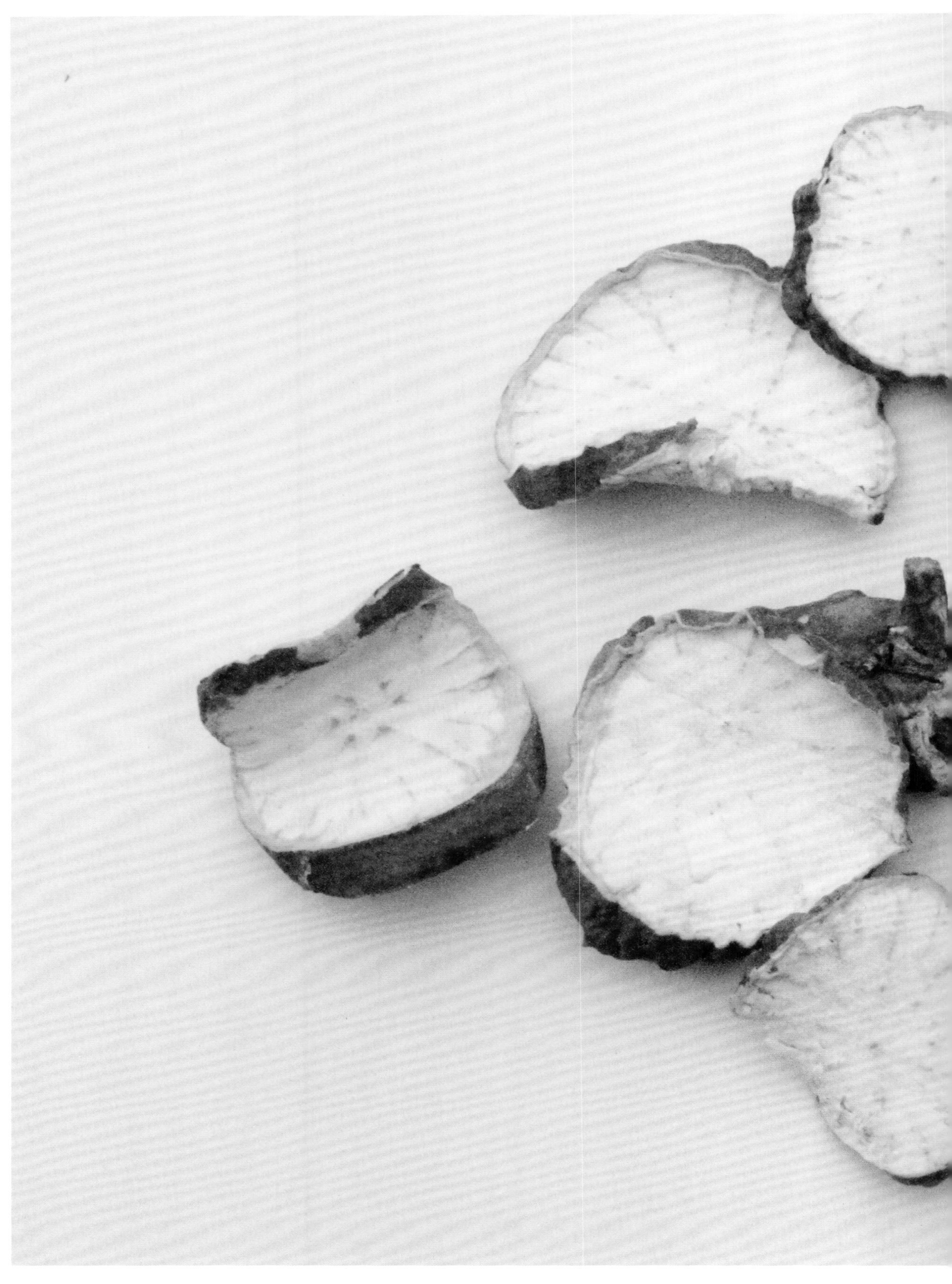

地苦胆

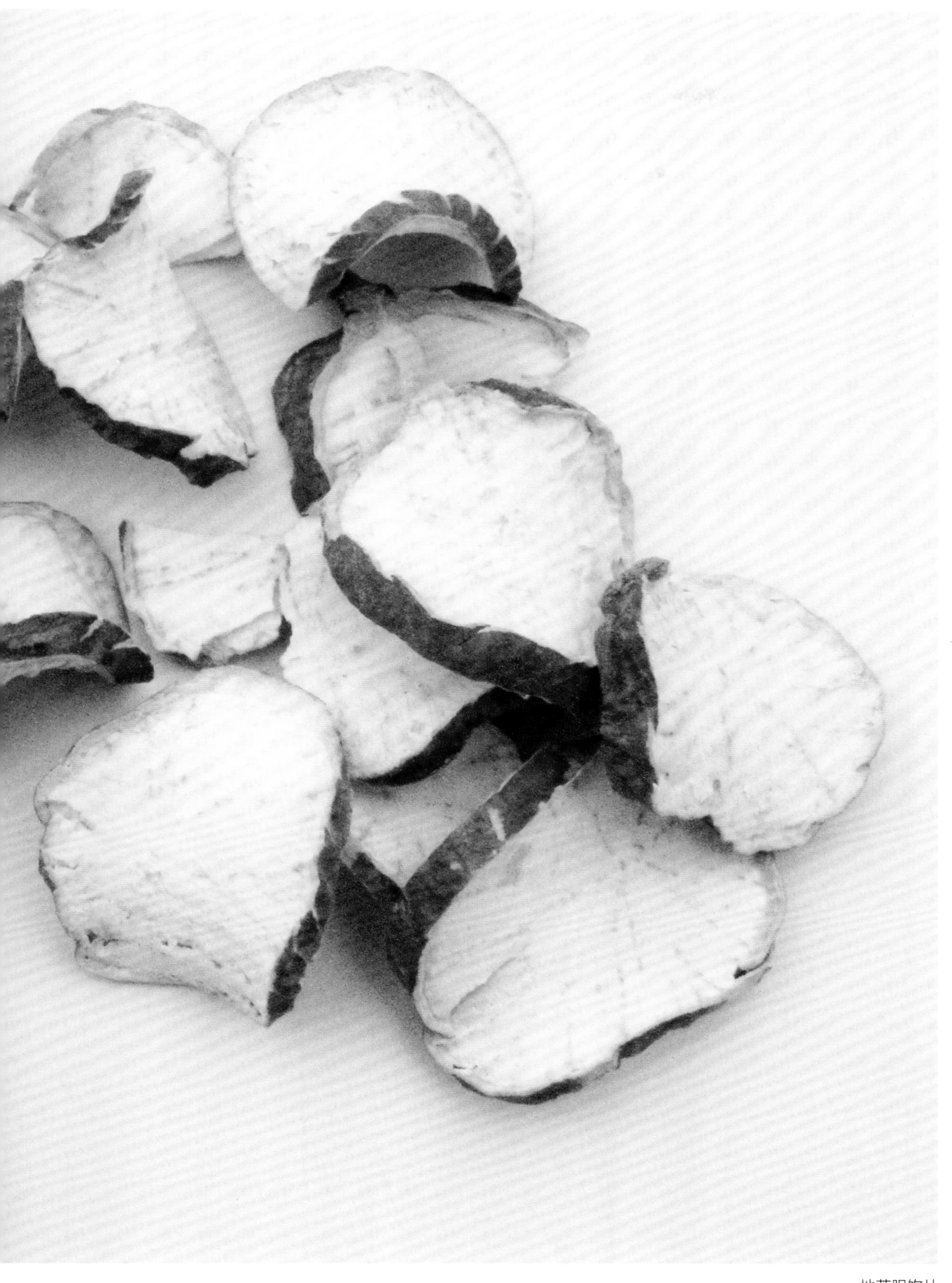

地苦胆饮片

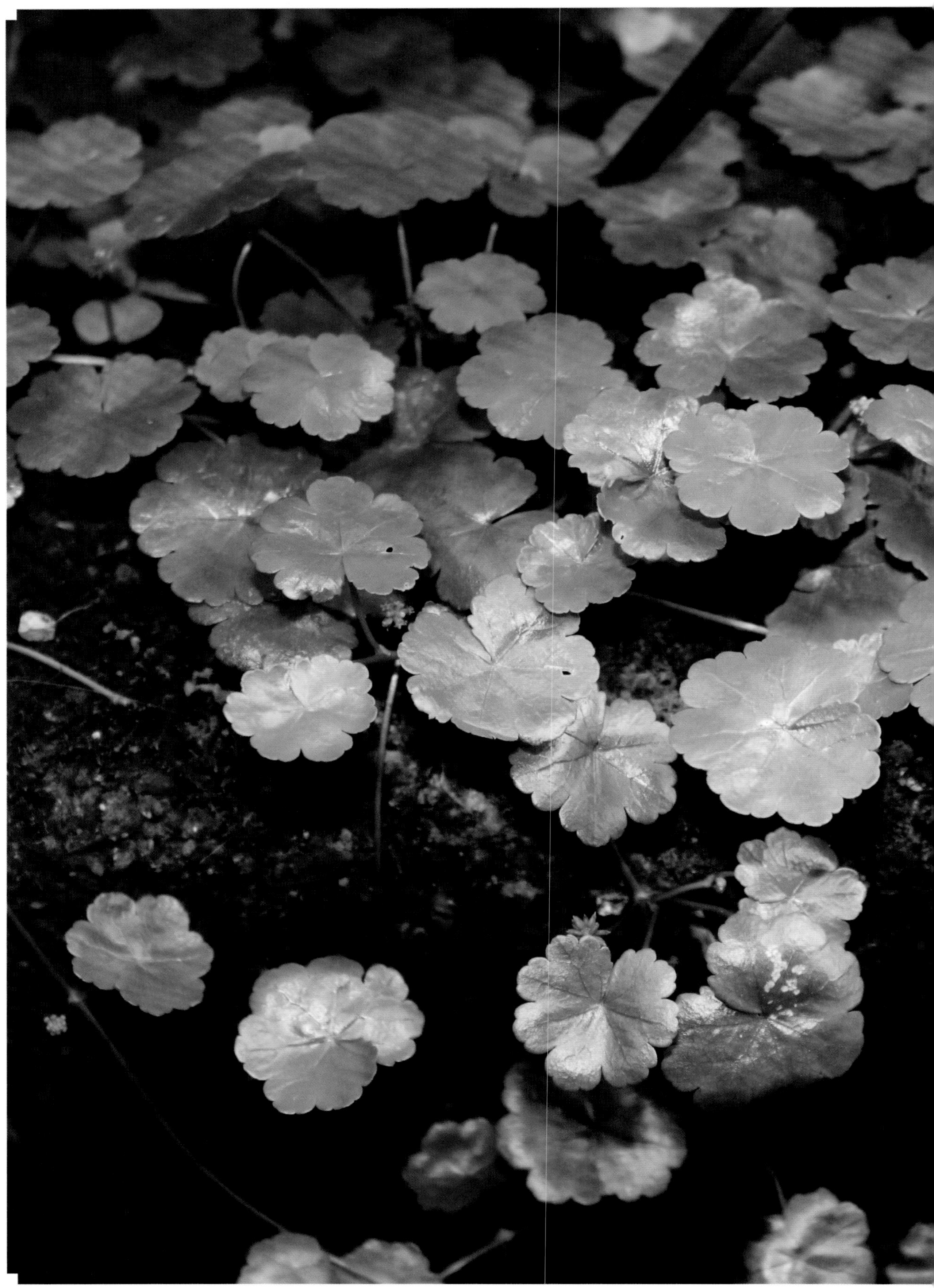

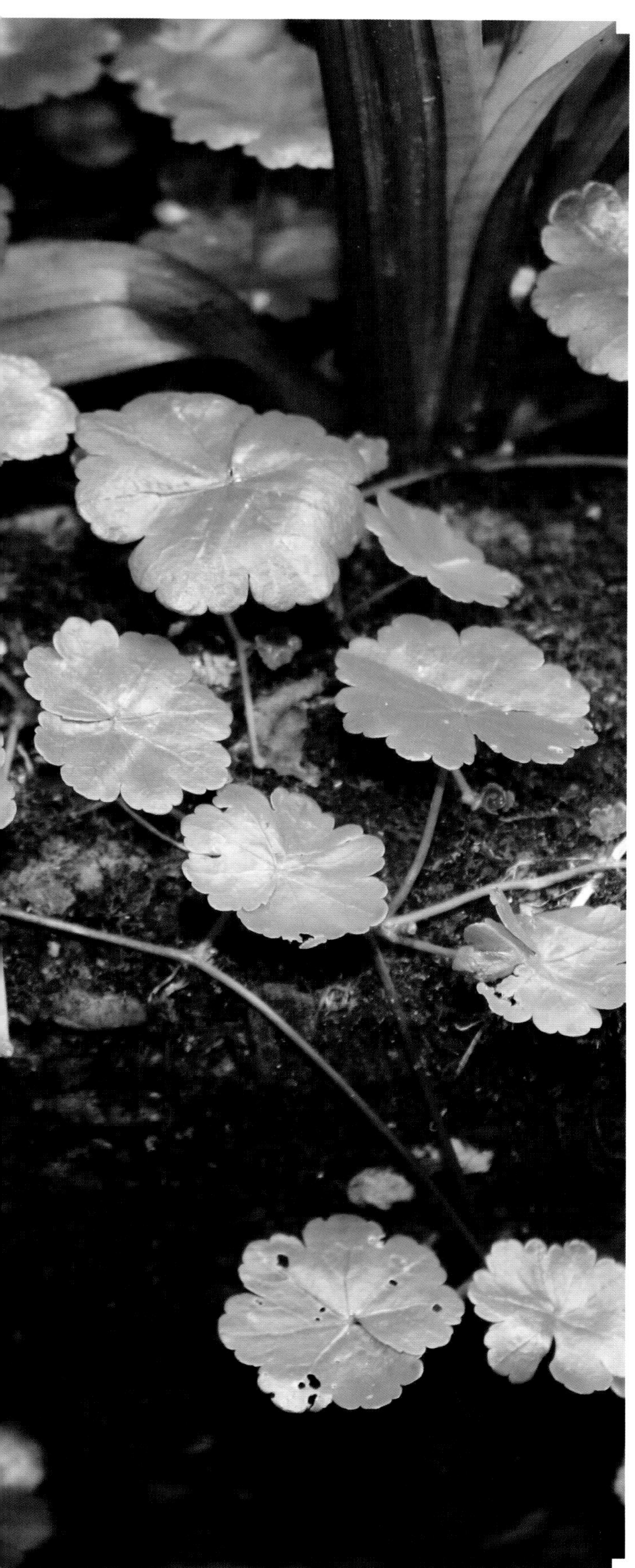

地星宿

【苗药名】代等。

【别　名】天胡荽、破铜钱、铺地锦、落地钱。

【来　源】本品为伞形科植物天胡荽 *Hydrocotyle sibthorpoides* Lam. 的全草。

【性味归经】味苦，性冷。归热经。

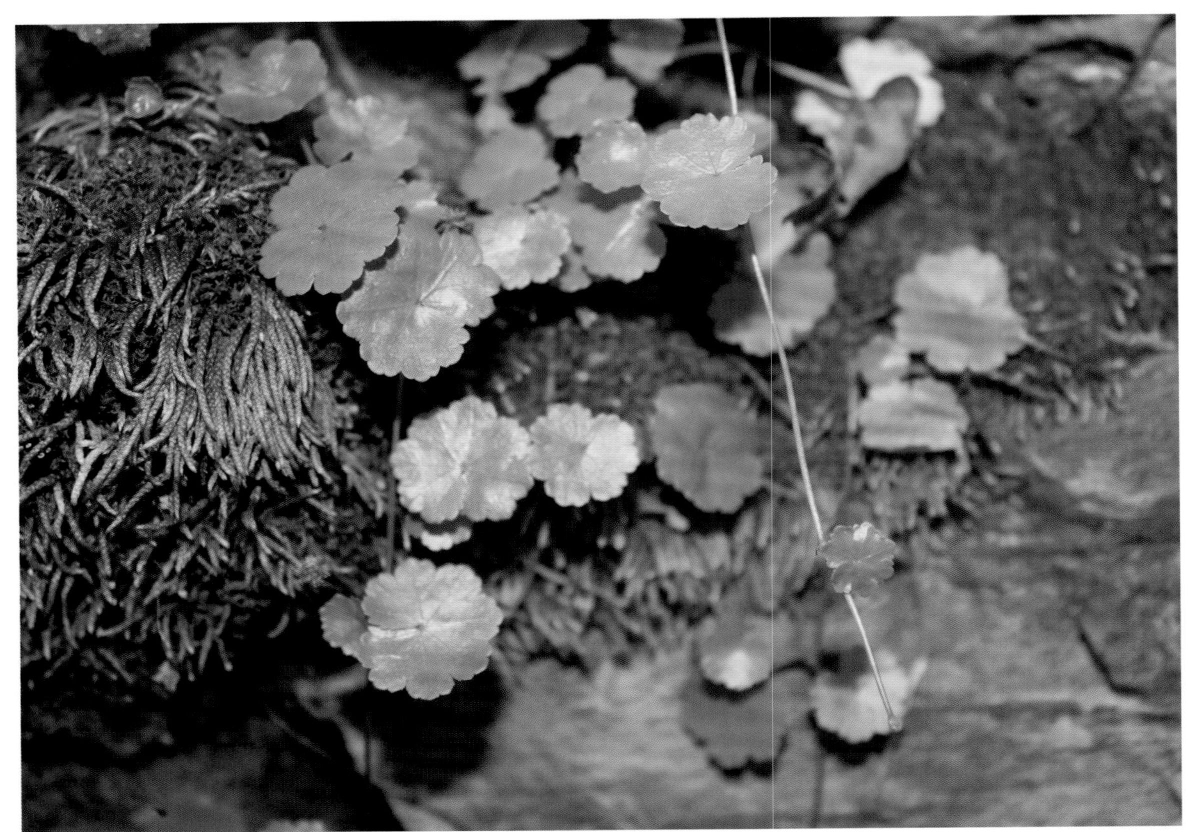

天胡荽

识别特征

多年生草本植物。有特异气味。茎细长而匍匐，平铺地上成片。节上生根。叶互生，膜质至草质，圆肾形或近圆形，长 0.5 ~ 1.5 cm，宽 0.3 ~ 2.5 cm，基部心形，不分裂或 3 ~ 7 裂，裂片阔卵形，边缘有钝齿，表面无毛，背面及叶柄顶端疏被白柔毛；托叶略呈半圆形，全缘或稍有浅裂。伞形花序与叶对生，单生于节上；花序梗纤细，长 0.5 ~ 3.0 cm；总苞片卵形至卵状披针形，有黄色透明腺点，小伞形花序有花 5 ~ 8；花瓣卵形，绿白色，有腺点。雄蕊 5，子房下位。双悬果略呈心形，长 1.0 ~ 1.4 mm，宽 1.2 ~ 2.0 mm，两侧压扁，中棱在果熟时极为隆起，成熟时有紫色斑点。花、果期 4—9 月。

生境分布

生长于湿润的路旁、草地、沟边及林下。分布于西南及陕西、江苏、安徽、浙江、江西、福建、台湾、湖南、湖北、广东、广西等省区。

采收加工

夏、秋二季采收全草，洗净，鲜用或晒干。

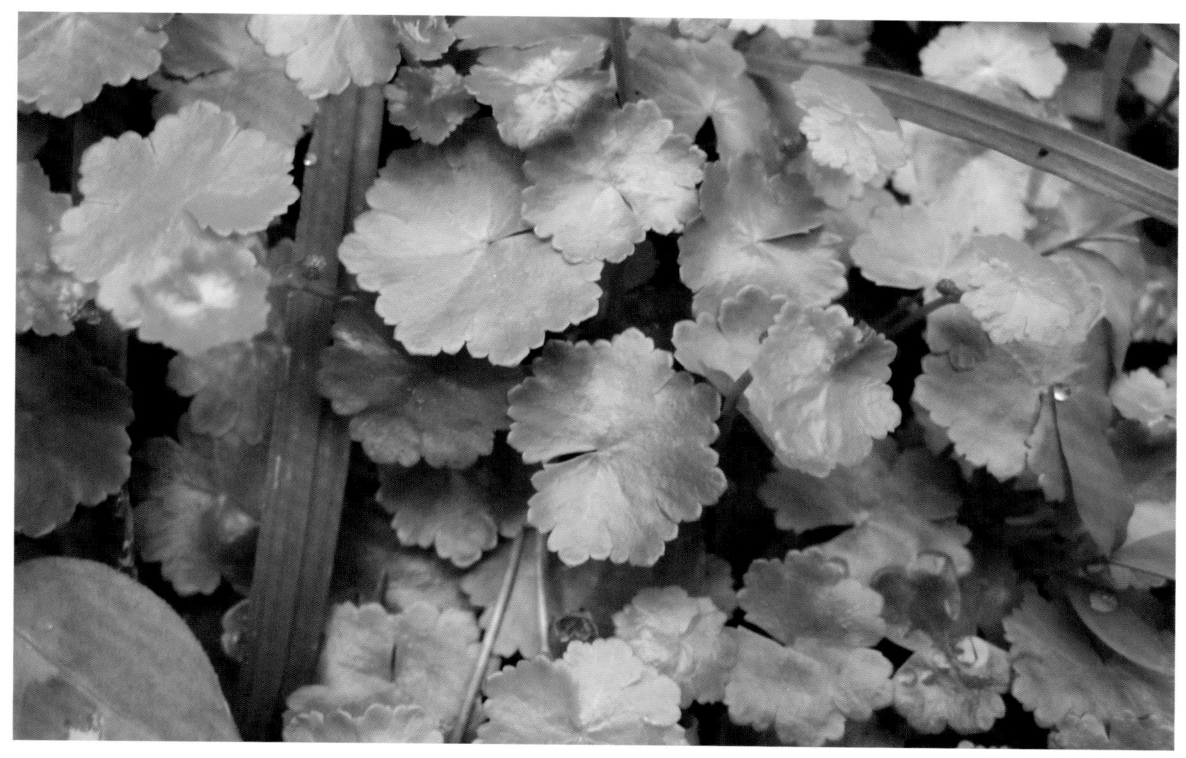

天胡荽

药材鉴别

多皱缩成团。根细，表面淡黄色或灰黄色。茎极纤细，弯曲，黄绿色，节处有根痕及残留细根。叶多皱缩破碎，完整叶圆形或近肾形，5 ~ 7 浅裂，少不分裂，边缘有钝齿；托叶膜质；叶柄长约 0.5 cm，扭曲状。伞形花序小。双悬果略呈心形，两侧压扁。气香。

功效主治

清热利湿，解毒消肿。主治黄疸，痢疾，水肿，淋症，目翳，喉肿，痈肿疮毒，带状疱疹。

用法用量

内服：煎汤，9 ~ 15 g，鲜品 30 ~ 60 g；或捣汁。外用：适量，捣烂敷；或捣取汁涂。

民族药方

1. **石淋** 鲜地星宿 60 g，海金沙茎叶 30 g。水煎服，每日 1 剂。
2. **带状疱疹** 鲜地星宿适量。捣烂，加酒泡 2 ~ 3 小时，用干净棉花蘸搽患处。
3. **毒蛇咬伤** 地星宿、连钱草各 60 g（鲜品）。捣绞汁内服，并用药渣敷伤处。

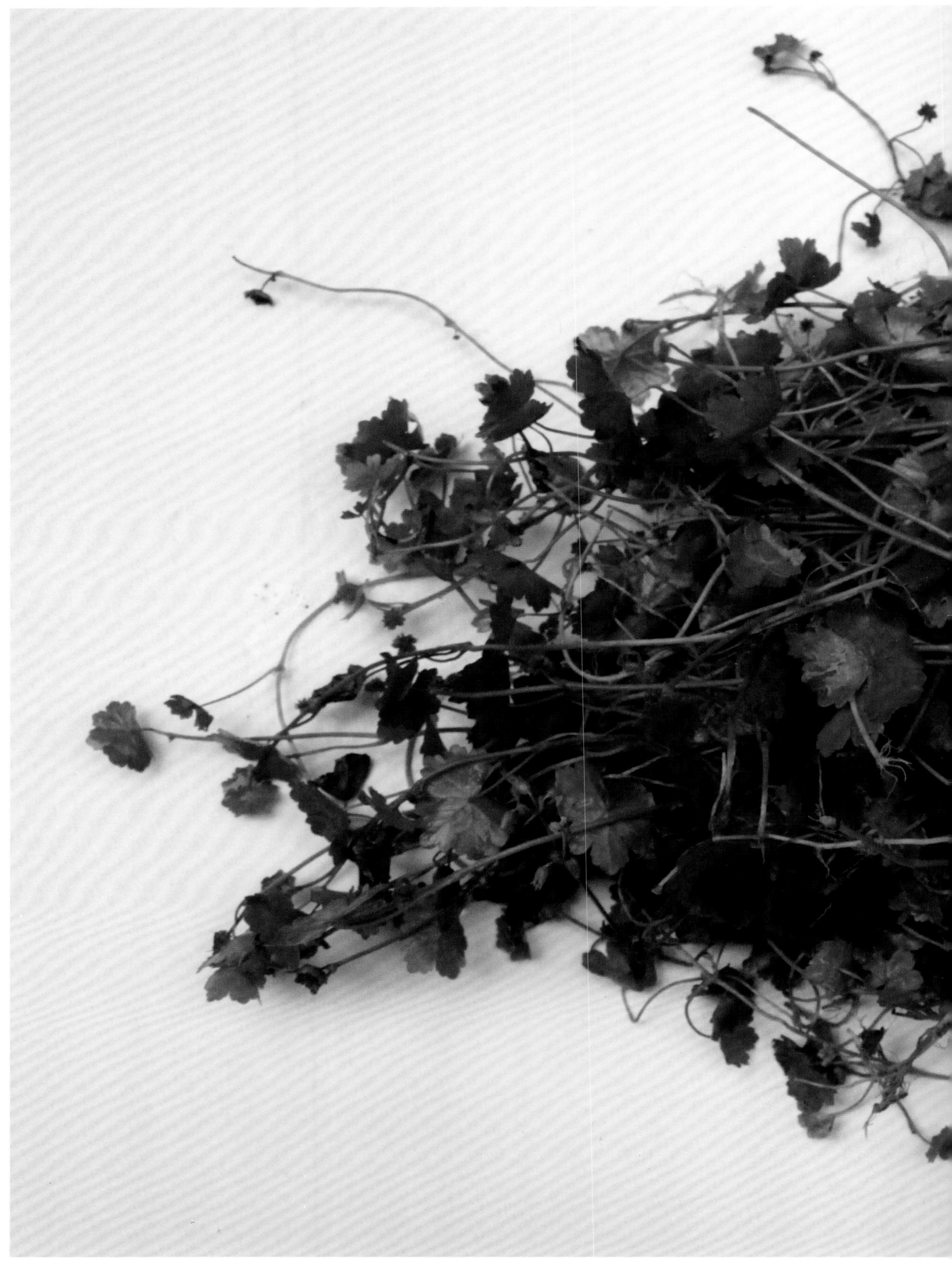

地星宿

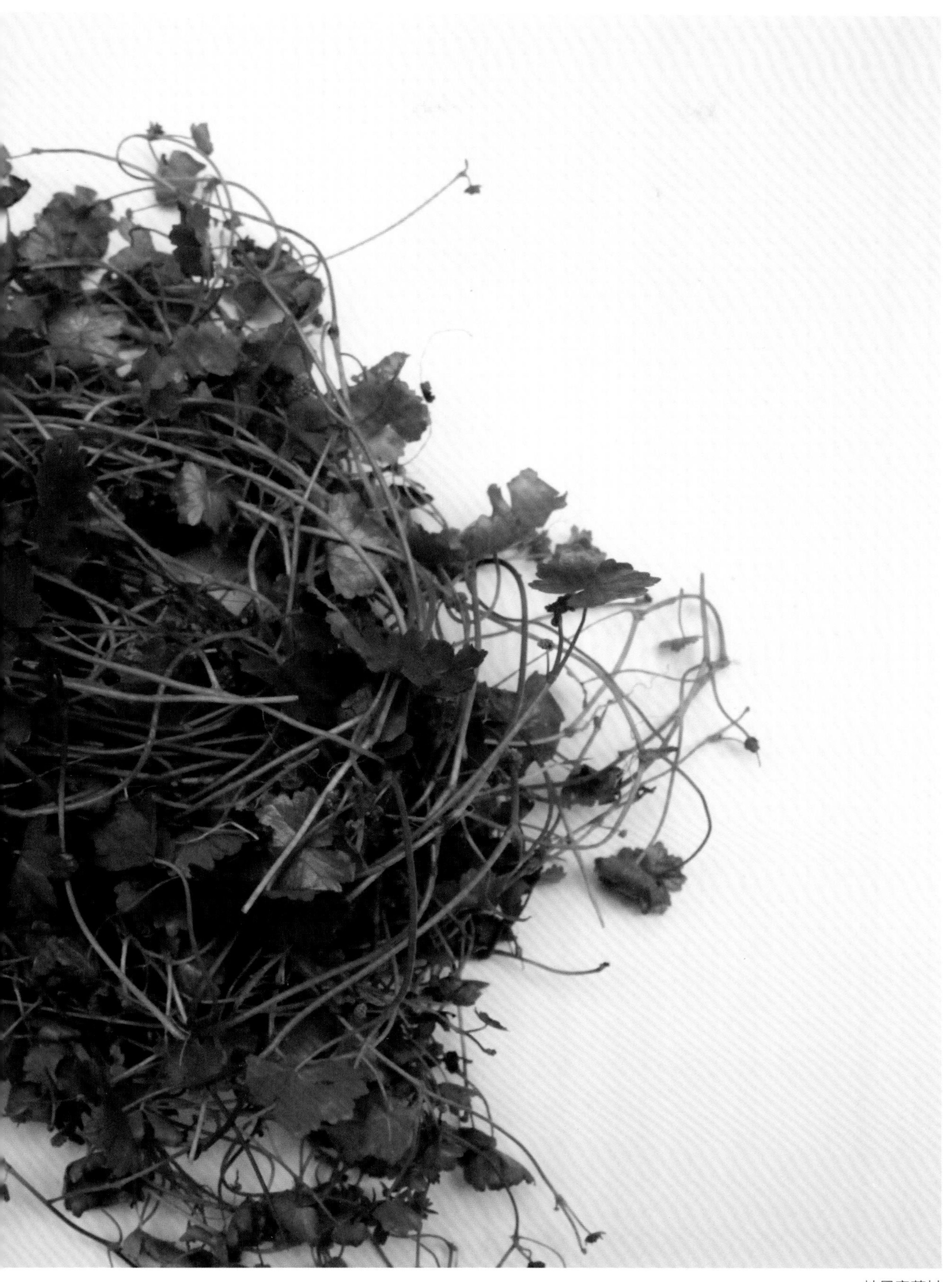

地星宿药材

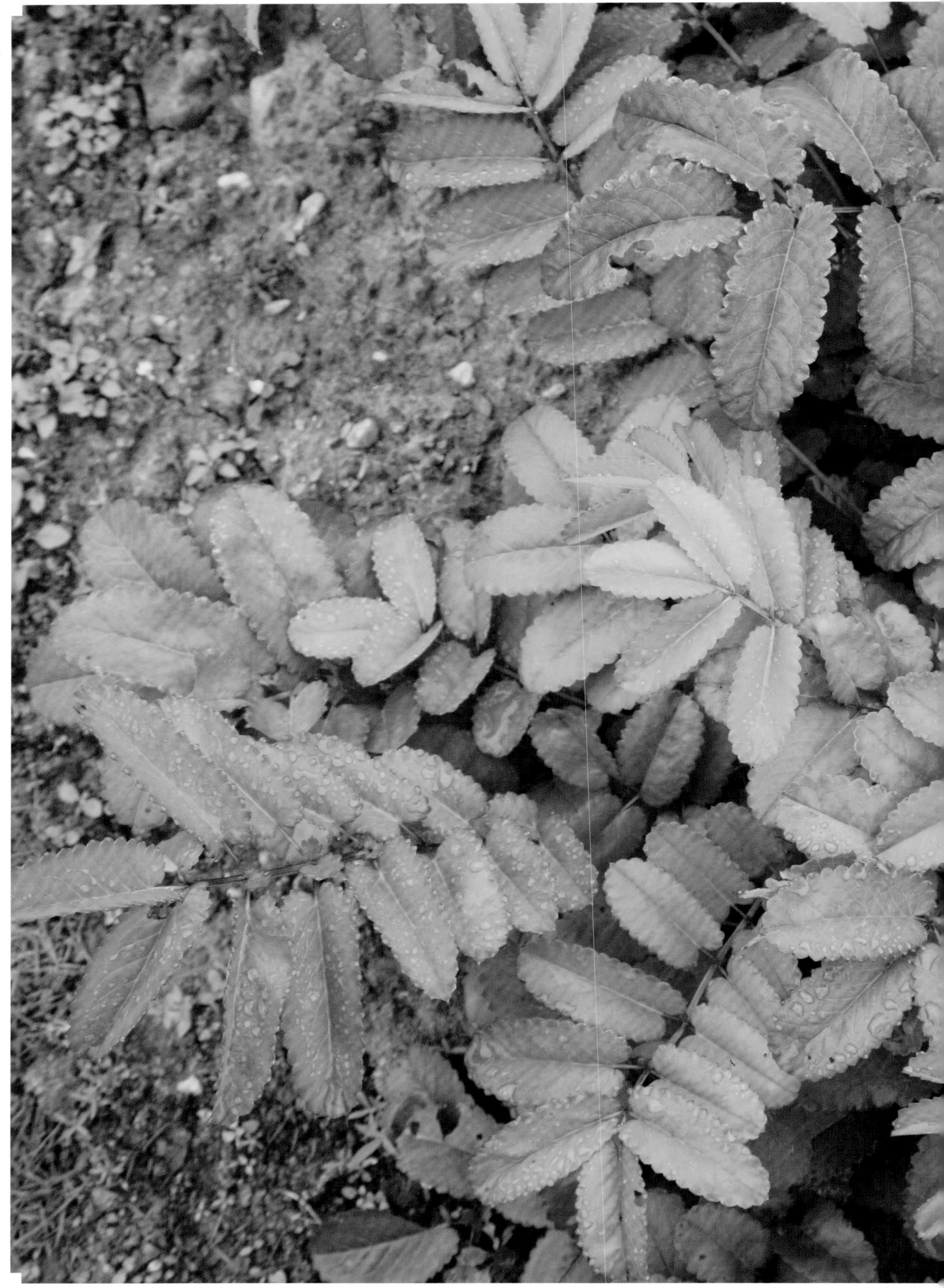

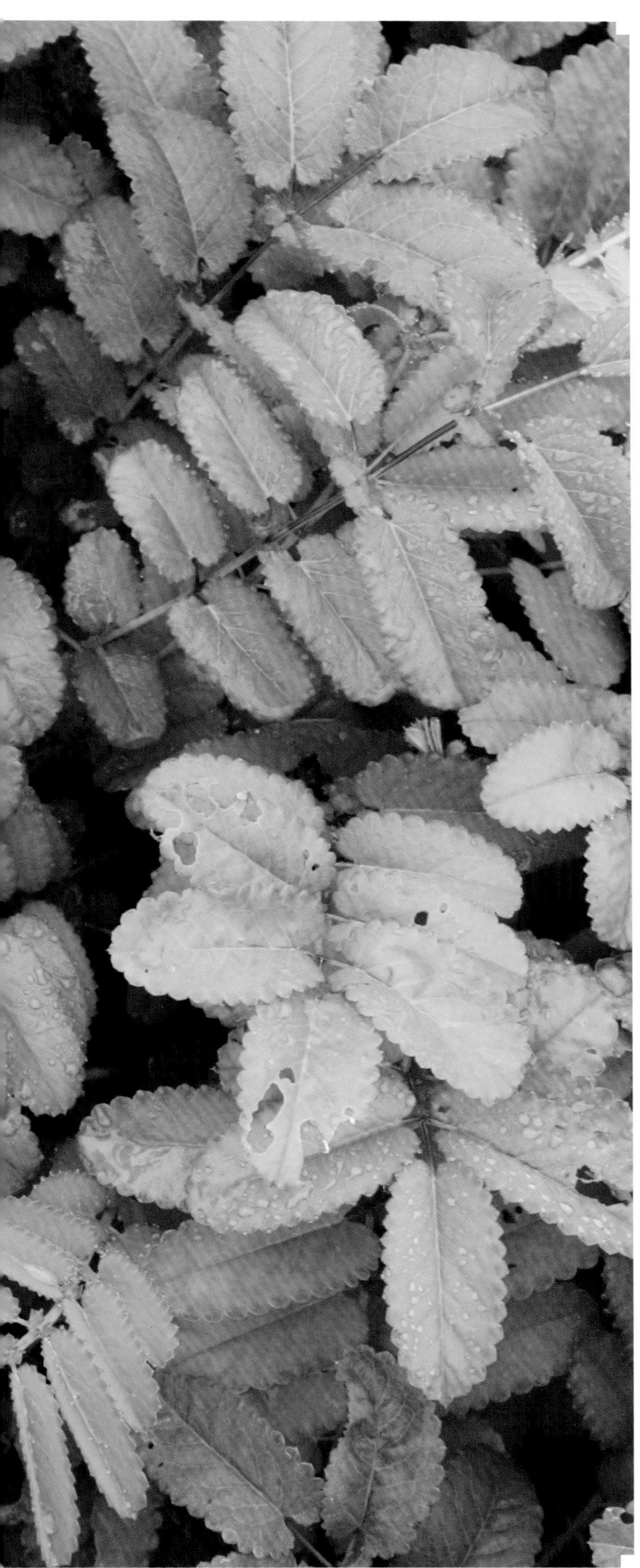

地榆

【苗药名】窝俄俄。

【别　名】枣儿红、红绣球、土儿红、一枝箭、马猴枣。

【来　源】本品为蔷薇科植物地榆 *Sanguisorba officinalis* L. 的根。

【性味归经】味酸、苦，性冷。归热经。

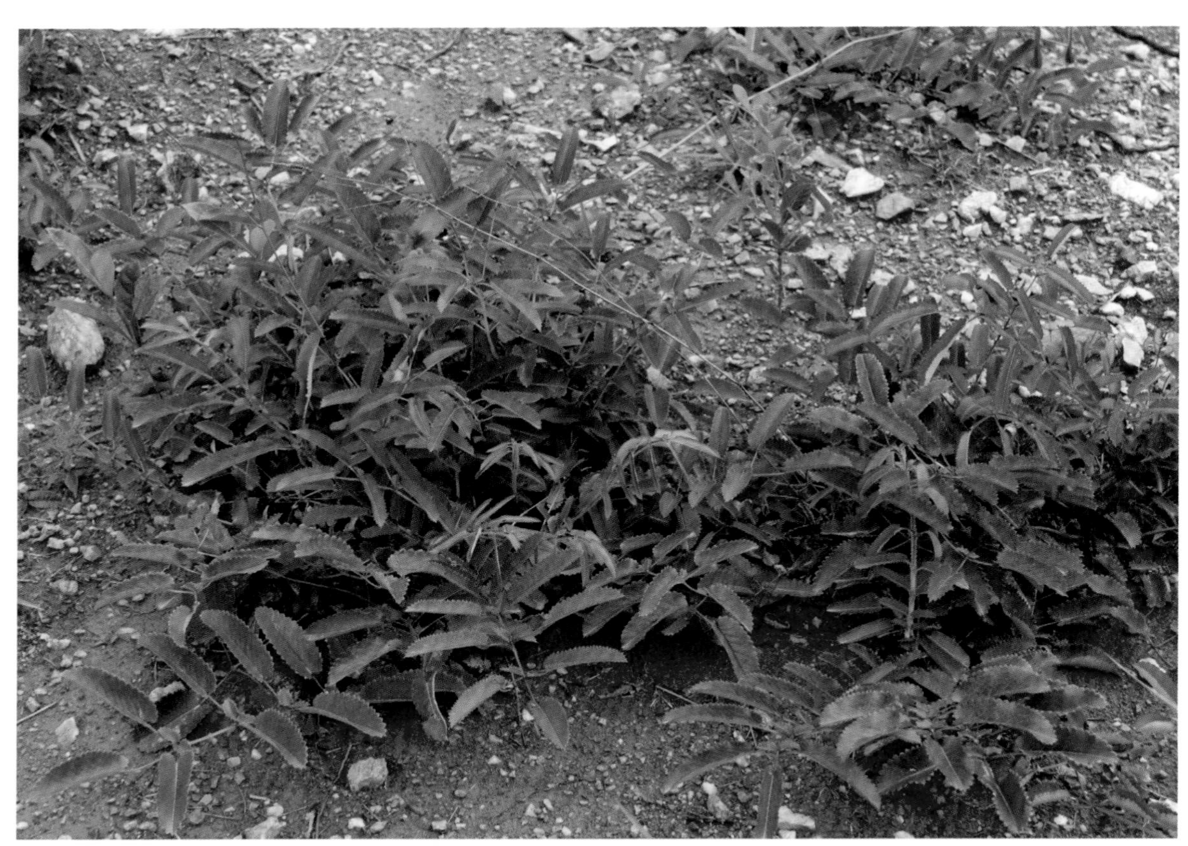

地榆

识别特征

多年生草本植物。根多呈纺锤形，表面棕褐色或紫褐色，有纵皱纹及横裂纹。茎直立，有棱，无毛或基部有稀疏腺毛。羽状复叶，基生叶小叶 4 ~ 6 对；叶柄无毛或有疏腺毛；小叶片有短柄；卵形或长圆形，长 1 ~ 7 cm，宽 0.5 ~ 3.0 cm，先端圆钝，稀急尖，基部心形至浅心形，边缘有多数粗大、圆钝的锯齿，两面无毛；基生托叶膜质，褐色；茎生叶较少，小叶片长圆形至长圆状披针形，狭长，先端急尖，基部微心形至圆形，茎生叶托叶大，草质，半卵形，外侧边缘有尖锐锯齿。穗状花序椭圆形，圆柱形或卵球形，直立，长 1 ~ 3（~ 4） cm，直径 0.5 ~ 1.0 cm，紫色至暗紫色，从花序顶端向下开放；苞片 2，膜质，披针形，先端渐尖至骤尖，比萼片短或近等长，背面及边缘有柔毛；萼片 4，椭圆形至宽卵形，先端常具短尖头，紫红色；雄蕊 4，花丝丝状与萼片近等长，柱头先端盘形。瘦果包藏在宿存萼筒内，倒卵状长圆形或近圆形，外面有 4 棱。花期 7—10 月，果期 9—11 月。

生境分布

生长于海拔 30 ~ 3000 m 的草原、草甸、山坡草地、灌木丛中或疏林下。分布于东北、华北、西北、华东、中南及西南各地。

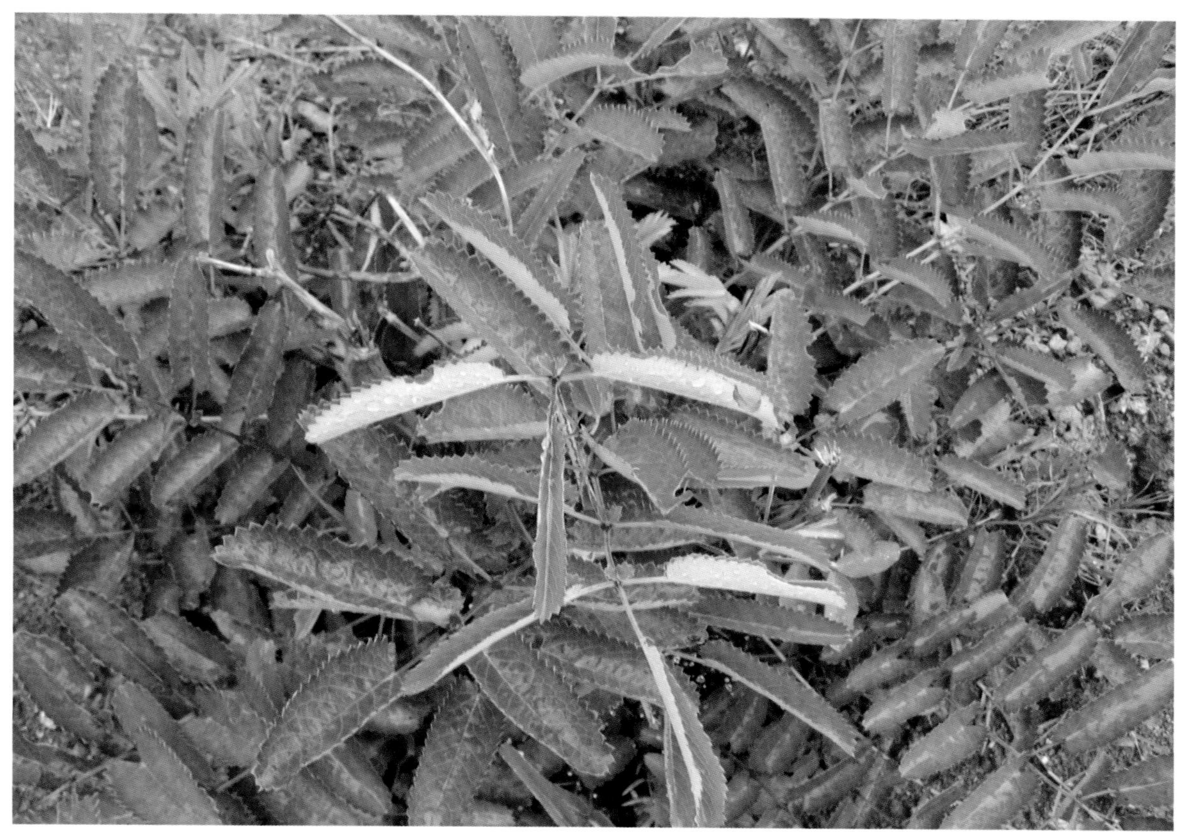

地榆

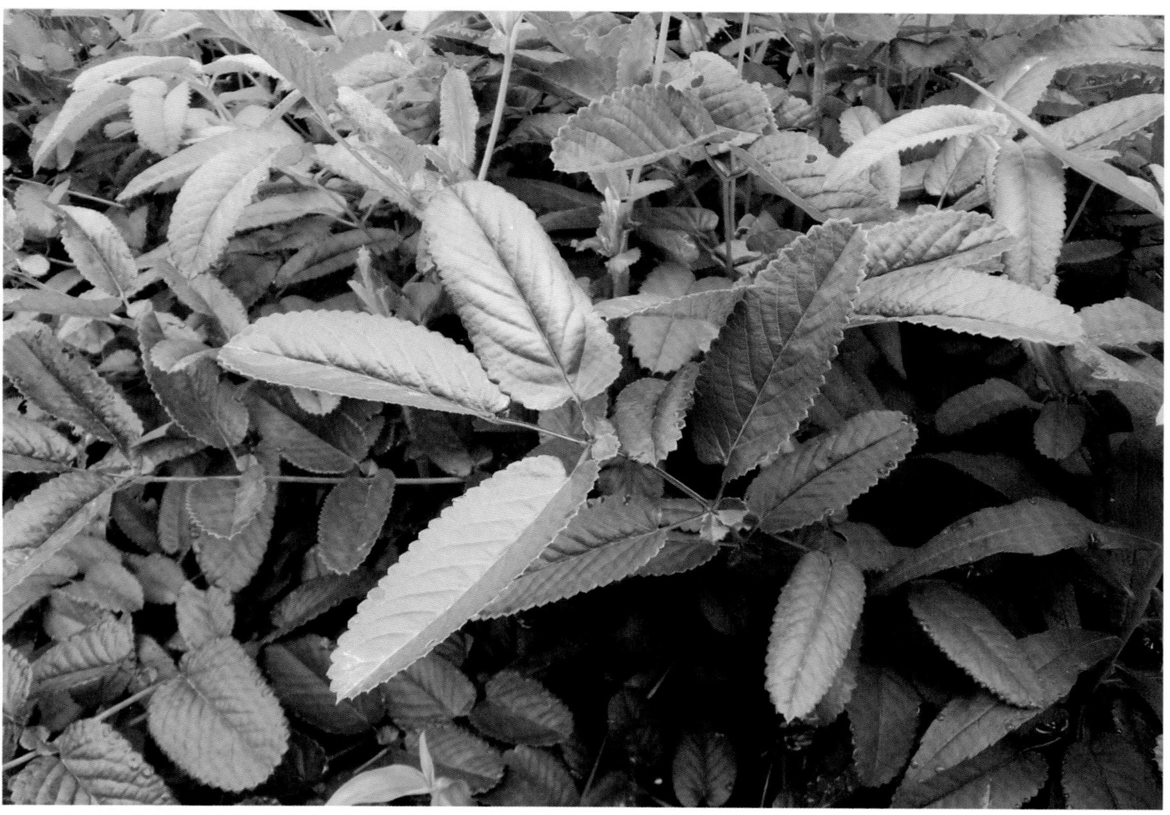

地榆

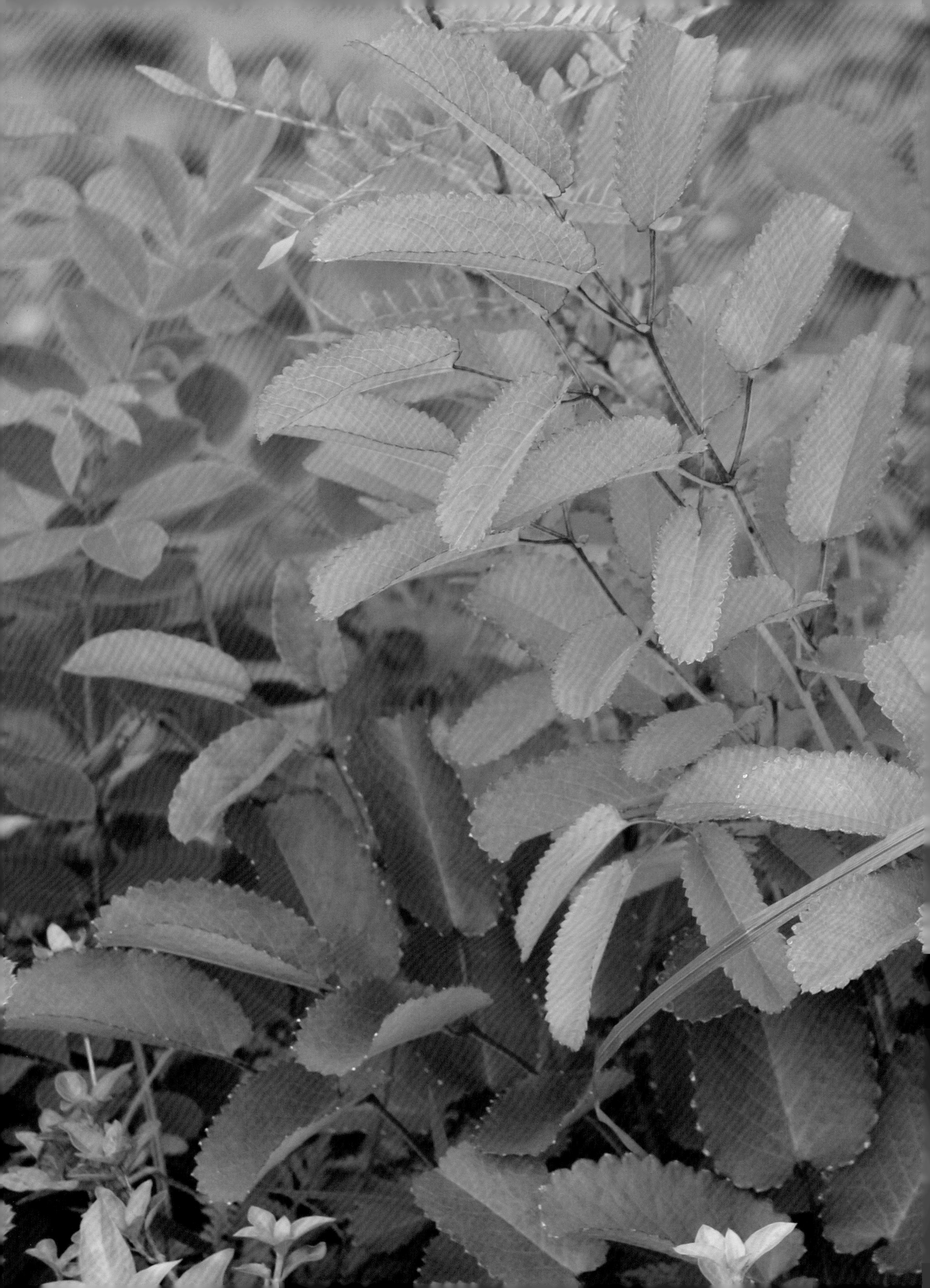

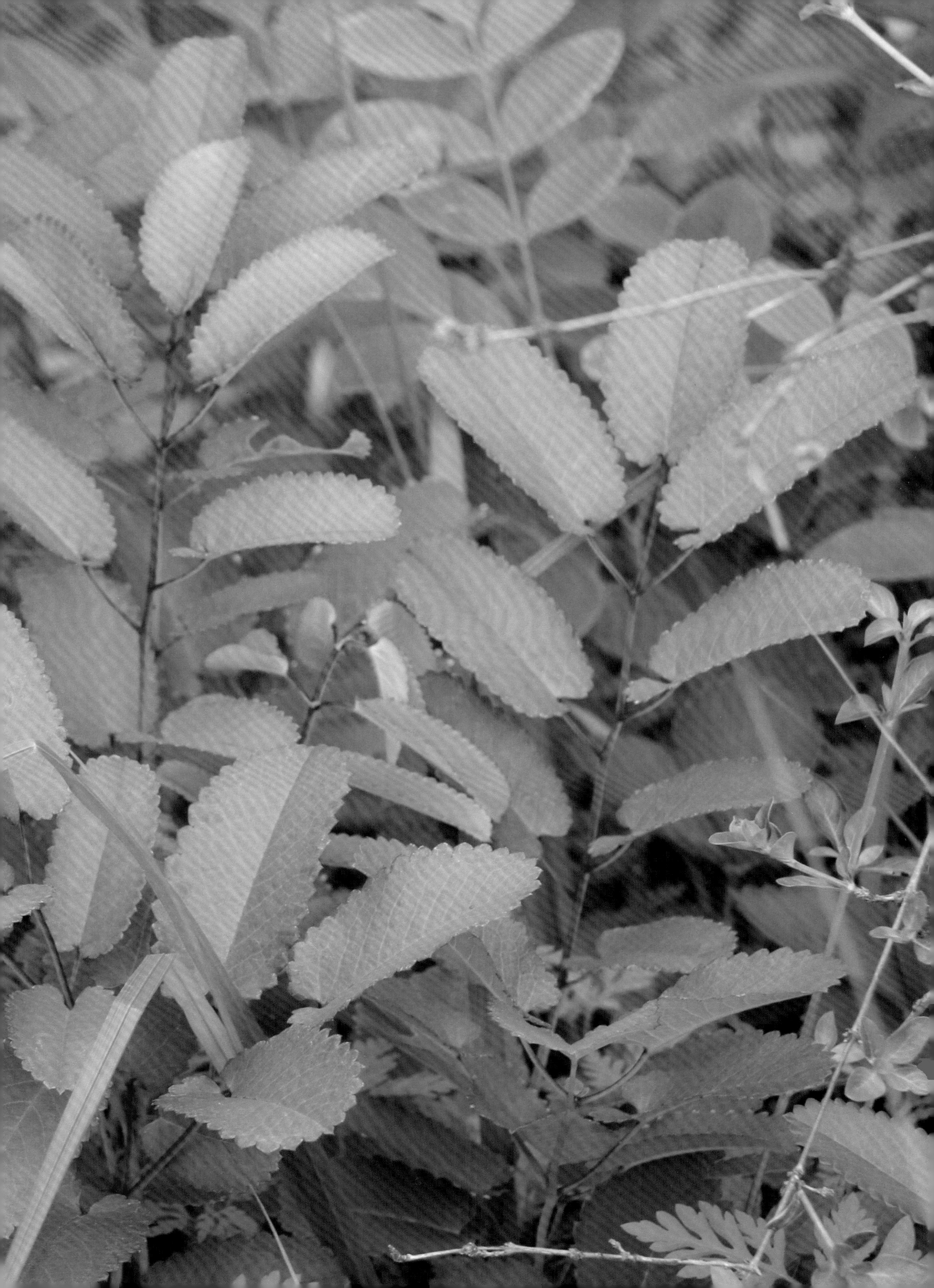

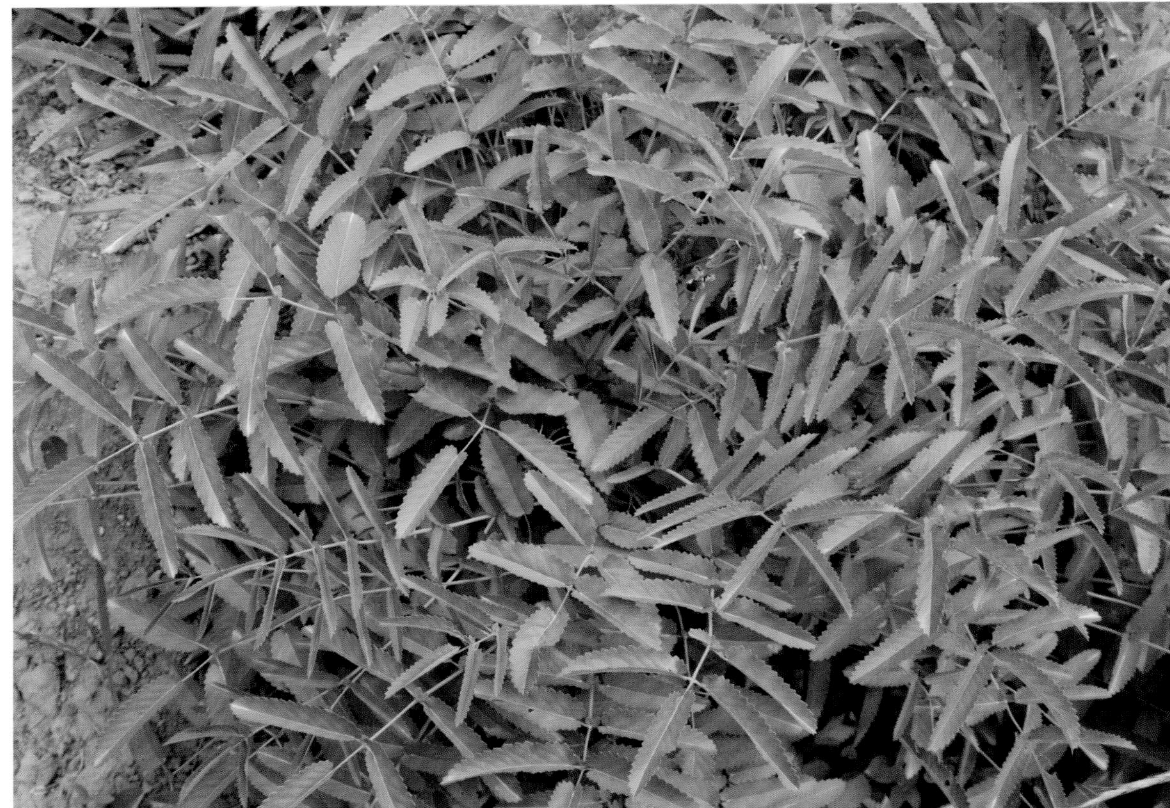

地榆

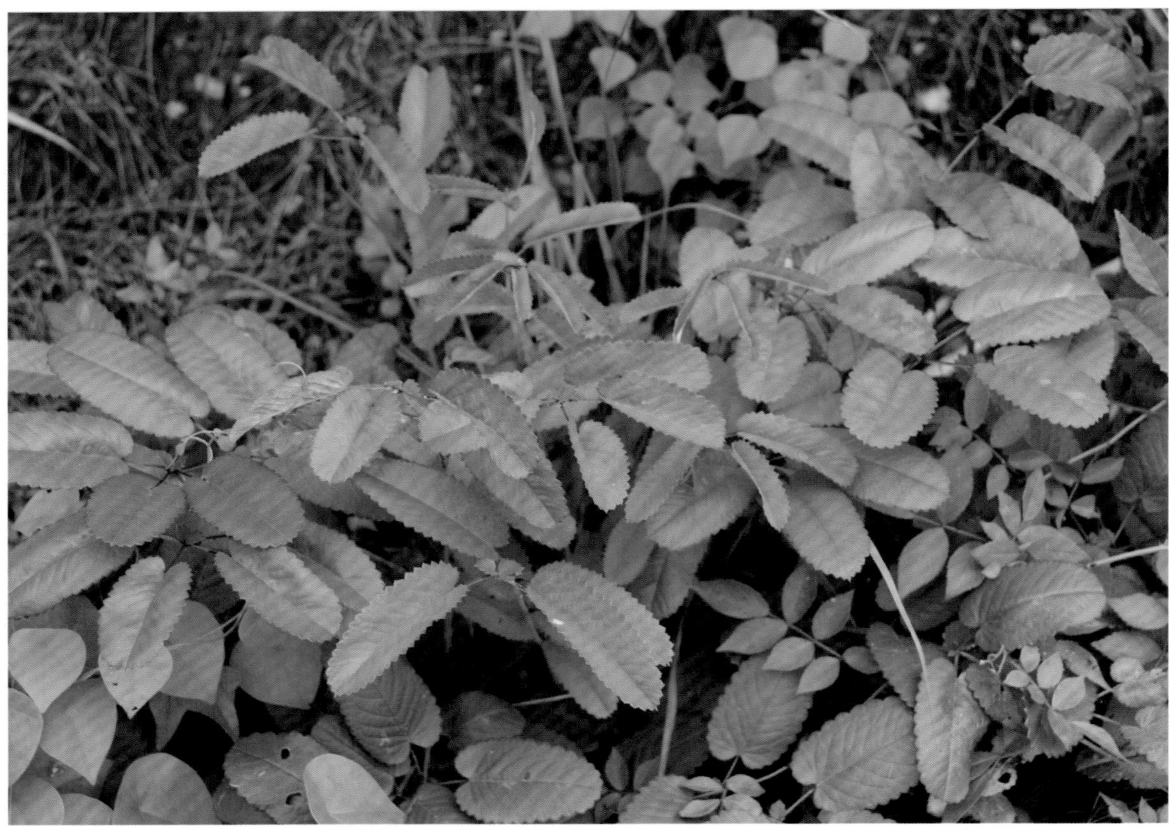

地榆

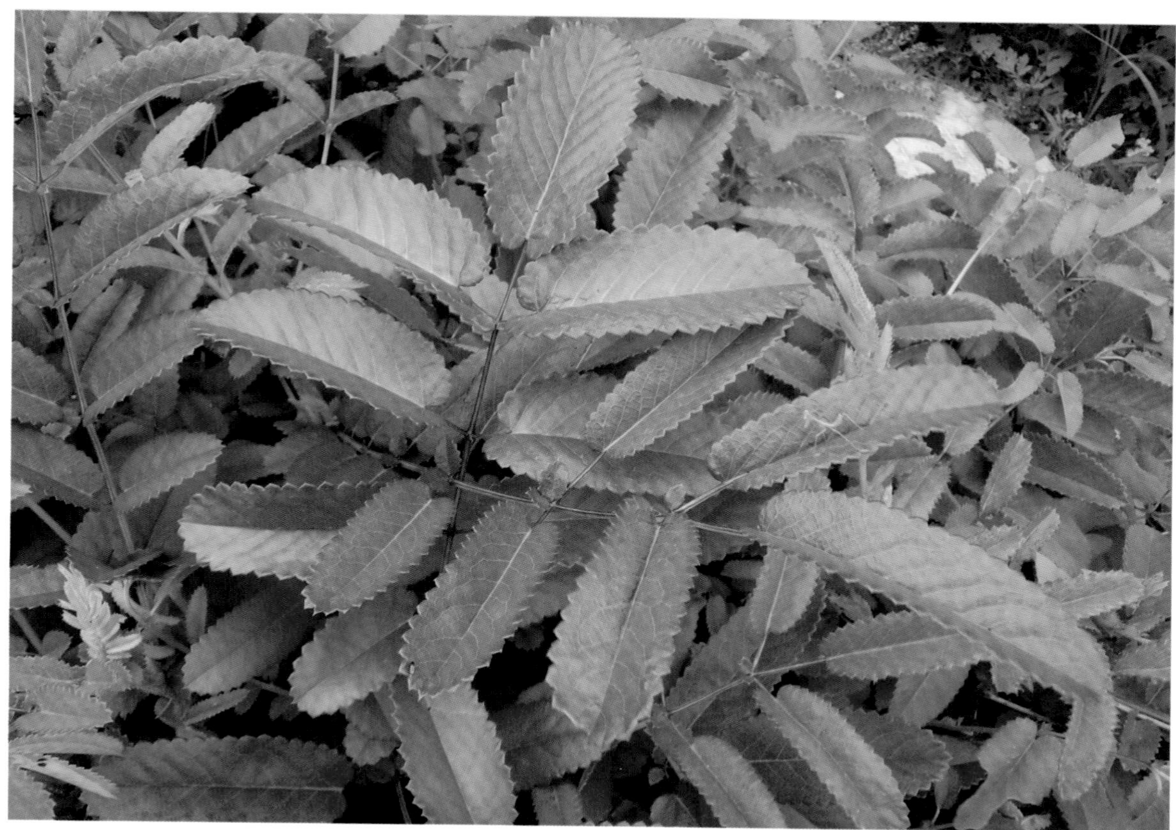
地榆

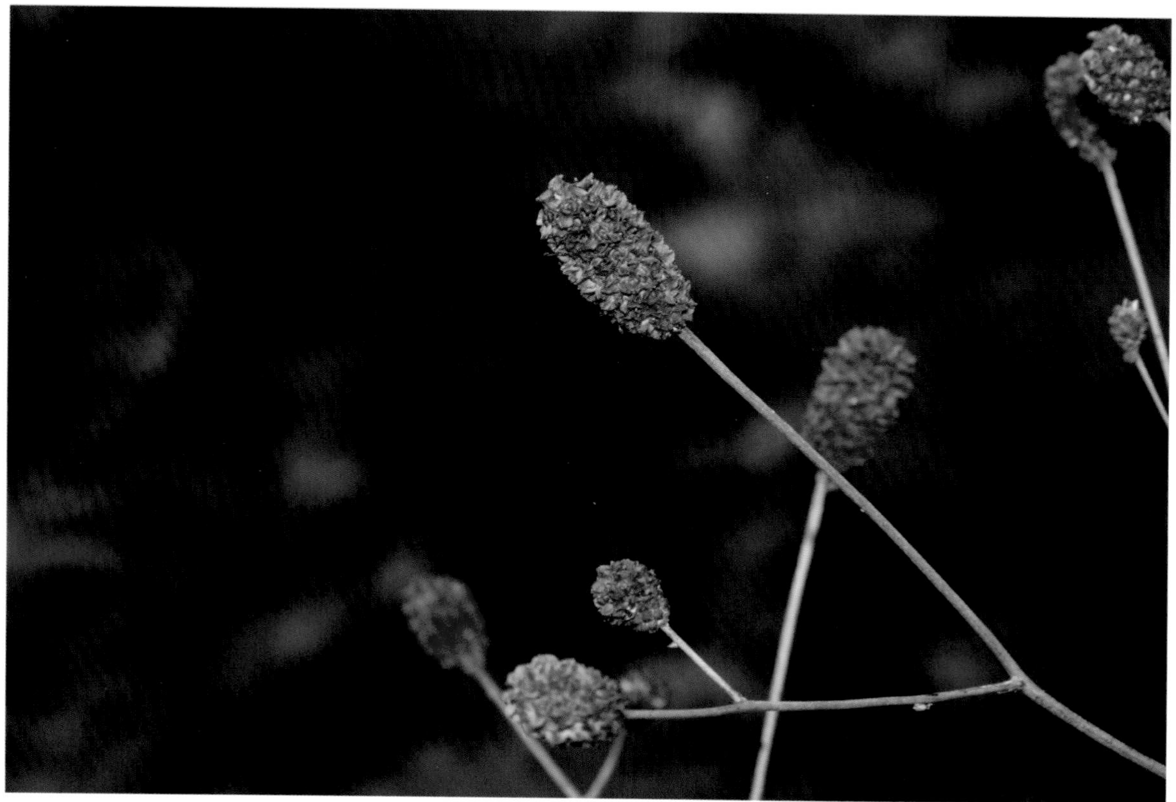
地榆花枝

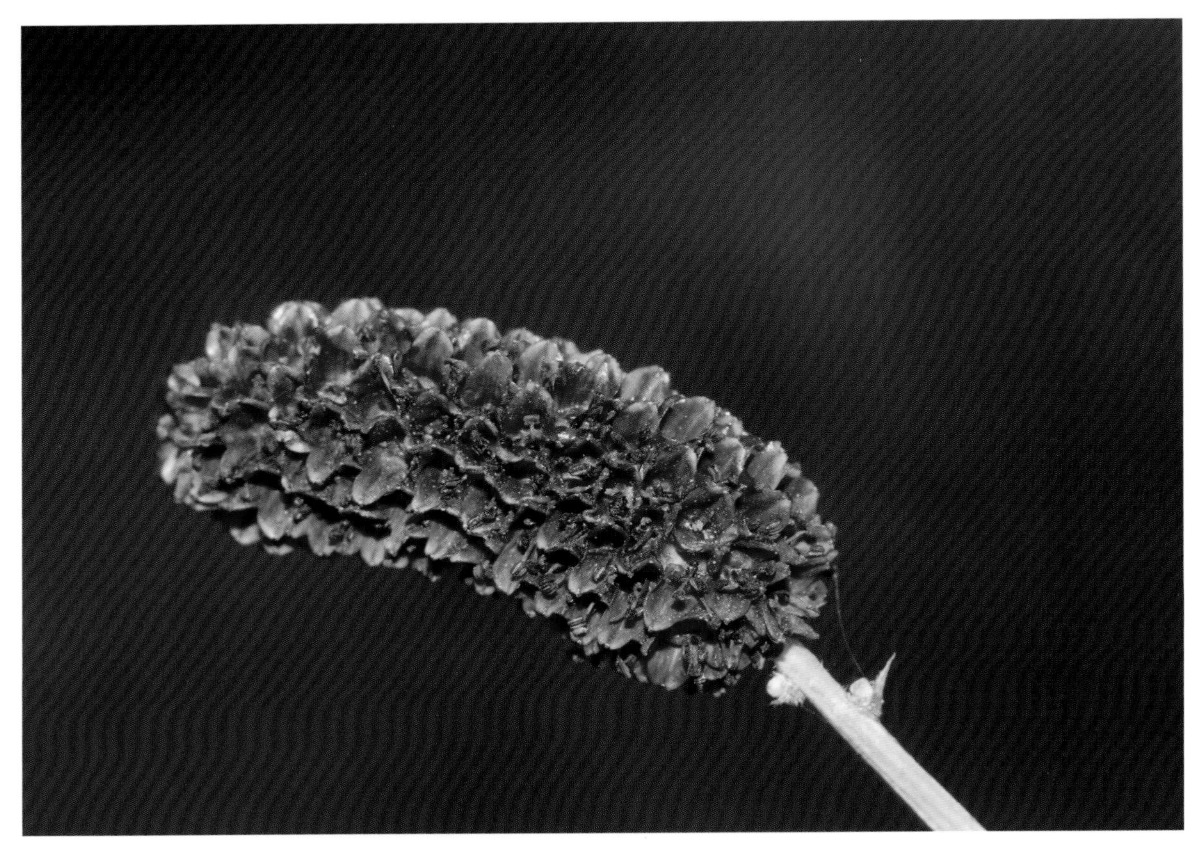

地榆花草

采收加工

春、秋二季采挖，除去地上茎叶，洗净，晒干。

药材鉴别

根圆柱形，略扭曲状弯曲，长 18 ~ 22 cm，直径 0.5 ~ 2.0 cm。有时可见侧生支根或支根痕。表面棕褐色，具明显纵皱纹。质坚，稍脆，折断面平整，略具粉质。横断面形成层环明显，皮部淡黄色，木部棕黄色或带粉红色，呈放射状排列。气微，味微苦涩。

功效主治

凉血止血，清热解毒，消肿敛疮。主治吐血，咯血，衄血，尿血，便血，痔血，血痢，崩漏，赤白带下，疮痈肿痛，湿疹，阴痒，水火烫伤，蛇虫咬伤。

用法用量

内服：煎汤，6 ~ 15 g；鲜品 30 ~ 120 g；或入丸、散；亦可绞肉内服。外用：适量，煎水或捣汁外涂；也可研末或捣烂外敷。

民族药方

1．红白痢，噤口痢　地榆 6 g，乌梅（炒）5 枚，山楂 3 g。水煎服，红痢以红糖为引，白痢以白糖为引。

2．原发性血小板减少性紫癜　生地榆、太子参各 30 g，或加牛膝 30 g。水煎服，连服 2 个月。

3．胃溃疡　地榆炭、煅龙骨、煅牡蛎各 9 g。研末，炒面粉 60 g，煮成糊状，1 次服。

4．溃疡烂疮，烫伤、火伤　地榆根、侧柏叶各 15 g。研末，调蓖麻油外敷患处。

5．咯血　干地榆 3000 g。加水煎煮 2 次过滤，浓缩至 12000 ml，成人每次服 30 ml（相当于生药 7.5 g），每日 4 次，儿童酌减。或用干地榆水煎剂制成浸膏片（每片含地榆 1.5 g），成人每次服 5 片，每日 4 次。

6．溃疡病出血　①地榆 2 g。煎汤，分 2 次服。大量失血者配合输血，少数患者并用抗酸药及止痛剂。②地榆 75 g。制成煎剂 200 ml，每次服 100 ml，每日 3 次。

7．细菌性痢疾　地榆片（每片含 0.175 g）。每次 6 片，每日 3 次，小儿酌减。

8．皮肤病　地榆适量。用火炙焦黄，研细过筛，以凡士林配成 30% 地榆膏，外敷患部。敷药前依皮损情况分别以油类或 1 ： 8000 高锰酸钾液洗或敷于患处。

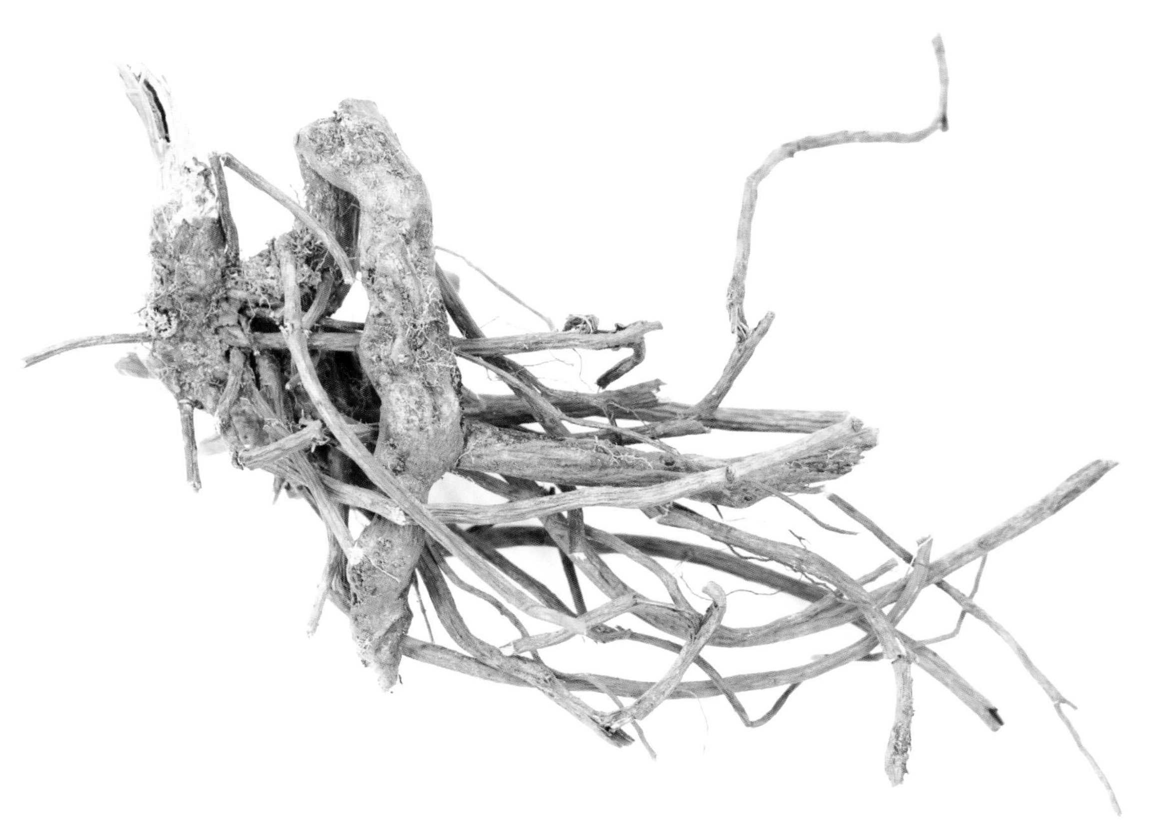

地榆药材

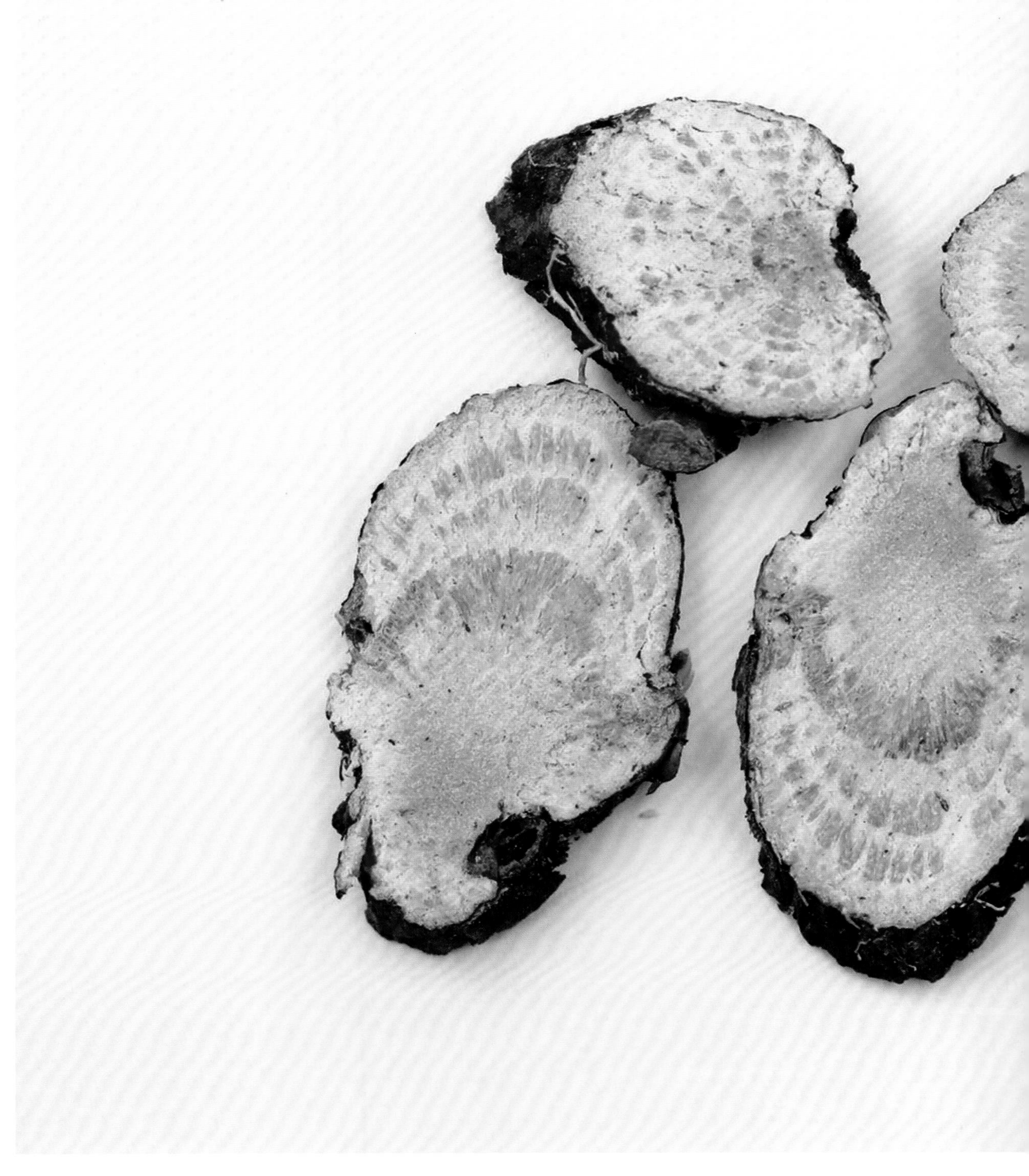

地榆

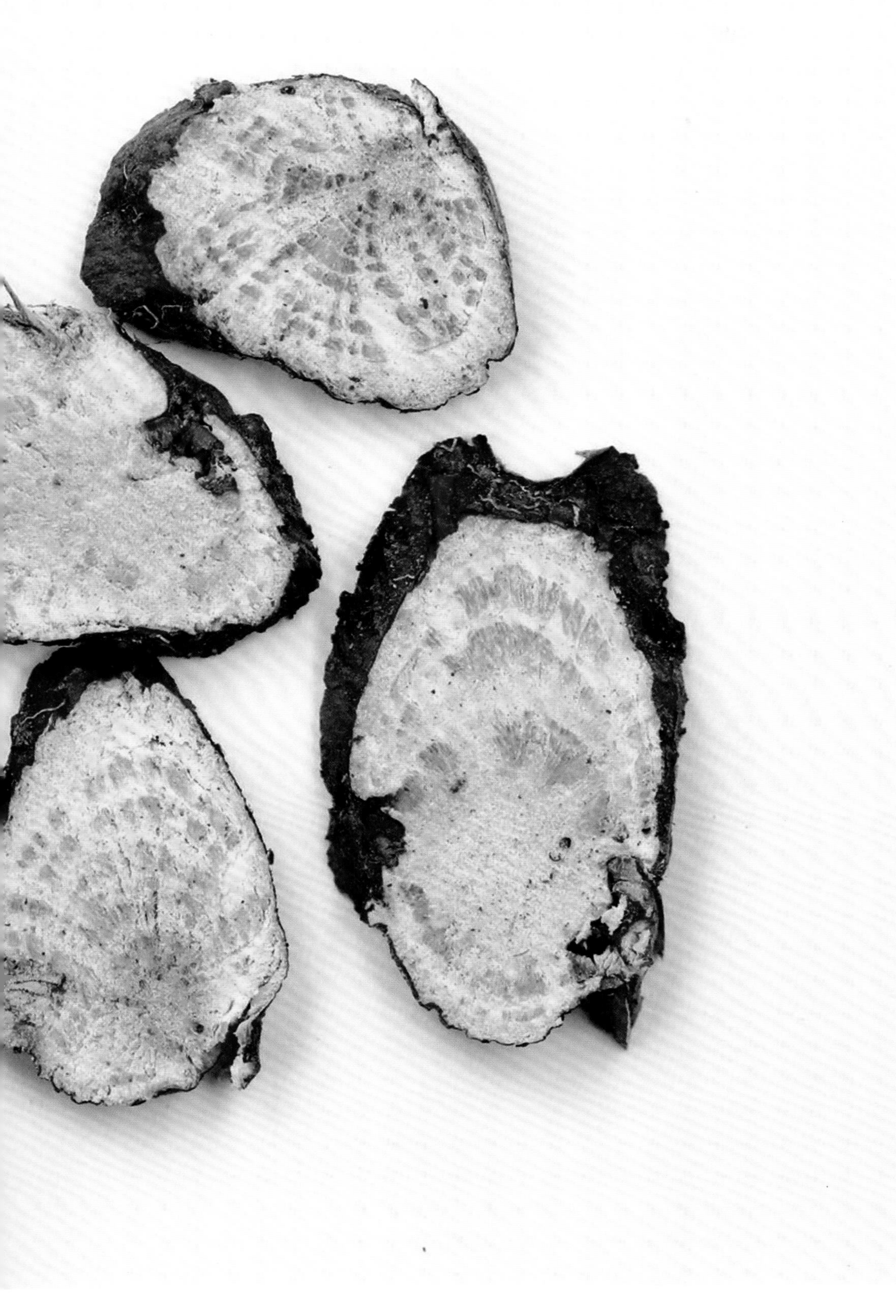

地榆饮片

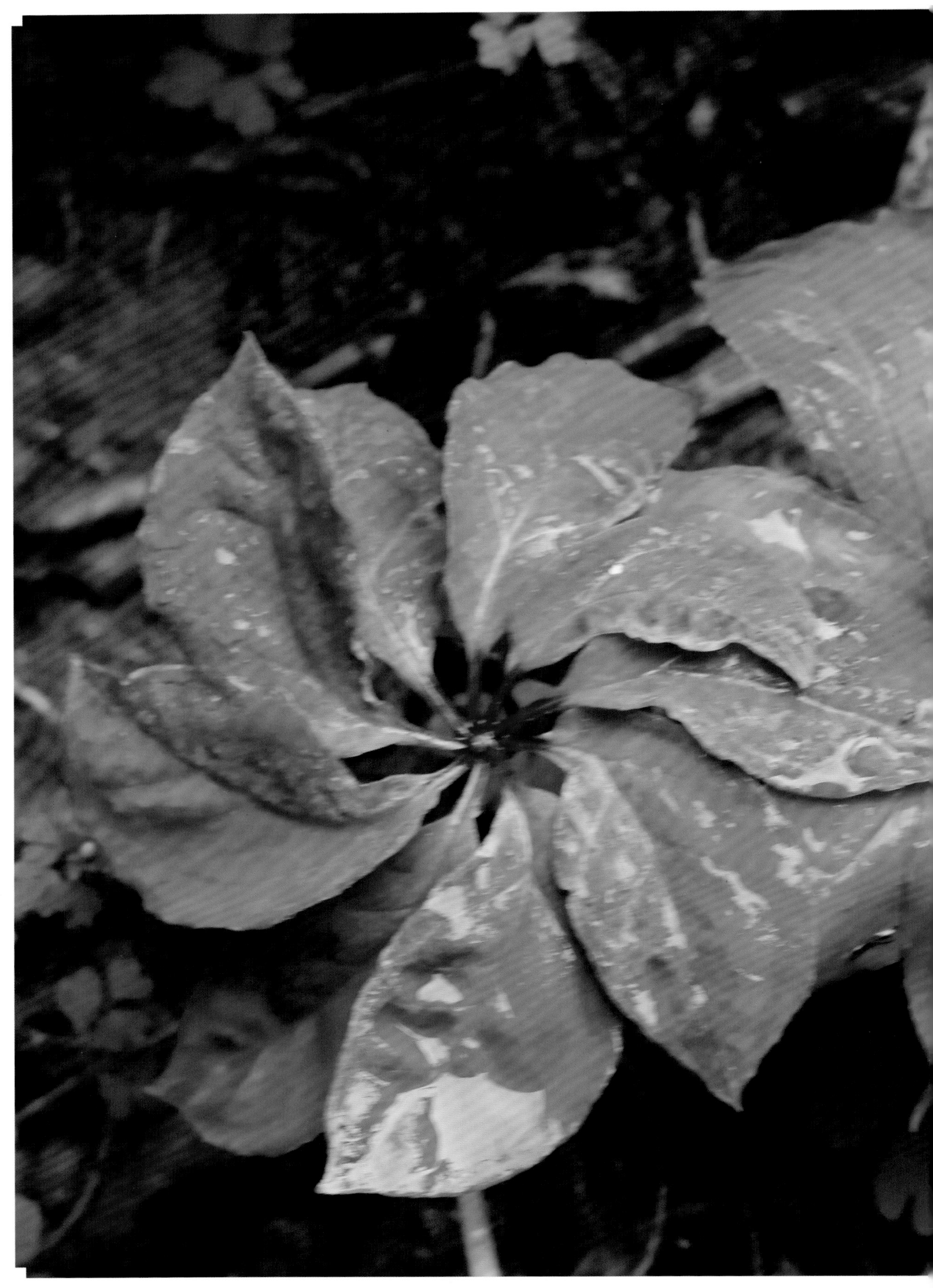

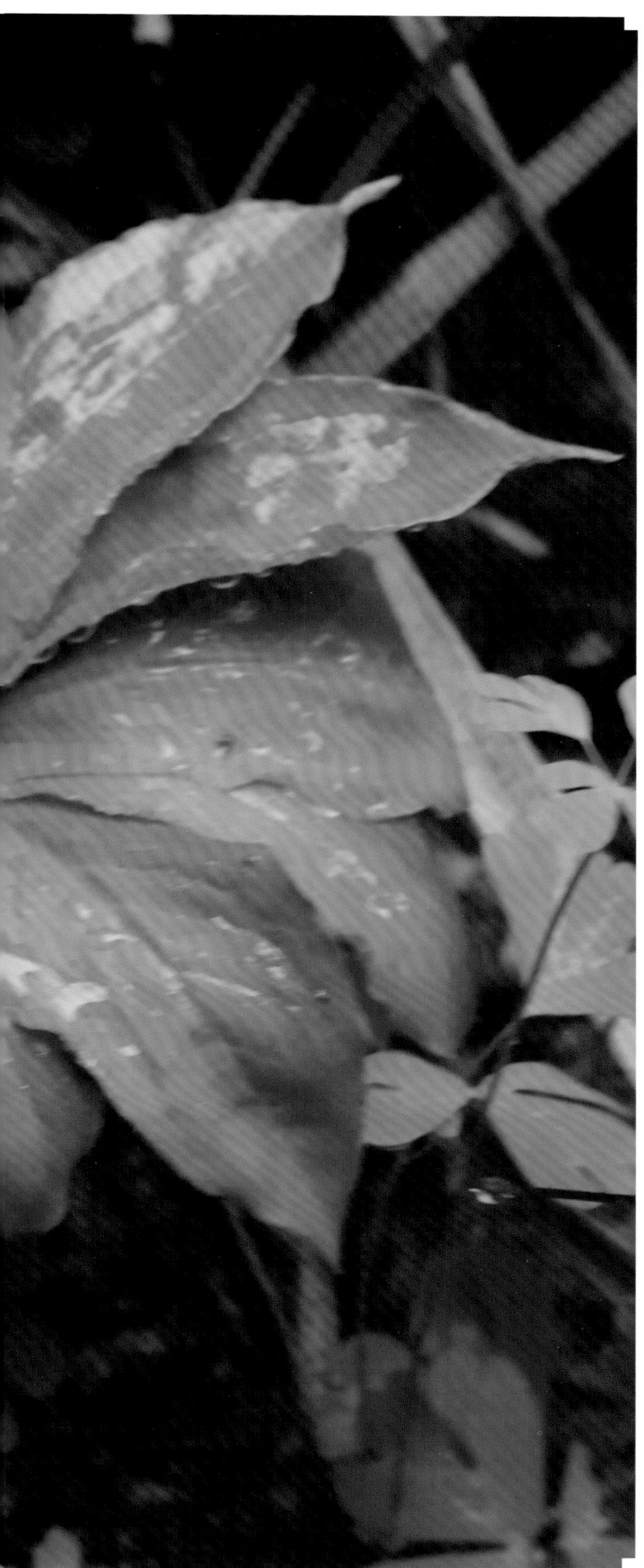

独脚莲

【苗　药　名】加格略。

【别　　　名】重楼、蚤休、七叶一枝花。

【来　　　源】本品为百合科植物七叶一枝花 *Paris polyphylla* Sm. 的根茎。

【性味归经】味苦，性冷；小毒。归热经。

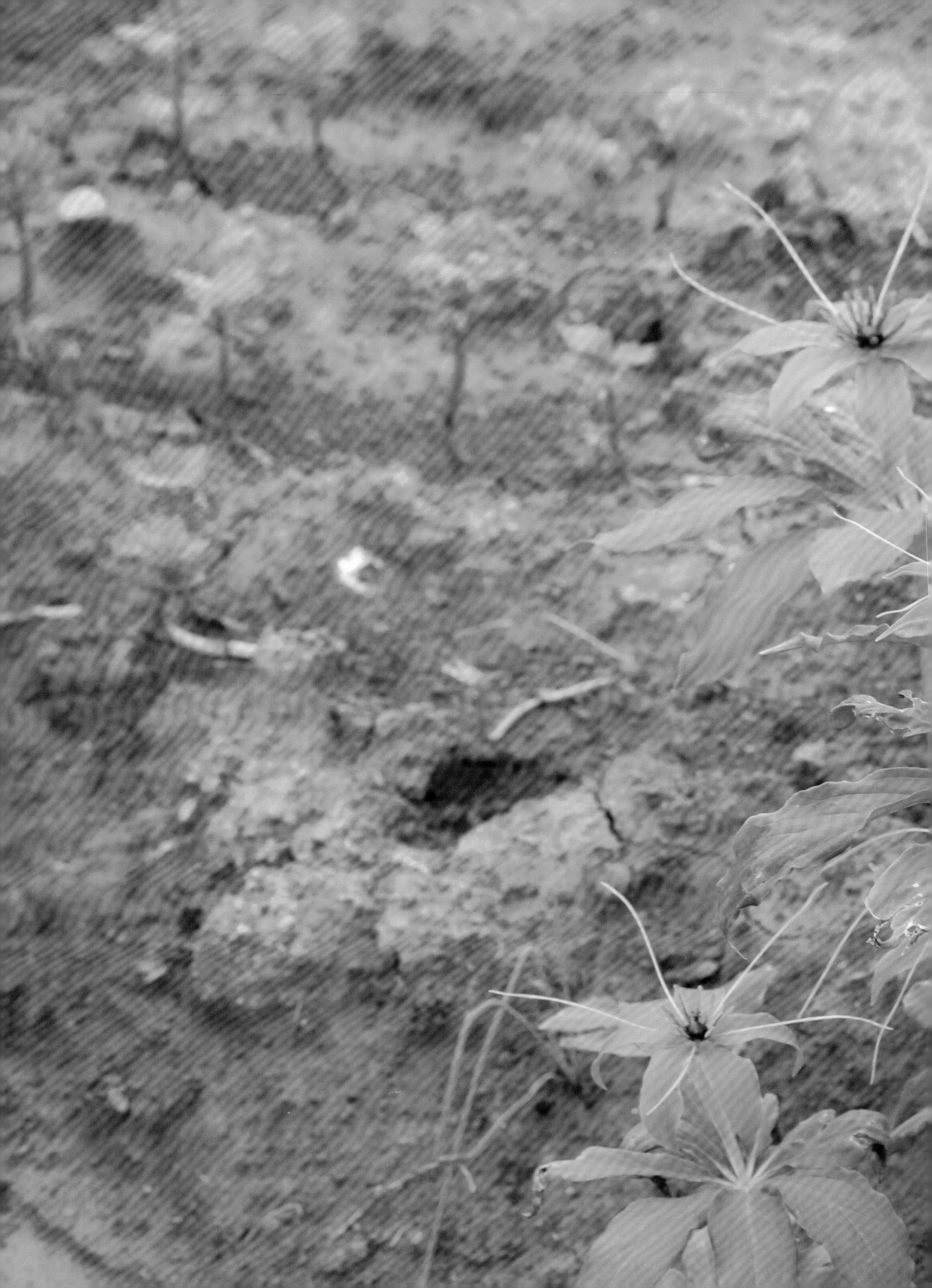

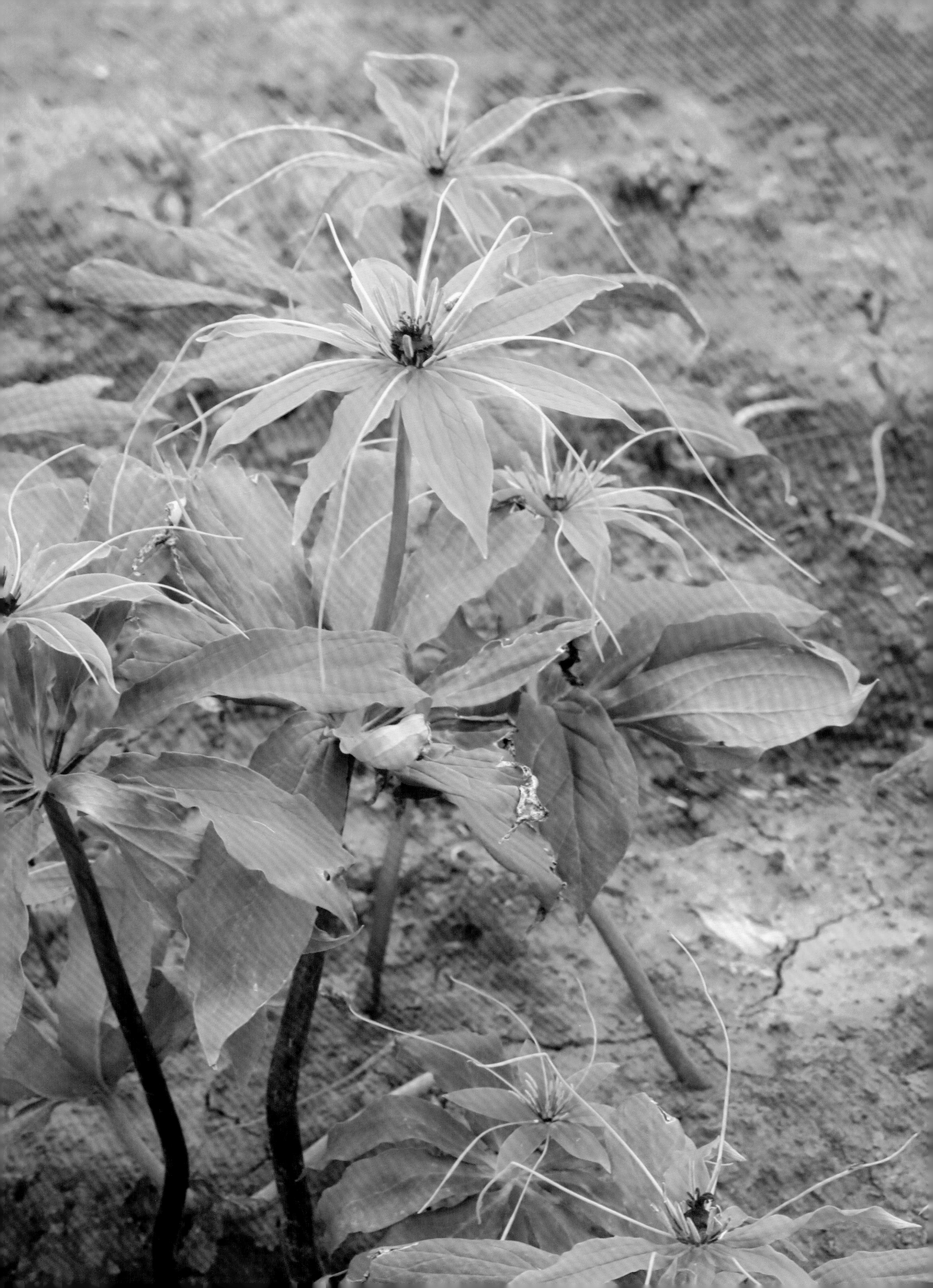

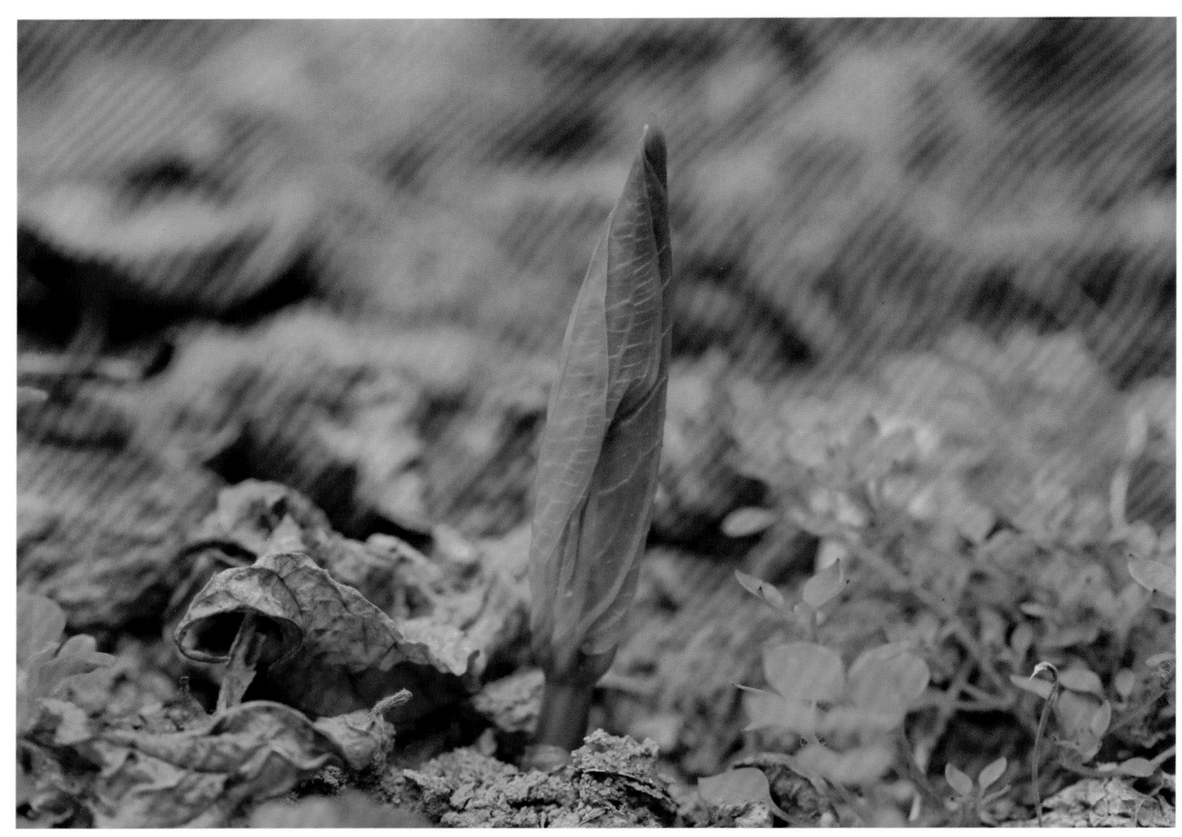

七叶一枝花

识别特征

多年生草本植物，高 30 ~ 100 cm。根茎肥厚，直径 1 ~ 3 cm，黄褐色，结节明显。茎直立，圆柱形，常带紫红色或青紫色，基部有 1 ~ 3 片膜质叶鞘包茎。叶轮生茎顶，通常 7 片；叶柄长 5 ~ 18 mm；叶片长圆状披针形、倒卵状披针形或倒披针形，长 8 ~ 15 cm，宽 2.2 ~ 5.0 cm，先端急尖或渐尖，基部楔形，全缘，膜质或薄纸质。花柄出自轮生叶中央，通常比叶长，顶生一花；花两性，外轮花被片 4 ~ 6，叶状，狭卵状披针形，长 4.5 ~ 7.0 cm；内轮花被片狭条形，长超过外轮或近等长；雄蕊 8 ~ 12，花药短，长 5 ~ 8 mm，与花丝近等长或稍长，药隔突出部分长 0.5 ~ 1.0 mm；花柱粗短，具 4 ~ 5 分枝。蒴果紫色，直径 1.5 ~ 2.5 mm，3 ~ 6 瓣开裂。种子多数，具鲜红色多浆汁的外种皮。花期 4—7 月，果期 8—11 月。

生境分布

生长于海拔 1800 ~ 3200 m 的林下。分布于贵州、四川、云南、西藏等省区。

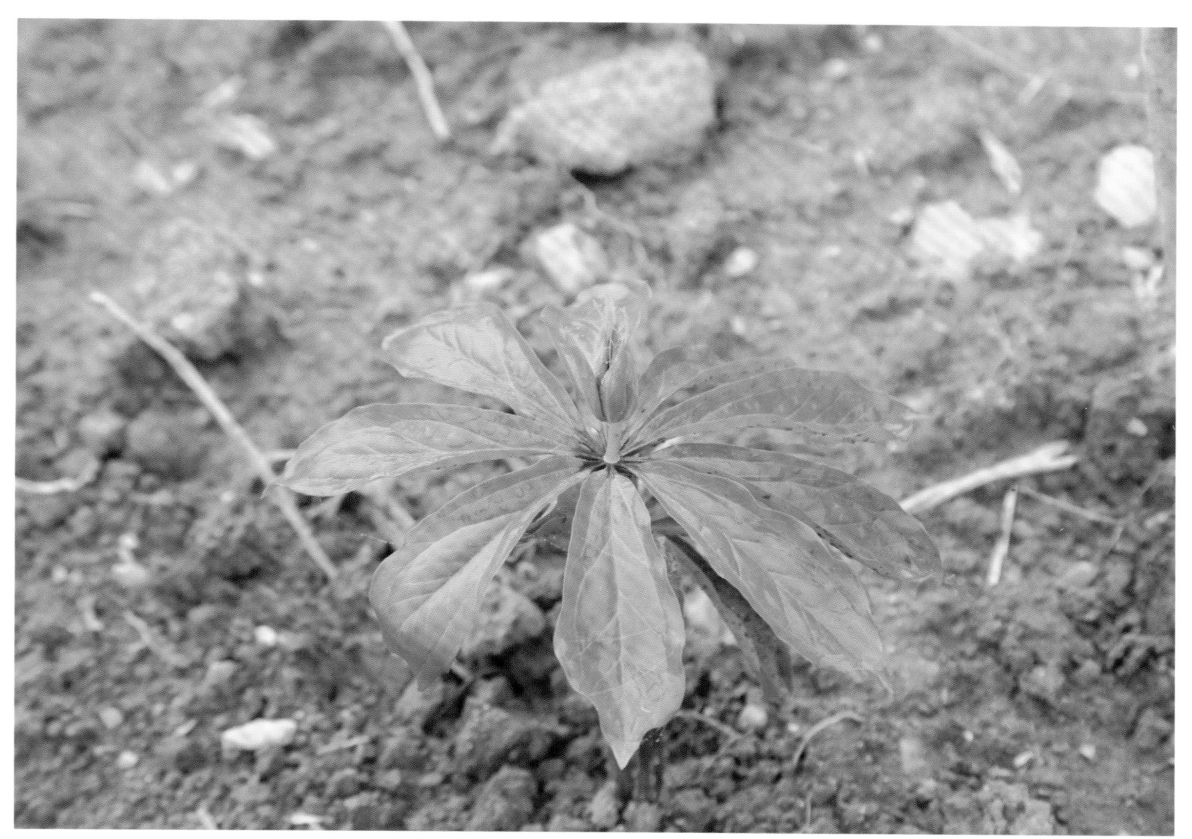

七叶一枝花

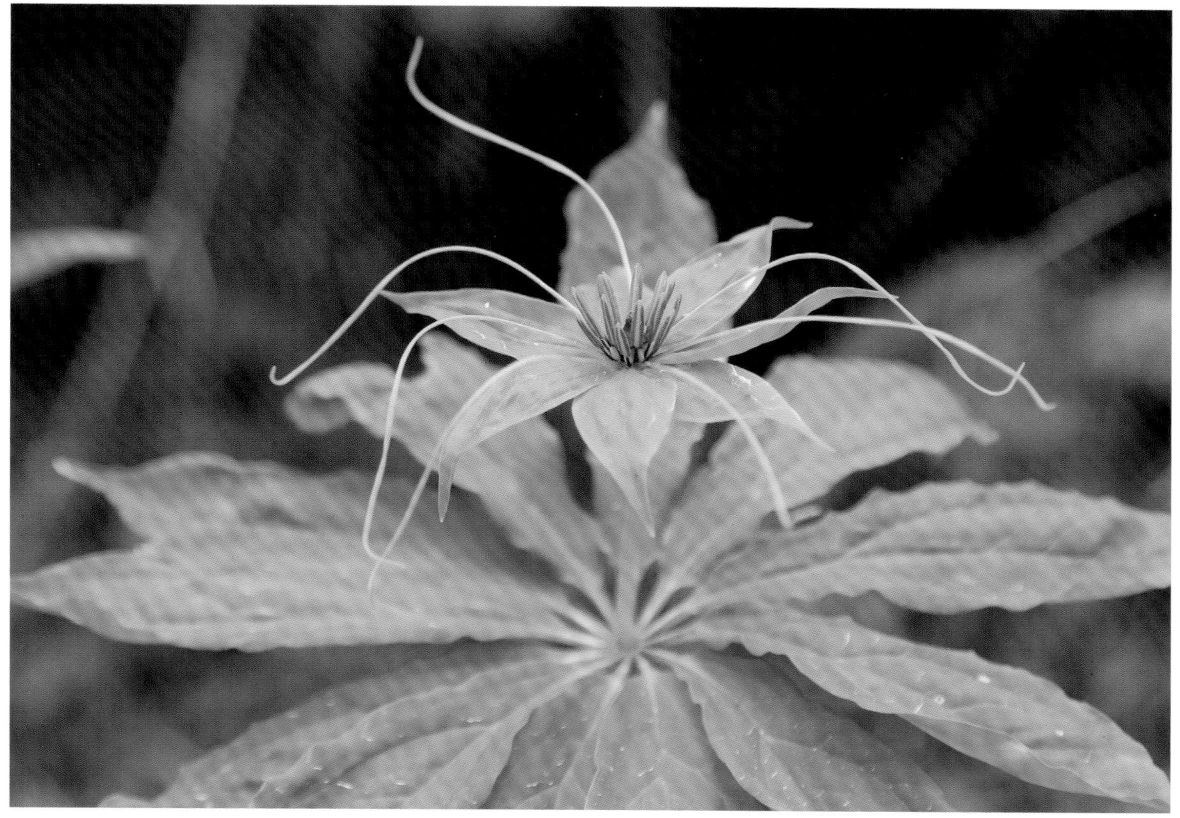

七叶一枝花

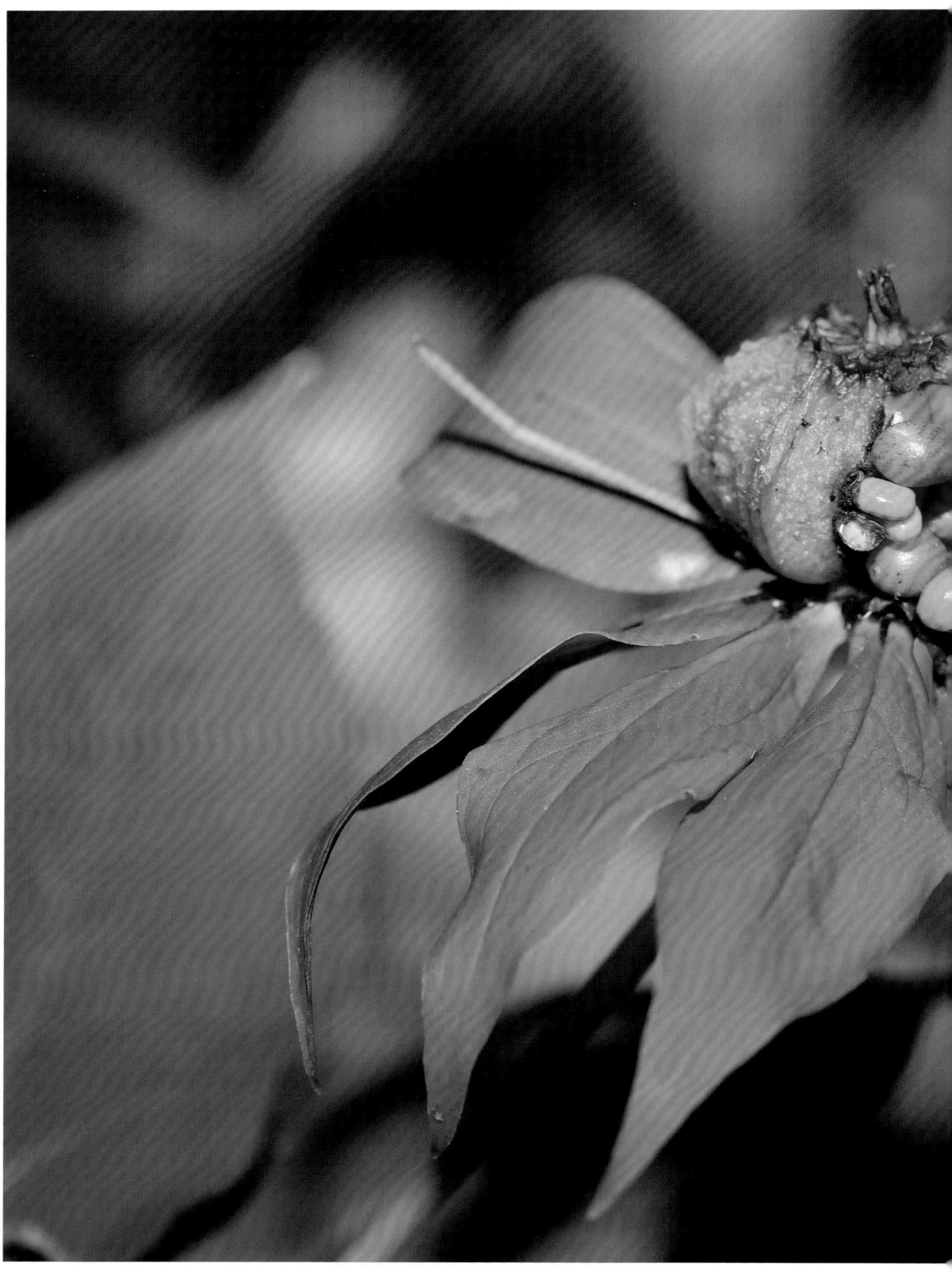

独脚莲

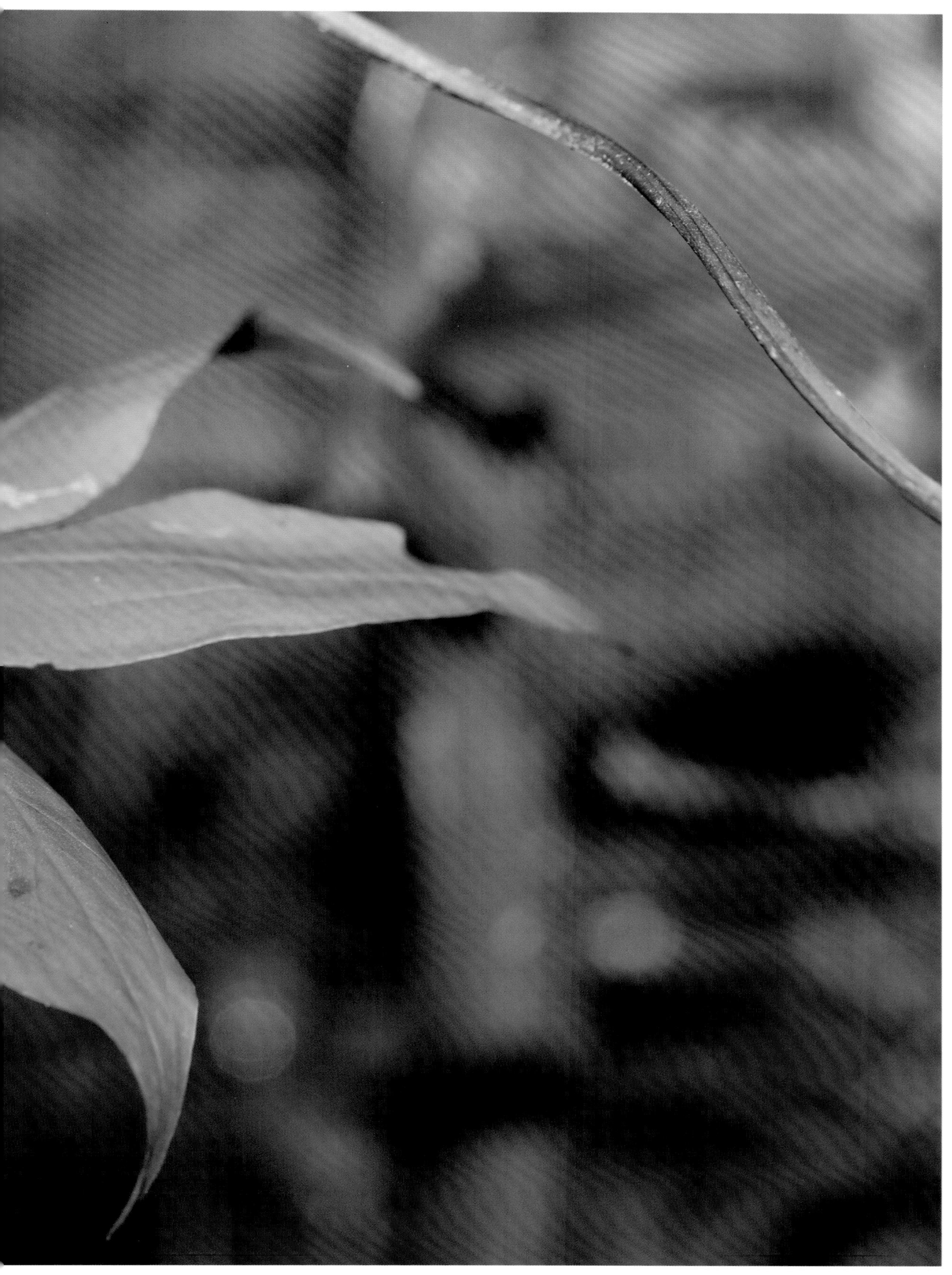

七叶一枝花

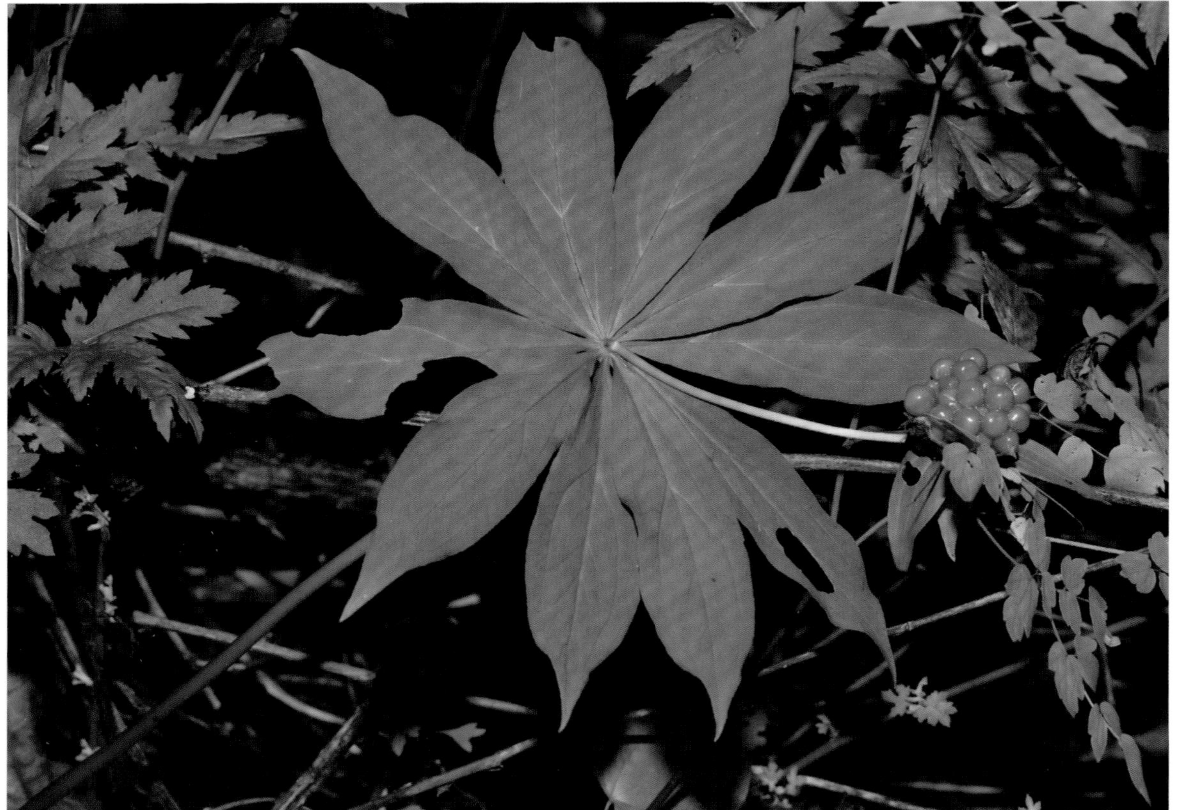

七叶一枝花

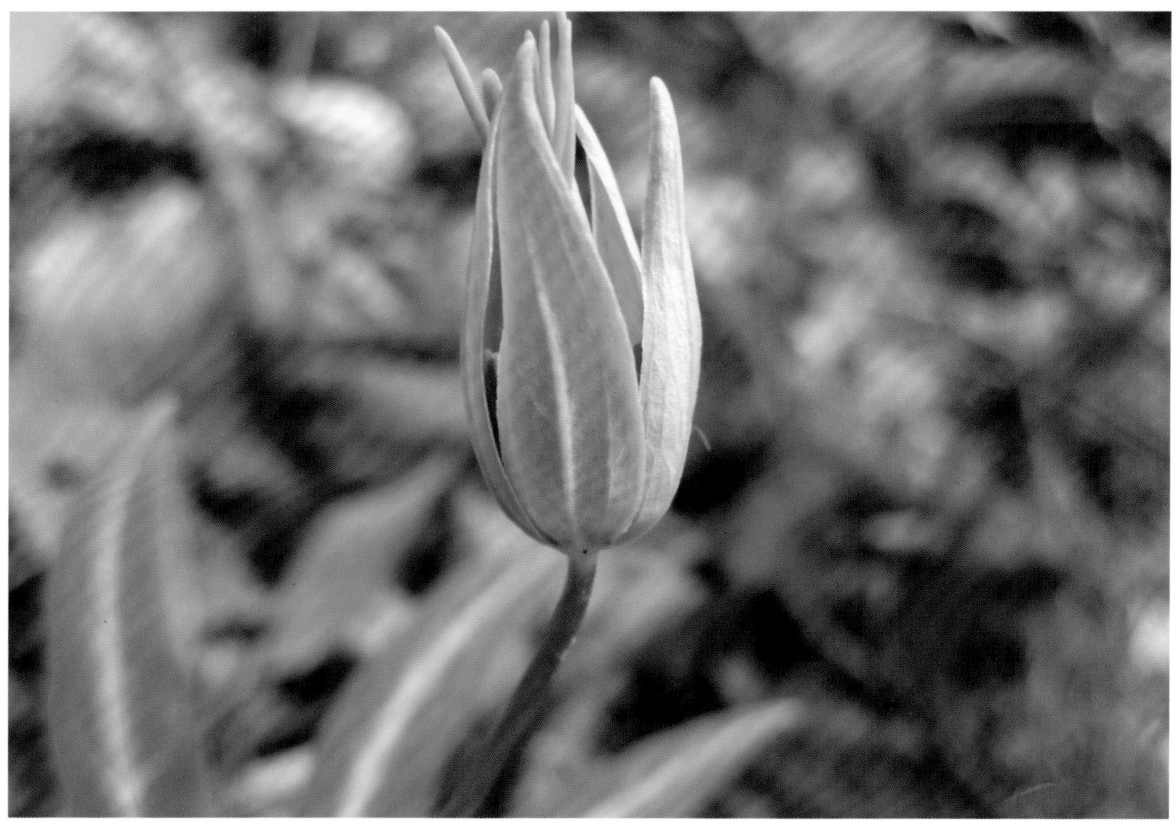

七叶一枝花

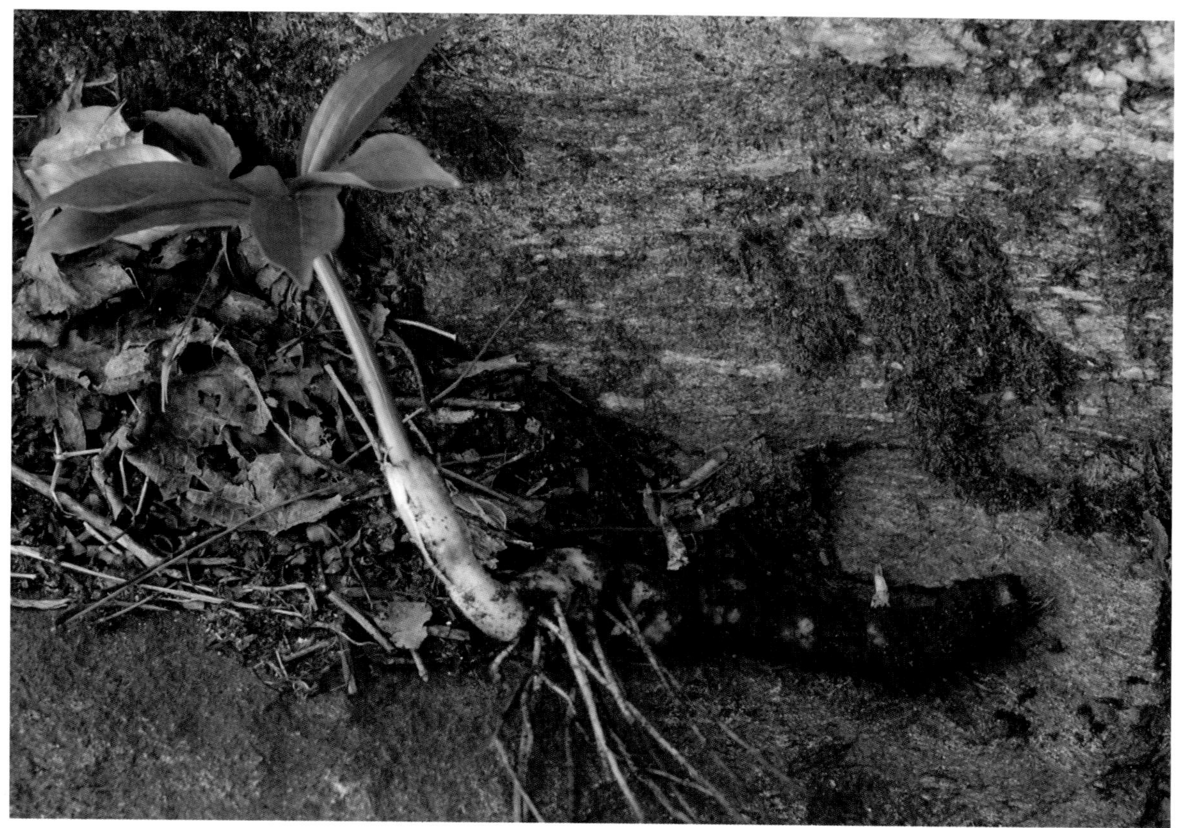

独脚莲药材

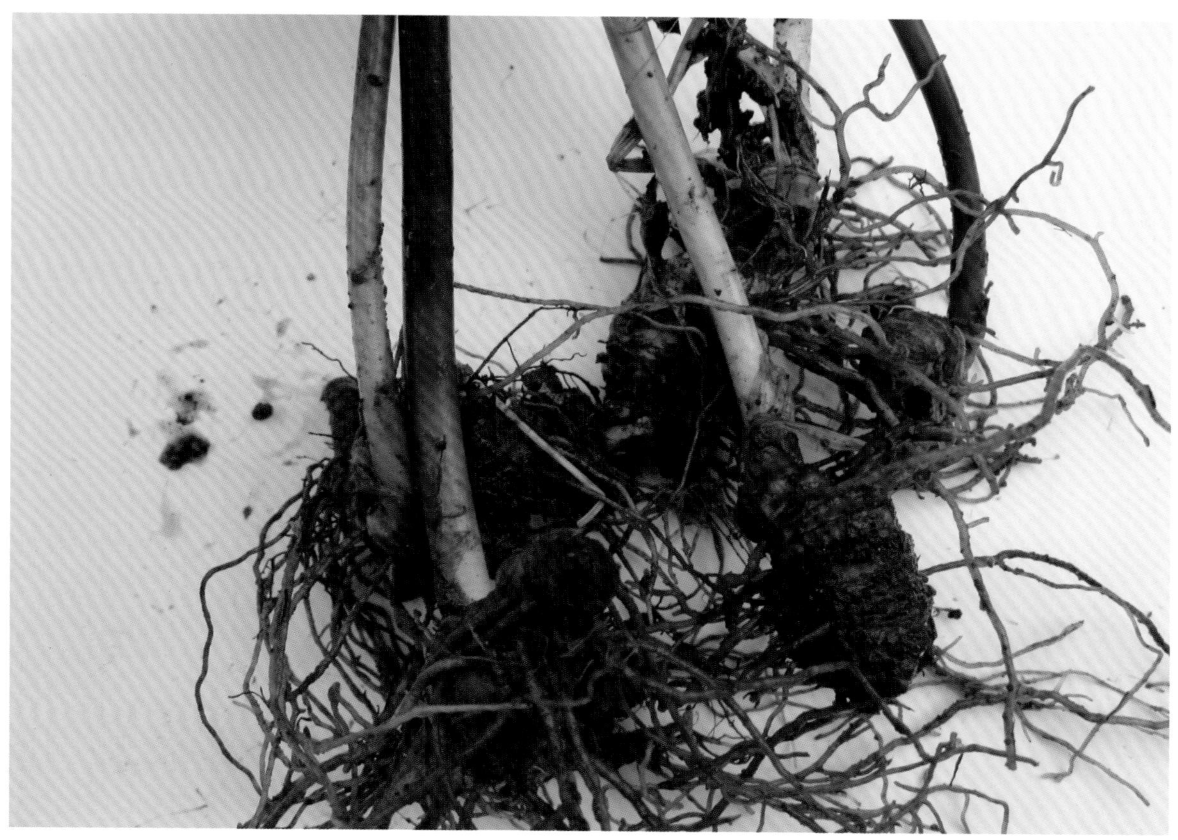

独脚莲药材

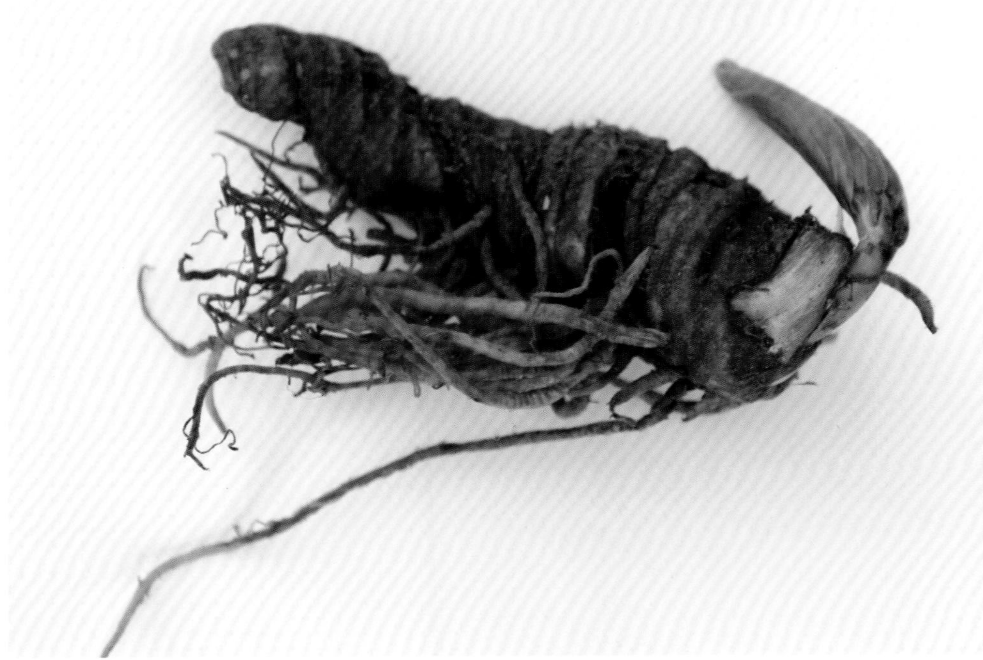

独脚莲药材

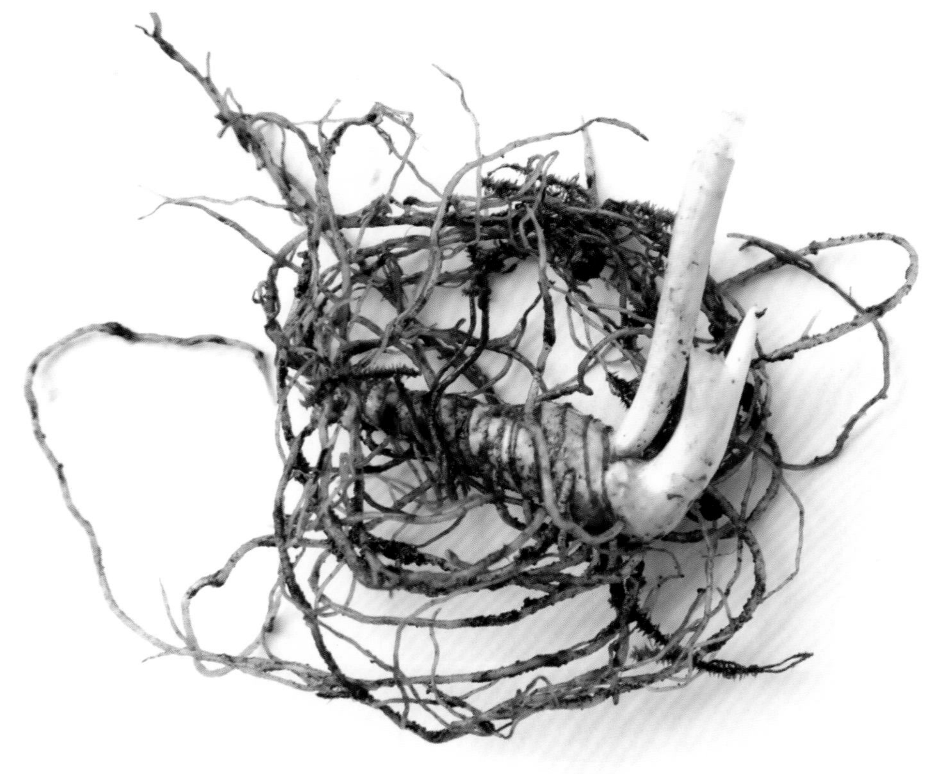

独脚莲药材

采收加工

移栽 3 ~ 5 年后，在 9—10 月倒苗时，挖起根茎，晒或炕干后，撞去粗皮、须根。

药材鉴别

根茎类圆锥形，常弯曲，直径 1.3 ~ 3.0 cm，长 3.7 ~ 10.0 cm，顶端及中部较膨大，末端渐细。表面淡黄棕色或黄棕色，具斜向环节，节间长 1.5 ~ 5.0 mm；上侧有半圆形或椭圆形凹陷的茎痕，直径 0.5 ~ 1.1 cm，略交错排列；下侧有稀疏的须根及少数残留的须根；膨大顶端具凹陷的茎残基，有的环节可见鳞叶。质坚实，易折断；断面平坦，粉质，少数部分角质，粉质者粉白色，角质者淡黄棕色，可见草酸钙针晶束亮点。气微，味苦。

功效主治

清热解毒，息风定惊。主治痈肿疮毒，咽肿喉痹，乳痈，蛇虫咬伤，跌仆伤痛，惊风抽搐。

用法用量

内服：煎汤，3 ~ 10 g；或研末，每次 1 ~ 3 g。外用：适量，磨汁涂布；或研末调敷；或鲜品捣烂外敷。

民族药方

1．各种无名肿毒、毒虫、毒蛇咬伤 独脚莲适量。用醋或酒磨汁，外搽。

2．妇女乳结不通、红肿疼痛 独脚莲 9 g。水煎，点水酒服。

3．脱肛 独脚莲适量。用醋磨汁，外涂患部后，用纱布压送复位，每日可涂 2 ~ 3 次。

4．新旧跌仆内伤 独脚莲适量。童便浸 4 ~ 5 日，洗净晒干研末，每次服 1 g，酒或温开水送下。

5．毒蛇咬伤 独脚莲适量。研细末，开水吞服，每日 3 次；并用适量粉末调水敷于伤口周围。

6．急性扁桃体炎 独脚莲根茎适量。切片晒干，并熏烤后研末，过 80 目筛，温开水冲服 1.5 g，每日 3 次，儿童酌减。

7．流行性腮腺炎 独脚莲根茎 10 g。用食醋磨成浓汁状涂患处，每日 3 次；或用鲜品 20 g，捣烂加食醋适量拌匀敷患处，每日 2 次。

8．静脉炎 独脚莲根茎适量。用醋磨汁涂患处，每日 3 ~ 4 次。

9．虫咬皮炎 独脚莲根茎适量。用 50% 乙醇浸泡 2 次，制成 10% 及 20% 酊剂涂患处。每日 1 ~ 2 次。

10．慢性气管炎 独脚莲适量。研粉压片，每次服 3 g，每日 3 次。另用重楼总皂苷软片（每片含 0.15 g，相当于生药 1 g），每次 3 片，每日 2 次。

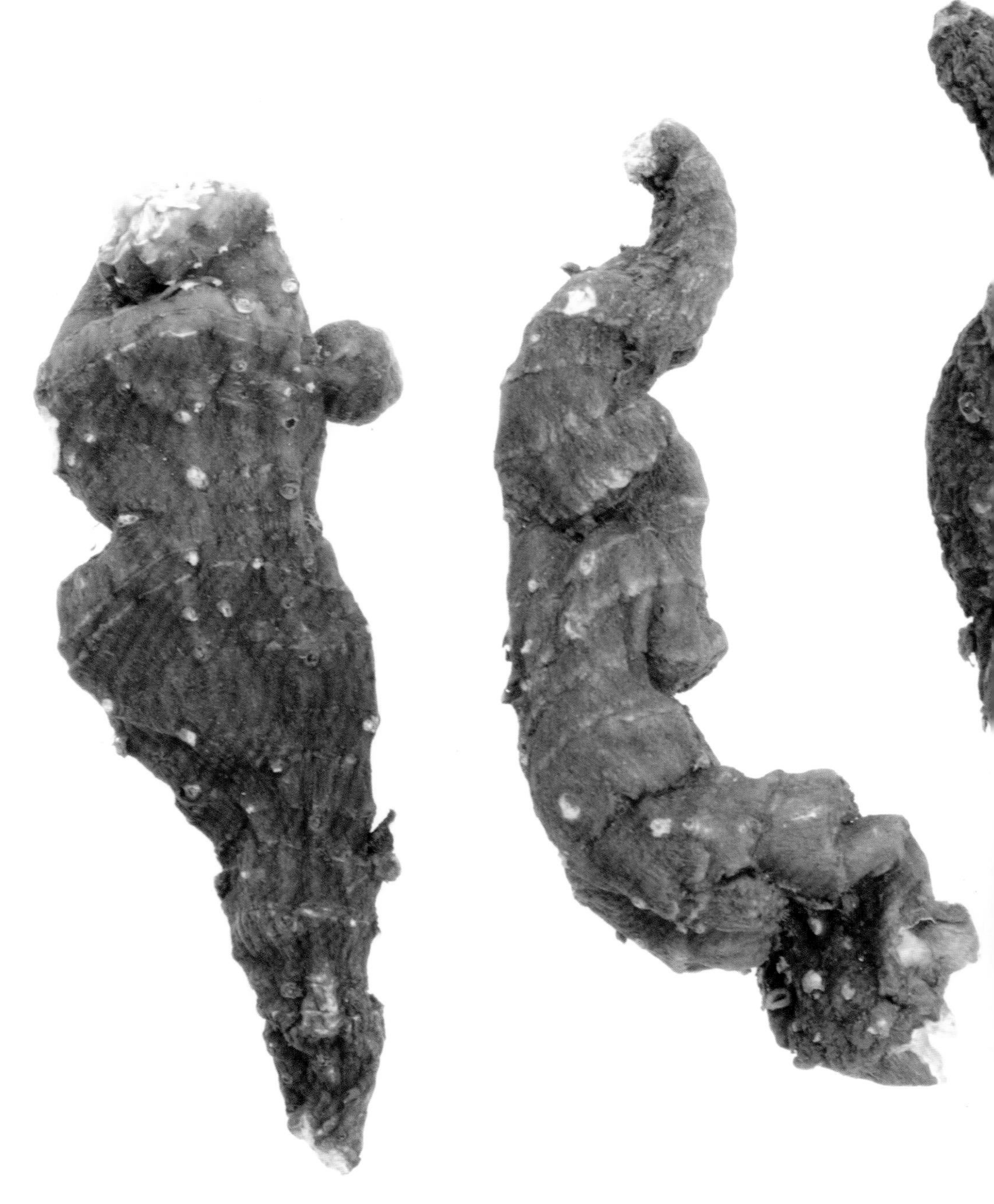

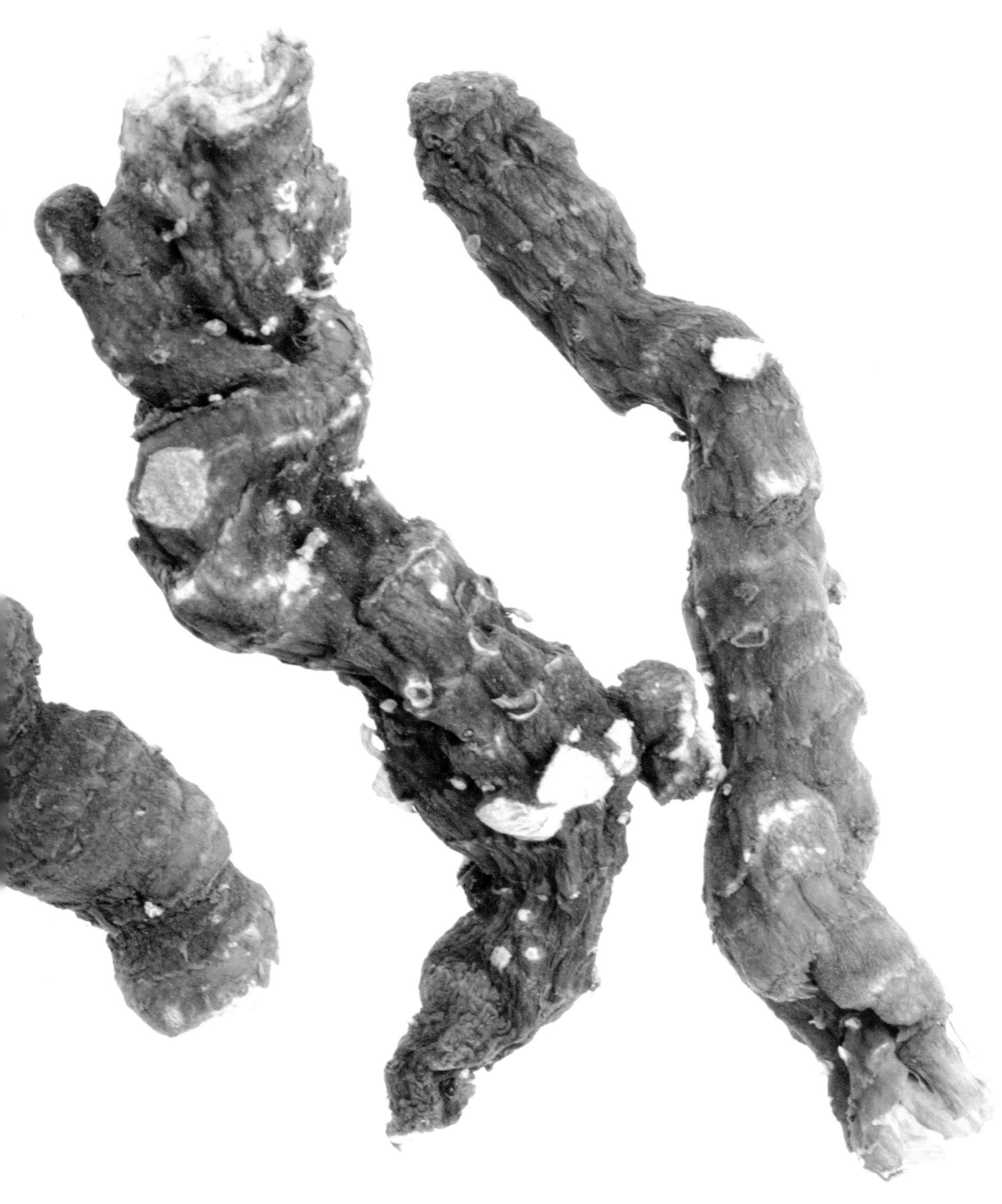

独脚莲药材

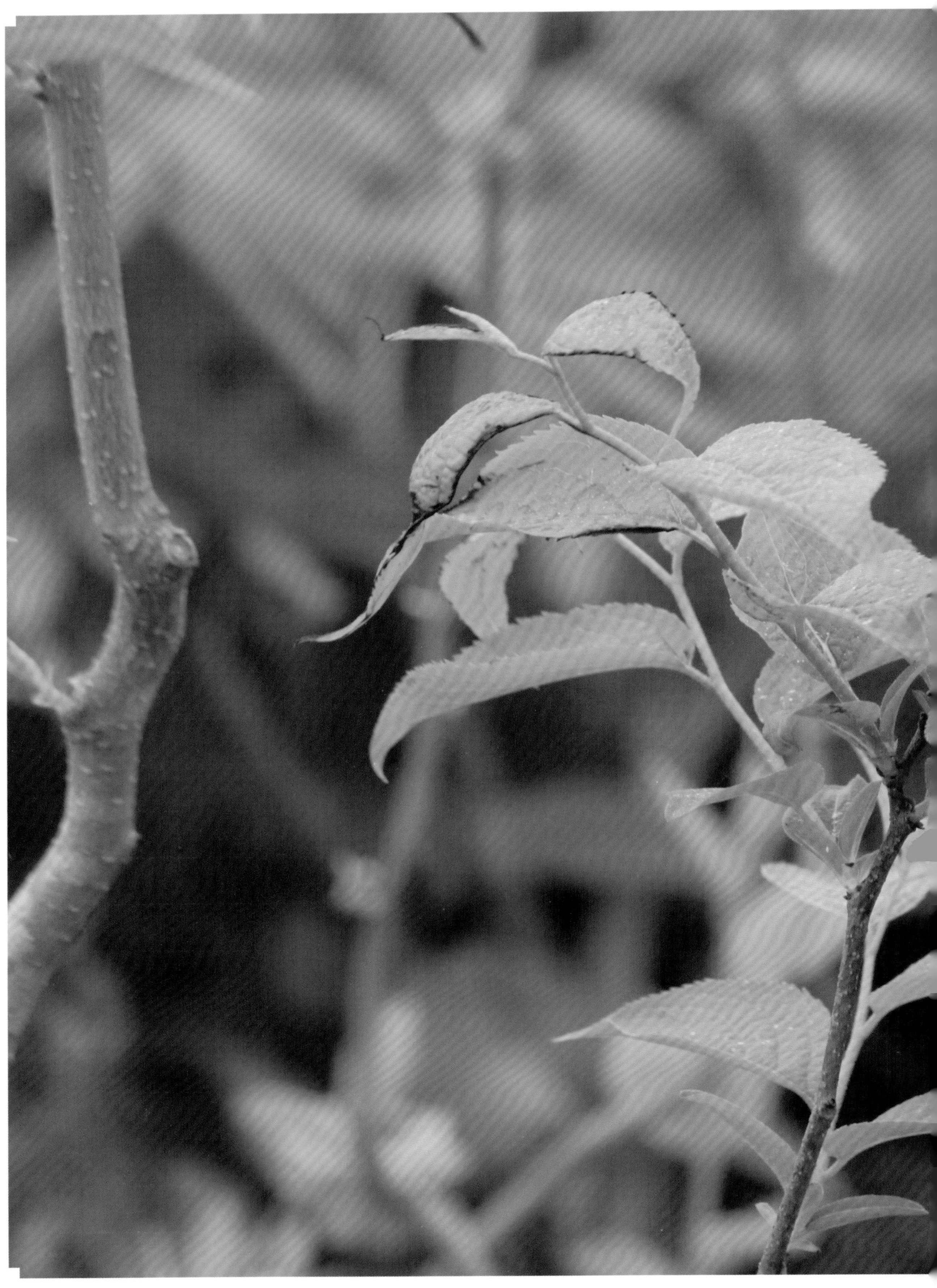

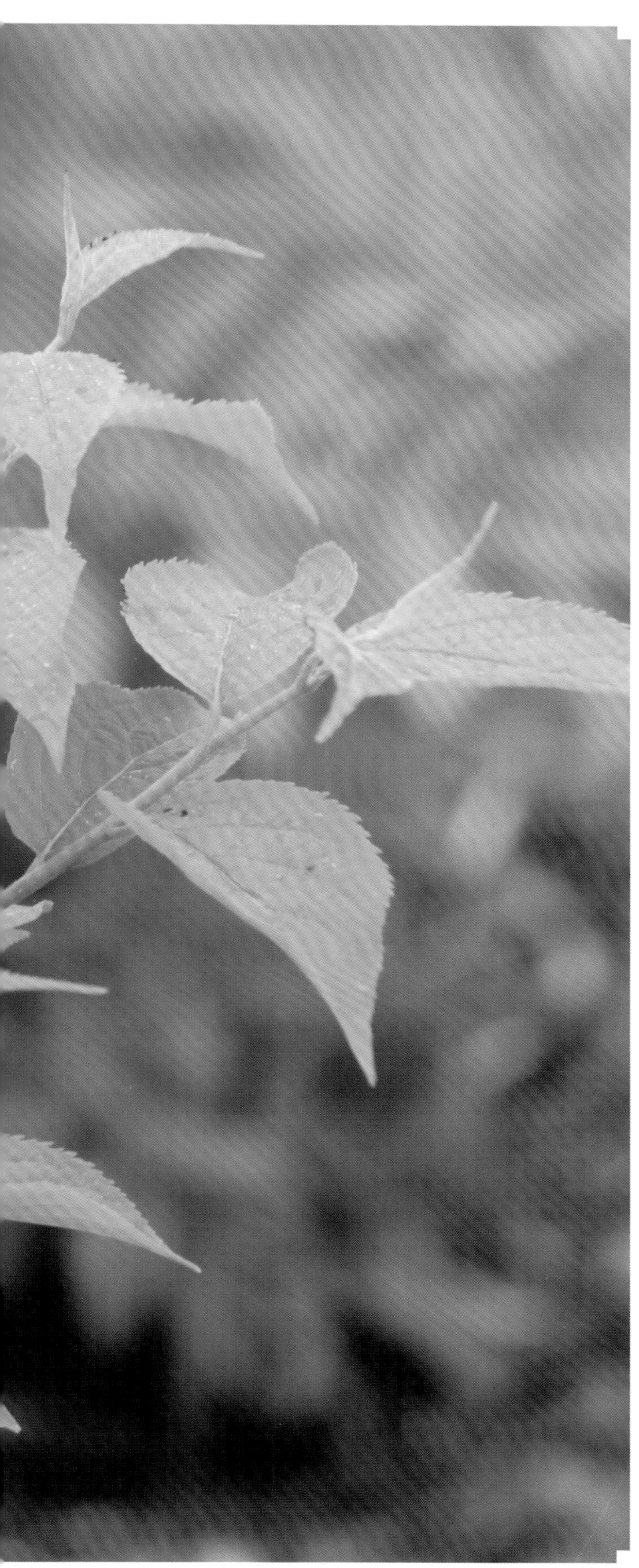

杜仲

【苗 药 名】都顿。

【别　　名】思仙、木绵、思仲、扯丝皮、玉丝皮、丝连皮、丝棉皮。

【来　　源】本品为杜仲科植物杜仲 *Eucommaia ulmoides* Oliv. 的树皮。

【性味归经】味甜，性热。归冷经。

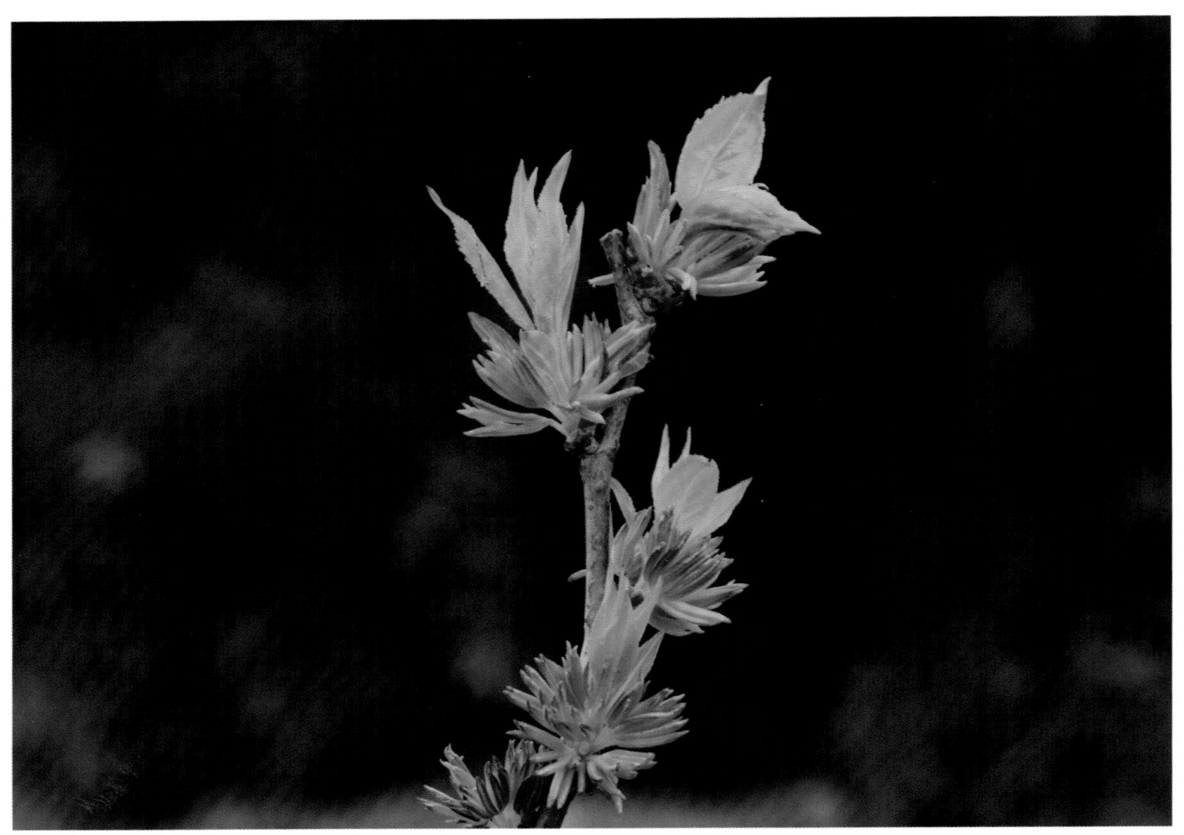

杜仲

识别特征

落叶乔木，高达 20 m，树皮灰色，折断有银白丝。幼枝有黄褐色毛，后变无毛，老枝有皮孔。单叶互生；叶柄长 1 ~ 2 cm，上面有槽，被散生长毛；叶椭圆形，长 7 ~ 15 cm，宽 4 ~ 6 cm，先端渐尖，基部楔形，边缘有锯齿，下面脉上有毛；侧脉 6 ~ 9 对。花单性，雌雄异株，花生于当年枝基部，雄花无花被，花梗无毛；雄蕊长约 1 cm，无毛，无退化雌蕊；雄花单生，花梗长约 8 mm，子房 1 室，先端 2 裂，子房柄极短。翅果扁平，长椭圆形，先端 2 裂，基部楔形，周围具薄翅；坚果位于中央，与果梗相接处有关节。早春开花，秋后果实成熟。

生境分布

生长于海拔 300 ~ 1500 m 的低山、谷地或疏林中。分布于贵州、陕西、甘肃、浙江、河南、湖北、四川、云南等省区。现各地广泛栽种。

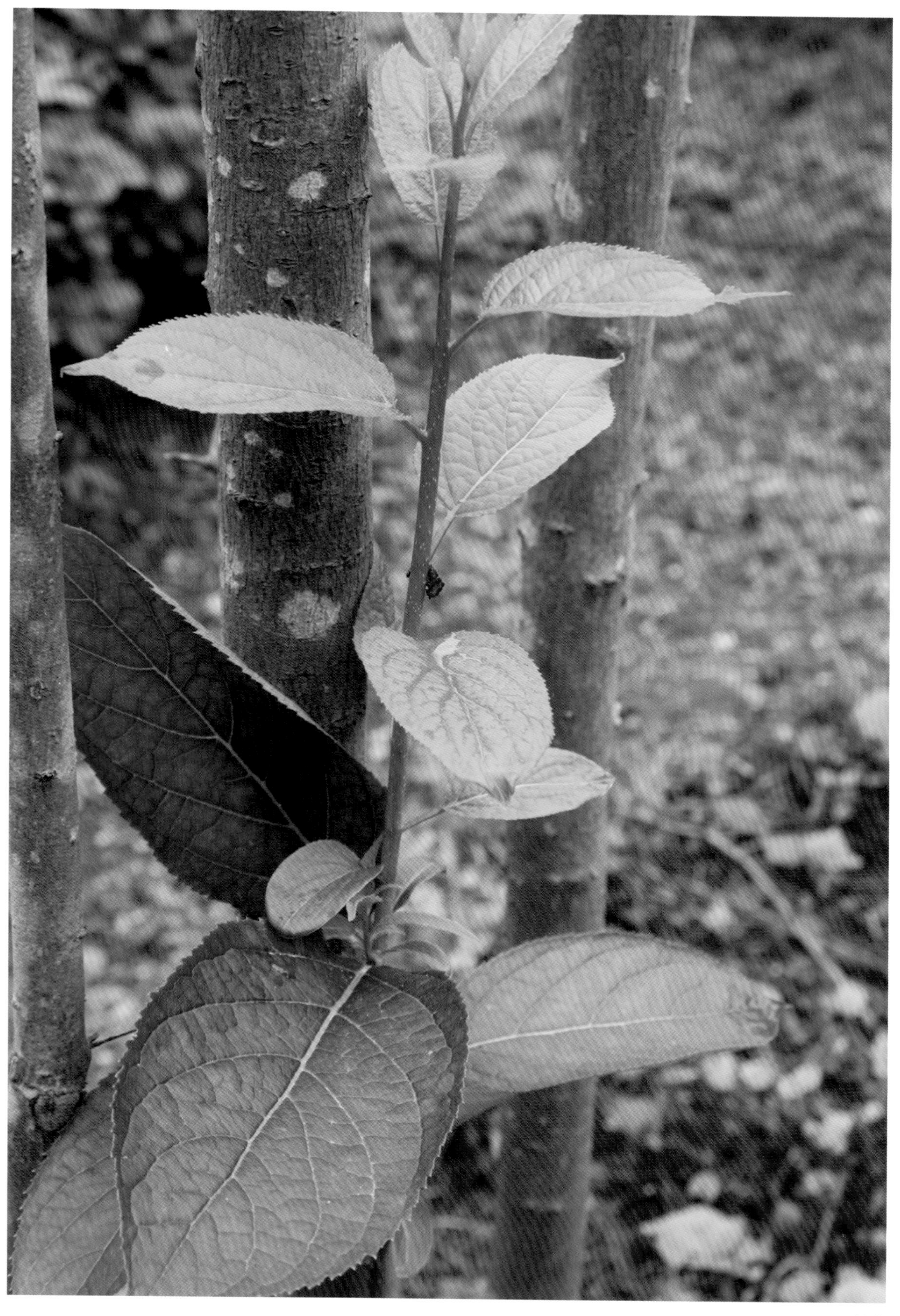

杜仲

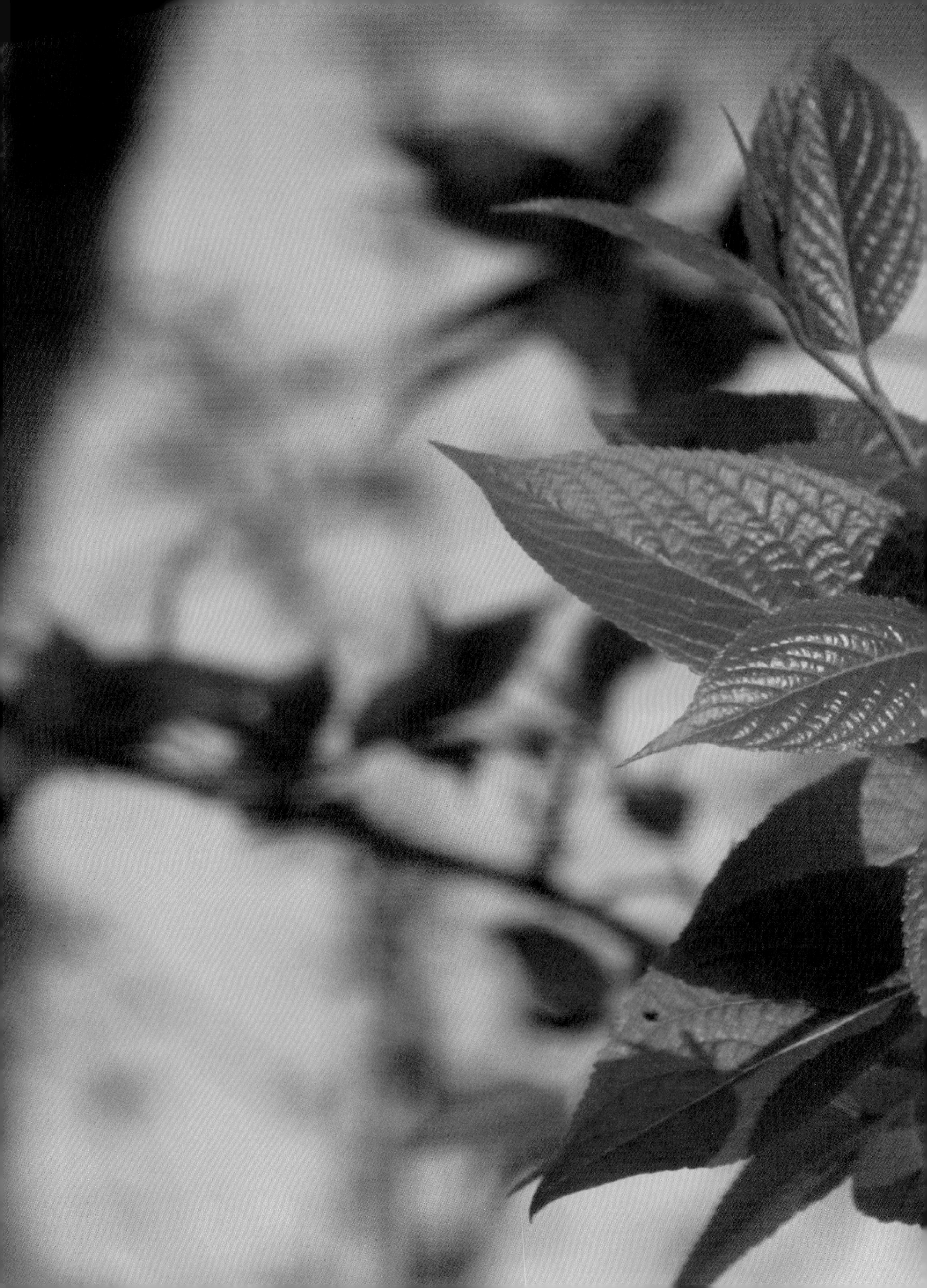

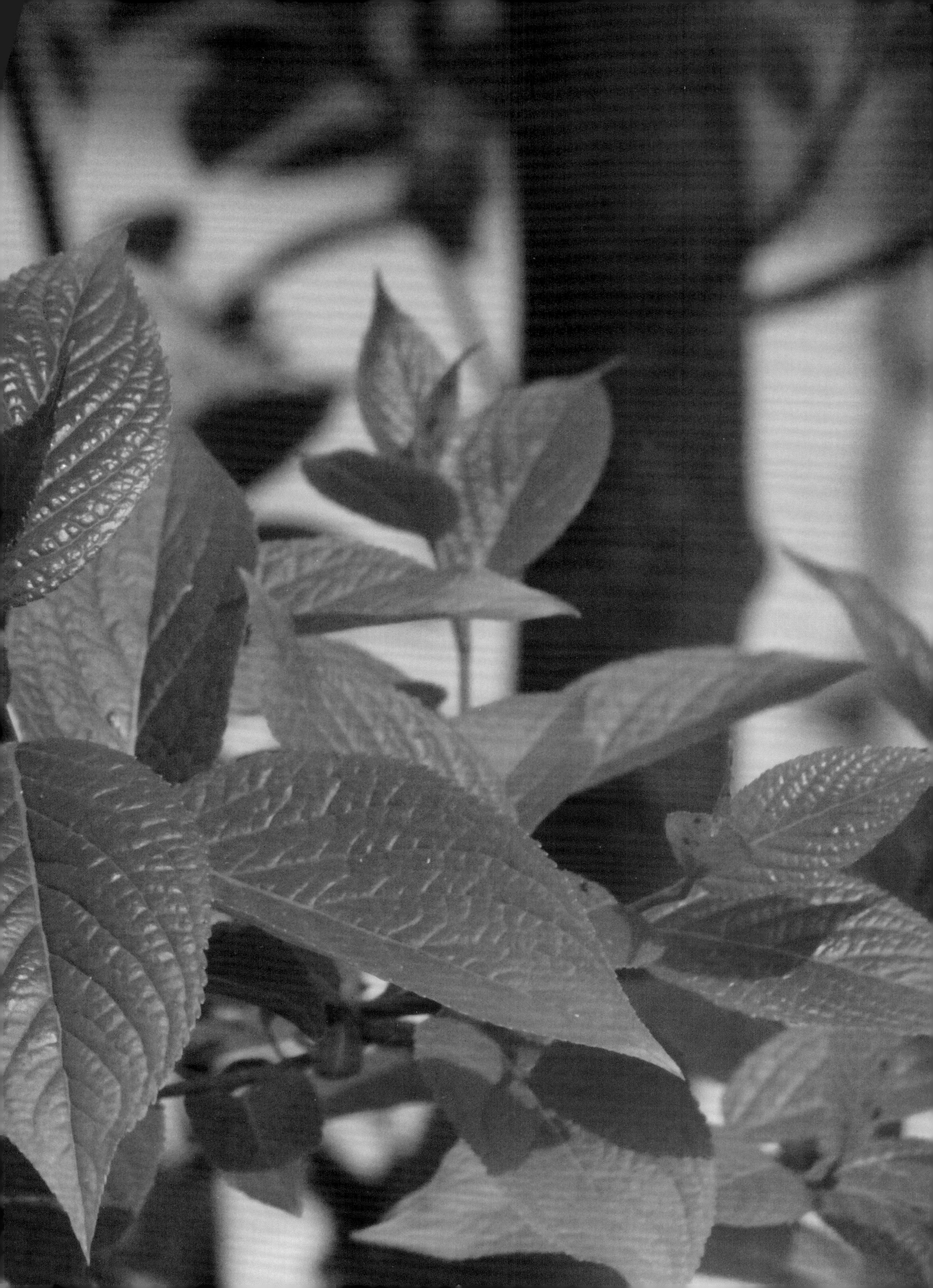

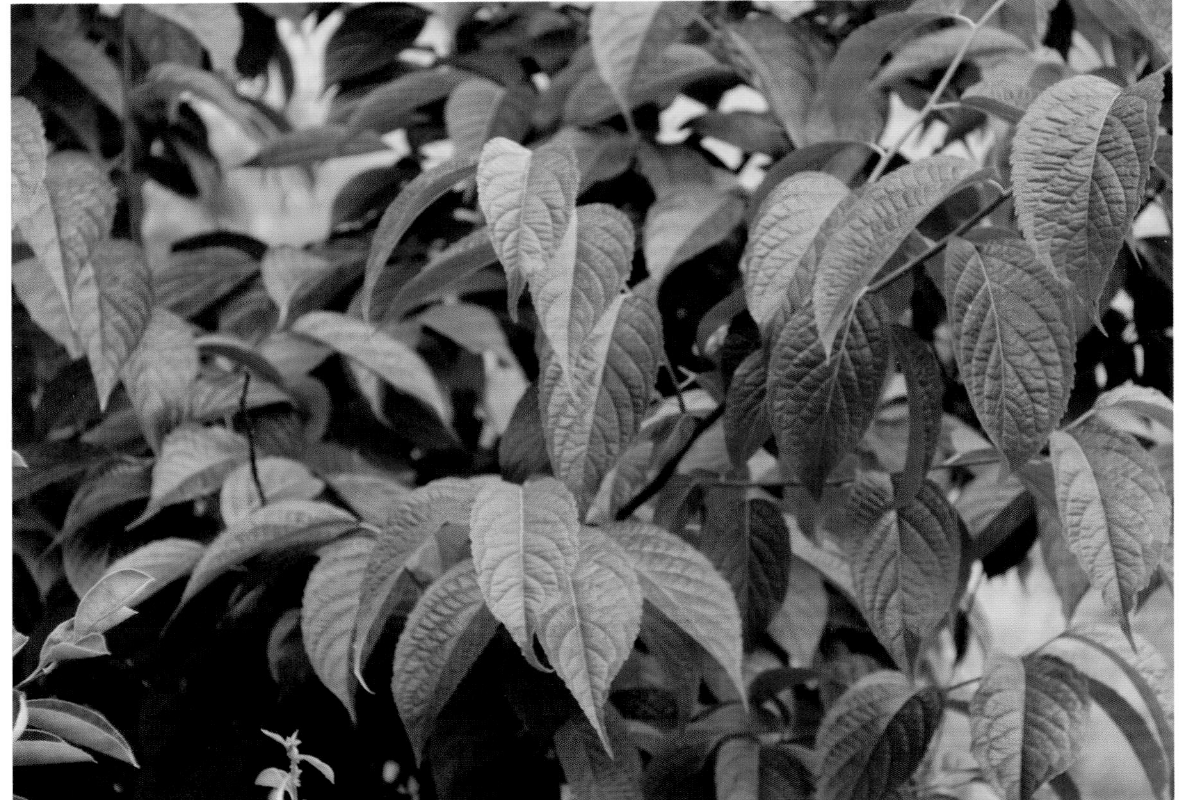

杜仲

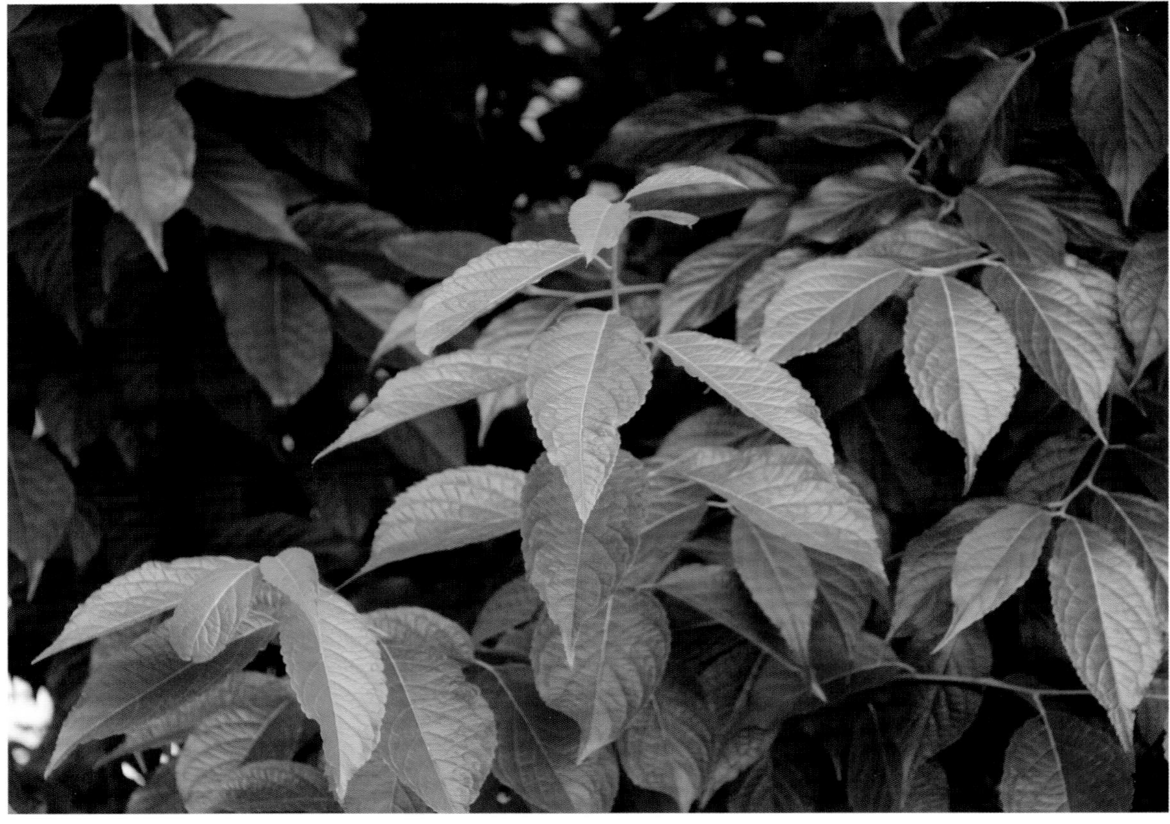

杜仲

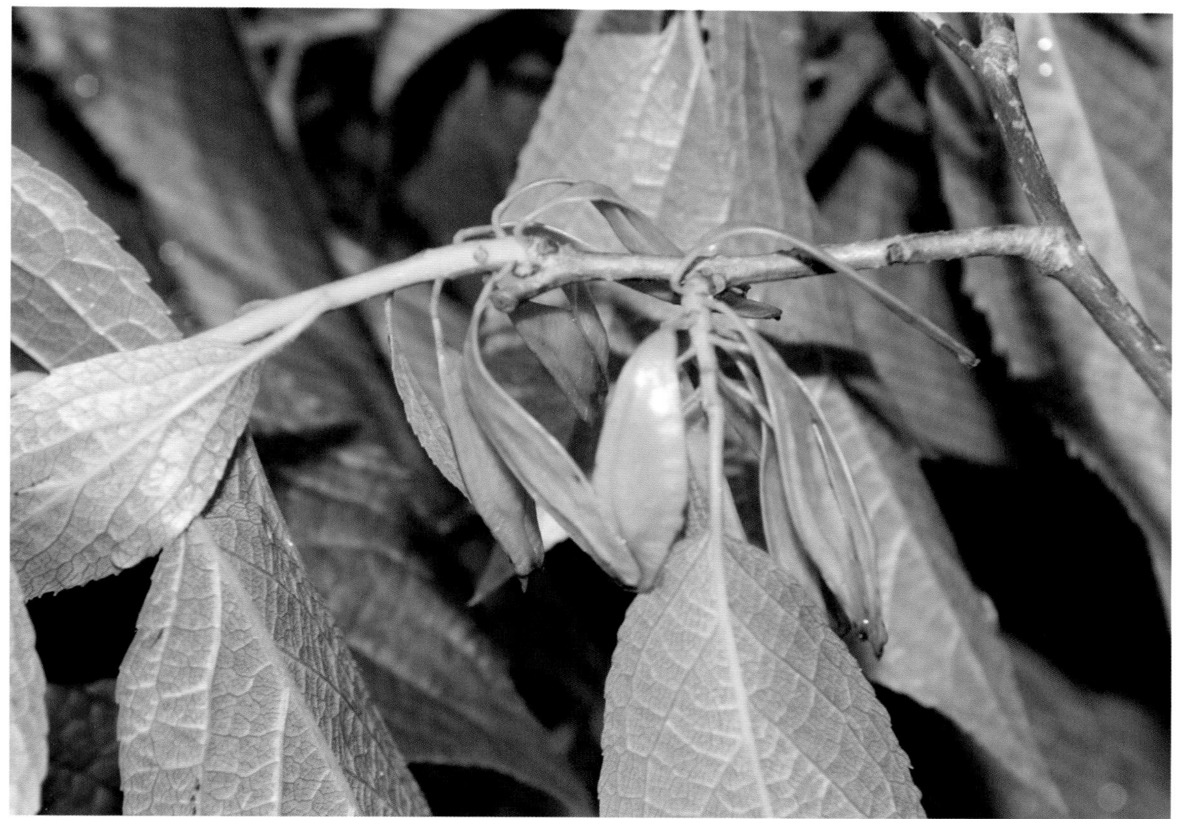

杜仲

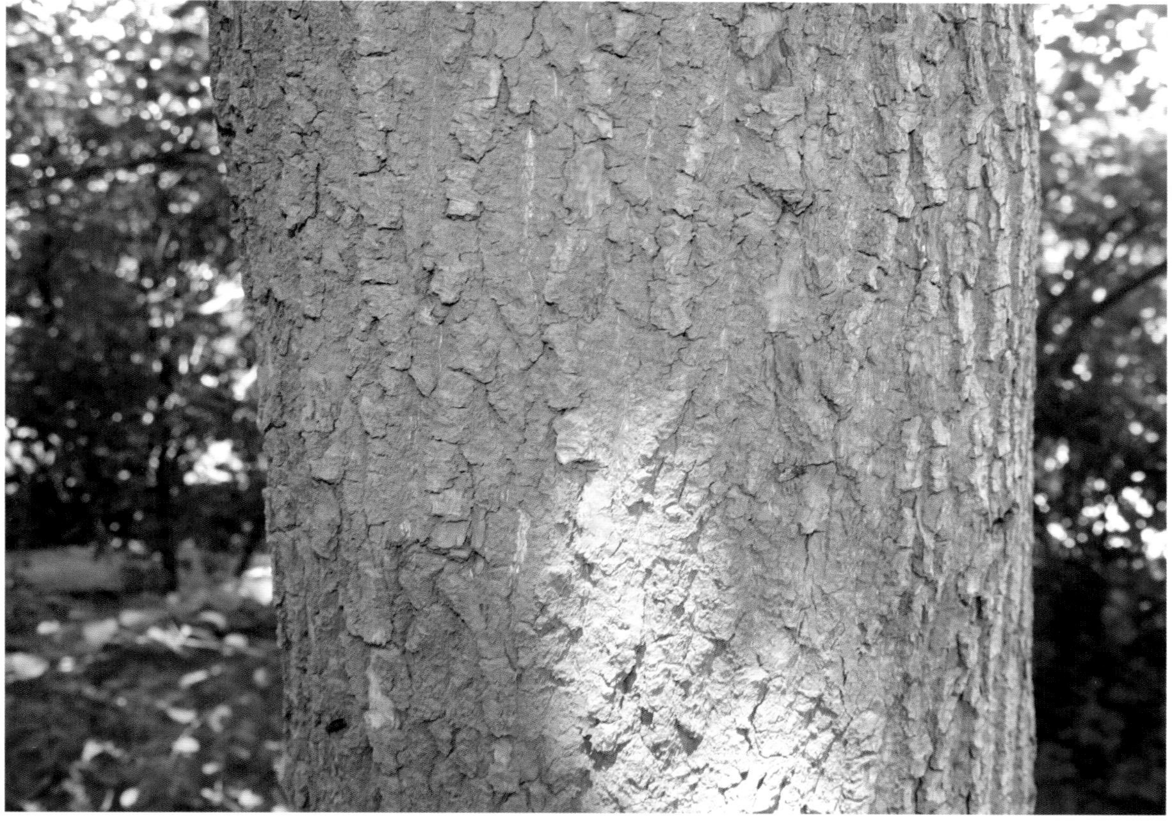

杜仲树皮

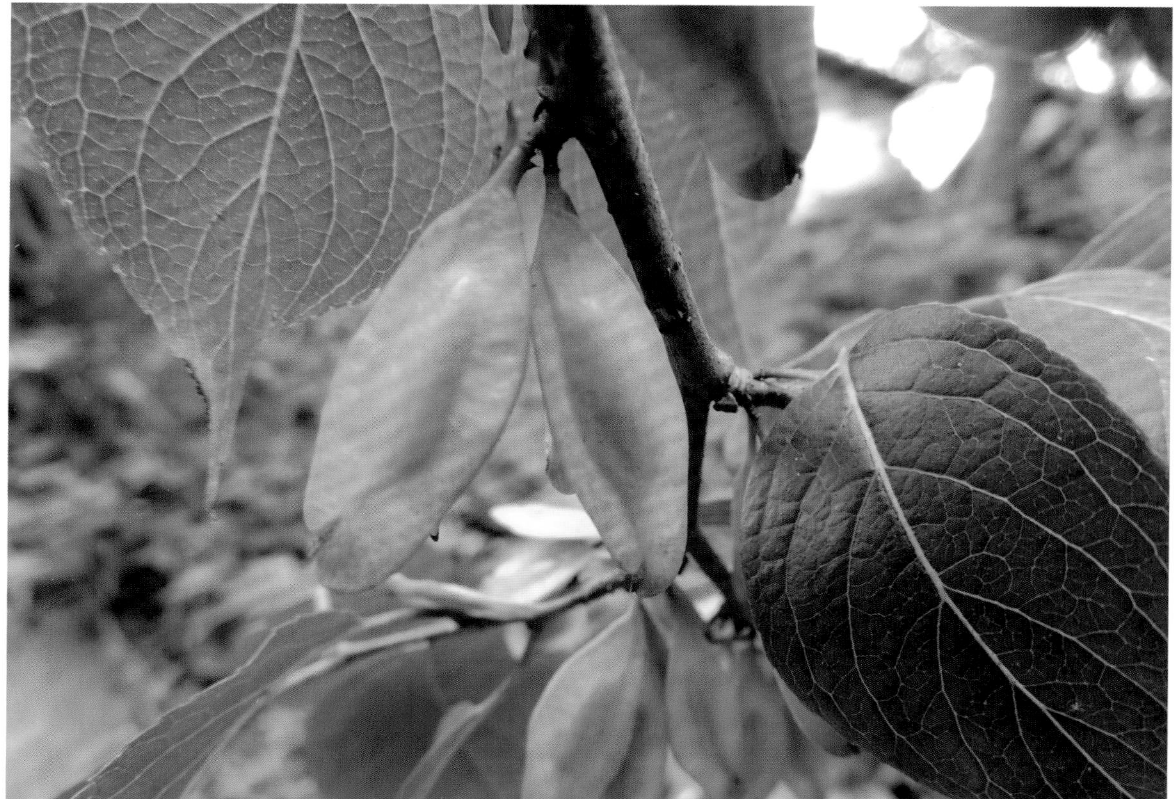

杜仲

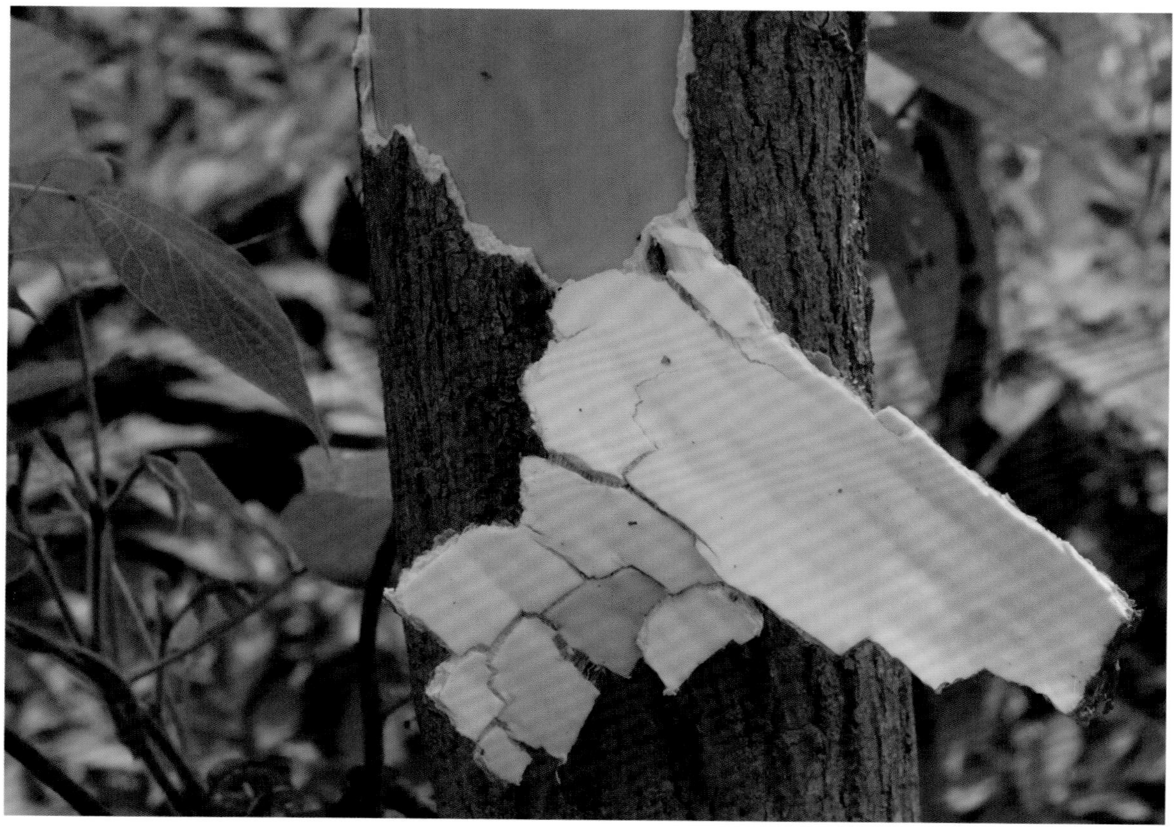

杜仲树皮

药材鉴别

树皮呈扁平的板块状、卷筒状，或两边稍向内卷的块片，大小不一，厚2 ~ 7 mm。外表面淡灰棕色或灰褐色，平坦或粗糙，有明显的纵皱纹和不规则的纵裂槽纹，未刮去粗皮者有斜方形、横裂皮孔，有时并可见淡灰色地衣斑。内表面暗紫褐色或红褐色，光滑。质脆，易折断，折断面粗糙，有细密银白色并富弹性的橡胶丝相连。以皮厚而大、粗皮刮净、内表面色暗紫、断面银白色橡胶丝多者为佳。

功效主治

补肝肾，强筋骨。主治腰痛，头晕，胎动不安。

用法用量

内服：煎汤，6 ~ 15 g；或浸酒；或入丸、散。

民族药方

1. **头晕目眩** 杜仲 60 g，芭蕉根 30 g。煨水服。
2. **虚劳腰痛** 杜仲 30 g。研末，蒸羊肾 2 个服。
3. **胎动不安** 杜仲、黄芩各 15 g，艾叶 12 g，花粉 6 g，川芎 3 g。煨水服。

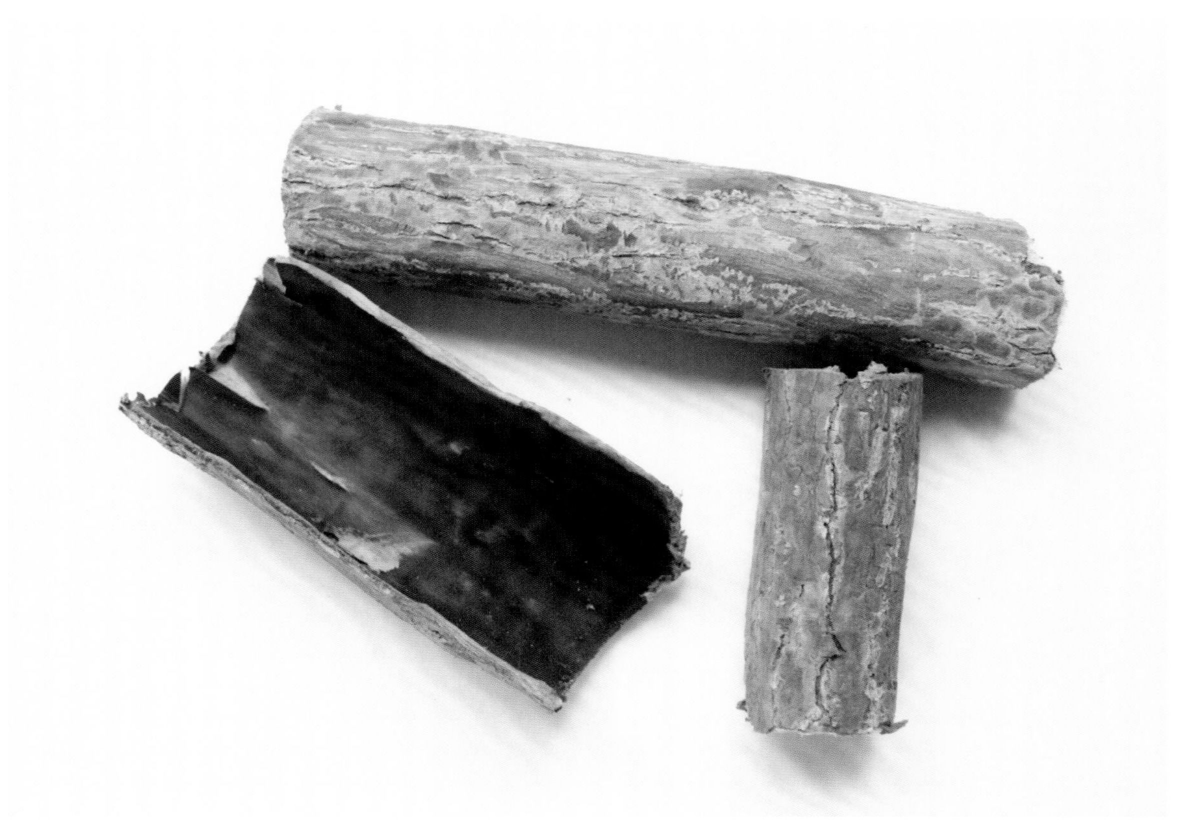

杜仲药材

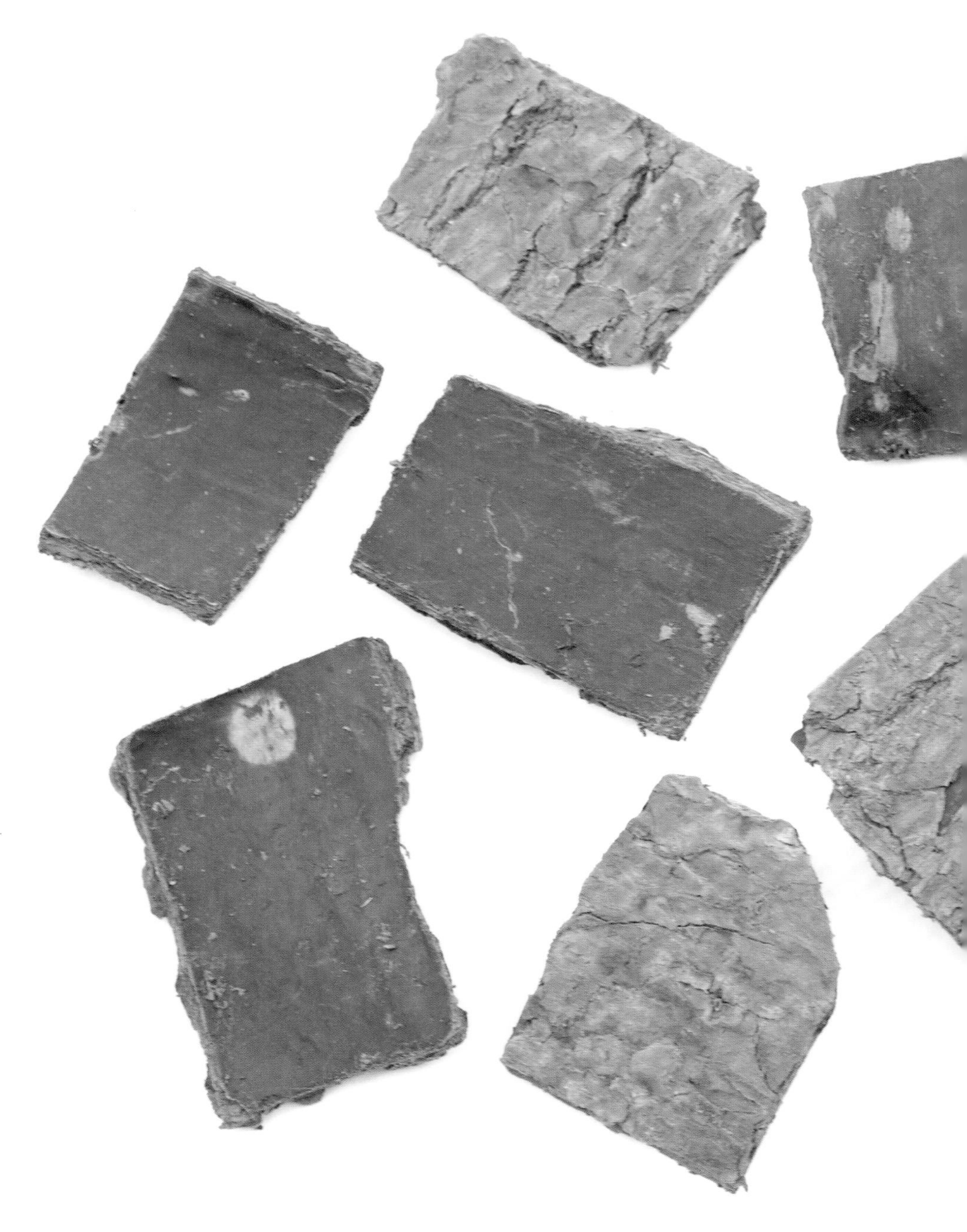

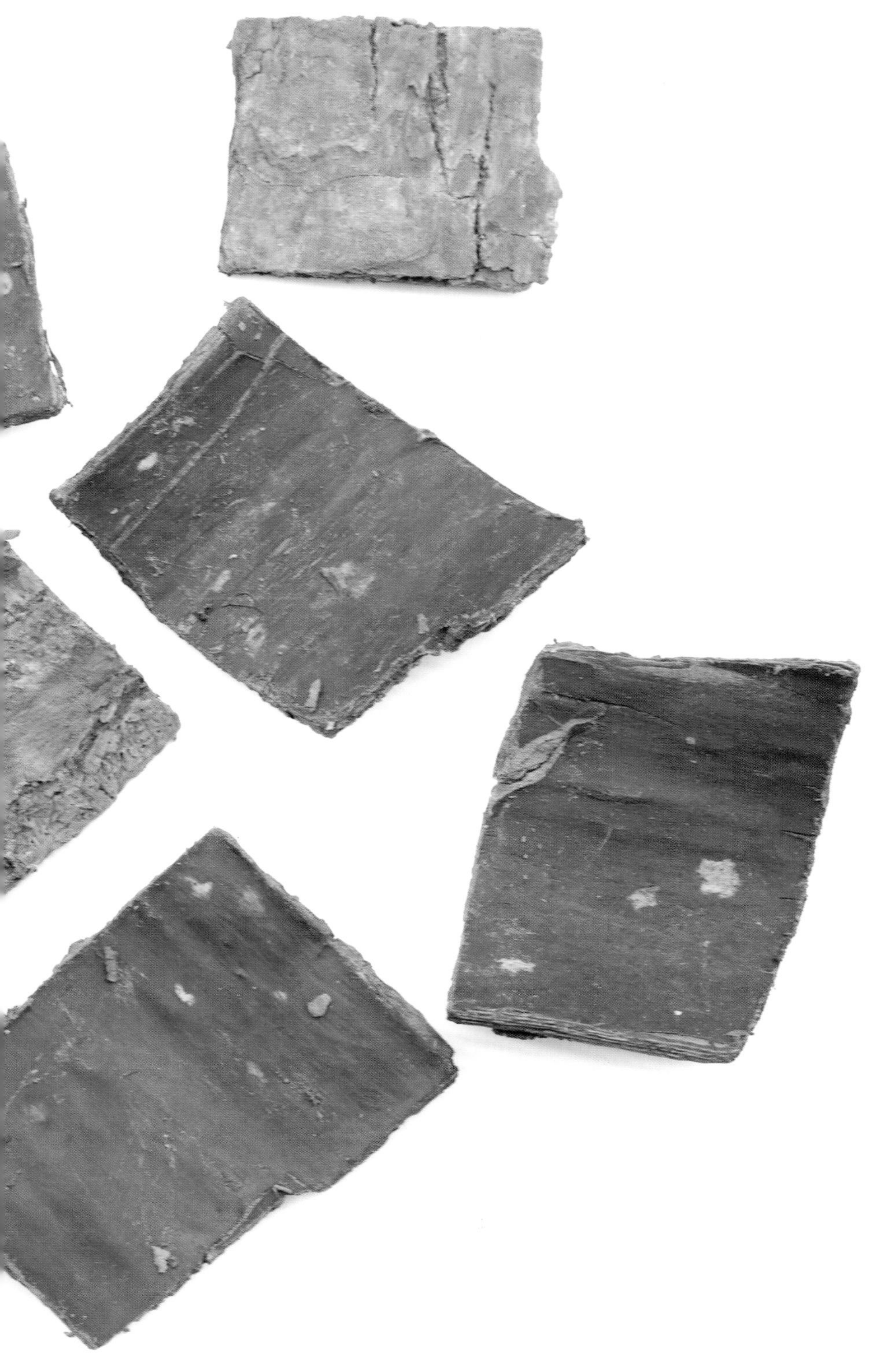

杜仲饮片

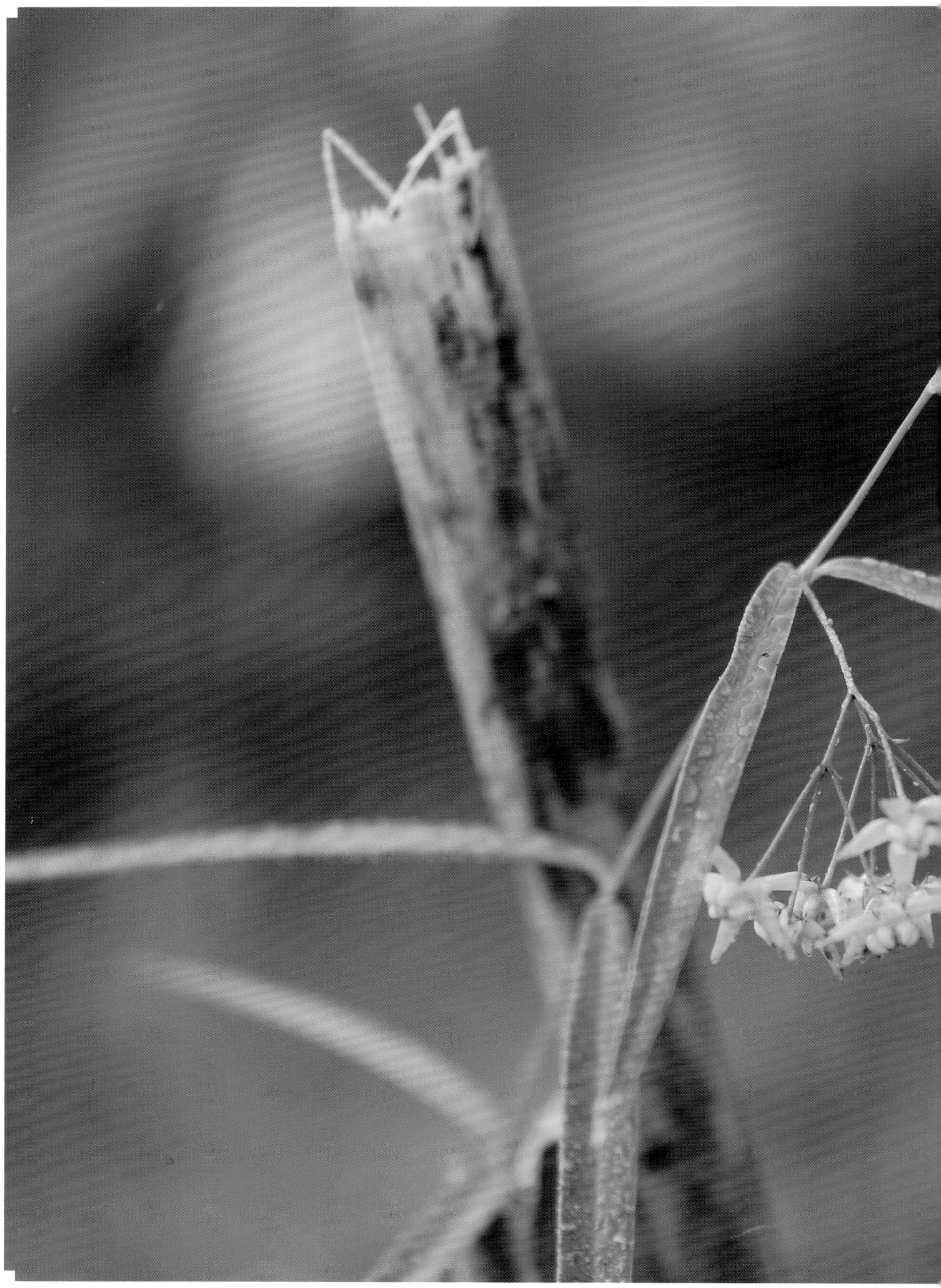

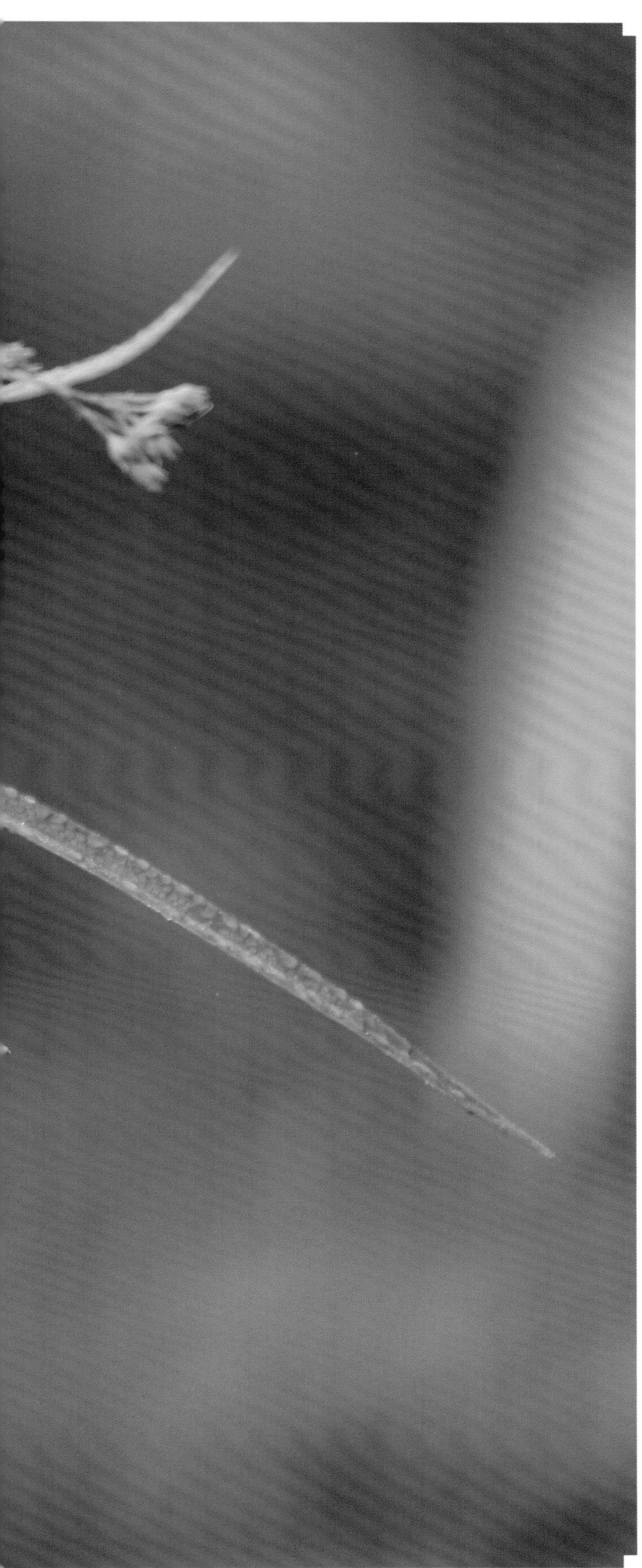

对叶莲

【苗药名】加嘎陇给。

【别　名】徐长卿、寮刁竹、逍遥竹、遥竹逍、了刁竹、一枝香。

【来　源】本品为萝藦科植物徐长卿 *Cynanchum paniculatum*（Bunge）Kitag. 的根及根茎，或带根全草。

【性味归经】味香、麻，性热。归冷经、快经、半边经。

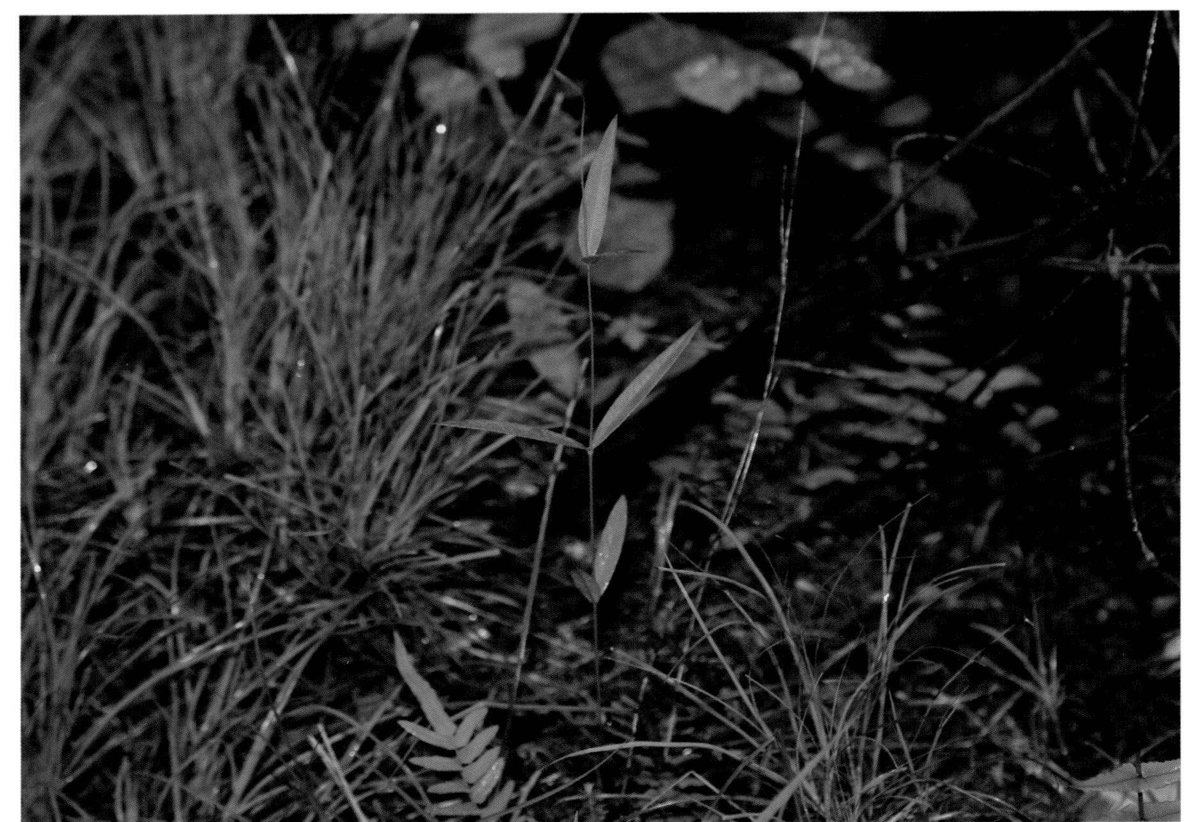

徐长卿

识别特征

多年生直立草本植物，高达 1 m。根细呈须状，具特殊香气。茎细而刚直，不分支，无毛或被微毛。叶对生，无柄；叶片披针形至线形，长 4 ~ 13 cm，宽 5 ~ 15 mm，先端渐尖，基部渐窄，两面无毛或上面具疏柔毛，叶缘稍反卷，有睫毛；主脉突起。圆锥聚伞花序，生近顶端叶腋，有花 10 余朵；花萼 5 深裂，卵状披针形；花冠黄绿色，5 深裂，广卵形；雄蕊 5，相连成筒状，花药 2 室；子房上位，由 2 枚离生心皮组成，花柱 2，柱头五角形。蓇葖果呈角状，单生，长约 6 cm，表面淡褐色。种子多数，卵形而扁，暗褐色，先端有 1 簇白色细长毛。花期 5—7 月，果期 9—12 月。

生境分布

生长于向阳坡的草丛中。分布于东北、中南、西南及内蒙古、河北、陕西、甘肃等省区。

采收加工

夏、秋二季采收。根茎及根：除去地上部分，洗净，晒干。全草：晒至半干，扎成把阴干。

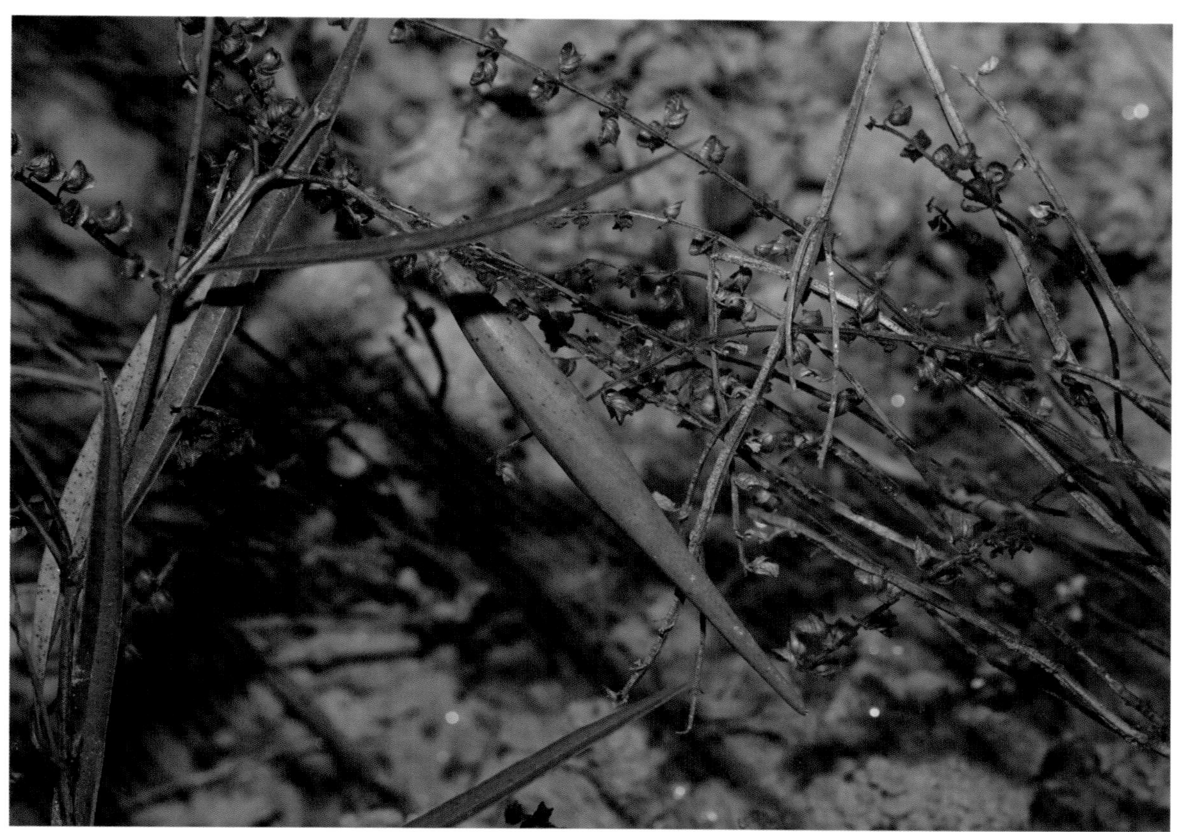

徐长卿

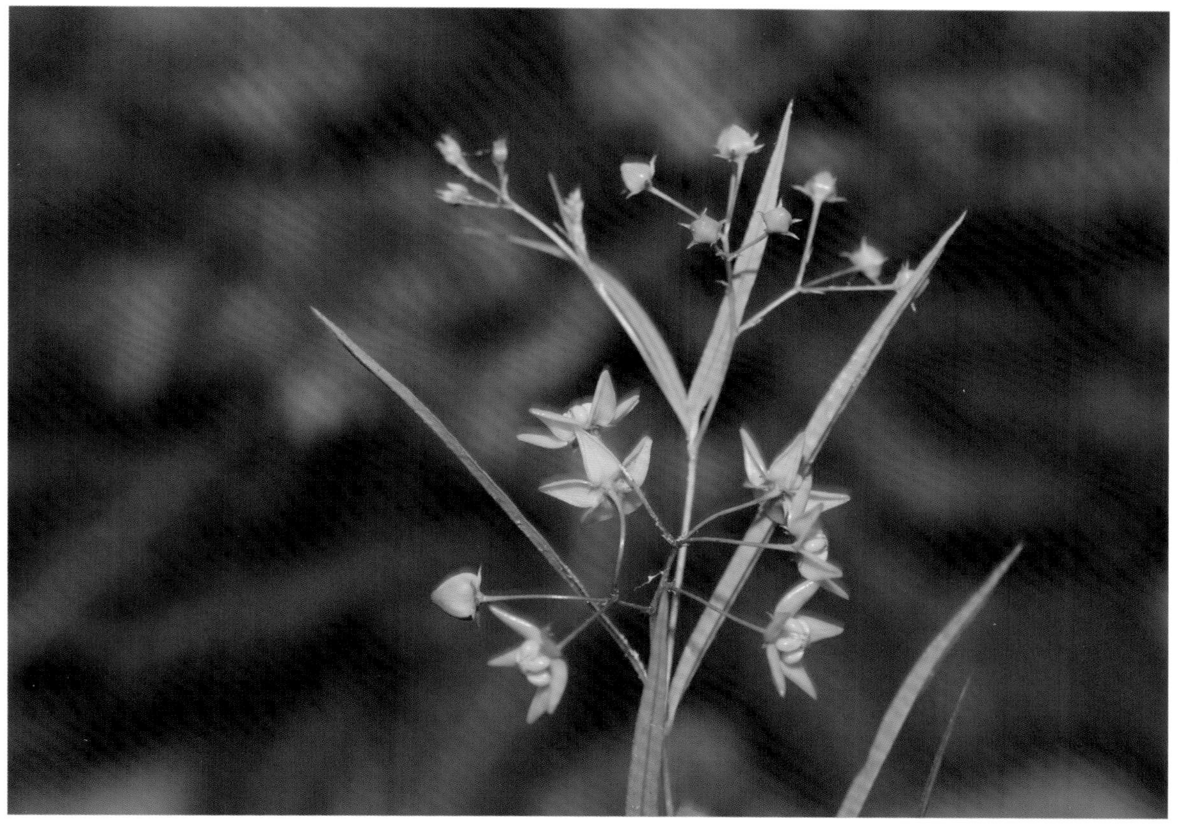

徐长卿

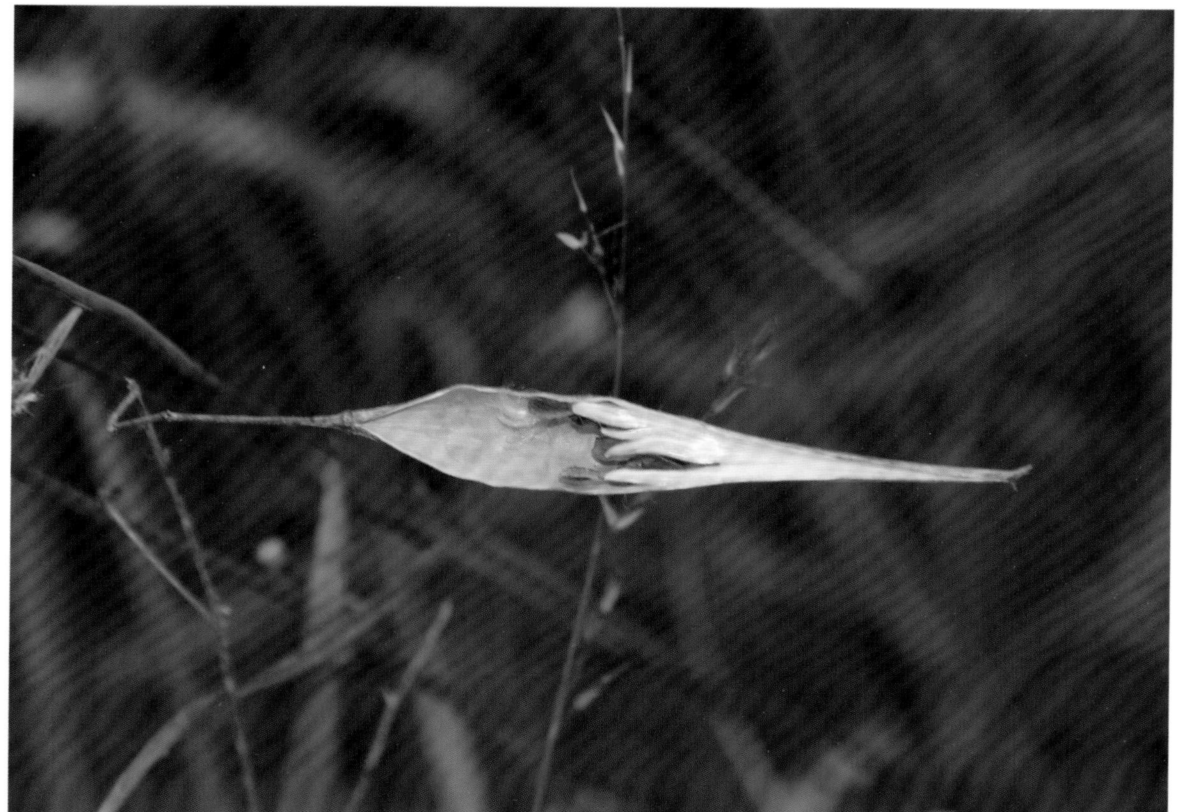

徐长卿

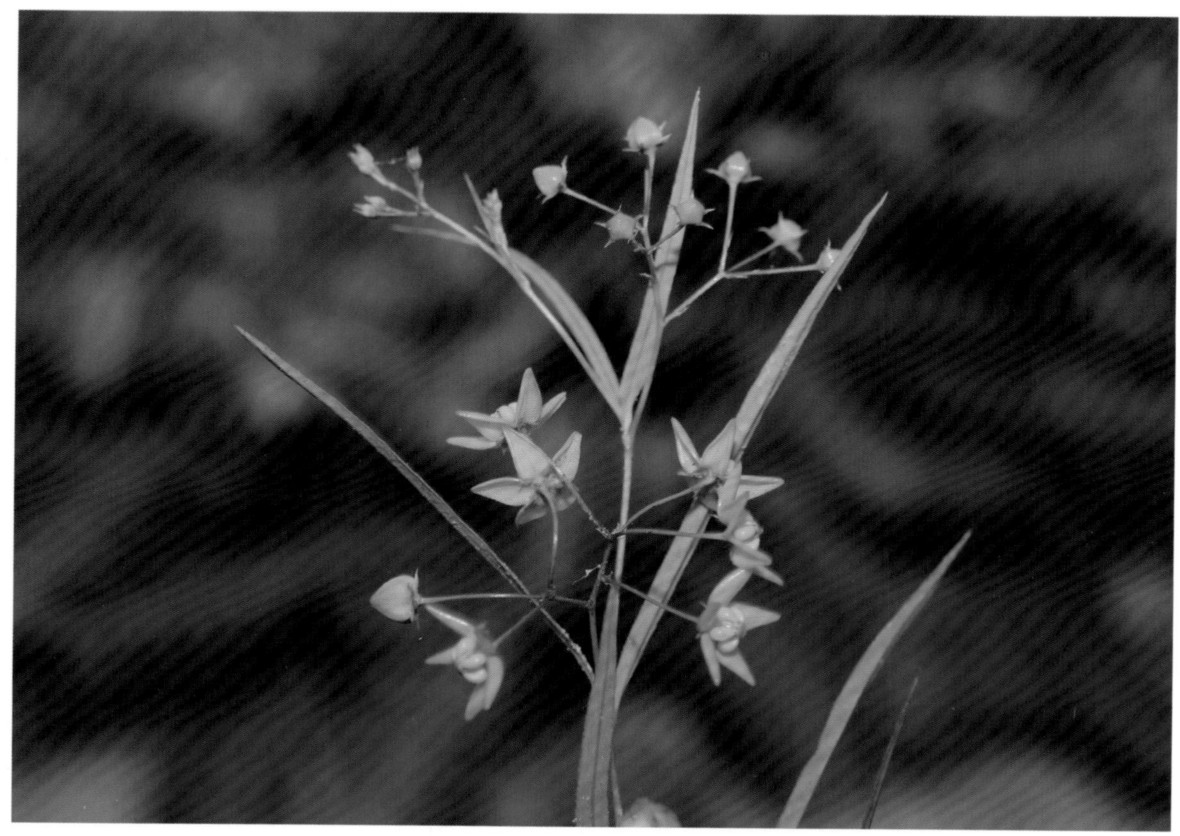

徐长卿

对叶莲

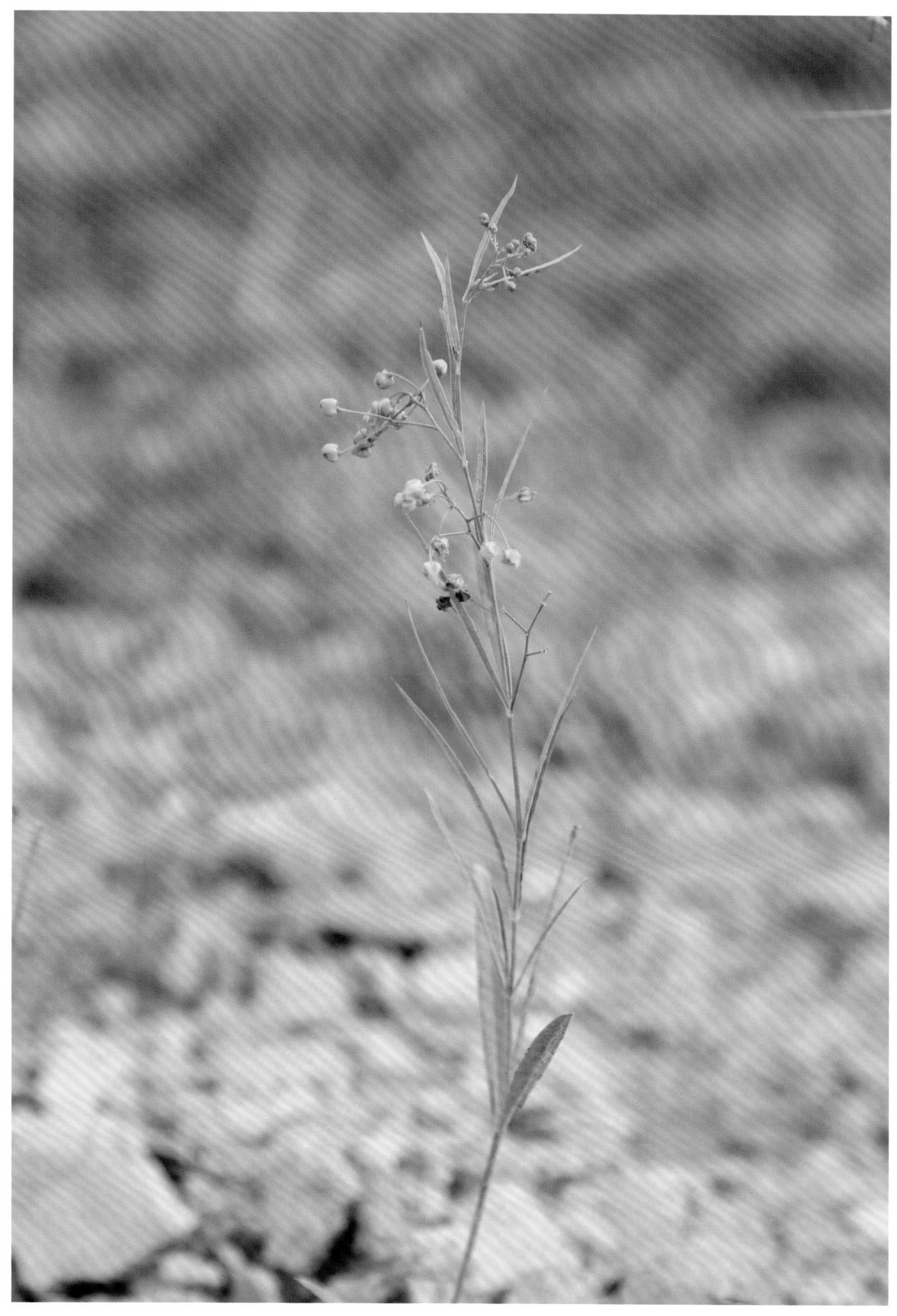

徐长卿

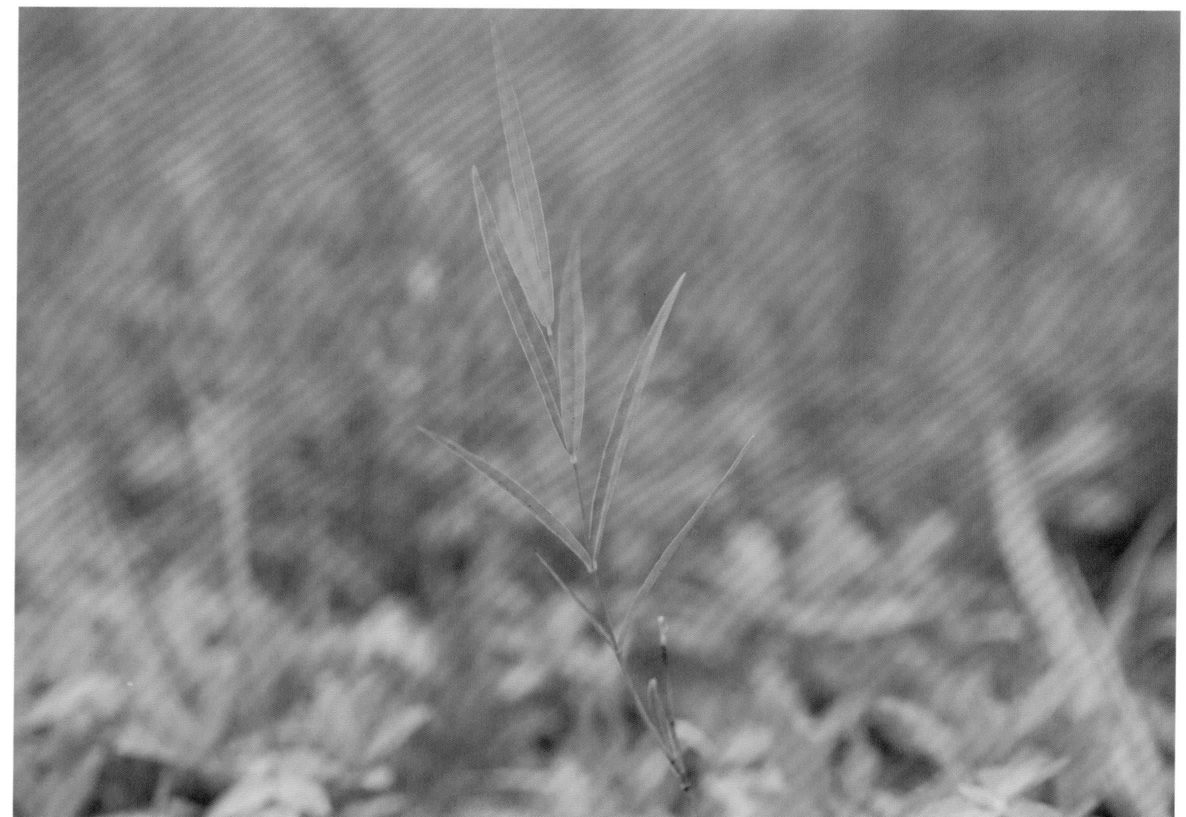

徐长卿

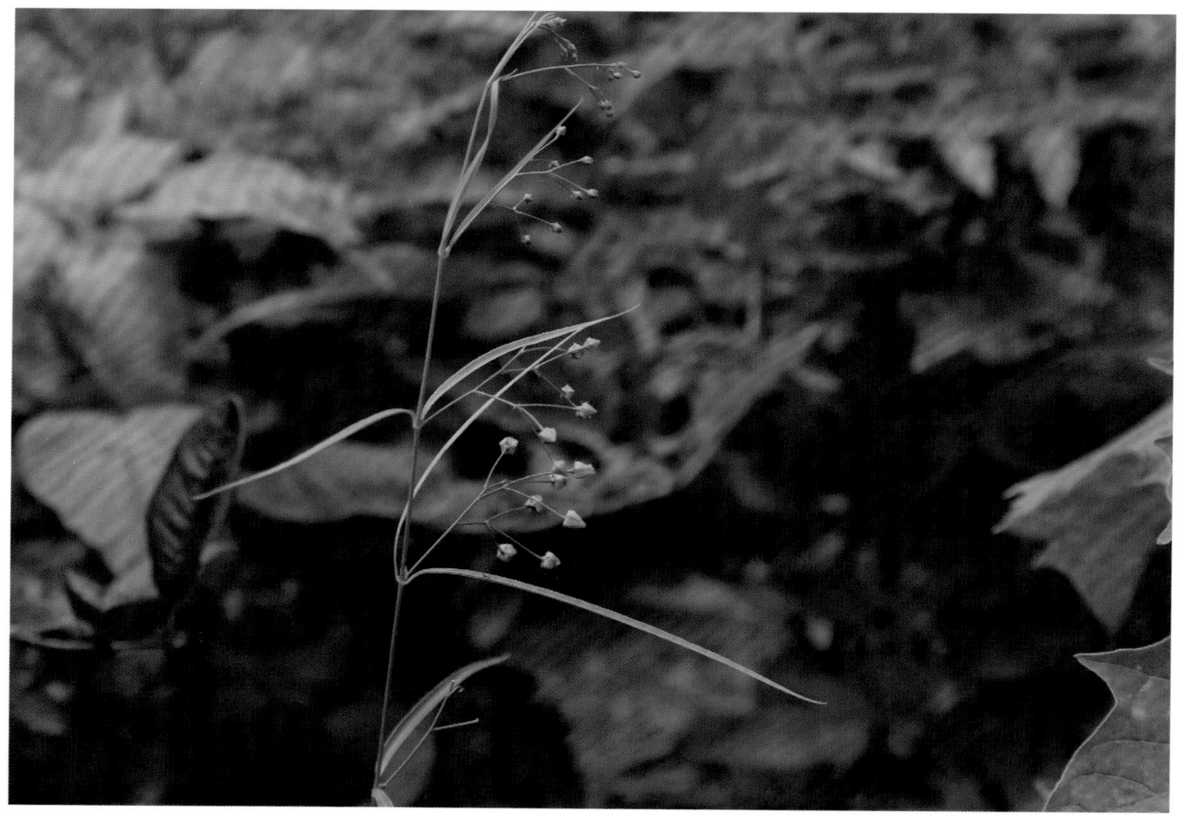

徐长卿

药材鉴别

根茎：不规则柱状，有盘结，长 0.5 ~ 3.5 cm，直径 2 ~ 4 mm；有的顶端附圆柱形残茎，长 1 ~ 2 cm，断面中空。根簇生于根茎节处，圆柱形，细长而弯曲，长 10 ~ 16 cm，直径 1.0 ~ 1.5 cm，表面淡黄棕色至淡棕色，具微细纵皱纹，并有纤细须根；质脆，易折断，断面粉性，皮部类白色或黄白色，形成层环淡棕色，木部细小。气香，味微辛、凉。全草：带有根部，茎单一或少有分枝，长 20 ~ 60 cm，直径 1 ~ 2 mm；表面淡黄绿色，基部略带淡紫色，具细纵纹，或被毛；质稍脆，折断面纤维性。叶对生，叶片扭曲，易破碎，完整者长披针形，表面淡黄绿色，具短柄或几无柄。

功效主治

祛风除湿，行气活血，祛痛止痒，解毒消肿。主治风湿痹痛，腰痛，脘腹疼痛，牙痛，跌仆肿痛，小便不利，泄泻，痢疾，湿疹，荨麻疹，毒蛇咬伤。

用法用量

内服：煎汤，3 ~ 10 g，不宜久煎；研末，1 ~ 2 g；或入丸剂、浸酒。

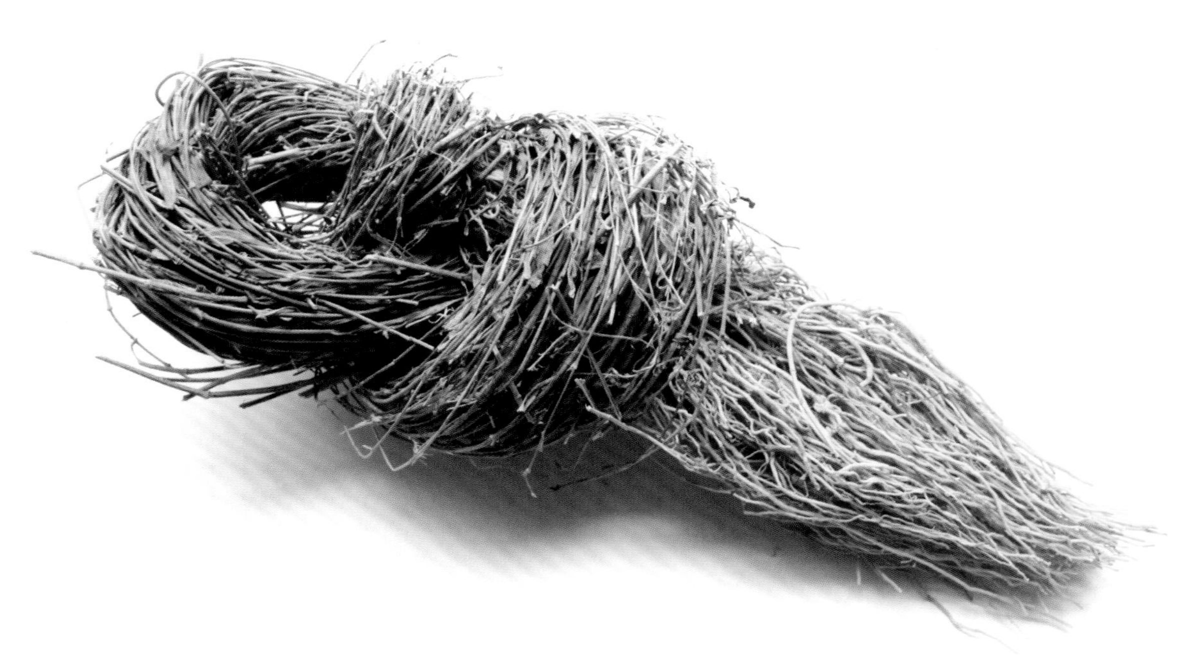

对叶莲（全草）药材

民族药方

1．慢性腰痛 对叶莲、虎杖各 9 g，四块瓦 5 g。共研末，每次 0.6 ~ 1.0 g，每日 2 ~ 3 次，温开水吞服。

2．血虚经闭 对叶莲 6 ~ 9 g。煨甜酒内服或炖肉吃；或研末吞服 3 g。

3．月经过多 对叶莲、马蹄草、月月红、朱砂莲各 6 g，海螵蛸 3 g。共研为末，每用酒吞服 3 g。

4．肺热，盗汗，咳嗽 对叶莲、鹿含草各 6 g。研成细末，混合成散剂，兑汽水或蒸肉，1 次服用，连用 3 剂。

5．腿肚生疮 对叶莲全草适量。捣烂敷。

6．带状疱疹，接触性皮炎，顽固性荨麻疹，风湿性皮炎 对叶莲 6 ~ 12 g。水煎服，并煎汤洗患处。

7．神经衰弱 用对叶莲全草分别制成散剂、丸剂（蜜丸）和胶囊。散剂每次 10 ~ 15 g，每日 2 次；丸剂（每丸含生药 5 g），每次 2 丸，每日 2 次；胶囊，每个 0.5 g，每服 10 个，每日 2 次，约 20 日为 1 个疗程。

8．银屑病 对叶莲制成注射液（每 1 ml 含生药结晶 40 mg）。每次 4 ml 肌内注射，每日 2 次，皮损轻者 20 日为 1 个疗程，重者 40 日为 1 个疗程，一般不超过 2 个疗程。

9．慢性气管炎 对叶莲煎剂或片剂口服。

使用注意

体弱者慎服。

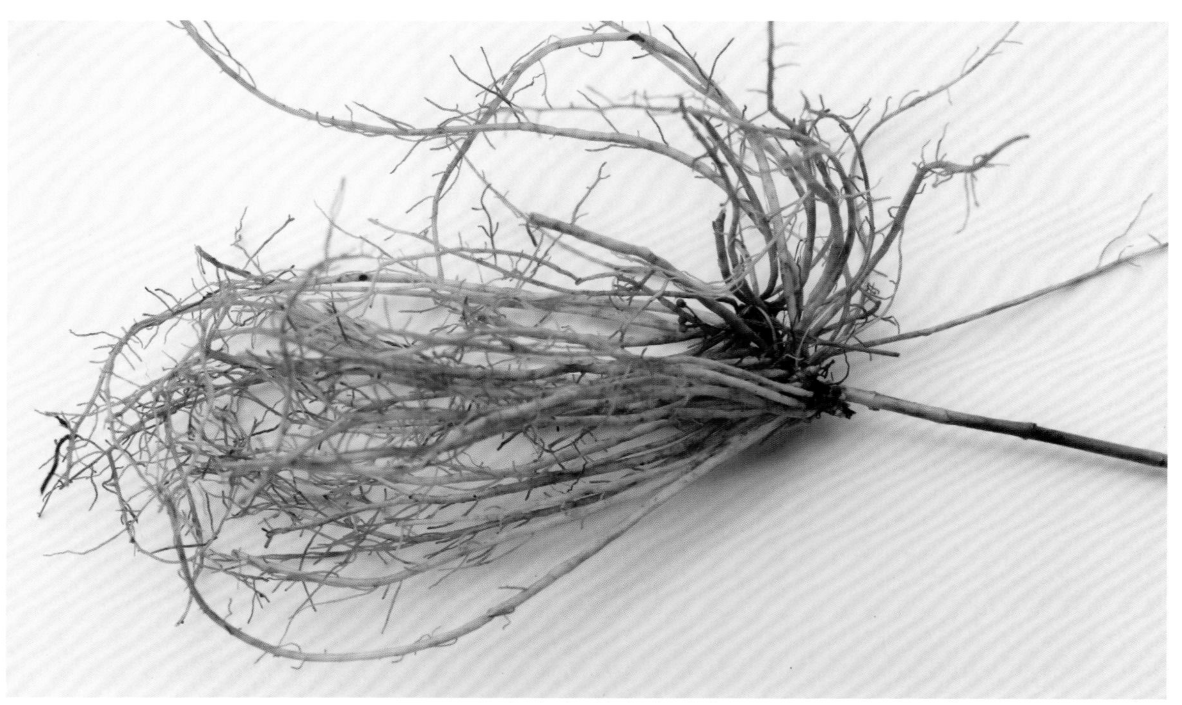

对叶莲药材

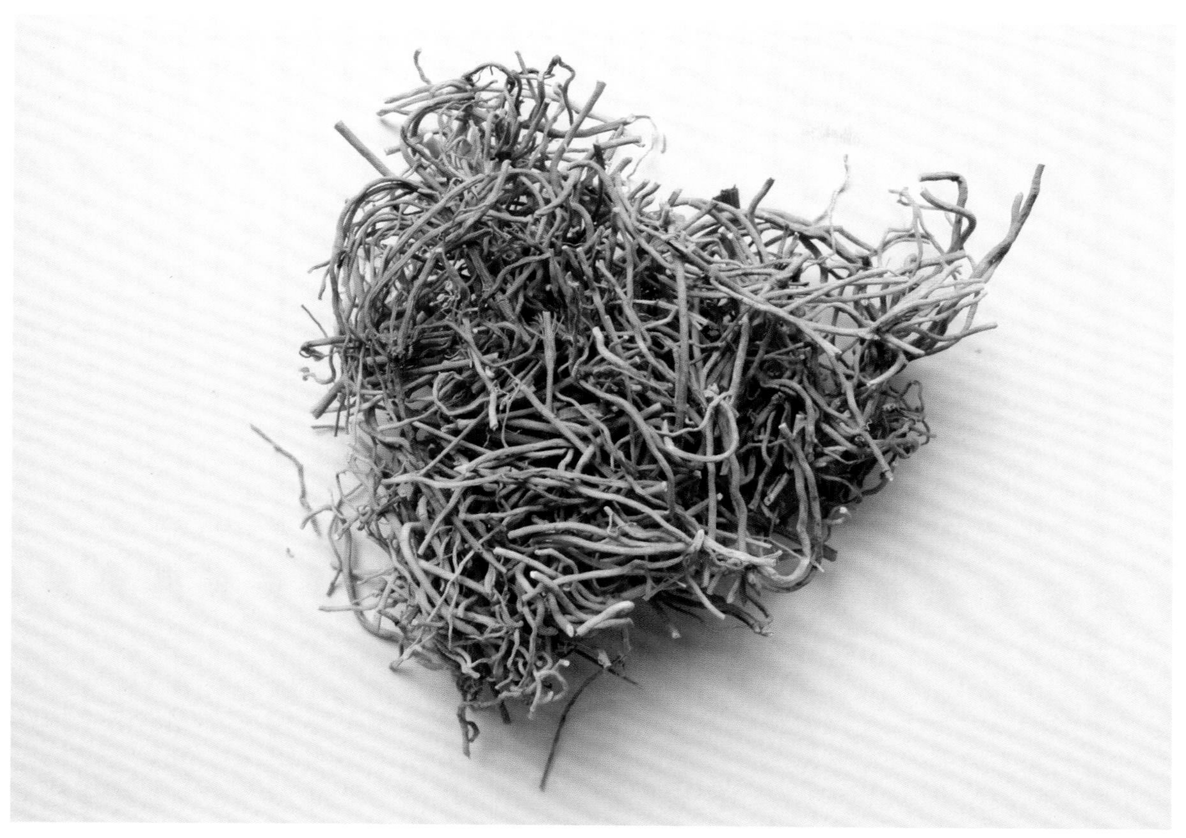

对叶莲药材

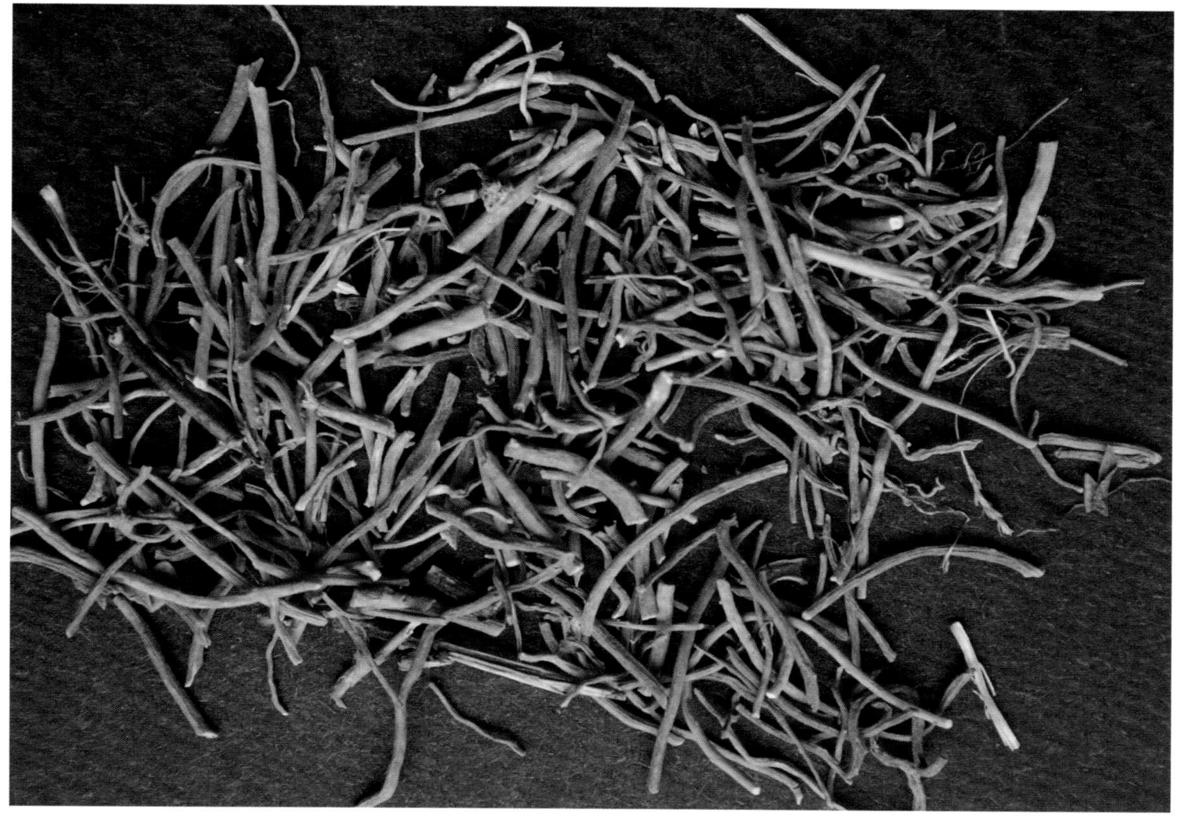

对叶莲药材

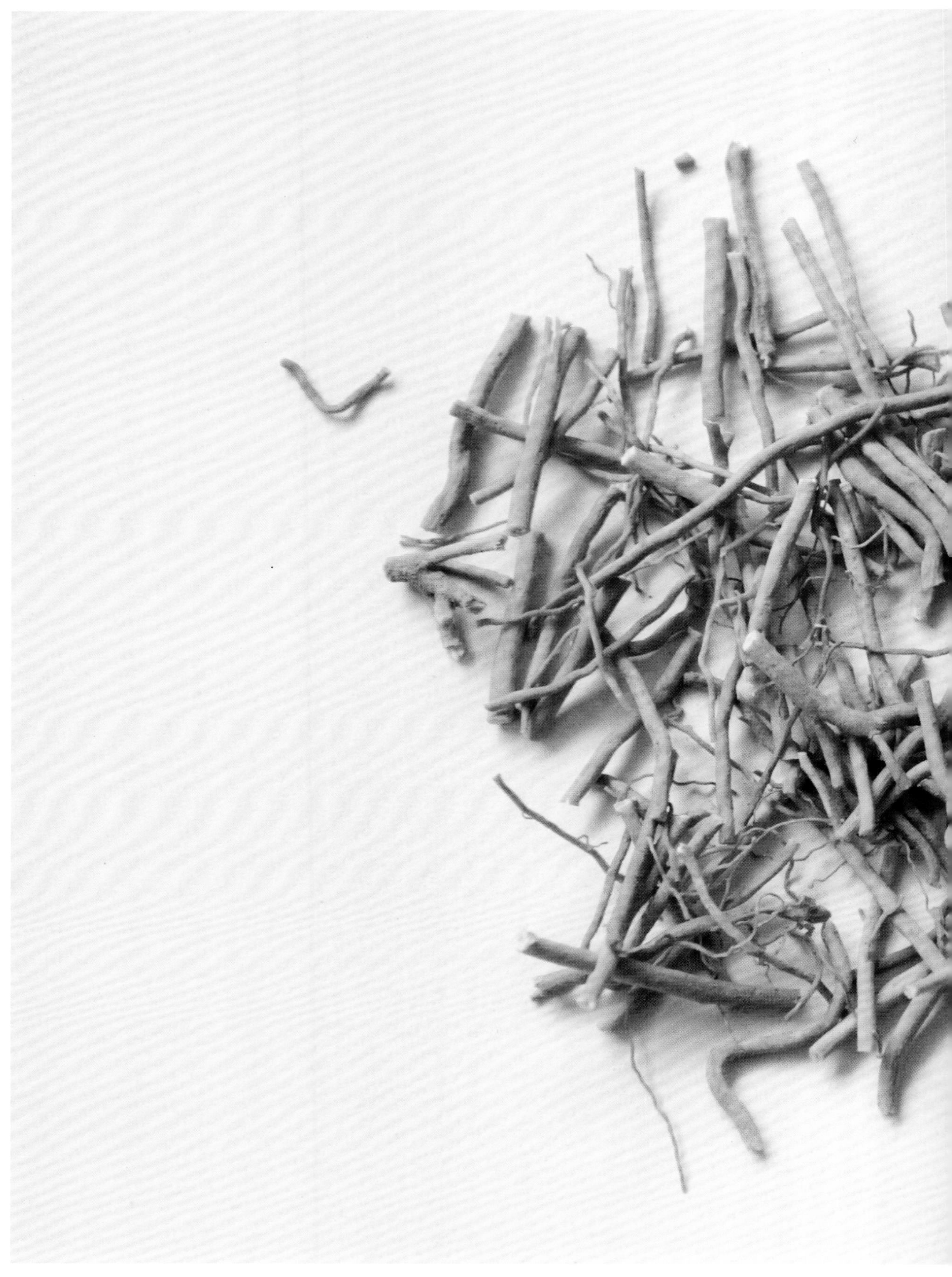

对叶莲

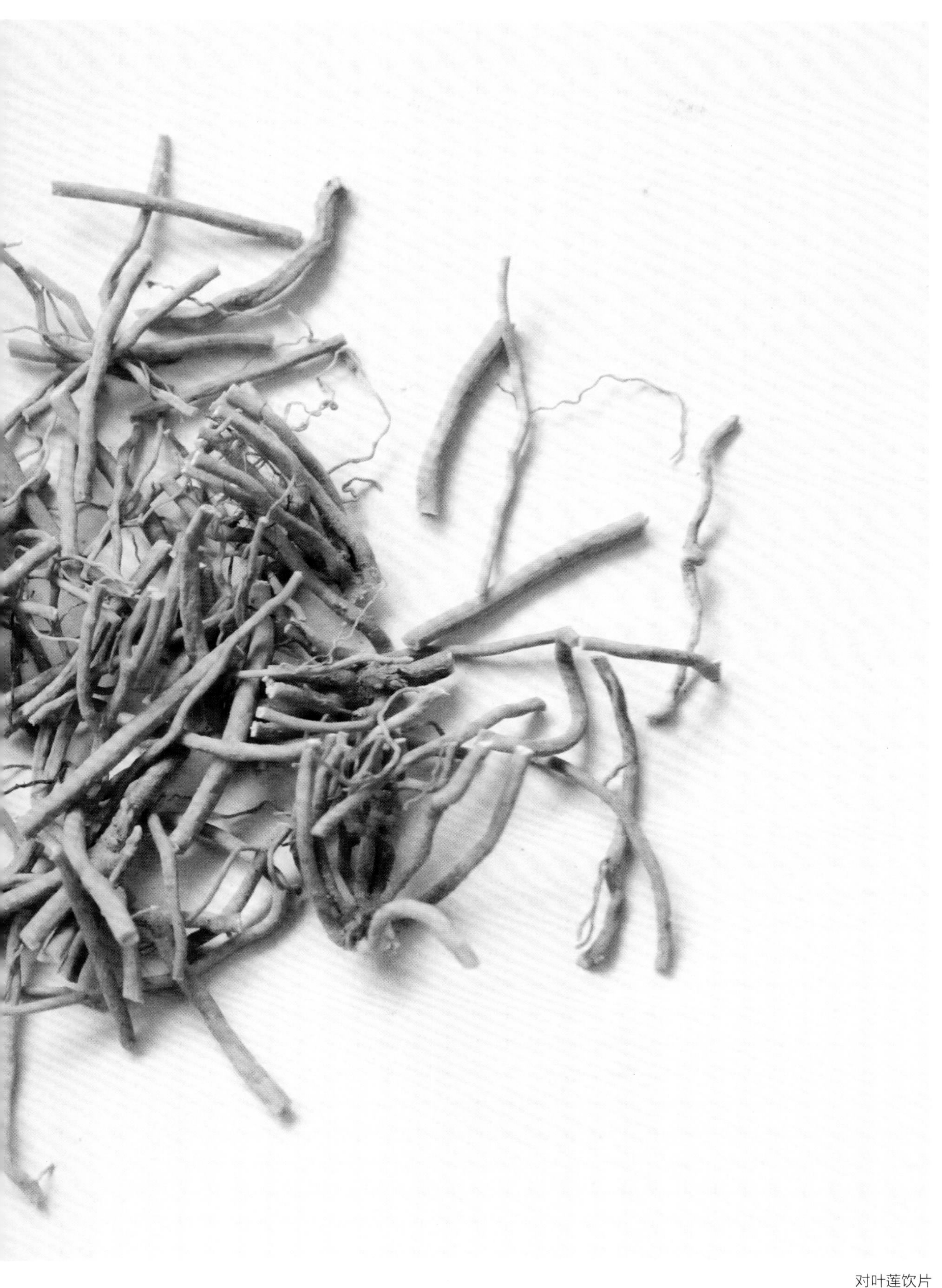

对叶莲饮片

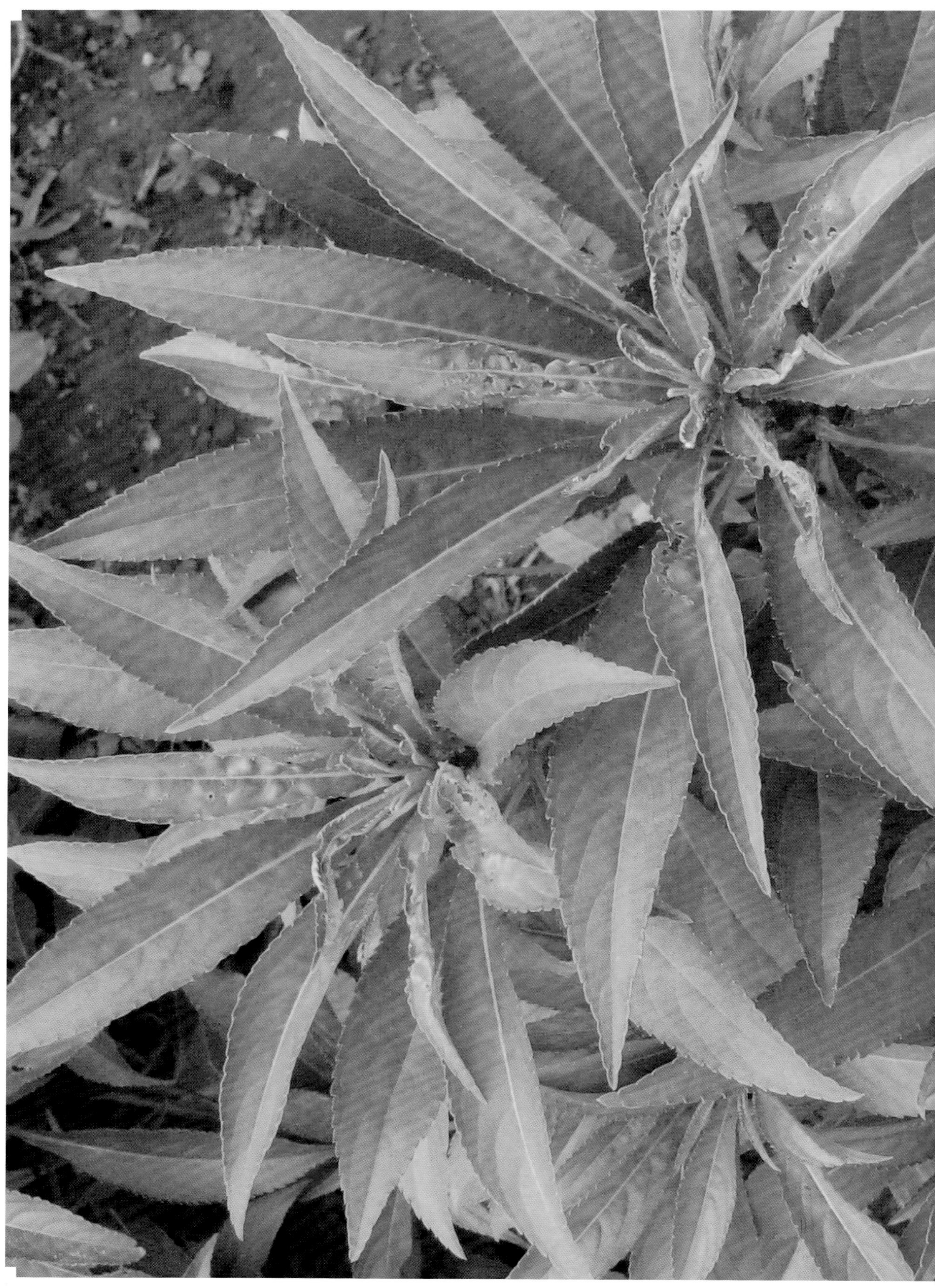

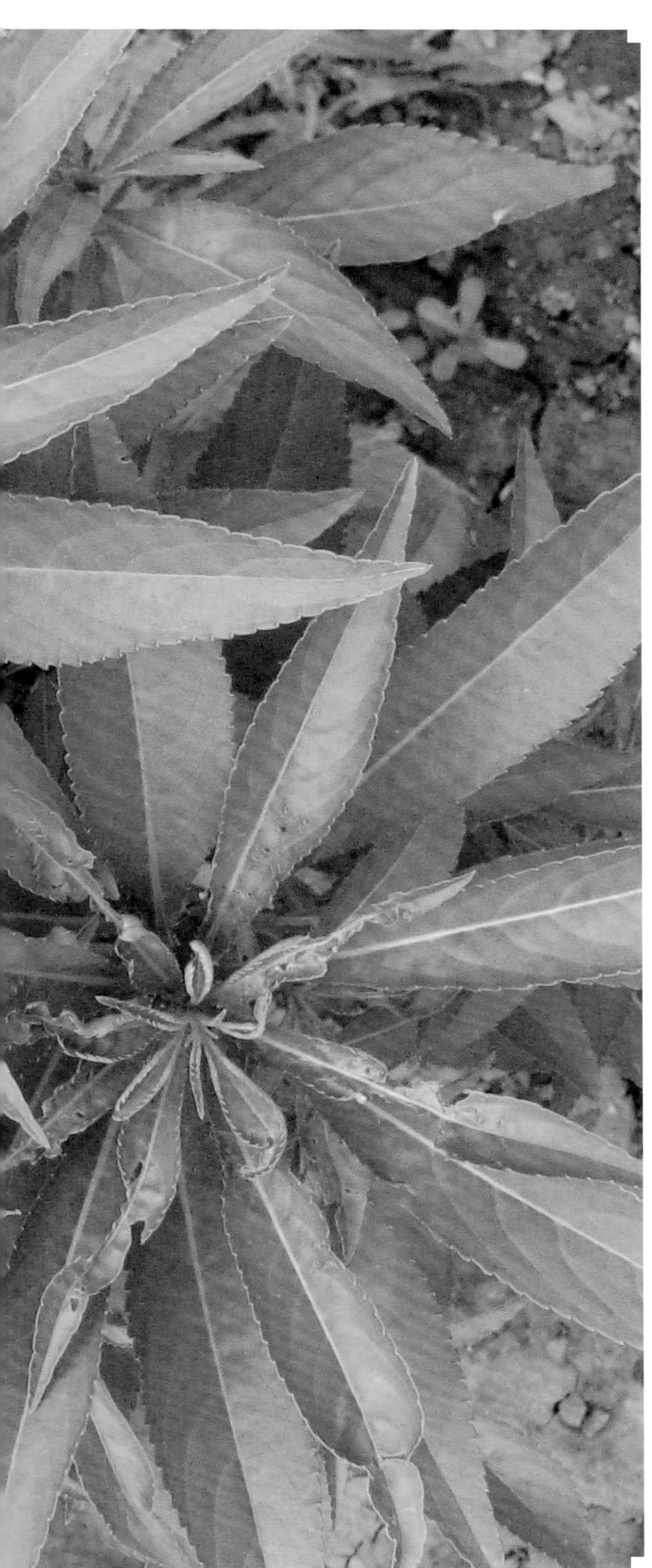

凤仙花

【苗药名】锐保腿儿。

【别　名】金凤花、灯盏花、指甲花、指甲桃花、竹盏花。

【来　源】本品为凤仙花科植物凤仙花 *Impatiens balsamina* L. 的花瓣及全草。

【性味归经】味麻、辣，性热。归冷经、快经、半边经。

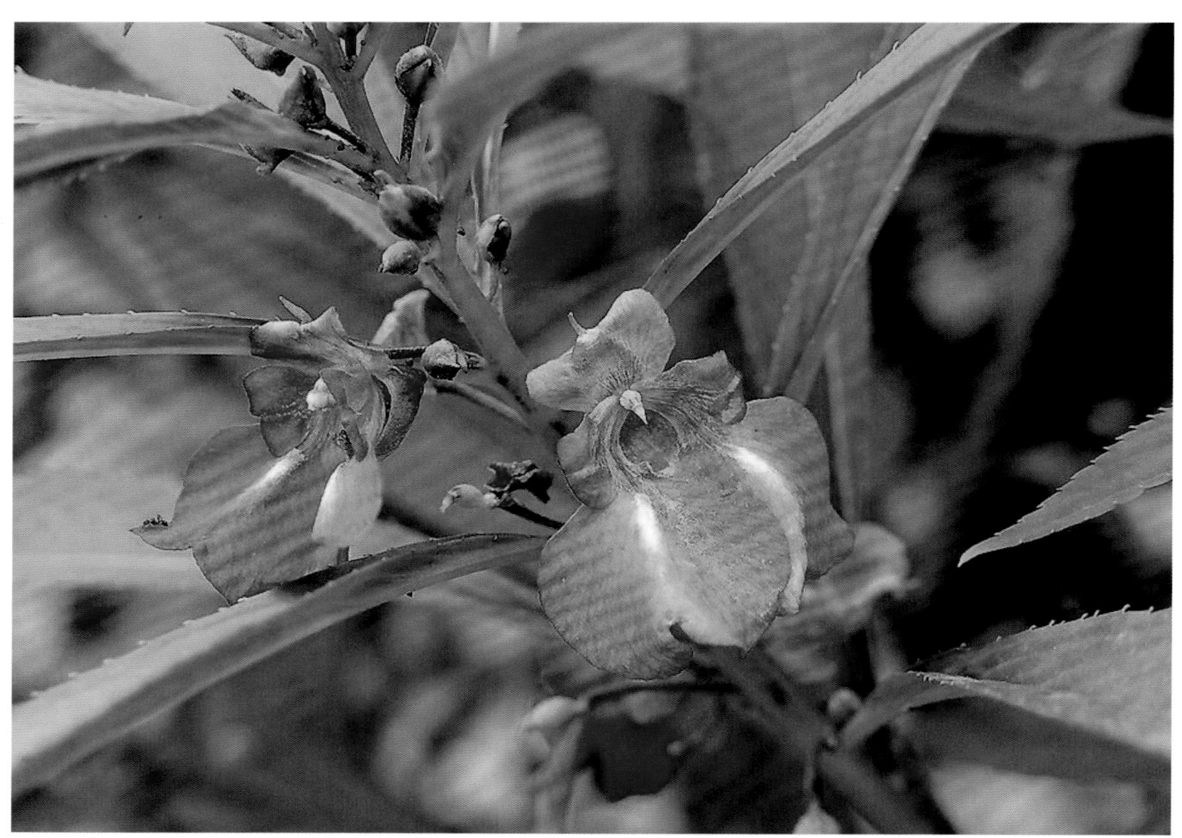

凤仙花

识别特征

一年生草本植物，高约 80 cm。茎粗壮，肉质，直立。叶互生，披针形，长 4 ~ 6 cm，宽 3 ~ 4 cm，先端长渐尖，基部渐狭，边缘有锐锯齿，侧脉 5 ~ 9 对；叶柄长 1 ~ 3 cm，两侧有数个腺体。花单生或数枚簇生叶腋，密生短柔毛；花大，粉红色或杂色，单瓣或重瓣；萼片 2，宽卵形，有疏短柔毛；旗瓣圆，先端凹，有小尖头，背面中肋有龙骨突；翼瓣宽大，有短柄，2 裂，基部裂片近圆形，上部裂片宽斧形，先端 2 浅裂；唇瓣舟形，被疏短柔毛，基部突然延长成细而内弯的距；花药钝。蒴果椭圆形，熟时一触即裂，密被粗毛。种子多数，球形，黑色。花期 7—10 月，果期 8—9 月。

生境分布

生长于荒地、路边、宅旁菜园。全国各地均有栽培。

采收加工

花：夏、秋二季开花盛期，下午采摘，拣去杂质，鲜用或阴干。全草：夏、秋二季割取地上部分，去掉花果，洗净，晒干。

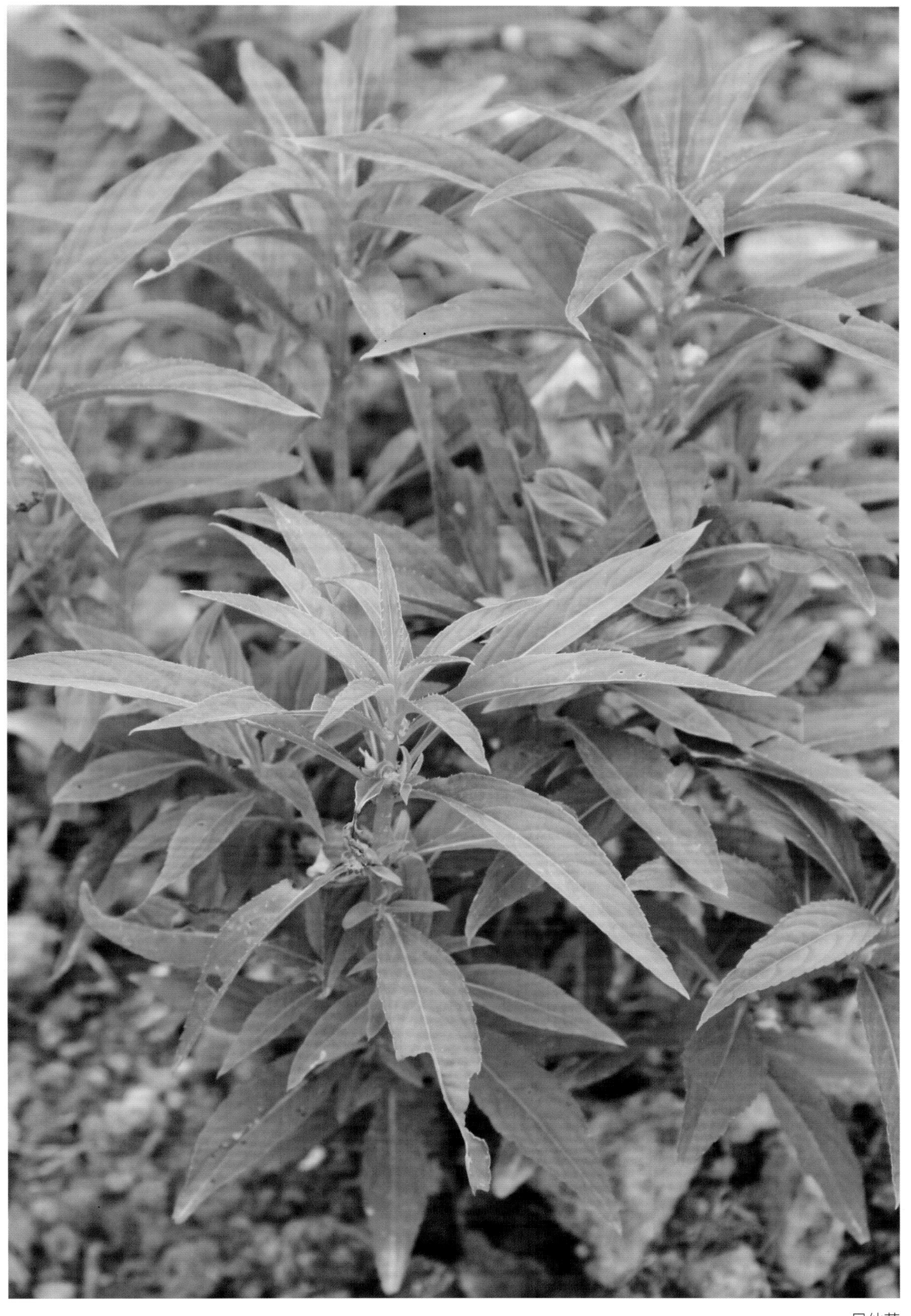

凤仙花

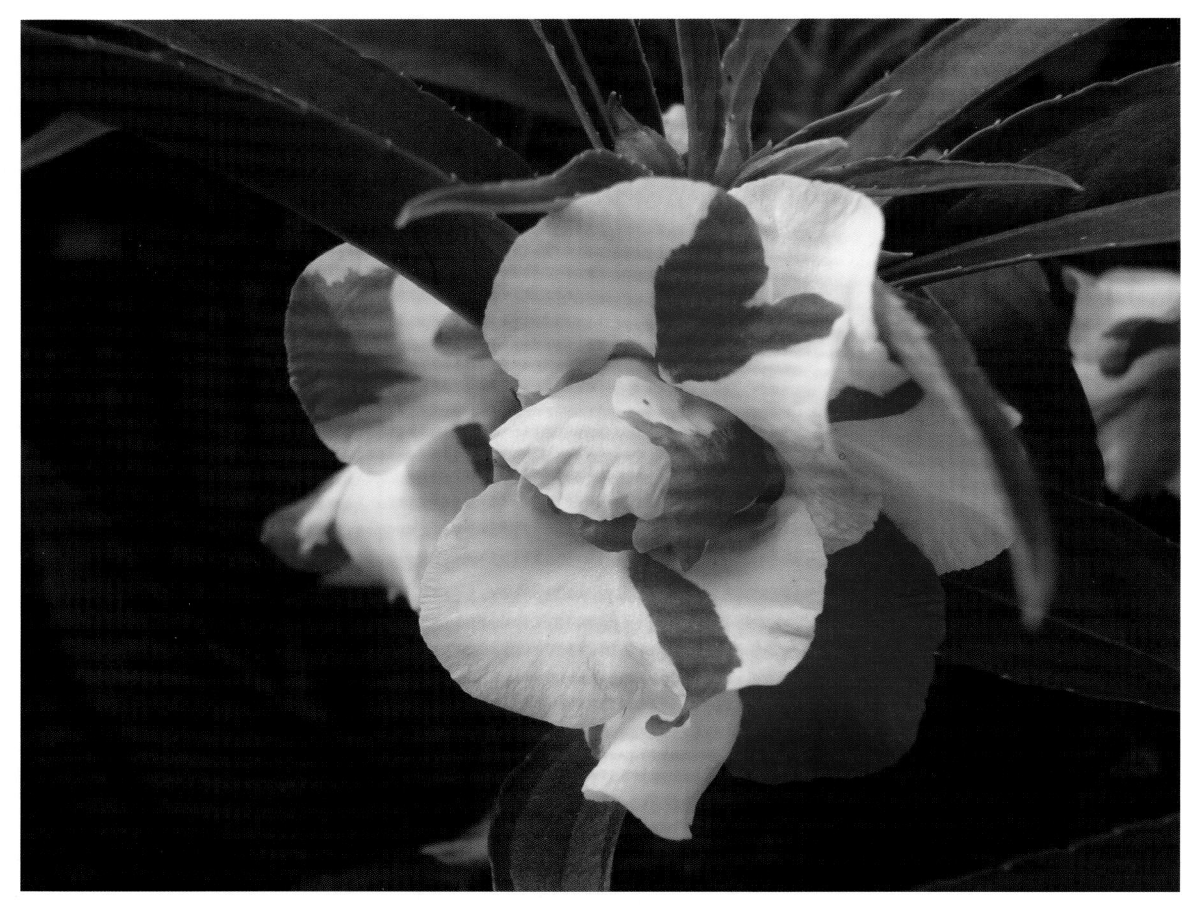

凤仙花

药材鉴别

花干燥皱缩，顶端卷曲，表面红色或白色，单瓣或重瓣。花萼 3，1 枚形大如花瓣，2 枚侧生，较小；花瓣 5 枚，旗瓣圆形，先端凹入而有小尖锐；翼瓣各在一侧合生成 2 片。雄蕊 5，雌蕊柱形，先端 5 裂。气似烟草而微香，味微酸苦。茎呈长圆柱形，稍弯曲，多分枝，长 30 ~ 60 cm，直径 1 ~ 2 cm。表面黄棕色至红棕色，具纵沟纹，节膨大，有深棕色的叶痕。体轻，质脆，易折断，断面中空或有髓。气微，味微酸。

功效主治

祛风除湿，活血通经，接骨。主治风湿疼痛，经闭腹痛，跌仆损伤，骨折。

用法用量

内服：煎汤，10 ~ 50 g。外用：适量，鲜品捣烂涂；或煎水洗。

民族药方

1．风湿疼痛，跌仆损伤 鲜凤仙花适量。泡酒服或捣烂加醋外包。

2．骨折 凤仙花茎、岩豇豆叶、水冬瓜根各等份。捣烂外包。

3．骨折疼痛异常，不能手术接骨（可先服本药酒止痛） 干凤仙花 3 g（鲜者 9 g）。泡酒，内服 1 小时后，患处麻木，便可接骨。

4．闭经 凤仙花 3 ~ 9 g。煎水内服。

5．跌仆损伤 鲜凤仙花适量。加醋捣烂包患处。

6．蛇咬伤 鲜凤仙花叶适量。捣烂敷患处，内服其汁。

7．月经不调 凤仙花 15 g，益母草、菟丝子各 30 g。煨水服。

8．手癣（鹅掌风） 鲜白凤仙花适量。捣烂外敷患部，范围稍大于患面，厚度约 0.5 cm，外用油皮纸包裹，每周换药 1 次。

9．顽固性足癣伴灰指（趾）甲 白凤仙花适量。浸入米醋内备用。用药时将米醋处理过的白凤仙花外敷，并加塑料薄膜包裹灰指（趾）甲。

10．甲癣 凤仙花全草、大蒜、白矾各适量。将上药捣成糊状，睡前包甲，次晨取下。

11．甲沟炎 凤仙花适量。加盐捣烂如泥，外科常规换药，贴敷于患处，包扎，每日 1 次。

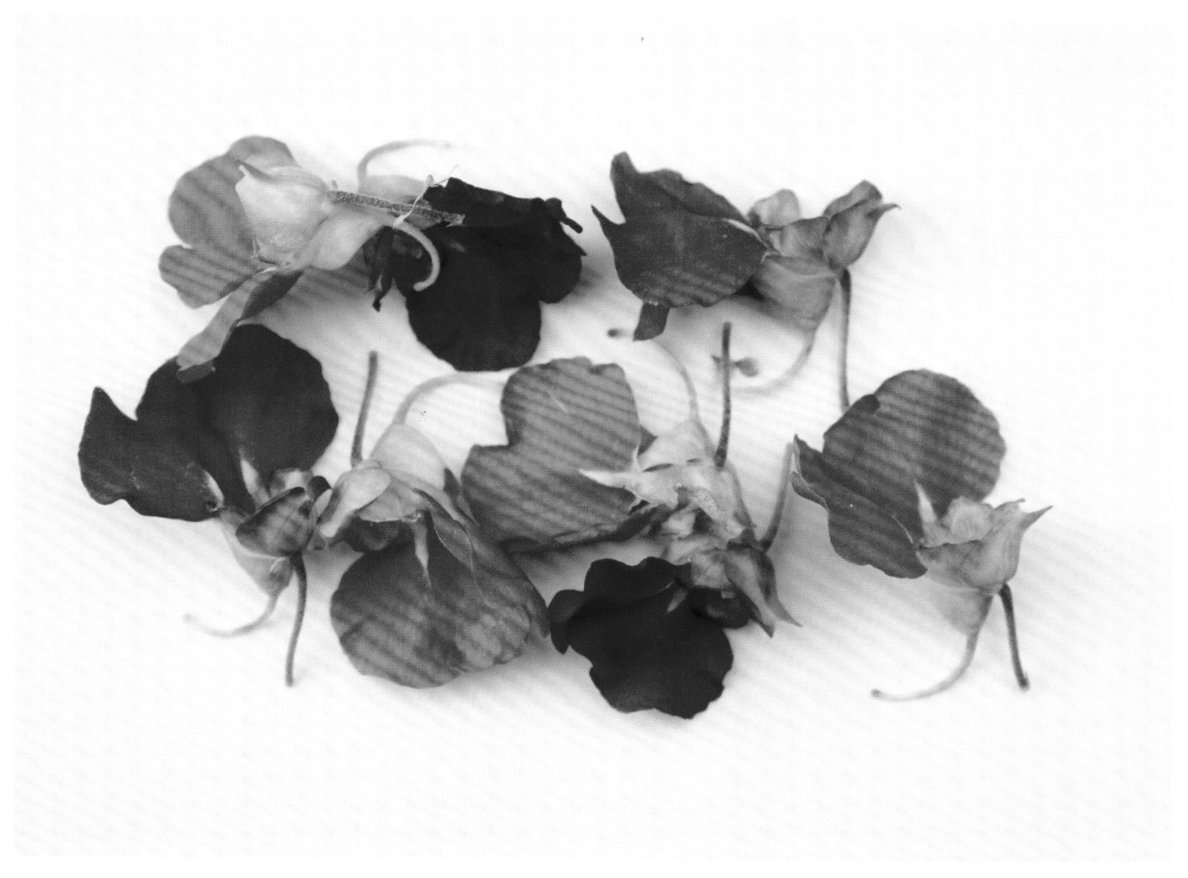

凤仙花药材

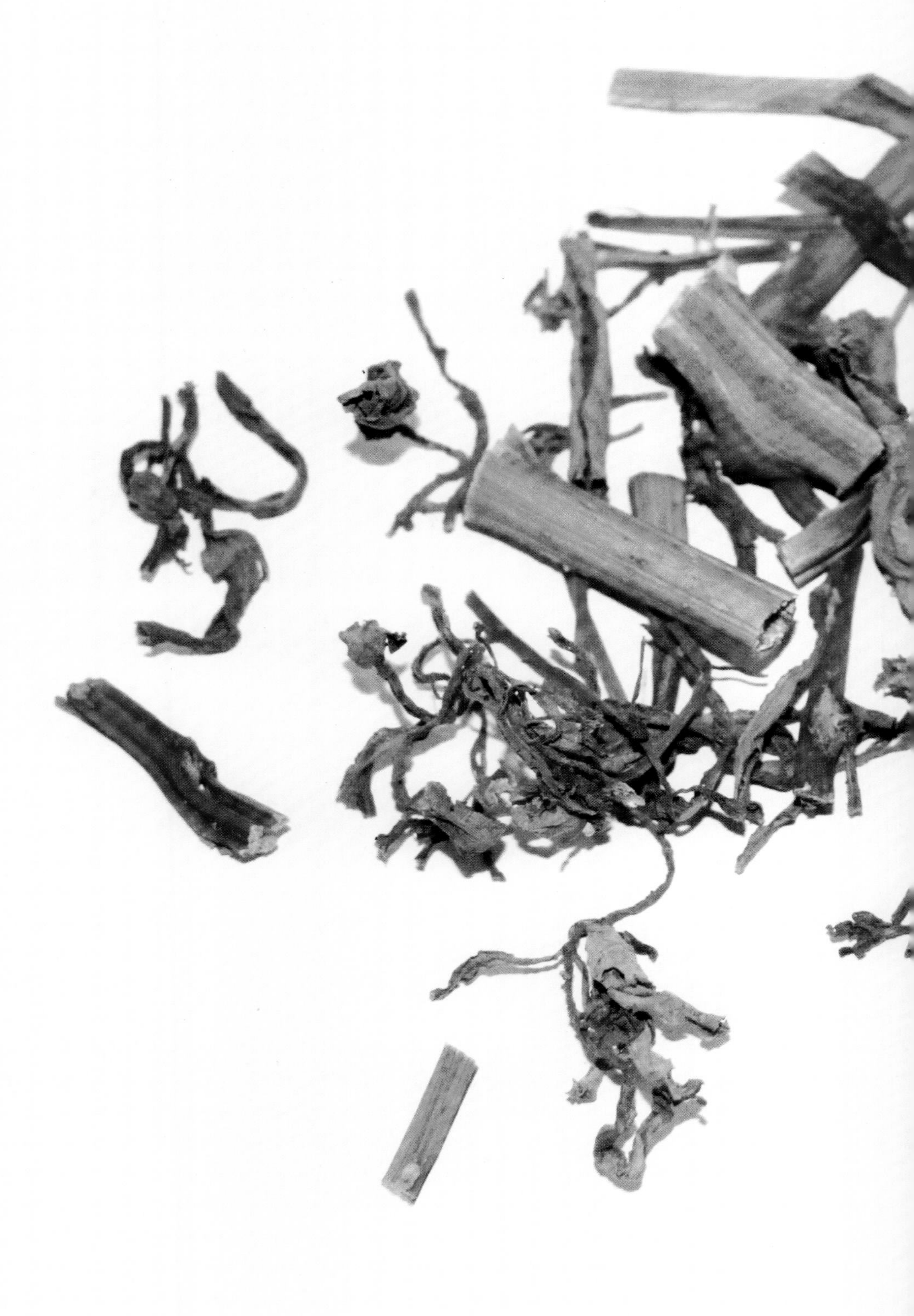

凤仙花

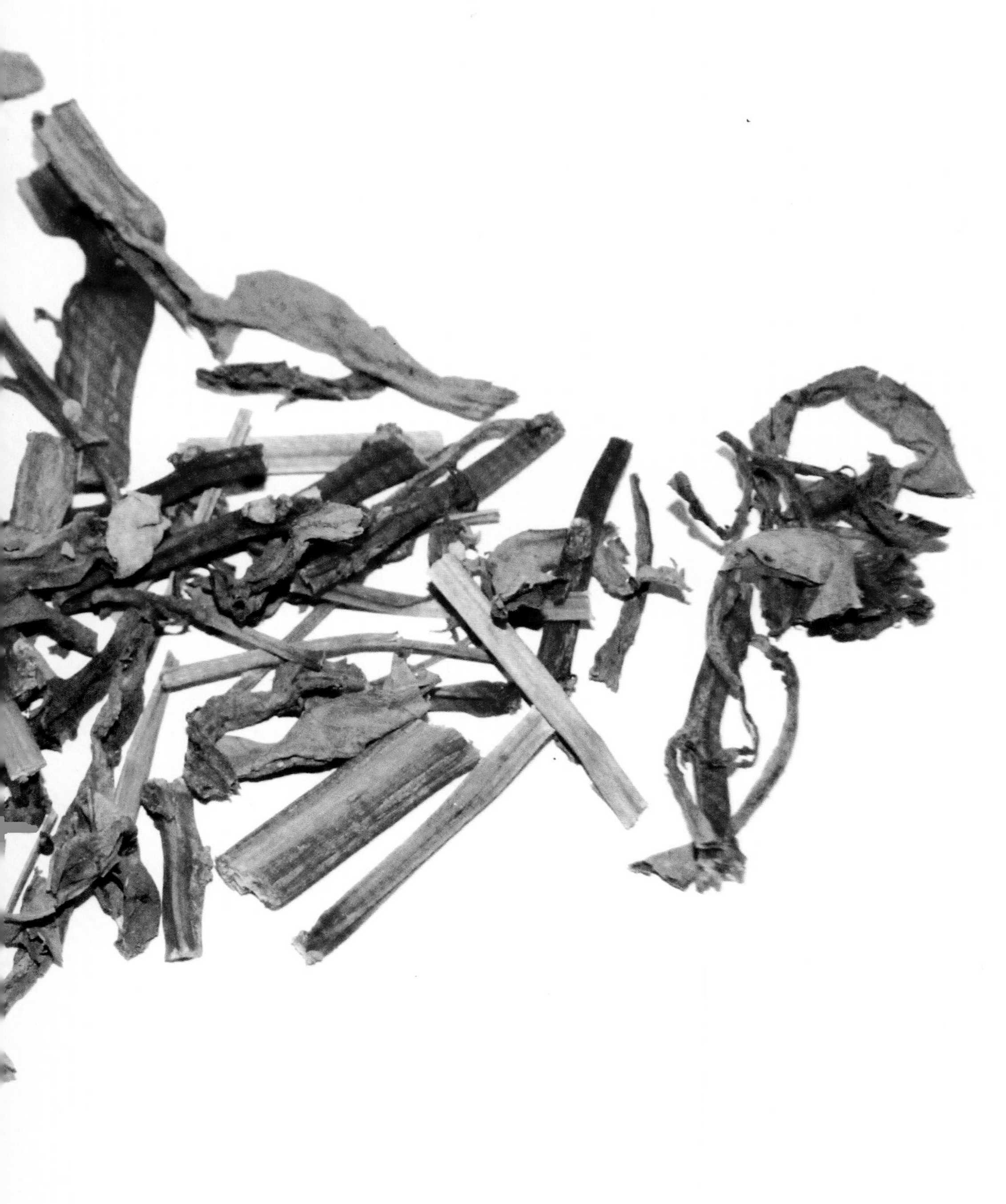

凤仙花饮片

图书在版编目（CIP）数据

中国民族药用植物图典. 苗族卷 / 肖培根，诸国本总主编. — 长沙 ：湖南科学技术出版社，2023.6
ISBN 978-7-5710-2251-8

Ⅰ. ①中… Ⅱ. ①肖… ②诸… Ⅲ. ①民族地区－药用植物－中国－图集②苗族－中草药－图集 Ⅳ. ①R282.71-64

中国国家版本馆CIP数据核字(2023)第094552号

“十四五”时期国家重点出版物出版专项规划项目
ZHONGGUO MINZU YAOYONG ZHIWU TUDIAN MIAOZU JUAN DI-YI CE
中国民族药用植物图典 苗族卷 第一册
总 主 编：肖培根 诸国本
主 编：李其信 谢 宇 周重建
出 版 人：潘晓山
责任编辑：李 忠 杨 颖
出版发行：湖南科学技术出版社
社 址：长沙市芙蓉中路一段416号泊富国际金融中心
网 址：http://www.hnstp.com
湖南科学技术出版社天猫旗舰店网址：
http://hnkjcbs.tmall.com
邮购联系：0731-84375808
印 刷：长沙沐阳印刷有限公司
（印装质量问题请直接与本厂联系）
厂 址：长沙市开福区陡岭支路40号
邮 编：410003
版 次：2023年6月第1版
印 次：2023年6月第1次印刷
开 本：889mm×1194mm 1/16
印 张：28.25
字 数：393千字
书 号：ISBN 978-7-5710-2251-8
定 价：1280.00元(共四册)